Gastroenterologia e hepatologia pediátricas: diagnóstico e tratamento

Gastroenterologia e hepatologia pediátricas: diagnóstico e tratamento

Editoras

Cristina Targa Ferreira

Elisa de Carvalho

Luciana Rodrigues Silva

manole

editora

Produção editorial: Paris Serviços Editoriais e Educacionais
Projeto gráfico: Departamento de Arte da Editora Manole
Diagramação e imagens: Luargraf Serviços Gráficos Ltda. ME
Capa: Ricardo Yoshiaki Rodrigues
Imagem da capa: freepik

CIP-BRASIL. CATALOGAÇÃO NA PUBLICAÇÃO
SINDICATO NACIONAL DOS EDITORES DE LIVROS, RJ

G233

Gastroenterologia e hepatologia pediátricas : diagnóstico e tratamento / editoras Cristina Targa Ferreira, Elisa de Carvalho, Luciana Rodrigues Silva. - 2. ed. - Barueri [SP] : Manole, 2025.

Inclui bibliografia e índice
ISBN 9788520461129

1. Gastroenterologia pediátrica. 2. Fígado - Doenças - Pediatria. I. Ferreira, Cristina Targa. II. Carvalho, Elisa de. III. Silva, Luciana Rodrigues.

24-94157 CDD: 618.9233
CDU: 616.33/.34-053.2

Gabriela Faray Ferreira Lopes - Bibliotecária - CRB-7/6643

Edição – 2025

Editora Manole Ltda.
Alameda Rio Negro, 967 – CJ 717
Barueri – SP – Brasil
CEP: 06454-000
Fone: (11) 4196-6000
www.manole.com.br | https://atendimento.manole.com.br/

Impresso no Brasil | *Printed in Brazil*

Sobre as editoras

Cristina Targa Ferreira

Doutora em Gastroenterologia pela Universidade Federal do Rio Grande do Sul (UFRGS). Especialista em Gastroenterologia Pediátrica pela Sociedade Brasileira de Pediatria (SBP) e Associação Médica Brasileira (AMB). Especialista em Endoscopia Pediátrica pela AMB e Sociedade Brasileira de Endoscopia Digestiva (Sobed). Especialista em Hepatologia pela AMB e Sociedade Brasileira de Hepatologia (SBH). Chefe do Serviço de Gastroenterologia Pediátrica do Hospital da Criança Santo Antônio – Complexo Hospitalar Santa Casa de Porto Alegre-RS. Professora Adjunta de Gastroenterologia Pediátrica da Universidade Federal de Ciências da Saúde de Porto Alegre (UFCSPA). Presidente do Departamento Científico de Gastroenterologia Pediátrica da SBP.

Elisa de Carvalho

Doutora e Mestre em Ciências da Saúde pela Universidade de Brasília (UnB), com área de concentração em Pediatria. Especialista em Pediatria pela Sociedade Brasileira de Pediatria (SBP) e Associação Médica Brasileira (AMB). Especialista em Gastroenterologia Pediátrica pela SBP e AMB. Chefe do Serviço de Gastroenterologia e Hepatologia do Hospital da Criança de Brasília (HCB). Supervisora da Residência Médica em Gastroenterologia Pediátrica do HCB. Diretora clínica do HCB. ProfessoraTitular do curso de Medicina do Centro Universitário de Brasília (UniCEUB). Secretária do Departamento Científico de Gastroenterologia Pediátrica da SBP.

Luciana Rodrigues Silva

Professora Titular de Pediatria e Chefe do Serviço de Gastroenterologia e Hepatologia Pediátricas da Universidade Federal da Bahia (UFBA). Doutora e Mestre pelo curso de pós-graduação em Medicina e Saúde da UFBA. Pós-doutora pela Université Libre de Bruxelles e Hospital Kremlin Bicêtre de Paris. Especialista em Pediatria pela Sociedade Brasileira de Pediatria (SBP) e Associação Médica Brasileira (AMB). Especialista em Gastroenterologia Pediátrica pela SBP e AMB. Presidente da SBP (2016-2022). Membro da Academia Brasileira de Pediatria. Vice-presidente da Associação Médica Brasileira (2020-2026). Coordenadora do Centro Médico Aliança de Pediatria (1994-2020). Membro da Academia de Medicina da Bahia.

Sobre os autores

Adriana Domingues Graziano

Pediatra e especialista em Gastroenterologia Pediátrica pela Associação Médica Brasileira (AMB). Médica da Secretaria de Saúde do Distrito Federal, docente da Escola Superior de Ciências da Saúde do Distrito Federal e médica gastroenterologista pediátrica do Hospital da Criança de Brasília José de Alencar, onde atua como preceptora do Programa de Residência Médica de Gastropediatria de forma voluntária.

Adriana Maria Alves De Tommaso

Doutora em Saúde da Criança e do Adolescente pela Universidade de Campinas (Unicamp). Médica Assistente do Serviço de Gastroenterologia e Hepatologia Pediátricas da Unicamp. Médica Assistente do Serviço de Transplante Hepático pediátrico/Gastrocentro da Unicamp. Presidente do Departamento de Hepatologia da Sociedade de Pediatria de São Paulo (SPSP). Membro do Departamento de Hepatologia da Sociedade Brasileira de Pediatria (SBP).

Adriana Porta

Médica do Grupo de Hepatologia e Transplante Hepático do Hospital Menino Jesus, Hospital Sírio-Libanês e A. C. Camargo Cancer Center, São Paulo.

Alexandre Rodrigues Ferreira

Doutor em Ciências da Saúde pela Universidade Federal de Minas Gerais (UFMG), com área de concentração em Pediatria. Professor Titular do Departamento de Pediatria da Faculdade de Medicina da UFMG. Membro do Setor de Gastroenterologia Pediátrica do Hospital das Clínicas da UFMG.

Aline Falleiros de Freitas

Pediatra, gastropediatra, especialista em Pediatria e Gastroenterologia Pediátrica pela Sociedade Brasileira de Pediatria (SBP). Médica do Grupo de Hepatologia e Transplante Hepático do Hospital Menino Jesus, Hospital Sírio-Libanês, Hospital Samaritano e A. C. Camargo Cancer Center, São Paulo.

Amália Maria Porto Lustosa

Pediatra, gastropediatra, especialista em Pediatria e Gastroenterologia Pediátrica pela Sociedade Brasileira de Pediatria (SBP). Mestre em Farmacologia pela Universidade

Federal do Ceará (UFC). Docente da Faculdade de Medicina da Universidade de Fortaleza (Unifor).

Ana Aurélia Rocha da Silva

Graduada em Medicina pela Universidade Federal do Ceará (UFC). Especialista em Pediatria e em Gastroenterologia Pediátrica pela Associação Médica Brasileira (AMB) e Sociedade Brasileira de Pediatria (SBP). Mestre pelo Programa de Pós-graduação de Ciências da Saúde da Universidade de Brasília (UnB). Médica gastroenterologista pediátrica da Secretaria de Saúde do Distrito Federal (Hospital da Criança de Brasília José de Alencar), preceptora da Residência Médica de Gastroenterologia Pediátrica do Hospital de Base do Distrito Federal e docente do curso de Medicina do Centro Universitário de Brasília (Uniceub).

Ana Daniela Izoton de Sadovsky

Especialista em Pediatria e Gastropediatria pela Universidade Federal de São Paulo (Unifesp). Mestre em Doenças Infecciosas pelo Núcleo de Doenças Infecciosas da Universidade Federal do Espírito Santo (NDI/Ufes). Doutora em Epidemiologia pela Universidade Federal de Pelotas (UFPel). Professora Adjunta do Departamento de Pediatria da Ufes. Membro do Departamento de Gastroenterologia Pediátrica da Sociedade Espiritosantense de Pediatria (Soespe), vinculada à Sociedade Brasileira de Pediatria (SBP).

Ana Luiza Melo dos Santos

Especialista em Pediatria e em Gastroenterologia Pediátrica pela Sociedade Brasileira de Pediatria (SBP) e Associação Médica Brasileira (AMB). Gastroenterologista e hepatologista pediátrica do Hospital da Criança de Brasília José Alencar (HCB). Preceptora da residência médica em Pediatria do Hospital Regional de Taguatinga (HRT). Preceptora do Internato de Medicina do Centro Universitário do Planalto Central (Uniceplac).

Ana Paula Amaral Souza

Cirurgiã pediatra do Hospital Materno Infantil de Brasília (HMIB) e do Hospital da Criança de Brasília (HCB), com área de concentração em cirurgia pediátrica colorretal. Preceptora da Residência Médica em Cirurgia Pediátrica do HMIB.

Ana Raquel Macedo Franco

Graduada em Medicina pela Universidade Federal do Piauí (UFPI). Especialista em Endoscopia Digestiva Alta pelo Hospital de Base do Distrito Federal e em Gastroenterologia Pediátrica e em Pediatria pela Sociedade Brasileira de Pediatria (SBP). Mestre em Ciências da Saúde pela Universidade de Brasília (UnB). Pediatra/endoscopia infantil do Governo do Distrito Federal e professora da Escola Superior de Ciências da Saúde.

Antonio Fernando Ribeiro

Professor Titular do Departamento de Pediatria da Faculdade de Ciências Médicas (FCM) da Universidade Estadual de Campinas (Unicamp). Conselheiro do Grupo Brasileiro de Estudos da Fibrose Cística (GBEFC). Coordenador do Núcleo de Trabalhos em Gastrenterologia do GBEFC.

Bruno A. Paes Barreto

Mestre e doutor em Ciências pela Universidade Federal de São Paulo (Unifesp). Professor Adjunto de Pediatria da Universidade do Estado do Pará (Uepa). Coordenador do Serviço de Alergia e Imunologia do Centro Universitário do Estado do Pará

(Cesupa). Membro do Departamento de Alergia da Sociedade Brasileira de Pediatria (SBP). Subcoordenador do Comitê de Microbioma da Sociedade Latino-Americana de Alergia e Imunologia (Slaai). Coordenador do Departamento de Alergias na Infância da Associação Brasileira de Alergia e Imunologia (Asbai).

Carolina Soares da Silva

Médica pela Universidade Federal do Rio Grande do Sul (UFRGS). Residência em Pediatra e Gastroenterologia Pediátrica no Hospital da Criança Santo Antônio – Santa Casa de Porto Alegre. Mestre em Pediatria pela Universidade de Ciências da Saúde de Porto Alegre (UFCSPA). Médica do Serviço de Gastroenterologia Pediátrica do Hospital da Criança Santo Antônio – Santa Casa de Porto Alegre.

Caroline Montagner Dias

Pediatra pelo Hospital Moinhos de Vento, Porto Alegre-RS. Gastropediatra pela Universidade Federal de Ciências da Saúde de Porto Alegre (UFCSPA). Título de Gastropediatria pela Sociedade Brasileira de Pediatria (SBP). Preceptora do Serviço de Gastroenterologia Pediátrica do Hospital da Criança Santo Antônio – Complexo Hospitalar Santa Casa de Porto Alegre-RS. Endoscopista pediátrica no Hospital da Criança Santo Antônio.

Cibele Dantas Ferreira Marques

Professora Adjunta em Pediatria da Faculdade de Medicina da Universidade Federal da Bahia (UFBA). Chefe do Serviço de Gastroenterologia e Hepatologia Pediátrica do Hospital Universitário da UFBA. Supervisora do Programa de Residência Médica em Gastroenterologia Pediátrica da UFBA.

Cíntia Steinhaus

Médica do serviço de gastroenterologia pediátrica, gastroenterologista pediátrica do setor de doença pancreática e participante do grupo multidisciplinar de Fibrose Cística do Hospital da Criança Santo Antônio – Santa Casa de Porto Alegre. Mestre em Saúde da Criança e do Adolescente pela Universidade Federal de Ciências da Saúde de Porto Alegre (UFCSPA).

Cristina Palmer Barros

Mestra e doutoranda em Ciências da Saúde pela Universidade Federal de Uberlândia (UFU). Professora Adjunta do Departamento de Pediatria da Faculdade de Medicina da UFU. Especialista em Gastroenterologia Pediátrica pela Sociedade Brasileira de Pediatria (SBP). Coordenadora do Programa de Tratamento Pediátrico de Alergia à Proteína do Leite de Vaca da Secretaria Municipal de Saúde de Uberlândia e Hospital das Clínicas da UFU.

Cristina Targa Ferreira

Doutora em Gastroenterologia pela Universidade Federal do Rio Grande do Sul (UFRGS). Especialista em Gastroenterologia Pediátrica pela Sociedade Brasileira de Pediatria (SBP) e Associação Médica Brasileira (AMB). Especialista em Endoscopia Pediátrica pela AMB e Sociedade Brasileira de Endoscopia Digestiva (Sobed). Especialista em Hepatologia pela AMB e Sociedade Brasileira de Hepatologia (SBH). Chefe do Serviço de Gastroenterologia Pediátrica do Hospital da Criança Santo Antônio – Complexo Hospitalar Santa Casa de Porto Alegre-RS. Professora Adjunta de Gastroenterologia Pediátrica da Universidade Federal de Ciências da Saúde de Porto Alegre (UFCSPA). Presidente do Departamento Científico de Gastroenterologia Pediátrica da SBP.

Daniela de Salles Moreira dos Santos
Gastroenterologista pediátrica.

Eleonora Druve Tavares Fagundes
Doutora em Ciências da Saúde pela Universidade Federal de Minas Gerais (UFMG), com área de concentração em Pediatria. Professora Associada do Departamento de Pediatria da Faculdade de Medicina da UFMG. Membro do Setor de Gastroenterologia Pediátrica do Hospital das Clínicas da UFMG.

Elisa de Carvalho
Doutora e Mestre em Ciências da Saúde pela Universidade de Brasília (UnB), com área de concentração em Pediatria. Especialista em Pediatria pela Sociedade Brasileira de Pediatria (SBP) e Associação Médica Brasileira (AMB). Especialista em Gastroenterologia Pediátrica pela SBP e AMB. Chefe do Serviço de Gastroenterologia e Hepatologia do Hospital da Criança de Brasília (HCB). Supervisora da Residência Médica em Gastroenterologia Pediátrica do HCB. Diretora clínica do HCB. ProfessoraTitular do curso de Medicina do Centro Universitário de Brasília (UniCEUB). Secretária do Departamento Científico de Gastroenterologia Pediátrica da SBP.

Fábio Antonio Perecim Volpe
Presidente da Associação Brasileira de Cirurgia Pediátrica (Cipe). Professor do Departamento de Cirurgia da Faculdade de Medicina de Ribeirão Preto da Universidade de São Paulo (FMRP-USP). Coordenador do Programa de Manejo de Cólon do Hospital das Clínicas Criança da USP de Ribeirão e preceptor do Programa de Residência Médica em Cirurgia Geral e Cirurgia Pediátrica do HCFMRP-USP. Fundador do Time de Cateter do HC Criança da USP de Ribeirão Preto.

Fabricio Zottis Barcelos
Cirurgião pediátrico e cirurgião geral.

Gabriel Hessel
Graduado em Medicina pela Faculdade de Medicina da Fundação Universitária do ABC. Mestre e doutor em Saúde da Criança e do Adolescente pela Universidade Estadual de Campinas (Unicamp). Livre-docente. Professor Titular na Unicamp.

Gilda Porta
Professora Livre-Docente do Departamento de Pediatria da Faculdade de Medicina da Universidade de São Paulo (FMUSP). Médica do Grupo de Hepatologia e Transplante Hepático do Hospital Menino Jesus, Hospital Sírio-Libanês, A. C. Camargo Cancer Center e Hospital Samaritano, São Paulo.

Helen de Melo Santos Osterne
Gastroenterologista e endoscopista infantil.

Helena Ayako Sueno Goldani
Gastroenterologista pediátrica. Especialista na área de atuação Nutrição Parenteral e Enteral Pediátrica pela Associação Médica Brasileira (AMB). Professora Titular do Departamento de Pediatria da Faculdade de Medicina da Universidade Federal do Rio Grande do Sul (UFRGS). Coordenadora do Programa de Reabilitação Intestinal do Hospital de Clínicas de Porto Alegre (HCPA).

Hildênia Baltasar Ribeiro Nogueira
Doutora pela Universidade Federal do Ceará (UFC). Docente do curso de Medicina da Universidade de Fortaleza (Unifor). Preceptora da Residência Médica em Gastroenterologia Pediátrica e coordenadora de Pesquisa do Hospital Infantil Albert Sabin.

Idblan Albuquerque

Graduado em Medicina pela Faculdade de Medicina da Universidade Federal do Piauí (UFPI). Residência Médica em Cirurgia Geral e especialização em Coloproctologia pelo Hospital Heliópolis, São Paulo. Médico Assistente do Serviço de Coloproctologia do Hospital Heliópolis. Médico responsável pelo Ambulatório de Doenças Inflamatórias Intestinais do Serviço de Coloproctologia do Hospital Heliópolis. Especialista em Coloproctologia pela Sociedade Brasileira de Coloproctologia (SBCP) e membro titular da SBCP. Especialista em Gastroenterologia pela Federação Brasileira de Gastroenterologia (FBG) e membro titular da FBG. Membro titular da Organização Brasileira de Doença de Crohn e Colite (Gediib) e vice-presidente desta Organização na gestão 2017-2018. Associado Honorário da ABCD (Associação Brasileira da Colite Ulcerativa e da Doença de Crohn). Membro do núcleo de doença inflamatória intestinal do Hospital Sírio-Libanês.

Irene Kazue Miura

Graduada em Medicina e doutora em Pediatria pela Universidade de São Paulo (USP). Médica do Grupo de Hepatologia e Transplante Hepático dos Hospitais Sírio-Libanês, Hospital A. C. Camargo e Hospital Infantil Menino Jesus.

Isadora de Carvalho Trevizoli

Graduada em Medicina pela Universidade Católica de Brasília. Residência médica pelo Hospital Materno Infantil de Brasília e pelo Hospital de Base do Distrito Federal. Aperfeiçoamento em Capacitação em Transplante de Fígado Pediátrico pelo Hospital Sírio-Libanês. Gastroenterologista pediátrica do Hospital da Criança de Brasília José Alencar e pediatra do Hospital Materno-Infantil de Brasília.

Jaqueline Naves

Gastroenterologista pediátrica.

Jorge Luiz dos Santos

Professor Assistente e investigador da Faculdade de Ciências da Saúde da Universidade da Beira Interior (UBI), Portugal, nas áreas de gastroenterologia pediátrica, sistema digestivo, ética médica, e projetos de tese. Membro do Centro de Pesquisa em Ciências da Saúde (CICS/UBI), da Autoridade Nacional do Medicamento e Produtos de Saúde (Infarmed), Portugal; e da Comissão de Curso do Doutoramento em Ciências Médicas.

José Cesar da Fonseca Junqueira

Doutor em Saúde da Criança e Adolescente pela Universidade Federal de Minas Gerais (UFMG). Especialista em Gastroenterologia Pediátrica e em Pediatria pela Sociedade Brasileira de Pediatria (SBP) e Associação Médica Brasileira (AMB). Professor Adjunto do Departamento de Pediatria da Faculdade de Medicina da Universidade Federal do Rio Janeiro (UFRJ). Serviço de Gastroenterologia Pediátrica do Instituto de Puericultura e Pediatria Martagão Gesteira da UFRJ.

José Tenório de Almeida Neto

Gastroenterologista Pediatra do Hospital da Criança de Brasília (HCB). Preceptor da Residência Médica em Gastroenterologia Pediátrica do HCB. Especialista em Gastroenterologia Pediátrica e em Pediatria pela Sociedade Brasileira de Pediatria (SBP) e Associação Médica Brasileira (AMB). Membro da Sociedade Brasileira de Motilidade Digestiva e Neurogastroenterologia (SBMDN).

José Vicente Noronha Spolidoro

Mestre e doutor em Pediatria. Pediatra com área de atuação de gastroenterologia e nutrologia. Especialista em Endoscopia Digestiva e Nutrição Enteral e Parenteral. Professor na Escola de Medicina da Pontifícia Universidade Católica do Rio Grande do Sul (PUCRS). Preceptor da residência em Pediatria do Hospital Moinhos de Vento. Presidente da Sociedade Latino-Americana de Gastroenterologia, Hepatologia e Nutrição Pediátrica (LASPGHAN) na gestão 2021-2023.

Juliana Cristina Eloi

Doutora e mestre em Pediatria e Saúde da Criança pela Pontifícia Universidade Católica do Rio Grande do Sul (PUCRS). Pediatra com área de atuação em Gastroenterologia Pediátrica pela Sociedade Brasileira de Pediatria (SBP) e Associação Médica Brasileira (AMB). Especialista em Endoscopia Pediátrica pela AMB e Sociedade Brasileira de Endoscopia Digestiva (Sobed). Especialista em Nutrição Enteral e Parenteral pela Sociedade Brasileira de Nutrição Parenteral e Enteral (SBNPE) e pela AMB. Professora Adjunta de Pediatria da Universidade Feevale.

Luciana Rodrigues Silva

Professora Titular de Pediatria e Chefe do Serviço de Gastroenterologia e Hepatologia Pediátricas da Universidade Federal da Bahia (UFBA). Doutora e Mestre pelo curso de pós-graduação em Medicina e Saúde da UFBA. Pós-doutora pela Université Libre de Bruxelles e Hospital Kremlin Bicêtre de Paris. Especialista em Pediatria pela Sociedade Brasileira de Pediatria (SBP) e Associação Médica Brasileira (AMB). Especialista em Gastroenterologia Pediátrica pela SBP e AMB. Presidente da SBP (2016-2022). Membro da Academia Brasileira de Pediatria. Vice-presidente da Associação Médica Brasileira (2020-2026). Coordenadora do Centro Médico Aliança de Pediatria (1994-2020). Membro da Academia de Medicina da Bahia.

Luiza Salgado Nader

Gastroenterologista pediátrica pela Sociedade Brasileira de Pediatria. Endoscopista pediátrica com curso de especialização em Sheffield, Inglaterra. Médica Assistente do Serviço de Gastroenterologia Pediátrica e do Programa de Transplante Hepático Infantil do Hospital da Criança Santo Antônio. Mestre em Pediatria pela Universidade Federal de Ciências da Saúde de Porto Alegre (UFCSPA).

Mara Alves da Cruz Gouveia

Professora de Pediatria da Universidade Federal de Pernambuco (UFPE). Chefe do Serviço de Gastroenterologia Pediátrica e gastroenterologista e nutróloga do Hospital das Clínicas da UFPE. Mestre em Saúde da Criança e do Adolescente pela UFPE. Especialista em Gastroenterologia e Nutrologia Pediátrica pelo Hospital La Paz, Madrid, Espanha. Especialista em Pediatria pela Sociedade Brasileira de Pediatria (SBP) e Associação Médica Brasileira (AMB). Especialista em Nutrologia Pediátrica pela SBP e AMB. Membro do Departamento Científico de Nutrologia da SBP.

Maraci Rodrigues

Doutora Assistente do Departamento de Gastroenterologia do Hospital das Clínicas da Faculdade de Medicina da Universidade de São Paulo (HCFMUSP). Responsável pelo Ambulatório de Transição em Gastroenterologia Pediátrica do HCFMUSP.

Marco Aurélio Farina Júnior

Pediatra e gastropediatra pela Universidade Federal de Ciências da Saúde de Porto Alegre (UFCSPA).

Margarida Maria de Castro Antunes

Professora Associada de Pediatria na Universidade Federal de Pernambuco (UFPE). Membro da Pós-Graduação em Saúde da Criança e do Adolescente da UFPE. Preceptora da Residência em Gastropediatria do Hospital das Clínicas da UFPE. Presidente do Departamento de Gastropediatria da Sociedade de Pediatria de Pernambuco (Sopepe).

Maria Angela Bellomo Brandão

Graduada em Medicina pela Universidade Estadual de Campinas (Unicamp). Mestre e doutora em Saúde da Criança e do Adolescente pela Universidade Estadual de Campinas. Médica do Centro Médico de Campinas, médica e professora da Unicamp.

Maria do Carmo Barros de Melo

Pós-doutora. Gastroenterologista pediátrica. Professora Titular do Departamento de Pediatria da Universidade Federal de Minas Gerais. Membro do Departamento Científico de Gastroenterologia da Sociedade Brasileira de Pediatria (SBP).

Marilia Rosso Ceza

Gastroenterologista pediátrica do Hospital de Clínicas de Porto Alegre (HCPA) e Hospital Materno-Infantil Presidente Vargas (HMIPV). Especialista na área de atuação em gastroenterologia pediátrica e nutrição parenteral e enteral pediátrica pela Associação Médica Brasileira (AMB). Mestre em Hepatologia pela Universidade Federal de Ciências da Saúde de Porto Alegre (UFCSPA).

Marina Bettiol Nogueira

Gastroenterologista pediatra do Hospital da Criança de Brasília (HCB). Médica da Equipe Multidisciplinar de Terapia Nutricional (EMTN) do HCB.

Mário C. Vieira

Chefe do Serviço de Gastroenterologia Pediátrica e Endoscopia Digestiva do Hospital Pequeno Príncipe, Curitiba-PR. Mestre e doutor em Medicina Interna pela Universidade Federal do Paraná (UFPR). Especialista em Gastroenterologia Pediátrica pelo St. Bartholomew's Hospital Medical College, Universidade de Londres. Especialista em Endoscopia Digestiva pela Sociedade Brasileira de Endoscopia Digestiva (Sobed). Membro do Departamento Científico de Gastroenterologia da Sociedade Brasileira de Pediatria (SBP). Coordenador do Grupo de Trabalho de Doenças Eosinofílicas Gastrointestinais da Sociedade Latino-Americana de Gastroenterologia, Hepatologia e Nutrição Pediátrica (LASPGHAN).

Marise Helena Cardoso Tofoli

Gastroenterologista e hepatologista pediatra pela Universidade Estadual de Campinas (Unicamp). Mestre em Saúde da Criança e do Adolescente pela Unicamp. Especialista em Pediatria e Gastroenterologia Pediátrica pela Sociedade Brasileira de Pediatria (SBP). Coordenadora da Comissão de Residência Médica do Hospital Estadual da Criança e do Adolescente de Goiás (Hecad). Supervisora do Programa de Residência Médica em Gastroenterologia e Hepatologia Pediátrica do Hecad. Vice-presidente da Sociedade Goiana de Pediatria. Membro do Departamento Científico de Gastroenterologia da SBP.

Matias Epifanio

Pediatra com Área de Atuação em Gastrenterologia Pediátrica e Nutrologia pela Sociedade Brasileira de Pediatria (SBP) e Associação Médica Brasileira (AMB). Especialista em Terapia Nutricional Parenteral e Enteral pela Sociedade Brasileira de Nutrição Parenteral e Enteral (SBNPE). Serviço de Gastroenterologia Pediátrica no Hospital Santo Antônio. Doutor em Pediatria pela Pontifícia Universidade Católica do Rio Grande do Sul (PUCRS). Professor da Escola de Medicina da PUCRS.

Mauro Batista de Morais

Pediatra com área de atuação em gastroenterologia pediátrica. Professor Sênior, Titular e Livre-Docente pela disciplina de Gastroenterologia Pediátrica da Escola Paulista de Medicina da Universidade Federal de São Paulo (EPM-Unifesp). Orientador dos Programas de Pós-Graduação em Pediatria e Ciências Aplicadas à Pediatria e da Pós-Graduação em Nutrição da EPM-Unifesp. Pós-doutorado com apoio do CNPq como Professor Associado Visitante do Baylor College of Medicine, Houston, Texas.

Mauro Sergio Toporovski

Professor Doutor em Pediatria na Faculdade de Ciências Médicas da Santa Casa de São Paulo. Responsável pela disciplina de Gastroenterologia Pediátrica da Faculdade de Ciências Médicas da Santa Casa de São Paulo. Membro do Departamento de Gastroenterologia da Sociedade de Pediatria de São Paulo (SPSP). Membro do Conselho Editorial da *Revista de Pediatria da SPSP*, *Revista Einstein* e *Arquivos de Gastroenterologia*.

Melina Utz Melere

Professora Assistente em Pediatria da Pontíficia Universidade Católica do Rio Grande do Sul (PUCRS). Gastroenterologista pediátrica do Hospital da Criança Santo Antônio – Complexo Hospitalar Santa Casa de Porto Alegre-RS.

Michela Cynthia da Rocha Marmo

Graduada em Medicina pela Universidade Federal de Pernambuco (UFPE). Especialista em Pediatria e Gastroenterologia Pediátrica pela Sociedade Brasileira de Pediatria (SBP) e Associação Medica Brasileira (AMB). Mestre em Pediatria e Ciências Aplicadas à Pediatria pela Universidade Federal de São Paulo (Unifesp) e doutora em Saúde da Criança e do Adolescente pela UFPE. Professora Adjunta de Pediatria da UFPE e Gastroenterologista Pediátrica do Instituto Materno Infantil de Pernambuco (IMIP), sendo supervisora do programa de Residência em Gastroenterologia Pediátrica e coordenadora do ambulatório de Gastroenterologia Pediátrica do IMIP.

Natália de Carvalho Trevizoli

Gastroenterologista e hepatologista. Membro titular da Sociedade Brasileira de Hepatologia (SBH). Preceptora do programa de residência médica em Hepatologia no Hospital de Base do Distrito Federal. Coordenadora clínica do transplante hepático do Instituto de Cardiologia e Transplantes do Distrito Federal, Hospital Brasília e Hospital Santa Lúcia.

Natascha Silva Sandy

Médica, pediatra e doutora em Pediatria pela Universidade de São Paulo (USP). Gastropediatra pela Universidade de Campinas

(Unicamp) com especialização clínica em Gastroenterologia, Hepatologia e Nutrição Pediátricas pelo Hospital for Sick Children, Universidade de Toronto. Médica gastroenterologista pediátrica no Programa Avançado de Tratamento da Insuficiência Intestinal (PATII) no Hospital Infantil Sabará. Coordenadora da pós-graduação em Gastroenterologia Pediátrica no Hospital Israelita Albert Einstein.

Nilza Maria Medeiros Perin

Professora do Departamento Materno-Infantil da Universidade do Sul de Santa Catarina (Unisul). Chefe do Serviço de Gastroenterologia do Hospital Infantil Joana de Gusmão, Florianópolis-SC.

Raquel Borges Pinto

Doutora em Gastroenterologia pela Universidade Federal do Rio Grande do Sul (UFRGS). Pós-doutora em Gastroenterologia pela UFRGS. Especialista em Gastroenterologia Pediátrica pela Sociedade Brasileira de Pediatria (SBP). Gastroenterologista pediátrica do Hospital Criança Conceição do Grupo Hospitalar Conceição, Porto Alegre-RS.

Renata Belém Pessoa de Melo Seixas

Pediatra.

Ricardo Toma

Graduado em Medicina pela Universidade Federal de São Paulo (Unifesp). Mestre e doutor em Ciências (Pediatria) pela Unifesp. Assistente Doutor e coordenador da Unidade de Gastroenterologia Pediátrica do Instituto da Criança e do Adolescente do Departamento de Pediatria da Faculdade de Medicina da Universidade de São Paulo. Gastroenterologista pediátrico do ambulatório de especialidades pediátricas do Hospital Israelita Albert Einstein.

Roberta Paranhos Fragoso

Especialista em Pediatria pela Sociedade Brasileira de Pediatria (SBP) e certificado de área de atuação em Gastroenterologia Pediátrica pela SBP e Associação Médica Brasileira (AMB). Mestre em Doenças Infecciosas pela Universidade Federal do Espírito Santo (Ufes). Médica pediatra e gastropediatra da Secretaria Municipal de Saúde de Vitória-ES cedida para o ambulatório de Gastropediatria da Ufes e preceptora em Gastropediatria na residência de Pediatria na Ufes. Membro do Departamento de Gastropediatria da SBP. Diretora de Eventos da Sociedade Espiritosantense de Pediatria (Soespe).

Rose Terezinha Marcelino

Pediatra com área de atuação em gastroenterologia e nutrologia pediátrica. Mestre em Pediatria pela Escola Paulista de Medicina da Universidade Federal de São Paulo (EPM-Unifesp). Professora da disciplina de Pediatria e coordenadora da disciplina de Gastroenterologia na Universidade da Região de Joinville (Univille). Membro do Departamento Científico de Gastroenterologia da Sociedade Brasileira de Pediatria (SBP).

Sandra Maria Gonçalves Vieira

Professora Adjunta do Departamento de Pediatria da Faculdade de Medicina da Universidade Federal do Rio Grande do Sul (UFRGS). Coordenadora do Programa de Transplante Hepático Infantil do Hospital de Clínicas de Porto Alegre (HCPA).

Silvio da Rocha Carvalho

Pediatra com área de atuação em gastroenterologia pediátrica. Professor de Pediatria e Gastroenterologia Pediátrica da Universidade Federal do Estado do Rio de Janeiro (UniRio). Chefe do Serviço de Gastroenterologia Pediátrica, Supervisor do Programa de Residência Médica em Gastroenterologia Pediátrica do Instituto de Puericultura e Pediatria Martagão Gesteira da Universidade Federal do Rio de Janeiro (UFRJ).

Silvio Kazuo Ogata

Professor Adjunto da disciplina de Gastroenterologia Pediátrica do Departamento de Pediatria da Escola Paulista de Medicina da Universidade Federal de São Paulo (EPM-Unifesp). Responsável pelo Setor de Endoscopia Pediátrica do Centro de Endoscopia Digestiva e Respiratória do Hospital São Paulo da EPM-Unifesp.

Soraia Tahan

Professora Adjunta da disciplina de Gastroenterologia Pediátrica da Escola Paulista de Medicina da Universidade Federal de São Paulo (EPM-Unifesp). Médica assessora em Gastroenterologia do Grupo Fleury. Médica gastroenterologia pediátrica do Hospital Infantil Sabará e Hospital Israelita Albert Einstein. Membro do Departamento de Gastroenterologia da Sociedade de Pediatria de São Paulo (SPSP). Membro do Grupo de Motilidade Digestiva da Sociedade Latino-Americana de Gastroenterologia Pediátrica, Hepatologia e Nutrição.

Tainara Queiroz Oliveira

Pediatra e gastropediatra pela Universidade de São Paulo (USP Ribeirão Preto). Especialista em Pediatria e Gastropediatria pela Sociedade Brasileira de Pediatria (SBP). Preceptora do Serviço de Gastro-hepatologia Pediátrica do Hospital Universitário Professor Edgard Santos da Universidade Federal da Bahia (Hupes-UFBA). Coordenadora do Serviço de Endoscopia Pediátrica do Hospital Martagão Gesteira.

Themis Reverbel da Silveira

Médica pela Universidade Federal do Rio Grande do Sul (UFRS). Residência médica, mestrado em Gastroenterologia e doutorado em Genética. Professora dos Programas de Pós-graduação de Ciências em Gastroenterologia da Faculdade de Medicina da UFRGS e de Pediatria da Universidade Federal de Ciências da Saúde de Porto Alegre (UFCSPA).

Vanessa Adriana Scheeffer

Pediatra e gastropediatra pela Sociedade Brasileira de Pediatria (SBP). Mestre em Saúde da Criança e do Adolescente pela Universidade Federal de Ciências da Saúde de Porto Alegre (UFCSPA). Membro do grupo de trabalho de Doenças Inflamatórias Intestinais da SBP. Preceptora do serviço de Gastropediatria da Santa Casa de Porto Alegre.

Vera Lucia Sdepanian

Professora Adjunta e chefe da disciplina de Gastroenterologia Pediátrica da Escola Paulista de Medicina da Universidade Federal de São Paulo (EPM-Unifesp). Pós-doutora pelo Departamento de Gastroenterologia Pediátrica da Universidade de Maryland, Baltimore, EUA. Doutora e mestre em Medicina pela EPM-Unifesp. Mestre em Gastroenterologia Pediátrica e Nutrição pela Universidade Internacional de Andaluzia, Espanha. Responsável pelo Ambulatório de Doença Celíaca e Doença Inflamatória Intestinal da disciplina de Gastroenterologia Pediátrica da EPM-Unifesp.

Supervisora do Programa de Residência Médica em Gastroenterologia Pediátrica da EPM-Unifesp. Orientadora do Programa de Pós-Graduação em Pediatria e Ciências Aplicadas à Pediatria da EPM-Unifesp. Presidente do Departamento de Gastroenterologia da Sociedade de Pediatria de São Paulo (SPSP).

Virgínia Resende Silva Weffort

Especialista em Pediatria pela Universidade Federal do Triângulo Mineiro (UFTM). Área de atuação em Nutrologia Pediátrica pela Sociedade Brasileira de Pediatria (SBP), Associação Brasileira de Nutrologia (Abran) e Associação Brasileira de Medicina (AMB). Mestre e doutora em Pediatria pela Faculdade de Medicina de Ribeirão Preto da Universidade de São Paulo (FMRP-USP). Professora Associada do Departamento de Pediatria da UFTM. Presidente do Departamento Científico de Nutrologia da Sociedade Mineira de Pediatria. Coordenadora do Curso de Aprimoramento em Pediatria (CANP) da SBP e do curso de Nutrologia em EAD da SBP/Manole. Membro da Academia Mineira e Brasileira de Pediatria.

Wallace Acioli Freire de Gois

Doutor e mestre em Ciências da Saúde pelo Instituto de Ensino e Pesquisa do Hospital Sírio-Libanês. Cirurgião pediatra do Hospital Materno Infantil de Brasília. Cirurgião pediatra do Hospital da Criança de Brasília, área de concentração aparelho digestivo e endoscopia digestiva. Treinamento em transplante hepático pediátrico pelo Proadi/SUS/IEP Hospital Sírio-Libanês. Endoscopista pela Sociedade Brasileira de Endoscopia Digestiva (Sobed).

Yanna Aires Gadelha de Mattos

Gastroenterologista pediátrica do Hospital da Criança de Brasília (HCB) e do Hospital Materno Infantil de Brasília (HMIB). Médica da Equipe Multidisciplinar de Terapia Nutricional (EMTN) do HCB. Mestre em Ciências da Saúde pela Universidade de Brasília (UnB). Preceptora da Residência Médica em Pediatria no HMIB.

Sumário

Dedicatória

Dedicamos sempre nossos trabalhos aos nossos pacientes e suas famílias, aos nossos alunos e nossos colegas.

Apresentação

Grandes avanços aconteceram na Medicina e na Pediatria nas últimas décadas. Um deles, no segundo meado do século XX, foi a criação das várias especialidades pediátricas, entre elas a Gastroenterologia e a Hepatologia pediátricas. No Brasil, os núcleos de referência dessas duas áreas começaram a se formar a partir de 1970 e, a partir de 1980, iniciaram as reuniões e congressos e em seguida a titulação na área de atuação.

As peculiaridades das crianças e dos adolescentes nessas especialidades diferem de modo significativo daquelas dos pacientes adultos e a faixa etária pediátrica requer cuidados e abordagens específicas. O número de especialistas no nosso país cresceu, assim como os serviços com residências nessas áreas. Os congressos nas áreas de Gastroenterologia e de Hepatologia pediátricas têm apresentado a participação de um número crescente de profissionais interessados. Enfatiza-se também a criação da rede de especialistas que se fortalece a cada dia com interlocução intensa e contínua com discussão de casos e troca de experiências. Além das reuniões presenciais surgiram as reuniões *online* que facilitam a troca de conhecimentos e uma condução mais uniforme dos pacientes.

A partir de 2003, o trio composto por Cristina Targa Ferreira, Elisa de Carvalho e Luciana Rodrigues Silva começou a planejar vários programas de congressos e publicações sempre com o objetivo de compartilhar o conhecimento atualizado e beneficiar os pacientes pediátricos. O primeiro livro editorado pelo trio – *Gastroenterologia e hepatologia em Pediatria: diagnóstico e tratamento* – foi publicado em 2003. Em seguida foram elaborados dois livros simultâneos – *Gastroenterologia e Nutrição em Pediatria* e *Hepatologia em pediatria*, ambos em 2012. Em 2018 foi lançado o quarto livro, *Manual de residência em gastroenterologia pediátrica.* E agora, para comemorar vinte anos de amizade e muito trabalho numa maravilhosa parceria, lançamos nosso quinto livro: *Gastroenterologia e hepatologia pediátricas: diagnóstico e tratamento* em 2ª edição.

Produzir e editorar um livro sempre representa um grande desafio e um grande esforço de dedicação e de tempo, e não seria possível sem a excepcional colaboração de vários especialistas de todo o Brasil, que comungam conosco do mesmo objetivo, e a estes somos sempre muito gratas. Agradecemos ainda aos nossos residentes e alunos que sempre nos estimulam. Nossa gratidão também aos pacientes e seus familiares, junto com todos os citados, pois aprendemos sempre e cada dia.

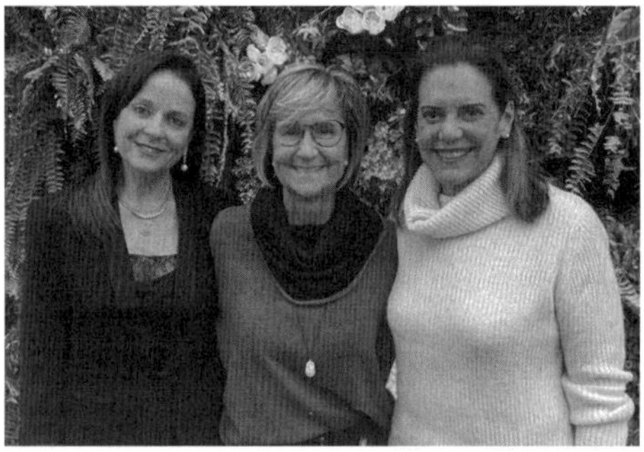

Por fim, para concretizar mais este sonho, contamos com a confiança, a competência e o trabalho primoroso, além da gentileza de Amarylis Manole, Hudson Machado, Vanessa Pimentel, Marília Paris e toda a equipe da Editora Manole, que têm contribuído para compartilhar o conhecimento nas áreas de Gastroenterologia e Hepatologia Pediátricas em todo o Brasil, nos últimos vinte anos.

Cristina Targa Ferreira
Elisa de Carvalho
Luciana Rodrigues Silva

SEÇÃO I

Gastroenterologia

1

Doença do refluxo gastroesofágico

Cristina Targa Ferreira
Elisa de Carvalho
Luciana Rodrigues Silva

INTRODUÇÃO E DEFINIÇÃO

A doença do refluxo gastroesofágico em pediatria é uma desordem comum, com uma prevalência crescente.[1] O diagnóstico e o tratamento permanecem sendo um desafio, pois apresenta uma sintomatologia não específica nos diferentes grupos etários.[1]

O refluxo gastroesofágico (RGE) consiste na passagem do conteúdo gástrico para o esôfago, com ou sem regurgitação e/ou vômito.[2] Pode ser um processo considerado normal, fisiológico, que ocorre várias vezes ao dia, após as refeições, em lactentes, crianças, adolescentes e adultos.[2] É um evento fisiológico normal, principalmente em lactentes, que raramente se inicia antes de 1 semana de vida ou após os 6 meses.[1-3] Por outro lado, o RGE pode também representar uma doença (doença do refluxo gastroesofágico – DRGE), quando causa sintomas ou complicações, que podem se associar a morbidade importante.[1-4]

Atualmente, é importante distinguir entre refluxo ácido, não ácido e fracamente ácido no sentido de utilizar terapia adequada.[5] Considera-se que a maioria dos episódios de refluxo em lactentes é não ácida ou fracamente ácida, então existe uma falha verdadeira nas opções terapêuticas. Nesses lactentes com refluxos não ácidos e fracamente ácidos, a supressão ácida, que é o principal pilar do tratamento, não tem eficácia, pois o pH já é maior do que 6.[5] Então, hoje em dia, é necessário considerar diferentes tipos de tratamento para subtipos distintos de refluxo.[5-8]

A variabilidade das manifestações clínicas e do curso evolutivo, a dificuldade de distinção muitas vezes entre RGE fisiológico e DRGE, associadas à falta de uma classificação que permita categorizar os pacientes e à carência de exames diagnósticos específicos, assim como a falta de comprovação científica em relação à eficácia de algumas medicações, e os refluxos não ácidos e fracamente ácidos geram muita confusão em relação à abordagem diagnóstica e terapêutica do RGE e da DRGE em crianças.[3,5]

Os pais muitas vezes procuram seu pediatra, pois a maioria dos lactentes regurgita nos primeiros meses de vida, sem que isso signifique que eles sejam portadores da DRGE.[3,5] Distinguir entre RGE e DRGE às vezes não é tão evidente, e ainda há uma zona duvidosa definida subjetivamente entre os pais e os pediatras.[5] Sabe-se que as expectativas dos pais influenciam fortemente as decisões terapêuticas.[3,5]

O diagnóstico de DRGE é basicamente clínico. Apesar da ampla gama de exames diagnósticos disponíveis, nenhum deles é considerado padrão ouro ou é fidedigno em todas as formas de DRGE.[2,3,5]

Em lactentes com sintomas leves e nenhum sinal de alerta, a terapêutica farmacológica é desnecessária. Esses lactentes são considerados "vomitadores felizes" e, por isso, não necessitam de nenhum tratamento medicamentoso.[9-12] Em lactentes e crianças menores com sintomas de DRGE, a terapia não farmacológica pode ser a opção de escolha, devido à falta de medicamentos com eficácia comprovada, exceto nos casos mais graves (com aspiração, apneia, pneumonia), que necessitam de investigação e terapêutica individualizada.[3-6]

Em crianças maiores e adolescentes, nos quais os sintomas são mais claros e específicos e a esofagite de refluxo é mais comum, o tratamento farmacológico é mais frequentemente indicado.[1]

Estudos recentes têm demonstrado que, em alguns pacientes, mesmo pediátricos, a DRGE pode ser crônica, começando na infância e com risco de desenvolver sequelas mais graves como esôfago de Barrett e adenocarcinoma de esôfago.[3,5] Ainda não é possível identificar as crianças em risco de evolução desfavorável, baseado em manifestações clínicas ou em complicações endoscópicas.[9-11]

A porcentagem de pacientes com diagnóstico de DRGE e com esofagite que continuam com medicação antiácida ou que ainda têm sintomas num período de 12 meses a mais de 5 anos variou de 23% (sintomas semanais) a 68% (em uso de medicação anti-DRGE), dependendo da definição utilizada.[9,10] Em crianças com diagnóstico de DRGE sem esofagite, 1,4% desenvolveram esofagite numa evolução de mais 5 anos; nenhum paciente desenvolveu esôfago de Barrett.[5,12,13]

QUADRO CLÍNICO

Os sintomas da DRGE variam de acordo com a idade do paciente e com a presença de complicações ou de comorbidades.[1-3,5] O quadro clínico da DRGE é heterogêneo, os sinais e sintomas são inespecíficos e com gravidade variável, incluindo desde as simples regurgitações até as condições que ameaçam a vida do paciente (Quadro 1).

As manifestações podem ser decorrentes do simples refluxo (regurgitações e vômitos) ou das complicações esofágicas (esofagite, estenose esofágica e esôfago de Barrett) e extraesofágicas da DRGE (respiratórias, otorrinolaringológicas, neurocomportamentais, orais, entre outras).[3,5]

A extensão e a gravidade da esofagite de refluxo, encontrada nos exames diagnósticos, pode não se correlacionar com a intensidade dos sintomas.[4]

A DRGE possui apresentações clínicas distintas: doença não erosiva (NERD, do inglês *non-erosive reflux disease*), esofagite erosiva (EE), azia funcional, esôfago hipersensível e esôfago de Barrett.[2,13,14] Embora haja similaridades entre os diferentes fenótipos da DRGE, existem diferenças clínicas importantes. NERD e EE são os fenótipos mais comuns, ocorrendo em até 83% dos casos[2,15,16] (Figuras 1 e 2).

A DRGE mudou de um simples diagnóstico para um *espectrum* fenotípico, em que cada fenótipo tem mecanismos fisiopatológicos únicos, que determinam a percepção dos sintomas. Entender esses mecanismos é importante para individualizar

QUADRO 1 Sinais e sintomas que podem estar associados com DRGE

Gerais	Gastrointestinais	Respiratórios/via aérea
Desconforto	Regurgitações com ou sem vômitos em crianças maiores	Rouquidão
Irritabilidade/choro/sono agitado	Azia/pirose	Sibilos/broncoespasmo
Perda de peso	Dor no peito	Estridor
Não ganho de peso	Dor epigástrica	Tosse
Postura anormal do pescoço (Sandifer)	Odinofagia/disfagia	Apneias/cianose
Erosões dentais	Hematêmese/melena	ALTES
Anemia	Dor na garganta	Pneumonias/aspiração
Halitose	Esofagite erosiva. Estenose de esôfago. Esôfago de Barrett.	Otites de repetição. Asma de difícil tratamento. Laringites de repetição.

ALTES: episódios que ameaçam a vida (*apparent life-threatening events*); DRGE: doença do refluxo gastroesofágico.
Fonte: adaptação de Rosen et al.[3]

cada tratamento e traçar um plano de intervenções terapêuticas.[3,14,15]

REFLUXO NOS LACTENTES

Nos lactentes, o RGE é comum e, na maioria das vezes, fisiológico. Apesar da elevada frequência, apresenta resolução espontânea entre 12 e 24 meses de idade, na maioria dos casos.[1,2,5] Assim, a evolução do RGE fisiológico é benigna e autolimitada, não sendo necessários exames diagnósticos, nem o uso de medicamentos.[2,5]

Nos lactentes portadores de DRGE, a irritabilidade e a recusa alimentar podem ser correspondentes não verbais da queimação retroesternal. A irritabilidade e o choro contínuo nos lactentes são muitas vezes interpretados como refluxo ácido, e há pressão para tratamento antiácido. Sabe-se hoje, através da pH e impedanciometria, que no lactente os refluxos não ácidos e fracamente ácidos são responsáveis pela maioria (53 a 56%) dos episódios de refluxo e que esses são causadores de choro e irritabilidade.[5] Também é sugerido na literatura que o volume do material refluído está mais fortemente associado com irritabilidade do que o pH.[6,7] Então, há uma mudança nos conhecimentos e um *gap* no tratamento da DRGE, pois a terapêutica com antiácido muitas vezes é ineficaz. Os bloqueadores H2 e inibidores de bomba de prótons (IBP) são sabidamente ineficazes para tratamento de choro e irritabilidade nos lactentes pequenos.[5-7] Nesses lactentes, os espessantes da dieta e alginato e o sucralfato podem entrar no algoritmo de tratamento.[5]

Muitas vezes é difícil diferenciar entre os sintomas da DRGE e alergia alimentar ou cólica infantil, pois podem se manifestar por choro e irritabilidade.[14-17] Os consensos aconselham tentar um teste terapêutico com fórmulas hidrolisadas ou de aminoácidos, antes de tratar DRGE, nas crianças que não são amamentadas.[3,16,17]

Os sinais de alarme devem ser sempre investigados. O Quadro 2 descreve os sinais de alarme nas crianças com regurgitações e/ou vômitos.

QUADRO 2 Sinais de alerta que podem sugerir outro diagnóstico

Gerais	Neurológicos	Gastrointestinais
Febre	Fontanela tensa	Vômitos persistentes com perda de peso
Letargia	Macro/microcefalia	Vômitos noturnos
Irritabilidade/dor excessivas	Aumento da circunferência cerebral	Vômitos biliosos
Falha importante de crescimento/emagrecimento	Convulsões	Hematêmese/melena
Disúria		Diarreia crônica
Início de vômitos após os 6 meses ou que persistem após os 12 meses		Sangramento retal
		Distensão abdominal

Fonte: adaptação de Rosen et al.[3]

REFLUXO NAS CRIANÇAS MAIORES

Nas crianças maiores, como nos adultos, a evolução para a cronicidade ocorre com maior frequência. Pode haver períodos de remissão e de recidiva durante anos, o que justifica a maior prevalência e a maior gravidade das complicações esofágicas da DRGE nessa faixa etária, quando comparadas às dos lactentes.[1-3]

Com foco em definições baseadas em sintomas, houve um grande aumento de pacientes usando IBP para tratar sintomas mediados pelo ácido.[13] Com o tempo foram surgindo muitos pacientes que não respondiam à supressão ácida, sugerindo que o ácido não é o único responsável pelos sintomas de refluxo. Outros fatores foram contemplados, como refluxo alcalino, ou fracamente ácido, desordens da motilidade, hipersensibilidade esofágica e distúrbios funcionais.[13] Como resultado, a DRGE tornou-se uma desordem heterogênea, um conceito que foi posto em destaque no consenso de Roma IV, classificado entre as desordens funcionais esofágicas.[13,14]

Como muitos pacientes não têm doença erosiva na endoscopia, são classificados em fenótipos NERD (Quadro 3), de acordo com pHmetria ou pH-impedanciometria:

- NERD (endoscopia normal e exposição ácida esofágica anormal).
- Hipersensibilidade esofágica (exposição ácida normal, com correlação com sintomas).
- Azia funcional (exposição ácida normal, sem correlação com sintomas).

De acordo com esse espectro, consideram-se os distintos tratamentos.[13,14]

REFLUXO NOS GRUPOS DE RISCO PARA DRGE

Os grupos que aparecem no Quadro 4 são os pacientes que necessitam de tratamentos mais invasivos e que têm mais risco de complicações.

DIAGNÓSTICO

A detecção do refluxo do conteúdo gástrico para o esôfago em um exame não

QUADRO 3 Diferentes fenótipos da DRGE, exames e tratamento

Doença erosiva	NERD	NERD/esôfago hipersensível ao ácido	NERD/esôfago hipersensível ao não refluxo ácido + em lactentes	Dispepsia funcional
Respondedores a bloqueio ácido (IBP)	Maioria respondedores a bloqueio ácido (IBP)	▪ Respondedores parciais ao IBP. ▪ Procinéticos (baclofeno). ▪ Cirurgia.	▪ Espessantes de dieta. ▪ Antiácidos e citoprotetores.	▪ Medidas gerais. ▪ Antidepressivos tricíclicos. ▪ Inibidores da captação da serotonina.
Exposição ácida anormal e esofagite	▪ Exposição ácida anormal. ▪ Sem esofagite.	Exposição ácida normal, com correlação com sintomas	▪ Exposição ácida normal, com correlação com sintomas. ▪ Ao refluxo não ácido.	Exposição ácida normal, sem correlação com sintomas

DRGE: doença do refluxo gastroesofágico; IBP: inibidores de bomba de prótons; NERD: doença não erosiva.
Fonte: adaptação de Mahoney e Rosen.[13]

QUADRO 4 Condições que determinam DRGE mais grave e de mais difícil tratamento

Atresia de esôfago
Acalasia
Famílias com DRGE ou complicações
Condições neurológicas
Síndromes genéticas
Obesidade
Hérnia hiatal ou diafragmática
Prematuridade
Quimioterapia

DRGE: doença do refluxo gastroesofágico.
Fonte: Rosen et al.[3]

significa, necessariamente, que o paciente seja portador de DRGE. Por isso, é fundamental levar em consideração a história clínica e o exame físico. Segundo os últimos consensos, a história é suficiente para firmar o diagnóstico nas crianças que apresentam sintomas mais específicos para DRGE, enquanto nos lactentes os sintomas não são muito inespecíficos, como choro, irritabilidade e recusa alimentar, não sendo suficientes para diagnosticar ou predizer a resposta à terapia.[2,3,18]

Nenhum exame é considerado *gold standard* para diagnóstico de DRGE; cada um tem seus prós e contras, como demonstrado no Quadro 5.[2,3,5,18]

Teste terapêutico empírico com supressão ácida

As crianças maiores e os adolescentes, com sintomas típicos de DRGE, sem sinais de alerta, podem ser submetidos a um teste empírico terapêutico com fármacos IBP, durante 4 semanas, podendo estender esse tempo para 12 semanas, se houver melhora clínica.[2] Os sintomas típicos são: azia, dor epigástrica em queimação, tosse crônica, principalmente relacionada à alimentação, náuseas e regurgitações, dor torácica e dispepsia.

QUADRO 5 Exames diagnósticos e indicações

RXEED	Alterações anatômicas e gastroparesias
Cintilografia esofagogástrica	▪ Identificar o RGE pós-prandial, avaliar o esvaziamento gástrico e detectar a aspiração pulmonar. ▪ Consenso sugere não utilizar, para pesquisa de DRGE
Ultrassonografia esofagogástrica	▪ Não é recomendada para avaliação clínica de rotina da DRGE no lactente nem na criança maior. ▪ Não diferencia RGE de DRGE. ▪ Diagnostica estenose hipertrófica de piloro.
pHmetria	▪ Avaliar o paciente em condições mais fisiológicas e por longos períodos, quantificar o RGE ácido e correlacionar os episódios de refluxo com os sinais e sintomas.
▪ Impedanciometria esofágica intraluminal. ▪ pH-impedanciometria.	▪ Monitorar a quantidade e a qualidade do material refluído. ▪ Correlacionar sintomas, para esclarecer o papel do refluxo ácido e do não ácido, para determinar a eficácia da terapia ácida e, principalmente, para diferenciar NERD de esôfago hipersensível e de azia funcional.
Manometria esofágica	Avalia a motilidade do esôfago.
Endoscopia digestiva alta	Avalia a mucosa (biópsias), esofagites e diagnóstico diferencial de DRGE.

DRGE: doença do refluxo gastroesofágico; RGE: refluxo gastroesofágico; RXEED: exame contrastado do trato gastrointestinal superior.
Fonte: elaboração das autoras.

O *guideline* de DRGE de 2018 enfatiza que não há base científica para indicar teste terapêutico para diagnóstico de DRGE em lactentes e sugere teste terapêutico, de 4 a 8 semanas, para diagnóstico em crianças maiores com sintomas típicos.[3] Reforça ainda que esse teste não deve ser utilizado para sintomas extraesofágicos.[3] O último consenso de 2023 de tratamento da DRGE em lactentes sinaliza fazer testes terapêuticos curtos (8 semanas no máximo) também nos lactentes, levando sempre em consideração os refluxos não ácidos e fracamente ácidos.[5]

TRATAMENTO

Tratamento conservador (não medicamentoso) e orientações dietéticas e posturais são prescritos habitualmente e se encontram no Quadro 6.

Tratamento medicamentoso

Não existe um algoritmo estabelecido para o tratamento da DRGE em crianças que não provoque discussões e controvérsias, mas os fármacos recomendados são:

- Antiácidos de contato, ou protetores de mucosa, recomendados como sintomáticos, para sintomas esporádicos ou diminuição da acidez noturna.[1-3,5]
- Procinéticos, que ajudam a controlar os sintomas, principalmente de vômitos e regurgitação. Não têm indicação em DRGE segundo os consensos.[3,5]
- Medicamentos que diminuem a secreção ácida (IBP ou bloqueadores H2), quando os sintomas, como dor retroesternal e azia, e/ou complicações, como a esofagite, estão associados à ação do áci-

QUADRO 6 Tratamento conservador

Orientações gerais (não medicamentosas)	Orientações dietéticas e posturais
▪ Não usar roupas apertadas. ▪ Sugerir a troca das fraldas antes das mamadas. ▪ Evitar o uso de fármacos que exacerbam o RGE. ▪ Orientar infusões lentas nas crianças com sondas nasogástricas. ▪ Evitar o tabagismo (ativo ou passivo), pois a exposição ao tabaco induz o relaxamento do EEI, aumenta os índices de asma, pneumonia, apneia e da síndrome de morte súbita. ▪ Evitar obesidade. ▪ Orientações dietéticas e postura anti-RGE.	▪ Crianças maiores e adolescentes: – Não dormir após comer muito. – Evitar refeições volumosas e altamente calóricas. – Alimentos muito gordurosos. – Evitar obesidade. – Decúbito lateral esquerdo, com a cabeceira elevada. ▪ Lactentes: – Fórmulas AR. – Não suspender o leite materno. – Espessantes, alginato ou sucralfato – para os refluxos não ácidos e fracamente ácidos.

AR: antirrefluxo; EEI: esfíncter esofágico inferior; RGE: refluxo gastroesofágico.
Fonte: adaptação de Rosen et al.[3]

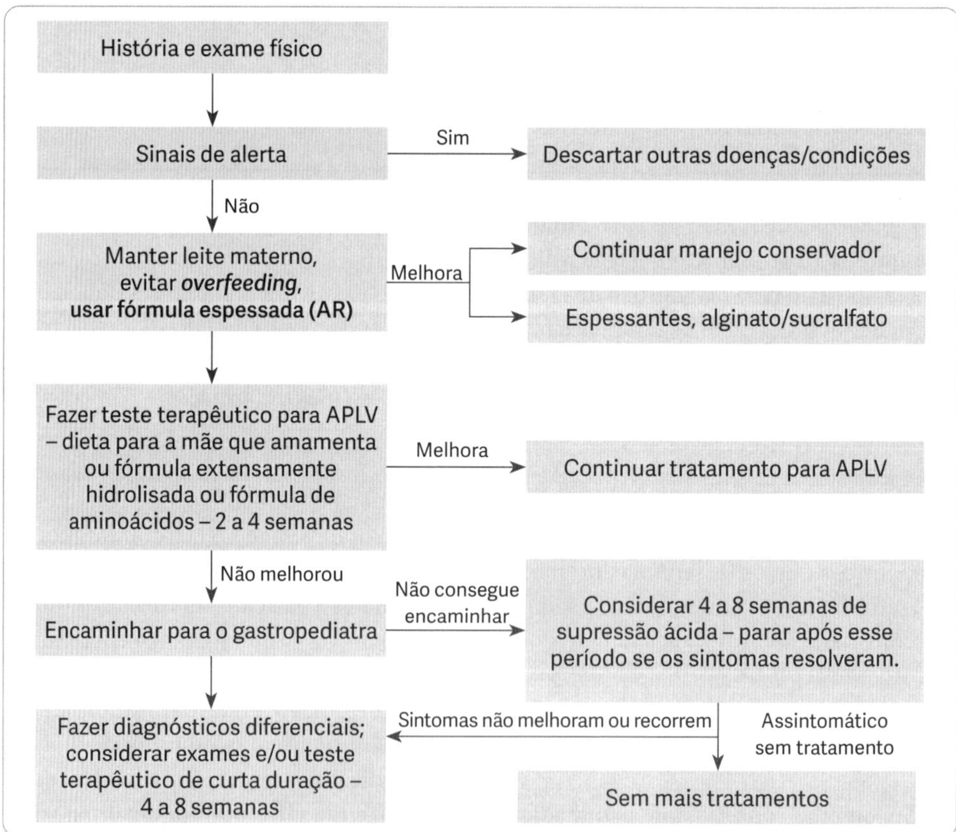

FIGURA 1 Algoritmo de tratamento dos lactentes com suspeita de DRGE.

APLV: alergia à proteína do leite de vaca; AR: antirrefluxo; DRGE: doença do refluxo gastroesofágico.
Fonte: adaptação de Rosen et al.;[3] Vandenplas et al.[5]

do no esôfago ou em outros órgãos, como os sintomas respiratórios[3] (Quadro 7).

Inibidores da secreção ácida

Antagonistas do receptor H2 da histamina – ranitidina

Em 2019, o uso da ranitidina foi suspenso pelo FDA (Food and Drug Administration) nos EUA e, logo após, foi suspenso em nosso país, por isso não contamos mais com essa droga para a DRGE.[19]

Antagonistas do receptor H2 da histamina – famotidina

A famotidina é um bloqueador dos receptores H_2 (H2RA) de histamina.[20]

A famotidina diminui a produção de ácido gástrico. Sua atividade farmacológica resulta na inibição da secreção gástrica, pois suprime a concentração e o volume de ácido gástrico.[20] Sua atividade farmacológica é utilizada no tratamento das doenças ácido-pépticas.[20] Foi aprovada pelo FDA e está disponível para tratamento de azia, da doença do refluxo gastroesofágico (DRGE), úlceras pépticas, duodenais e gástricas, em adultos e crianças, com mais indicações para tratar condições hipersecretórias patológicas.[20]

Numerosos estudos randomizados e controlados, em adultos, têm demonstrado que cimetidina, ranitidina e famotidina são superiores aos placebos no alívio dos sintomas e na cicatrização da mucosa esofágica.[2]

A famotidina tem vantagens potenciais sobre a cimetidina e a ranitidina, também bloqueadores H_2, que incluem sua potência, meia-vida de eliminação relativamente mais longa e ausência de interação com as isoformas do citocromo P450.[21,22]

Os efeitos adversos mais comuns são: agitação (em pediatria até 14%, em adultos menos do que 1%), cefaleia (5%), diarreia (2%) e constipação (1%).[21,22]

Pneumonias nosocomiais e aumento do risco de gastroenterites e infecções são complicações atribuídas aos bloqueadores H_2 em geral.[22] As infecções incluem respiratórias, enterocolite necrosante, urinárias, *Clostridium difficile*.[21,22]

A famotidina não deve ser utilizada em pacientes com hipersensibilidade ou alergias aos seus componentes ou à cimetidina.[22]

Os bloqueadores H_2 desenvolvem taquifilaxia, e essa é uma desvantagem para seu uso mais crônico.[2] Atualmente é o único antagonista H_2, em formulação líquida, vol-

QUADRO 7 Doses usuais de antiácidos e citoprotetores usados em DRGE em pediatria

Droga	Doses existentes e sugeridas	Idade e peso
Antiácido com Mg ou Al	▪ 2,5 mL 3x ao dia ▪ 5 mL 3x ao dia	▪ < 5 kg ▪ > 5 kg
Alginato	▪ Líquido ▪ Sachês – 10 mL ▪ Comprimidos mastigáveis	▪ 10 mL até 4x ao dia após comer ▪ Crianças > 12 anos.
Sucralfato	▪ Comprimidos 1 g ▪ Flaconetes 2 g = 10 mL ▪ Suspensão 200 mg/mL	▪ Crianças maiores de 6 anos = 1 g 4x ao dia ▪ Lactentes e crianças menores de 6 anos = 2,5 mL 4x ao dia ▪ Maiores de 6 anos = 5 mL 4x ao dia

Al: alumínio; Mg: magnésio.
Fonte: Nice;[5] adaptação de Rosen et al.[3]

tada para a pediatria. Ainda são necessários mais estudos e experiência em pediatria com a famotidina.

Inibidores da bomba de prótons

Os IBP estão indicados nos casos de esofagite erosiva, estenose péptica ou esôfago de Barrett, bem como nas crianças que necessitam de um bloqueio mais efetivo da secreção ácida, por exemplo, nas portadoras de doença respiratória crônica grave ou problemas neurológicos. Em contraste com os bloqueadores H_2, o efeito do IBP não diminui com seu uso crônico. Sua potente supressão ácida acarreta diminuição do volume intragástrico nas 24 horas, o que facilita o esvaziamento gástrico e diminui o volume do refluxo.[1-3]

Os IBP atualmente existentes são: omeprazol, pantoprazol, esomeprazol, lansoprazol, rabeprazol e dexlansoprazol (Tabela 1).

Podem causar efeitos colaterais nas crianças de 4 tipos: reações idiossincráticas, interações com outras drogas, hipergastrinemia e hipocloridria induzidas por droga.[2] Os mais comuns são cefaleia, diarreia, constipação e náuseas, cada um deles ocorrendo em cerca de 2 a 7% dos pacientes.[1-4] A hiperplasia das células parietais e os pólipos hiperplásicos de fundo gástrico são alterações benignas ocasionadas pelo bloqueio ácido e pela hipergastrinemia.[2]

Deve-se levar em consideração que vários estudos associam a hipocloridria do IBP às pneumonias adquiridas na comunidade, gastroenterites, candidíases e até mesmo enterocolite em pré-termos.[2,3] Nos adultos, provocam nefrite intersticial aguda.[1,2] Além disso, os IBP podem alterar a microbiota intestinal do paciente (formação do microbioma), e alguns estudos sugerem que a supressão ácida pode predispor ao desenvolvimento de alergias alimentares.[2,15,16]

O omeprazol pode ser utilizado, na dose de 0,7 a 3,5 mg/kg/dia.[2,19,23,24] A administração de um IBP em longo prazo não é aconselhável sem investigação prévia e adequada.[1,25,26]

Após uso prolongado, deve-se diminuir gradativamente a dose do IBP. Em alguns pacientes, a descontinuação abrupta do tratamento com IBP pode ocasionar um efeito rebote na produção de ácido, requerendo mais IBP.[25-27]

TABELA 1 Apresentações usuais de IBP usados em DRGE em pediatria

IBP	Doses	Uso clínico
Omeprazol Losec Mups	10, 20 e 40 mg	0,7-3,3 mg/kg/dia
Esomeprazol Nexium Ésio	20 e 40 mg	0,7-3,3 mg/kg/dia
Dexlansoprazol Dexilant	30 e 60 mg	30-60 mg/dia
Pantoprazol	20 e 40 mg	20-40 mg/dia
Lansoprazol	15 e 30 mg	15 mg para < 30 kg 30 mg para > 30 kg
Rabeprazol	10 e 20 mg	10-20 mg/dia

DRGE: doença do refluxo gastroesofágico; IBP: inibidores de bomba de próton.
Fonte: adaptação de Rosen et al.[3]

Os consensos de DRGE de 2018 e 2023 relatam as seguintes conclusões:[3,5]

- Lactentes normais, com sintomas de RGE, devem ser tratados, inicialmente, com medidas conservadoras (orientações de dieta e posição) e avaliados para alergia à proteína do leite de vaca (APLV). A maioria desses lactentes melhora com o tempo e não apresenta doença induzida pelo ácido, portanto não se beneficia com IBP. O uso de espessantes para crianças com fórmula, ou mesmo com leite materno (não existe ainda no Brasil espessante do leite materno), tem se mostrado eficaz em muitos desses pacientes.[5]
- O uso de IBP deve ser reservado para lactentes com doença induzida pelo ácido documentada, como esofagite erosiva. Sem doença comprovada, o balanço entre riscos e benefícios dos IBP nessa idade não é favorável, e os efeitos do uso em longo prazo não são estudados. No consenso de 2023, o teste terapêutico com IBP pode ser realizado por curtos espaços de tempo (máximo 8 semanas).[3,5]
- São necessárias avaliações regulares da necessidade de supressão ácida por longo tempo e suspensão da medicação quando não é eficaz.[3,5]
- O grupo de estudos sugere não usar bloqueador H2 ou IBP nos lactentes normais com choro e irritabilidade.
- Não usar bloqueador H2 ou IBP como tratamento de regurgitações nos lactentes normais.
- Há recomendação de cursos curtos de 4 a 8 semanas de IBP para sintomas típicos (azia, dor retroesternal, pirose, dor epigástrica) em lactentes e crianças maiores.
- Há recomendação de não usar IBP em sintomas extraesofágicos (tosse, broncoespasmo, asma), exceto na presença de sintomas típicos e/ou exame sugestivo de DRGE; endossado pelo *Chest guidelines*.[28-30]
- Há recomendação de avaliação da eficácia do tratamento e exclusão de causas alternativas de sintomas em crianças que não respondem ao teste terapêutico, bem-feito, de 4 a 8 semanas.
- Por último, o consenso recomenda verificações regulares da necessidade de tratamentos longos com supressão ácida em crianças e lactentes[3] (Figuras 1 e 2). Recomenda-se suspender a medicação, assim que for possível.[3,5]

Tratamento cirúrgico

Em 2018, o trabalho do grupo de expertos sugere cirurgia de DRGE nas seguintes situações:[2]

- Complicações que ameaçam a vida.
- Depois de avaliação apropriada para excluir outras doenças.
- Condições crônicas (fibrose cística, neuropatas), com risco importante de complicações.
- Necessidade de uso crônico de medicações para controle dos sintomas.[2]

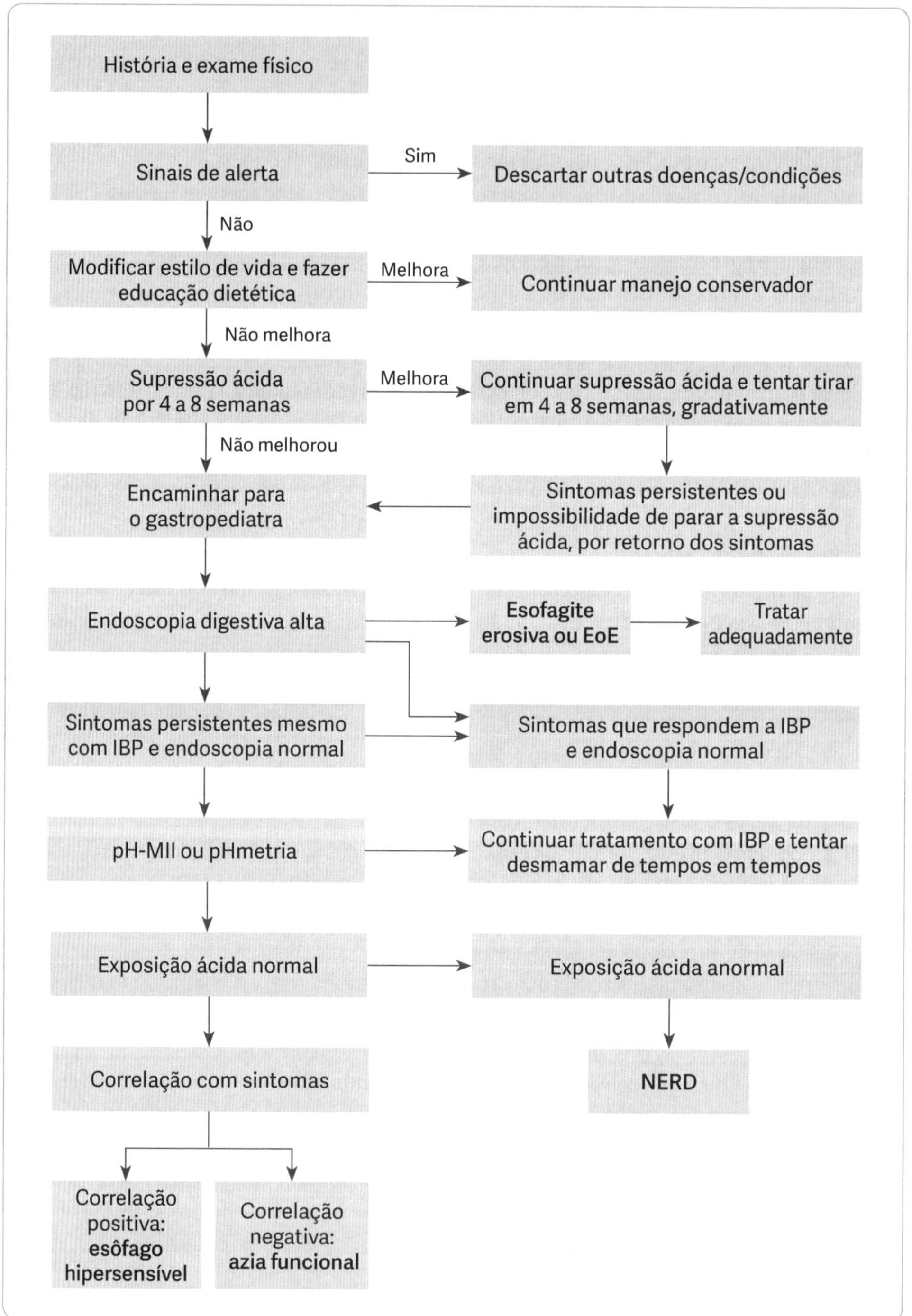

FIGURA 2 Algoritmo de tratamento para crianças e adolescentes com sintomas típicos de DRGE.

EoE: esofagite eosinofílica; IBP: inibidores de bomba de prótons; NERD: doença não erosiva.

Fonte: adaptação de Rosen et al.[3]

REFERÊNCIAS

1. Friedman C, Sarantos G, Katz S, Geisler S. Understanding gastroesophageal reflux disease in children. JAAPA. 2021;34(2):12-8.
2. Vandenplas Y, Rudolph CD, Di Lorenzo C, et al. Pediatric gastroesophageal reflux clinical practice guidelines: joint recommendations of the North American Society for Pediatric Gastroenterology, Hepatology, and Nutrition (NASPGHAN) and the European Society for Pediatric Gastroenterology, Hepatology, and Nutrition (ESPGHAN). J Pediatr Gastroenterol Nutr. 2009;49:498-547.
3. Rosen R, Vandenplas Y, Singendonk M, et al. Pediatric gastroesophageal reflux clinical practice guidelines: joint recommendations of NASPGHAN and the ESPGHAN. J Pediatr Gastroenterol Nutr. 2018;66:516-54.
4. Orenstein SR, Izadnia F, Khan S. Gastroesophageal reflux disease in children. Gastroenterol Clin North Am. 1999;28:947-69.
5. Vandenplas Y, Orsi M, Benninga M, et al. Infant gastroesophageal reflux disease management consensus. Acta Paediatr. 2023.
6. Simon M, Levy EL, Vandenplas Y. Safety considerations when managing gastroesophagela reflux disease in infants. Expert Opin Drug Saf. 2021;20(1):37-49.
7. Salvatore S, Pagliarin F, Huysentruyt K, et al. Distress infants and young children: don't blame acid reflux. J Pediatr Gastroenterol Nutr. 2020;71(4):465-9.
8. Zikos TA, Clarke JO. Non acid reflux: when it matters and approachto management. Curr Gastroenterol Rep. 2020;22(9):43.
9. Singendonk MMJ, Tabbers MM, Benninga MA, Langendam MW. pediatric gastroesophageal reflux disease: systematic review on prognosis and prognostic factors. J Pediatr Gastroenterol Nutr. 2018;66(2):239-43.
10. Balasubramanian G, Singh M, et al. Prevalence and predictors of columnar lined esophagus in gastroesophageal reflux disease (GERD) patients undergoing upper endoscopy. Am J Gastroenterol. 2012;107(11):1655-61.
11. Thrift AP, Kramer JR, Qureshi Z, et al. Age at onset of GERD symptoms predicts risk of Barrett's esophagus. Am J Gastroenterol. 2013;108(6):915-22.
12. van der Pol R, Smits M, Benninga MA, van Wijk MP. Non-pharmacological therapies for GERD in infants and children. J Pediatr Gastroenterol Nutr. 2011;53:S6-S8.
13. Mahoney LB, Rosen R. The spectrum of reflux phenotypes. Gastroenterol Hepatol. 2019;15 (Issue 12): 646.
14. Aziz Q, Fass R, Gyawali CP, et al. Functional esophageal disorders. Gastroenterology. 2016;150(6):1368-79.
15. Nielsen RG, Bindslev-Jensen C, Krusen-Andersen S, Husby S. Severe gastroesophageal reflux disease and cow milk hypersensitivity in infants and children: disease association and evaluation of a new challenge procedure. J Pediatr Gastroenterol Nutr. 2004;39:383-91.
16. Koletzko S, Niggemann B, Arato A, Dias JA, Heuschkel R, Husby S, et al. Diagnostic approach and management of cow's-milk protein allergy in infants and children: ESPGHAN GI Committee practical guidelines. J Pediatr Gastroenterol Nutr. 2012;55:221-9.
17. Garzi A, Messina M, Frati F, et al. An extensively hydrolysed cow's milk formula improves clinical symptoms of gastroesophageal reflux and reduces the gastric emptying time in infants. Allergol Immunopathol. 2002;30(1):36-41.
18. Wenzl TG, Benninga MA, Loots CM, et al. On behalf of the ESPGHAN Euro-PIG Working Group. Indications, Methodology, and interpretation of combined esophageal impedance-ph monitoring in Children: ESPGHAN Euro-PIG standard protocol. J Pediatr Gastroenterol Nutr. 2012;55:230-4.
19. Mahase E. Ranitidine: patients taking certain batches should "immediately discontinue use," says FDA. British Med J. 2019;367:l7053.
20. Nguyen K, Dersnah GD, Ahlawat R. 2022 Jul 11. In: StatPearls [Internet]. Treasure Island (FL): StatPearls Publishing; 2023 Jan.
21. James LP, Kearns GL. Pharmacokinetics and pharmacodynamics of Famotidine in pediatric patients. Clin Pharmacokinet. 1996;31(2):3-10.
22. Wenning LA, Murphy MG, James LP, Blumer JL, Marshall JD, Baier J, et al. Pharmacokinetics of famotidine in infants. Clin Pharmacokinet. 2005;44:395-406.
23. Andersson T, Hassal E, Lundborg P, et al. Pharmacokinetics of orally administered omeprazol in children. International Pediatric Omeprazole Pharmacokinetic Group. Am J Gastroenterol. 2000;95:3101-6.
24. Hassall E, Israel D, Sheperd R, et al. Omeprazol for treatment of chronic erosive esophagitis in children: a multicenter study of efficacy, safety, tolerability and dose requirements. J Pediatr. 2000;137:800-7.
25. Van der Pol RJ, Smits MJ, van Wijk MP, et al. Efficacy of proton-pump inhibitors in children with gastroesophageal reflux disease: a systematic review. Pediatrics. 2011;127(5):925-35.

26. Hassall E, Shepherd R, Koletzko S, et al. Long-term maintenance treatment with omeprazole in children with healed erosive oesophagitis: a prospective study. Aliment Pharmacol Ther. 2012;35(3):368-79.
27. Fossmark R, Johnsen G, Johanessen E, Waldum HL. Rebound acid hypersecretion after long-term inhibition of gastric acid secretion. Aliment Pharmacol Ther. 2005;21:149-54.
28. Chang AB, Oppenheimer JJ, Kahrilas PJ, et al. Chronic cough and gastroesophageal reflux in children: Chest Guideline and Expert Panel Report. Chest. 2019;156(1):131-40.
29. Ziemkiewicz M, Marczak H, Banasiuk M, et al. Characteristics of gastroesophageal reflux disease in children with interstitial lung disease. A Pediatr Pulmonol. 2023;58(1):171-7.
30. Gyawali CP, Kahrilas PJ, Savarino E, Zerbib F, Mion F, Smout AJPM, et al. Modern diagnosis of GERD: the Lyon Consensus. Gut. 2018;67(7):1351-62.

2

Esofagite eosinofílica

Cristina Palmer Barros
Mário C. Vieira
Cristina Targa Ferreira

INTRODUÇÃO

A esofagite eosinofílica (EoE) é uma enfermidade que vem sendo reconhecida com frequência crescente nas últimas duas décadas. Aparentemente há um aumento na percepção diagnóstica; no entanto, tem-se observado uma verdadeira escalada no aparecimento de casos novos. Foi descrita inicialmente no final da década de 1970, sendo identificada como uma condição clínica distinta em 1993.[1] Caracteriza-se pela presença de infiltrado eosinofílico no esôfago, sem comprometimento de outros segmentos do trato gastrointestinal.[2] É uma enfermidade crônica e imunomediada do esôfago, caracterizada clinicamente por manifestações de disfunção esofagiana e histologicamente por inflamação predominantemente eosinofílica.

A prevalência e a incidência entre as diferentes regiões geográficas e os grupos etários são variadas. Estudos populacionais na América do Norte, Europa e Austrália têm demonstrado resultados heterogêneos. A incidência é de 3,7/100.000/ano [95% intervalo de confiança (IC): 1,7-6,5] sendo mais alta para adultos (7; 95% IC: 1-18,3) em comparação com crianças (5,1; 95% IC: 1,5-10,9). A prevalência agrupada é de 22,7 casos /100.000 (95% IC: 12,4-36), aumentando para 28,1 (95% IC: 13-49), quando estudos com baixo risco de viés são considerados. A prevalência é mais alta em adultos do que em crianças (43,4; 95% IC: 22,5-71,2 *versus* 29,5; 95% IC: 17,5-44,7, respectivamente), e em estudos americanos, quando comparados com estudos europeus.[3]

A primeira série de casos pediátricos no Brasil foi publicada em 2007 e relatou a experiência em dois serviços de referência em Curitiba e Porto Alegre.[4]

A EoE tem sido observada em diferentes grupos étnicos, com maior prevalência na raça branca, e pode acometer pacientes de qualquer idade. Em pediatria, a EoE atinge principalmente pacientes em idade escolar, com pico de incidência ao redor dos 10 anos de idade e com maior predominância no sexo masculino.[5]

Há evidências que apoiam o conceito de que a EoE ocorre como resultado de interação entre fatores ambientais e predisposição genética e imunológica. Existe associação entre a EoE e outras doenças alérgicas, e o antígeno que desencadeia a resposta imune pode variar individualmente.[6] O fato de a maioria dos pacientes apresentar melhora com dietas de exclusão ou de eliminação reforça o papel da alergia alimentar no desencadeamento do processo imunológico. O papel dos aeroalérgenos também tem sido investigado.

Uma variedade de mediadores inflamatórios e fatores de transcrição, que atuam no recrutamento de eosinófilos para o esôfago, tem sido estudada, incluindo CD25, STAT-5, STAT-6, IL-4, IL-5, IL-13, eotaxina-1, eotaxina-2 e eotaxina-3. O exame da mucosa esofágica revela expressão elevada de IL-5, que atua como um importante fator de crescimento eosinofílico, possivelmente mantendo a infiltração tecidual. Os níveis de eotaxina-3 estão correlacionados às contagens de eosinófilos e mastócitos, e demonstrou-se um aumento da expressão do gene que codifica a eotaxina-3 em pacientes com EoE.[7]

EOSINÓFILOS NO TUBO DIGESTIVO

Em condições habituais e não patológicas, o trato gastrointestinal é o único órgão não hematopoiético que contém eosinófilos. Em indivíduos saudáveis, quantidades variáveis de eosinófilos podem ser encontradas na maior parte do trato gastrointestinal, com exceção do esôfago.[5]

Independentemente do segmento avaliado, a maior concentração de eosinófilos se localiza na lâmina própria, em comparação com a superfície epitelial e com o epitélio das criptas e das glândulas. Não existe consenso uniforme em relação à quantidade e à distribuição de eosinófilos no trato gastrointestinal de pacientes pediátricos, sem doença concomitante, o que torna o diagnóstico das doenças eosinofílicas um desafio.[8]

Em outras enfermidades ou condições (p. ex., doença celíaca, doenças do colágeno, doença do refluxo gastroesofágico, doença inflamatória intestinal, uso de medicamentos anticonvulsivantes e imunossupressores, linfoma, infecção parasitária e fúngica, lesão cáustica) pode-se identificar a presença de eosinófilos no esôfago e a abordagem clínica detalhada é fundamental para estabelecer o seu diagnóstico.[9]

QUADRO CLÍNICO

O quadro clínico da EoE na criança varia em relação à idade. A presença de sintomas inespecíficos como vômitos, náuseas, dor abdominal, recusa alimentar, engasgos, baixo ganho ponderal e dificuldade na introdução de alimentos sólidos ocorre na faixa etária de lactente e pré-escolar. Sintomas mais específicos, semelhantes aos do adulto, são observados em crianças maiores e adolescentes, como disfagia e impactação de alimentos, ocorrendo também os vômitos e a dor abdominal.[10] Evidências atuais em pacientes pediátricos demonstram que o tempo de progressão da doença, sem intervenção terapêutica, pode remodelar o tecido esofágico por fibrose, o que se expressa nos sintomas de disfagia e impactação esofágica de alimentos.[11]

Os sintomas da EoE e da doença do refluxo gastroesofágico (DRGE) são semelhantes, principalmente em lactentes e pré-escolares, o que torna difícil o diagnóstico diferencial entre as duas entidades. Pacientes pediátricos, que apresentam baixa resposta ao tratamento da DRGE, podem ser portadores de EoE em 5 a 10% dos casos.[12]

DIAGNÓSTICO

Atualmente o critério diagnóstico para EoE se baseia na presença de sintomas de disfunção esofágica e contagem ≥ 15 eosinófilos/campo de grande aumento (CGA) no exame histológico, na área de maior densidade eosinofílica, em uma ou mais amostras teciduais. Recomenda-se a coleta de biópsias (4 fragmentos) do esôfago médio-proximal e distal nas regiões mais afetadas por alterações endoscópicas, e pelo menos uma avaliação das mucosas de estômago e duodeno para afastar eosinofilia em outros sítios do trato gastrointestinal.[13,14] A presença ou ausência de DRGE e a resposta ao tratamento com inibidores de bomba de prótons (IBPs) não são mais critérios excludentes da doença.[13-15] A ausência de alterações endoscópicas em pacientes com EoE pode ocorrer em 17% dos casos em estudos retrospectivos, e em 7% dos pacientes avaliados em estudos prospectivos.[16]

Novas perspectivas para o diagnóstico e acompanhamento de pacientes com EoE

Algumas publicações recentes trazem importantes avanços no esforço de normatizar os métodos de avaliação da doença. Uma escala de sintomas aplicada a pais e crianças com EoE (*Pediatric Eosinophilic Esophagitis Symptom Score – PEESS v2.0*) foi desenvolvida para avaliação dos sintomas de disfagia, sinais de DRGE, náuseas/vômitos e dor.[17] A escala gera um escore numérico capaz de mensurar os sintomas no diagnóstico e no acompanhamento do tratamento. Esse instrumento foi traduzido e adaptado culturalmente para a língua portuguesa do Brasil e recentemente publicado.[18]

Na caracterização endoscópica da EoE existe outra escala (*EREFS – Endoscopic Reference Score*) capaz de gerar também um escore numérico, com potencial de predizer o diagnóstico, a característica fenotípica da doença (se inflamatória ou fibroestenótica) e a resposta ao tratamento.[19,20] As alterações endoscópicas que caracterizam o perfil inflamatório e fibroestenótico estão listadas no Quadro 1. Na faixa etária pediátrica parece haver o predomínio das características inflamatórias.[20] As Figuras de 1 a 3 apresentam alterações endoscópicas de pacientes brasileiros com EoE.

O diagnóstico da EoE, baseado apenas na contagem de eosinófilos, apresenta limitações, pois a distribuição dos eosinófilos no epitélio ocorre de forma heterogênea. Sendo assim, outras alterações encontradas no tecido foram reunidas em um sistema de escore histológico (*EoE-specific histologic scoring system – EoEHSS*) que propõe mensurar os achados em intensidade e extensão e ampliar a acurácia da análise.[21]

As três escalas (sintomas, endoscópica e histológica) são utilizadas em ensaios clínicos com o objetivo de mensurar as alterações da EoE. No entanto, a validação dos escores para o diagnóstico e acompanha-

QUADRO 1 Sinais endoscópicos que caracterizam os perfis inflamatório e fibroestenótico da Escala de Referência Endoscópica para Esofagite Eosinofílica (Erefs)

Perfil inflamatório	Perfil fibroestenótico
Exsudato	Anéis fixos – traquealização
Anéis transitórios – felinização	Estenoses
Edema	Redução do calibre esofágico
Estrias verticais	Esôfago em "papel crepom"

Fonte: elaboração dos autores.

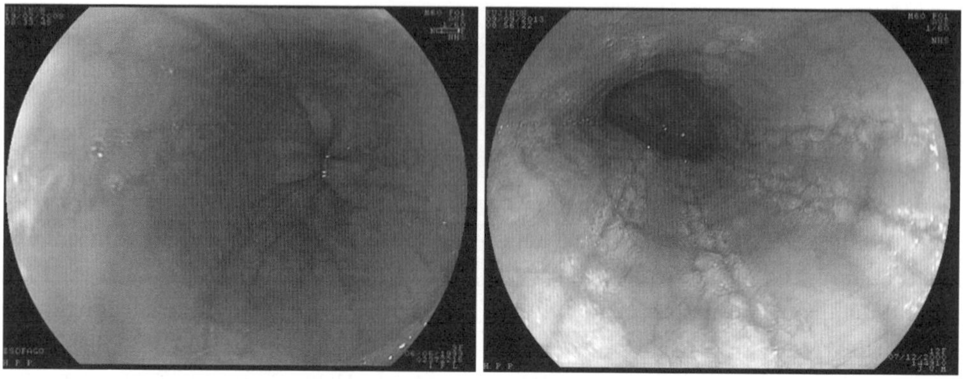

FIGURA 1 Estrias verticais.
Fonte: acervo de Mário Vieira.

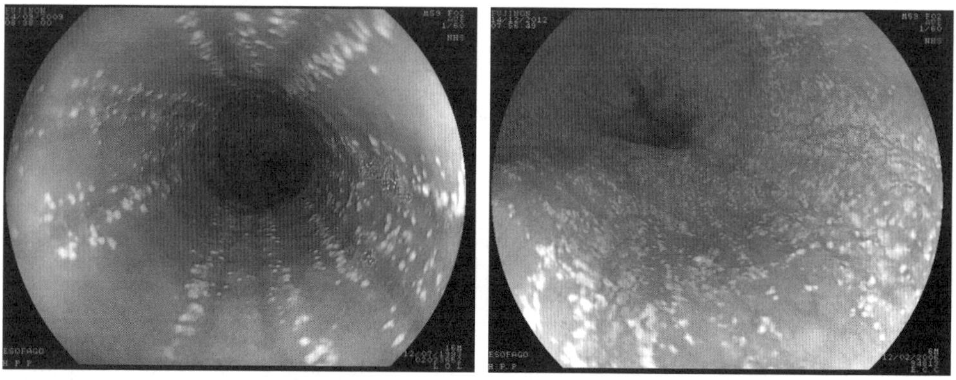

FIGURA 2 Exsudato ou "pontilhado branco" e estrias verticais.
Fonte: acervo de Mário Vieira.

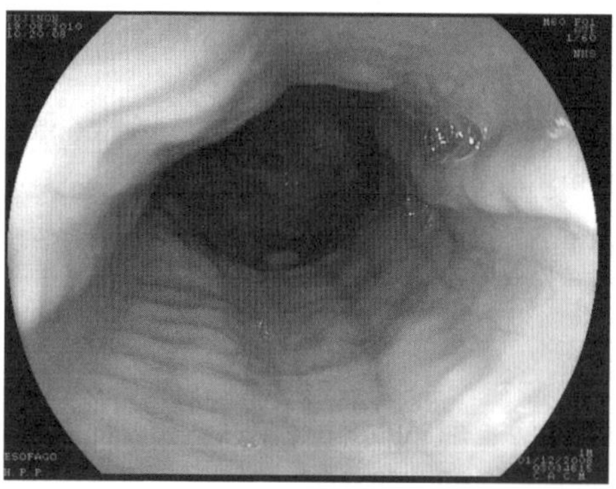

FIGURA 3 Anéis concêntricos.
Fonte: acervo de Mário Vieira.

mento da atividade da doença ainda não foi padronizada na população pediátrica. O último *guideline*, recentemente publicado, atribui aos instrumentos um papel coadjuvante, mas sem dispensar a contagem de eosinófilos intraepiteliais como fator primordial para definição do diagnóstico e atividade da doença.[14]

TRATAMENTO

O tratamento da EoE contempla tratamento medicamentoso, dieta e dilatações esofágicas, quando houver estenose.

Os IBPs são considerados atualmente a primeira opção terapêutica para esses pacientes. Devem ser utilizados em doses de 1 a 2 mg/kg/dose de 12 em 12 horas. Em geral, utiliza-se 1 mg/kg/dose de 12 em 12 horas, por 8 a 12 semanas, quando se deve repetir a endoscopia. Se as biópsias dessa endoscopia mostram diminuição dos eosinófilos abaixo de 15 eosinófilos/CGA, o paciente pode ser mantido somente com IBP e tenta-se diminuir a dose para 1 vez ao dia. Se não houver resposta, o próximo passo será dieta ou corticoide. Se o paciente ficar bem clinicamente e com menos de 15 eosinófilos, repete-se a endoscopia após 1 ano de tratamento. A Figura 4 mostra a sugestão atual de tratamento da EoE.

As outras opções terapêuticas incluem a utilização de dietas de eliminação ou de restrição, empíricas ou baseadas em testes de alergia, e o uso de corticosteroides tópicos ingeridos ou, muito eventualmente, sistêmicos.[14]

O uso de antagonista de receptor de leucotrienos (Montelukast) foi utilizado em pequenas séries de pacientes; no entanto, esses achados não foram confirmados de forma consistente. A neutralização da IL-5 por meio do anticorpo monoclonal anti-interleucina-5 (Mepolizumabe), que bloqueia esse mediador inflamatório sintetizado pelos eosinófilos, tem sido avaliada no tratamento da EoE. Os resultados dos estudos demonstram benefícios do anticorpo anti-IL-5, como diminuição da eosinofilia periférica e esofágica, sugerindo que o mepolizumabe pode ser uma terapêutica promissora na intervenção dos pacientes portadores de EoE, mas o significado clínico dessas observações ainda não está plenamente estabelecido.[23]

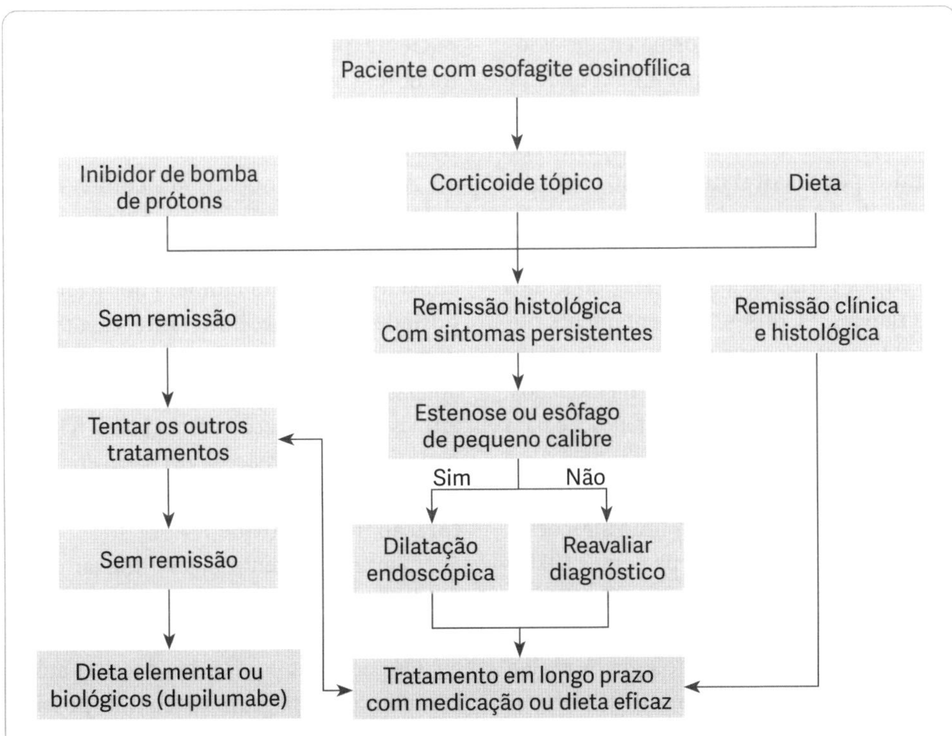

FIGURA 4 Algoritmo sugerido para esofagite eosinofílica.
Fonte: Feo-Ortega e Lucendo.[22]

Os corticosteroides sistêmicos são eficazes no tratamento da EoE e são capazes de induzir melhora clínica e histológica. No entanto, devem ser considerados apenas em situações de maior gravidade dos sintomas por curto período, pois a recidiva após a suspensão da medicação faz que seja necessário repetir seu uso com maior chance de desenvolvimento de efeitos colaterais.[14,21]

O uso de corticosteroides tópicos deglutidos (fluticasona e budesonida) tem demonstrado bons resultados e vantagens em relação à segurança e à eficácia quando comparados aos corticoides sistêmicos.[24] A apresentação é a mesma utilizada no tratamento da asma, sendo administrada de forma que o paciente degluta o medicamento. As preparações que adaptam a medicação para a forma viscosa deglutida (p. ex. budesonida misturada com sucralose) parecem atingir maior eficácia do que a forma em aerossol, por permitir um tempo maior de contato da substância com a mucosa esofágica. Orienta-se o paciente a não ingerir alimentos ou líquidos por via oral durante 30 a 60 min após a administração do medicamento para favorecer esse contato. As dosagens apresentam ampla variação nos estudos publicados em crianças.[24] Consenso recentemente publicado sugere doses pediátricas para fluticasona de 880 a 1.760 mcg/dia na indução e de 440 a 880 mcg/dia na manutenção, e para budesonida de 1 a 2 mg/dia na indução e 1 mg/dia na manutenção. A dose diária usualmente é dividida em duas administrações.[14]

A grande maioria dos pacientes (97%) com EoE responde à dieta elementar (fórmulas de aminoácidos), com resolução dos sintomas e melhora da histologia. A rápida resolução dos sintomas com a dieta elementar é muito animadora e pode ser utilizada para a melhora do paciente. No entanto, a palatabilidade, o preço e a necessidade de grandes volumes de dieta ainda são potenciais obstáculos para essa modalidade de tratamento. Grande parte dos pacientes precisa utilizar sondas nasogástricas para receber a quantidade adequada de fórmula de aminoácidos. Nesses pacientes depois da melhora clínica, os alimentos podem ser reiniciados gradualmente com acompanhamento clínico e endoscópico. Outras opções incluem a restrição de alimentos baseada em testes alérgicos (*Prick* teste e *Atopy Patch Test*) e a dieta com eliminação dos alérgenos mais comuns – leite de vaca, ovo, soja, trigo, amendoim e frutos do mar (dieta de exclusão dos seis alimentos). Pode-se optar ainda por dieta de exclusão de quatro alimentos, ou mesmo de um alimento específico, em geral, leite de vaca. Essas alternativas geralmente são mais aceitas do que a dieta elementar devido à melhor adesão ao tratamento pelo paciente, porém os índices de sucesso são menores (resposta de 77% e 74%, respectivamente, e até menos quanto menor a quantidade de alimentos retirada).[25]

A dilatação endoscópica com velas ou balões é uma prática já estabelecida para tratamento das estenoses esofágicas, sendo considerada segura também nos pacientes portadores de EoE. Entretanto, esse procedimento deve ser realizado com cautela, apenas por profissionais experientes, tendo em vista a inflamação do órgão e a friabilidade da mucosa (mucosa em papel crepom). Publicações recentes mostram risco de perfuração menor do que 1%.[26]

Consenso recente sugere utilizar corticoide sistêmico nas estenoses não graves, ao invés de dilatar.[27]

Os pacientes com várias doenças atópicas, com doença grave ou com impossibilidade de tomar medicamentos em longo prazo podem usar o Dupilumabe, biológico já aprovado no Brasil.[28]

CONSIDERAÇÕES FINAIS

Ainda existem dúvidas em relação à EoE, mas as modificações nos últimos *guidelines* se referem principalmente ao uso de IBPs como medicamento de primeira linha. Os IBPs não são mais considerados na exclusão da DRGE, e sim como parte principal do tratamento da EoE. As escalas métricas para avaliação dos sintomas, achados endoscópicos e histológicos devem ser utilizadas rotineiramente, com o intuito de aumentar a acurácia no diagnóstico e favorecer o acompanhamento da doença.

REFERÊNCIAS

1. Attwood SE, Smyrk TC, Demeester TR, Jones JB. Esophageal eosinophilia with dysphagia. A distinct clinicopathologic syndrome. Dig Dis Sci. 1993;38(1):109-16.
2. Blanchard C, Wang N, Rothenberg ME. Eosinophilic esophagitis: pathogenesis, genetics, and therapy. J Allergy Clin Immunol. 2006;118(5):1054-9.
3. Arias A, Perez-Martinez I, Tenias JM, Lucendo AJ. Systematic review with meta-analysis: the incidence and prevalence of eosinophilic oesophagitis in children and adults in population-based studies. Aliment Pharmacol Ther. 2016;43(1):3-15.
4. Ferreira CT, Vieira MC, Vieira SM, Silva GS, Yamamoto DR, Silveira TR. [Eosinophilic esophagitis in 29 pediatric patients]. Arq Gastroenterol. 2008;45(2):141-6.
5. Furuta GT, Straumann A. Review article: the pathogenesis and management of eosinophilic oesophagitis. Aliment Pharmacol Ther. 2006;24(2):173-82.
6. Spergel JM, Beausoleil JL, Mascarenhas M, Liacouras CA. The use of skin prick tests and patch tests to identify causative foods in eosinophilic esophagitis. J Allergy Clin Immunol. 2002;109(2):363-8.
7. Blanchard C, Wang N, Stringer KF, Mishra A, Fulkerson PC, Abonia JP, et al. Eotaxin-3 and a uniquely conserved gene-expression profile in eosinophilic esophagitis. J Clin Invest. 2006;116(2):536-47.
8. DeBrosse CW, Case JW, Putnam PE, Collins MH, Rothenberg ME. Quantity and distribution of eosinophils in the gastrointestinal tract of children. Pediatr Dev Pathol. 2006;9(3):210-8.
9. Hirano I. Role of advanced diagnostics for eosinophilic esophagitis. Dig Dis. 2014;32(1-2):78-83.
10. Cianferoni A, Spergel J. Eosinophilic esophagitis: a comprehensive review. Clin Rev Allergy Immunol. 2016;50(2):159-74.
11. Menard-Katcher C, Benitez AJ, Pan Z, Ahmed FN, Wilkins BJ, Capocelli KE, et al. Influence of age and eosinophilic esophagitis on esophageal distensibility in a pediatric cohort. Am J Gastroenterol. 2017.
12. Liacouras CA, Spergel J, Gober LM. Eosinophilic esophagitis: clinical presentation in children. Gastroenterol Clin North Am. 2014;43(2):219-29.
13. Liacouras CA, Furuta GT, Hirano I, Atkins D, Attwood SE, Bonis PA, et al. Eosinophilic esophagitis: updated consensus recommendations for children and adults. J Allergy Clin Immunol. 2011;128(1):3-20.e6; quiz 1-2.
14. Lucendo AJ, Molina-Infante J, Arias A, von Arnim U, Bredenoord AJ, Bussmann C, et al. Guidelines on eosinophilic esophagitis: evidence-based statements and recommendations for diagnosis and management in children and adults. United European Gastroenterol J. 2017;5(3):335-58.
15. Papadopoulou A, Koletzko S, Heuschkel R, Dias JA, Allen KJ, Murch SH, et al. Management guidelines of eosinophilic esophagitis in childhood. J Pediatr Gastroenterol Nutr. 2014;58(1):107-18.
16. Kim HP, Vance RB, Shaheen NJ, Dellon ES. The prevalence and diagnostic utility of endoscopic features of eosinophilic esophagitis: a meta-analysis. Clin Gastroenterol Hepatol. 2012;10(9):988-96.e5.
17. Franciosi JP, Hommel KA, DeBrosse CW, Greenberg AB, Greenler AJ, Abonia JP, et al. Development of a validated patient-reported symptom metric for pediatric eosinophilic esophagitis: qualitative methods. BMC Gastroenterol. 2011;11:126.
18. Santos MFO, Barros CP, Martins CHdS, Paro HBMdS. Translation and cultural adaptation of the Pediatric Eosinophilic Esophagitis Symptom Score (PEESS v2.0). J Pediatr. 2018.
19. Hirano I, Moy N, Heckman MG, Thomas CS, Gonsalves N, Achem SR. Endoscopic assessment of the oesophageal features of eosinophilic oesophagitis: validation of a novel classification and grading system. Gut. 2013;62(4):489-95.
20. Singla MB, Chehade M, Brizuela D, Maydonovitch CL, Chen YJ, Riffle ME, et al. Early comparison of inflammatory vs. fibrostenotic phenotype in eosinophilic esophagitis in a multicenter longitudinal study. Clin Transl Gastroenterol. 2015;6:e132.
21. Collins MH, Martin LJ, Alexander ES, Boyd JT, Sheridan R, He H, et al. Newly developed and validated eosinophilic esophagitis histology scoring system and evidence that it outperforms peak eosinophil

count for disease diagnosis and monitoring. Dis Esophagus. 2017;30(3):1-8.
22. Feo-Ortega S, Lucendo A. Evidence-based treatments for eosinophilic esophagitis: insights for the clinician. Ther Adv Gastroenterol. 2022;15:1-19.
23. Straumann A, Conus S, Grzonka P, Kita H, Kephart G, Bussmann C, et al. Anti-interleukin-5 antibody treatment (mepolizumab) in active eosinophilic oesophagitis: a randomised, placebo-controlled, double-blind trial. Gut. 2010;59(1):21-30.
24. Tan ND, Xiao YL, Chen MH. Steroids therapy for eosinophilic esophagitis: systematic review and meta-analysis. J Dig Dis. 2015.
25. Molina-Infante J, Lucendo AJ. Dietary therapy for eosinophilic esophagitis. J Allergy Clin Immunol. 2018.
26. Moawad FJ, Cheatham JG, DeZee KJ. Meta-analysis: the safety and efficacy of dilation in eosinophilic oesophagitis. Aliment Pharmacol Ther. 2013;38(7):713-20.
27. Amil-Dias J, Oliva S, Papadopoulo A, et al. Diagnosis and management of EoE in children: an update from the ESPGHAN. JPGN. 2024;79(2):394-437.
28. Chehade M, Dellon E, Spergel JM, et al. Dupilumab for EoE in patients 1 to 11 years of age. NEJM. 2024;390(24):2239-51.

3

Doenças eosinofílicas além da esofagite eosinofílica

Carolina Soares da Silva
Luiza Salgado Nader
Cristina Targa Ferreira

INTRODUÇÃO

As doenças eosinofílicas além da esofagite eosinofílica (EoE) são distúrbios inflamatórios crônicos raros, caracterizados clinicamente pela presença de sintomas gastrointestinais e histologicamente por inflamação eosinofílica predominante do trato gastrointestinal (TGI) que pode determinar disfunção orgânica, na ausência de uma causa secundária identificável. A história natural dessas doenças é mal definida, com consequências desconhecidas a longo prazo, e os dados atuais disponíveis são majoritariamente de estudos em população adulta.

Elas são compostas por um grupo de doenças subdivididas de acordo com a localização anatômica da inflamação. Essas doenças incluem gastrite eosinofílica, enterite eosinofílica (um termo que pode ser subdividido em duodenite eosinofílica, jejunite eosinofílica e ileíte eosinofílica) e colite eosinofílica. Alguns pacientes podem ter eosinofilia da mucosa em mais de um segmento do TGI. Quando múltiplos órgãos estão envolvidos, incluindo o esôfago, a nomenclatura ainda permanece controversa.

A gastroenterite eosinofílica (nomenclatura antiga) é diagnosticada mais comumente em crianças do que em adultos, com prevalência de 10,7 por 100 mil em indivíduos com menos de 20 anos e 7,1 por 100 mil em indivíduos entre 20 e 64 anos. Maior prevalência é vista em crianças com menos de 5 anos, 17,6 por 100 mil em meninos e 16,7 por 100 mil em meninas. Estudos mostram que a gastroenterite eosinofílica é mais prevalente em brancos do que em negros americanos e asiáticos, com prevalência relatada de 6,3, 5,5 e 4,3 por 100 mil, respectivamente. Os estudos de prevalência citados foram realizados na América do Norte; faltam dados de prevalência de outras populações.

A patogênese ainda não é totalmente compreendida. Reações alérgicas a antígenos alimentares podem ser a causa de alguns dos subtipos, mas estudos futuros são necessários para poder esclarecer como identificar esses alérgenos e o impacto de sua restrição no prognóstico de curto e longo prazo dessas doenças.

A apresentação clínica depende do local do TGI afetado e da extensão e profundidade da infiltração eosinofílica através da parede intestinal. Os pacientes podem apresentar uma variedade de sintomas gastrointestinais superiores e inferiores, como vômitos, dor abdominal e diarreia.

Doenças atópicas (asma, dermatite atópica, alergias sazonais ou alergias alimentares) são comumente observadas em estudos retrospectivos e séries de casos de pacientes com doenças eosinofílicas além da EoE.

O diagnóstico baseia-se nos sintomas clínicos e nos achados histológicos de inflamação eosinofílica, após descartar uma causa secundária de inflamação ou doença sistêmica.

EOSINÓFILOS NO TUBO DIGESTIVO

Em condições habituais e não patológicas, o TGI é o único órgão não hematopoiético que contém eosinófilos. Em indivíduos saudáveis, quantidades variáveis de eosinófilos podem ser encontradas na maior parte do TGI, com exceção do esôfago. Não existe consenso uniforme em relação à quantidade e à distribuição de eosinófilos no TGI de pacientes pediátricos, sem doença concomitante, o que torna o diagnóstico das doenças eosinofílicas além da EoE um desafio. Conforme o último *guideline* da Sociedade Americana de Gastroenterologia Pediátrica (NASPGHAN) e da Sociedade Europeia de Gastroenterologia, Hepatologia e Nutrição Pediátrica (ESPGHAN) de doenças eosinofílicas além da EoE, publicado em 2023, as contagens de pico de eosinófilos sugeridas para o diagnóstico de distúrbios gastrointestinais eosinofílicos não esofágicos estão listadas na Tabela 1.

Em outras enfermidades ou condições (p. ex,. reações de hipersensibilidade a medicamentos ou alimentos, doença celíaca, doença do refluxo gastroesofágico, doença inflamatória intestinal – DII –, linfoma, infecção – parasita, vírus, bactéria –, doença induzida por medicamentos, especialmente doença induzida por tacrolimus após transplante de órgãos sólidos, e imunodeficiências primárias), pode-se identificar a presença de eosinofilia no TGI, e uma abordagem clínica detalhada é fundamental para estabelecer seu diagnóstico.

Embora a relação exata ainda não tenha sido estabelecida, doenças eosinofílicas além da EoE foram descritas em associação com DII. O diagnóstico das doenças eosinofílicas além da EoE requer a exclusão das condições acima citadas quando clinicamente indicado.

MANIFESTAÇÕES CLÍNICAS

Os sintomas de apresentação das doenças eosinofílicas além da EoE dependem do segmento envolvido, da extensão da inflamação eosinofílica no TGI e da profundidade da inflamação através da parede intestinal (Quadro 1). A correlação dos

TABELA 1 Contagens de pico de eosinófilos sugeridas para o diagnóstico de distúrbios gastrointestinais eosinofílicos não esofágicos

Local	Contagem de eosinófilos considerada anormal (eosinófilos/campo de grande aumento)
Estômago	≥ 30
Duodeno	≥ 50
Íleo terminal	≥ 60
Ceco e colón ascendente	≥ 100
Colón transverso e descendente	≥ 80
Reto e cólon sigmoide	≥ 60

Fonte: adaptação de Furuta et al.[1]

QUADRO 1 Manifestações clínicas das doenças eosinofílicas além da esofagite eosinofílica dependendo da profundidade da inflamação no TGI

	Sinais e sintomas clínicos
Envolvimento da camada mucosa	▪ Gastrite eosinofílica: dor/cólicas abdominais, distensão abdominal, vômito, anorexia, perda de peso, saciedade precoce, hematêmese, azia, dispepsia, melena, anemia ferropriva e ulceração com ou sem perfuração. ▪ Enterite eosinofílica: diarreia, dor abdominal, náusea, vômito, ulceração com ou sem perfuração, anemia ferropriva e perda de proteínas. ▪ Colite eosinofílica: dor abdominal, náusea, vômito, tenesmo, diarreia e hematoquezia ou constipação.
Envolvimento da camada muscular	▪ Gastrite eosinofílica: dor abdominal e vômitos persistentes, estenose pilórica. ▪ Enterite e colite eosinofílica: sintomas obstrutivos (dor abdominal, vômitos persistentes, distensão abdominal, constipação grave), intussuscepção, perfuração.
Envolvimento da camada subserosa	Enterite e colite eosinofílica: distensão abdominal e ascite.

TGI: trato gastrointestinal.
Fonte: adaptação de Furuta et al.[1]

sintomas com a inflamação da mucosa (severidade da eosinofilia) é incerta.

Alguns pacientes com enterite eosinofílica apresentam anemia grave ou hipoalbuminemia. A anemia ferropriva pode ocorrer por má-absorção e/ou presença de sangramentos gastrointestinais ocultos, e a hipoalbuminemia ocorre por aumento da permeabilidade da mucosa, que leva a uma enteropatia perdedora de proteínas. A colite eosinofílica é a menos compreendida e descrita das doenças eosinofílicas além da EoE, pois sua apresentação clínica pode ser confundida com DII.

DIAGNÓSTICO

Recomenda-se que a avaliação inicial de um paciente com sintomas sugestivos de doenças eosinofílicas além da EoE deve ser individualizada com base na história, exame clínico e exames complementares.

Achados endoscópicos

Vários achados endoscópicos inespecíficos foram descritos em pacientes com doenças eosinofílicas além da EoE (Quadro 2). Em muitos pacientes a mucosa gastrointestinal é macroscopicamente normal. Em pacientes com envolvimento da camada muscular, às vezes pode ser observado estreitamento do lúmen na endoscopia. A cápsula endoscópica pode ser usada para uma avaliação mais detalhada das alterações da mucosa do intestino delgado, mas não deve ser usada se houver suspeita de estenose do lúmen gastrointestinal.

É recomendada a realização de múltiplas biópsias, incluindo antro e corpo gástrico e duodeno. Devem ser realizadas biópsias em áreas da mucosa de aparência normal e alterada. Dados recentes sugerem que, assim como realizado para diagnóstico de EoE, aumentar o número de biópsias (até 8 fragmentos do estômago e 4 fragmentos do duodeno) aumenta a sensibilidade diagnóstica. Em caso de suspeita de colite eosinofílica, recomendam-se múltiplas biópsias do íleo terminal e de pelo menos três locais (ceco/cólon ascendente, cólon transverso/descendente e sigmoide/reto), e as biópsias também devem ser obtidas em áreas de mucosa normal e alterada.

QUADRO 2 Achados endoscópicos das doenças eosinofílicas além da esofagite eosinofílica

	Achados endoscópicos
Gastrite eosinofílica e enterite eosinofílica (acometimento da camada mucosa)	▪ Úlceras profundas que podem sangrar e até perfurar a parede gastrointestinal. ▪ Erosões superficiais. ▪ Mucosa friável com tendência a sangramento. ▪ Pregas gástricas ou do intestino delgado espessadas. ▪ Nodularidade. ▪ Edema da mucosa, eritema e friabilidade. ▪ Aparência normal.
Gastrite eosinofílica e enterite eosinofílica (acometimento da camada muscular)	▪ Estreitamento do lúmen. ▪ Estenose pilórica.
Colite eosinofílica	▪ Hiperemia, edema, erosões leves, úlceras. ▪ Aparência nodular ou polipoide. ▪ Friabilidade. ▪ Pseudopólipos. ▪ Aparência normal.

Fonte: adaptação de Furuta et al.[1]

Estudos de imagem

Estudos de imagem como ultrassonografia abdominal, tomografia computadorizada, ressonância magnética e exames contrastados não contribuem diretamente para o diagnóstico das doenças eosinofílicas além da EoE. Esses exames podem fornecer informações adicionais sobre a profundidade da inflamação através da parede intestinal (camadas musculares e serosas), a extensão do envolvimento e a presença de complicações. Os achados incluem espessamento da parede gastrointestinal, pregas gástricas ou intestinais, hipertrofia do piloro, espessamento do mesentério, dilatação ou estenose de alças intestinais, aumento dos linfonodos mesentéricos inflamatórios e ascite.

Exames laboratoriais

A eosinofilia no sangue periférico pode ocorrer nos pacientes com doenças eosinofílicas além da EoE, mas não é um indicador sensível nem específico dessas doenças. O aumento da eosinofilia no sangue periférico é comumente observado em pacientes com gastrite eosinofílica. A maioria dos pacientes com enterite eosinofílica também apresenta contagens elevadas de eosinófilos no sangue periférico e até mesmo contagens totais de leucócitos elevadas. Na colite eosinofílica, a eosinofilia periférica pode ocorrer em uma proporção de pacientes. A eosinofilia periférica não reflete a gravidade da doença; mesmo pacientes com doença muito grave podem ter contagens normais de eosinófilos no sangue periférico. Além disso, os dados disponíveis não permitem indicar a utilização da eosinofilia periférica como marcador de resolução da inflamação tecidual.

O encaminhamento ao hematologista para avaliação da síndrome hipereosinofílica é necessário se as contagens periféricas absolutas de eosinófilos estiverem significativamente elevadas (contagem absoluta de eosinófilos superior a 1.500/mm^3).

Hemograma completo, ferritina, albumina, imunoglobulina G e imunoglobulina E podem estar alterados em alguns pacientes com doenças eosinofílicas além da EoE. Essas alterações, porém, não são específicas dessas doenças e podem ser secundárias a outras doenças que precisam ser excluídas. Até o momento não existem biomarcadores periféricos para diagnosticar ou monitorar a atividade dessas doenças.

Histologia

As doenças eosinofílicas além da EoE são entidades clinicopatológicas, portanto a histologia por si só não é suficiente para diagnosticá-las sem a presença de sinais e sintomas compatíveis. Não há consenso para limites de contagem de eosinófilos no TGI para definir as doenças eosinofílicas além da EoE. Conforme citado anteriormente, a Tabela 1 lista os valores sugeridos como alterados de eosinófilos no TGI conforme o último *guideline* da NASPGHAN e da ESPGHAN de doenças eosinofílicas além da EoE, publicado em 2023.

As características histológicas a favor de doenças eosinofílicas além da EoE na presença de infiltração eosinofílica da mucosa gastrointestinal são: glandulite/criptite eosinofílica, eosinófilos na muscular da mucosa/submucosa, fibrose/fibroplasia da lâmina própria, degranulação de eosinófilos e agregados linfoides. Na presença de infiltração eosinofílica da mucosa gastrointestinal, a presença de sinais de cronicidade (atrofia, fibrose e hiperplasia de músculo liso no estômago e duodeno e anormalidades arquiteturais, como embotamento das vilosidades no intestino delgado e alongamento/ramificação/distorção de criptas nos intestinos delgado e grosso) é característica útil para confirmar a parte histológica do diagnóstico, especialmente se a aparência endoscópica for normal.

Alguns achados histológicos normalmente não estão associados às doenças eosinofílicas além da EoE, mas não excluem necessariamente esse diagnóstico. Os achados incluem inflamação neutrofílica aguda, glandulite/criptite neutrofílica e granulomas que são característicos de DII, mas também podem ser observados em biópsias retiradas de úlceras/erosões relacionadas com as doenças eosinofílicas além da EoE ou de pacientes com infecção parasitária.

Ao final deste capítulo, a Figura 1 apresenta um algoritmo para orientar a abordagem diagnóstica de crianças e adolescentes com sintomas sugestivos de doenças eosinofílicas além da EoE.

TRATAMENTO

Os principais objetivos do tratamento são: resolução dos sintomas, cicatrização dos achados endoscópicos, melhora histológica, promoção do crescimento e desenvolvimento normal da infância e a prevenção de complicações. Além disso, deve-se avaliar os riscos e benefícios do tratamento com os potenciais efeitos colaterais. Quatro características tornam os objetivos do tratamento um desafio:

1. Falta de correlação dos sintomas com os achados endoscópicos e histológicos, exigindo avaliações endoscópicas/histológicas para determinar a resposta ao tratamento.
2. Falta de conhecimento sobre a história natural das doenças e complicações associadas.
3. Falta de biomarcadores para guiar o tratamento e a resposta.
4. O desafio de acessar a parte específica do TGI afetada.

A escolha do tratamento deve ser individualizada com base no segmento do TGI acometido, profundidade da inflamação,

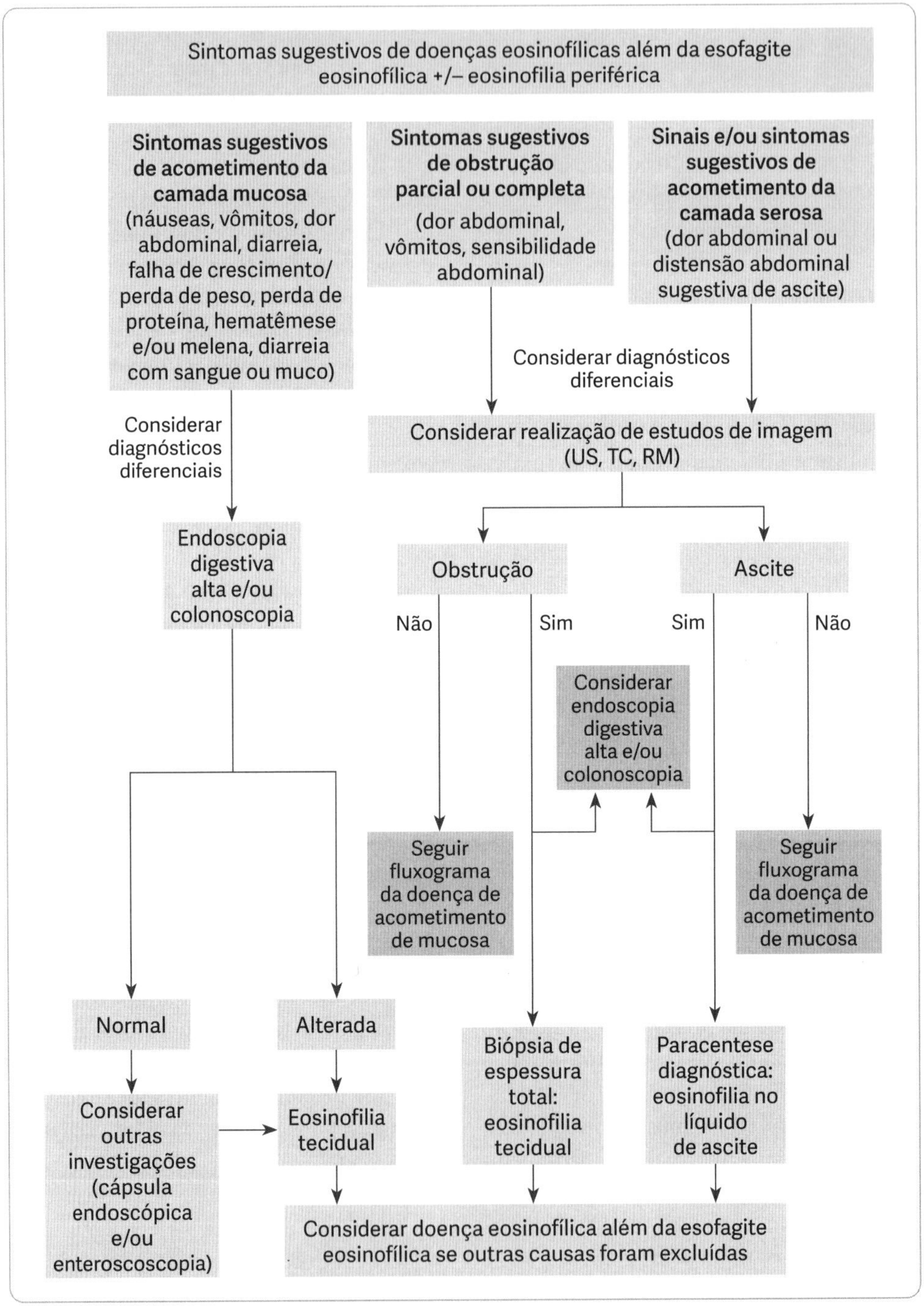

FIGURA 1 Algoritmo para diagnóstico de doenças eosinofílicas além da esofagite eosinofílica em crianças.

RM: ressonância magnética; TC: tomografia computadorizada; US: ultrassonografia.
Fonte: adaptação de Furuta et al.[1]

características do paciente (idade, apresentação clínica, estado nutricional e comorbidades), recursos familiares, acesso ao acompanhamento e capacidade do paciente e da família de aderir ao tratamento. A maior parte dos dados disponíveis na literatura consiste em relatos de casos e pequenas séries de pacientes, com falta de ensaios clínicos randomizados e controlados por placebo. Além disso, ainda não existe uma literatura bem desenvolvida sobre o tratamento de crianças, não estando disponíveis até o momento diretrizes terapêuticas específicas.

Em um número limitado de séries de casos, os esteroides orais sistêmicos têm se mostrado eficazes na indução de remissão clínica e histológica. Não há dados sobre a dose ideal ou duração do tratamento. Quando o tratamento é interrompido, podem ocorrer recidivas, indicando a necessidade de terapia de manutenção em longo prazo.

Recomenda-se tratamento com prednisona oral na dose de 0,5 a 1 mg/kg com dose máxima de 40 mg por 2 semanas para induzir a remissão. Uma vez alcançada a melhora clínica, a dose é reduzida ao longo de 2 a 8 semanas. No entanto, alguns pacientes podem recidivar e o tratamento de manutenção deve ser administrado na dose mínima necessária para manter a resposta clínica. A decisão de manter um tratamento crônico deve ser discutida com o paciente e a família, incluindo riscos e benefícios de manter a longo prazo ou descontinuar o tratamento. Caso o tratamento seja descontinuado, o acompanhamento deve ser mantido.

O uso de esteroides tópicos para tratamento das doenças eosinofílicas além da EoE mostrou resultados positivos, mas os estudos são limitados a revisões retrospectivas. A dosagem ideal e o momento de uso ainda não foram determinados, e a prática atual é baseada na experiência com pacientes com DII. A dose sugerida de budesonida é de 9 mg/dia, podendo posteriormente ser reduzida para 6 mg/dia e finalmente para 3 mg/dia para terapia de manutenção.

Faltam evidências que apoiem o uso de inibidores da bomba de prótons (IBP) no tratamento de crianças com doenças eosinofílicas além da EoE. O uso dos IBP pode ser considerado para o tratamento de ulcerações gastrointestinais superiores em pacientes com doenças eosinofílicas além da EoE

As dietas de eliminação podem induzir melhora clínica ou remissão da doença em uma proporção de pacientes com doenças eosinofílicas além da EoE, mas os dados sobre o papel das dietas na resposta histológica são muito limitados. Ainda não existe uma plataforma de tratamento baseada em restrições alimentares e não há dados suficientes sobre quais alimentos devem ser eliminados. Algumas séries de casos sugerem que evitar o leite de vaca pode ser eficaz em algumas crianças. Não há evidências que apoiem o uso de testes de alergia alimentar para orientar a terapia de restrição.

A dilatação endoscópica pode ser considerada, em conjunto com o tratamento medicamentoso/dietético, em casos selecionados de pacientes com sinais de obstrução parcial significativa. O tratamento cirúrgico pode ser útil em pacientes com úlceras refratárias, perfuração intestinal e/ou obstrução intestinal que não podem ser controlados de outra forma.

ACOMPANHAMENTO

Há incerteza quanto à necessidade de endoscopia de seguimento como parte dos cuidados de rotina em todos os pacientes com doenças eosinofílicas além da EoE e o momento de fazer endoscopia, se ela deve ser realizada apenas durante recidivas ou também durante períodos de remissão. O momento da reavaliação endoscópica e histológica deve ser decidido individualmente.

CONCLUSÕES

Pesquisas futuras e acompanhamento em longo prazo de pacientes com doenças eosinofílicas além da EoE fornecerão mais informações sobre a patogênese dessas doenças e a identificação de alvos terapêuticos.

REFERÊNCIA

1. Furuta GT, Papadopoulou A, Amil-Dias J, et al. Joint ESPGHAN/NASPGHAN guidelines on childhood eosinophilic gastrointestinal disorders beyond eosinophilic esophagitis. J Pediatr Gastroenterol Nutr. 2024;78(1):122-52.

SUGESTÕES DE LEITURA

Aceves SS, Newbury RO, Dohil R, et al. Distinguishing eosinophilic esophagitis in pediatric patients clinical, endoscopic, and histologic features of an emerging disorder. J Clin Gastroenterol. 2007;41(3):252-6.

DeBrosse CW, Rothenberg ME. Allergy and eosinophil-associated gastrointestinal disorders (EGID). Current Opinion in Immunology. 2008;20:703-8.

Furuta GT, Straumann A. Review article: the pathogenesis and management of eosinophilic oesophagitis. Aliment Pharmacol Ther. 2006;24(2):173-82.

Hirano I. Role of advanced diagnostics for eosinophilic esophagitis. Digestive Diseases. 2014;32(1-2):78-83.

Jensen ET, Martin CF, Kappelman MD, et al. Prevalence of eosinophilic gastritis, gastroenteritis, and colitis: estimates from a national administrative database. J Pediatr Gastroenterol Nutr. 2016;62(1):36-42.

Mansoor E, Saleh MA, Cooper GS. Prevalence of eosinophilic gastroenteritis and colitis in a population-based study, from 2012 to 2017. Clin Gastroenterol Hepatol. 2017;15(11):1733-41.

Rothenberg ME, Mishra A, Brandt EB, et al. Gastrointestinal eosinophils. Immunol Rev. 2001;179:139-55.

4

Malformações congênitas do esôfago

Wallace Acioli Freire de Gois
Ana Paula Amaral Souza

EMBRIOLOGIA

O esôfago se origina a partir do intestino primitivo anterior, imediatamente distal à faringe, durante a quarta semana do desenvolvimento. Inicialmente o esôfago é curto, mas se alonga rapidamente com o crescimento do embrião, à medida que a faringe cresce no sentido cefálico e o coração, os pulmões e o diafragma o fazem em direção caudal, e atinge o comprimento final relativo por volta da 7ª semana. Caso o esôfago deixe de se alongar o suficiente durante o desenvolvimento do pescoço e do tórax, parte do estômago pode se deslocar para o tórax através do hiato esofágico, caracterizando uma hérnia hiatal congênita e um esôfago curto congênito.[1]

O epitélio esofágico e suas glândulas são derivados do endoderma. O epitélio prolifera e oblitera parcial ou completamente a luz; entretanto, ocorre recanalização do esôfago no final do período embrionário, entre a 8ª e a 10ª semanas. A recanalização incompleta pode causar estenose ou estreitamento da luz esofágica, mais frequente no terço distal do órgão.[1]

Ao redor da 4ª ou 5ª semana do desenvolvimento, no intestino anterior, na altura do esôfago, surge um brotamento ventral, o divertículo laringotraqueal, que dará origem à laringe, à traqueia e aos brônquios. Esse brotamento se separa gradualmente do intestino primitivo anterior por meio do septo traqueoesofágico. Esse processo de intensa atividade embrionária promove um ambiente propício ao desenvolvimento de algumas malformações. Falhas nessa separação com desvio posterior do septo traqueoesofágico podem explicar a origem dos diversos tipos de atresia de esôfago e fístulas traqueoesofágicas.[1]

ANATOMIA

O esôfago é o órgão que conduz os alimentos ao estômago e se estende desde a cartilagem cricoide até o cárdia. Ao nascimento, na criança a termo, tem cerca de 8 a 10 cm de comprimento e 18 cm aos 3 anos de vida. Na puberdade alcança o comprimento presente no adulto, entre 20 e 30 cm. No recém-nascido (RN), seu limite superior está entre C_2 e C_5 e o inferior ao nível de T_9. No adulto, tanto a extremidade superior quanto a inferior estarão duas vértebras acima. No seu trajeto há três áreas de constrições: a primeira na altura da cricoide, devido ao esfíncter esofágico superior (músculo cricofaríngeo), a segunda na altura da croça da aorta, por compressão desta, e a terceira por compressão no nível do brônquio fonte esquerdo.[2,3]

A parede esofágica, em seu terço proximal, é constituída de musculatura estriada e nos dois terços restantes de musculatura lisa. No sentido da luz do órgão para fora, o esôfago é formado pelas seguintes camadas: mucosa, com epitélio pavimentoso estratificado não queratinizado, submucosa, muscular e adventícia. No RN tem diâmetro, em média, de 5 mm. No adulto terá aproximadamente 20 mm de diâmetro.[2,3]

As malformações congênitas do esôfago são, por vezes, um desafio para o diagnóstico e tratamento, e podem se manifestar no RN ou apenas na idade adulta. O refluxo gastroesofágico e as estenoses esofágicas adquiridas podem ser confundidos com alterações congênitas de apresentações mais tardias. A acalasia de origem idiopática é de aparecimento mais frequente na idade adulta, e também pode contribuir para a dificuldade diagnóstica. As malformações congênitas do esôfago mais frequentes são:

- Atresia de esôfago.
- Fístulas traqueoesofágicas.
- Estenoses esofágicas.
- Duplicações esofágicas.
- Compressão por anéis vasculares.

ATRESIA DE ESÔFAGO E FÍSTULA TRAQUEOESOFÁGICA

A atresia de esôfago é uma malformação congênita caracterizada por uma descontinuidade da luz esofágica ao nível do terço médio da víscera, com ausência de segmento em maior ou menor extensão.[4] Os cotos proximal e distal do esôfago podem terminar em fundo cego ou formar uma fístula para a traqueia. A causa exata dessa malformação ainda é desconhecida; supõe-se que ocorra um distúrbio do desenvolvimento na formação e separação do intestino primitivo anterior em traqueia e esôfago, que se completa entre a 6ª e a 7ª semana.[5]

O primeiro relato dessa malformação foi feito em 1670 por William Durston, que descreveu um coto esofágico em fundo cego em um gêmeo toracópago. Entretanto, apenas em 1939 um bebê portador de atresia de esôfago sobreviveu à correção estagiada (Leven e Ladd), e em 1940 Cameron Haight descreveu a primeira sobrevida após anastomose primária.[6] No Brasil, Carvalho Pinto relatou o primeiro caso operado em tempo único com sobrevida em 1953.[7] Atualmente, a sobrevida na maioria dos serviços chega a 90% dos casos.[4]

A incidência da atresia esofágica é de 1:2.500 a 1:4.000 nascidos vivos, com um discreto predomínio do sexo masculino, e o índice de prematuridade chega a 35%. Anomalias cromossômicas são encontradas em 6 a 10% dos casos, como trissomias do 18 e do 21 e síndrome CHARGE: Coloboma (C), "Heart"/cardíaca (H), Atresia de coanas (A), Retardo do crescimento e desenvolvimento (R), Genital (G) e *Ear*/orelha (E).

Outras malformações associadas são: cardíacas (13 a 34%), vertebrais (6 a 21%), membros (5 a 19%), anorretais (10 a 16%) e renais (5 a 14%).[3] Três ou mais dessas malformações associadas constituem a sequência de VACTERL, que é um acrônimo para defeitos Vertebrais (V), anomalia Anorretal (A), anomalias Cardíacas (C), fístula TraqueoEsofágica / atresia de esôfago (TE), anomalias Renais (R) e de membros (*Limbs* – L).

Classificação

Várias classificações anatômicas foram propostas para descrever as diversas formas de apresentação da atresia de esôfago e fístula traqueoesofágica, sendo a de Gross (1953) a mais utilizada (Figura 1).

- Atresia de esôfago sem fístula (8%) – tipo A: o esôfago proximal termina em fundo cego e o distal é fechado, sem comunicação com a traqueia. A distância entre os dois cotos é grande, dificultando ou impedindo uma anastomose primária imediata.
- Atresia de esôfago com fístula proximal (2%) – tipo B: a fístula geralmente se localiza na abertura torácica ou mais alta no pescoço.
- Atresia de esôfago com fístula distal (86%) – tipo C: o esôfago proximal termina em fundo cego, com parede espessa, e se localiza no mediastino superior (entre a 2ª e a 4ª vértebra torácica), enquanto o coto distal, mais fino, comunica-se com a traqueia ao nível da carina ou 1 a 2 cm acima desta. A distância entre os cotos é variável, podendo estar sobrepostos ou distantes até 4 a 5 cm.
- Atresia de esôfago com fístulas proximal e distal (1%) – tipo D.
- Fístula traqueoesofágica em H, sem atresia (3%) – tipo E: a fístula começa na traqueia membranosa e segue em direção caudal ao esôfago, geralmente na entrada do tórax ou na região cervical.

Diagnóstico pré-natal

O diagnóstico pré-natal se baseia em dois achados ecográficos não específicos: polidrâmnio (presente em 80% dos casos de atresia sem fístula e em 30% dos casos de atresia com fístula) e bolha gástrica pequena ou ausente. Em alguns casos pode ser possível a visualização do coto esofágico proximal dilatado em ultrassonografia realizada no terceiro trimestre da gestação. Atualmente, a tecnologia do exame de ultrassonografia não permite diagnóstico de certeza de atresia de esôfago.[8]

Diagnóstico pós-natal

Os RN com atresia de esôfago se tornam, na maioria dos casos, sintomáticos logo após o nascimento. Apresentam salivação abundante e aerada através da boca e do nariz e com o passar do tempo surgem roncos pulmonares e retração costal devido à aspiração de saliva para as vias respiratórias. Se não houver a suspeita diagnóstica e o RN for ali-

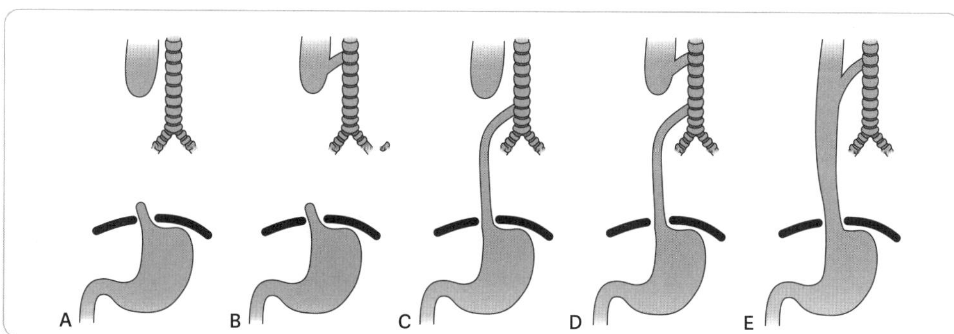

FIGURA 1 Tipos de atresia de esôfago (A, B, C, D e E).

mentado, haverá regurgitação, tosse, dispneia, cianose e sufocação. Também pode ocorrer pneumonia química com lesão do parênquima pulmonar pelo refluxo do conteúdo gástrico ácido para o esôfago e para a árvore traqueobrônquica através da fístula distal.

Nos casos de atresia com fístula distal, o abdome pode apresentar distensão progressiva devido à passagem contínua do ar inspirado pela fístula. Ao contrário, quando não há fístula, o abdome é escavado.[9,10]

Pacientes portadores de fístula traqueoesofágica em "H" em geral são diagnosticados mais tardiamente, devido a episódios de pneumonias de repetição ou distúrbios respiratórios associados à alimentação.[11]

O diagnóstico se confirma com a passagem da sonda nasogástrica 8 ou 10 Fr, a qual não progride além de 10 a 15 cm.

Exames complementares

Radiografia simples de tórax e abdome (corpograma)

A radiografia pode demonstrar a sonda enrolada no esôfago proximal, geralmente localizado entre T2 e T4. Pode-se visualizar o coto esofágico proximal com injeção de 10 a 20 mL de ar pela sonda ou utilizando sonda radiopaca ou contrastada com bário diluído (Figura 2).

Cinco aspectos devem ser analisados na radiografia de tórax e abdome:[4]

- Presença do coto superior atrésico cheio de ar ou com a sonda enrolada.
- Campos pulmonares: atelectasias ou pneumonias.
- Tamanho da silhueta cardíaca.
- Presença de ar no abdome – indicativo de fístula distal (Figura 2); ausência de ar no abdome – indicativo de atresia sem fístula (Figura 3).
- Análise dos ossos, principalmente alterações vertebrais.

Ecocardiograma

Deve ser realizado antes da operação para avaliar malformações cardíacas associadas, bem como definir a posição do arco aórtico. Em casos de dextroposição da aorta, pode ser preferível a toracotomia à esquerda. Como parte do rastreio de malformações associadas, devem ser realizadas ecografia

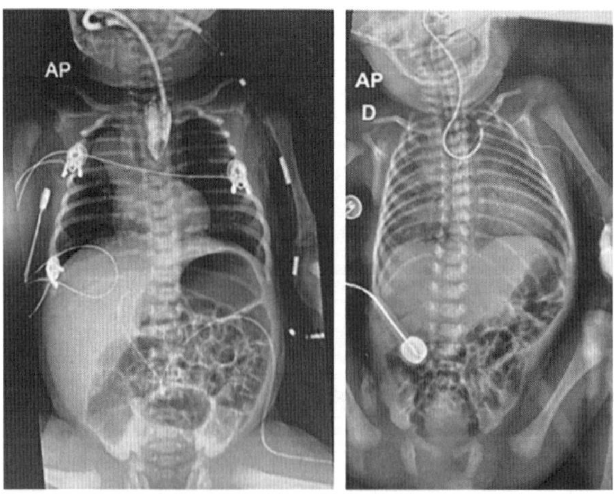

FIGURA 2 Radiografias de atresia de esôfago com fístula distal.
Fonte: acervo dos autores.

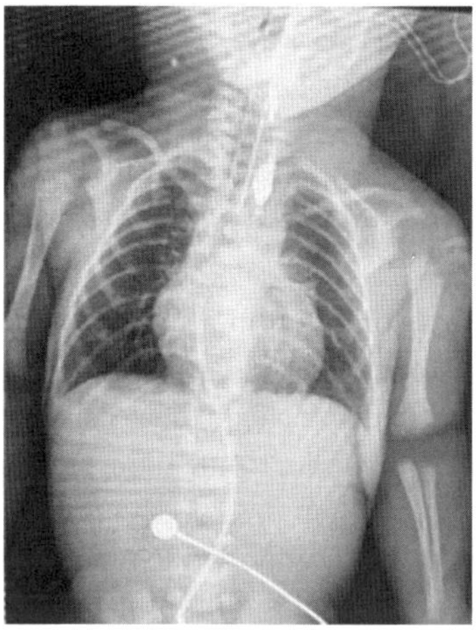

FIGURA 3 Radiografia de atresia de esôfago sem fístula.

Fonte: acervo dos autores.

de rins e vias urinárias, radiografia de coluna e avaliação da genética, pois a atresia de esôfago pode fazer parte de uma síndrome.

Classificação em relação ao prognóstico

Em 1962, Waterston propôs uma classificação baseada em fatores como peso do RN, presença de anomalias associadas e ocorrência de pneumonia, que estariam relacionadas à chance de sobrevida no pós-operatório. Com os avanços na assistência neonatal e nas técnicas operatórias, alguns fatores de risco avaliados por Waterston tiveram sua importância minimizada, e Spitz, em 1994, propôs uma nova classificação, que leva em conta o peso ao nascimento e a presença ou ausência de malformações cardíacas graves (Quadro 1). Foram definidas como malformações cardíacas graves as doenças cianóticas com necessidade de correção cirúrgica e as não cianóticas que necessitavam de tratamento cirúrgico ou clínico para insuficiência cardíaca.[12]

Conduta no pré-operatório

O objetivo do suporte pré-operatório é a melhora das condições gerais e pulmonares para que o RN possa ser operado nas melhores condições possíveis, diminuindo as chances de complicações no pós-operatório e aumentando as possibilidades de sobrevida.

O RN deve ser colocado em incubadora, com sonda de Replogue 10 Fr no coto esofágico proximal em aspiração contínua para evitar acúmulo de saliva e aspiração para a árvore traqueobrônquica. A cabeceira deve ser elevada para evitar refluxo do suco gástrico pela fístula, o que pode causar pneumonia química. Malformações associadas devem ser investigadas pelo exame físico criterioso e exames complementares citados anteriormente. Deve ser instalada hidratação venosa e iniciada antibioticoterapia de largo espectro. O tratamento cirúrgico não é uma emergência, e o RN deve ser estabilizado e preparado para a operação.

Se houver insuficiência respiratória, pode ser indicado o suporte ventilatório com baixas pressões, pois ventilação com pressão elevada pode distender o estômago e comprimir o diafragma, com piora do quadro respiratório, e até mesmo causar

QUADRO 1 Classificação de acordo com o prognóstico

Grupo	Peso (g)	Malformações cardíacas graves	Sobrevida (%)
I	> 1.500	Ausência	97
II	< 1.500 ou	Presença	59
III	< 1.500 e	Presença	22

Fonte: Spitz et al.[12]

rotura gástrica. Se necessário, o tubo traqueal deve ser posicionado além da fístula.

Em algumas ocasiões pode ser necessária a ligadura da fístula traqueoesofágica de emergência como manobra para salvar o RN, postergando o reparo primário para quando o paciente estiver mais estável. Se o bebê estiver extremamente instável, uma gastrostomia de emergência para descomprimir o estômago pode ser a melhor opção.[8]

Tratamento cirúrgico

Nos casos de atresia de esôfago com fístula distal, a distância entre os cotos esofágicos geralmente é pequena. Dessa forma, o tratamento ideal consiste na ligadura da fístula e anastomose primária do esôfago, que pode ser realizada por meio de toracotomia posterolateral extrapleural ou de toracoscopia. Um dreno de penrose sentinela é posicionado e permite diagnosticar fístulas no pós-operatório. Caso haja abertura da pleura ou a abordagem seja por toracoscopia, deve-se colocar um dreno de tórax em selo d'água. Uma sonda transanastomótica é posicionada com a finalidade de descomprimir o estômago inicialmente e depois permitir a introdução precoce de dieta enteral.

Em casos de atresia esofágica sem fístula distal, a distância entre os cotos geralmente é grande, impossibilitando uma anastomose primária imediata. O tratamento inicial consiste na realização de uma gastrostomia, aproveitando a anestesia para fazer uma laringotraqueobroncoscopia visando excluir a presença de uma fístula proximal.[8] Aguarda-se um período variável entre 4 e 8 semanas para avaliar a distância entre os cotos esofágicos, por meio de exame radiológico com contraste ou introduzindo moldes metálicos pela boca e pela gastrostomia.

As opções para a reconstrução esofágica nesses casos seriam a anastomose tardia, após 4 a 12 semanas de espera para o crescimento espontâneo dos cotos, o uso de tração mecânica intra ou extracorpórea (Foker) para alongar os cotos esofágicos e permitir anastomose primária ou, caso a anastomose primária não seja viável, deve-se proceder à realização de uma esofagostomia cervical e posteriormente uma substituição esofágica. Existem diversas técnicas de substituição esofágica, podendo ser utilizado o cólon, o estômago e o intestino delgado.

Conduta no pós-operatório

Após a operação, o RN retorna à unidade de terapia intensiva (UTI) neonatal sob ventilação mecânica e pode ser mantido com relaxante muscular por 3 a 5 dias se a anastomose foi realizada sob tensão, mas essa abordagem é controversa. A alimentação enteral pode ser iniciada pela sonda transanastomótica assim que o peristaltismo for restabelecido, em geral após 24 a 48 horas. Essa sonda não pode ser mobilizada e, caso haja saída acidental, não deve ser repassada sob risco de romper a anastomose.

Por volta do sétimo dia pós-operatório realiza-se um esofagograma com contraste hidrossolúvel para verificar a patência da anastomose e a presença de fístulas. O dreno de penrose é retirado após o exame contrastado se não houver fístulas, e a dieta oral pode ser iniciada.

A decisão de extubar e retirar da ventilação mecânica é tomada em conjunto com os neonatologistas e deve considerar fatores como prematuridade, peso ao nascimento, duração da operação, tensão da anastomose e controle álgico. Outros cuidados incluem analgesia adequada, hidratação venosa e nutrição parenteral, antibioticoprofilaxia e tratamento antirrefluxo.

Complicações pós-operatórias

Precoces:

- Fístulas da anastomose esofágica (15 a 20%): a maioria fecha espontaneamente.
- Deiscência da anastomose necessitando reabordagem (3 a 4%).
- Recorrência da fístula traqueoesofágica (3 a 5%): pode necessitar de reoperação ou tratamento endoscópico com cauterização química, cola de fibrina ou aplicação de ácido tricloroacético.

Tardias:

- Estenose da anastomose (17 a 60%): necessitam de dilatações endoscópicas e mais raramente reoperação.
- Traqueomalácia (5%): estridor e crises de cianose ou apneia; geralmente se resolvem entre 2 e 4 meses de idade; em casos graves pode-se indicar a aortopexia.
- Alterações do peristaltismo esofágico: disfagia, impactação de corpo estranho, vômitos, distúrbios respiratórios.
- Refluxo gastroesofágico (até 50%): tratamento medicamentoso tem sucesso em 50%; demais casos podem necessitar de fundoplicatura.
- Sintomas respiratórios (muitas vezes relacionados à traqueomalácia ou ao refluxo GE): mais frequentes nos primeiros 5 anos de idade.

FÍSTULA TRAQUEOESOFÁGICA CONGÊNITA SEM ATRESIA DE ESÔFAGO (FÍSTULA EM H)

Apresenta uma incidência de 3 a 4%. A fístula corre da traqueia para baixo em direção ao esôfago. Como não há interrupção da luz do esôfago, os sintomas no RN podem ser insidiosos. A manifestação clínica geralmente é respiratória, com tosse, asfixia e cianose durante as mamadas. Os sintomas melhoram quando a alimentação é oferecida por sonda nasogástrica.

Muitas vezes o diagnóstico é feito mais tardiamente, com base na ocorrência de pneumonias de repetição. Outro sinal bastante sugestivo é a distensão abdominal consequente à passagem contínua de ar da traqueia para as vias digestivas pela fístula.[4]

O diagnóstico pode ser difícil, sendo o exame inicial um esofagograma que pode demonstrar a fístula. Outra opção é a broncoscopia, mesmo assim a fístula pode não ser detectada. Para facilitar a visualização da fístula pode-se injetar azul de metileno no esôfago e observar sua passagem para a traqueia durante a realização da broncoscopia. Para facilitar a abordagem cirúrgica, pode-se colocar um fio-guia pela fístula na traqueoscopia e puxá-lo pelo esôfago. O acesso cirúrgico cervical à direita é adequado na maioria dos casos (80%) para a separação do esôfago da traqueia, com cuidado para não lesar o nervo laríngeo recorrente. Em alguns casos o acesso será por toracotomia direita ou toracoscopia.

Estenose do esôfago

É definida como congênita quando decorrente de estenose intrínseca do esôfago por malformação congênita da arquitetura geral da parede do esôfago. Pode resultar de:

- Remanescente traqueobrônquico da parede do esôfago.
- Espessamento fibromuscular da parede do esôfago.
- Membranas dentro da luz esofágica.

É rara e pode estar presente em 1 a cada 25 mil a 50 mil nascidos vivos. Não tem predisposição por gênero. Pode estar associada a outras malformações em 17 a 33% dos casos, sendo as mais comuns a atresia de esôfago (tem como associação mais comum remanescentes traqueobrônquicos), as malformações cardíacas, as atresias intestinais, as malformações anorretais e as anomalias cromossômicas.[13,14]

A localização da estenose é variável, e sempre se deve excluir acalasia do esôfago, esofagite de refluxo com estenose associada, tumores e compressões extrínsecas do esôfago. Os remanescentes traqueobrônquicos são a causa mais comum e estão localizados no esôfago distal. O espessamento fibromuscular é geralmente encontrado nas porções médias e inferiores do esôfago e as membranas nas porções superiores e médias do esôfago.[13]

Sintomas

Os sintomas mais frequentes são vômitos ou regurgitações, disfagia, infecções recorrentes do trato respiratório e retardo de crescimento. O início da regurgitação coincide com a introdução de alimentos semissólidos e sólidos por volta dos 6 meses de idade, em pacientes com remanescentes traqueobrônquicos.[15] O desenvolvimento de sintomas raramente ocorre em RN. Em alguns pacientes, impactação alimentar ou de um corpo estranho no esôfago pode ser o primeiro sintoma observado.[16]

Diagnóstico

Inicialmente, nos pacientes com os sintomas mencionados, deve-se realizar o exame contrastado do esôfago com bário. A maioria das estenoses causadas por remanescentes traqueobrônquicos aparece como uma diminuição abrupta do calibre da luz esofágica no esofagograma, enquanto a estenose fibromuscular geralmente mostra um estreitamento cônico.[17,18] Devido à associação de remanescente traqueobrônquico com atresia de esôfago, o exame contrastado de esôfago deve ser avaliado com cuidado, pois pode haver a presença de estenoses pós-cirúrgicas, que ocorrem na área da anastomose entre o primeiro e segundo terço do esôfago. Os remanescentes traqueobrônquicos (coristomas do esôfago) são mais comuns nos terços inferiores.[18]

A endoscopia digestiva alta é ferramenta útil no diagnóstico e tratamento das estenoses congênitas do esôfago, sendo a dilatação da área estenótica por balão a primeira linha de tratamento. É importante ainda para evidenciar a esofagite de refluxo e a esofagite eosinofílica (EoE), que por vezes causam estenoses e cujo diagnóstico é feito pela biópsia. A manometria esofágica é importante no diagnóstico das acalasias. Nas estenoses há um padrão normal do esfíncter esofágico inferior e uma pequena zona de alta pressão no repouso (local da estenose).[19]

Tratamento

Essa condição pode ser tratada de forma conservadora ou por intervenção cirúrgica. A dilatação com balão, como tratamento conservador, é a primeira escolha de tratamento para as estenoses esofágicas e deve ser tentada não apenas em pacientes com estreitamento cônico, mas também em pacientes com estreitamento abrupto, quando um cateter balão pode ser passado com segurança através da área estenótica, guiado por escopia e com passagem de fio-guia. As membranas podem ser ressecadas por via endoscópica com a utilização de instrumentos endoscópicos (eletrocauterização, laço/cortador de ondas de alta frequência). Via de regra, quando os pacientes não respondem às tentativas repetidas de dilatação (4 a 6 vezes) são encaminhados à intervenção cirúrgica.[17]

O tratamento cirúrgico consiste na ressecção do segmento estenótico seguida de anastomose esofágica terminoterminal, nos casos com remanescentes traqueobrônquicos e em vários casos com espessamento fibromuscular após a falha do tratamento endoscópico. A miectomia circular é uma opção cirúrgica para liberação do segmento estenótico devido ao remanescente traqueobrônquico.[17]

Cisto de duplicação esofágica

O cisto de duplicação do esôfago tem sua origem entre a 4ª e a 8ª semana intraútero, sendo duas teorias mais aceitas para sua gênese. A primeira se refere à recanalização incompleta do esôfago e a segunda explica sua origem pela formação de um divertículo do trato gastrointestinal (TGI) superior com ou sem comunicação com a luz esofágica. As duplicações esofágicas correspondem a cerca de 21% das duplicações do TGI, e pode haver malformações vertebrais associadas.[20]

As duplicações esofágicas podem ser císticas, tubulares ou de natureza neuroentérica; 60% estão localizadas no esôfago inferior e o restante pode estar no esôfago médio e superior. Geralmente têm uma parede fina de revestimento muscular e estão junto ao esôfago ou dentro da parede esofágica, podendo conter um muco claro, marrom ou sero-hemático. A maioria não se comunica com o canal espinhal nem tem uma anomalia vertebral associada. Os cistos de duplicação podem ter uma grande variedade de revestimentos mucosos: escamoso, gástrico, pseudoestratificado, cuboide, colunar, revestimento ciliado do trato respiratório ou células pancreáticas.[20,21]

Sintomas

A maioria dos cistos de duplicação esofágica é diagnosticada no início da infância e alguns são detectados no período pré-natal. Muitos são assintomáticos ao nascimento. Na infância, os pacientes podem apresentar dificuldade respiratória aguda, estridor, disfagia, meningite e o aparecimento súbito de uma massa cervical. Os sintomas em crianças mais velhas geralmente estão relacionados à pressão nas estruturas circundantes. A compressão esofágica causa disfagia. A compressão traqueal resulta em estridor ou comprometimento respiratório.

Esses cistos podem ulcerar, sangrar e romper no esôfago ou árvore traqueobrônquica, causando pneumonia recorrente, dor, hemoptise e abscesso pulmonar.[22] Tanto o carcinoma espinocelular quanto o adenocarcinoma em cistos de duplicação esofágica foram relatados em adultos.[23]

A duplicação cística do esôfago pode ter mortalidade pré-operatória de até 10%. As mortes relatadas são consequência de hemorragia exsanguinante para o esôfago ou traqueia, comprometimento respiratório ou complicações sépticas.[22]

Diagnóstico

Todas as lesões císticas torácicas diagnosticadas no pré-natal devem ser investigadas no pós-natal com tomografia computadorizada (TC) com contraste. Uma duplicação do intestino anterior aparece na TC localizada no mediastino posterior em contato com o esôfago ou traqueia. Normalmente são descritos como massa cística homogênea com borda lisa e baixa atenuação.[24]

A radiografia simples pode revelar um contorno paravertebral, redondo e liso, com sombra ao redor. Em casos sintomáticos, pode haver um desvio ou compressão da traqueia. A radiografia também é útil para demonstrar anomalias vertebrais associadas. Em crianças que apresentam disfagia, o esofagograma mostra uma sombra tênue comprimindo o esôfago; naquelas com estridor, a TC mostrará uma massa cística causando compressão traqueal.

Os pacientes com cistos de duplicação do esôfago inferior provavelmente permanecerão assintomáticos e podem se apresentar na idade adulta de forma incidental em radiografia de rotina ou com sintomas como dor no peito, disfagia ou hematêmese. Na presença de anomalias vertebrais nas radiografias de tórax, deve-se completar a investigação com ressonância magnética (RM) para o diagnóstico de lesão com componente intraespinhal. Endoscopia digestiva alta e ultrassonografia esofágica acrescentam pouco ao diagnóstico do cisto esofágico.[24]

Tratamento

Duplicações esofágicas devem ser completamente ressecadas, caso contrário pode haver recorrência. Os casos diagnosticados no período pré-natal, após confirmação diagnóstica por exames de imagem no pós-natal, devem ser excisados eletivamente, preferencialmente com abordagem toracoscópica. A maioria dos pacientes sintomáticos também pode ser operada por via toracoscópica, à exceção daqueles com cistos infectados, fistulizados ou recidivados.[22]

Compressão vascular do esôfago

A compressão e o deslocamento do esôfago por anéis vasculares decorrem do desenvolvimento anômalo da aorta e seus ramos. Esses anéis vasculares podem ser completos ou incompletos. Geralmente são assintomáticos, sendo mais comum a presença de sintomas nos casos de duplo arco aórtico e o arco aórtico à direita com persistência do ducto arterioso (divertículo de Kommerell), que são anéis completos. Embora mais frequente, o anel causado pela artéria subclávia anômala (anel vascular incompleto) geralmente é assintomático.[25]

Sintomas

Os sintomas respiratórios predominam, sendo mais comuns crises de broncoespasmo ou chiado perene. Pode haver ainda cianose às mamadas, estridor, engasgo ou disfagia.[25] A disfagia é chamada de "disfagia lusória", que se deve a um vaso anômalo do arco aórtico (lusória querendo significar um divertimento da natureza ao desviar-se do padrão anatômico normal.[26] Pode haver também estridor ou disfagia grave.[25]

Diagnóstico

Geralmente estabelecido apenas após 1 ano de idade. O exame contrastado do esôfago faz diagnóstico na maioria dos casos com a identificação da compressão em terço médio do esôfago. A broncoscopia pode ser útil, revelando genericamente compressão pulsátil no terço inferior da traqueia. O diagnóstico pode ser confirmado com TC de tórax com contraste ou RM, sendo por vezes necessária a angiografia.[25]

Tratamento

Os pacientes diagnosticados devem ser encaminhados para tratamento cirúrgico, que não deve ser postergado, pois pode haver evolução para lesão pulmonar crônica, com piora do prognóstico.[25]

REFERÊNCIAS

1. Moore KL, Persaud TVN, Torchia MG. Embriologia clínica. 9.ed, Rio de Janeiro: Elsevier; 2012.
2. Tubino PJG, Alves EMO. Anatomia funcional da criança: bases morfológicas para a prática pediátri-

ca clínica e cirúrgica. Primeira. v.1. Brasília, DF: Editora Universidade de Brasília; 2007.
3. Vilensky JA, Suárez-Quian CA. Newborn anatomy. Clinical Anatomy. 2022;35(1):15-8.
4. Piçarro C (ed.). Fundamentos em cirurgia pediátrica. Santana de Parnaíba: Manole; 2021.
5. Berrocal T, Torres I, Gutiérrez J, et al. Congenital anomalies of the upper gastrointestinal tract. Radio Graphics. 1999;19(4):855-72.
6. Haight CA, Awro M. Congenital atresia of the esophagus with tracheoesophageal fistula: reconstruction of esophageal continuity by primary anastomosis. Ann Surg. 1944;120(4):623-52.
7. Carvalho Pinto VA, Refinetti P, Vilhena Morais R. Atresia congênita do esôfago: a propósito de um caso operado com sobrevida. Rev Paul Med. 1953;43:508.
8. Holcomb H, Murphy JP, St Peter S. Holcomb and Ashcraft's pediatric surgery. Elsevier; 2019.
9. Sinha CK, Gangopadhyay AN, Sahoo SP, et al. A new variant of esophageal atresia with tracheoesophageal fistula and duodenal atresia: a diagnostic dilemma. Pediatr Surg Int. 1997;12(2-3):186-7.
10. Goh DW, Brereton RJ, Spitz L. Esophageal atresia with obstructed tracheoesophageal fistula and gasless abdomen. J Pediatr Surg. 1991;26(2):160-2.
11. Clark DC. Esophageal atresia and tracheoesophageal fistula. Am Fam Physician. 1999;59. Disponível em: https://www.aafp.org/pubs/afp/issues/1999/0215/p910.html. Acesso em: 30 maio 2024.
12. Spitz L, Kiely EM, Morecroft JA, Drake DP. Oesophageal atresia: at-risk groups for the 1990s. J Pediatr Surg. 1994;29(6):723-5.
13. Nishina T, Tsuchida Y, Saito S. Congenital esophageal stenosis due to tracheobronchial remnants and its associated anomalies. J Pediatr Surg. 1981;16(2):190-3.
14. Ishida M, Tsuchida Y, Saito S, Tsunoda A. Congenital esophageal stenosis due to tracheobronchial remnants. J Pediatr Surg. 1969;4(3):339-45.
15. Murphy SG, Yazbeck S, Russo P. Isolated congenital esophageal stenosis. J Pediatr Surg. 1995;30(8):1238-41.
16. Bluestone CD, Kerry R, Sieber WK. Congenital esophageal stenosis. Laryngoscope. 1969;79(6):1095-104.
17. Amae S, Nio M, Kamiyama T, et al. Clinical characteristics and management of congenital esophageal stenosis: a report on 14 cases. J Pediatr Surg. 2003;38(4):565-70.
18. Kawahara H, Imura K, Yagi M, Kubota A. Clinical characteristics of congenital esophageal stenosis distal to associated esophageal atresia. Surgery. 2001;129(1):29-38.
19. Takamizawa S, Tsugawa C, Mouri N, et al. Congenital esophageal stenosis: therapeutic strategy based on etiology. J Pediatr Surg. 2002;37(2):197-201.
20. Stringer MD, Spitz L, Abel R, et al. Management of alimentary tract duplication in children. British Journal of Surgery. 2005;82(1):74-8.
21. Bentley JFR, Smith JR. Developmental posterior enteric remnants and spinal malformations: the split notochord syndrome. Arch Dis Child. 1960;35(179):76-86.
22. Nobuhara KK, Gorski YC, La Quaglia MP, Shamberger RC. Bronchogenic cysts and esophageal duplications: common origins and treatment. J Pediatr Surg. 1997;32(10):1408-13.
23. Lee MY, Jensen E, Kwak S, Larson RA. Metastatic adenocarcinoma arising in a congenital foregut cyst of the esophagus. Am J Clin Oncol. 1998;21(1):64-6.
24. Weiss LM, Fagelman D, Warhit JM. CT demonstration of an esophageal duplication cyst. J Comput Assist Tomogr. 1983;7(4):716-8.
25. Longo-Santos LR, Maksoud-Filho JG, Tannuri U, et al. Anéis vasculares na infância: diagnóstico e tratamento. J Pediatr (Rio J). 2002;78(3):244-50. Disponível em: http://www.scielo.br/scielo.php?script=sci_arttext&pid=S0021-75572002000300014&lng=pt&nrm=iso&tlng=pt. Acesso em: 30 maio 2024.
26. Rezende JM. Linguagem médica. 3.ed. Goiânia: AB Editora e Distribuidora de Livros; 2004.

5

Dor abdominal recorrente

Mauro Sergio Toporovski
Soraia Tahan

INTRODUÇÃO

O sintoma da dor abdominal na infância é muito comum, e raramente uma criança passa por anos escolares sem experimentá-la em algum momento.[1] A dor abdominal recorrente (DAR) é na imensa maioria das vezes de origem funcional, sem doença orgânica de base. Porém, o caráter recorrente do sintoma e a suspeita de uma doença grave gera grande ansiedade e preocupação nos familiares,[2] além de acarretar repercussão negativa na qualidade de vida, com elevado custo social e do sistema de saúde.[3]

DEFINIÇÕES E EPIDEMIOLOGIA

A DAR foi conceituada por Apley em 1958 como três ou mais episódios de dor abdominal, de intensidade suficiente para interromper as atividades habituais, em um período não inferior a três meses.[4] Há uma tendência nos últimos anos de substituir o termo DAR por dor abdominal crônica (DAC), porém as duas nomenclaturas podem ser utilizadas.

O Comitê de Dor Abdominal da Sociedade Norte-Americana de Pediatria (NASPGHAN)[5] definiu três apresentações da dor abdominal de caráter recorrente ou crônico:

1. Dor abdominal crônica (DAC): quadro de dor abdominal de longa duração, usualmente mais de 3 meses de padrão contínuo ou intermitente.
2. Dor abdominal orgânica (DAO): quando há uma etiologia detectável, seja de ordem anatômica, inflamatória ou decorrente de dano tecidual.
3. Dor abdominal funcional (DAF): dor abdominal que ocorre na ausência de uma causa anatômica, inflamatória ou dano tecidual.

A DAR é comum na infância e causa grande número de atendimentos pediátricos, embora sua prevalência exata não seja conhecida.[2] Predomina em dois picos etários: entre 4 e 6 anos e entre 7 e 13 anos de idade.[6] Na grande maioria dos casos, a DAR é de origem funcional.[2,7]

A DAF está dentro do contexto das desordens gastrointestinais funcionais, sendo denominada desordem de dor abdominal funcional (DDAF), segundo Roma IV.[8] Considerando sua etiologia biopsicossocial, que envolve interações complexas do eixo cérebro-intestino, as DDAF foram recentemente designadas como desordens da interação cérebro-intestino. O termo microbiota-intestino-cérebro também tem sido referenciado mediante o aumento do conhecimento das interações da população microbiana com o trato intestinal.[9] Segundo os critérios de Roma IV, as DDAF foram subdivididas em entidades distintas que incluem: síndrome do intestino irritável (SII), dispepsia funcional, enxaqueca abdominal e DAF sem outra especificação.[8]

FISIOPATOLOGIA

A fisiopatologia da DAO varia de acordo com a doença de base e decorre da lesão tecidual existente, da natureza do processo inflamatório ou mesmo obstrutivo.[2] A fisiopatologia das DDAF inclui predisposição genética e envolve anormalidades da motilidade, hipersensibilidade visceral, sensibilização e hipervigilância central decorrente de disruptura da estrutura e/ou função do eixo microbiota-intestino-cérebro, ocasionada por eventos sensibilizantes biológicos e psicossociais.[9] Na hiperalgesia visceral há um menor limiar de dor e pequenos estímulos do trato digestivo enviados por receptores neurais para o sistema nervoso central que desencadeiam dor.[9]

A sensibilização central é um fenômeno de amplificação da dor resultante de mudanças secundárias na atividade cerebral detectadas por exames eletrofisiológicos ou imagem. Nas crianças e adolescentes com desordens de DAF, há evidências de hiperalgesia secundária e processamento cortical nociceptivo alterado.[9] Os eventos sensibilizantes podem ocorrer em qualquer momento da vida, porém o período pós-natal é o de maior vulnerabilidade. Eventos precoces na vida, como cirurgias, processos inflamatórios e infecciosos do trato digestório e anormalidades da microbiota são gatilhos sensibilizantes para o desenvolvimento das desordens de DAF, ainda que os sintomas se iniciem tardiamente, geralmente na segunda década de vida, período mais comum de manifestação das desordens de DAF.[9]

Aspectos psicossociais também exercem influência no desencadeamento e manutenção do quadro doloroso. Crianças com desordens de DAF apresentam taxas maiores de ansiedade, depressão e experiência prévia de eventos estressantes como abuso.[9] Situações estressantes do cotidiano familiar ou escolar podem ser gatilhos para a ocorrência das crises de dores abdominais.[10] Pais de crianças com dor crônica apresentam maior taxa de dor crônica em relação a pais de crianças sadias. O aprendizado do esquema de comunicação social influencia e modela a percepção de dor nos filhos, e assim "crianças expressam sua dor da mesma maneira que seus pais" (cópia de estilo).[9]

A Figura 1 sumariza a etiopatogenia e a fisiopatologia das desordens de dor abdominal funcional.

QUADRO CLÍNICO E DIAGNÓSTICO DA DOR ABDOMINAL RECORRENTE

A investigação da DAR é tarefa trabalhosa e desafiadora para o pediatra, que deve assegurar para os familiares a natureza da dor, seja orgânica ou funcional. O diagnóstico deverá ser baseado na história clínica detalhada, exame físico minucioso, com atenção para sinais de alerta de doença orgânica, e uso criterioso e racional dos exames complementares. O Quadro 1 aborda os dados

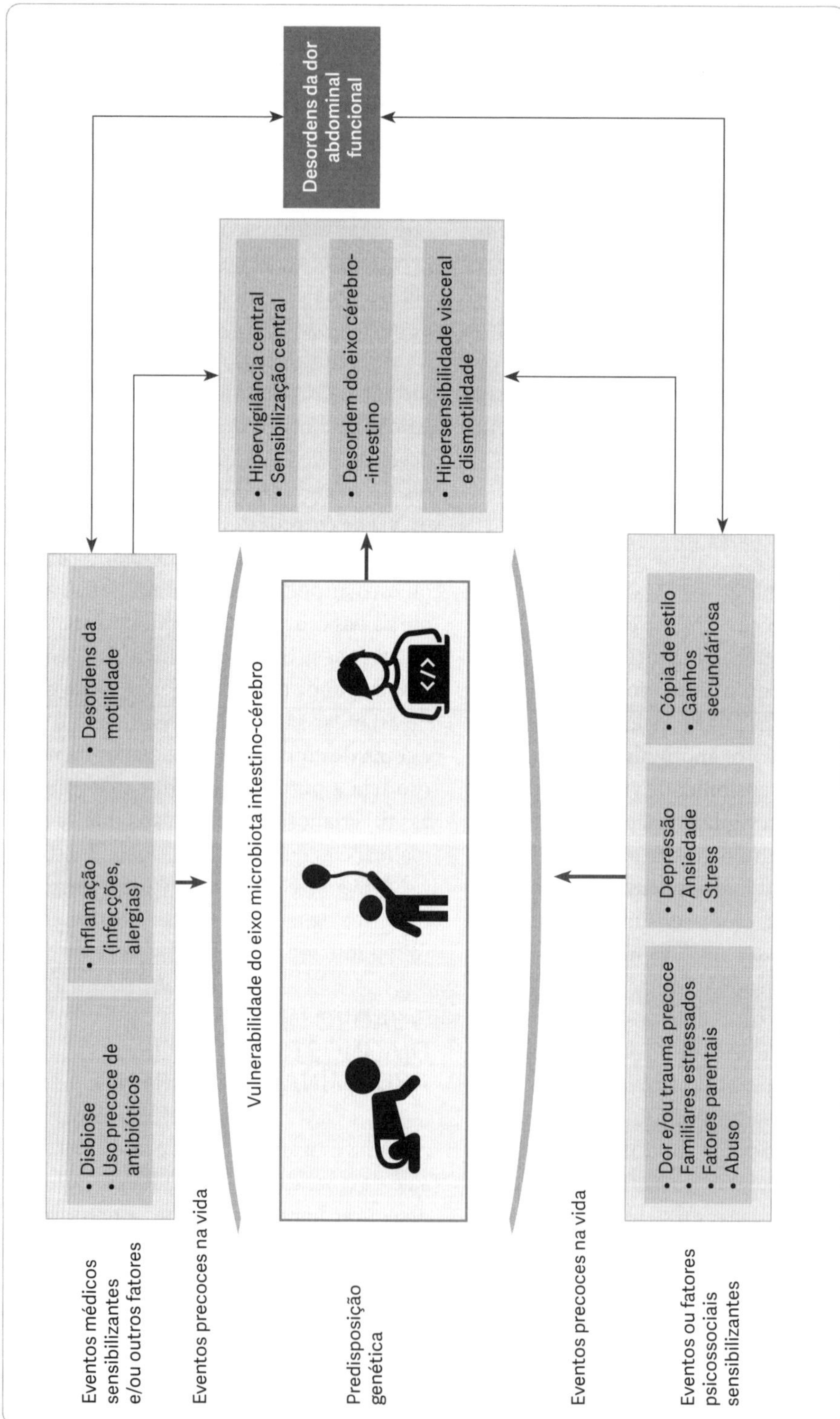

FIGURA 1 Fisiopatologia da dor abdominal funcional.

Fonte: adaptação de Thapar et al.[9]

QUADRO 1 Dados de história clínica e exame físico de criança com dor abdominal recorrente

Características da dor abdominal – localização, intensidade, frequência, periodicidade, relação com alimentação, dor noturna, interferência com atividades habituais.
Sintomas gastrointestinais associados – pirose, saciedade precoce, empachamento pós-prandial, náuseas, vômitos, diarreia, constipação, tenesmo, sangramentos digestivos, icterícia.
Sinais/sintomas de outros sistemas – sintomas urinários, cefaleia, sonolência após as crises de dor, artralgias/artrites, tosse crônica, asma, respiração bucal.
Sinais de comprometimento orgânico – perda de peso, retardo no crescimento, retardo puberal, palidez cutaneomucosa e febre.
Medicações em uso ou utilizadas – antibióticos, anti-inflamatórios não esteroides e corticoides.
História alimentar – consumo de leite e produtos lácteos, consumo de sucos naturais e artificiais, bebidas gaseificadas, balas e chicletes, alimentos irritantes gástricos (alimentos industrializados, condimentos picantes). Deve ser estimado o conteúdo de fibra alimentar na dieta usual.
História familiar – parentes com doenças do TGI ou de outro sistema e que evolua com dor abdominal, enxaqueca, manifestações alérgicas, quadros depressivos.
Antecedentes pessoais – infecção viral recente, trauma abdominal, intervenção cirúrgica prévia.
Perfil psicológico e comportamental da criança – reconhecimento de situações geradoras de ansiedade.
Exame físico – peso, estatura e estágio puberal. ▪ Exame abdominal detalhado – localização da dor, massas, fígado, baço, loja renal. Avaliação perianal e toque retal quando necessário.

TGI: trato gastrointestinal.
Fonte: adaptação de SBP.[2]

que devem ser enfatizados na história clínica e no exame físico de uma criança com DAR.[2] O Quadro 2 apresenta os sinais de alerta para dor abdominal de origem orgânica.[8]

Os sinais de alarme mais associados à dor abdominal de origem orgânica são febre, vômitos, sangue nas fezes e ocorrência de mais de 3 dos sinais listados no Quadro 2, além de antecedente de infecções do trato urinário.[11] As doenças orgânicas que cursam com DAR são apresentadas no Quadro 3.[7]

Quando não há sinais de alarme para doença orgânica, deve predominar a hipótese de DAF. Os critérios de Roma IV[8] clas-

QUADRO 2 Sinais e sintomas de alerta para DAC de origem orgânica

Localização	Dor distante da região mesogástrica
Horário	Dor de ocorrência noturna/alteração do sono
Dificuldade na deglutição	Disfagia ou odinofagia
Nutrição	Desaceleração do ganho ponderal ou perda de peso
Sangramento gastrointestinal	Hematêmese ou melena
Sistema osteoarticular	Artrite ou artralgias
Alteração da motilidade	Vômitos persistentes ou diarreias de repetição
Sintomas gerais	Febre, anemia, adinamia
História familiar para doença gastrointestinal	Doença celíaca, doença inflamatória, doença péptica

DAC: dor abdominal crônica.
Fonte: adaptação de Hyams et al.[8]

QUADRO 3 Etiologias orgânicas de dor abdominal recorrente na criança

Gastrointestinal	Geniturinário	Neurológico
Doença celíaca	Cólicas menstruais Endometriose	Tumor espinhal
Gastrite/úlcera péptica	Cistos ovarianos	Mielite transversa
Constipação	Doença inflamatória pélvica	**Outros**
EoE	ITU recorrente	Febre familiar do Mediterrâneo
Esofagite erosiva	Calculose renal	Intoxicação por chumbo
Calculose biliar	**Metabólico**	Linfoma
Infecção por *H. pylori*	Crise adrenal	Abscesso/tumor peritoneal
Hérnia de hiato	Cetoacidose diabética	Pneumonia
DII	Porfiria	Politerarterite nodosa/vasculite
SII	**Musculoesquelético**	Doença falciforme
Pancreatite	Aprisionamento do nervo cutâneo anterior	

DII: doença inflamatória intestinal; EoE: esofagite eosinofílica; ITU: infecção do trato urinário; SII: síndrome do intestino irritável.
Fonte: adaptação de Reust e Willians.[7]

sificam as DDAF em 4 situações clínicas (Quadro 4):

1. Dispepsia funcional.
2. SII.
3. Enxaqueca abdominal.
4. DAF sem outra especificidade .

A DAF geralmente é de localização periumbilical, mas pode ser epigástrica e sem irradiação. Costuma ter início súbito, de intensidade variável de moderada a forte e pode interromper as atividades habituais. Predomina no período diurno e raramente ultrapassa algumas horas. Eventualmente é acompanhada de sintomas como sudorese, palidez, náuseas e vômitos esparsos. Ao cessar a crise de dor, o exame clínico revela-se normal, sem repercussões no estado nutricional.[10]

Há dois subtipos de apresentação da dispepsia funcional:

1. Síndrome de dificuldade pós-prandial, que inclui: plenitude pós-prandial, desconforto epigástrico ou saciedade precoce, o que interfere no término da refeição regular. Alguns sintomas referendam o diagnóstico: náusea pós-prandial, distensão abdominal superior ou eructações excessivas.
2. Síndrome de dor epigástrica, acompanhada ou não de sensação de queimação (grave o suficiente para interferir nas atividades). A dor é essencialmente epigástrica, não irradia para outras partes do abdome, não é aliviada pelas evacuações ou eliminação de flatos. Dão suporte para o diagnóstico a ocorrência de dor do tipo queimação e dor induzida ou melhorada pela ingestão de uma refeição.[8]

Na SII o quadro de dor abdominal é associado a alteração do hábito intestinal, incluindo alterações na frequência e consistência das fezes, esforço ou urgência para defecar, sensação de evacuação incompleta, passagem de muco e distensão abdominal. O eixo cérebro-intestino participa por meio da secreção de mediadores, agentes hormo-

QUADRO 4 Critérios diagnósticos das desordens de dor abdominal funcional, segundo Roma IV

Dispepsia funcional	
Deve incluir 1 ou mais dos seguintes sintomas ao menos 4 dias por mês, e ocorrer, no mínimo, 2 meses antes do diagnóstico.	1. Plenitude pós-prandial. 2. Saciedade precoce. 3. Dor epigástrica que não se associa com a defecação. 4. Após avaliação adequada, os sintomas não podem ser plenamente explicados por outra doença.
SII	
Deve incluir todos os seguintes critérios, e ocorrer, no mínimo, 2 meses antes do diagnóstico.	1. Dor abdominal ao menos 4 dias por mês associada com um ou mais dos seguintes sintomas: a. relação com a evacuação; b. alteração na frequência das fezes; c. alteração na aparência das fezes. 2. Após avaliação adequada, os sintomas não podem ser plenamente explicados por outra doença.
Enxaqueca abdominal	
Deve incluir todos os seguintes sintomas ao menos 2 vezes, com ocorrência mínima de 6 meses antes do diagnóstico.	1. Episódio paroxístico de dor abdominal intensa, aguda e periumbilical, na linha média ou difusa, durando 1 hora ou mais (deve ser o mais grave e aflitivo sintoma). 2. Episódios com intervalos de semanas ou meses. 3. A dor é incapacitante e interfere nas atividades normais. 4. Padrões estereotipados e sintomas individualizados para cada paciente. 5. A dor está associada com 2 ou mais dos seguintes sintomas: a. anorexia; b. náusea; c. vômito; d cefaleia; e. fotofobia; f. palidez. 6. Após avaliação adequada, os sintomas não podem ser plenamente explicados por outra doença.
Dor abdominal funcional sem outra especificação	
Os critérios devem ser preenchidos ao menos 4 vezes por mês e incluir todos os seguintes sintomas:	1. Dor abdominal episódica ou contínua que não ocorre exclusivamente durante eventos fisiológicos (p. ex., alimentação, menstruação). 2. Critérios insuficientes para SII, dispepsia funcional ou enxaqueca abdominal. 3. Após avaliação adequada, os sintomas não podem ser plenamente explicados por outra doença.

SII: síndrome do intestino irritável.
Fonte: adaptação de Hyams et al.[8]

nais, neurais e imunológicos, que por sua vez determinam alterações nos padrões de secreção e motilidade característicos da SII. Os pacientes apresentam um *status* de hiperalgesia visceral, no qual eventos psicológicos (estresse ou depressão), infecções e alterações da microbiota podem atuar como gatilhos, colaborando para a ocorrência das crises de dor.[9]

A enxaqueca abdominal é caracterizada por paroxismos de dor abdominal de forte intensidade. Estes podem ou não ser precedidos por pródomos, tais como mudanças de humor ou comportamento, fonofobia e fotofobia, característicos das crises de cefaleia por enxaqueca. É importante avaliar fatores desencadeantes, como distúrbios do sono, estresse, fadiga e jejum prolongado. Alimentos como chocolate e queijos podem estar envolvidos como desencadeadores. Cefaleia eventualmente pode estar associada, bem como antecedente de enxaqueca na família.[11]

A DAF sem outra especificidade não se enquadra nas demais desordens funcionais descritas, ou seja, não se caracteriza como dispepsia funcional ou enxaqueca abdominal e não são detectadas alterações na frequência ou consistência das evacuações.[8]

EXAMES SUBSIDIÁRIOS

O pediatra deve ser bastante criterioso no que tange à necessidade de investigação laboratorial, exames de imagem, realização de provas complementares e avaliação endoscópica. Quando o quadro clínico indica DAF, a natureza do processo deve ser explicitada aos familiares, evitando-se dessa forma a realização de exames que não trarão contribuição. Exames laboratoriais necessitam ser direcionados e limitados para evitar a interpretação exagerada de achados menores sem nenhum significado clínico.

Apesar do argumento comum de que testes laboratoriais negativos reforçam a aceitação dos familiares para a ausência de doença orgânica, estudo atual mostra que a solicitação de vários exames aumenta a ansiedade dos pais, que pensam que algo muito sério está sendo procurado.[12]

Uma avaliação laboratorial básica, que inclui hemograma, sumário de urina e parasitológico de fezes, pode ser realizada.[2] Sorologia para doença celíaca e calprotectina fecal são considerados testes laboratoriais de melhor custo-benefício para realização em crianças com sintomas de DAF, mesmo sem sinais de alarme.[9] Revisão sistemática da Sociedade Americana de Pediatria (2005)[5] alerta que, na ausência de sinais de alarme, exames de imagem, provas funcionais e endoscopia digestiva alta e baixa resultam normais, na quase totalidade dos casos de DAR. A ultrassonografia, por ser exame não invasivo, é muito solicitada pelos pediatras; entretanto, estudo aponta que anormalidades são encontradas em menos de 1% dos casos e os achados não são associados à causa da dor abdominal.[13]

Na suspeita de doença orgânica, a triagem laboratorial, exames de imagem e estudos endoscópicos devem ser solicitados conforme sinais de alarme. A Figura 2 sumariza a abordagem diagnóstica da criança ou adolescente com DAR.

TRATAMENTO

O tratamento da DAF é difícil, e o estabelecimento de uma relação de confiança com a criança e a família é o primeiro e importante passo, muitas vezes por si só terapêutico.[14] Frequentemente esses pacientes recebem uma mensagem dos cuidadores de que a dor está na cabeça deles e podem ser acusados de busca de atenção ou de evasão escolar.[14] O médico deve explicar para a família a importância de reconhecer que a dor abdominal de origem funcional é real,[14] de caráter recorrente, porém benigna. A garantia da benignidade da doença e de que não é um ameaça de vida pode contribuir para melhora em dois terços dos casos.[15] Deve ser realizada explicação simples sobre o eixo-cérebro intestino,[14] e o bom estado nutricional e de saúde do paciente deve ser ressaltado.

O objetivo da terapêutica se baseia em controlar os quadros álgicos e em melhorar

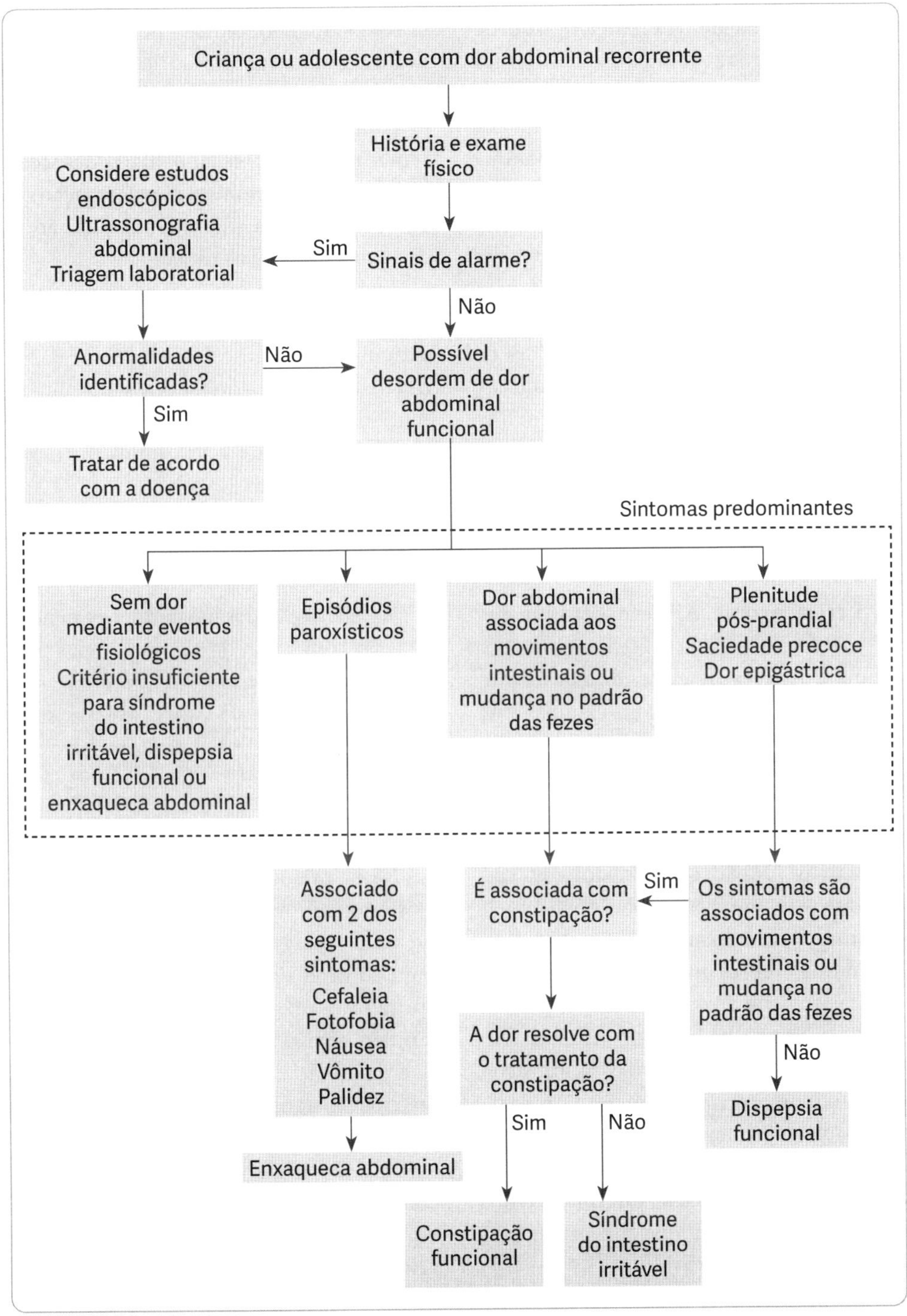

FIGURA 2 Algoritmo de abordagem diagnóstica da criança ou adolescente com dor abdominal recorrente.

Fonte: adaptação de Thapar et al.[9]

a qualidade de vida da criança ou adolescente.[15] A abordagem inicial visa diminuir a ansiedade dos pais mediante orientação sobre o enfrentamento das crises álgicas e suporte para que eles possam transmitir segurança aos filhos durante as crises. O paciente deve ser encorajado a enfrentar os problemas e tentar cumprir as atividades cotidianas. Orientações sobre mudanças no estilo de vida, discurso familiar e estratégias de distração, como brincar fora de casa e atividade fisica, devem ser incluídas.[15] A terapêutica global inclui abordagem dietética, farmacológica, suporte psicológico e terapias suplementares.[16]

Abordagem dietética

A criança com DAF deve ter rotina dietética bem estabelecida e distribuída, e sempre que possível as refeições devem ser prazerosas e realizadas junto com a família. Para alguns indivíduos cafeína, alimentos hipergordurosos, condimentos fortes e chocolate podem contribuir para maior ocorrência de desconforto epigástrico, náuseas e dores abdominais.[2] Na SII, a participação dos carboidratos fermentáveis não absorvíveis (Fodmap) tem sido amplamente discutida. Os Fodmap representam oligossacarídeos, dissacarídeos, monossacarídeos fermentáveis e polióis. Esses carboidratos incluem: frutose, lactose, sorbitol, fruto-oligossacarídeos, gluco-oligossacarídeos e manitol. Não há necessidade de alterar todo o cardápio das refeições do paciente e dos familiares; apenas deve ser evitado o excesso de consumo dos produtos fermentáveis que possam ser facilitadores de crises de SII.[17]

Alguns pacientes apresentam sensibilidade ao glúten, de caráter não celíaco, e nesses casos a restrição ou isenção do glúten na dieta pode diminuir a frequência de crises de dor abdominal,[14] porém essa condição costuma ser transitória ou deflagrada por excesso de consumo do produto. A orientação nutricional deve ser criteriosa, sem impor restrições alimentares desnecessárias. Um nutricionista com formação em pediatria pode auxiliar na composição da dieta nos casos mais difíceis.[2]

Se há relação entre a ingestão de leite/produtos lácteos com a ocorrência de dor, a exclusão da lactose da dieta[2] ou a realização de teste laboratorial pode ser aventada. A criança ou adolescente podem apresentar intolerância à lactose e algum distúrbio funcional do trato digestivo.

Terapia farmacológica

Na SII, os estudos mostraram evidências de ação com o uso de algumas cepas probióticas como *Lactobacillus rhamnosus* GG, *Lactobacillus reuteri* DSM 17938 e mistura de probióticos VSL#3 (este último não disponível no Brasil). As respostas são variáveis a depender do local do estudo, tipo de população e dose do probiótico.[18]

Embora comumente utilizados, não existem estudos controlados quanto ao uso de anticolinérgicos, como a escopolamina para controle da DAF.[2] O óleo de hortelã-pimenta, um antiespasmódico natural, também tem sido referenciado na terapêutica da DAF;[14] entretanto, com base nos ensaios existentes, a evidência para recomendação ainda não é adequada.[19]

Os antidepressivos podem ser avaliados com cautela devido a seus potenciais efeitos colaterais.[2] Podem atuar no controle das crises de dor mediante controle da ansiedade, depressão e variações de humor, com repercussão favorável nos transtornos de motilidade do trato digestivo. O uso inicial de baixas doses de antidepressivo tricíclico como amitriptilina e imipramina pode ser considerado, sendo necessário informar os familiares sobre efeitos colaterais e dependência medicamentosa,[20] assim como taquifilaxia com perda de resposta terapêutica após algum tempo de utilização.

Na enxaqueca abdominal, a prevenção das crises álgicas pode ser efetuada por grupo de medicações utilizadas no controle da migrânea por cefaleia. Destacam-se propranolol, pizotifeno e flunarizina.[21] O ambulatório de Gastroenterologia Pediátrica da Faculdade de Ciências Médicas da Santa Casa de São Paulo apresenta experiência positiva com o uso da flunarizina no controle das crises álgicas e poucos efeitos colaterais.

Na dispepsia funcional, quando a dor é o sintoma predominante, o bloqueio ácido com antagonistas dos receptores de histamina (H2) ou inibidores da bomba de prótons pode ser tentado por 4 semanas em crianças maiores e adolescentes.[2] Para situações de dispepsia acompanhada de plenitude pós-prandial, náuseas e/ou vômitos, a domperidona, droga procinética, pode ser prescrita, por tempo limitado. A ciproheptadina também é considerada segura e eficaz para essas situações.[8]

O efeito do placebo também tem sido estudado, e revisão sistemática e metanálise recente mostram taxa 41% de melhora em crianças com DAF.[22]

Suporte psicológico

Uma boa relação médico-paciente-família com medidas de apoio e fortalecimento de vínculo é um dos pontos principais do tratamento.[2]

As terapias psicológicas mais efetivas incluem suporte familiar, terapia cognitivo-comportamental (TCC) e psicoterapia.[16] As TCC são as mais efetivas e visam manter o paciente total ou parcialmente focado em outro pensamento ou imagem durante a crise, diminuindo sua percepção da dor, mediante ativação do sistema opioide e não opioide de supressão dolorosa. São exemplos: distração e atenção, imaginação, interrupção do pensamento e hipnose.[2]

Práticas comportamentais como exercício físico, relaxamento e condicionamento operante também contribuem para diminuir ansiedade e estresse que se associam à percepção dolorosa.[2]

Quando ansiedade e depressão são fatores centrais para manutenção do quadro de dor abdominal, o encaminhamento do paciente para o psiquiatra deve ser considerado.[15]

RESUMO FINAL

DAR é uma situação comum no atendimento pediátrico, e na maioria das crianças é de origem funcional. A diferenciação entre DAF e DAO deve ser realizada mediante uma história clínica detalhada e exame físico minucioso, com atenção para sinais de alerta de doença orgânica e uso criterioso de exames complementares. Deve ser ressaltado que a DAF é um diagnóstico distinto e não um critério de exclusão de causas orgânicas. O estabelecimento de uma relação de confiança com a criança e família e o esclarecimento claro sobre a DAF é um ponto central em sua terapêutica que inclui abordagem dietética, farmacológica, suporte psicológico e terapias suplementares.

REFERÊNCIAS

1. Andrews ET, Beattie RM, Tighe MP. Functional abdominal pain: what clinicians need to know. Arch Dis Child. 2020;105(10):938-44.
2. Brasil. Sociedade Brasileira de Pediatria (SBP). Departamento Científico de Gastroenterologia. Guia

prático de atualização: dor abdominal crônica na infância e adolescência. 2019. Disponível em: https://www.sbp.com.br/fileadmin/user_upload/20783d-GPA_-_Dor_Abdominal_cronica_Infancia_Adolesc-2.pdf. Acesso em: 30 maio 2024.
3. Dhroove G, Chogle A, Saps M. A million-dollar work-up for abdominal pain: is it worth it? J Pediatr Gastroenterol Nutr. 2010;51(5):579-83.
4. Apley J, Naish N. Recurrent abdominal pain: a filed survey of 1000 school children. Arch Dis Child. 1958;33:165-70.
5. Di Lorenzo C, Colletti RB, Lehmann HP, et al. AAP Subcommittee; NASPGHAN Committee on Chronic Abdominal Pain. Chronic abdominal pain in children: a technical report of the American Academy of Pediatrics and the North American Society for Pediatric Gastroenterology, Hepatology and Nutrition. J Pediatr Gastroenterol Nutr. 2005;40(3):249-61.
6. Berger MY, Gieteling MJ, Benninga MA. Chronic abdominal pain in children. BMJ. 2007;334(7601):997-1002.
7. Reust CE, Williams A. Recurrent abdominal pain in children. Am Fam Physician. 2018;97(12):785-93.
8. Hyams JS, Di Lorenzo C, Saps M, et al. functional disorders: children and adolescents. Gastroenterology. 2016;150:1456-68.
9. Thapar N, Benninga MA, Crowell MD, et al. Paediatric functional abdominal pain disorders. Nat Rev Dis Primers. 2020;5;6(1):89.
10. Iovino P, Tremolaterra F, Boccia G, et al. Irritable bowel syndrome in childhood: visceral hypersensitivity and psychosocial aspects. Neurogastroenterol Motil. 2009;21(9):940-7.
11. Russo A, Bruno A, Trojsi F, et al. Lifestyle factors and migraine in childhood. Curr Pain Headache Rep. 2016;20(2):9.
12. Trivic I, Hojsak I. Initial diagnosis of functional gastrointestinal disorders in children increases a chance for resolution of symptoms. Pediatr Gastroenterol Hepatol Nutr. 2018;21:264-70.
13. Yip WC, Ho TF, Yip YY, et al. Value of abdominal sonography in the assessment of children with abdominal pain. J Clin Ultrasound. 1998;26:397.
14. Herzlinger M, Cerezo C. Functional abdominal pain and related syndromes. Child Adolesc Psychiatr Clin N Am. 2018;27(1):15-26.
15. Brown LK, Beattie RM, Tighe MP. Practical management of functional abdominal pain in children. Arch Dis Child. 2016;101(7):677-83.
16. Zeiter DK. Abdominal pain in children: from the eternal city to the examination room. Pediatr Clin North Am. 2017;64(3):525-41.
17. Iacovou M. Adapting the low Fodmap diet to special populations: infants and children. J Gastroenterol Hepatol. 2017;32(Suppl 1):43-5.
18. Korterink JJ, Ockeloen L, Benninga MA, et al. Probiotics for childhood functional gastrointestinal disorders: a systematic review and meta-analysis. Acta Paediatr. 2014;103:365-72.
19. Martin AE, Newlove-Delgado TV, Abbott RA, et al. Pharmacological interventions for recurrent abdominal pain in childhood. Cochrane Database Syst Rev. 2017;06;3:CD010973.
20. Cooper TE, Heathcote LC, Clinch J, et al. Antidepressants for chronic non-cancer pain in children and adolescents. Cochrane Database Syst Rev. 2017;5;8:CD012535.
21. Toldo I, De Carlo D, Bolzonella B, et al. The pharmacological treatment of migraine in children and adolescents: an overview. Expert Rev Neurother. 2012;12(9):1133-42.
22. Hoekman DR, Zeevenhooven J, van Etten-Jamaludin FS, et al. The placebo response in pediatric abdominal pain-related functional gastrointestinal disorders: a systematic review and meta-analysis. J Pediatr. 2017;182:155-163.e7.

6

Doenças pépticas gastroduodenais e *H. pylori*

Helen de Melo Santos Osterne
Roberta Paranhos Fragoso
Adriana Domingues Graziano

INTRODUÇÃO

A doença péptica é definida como a presença de lesões ulcerosas e não ulcerosas que acometem a mucosa gástrica e duodenal. É uma doença crônica bastante comum em adultos, e tem-se observado um aumento do número de casos diagnosticados na população infantil, provavelmente relacionado ao advento e ao maior acesso à endoscopia pediátrica.[1,2]

Até a década de 1980 acreditava-se que a formação da úlcera estava relacionada apenas à hipersecreção gástrica. Após a confirmação da colonização do *Helicobacter pylori* na mucosa gástrica em 1983 e seu papel como agente determinante de gastrite, úlcera péptica (DUP) e câncer gástrico (CG), muitos estudos e publicações relacionados à etiologia da doença péptica foram realizados, ocorrendo avanços importantes no conhecimento dessa patologia. Em 2017 uma revisão sistemática comprovou que a colonização do *H. pylori* acomete mais de 50% da população mundial, porém apenas uma pequena parte da população desenvolve a doença.[3-5]

Os estudos realizados nas últimas décadas mostram que a úlcera péptica e o câncer gástrico apresentam etiologias diversas e complexas, tais como infecção por *H. pylori*, polimorfismo nos genes das citocinas humanas, alteração no microbioma gástrico e intestinal, a influência da geografia, do clima e da altitude, estilos de vida como dieta, tabagismo e consumo de álcool, e alguns medicamentos.[6]

HOMEOSTASE DO MEIO GÁSTRICO

O estômago tem diversos mecanismos protetores e agressores que são necessários para todo processo de digestão, conforme descrito no Quadro 1. O mau funcionamento desses mecanismos secretores, de defesa ou de reparo propicia a instalação de lesões nesse órgão. A maioria das úlceras ocorre quando os mecanismos normais são interrompidos por processos sobrepostos, como a infecção por *Helicobacter pylori* e a ingestão de anti-inflamatórios não esteroides (Aine) ou outros medicamentos.

QUADRO 1 Fisiopatologia da doença péptica gastroduodenal primária

Mecanismos agressores	Mecanismos de defesa
HCL	Fatores pré-epiteliais: muco, bicarbonato, fosfolipídios de superfície
Pepsina	Fatores epiteliais: membrana celular (integridade da mucosa), complexos juncionais intercelulares, renovação celular, bombas iônicas
Bile	Fatores pós-epiteliais: fluxo sanguíneo (microcirculação), bicarbonato
H. Pylori	

HCL: ácido clorídrico.
Fonte: De Carvalho et al.[15]

Os fatores de defesa são constituídos basicamente da barreira mucosa e dos mecanismos de citoproteção. O muco lubrifica e protege a parede do estômago, é rico em bicarbonato e exerce uma ação protetora contra ácido, pepsina e bile, bem como algumas drogas. Em condições normais, o bicarbonato neutraliza os íons H+, enquanto se difunde através da camada de muco, estabelecendo um gradiente de pH de 1,5 a 3,5 na luz gástrica para um pH de 6,8 a 7 nas células epiteliais superficiais (Figura 1). Outro fator de defesa importante é representado pela prostaglandina, que participa do processo de produção do muco e bicarbonato, da manutenção do fluxo sanguíneo da mucosa, da replicação das células epiteliais e da regeneração do epitélio.[3]

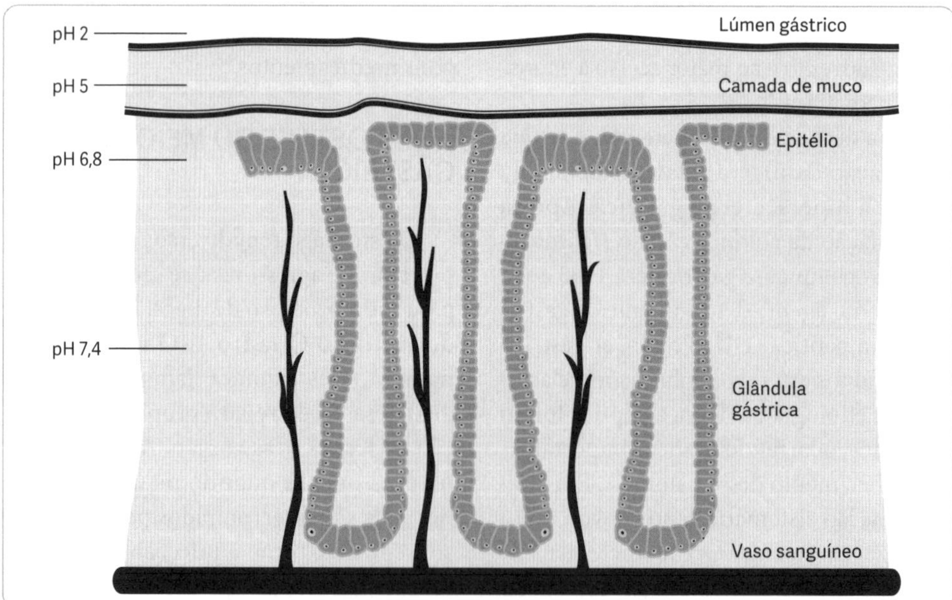

FIGURA 1 Microanatomia da mucosa gástrica indicando o gradiente de pH promovido pela barreira mucosa.
Fonte: De Carvalho et al.[15]

A produção de ácido clorídrico é estimulada pela alimentação em três fases:

1. Na fase cefálica, o odor e a visão dos alimentos estimulam a secreção do ácido.
2. Na fase gástrica, a distensão do estômago provocada pela presença do alimento e o aumento do pH estimulam a produção de gastrina, aumentando ainda mais a produção de ácido, o que provoca uma diminuição do pH.
3. Na fase intestinal, com a chegada das proteínas e aminoácidos no duodeno, ocorre a liberação de somatostatina, que inibe a produção do ácido clorídrico (HCL).

A presença do alimento estimula também a produção da bile, bem como da pepsina, como parte do processo de digestão. O desequilíbrio entre os fatores de defesa e de agressão contribui para a instalação das doenças pépticas. A Figura 2 descreve os mecanismos de estimulação e inibição da secreção ácida.[3]

ÚLCERA PÉPTICA PRIMÁRIA

A úlcera péptica primária é uma condição na qual ocorre a formação de uma úlcera no revestimento do estômago ou duodeno decorrente da ação cloridropéptica, sem estar associada a doenças sistêmicas subjacentes ou ao uso de drogas. Na maioria das vezes, apresenta-se como lesão arredondada ou ovalada, com diâmetro variando de 0,5 a 2 cm e bordas regulares, pouco elevadas, tendendo a se afunilar à medida que se aprofundam na parede do órgão. O fundo é geralmente limpo, mas

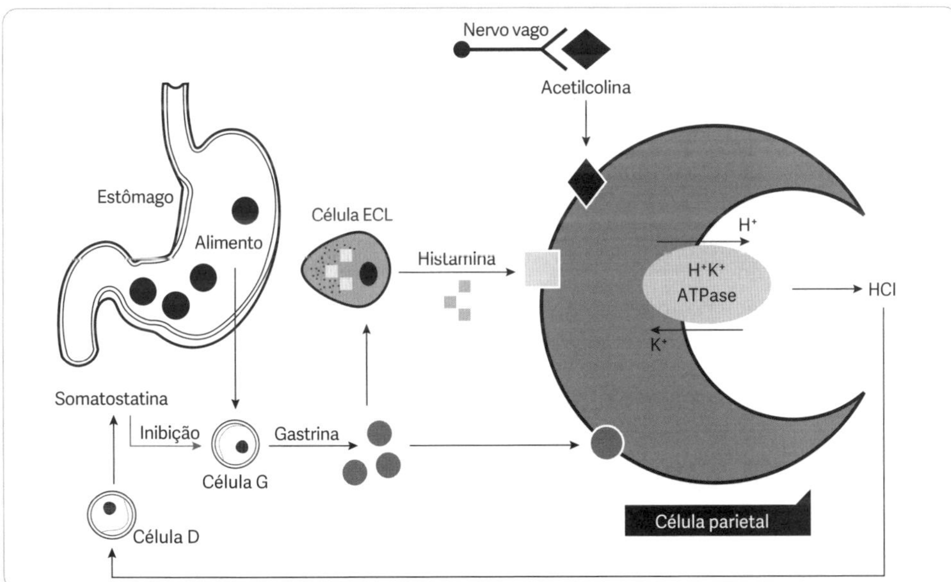

FIGURA 2 Autorregulação da secreção ácida. Os alimentos estimulam a liberação da gastrina pelas células G. A gastrina estimula as células enterocromafins a secretarem histamina. A célula parietal contém receptores para gastrina, histamina e acetilcolina, substâncias que estimulam a produção do HCl pela célula parietal. O aumento do HCl promove a liberação da somatostatina, que inibe a liberação da gastrina.

ECL: enterocromafin-símile.
Fonte: De Carvalho et al.[15]

pode estar coberto por material brancacento, por tecido de granulação avermelhado ou por tecido fibroso.[8]

Fisiopatologia

A fisiopatologia da úlcera péptica é explicada pelo desequilíbrio entre os fatores agressores, como o HCL e a pepsina, e os mecanismos de defesa da mucosa gástrica e duodenal, como o muco e o bicarbonato (Quadro 2). Sua etiologia é heterogênea e multifatorial, sendo influenciada por fatores genéticos, ambientais, infecção por *H. pylori* e a homeostase do meio gástrico.[9,10]

Os fatores genéticos podem ter uma influência significativa no desenvolvimento da úlcera péptica. Diversos estudos têm demonstrado associações entre genes específicos e a suscetibilidade ao desenvolvimento da doença. Alguns fatores podem ter influência direta no desenvolvimento da lesão:

- História familiar de úlcera péptica.
- Polimorfismo genético relacionado à produção do ácido clorídrico, à suscetibilidade à infecção pela *H. pylori* e à resposta imunológica à infecção.
- Polimorfismo bacteriano relacionado a infecção por *H. pylori.*

A interação entre fatores genéticos e ambientais desempenha um papel crucial na patogênese da doença. O tabagismo, o consumo de álcool, fatores psicossociais e a qualidade da alimentação podem ter um efeito sinérgico no desenvolvimento da úlcera péptica.[3]

Epidemiologia

As úlceras pépticas primárias são uma ocorrência relativamente rara em crianças em comparação à população adulta. Em hospital infantil terciário norte-americano, com uma população de referência de cerca de 3 milhões, foram diagnosticadas apenas cerca de 4 a 6 novas úlceras primárias por ano. Dessas, as úlceras duodenais são muito mais prevalentes que as úlceras gástricas.[11]

Um estudo canadense estimou a incidência de 1 caso para 2.500 internações hospitalares em um hospital universitário. A prevalência é maior em crianças maiores que 10 anos e na grande maioria dos casos as úlceras primárias estão relacionadas a quadros infecciosos.[12] A epidemiologia dos hospitais universitários brasileiros é semelhante às estatísticas internacionais. A média anual é de 7,6 novos casos por ano no hospital das clínicas em Minas Gerais, muito semelhante à observada na Universidade Federal de São Paulo, em torno de 7,2 pacientes por ano.[13]

Manifestações clínicas

As manifestações clínicas dessa doença incluem predominantemente dor abdominal, que pode variar de uma sensação de queimação até dor intensa, geralmente localizada na região epigástrica, podendo irradiar para o dorso ou abdome inferior. A dor pode apresentar um caráter intermitente, com períodos de exacerbação seguidos por fases de alívio. Alguns pacientes apresentam despertares noturnos com dor.[11]

A úlcera péptica pode causar outros sintomas como azia, eructação, refluxo gastroesofágico, náuseas, vômitos, perda de peso não intencional, pirose, saciedade precoce, empachamento e, em casos mais graves, sangramento gastrointestinal. O sangramento pode se manifestar como fezes escuras (melena) ou vômito com sangue (hematêmese). A anemia também é uma possível consequência devido à perda crônica de sangue. Em alguns casos, a úlcera péptica pode ser assintomática, especialmente em suas fases iniciais, o que pode dificultar o diagnóstico precoce.[1]

Os sintomas clínicos da úlcera péptica primária nas crianças podem variar de acordo com a idade do paciente. Até os 6 anos de idade a criança pode referir sintomas de choro, irritabilidade e recusa alimentar. Como é uma doença crônica e insidiosa, nessa faixa etária a presença de hematêmese ou melena é mais frequente. Nas crianças acima de 7 anos, a dor abdominal está presente em quase todos os casos, podendo ocorrer também sintomas como vômitos e hemorragia. As crianças maiores e os adolescentes apresentam um quadro clínico mais semelhante ao dos adultos.[13]

As complicações da úlcera péptica incluem hemorragia digestiva alta, perfuração, deformidades anatômicas do local acometido, estenose pilórica ou bulbar, penetração ou fistulização (gastrocólicas, gastroduodenais). Sua frequência relativa é maior entre crianças, possivelmente pelo diagnóstico tardio. O retardo no diagnóstico pode ser ainda maior quando o sintoma presente é a dor abdominal em comparação à hematêmese. Sexo masculino, idade avançada, comorbidades, álcool, tabagismo, uso de Aine, anticoagulação, corticosteroides e medicamentos imunossupressores são fatores de risco associados às complicações da doença. A mortalidade aumenta com a idade e comorbidades, e é maior em pacientes sem história prévia de úlcera.[14]

Diagnóstico

O diagnóstico diferencial de úlcera péptica inclui outras causas de dor abdominal e dispepsia, como dispepsia funcional, gastrite, pancreatite, doenças hepáticas e doenças da via biliar. As doenças estão especificadas no Quadro 2.

A endoscopia digestiva alta (EDA) apresenta sensibilidade em torno de 90% nas

QUADRO 2 Doenças gastroduodenais: classificação e etiologia

Classificação	Etiologia
Primária	
Associada ao *H. Pylori* *H. pylori*-negativo	*Helicobacter pylori* Idiopática
Secundária	
Produção excessiva do HCL	Síndrome de Zollinger- Elisson Mastocistose sistêmica Insuficiência renal Hiperparatireoidismo Fibrose cística Síndrome do intestino curto
Estresse (paciente grave)	Insuficiência respiratória Sepse Choque Acidose Hipoglicemia Traumatismo cranioencefálico Queimaduras

(continua)

QUADRO 2 Doenças gastroduodenais: classificação e etiologia (*continuação*)

Classificação	Etiologia
Química	Anti-inflamatórios AAS Ácidos Agentes quimioterápicos Ácido valproico Cloreto de potássio Bili
Imunomediadas	Doença celíaca Gastrite eosinofílica
Outras condições	Gastrite actínica Gastrite granulomatosa não infecciosa: doença de Crohn, sarcoidose, granulomatose de Wegener, gastrite granulomatosa idiopática, corpo estranho Doença de Ménétrier (gastrite hipertrófica) Gastrite autoimune Vascular
Infecciosas	Citomegalovírus Herpes-vírus Vírus da Influenza A Gastrite granulomatosa infecciosa (tuberculose, sífilis, histoplasmose) *Candida albicans*

AAS: ácido acetilsalicílico; HCL: ácido clorídrico.
Fonte: De Carvalho et al.[7]

detecções de lesões no trato gastrointestinal (TGI) superior. A visualização direta auxilia em uma melhor caracterização da lesão, sendo possível avaliar o tamanho e a localização da úlcera e a presença de complicações além da realização de biópsias. Quando uma EDA é realizada, biópsias sempre devem ser obtidas do esôfago, estômago, duodeno, e quando há suspeita de malignidade é importante a realização de biópsias da lesão.[16]

O aspecto endoscópico da úlcera depende da fase em que se encontra. Essa classificação foi descrita por Sakita em 1973, conforme a Figura 3.

Tratamento

O tratamento da úlcera péptica em pediatria é semelhante ao tratamento nos adultos. O alívio dos sintomas, a cicatrização da mucosa e a prevenção de recidivas são os principais objetos do tratamento.

Orientação alimentar

A dieta deve ser adequada para a idade; não está indicado nenhum tipo de restrição. É importante reforçar sobre alimentação saudável, equilibrada, não há contraindicação de frutas ácidas. Recomenda-se a diminuição do consumo de alimentos industrializados, ricos em corantes, conservantes e aditivos.

Terapia medicamentosa

Inibidores da bomba de prótons

Os inibidores da bomba de prótons (IBP) constituem um grupo de medicamentos que inibem a produção de ácido gástrico por meio

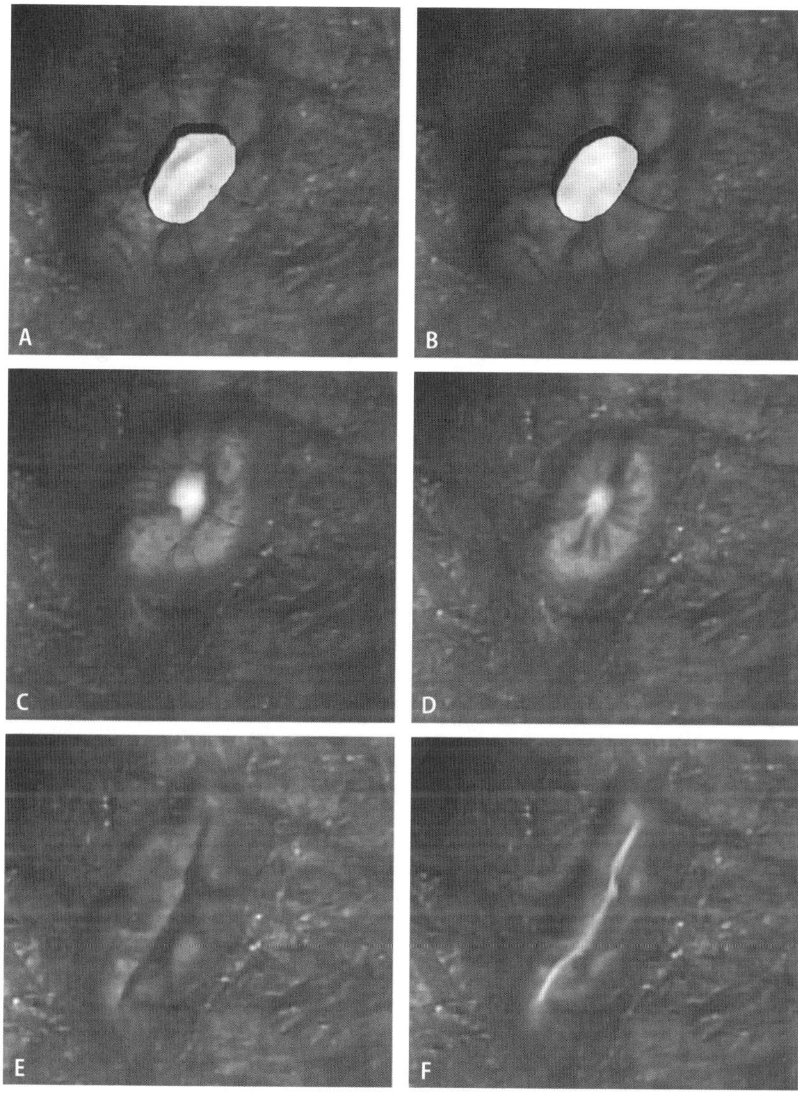

FIGURA 3 Representação esquemática da classificação de Sakita. (A) Fase ativa A1, que se caracteriza por lesão ulcerosa de base lisa, recoberta por fibrina espessa, que pode ter restos necróticos ou depósitos de hematina; bordos definidos, planos ou edemaciados, com hiperemia, mas sem convergência de pregas. (B) Fase ativa A2, em que a base da úlcera se encontra recoberta por fibrina espessa, amarelada ou esbranquiçada; os bordos são definidos, mas com menor edema, com halo de hiperemia, podendo haver discreta convergência de pregas. (C) Fase em cicatrização H1, em que a base da úlcera é recoberta por fina camada de fibrina e já existe nítida convergência de pregas. (D) Fase em cicatrização H2, em que a convergência das pregas persiste, mas a fibrina no fundo da lesão é mais tênue. (E) Fase cicatrizada S1 (cicatriz vermelha), quando não se observa mais fibrina no centro da lesão; as pregas convergem para tecido avermelhado e deprimido. (F) Fase cicatrizada S2 (cicatriz branca), na qual se observam pregas que convergem para uma área ou linha esbranquiçada.

Fonte: De Carvalho et al.[15]

QUADRO 3 Inibidores da bomba de próton

IBP	Indicação	Dose mínima	Dose máxima
Omeprazol	DUP	1-4 mg/kg/dia	40 mg/dia
	Infecção por *H. pylori*	15-24 kg – 20 mg 2x/dia 25-34 kg – 30 mg 2x/dia > 35 kg – 40 mg 2x/dia	15-24 kg – 40 mg/dia 25-34 kg – 60 mg/dia > 35 kg – 80 mg/dia
Esomeprazol	DUP	10 mg/dia (peso < 20 kg) ou 20 mg/dia (peso > 20 kg)	40 mg/dia
	Infecção por *H. pylori*	0,8-1,3 mg/kg 2x/dia ou 15-24 kg – 20 mg 2x/dia 25-34 kg – 30 mg 2x/dia > 35 kg – 40 mg 2x/dia	15-24 kg – 40 mg/dia 25-34 kg – 60 mg/dia > 35 kg – 80 mg/dia
Lansoprazol	DUP	2 mg/kg/dia	30 mg/dia
	Infecção por *H. pylori*	0,6-1,2 mg/kg/dia	A ser definido dado a TE alvo atual de 90% (anteriormente 30 mg/dia, mas TE < 90%)
Pantoprazol	DUP	Idades 5-11 anos 20 mg 1x/dia	40 mg/dia
		Idades > 12 anos 20 mg 1x/dia	40-80 mg/dia
	Infecção por H. *pylori*	Idades > 12 anos 40 mg 2x/dia	80 mg/dia

DUP: doença ulcerosa péptica; IBP: inibidores da bomba de prótons; TE: taxa de erradicação.
Fonte: Orel et al.[17]

da ligação irreversível à bomba H^+/K^+ ATPase das células parietais gástricas (a "bomba de prótons") e incluem omeprazol, lansoprazol, pantoprazol, rabeprazol, esomeprazol e dexlansoprazol, cujas doses estão descritas no Quadro 3. Eles proporcionam um controle mais rápido dos sintomas da úlcera péptica e taxas mais altas de cicatrização de úlceras em comparação com os antagonistas dos receptores de H_2, como consequência de uma supressão ácida mais forte.[17]

Variações genéticas e relacionadas à idade no metabolismo resultam em uma grande variabilidade na dose de IBP necessária para atingir um efeito antissecretor adequado.[17,18]

HELICOBACTER PYLORI

O *Helicobacter pylori* é uma bactéria Gram-negativa, helicoidal e microaerófila que possui de 4 a 6 flagelos que lhe conferem alta mobilidade, essencial para sua colonização no TGI. Sua forma helicoidal é particularmente adaptada para penetrar o muco gástrico. Em termos genéticos, o *H. pylori* apresenta um genoma altamente diversificado, o que explica a variação em sua patogenicidade e a resistência a antibióticos entre diferentes cepas.[19] A infecção pode ocasionar desde gastrite assintomática até condições graves como úlcera péptica e câncer gástrico (adenocarcinoma e linfoma de MALT). Essa diferença de patogenicidade está relacionada tanto a fatores do hospedeiro quanto da bactéria.[5]

Epidemiologia e patogenia

A infecção por *H. pylori* é adquirida principalmente durante a infância e sobretudo nos primeiros 2 anos de idade, com transmissão intrafamiliar através de vias oral-oral, fecal-oral e gastro-oral. Estudos indicam uma diminuição na prevalência global da infecção em crianças, especialmente em países industrializados, devido a melhorias na higiene e condições de vida desde a década de 1950.[22,23] No Brasil os fatores de risco identificados para a infecção pelo *H. pylori* são as condições precárias de renda, falta de acesso à saúde e fatores ambientais. No entanto, não há evidências bem estabelecidas sobre a dinâmica da prevalência da infecção por *H. pylori* no Brasil.[4]

A capacidade do *H. pylori* de sobreviver no ambiente ácido do estômago deve-se à produção da enzima urease, que catalisa a decomposição da ureia em amônia e dióxido de carbono. A amônia ajuda a neutralizar o HCl ao redor da bactéria, criando um ambiente favorável para sua sobrevivência. Além disso, o *H. pylori* possui sistemas de bombas de íons e canais que ajudam a manter o pH interno da célula em níveis ótimos, apesar da acidez do ambiente externo. A urease é fundamental para a sobrevivência da *H. pylori* e para sua patogenicidade. A amônia produzida pela ação da urease contribui para o dano ao epitélio gástrico.

Além da urease, *o H. pylori* produz outros fatores de virulência, como as proteínas de adesão (que permitem a aderência ao

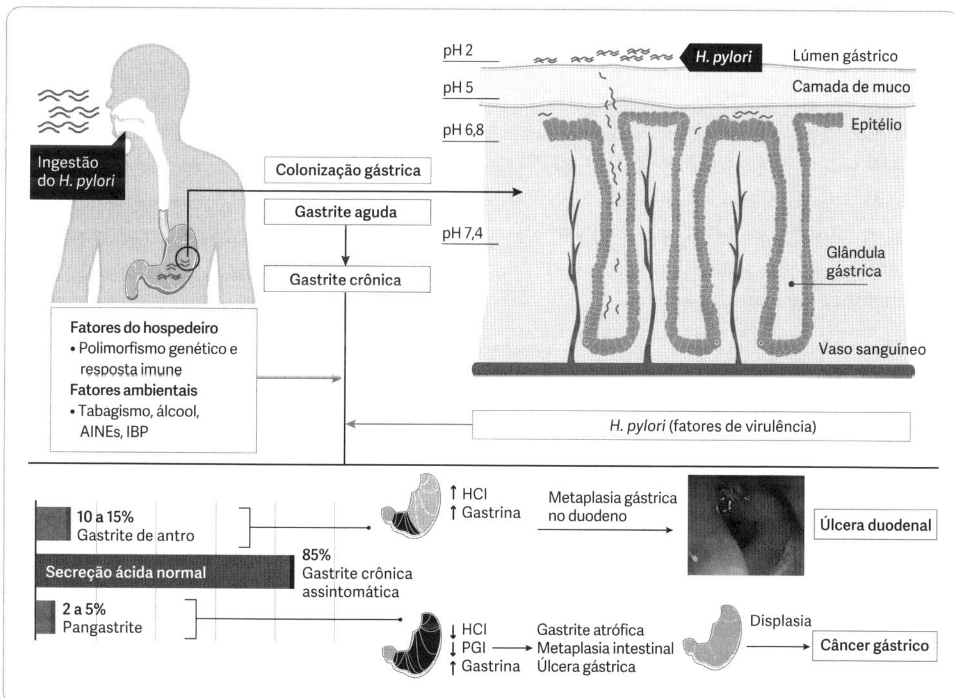

FIGURA 4 Mecanismos de patogenicidade do *H. Pylori*. A ingestão do *H. pylori* e a subsequente colonização gástrica podem induzir a inflamação da mucosa do estômago e diferentes lesões orgânicas, tais como gastrite crônica, úlcera péptica e câncer gástrico. Os fatores determinantes da evolução incluem os relacionados ao hospedeiro, ao ambiente, aos mecanismos de virulência da bactéria e a intensidade e o local da inflamação.

HCl: ácido clorídrico; PGI: prostaglandina.
Fonte: de Carvalho et al.[15]

epitélio gástrico), as citotoxinas (como a VacA, que induz a formação de vacúolos nas células hospedeiras e pode causar apoptose) e fatores de injúria citoquímica. O *H. pylori* utiliza várias proteínas de adesão para se ligar ao epitélio gástrico, e, uma vez aderida, a bactéria pode manipular o ambiente celular para favorecer sua própria sobrevivência, induzindo alterações inflamatórias e imunológicas no hospedeiro. Com frequência a infecção por *H. pylori* determina uma resposta imune crônica.[6-19]

A Figura 4 resume os mecanismos de patogenicidade do *H. pylori*.

Manifestações clínicas

A maioria das crianças infectadas com *H. pylori* é assintomática. A gastrite nodular sem doença ulcerosa péptica é mais comum em crianças que em adultos e geralmente assintomática. As manifestações clínicas, quando presentes, são inespecíficas e, em alguns casos, podem ser justificadas pela presença de complicações.

As úlceras gastroduodenais associadas ao *H. pylori*, embora menos frequentes do que em adultos, são responsáveis por dor abdominal e sangramento gastrointestinal superior.[24-31] Estudos em crianças investigando o papel do *H. pylori* na dispepsia não ulcerosa são inconclusivos devido à falta de controle e qualidade ou inclusão insuficiente de pacientes. Nenhuma manifestação clínica, especialmente dor abdominal recorrente, é específica para a infecção por *H. pylori* em crianças. Portanto, não é recomendado o rastreamento de infecção por *H. pylori* em crianças com uma apresentação de dor abdominal funcional sem sinais de alarme (vômitos persistentes, hematêmese, despertar noturno com dor; emagrecimento).[25-28]

O câncer gástrico e o linfoma de MALT são raros em crianças, e não existem evidências de que possa ocorrer a progressão de infecção isolada por *H. pylori* ou da gastrite sem lesão ulcerosa para as demais patologias.[28]

Uma revisão atual da literatura não indica associação entre a infecção por *H. pylori* e desenvolvimento de anemia por deficiência de ferro em crianças. No entanto, a erradicação do *H. pylori*, adicionada à terapia com ferro, mostrou-se benéfica em crianças com anemia ferropriva refratária.[32]

Há evidências sugerindo uma possível associação inversa entre a infecção por *H. pylori* e certas condições, como doenças atópicas, doença inflamatória intestinal, doença celíaca e esofagite eosinofílica. No entanto, essas associações podem refletir mudanças epidemiológicas e não indicam necessariamente um papel direto de proteção do *H. pylori*. Além disso, a infecção por *H. pylori* não parece conferir proteção contra condições como refluxo gastroesofágico, câncer esofágico ou gástrico proximal.[28]

Diagnóstico

Os métodos de diagnóstico disponíveis para infecção por *H. pylori* incluem métodos invasivos e não invasivos. A interrupção dos IBP por pelo menos 2 semanas e dos antibióticos por pelo menos 4 semanas antes dos exames é recomendada. O uso desses medicamentos antecedendo os testes reduz a sensibilidade dos demais.[28]

A investigação de *H. pylori* em crianças e adolescentes é indicada na suspeita de doença ulcerosa péptica e na anemia ferropriva refratária ao tratamento, afastadas outras causas orgânicas, sendo a EDA recomendada como exame inicial.[24-28]

Métodos invasivos: o diagnóstico inicial da infecção por *H. pylori* deve ser realizado por método invasivo. A EDA sob anestesia com pelo menos 6 biópsias gástricas (antro e corpo) deve ser realizada e baseia-se nos seguintes critérios: amostras para histopatologia com gastrite, positiva para *H. pylori*, e teste rápido da urease ou cultura de *H. pylori* positiva. A histologia é considerada padrão ouro para a detecção da infecção pelo *H. pylori* e permite a avaliação das alterações morfológicas observadas na mucosa gástrica.[28,29]

Quando disponíveis, um teste molecular baseado em reação em cadeia da polimerase (PCR) ou hibridização *in situ* por fluorescência (Fish) pode substituir o teste rápido da urease. Os testes moleculares são mais precisos nos casos de sangramento gastrointestinal alto ativo.[29]

Métodos não invasivos incluem o teste respiratório da ureia com carbono 13 ou 14 e teste de antígeno fecal monoclonal. Testes moleculares e baseados em anticorpos em soro, sangue total, urina, fezes, saliva e placas dentárias não são recomendados.[32]

Os testes não invasivos são apropriados para confirmar a erradicação após o tratamento; entretanto, a disponibilidade desses testes no Brasil é limitada.[24]

Atualmente, evidências existentes sugerem que a infecção por *H. pylori* não apresenta ligação direta com sintomas nos casos em que a doença ulcerosa péptica está ausente. Consequentemente, buscar um teste não invasivo para identificar a infecção e, posteriormente, iniciar o tratamento com base em um resultado positivo não é considerado apropriado. Portanto, a estratégia conhecida como "testar e tratar", que depende do uso de métodos diagnósticos não invasivos para diagnosticar a infecção por *H. pylori* em crianças, não é recomendada.[25,26]

As diretrizes conjuntas da Sociedade Europeia de Gastroenterologia, Hepatologia e Nutrição Pediátrica (ESPGHAN)/Sociedade Norte-Americana de Gastroenterologia, Hepatologia e Nutrição Pediátrica (NASPGHAN) e Sociedade Latino-Americana de Gastropediatria (LASPGHAN) recomendam a endoscopia como padrão-ouro; o uso de cultura positiva para *H. pylori* ou uma combinação de histologia e outro teste baseado na biópsia, como teste da urease ou PCR, para o diagnóstico.[25,26] As recomendações da ESPGHAN e da NASPGHAN encontram-se resumidas no Quadro 4.

QUADRO 4 Resumo das diretrizes NASPGHAN/ESPGHAN

Nº recomendação	
1	O objetivo principal da investigação clínica dos sintomas gastrointestinais é determinar a causa subjacente dos sintomas e não apenas o diagnóstico de *H. pylori*.
2	Recomenda-se que o teste para *H. pylori* seja realizado em crianças com úlceras gástricas ou duodenais e/ou erosões. Se a infecção por *H. pylori* for identificada, o tratamento deve ser administrado e a erradicação confirmada.
3	O teste diagnóstico (invasivo ou não invasivo) para infecção por *H. pylori* em crianças com dor abdominal funcional, um DGBI, não é indicado.
4a	Ao investigar outras doenças, como DII, doença celíaca ou EoE, biópsias diagnósticas específicas para infecção por *H. pylori* não são indicadas.

(continua)

QUADRO 4 Resumo das diretrizes NASPGHAN/ESPGHAN (*continuação*)

Nº recomendação	
4b	Se *o H. pylori* for um achado incidental durante a endoscopia realizada para outras doenças gastrointestinais (DII, doença celíaca, EoE), o tratamento pode ser considerado após discussão dos riscos e benefícios do tratamento com o paciente/família.
5a	Não são recomendados testes não invasivos para *H. pylori* na investigação inicial ou no tratamento da ADF.
5b	Se a endoscopia for indicada após falha da terapia para ADF, o teste para *H. pylori* pode ser considerado e tratado, se encontrado.
5c	Sugere-se tratar a infecção *por H. pylori* identificada durante endoscopia digestiva alta em crianças com ADF após falha na suplementação de ferro nas quais outras causas de ADF foram descartadas.
6a	Não são recomendados testes para infecção por *H. pylori* ao investigar causas de baixa estatura.
6b	Não é recomendado o tratamento de rotina do *H. pylori* em casos de falha de crescimento antes da exclusão de outras causas plausíveis de falha de crescimento.
7a	Não são recomedados testes (invasivos ou não invasivos) para infecção *por H. pylori* ao investigar causas de PTI em crianças.
7b	Não é sugerido tratar a infecção por *H. pylori* para melhorar a contagem de plaquetas na PTI.
8	Sugere-se que crianças com histórico de Ca gástrico em um parente de primeiro grau façam um teste não invasivo para *H. pylori.*
9	Não é recomendado o rastreio *de H. pylori* em crianças pertencentes a grupos raciais/étnicos com risco aumentado de Ca gástrico que vivam na América do Norte/Europa.
10a	Recomenda-se que o diagnóstico de infecção por *H. pylori* seja baseado em biópsia gástrica usando os seguintes testes: (a) cultura ou testes moleculares; (b) histopatologia avaliada de acordo com o sistema de Sydney.
10b	Recomenda-se que pelo menos 6 biópsias gástricas (3 do corpo e 3 do antro) sejam obtidas para o diagnóstico de infecção por *H. pylori* durante a EDA.
11	Recomenda-se que antes de solicitar testes invasivos para diagnóstico de infecção por *H. pylori* ou testes não invasivos para confirmação de erradicação, espere-se pelo menos 2 semanas após interromper os IBP e 4 semanas após interromper os ATB e sais de bismuto.
12	Recomenda-se que a suscetibilidade antimicrobiana seja obtida por cultura para a(s) cepa(s) infectante (s) de *H. pylori* de acordo com uma metodologia padronizada e/ou por PCR em tempo real para resistência à CLA, e tratamento de erradicação adaptado adequadamente.
13	Não é sugerido o uso de fezes para testes moleculares ou cultura para detecção de infecção por *H. pylori* ou para teste de suscetibilidade.
14	Recomenda-se que um dos seguintes testes seja usado para determinar se o tratamento do *H. pylori* foi bem-sucedido: (a) teste respiratório de ureia; (b) teste de antígeno fecal monoclonal.
15	Não são recomendados testes baseados em anticorpos para *H. pylori* em soro, sangue total, urina e saliva, no ambiente clínico.

(continua)

QUADRO 4 Resumo das diretrizes NASPGHAN/ESPGHAN (*continuação*)

Nº recomendação	
16	Não são recomendados testes moleculares para *H. pylori* em soro, sangue total, urina, saliva, placas dentárias e bolsas periodontais no ambiente clínico.
17	Recomenda-se que o resultado da terapia anti-*H. pylori* seja avaliado 6–8 semanas após a conclusão do tratamento.
18a	Recomenda-se o uso do teste de suscetibilidade antimicrobiana à CLA para orientar a terapia de erradicação para maximizar as taxas de erradicação.
18b	Não é recomendado o uso de CLA quando o teste de sensibilidade não for realizado.
19	Não é recomendado o uso do teste de sensibilidade ao MET para orientar a terapia de erradicação, pois os resultados não são confiáveis e não melhoram a taxa de erradicação.
20	Sugere-se terapia tripla guiada por teste de sensibilidade usando uma alta dosagem de IBP, uma alta dosagem de AMO e duração de 14 dias para maximizar a taxa de erradicação.
21	Sugere-se terapia tripla guiada por teste de susceptibilidade em vez de terapia quádrupla sequencial.
22	Sugere-se uma terapia quádrupla (bismuto, IBP, AMO, MET) como terapia de erradicação empírica de primeira linha na ausência de teste de susceptibilidade.
23a	Sugere-se o uso de terapia tripla contendo CLA (se a cepa for suscetível à CLA) e MET por 14 dias se a alergia à penicilina for confirmada.
23b	Sugere-se o uso da terapia quádrupla com bismuto e TET em adolescentes se a cepa for resistente à CLA e a alergia à penicilina for confirmada.

ADF: anemia por deficiência de ferro; AMO: amoxicilina; Ca: câncer; CLA: claritromicina; DGBI: distúrbio de interação intestino-cérebro; DII: doença inflamatória intestinal; EDA: endoscopia digestiva alta; EEo: esofagite eosinofílica; ESPGHAN: Sociedade Europeia de Gastroenterologia, Hepatologia e Nutrição Pediátrica; IBP: inibidores da bomba de prótons; MET: metronidazol; NASPGHAN: Sociedade Norte-Americana de Gastroenterologia, Hepatologia e Nutrição Pediátrica; PTI: púrpura trombocitopênica imune; TET: tetraciclina.
Fonte: Homan et al.[32]

Tratamento

As indicações para o tratamento de erradicação de *H. pylori* em crianças são subdivididas em absolutas e relativas.[25-31]

Absolutas:

- Úlceras gastroduodenais: essa condição está nitidamente ligada à infecção por *H. pylori* em crianças, da mesma forma que em adultos, embora outros fatores, como o uso de medicamentos Aine, possam ter influência.
- Infecção na criança se história familiar de um parente de primeiro grau de câncer gástrico: a infecção crônica por *H. pylori* é o fator de risco mais importante para o desenvolvimento de câncer gástrico, e estudos demonstram que a erradicação é benéfica para pacientes sintomáticos e com um parente de primeiro grau com câncer gástrico em populações adultas infectadas por *H. pylori*.
- Linfoma do tecido linfoide associado à mucosa (MALT): há relatos de casos que descrevem linfoma MALT associado ao

H. pylori, em crianças com sua remissão após o tratamento da infecção.

Relativas: infecção incidental por *H. pylori* identificada durante a endoscopia e a anemia ferropriva refratária, afastadas outras causas.

A decisão de tratar deve ser tomada pelo paciente e sua família após uma discussão detalhada dos potenciais benefícios e riscos do tratamento. Nesses casos é importante que a família compreenda que o tratamento pode não resultar em melhora dos sintomas (especialmente dor abdominal inespecífica), que há a possibilidade de falha no tratamento ou de reinfecção, e que é crucial aderir rigorosamente ao regime de tratamento por 2 semanas.

O tratamento de erradicação da infecção por *H. pylori* depende de uma combinação de drogas antissecretoras e agentes antimicrobianos. A elevação do pH gástrico torna o *H. pylori* mais suscetível a antibióticos, e da mesma forma IBP têm uma atividade antimicrobiana direta.[25-31]

Por muitos anos, a terapia tripla padrão de primeira linha incluindo IBP, amoxicilina (AMOXA) e claritromicina (CLARI) ou metronidazol (METRO), tem sido considerada a terapia fundamental em crianças. No entanto, recentemente, o uso abusivo e generalizado de antibióticos, especialmente para infecções do trato respiratório, aumentou significativamente as resistências aos antibióticos, que variam entre regiões e países.

Para aumentar a taxa de erradicação bem-sucedida, é importante considerar a taxa de erradicação por área geográfica, realizar testes de suscetibilidade e garantir adesão ao tratamento superior a 90%. A terapia tripla (TT) é o regime terapêutico mais comum. O uso de tetraciclinas é limitado em crianças devido aos efeitos colaterais; portanto, a eficácia da terapia de primeira linha é crucial. A adesão rigorosa à terapia é enfatizada no tratamento da infecção por *H. pylori* em crianças.[25,26]

As diretrizes da ESPGHAN/NASPGHAN, LASPGHAN e JSPGHAN não recomendam a estratégia "testar e tratar" devido à falta de evidências substanciais sobre os benefícios do tratamento na eliminação da infecção em crianças assintomáticas. Recomendam adaptar a terapia de erradicação com base nos testes de suscetibilidade antimicrobiana, pois a resistência à claritromicina é maior que 15% em todo o mundo; no entanto, em nosso país essa prática não é exequível.[25-27]

A dosagem padrão dos medicamentos varia dependendo do peso corporal da criança, e o tratamento geralmente é administrado 2 vezes ao dia durante 14 dias. Em casos de resistência a um ou dois antibióticos, pode-se optar pelo uso de sais de bismuto e metronidazol com amoxicilina ou tetraciclinas, dependendo da idade da criança.

Tratamento de primeira linha

- Idealmente, se a suscetibilidade à CLA for conhecida, a terapia tripla (IBP-CLARI-AMOXA) na dose padrão de 14 dias é recomendada. O Quadro 5 resume a terapia de primeira linha.[25-27]
- Se o paciente tiver resistência à CLARI, a terapia tripla baseada em IBP-AMOXA-METRO ou quádrupla, associada ao bismuto na dose padrão por 14 dias é recomedada.
- Se houver resistência à CLARI ou na ausência de testes para avaliar sua suscetibilidade, a terapia quádrupla com sais de bismuto e IBP-AMOXA-METRO é recomendada.
- Se houver resistência a AMOXA (ou alergia à penicilina) e suscetibilidade ao

CLARI, a terapia tripla com IBP-CLARI-METRO na dose padrão por 14 dias é recomendada.

As doses padrão são compostas por: IBP variando de 1 a 2 mg/kg/dia, AMOXA de 50 a 70 mg/kg/dia, CLARI de 20 a 30 mg/kg/dia e METRO de 20 a 30 mg/kg/dia. Todos esses medicamentos, exetuando-se a AMOXA, são administrados em 2 doses diárias. A AMOXA deve ser utilizada em 3 doses diárias.

A dose alta de AMOXA é representada por 75 mg/kg/dia, com um máximo de 3 g/dia, divididos em 3 doses diárias.

A dosagem de subsalicilato de bismuto é 262 mg (<10 anos) e 524 mg (>10 anos), 4 doses ao dia, durante 14 dias.

O IBP de escolha é o esomeprazol, que pode ser mantido por mais 2 a 4 semanas após o término do antibiótico na doença ulcerosa péptica.[25]

A combinação de antimicrobianos e IBP nem sempre determina a erradicação do *H. pylori*, e as taxas de erradicação flutuam entre 64 e 77%.[25-27]

A avaliação da erradicação da infecção pelo *H. pylori* deve ser feita após 6 a 8 semanas após o término dos antibióticos e 2 semanas após o término dos IBP por teste não invasivo (teste respiratório da ureia marcada C13), preferencialmente em maiores de 6 anos e antígeno fecal monoclonal. A EDA continua sendo padrão ouro para a avaliação da erradicação. O emprego de IBP após a erradicação do *H. pylori* para a cicatrização da úlcera péptica duodenal não é necessário. Nas situações de úlcera gástrica ou complicações de úlceras gastroduodenais, o tratamento com IBP por 4 a 8 semanas após a erradicação é recomendado.[25-30] Crianças que têm infecção persistente por H. pylori após completar a terapia inicial devem ser tratadas novamente com um regime alternativo. As terapias de resgate sugeridas são apontadas no Quadro 6.[32] Alguns pesquisadores têm lançado mão de terapias alternativas como fitomedicina, probióticos, prebióticos e lactoferrina, embora seus mecanismos de ação não sejam completamente elucidados e não existam estudos em crianças com a recomendação do uso. Com relação aos probióticos, sua associação tem como objetivo otimizar a erradicação do *H. pylori* e minimizar os efeitos adversos relacionados ao emprego dos antibióticos e seu impacto sobre a microbiota. Estudos são necessários para melhor definição de cepas, quantidade, tempo e período de suplementação ideal para o uso dos probióticos.[24-31]

QUADRO 5 Terapia de tratamento para infecção por *Helicobacter pylori* em crianças com base em CLA-TSA

Suscetível à CLA	Regime sugerido
+	IBP+AMO+CLA
– ou desconhecido	Bismuto+IBP+AMO+MET IBP+AMO+MET
Na presença de alergia confirmada à Penicilina	
+	IBP+CLA+MET
– ou desconhecido	Bismuto+IBP+MET+TET (> 8 anos)

AMO: amoxicilina; CLA: claritromicina; CLA-TSA: teste de suscetibilidade antimicrobiana à claritromicina; IBP: inibidor de bomba de prótons; EDA: endoscopia digestiva alta; MET: metronidazol; TET: tetraciclina.
Fonte: Homan et al.[32]

QUADRO 6 Tratamento de resgate

Suscetibilidade à CLA	Tratamento anterior	Terapia de resgate
+	IBP+AMO+CLA	IBP+AMO+MET
+	IBP+AMO+MET	IBP+AMO+CLA
– ou desconhecido	IBP+AMO+MET	Bismuto+ IBP+AMO+MET
		Considere realizar EDA para avaliar a resistência

AMO: amoxicilina; CLA: claritromicina; EDA: endoscopia digestiva alta; IBP: inibidor de bomba de prótons; MET: metronidazol.
Fonte: Homan et al.[32]

REFERÊNCIAS

1. De Carvalho AST. Úlcera péptica. J de Pediatr. 2000;76(Supl 2):S127-S34.
2. Malfertheiner P, Chan FK, McColl KE. Peptic ulcer disease. Lancet. 2009;374(9699):1449-61.
3. Nath AN, Retenakumar RJ, Francis A, et al. Peptic ulcer and gastric cancer: is it all in the complex host-microbiome interplay that is encoded in the genomes of "us" and "them"? Front Microbiol. 2022;13:835313.
4. Hooi JKY, Lai WY, Ng WK, et al. Global prevalence of helicobacter pylori infection: systematic review and meta-analysis. Gastroenterology. 2017;153(2):420-9.
5. Reyes VE. Helycobater pylori and its role in gastric cancer. Microorganisms. 2023;11(5).
6. Alexander SM, Retnakumar RJ, Chouhan D, et al. Helicobacetr pylori in human stomach: the inconsistencies in clinical outcomes and the probable causes. Front Microbiol. 2021;12:713955.
7. Silva LR, Ferreira CT, Carvalho E. Manual de residência em gastroenterologia pediátrica. Barueri: Manole; 2018.
8. Hassall E. Peptic ulcer disease and current approaches to Helicobacter pylori. J Pediatr. 2001;138(4):462-8.
9. Hernández C, Serrano C, Einisman H, et al. Peptic ulcer disease in Helicobacter pylori-infected children: clinical findings and mucosal immune response. J Pediatr Gastroenterol Nutr. 2014;59(6):773-8.
10. Drumm B, Rhoads JM, Stringer DA, et al. Peptic ulcer disease in children: etiology, clinical findings, and clinical course. Pediatrics. 1988;82(3 Pt 2):410-4.
11. Dohil R, Hassall E. Peptic ulcer disease in children. Baillieres Best Pract Res Clin Gastroenterol. 2000;14(1):53-73.
12. Tam YH, Lee KH, To KF, et al. Helicobacter pylori-positive versus Helicobacter pylori-negative idiopathic peptic ulcers in children with their long-term outcomes. J Pediatr Gastroenterol Nutr. 2009;48(3):299-305.
13. Bittencourt PF, Rocha GA, Penna FJ, Queiroz DM. Gastroduodenal peptic ulcer and Helicobacter pylori infection in children and adolescents. J Pediatr (Rio J). 2006;82(5):325-34.
14. Tonolini M, Ierardi AM, Bracchi E, et al. Non-perforated peptic ulcer disease: multidetector CT findings, complications, and differential diagnosis. Insights Imaging. 2017;8(5):455-69.
15. De Carvalho E, Salles D, Silva M. Doenças pépticas e gastroduodenais e H. Pylori. In Ferreira. CT, De Carvalho E, Silva LR (eds.). Gastroenterologia e nutrição em pediatria. 1.ed. Barueri: Manole; 2011. p.153-213.
16. Kitchin DR, Lubner MG, Menias CO, et al. MDCT diagnosis of gastroduodenal ulcers: key imaging features with endoscopic correlation. Abdom Imaging. 2015;40(2):360-84.
17. Orel R, Benninga MA, Broekaert IJ, et al. Drugs in focus: proton pump inhibitors. J Pediatr Gastroenterol Nutr. 2021;72(5):645-53.
18. Litalien C, Théorêt Y, Faure C. Pharmacokinetics of proton pump inhibitors in children. Clin Pharmacokinet. 2005;44(5):441-66.
19. Sabet S, McGhee JE. New guidance on cytochrome P450 2C19 phenotype-based use of proton pump inhibitors. J Pediatr Gastroenterol Nutr. 2021;72(5):697-9.
20. Hooi JKY, Lai WY, Ng WK, et al. Global prevalence of Helicobacter pylori infection: systematic review and meta-analysis. Gastroenterology. 2017;153:420.
21. Mezmale L, et al. Review: epidemiology of Helicobacter pylori. Helicobacter. 2019;24(Suppl 1):e12635.
22. Coelho LGV, Marinho JR, Genta R, et al IV Consenso Brasileiro sobre a infecção por Helicobacter pylori. Arq Gastroenterol. 2018;55(2):97-121.
23. Jones N, Koletzko S, Goodman K, et al. Joint ESPGHAN/NASPGHAN guidelines for the management of Helicobacter pylori in children and adolescents (update 2016). JPGN. 2017;64(6).

24. Harris PR, Calderon-Guerreiro OG, Vera-Chamorro JF, et al. Adaptación to the reality of Latin America of the NASPGHAN/ESPGHAN 2016 guidelines on diagnosis, prevention and treatment of Helicobacter pylori infection in pediatrics. Rev Chil Pediatr. 2020:91(5):809-27.24.
25. Kato S, Shimizu T, Toyoda S, et al. The updated JSPGHAN guidelines for the management of Helicobacter pylori infection in childhood. Pediatr Int. 2020;62(12):1315-31.
26. Nguyen J, Kotilea K, Bontems P, et al. Helicobacter pylori Infections in Children. Antibiotics. 2023; 12:1440.
27. Sabbagh P, Javanian M, Koppolu V, et al. Helicobacter pylori infection in children: an overview of diagnostic methods. Eur J Clin Microbiol Infect Dis. 2019;38(6):1035-45.
28. García PR, van der Pol S, van Asselt ADI, et al. Efficiency of diagnostic testing for Helicobacter pylori infections-a systematic review. Antibiotics. 2021;10(1):55.
29. Saleem N, Howden CW. Update on the management of Helicobacter pylori Infection. Curr Treat Options Gastroenterol. 2020;18:476.
30. Alzahrani S, Lina TT, Gonzalez J, et al. Effect of Helicobacter pylori on gastric epithelial cells. World J Gastroenterol. 2014;20(36):12767-80.
31. Luo LL, Chen B, Shu XL, et al. The relationship between genetic polymorphism of CYP2C19 and the efficacy of. Zhonghua Er Ke Za Zhi. 2023;61(7):600-5.
32. Homan M, Jones NL, Bontems P, et al.; on behalf of ESPGHAN/NASPGHAN. Updated joint ESPGHAN/NASPGHAN guidelines for management of Helicobacter pylori infection in children and adolescents (2023). J Pediatr Gastroenterol Nutr. 2024 Sep;79(3):758-785. doi: 10.1002/jpn3.12314. Epub 2024 Aug 15. PMID: 39148213.

7

Diarreia aguda

Maria do Carmo Barros de Melo
Roberta Paranhos Fragoso
Amália Maria Porto Lustosa
Luciana Rodrigues Silva

INTRODUÇÃO

A Organização Mundial da Saúde (OMS) define diarreia aguda como "mudança do hábito intestinal, caracterizada pela ocorrência de eliminação de três ou mais evacuações menos consistentes ou líquidas" por dia, com duração de até 14 dias.[1] Trata-se de um quadro autolimitado na maioria dos casos.

Em populações carentes, com oferta inadequada de saneamento e água potável, o grau de exposição aos enteropatógenos promovida pela contaminação fecal da água e alimentos, a suscetibilidade do organismo infantil, a desnutrição e a falta de medidas educacionais para a saúde devem ser consideradas como causa importante da morbimortalidade por diarreia aguda, principalmente em crianças menores de 5 anos de idade.[2] Destaca-se que o acesso ao saneamento e à adoção de práticas alimentares saudáveis é condicionado pela renda familiar e escolaridade materna.[3]

Em países pobres, episódios repetidos de diarreia podem ocasionar atraso no crescimento, desenvolvimento e déficit nutricional em crianças, determinando um círculo vicioso: diarreia-desnutrição-diarreia.[3]

Medidas de combate e prevenção da diarreia aguda são de caráter prioritário, como o estímulo à amamentação por um período mais prolongado, ampla cobertura vacinal contra o rotavírus, medidas educativas como lavagem de mãos com sabão e higiene dos alimentos e do domicílio, disponibilização de saneamento básico, oferta de água potável e educação familiar.[2]

As recomendações internacionais e em nosso meio para o tratamento das diarreias agudas incluem a terapia de reidratação oral (TRO), a manutenção da alimentação, zinco e probióticos, e medicamentos anti-infecciosos em casos específicos após análise crítica, enfatizando-se que pesquisas sobre microbioma e metaboloma na diarreia aguda estão em constante atualização.[4]

EPIDEMIOLOGIA

Apesar de nos países desenvolvidos sua prevalência e gravidade terem diminuído, a diarreia aguda continua sendo uma doença extremamente comum, considerada um problema de saúde pública com morbimortalidade expressiva.[5] Na faixa etária pediátrica ainda é motivo de preocupação no Brasil, devido às dimensões territoriais continentais e à ampla diversidade quanto ao nível socioeconômico e cultural da população. No Brasil, entre 2000 e 2010, foram notificados 33 milhões de casos de diarreia, sendo a maioria em menores de 1 ano de vida; no ano de 2010, no Brasil, mais de 850 crianças menores de 5 anos morreram em decorrência de diarreia.[6]

Os episódios de diarreia aguda representam o resultado de infecções do trato digestório e continuam a ser um grande problema para a saúde infantil em todo o mundo. Embora as mortes por diarreia na infância tenham sido reduzidas em mais de 80% entre os anos de 1980 e 2015, a diarreia ainda é considerada a segunda causa de morte devido a infecções entre crianças abaixo de 5 anos de idade em todo o mundo, e estima-se que quase 2 milhões de crianças nessa faixa etária morrem todos os anos tendo como causa a diarreia.[7,8]

Aproximadamente 145 mil mortes ocorrem a cada ano na Ásia devido ao Rotavírus. Índia, Paquistão e Indonésia são os países mais afetados,[9] e, apesar de algumas regiões da Ásia serem responsáveis por 78% de todas as mortes por diarreia ocorridas entre as crianças de países em desenvolvimento,[7] observa-se uma redução progressiva muito lenta da incidência de diarreia entre os anos de 2000 e 2016, tendo como principais fatores de risco a falta de saneamento básico e a qualidade da água consumida.[8]

Distintos patógenos podem ser responsáveis pela diarreia infecciosa, e a prevalência destes varia amplamente entre diferentes áreas geográficas e distintas faixas etárias. O Rotavírus é considerado o agente mais frequente de diarreia infecciosa em todo o mundo em crianças entre 6 e 24 meses.[8,10]

A vacinação contra Rotavírus reduziu as hospitalizações em crianças menores de 5 anos em diferentes países, de forma relevante, segundo o *Global Rotavirus Surveillance Network*. Nos países que não introduziram a vacinação, o Rotavírus foi detectado em 38% das internações anuais por gastroenterite aguda, enquanto naqueles em que os pacientes foram vacinados o Rotavírus foi detectado em 23%, resultando em declínio relativo de 39,6% após a implementação da vacina.[1,2]

Com a redução da incidência de Rotavírus, aumentaram os casos de diarreia aguda por norovírus, e este tem se tornado a principal causa de gastroenterite aguda em crianças,[1] aparecendo como o principal agente de surtos epidêmicos de gastroenterites virais transmitidos por água ou alimentos, ocorrendo em todas as faixas etárias. Há ainda as diarreias virais por adenovírus e astrovírus, dentre outros.

Um novo coronavírus, denominado SARS-COV-2, foi responsável por uma pandemia viral com milhares de infecções em todo o mundo, tendo como uma das principais queixas gastrointestinais a diarreia. Sabe-se que o vírus invade as células humanas, inclusive o trato gastrointestinal (TGI), danificando diretamente o epitélio, gerando inflamação da mucosa, disbiose e o surgimento de diarreia e outros sintomas digestivos.[11]

ETIOLOGIA

A diarreia aguda pode ter etiologia infecciosa e não infecciosa; entretanto, as causas infecciosas predominam mundialmente e têm maior impacto para a saúde das crianças, especialmente aquelas menores de 5 anos de idade. Entre as causas não infecciosas mais comuns estão as alergias, as intolerâncias e os erros alimentares, além de alguns medicamentos.[12]

Os agentes infecciosos mais frequentemente relacionados às diarreias agudas de origem infecciosa são os vírus, as bactérias e os protozoários. Entre os vírus, os Rotavírus, norovírus (calicivírus), astrovírus, coronavírus e adenovírus entérico são os mais prevalentes.[12]

Os vírus têm alta capacidade de infectar e podem causar doença mesmo com uma carga viral baixa. Os rotavírus são universalmente encontrados e são os principais agentes responsáveis por surtos de diarreia aguda em países desenvolvidos e naqueles em desenvolvimento. Por outro lado, os norovírus são os principais causadores de epidemias de gastroenterite viral, transmitidas principalmente pela água ou alimentos, afetando todas as faixas etárias. Além disso, os norovírus também podem causar casos esporádicos, e aproximadamente 30% deles são assintomáticos.[12]

A partir de março de 2020 a covid-19 foi declarada uma pandemia pela OMS. O SARS-CoV-2 penetra nas células hospedeiras através dos receptores ACE2. Após a ligação viral, o receptor ACE2 e o vírus são endocitados, determinando uma redução nos níveis de ACE2 na superfície celular. A invasão celular causa lesão epitelial com inflamação. Com a evolução da pandemia e o aumento das descrições dos casos, diarreia, vômito e anorexia, não necessariamente associados a sintomas respiratórios, foram observados em até metade dos casos em pacientes com a covid-19, já em sua apresentação clínica inicial.[13] A diarreia foi relatada em 2 a 50% dos casos, e constatou-se ser mais comum em formas graves da doença, podendo ocorrer como primeiro sintoma ou até 10 dias após o início dos sintomas respiratórios. A maioria dos pacientes apresentou diarreia leve e sem evolução para a desidratação.[14]

Por outro lado, as diarreias agudas de origem bacteriana e parasitária são mais comuns em países em desenvolvimento, atingindo seu pico durante as estações chuvosas e quentes. Os principais microrganismos responsáveis pelas infecções bacterianas, seu quadro clínico e mecanismo de ação estão resumidos no Quadro 1.

A *Shigella* merece destaque como o agente bacteriano isolado com maior frequência em todo o mundo, especialmente em países em desenvolvimento, em que a incidência é mais alta. Em crianças menores de 5 anos, representa cerca de 70% de todos os casos de diarreia e 60% dos óbitos associados.[15] Um estudo multicêntrico realizado por Kotloff et al. em 2013, conhecido como *Global enteric multicenter study* (GEMS), identificou que Rotavírus, *Shigella*, ETEC (*Escherichia coli* enterotoxigênica) e *Criptosporidium* foram responsáveis por 70% dos casos de diarreia em crianças menores de 4 anos. Posteriormente, análises adicionais com PCR quantitativo revelaram uma incidência ainda maior de doença diarreica atribuída à *Shigella* do que inicialmente estimado.[16,17] No Quadro 1 estão os principais sintomas e mecanismos de ação desses agentes.

Os parasitas mais comumente associados à causa da diarreia aguda incluem *Cryptosporidium parvum, Giardia intestinalis, Entamoeba histolytica, Cyclospora cayetanensis, Balantidium coli* e *Cystoisospora belli*.[12]

Entamoeba histolytica pode causar diarreia mucossanguinolenta, geralmente com pouco comprometimento do estado geral. *Cryptosporidium parvum* e *Giardia lamblia*, embora estejam associados a diarreia prolongada, podem causar episódios de diarreia aguda. A ciclosporíase, que é uma infecção

QUADRO 1 Principais características, quadro clínico e mecanismo de ação dos agentes bacterianos

Agente infeccioso	Característica	Quadro clínico	Mecanismo de ação
Escherichia coli enterotoxigênica (ETEC)	▪ Diarreia do viajante. ▪ Diarreia do lactente.	Líquida, abundante, sem sangue, dor abdominal e febre baixa	Diarreia secretora
Escherichia coli enteropatogênica (EPEC)	Lactentes e adultos	Diarreia com muco, sem sangue, dor abdominal, vômitos e febre	Lesão de microvilosidade
Escherichia coli enteroinvasiva (EIEC)	> 2 anos e adultos	▪ Disenteria, febre cólica, mal-estar, assemelha-se a *Shigella*.	Invade o enterócito
Escherichia coli êntero-hemorrágica (EHEC)	Gado é o principal reservatório	Enterocolite, sangue sem leucócitos nas fezes, colite hemorrágica, SHU	Lesão vilositária. Toxina shiga 1 e 2, a última mais tóxica.
Escherichia coli enteroagregativa (EagEC)	Crianças e adultos	Diarreia líquida persistente, portadr assintomático	Ainda não completamente definido
Campylobacter spp.	Lactente, aves domésticas fonte de contaminação	▪ Líquida ou disenteria, dor abdominal, náuseas, vômitos, cefaleia e dores musculares.	Invasão da mucosa, penetração em lâmina própria
Shigella spp.	▪ *S. sonei* mais frequente, sem gravidade, *S. Flexineri* endêmico em país em desenvolvimento, *S. dysentaerae* tipo 1 toxina shiga. ▪ Diarreia do viajante.	Secretora, enterocolite, SHU, febre alta, dor abdominal intensa	Acomete delgado e grosso. Toxina shiga + invasão celular.
Salmonella	▪ Mais de 2 mil sorotipos, lactentes idosos e imunocomprometidos. ▪ Animais são reservatórios.	Diarreia, náuseas, vômitos, dor abdominal, febre moderada	Invasão de mucosa. Infecção sistêmica.

(continua)

QUADRO 1 Principais características, quadro clínico e mecanismo de ação dos agentes bacterianos (*continuação*)

Agente infeccioso	Característica	Quadro clínico	Mecanismo de ação
Yersinia enterocolítica	▪ País de clima frio. ▪ Suínos reservatórios, ingestão de água e alimentos contaminados ou de forma direta por transfusão de sangue. ▪ Pode sobreviver em alimentos congelados. ▪ Acentuado tropismo pelo sistema linfático. ▪ Íleo terminal e tecido linfoide – alvos.	▪ Enterocolite, linfadenite mesentérica e inflamação do íleo. ▪ Pode mimetizar apendicite aguda. ▪ Pode também causar bacteremia com focos de metástases ▪ Febre, diarreia, dor abdominal. Pode ter leucócitos e mais raramente segmentados.	Invasão de mucosa
Aeromonas	▪ Aquática. ▪ Ingestão de água e alimentos contaminados.	Diarreia secretora.	Enterotoxina, citotoxina, hemolisinas e proteases
Plesiomonas	Águas não tratadas usadas para beber, lavar alimentos consumidos crus e para recreação	▪ Diarreia líquida, febre, calafrios, náusea e vômitos. ▪ Casos graves – disenteria.	Enterotoxina termolábil, aumenta a secreção do tubo digestório
Clostridium difficile	Uso prévio de antibiótico, diarreia nosocomial	Diarreia líquida ou disenteria	Diarreia secretora. Colite pseudomembranosa.
Vibrio cholerae	Início abrupto	Vômitos e diarreia líquida semelhante a água de arroz, levando a desidratação e até choque hipovolêmico	Enterotoxina termolábil, aumento da secreção do sistema digestório

SHU: síndrome hemolítica urêmica.
Fonte: elaboração das autoras.

do intestino delgado causada pelo parasita *Cyclospora cayetanensis*, tem como principais sintomas a diarreia aquosa acompanhada de cólicas abdominais e náusea.[12]

O parasita *Balantidium coli* pode causar diarreia eventualmente com muco e sangue, e a *Cystoisospora belli* frequentemente se manifesta com diarreia incoercível, podendo evoluir para a diarreia crônica.[12]

A transmissão da maioria desses patógenos ocorre principalmente por via fecal oral ou de pessoa para pessoa.

MÉTODOS DE DIAGNÓSTICO

O diagnóstico da diarreia aguda baseia-se principalmente na avaliação clínica, que inclui uma história detalhada para determinar a duração e características das fezes, frequência de evacuações, sintomas associados (como vômitos, febre, diminuição do apetite e sede), histórico epidemiológico e médico e uso prévio de medicamentos.[2,12]

O exame físico deve ser abrangente e incluir uma avaliação nutricional, especialmente em casos de desnutrição, que é um fator de risco para complicações graves e persistência da diarreia. Além disso, é importante considerar que a diarreia, especialmente em lactentes, pode estar associada a outras condições, como pneumonia, otite média, infecção do trato urinário, meningite e sepse bacteriana.[2,12]

A avaliação do estado de hidratação do paciente deve ser cuidadosa e é feita de modo contínuo. Os sinais de desidratação devem ser pesquisados de modo sistemático e ensinados aos pais (sede, diurese, número de evacuações, piora do estado geral, diminuição do turgor e elasticidade da pele, enchimento capilar, secura de mucosas e olhos, letargia, com observação da febre, número de dejeções com pesquisa de presença de sangue, e presença de vômitos) (Quadro 2).

A solicitação de exames laboratoriais não é rotineiramente necessária para o tratamento da diarreia aguda, que geralmente é autolimitada. No entanto, exames laboratoriais podem ser indicados em casos de evolução atípica, quadro grave ou prolongado, presença de sangue nas fezes, em lactentes menores de 4 meses e em pacientes imunodeprimidos.[2,12]

A identificação do agente etiológico nem sempre é possível ou necessária para a conduta adequada no tratamento da diarreia aguda. A identificação viral e parasitária pode ser feita em alguns locais. O exame de coprocultura geralmente tem baixa sensibilidade e pode apresentar dificuldades técnicas significativas. Por outro lado, os testes PCR multiplex oferecem uma alternativa mais rápida e sensível, permitindo a detecção de múltiplos agentes patogênicos simultaneamente. No entanto, esses testes são mais caros e seu uso na prática clínica ainda é limitado, sendo mais comumente utilizados em pesquisas científicas.[2,12]

TRATAMENTO

O tratamento da diarreia aguda inclui hidratação adequada, uso do SRO, medidas educacionais para higiene pessoal e doméstica, ênfase na nutrição correta, orientação para reconhecimento da desidratação no paciente pelos pais, além do uso do zinco em menores de 5 anos de idade.[18]

O soro de reidratação ao longo dos anos tem sido modificado em seu conteúdo e osmolaridade e é o primeiro pilar na condução terapêutica da diarreia aguda, para evitar e corrigir a desidratação. A solução atual recomendada com melhores resultados é hipo-osmolar (média de 224 mmol/L)

QUADRO 2 Manifestações clínicas e decisão do tipo de tratamento segundo a presença ou gravidade de desidratação

Etapas		A (sem desidratação)	B (com desidratação)	C (com desidratação grave)
Observe	Estado geral	Ativo, alerta	Irritado, intranquilo	Comatoso, hipotônico, letárgico ou inconsciente
	Olhos	Sem alteração	Fundos	Fundos
	Sede	Sem sede	Sedento, bebe rápido e avidamente	Não é capaz de beber
	Lágrimas	Presentes	Ausentes	Ausentes
	Boca/língua	Úmida	Seca ou levemente seca	Muito seca
Explore	Sinal da prega abdominal	Desaparece imediatamente	Desaparece lentamente	Desaparece muito lentamente (mais de 2 segundos)
	Pulso	Cheio	Cheio	Fraco ou ausente
	Perda de peso	Sem perda	Até 10%	Acima de 10%
Decida		SEM SINAIS DE DESIDRATAÇÃO	Se apresentar dois ou mais sinais: COM DESIDRATAÇÃO	Se apresentar 2 ou mais sinais sendo ao menos 1 destacado com asterisco: DESIDRATAÇÃO GRAVE
Trate		Plano A	Plano B	Plano C

- Variáveis para avaliação do estado de hidratação do paciente que têm maior relação de sensibilidade e especificidade, segundo a Organização Mundial da Saúde.
- A avaliação da perda de peso é necessária quando o paciente está internado e evolui com diarreia e vômito.

Fonte: Brasil.[18]

com sódio e glicose em menor concentração. No entanto, no Brasil ainda não foi adicionada nas recomendações do Sistema Único de Saúde (SUS). O Ministério da Saúde, em 2023, lançou novas orientações para a diarreia, de acordo com a categorização do paciente, se hidratado, com desidratação leve ou com desidratação grave no plano A, B ou C, demonstradas no Quadro 2. O tratamento requer acompanhamento contínuo para avaliar a evolução do paciente de modo sistemático. A hidratação oral é utilizada nos planos A e B, e a hidratação venosa na desidratação grave no plano C.

Se o paciente estiver desidratado, durante o tratamento com o plano B, e apresentar vômitos persistentes, está recomendada a administração de uma dose do antiemético ondansetrona. A dose em crianças de 6 meses a 2 anos é de 2 mg (0,2 a 0,4 mg/kg); nas maiores de 2 anos a 10 anos (até 30 kg), 4 mg; e em adultos e crianças com mais de 10 anos (mais de 30 kg), 8 mg. Não deve ser usado em menores de 6 meses de idade e em gestantes.[18] O uso é indicado em dose única.

Para dor ou febre podem ser utilizados a dipirona ou o paracetamol.[1] A OMS não indica o uso de antidiarreicos, mas o racecadotril[2] apresenta benefícios como tratamento coadjuvante (dose de 1,5 mg/kg de peso corporal, 3 vezes ao dia), sendo contraindicado para menores de 3 meses de vida.

O uso de probióticos tem sido ampliado no tratamento da diarreia aguda para a disbiose que ocorre. A ESPGHAN (Sociedade Europeia de Gastroenterologia, Hepatologia e Nutrição Pediátrica) publicou um consenso[4] baseado em evidências científicas e recomenda o uso dos seguintes probióticos:

- *Saccharomyces boulardii* 250 a 750 mg/dia, por 5 a 7 dias, por reduzir a duração da diarreia.
- *Lacticaseibacillus rhamnosus* (*L. rhamnosus*) GG dose ≥ 1010 CFU/dia, por 5 a 7 dias, por reduzir a duração da diarreia.
- *Limosilactobacillus reuteri* (*L. reuteri*) DSM 17938 na dose 1 × 108 a 4 × 108CFU, por 5 dias, por reduzir a duração da diarreia.
- Combinação de *L. rhamnosus* 19070-2 e *L. reuteri* DSM 12246 (dose 2 × 1010 CFU de cada cepa, por 5 dias).

O uso de probióticos e de zinco reduz a duração da diarreia, os riscos de desidratação, a desnutrição e o impacto social diante desse grande problema de saúde pública, aumentando a proteção dos contatos. O uso da vitamina A deve ser considerado em populações com alto risco de deficiência, como os pacientes desnutridos.[1]

Os antibióticos são ineficazes, causam resistência antimicrobiana e, portanto, não devem ser prescritos na grande maioria dos casos de diarreia aguda. Estão indicados (Quadro 3) apenas nos pacientes com sangue nas fezes e comprometimento do estado geral (febre alta persistente, dor abdominal, tenesmo ou comprometimento sistêmico).

A avaliação deve ser criteriosa e individualizada, e, nas crianças pequenas quando houver indicação, estas devem ser internadas. A azitromicina e a ceftriaxona podem ser indicadas em crianças até 10 anos ou 30 kg e nas demais ciprofloxacino ou ceftriaxona, como orientado no Quadro 4.

Crianças desnutridas devem receber hidratação e antibioticoterapia de forma imediata no estabelecimento de saúde em que estejam sendo atendidas, antes mesmo da admissão hospitalar.

O metronidazol na dose de 50 mg/kg/dia 3x/dia, por 10 dias, está indicado em casos de amebíase, tratamento sem resposta para *Shigella* sp. ou em casos de *Entamoeba histolytica* com trofozoítos englobando hemácias. Na giardíase com cistos ou trofozoítos nas fezes ou aspirado duodenal e

QUADRO 3 Tratamento da diarreia e cuidados gerais, segundo o Ministério da Saúde do Brasil de acordo com o plano A, B ou C

Categorização	Tratamento	Cuidados gerais
Plano A	▪ Líquidos caseiros (água de arroz, soro caseiro, chá, suco e sopas) ou a SRO após cada evacuação diarreica, não ofertando refrigerantes e sem adoçar os líquidos ofertados. ▪ Zinco 1 vez ao dia durante 10 dias (até 6 meses 10 mg/dia, maiores de 6 meses até 5 anos 20 mg/dia). ▪ Volume dos líquidos: menores de 1 ano 50-100 mL, de 1 a 10 anos 100 a 200 mL, maiores de 10 anos a quantidade que aceitar.	▪ Alimentação habitual. ▪ Criança em aleitamento materno exclusivo: o único líquido que deve ser oferecido, além do leite materno, é a solução de SRO. ▪ Reconhecimento dos sinais de desidratação e os sinais de perigo (piora da diarreia, vômitos repetidos, muita sede, recusa de alimentos, sangue nas fezes, diminuição da diurese). ▪ Medidas de higiene pessoal e domiciliar.

(continua)

QUADRO 3 Tratamento da diarreia e cuidados gerais, segundo o Ministério da Saúde do Brasil de acordo com o plano A, B ou C (*continuação*)

Categorização	Tratamento	Cuidados gerais
Plano B	▪ SRO continuamente até a hidratação, com orientação inicial de administrar 50-100 mL/kg (média 75 mL/kg) em 4-6 horas. ▪ Se desidratado e com vômitos persistentes, administrar ondansetrona (crianças de 6 meses a 2 anos, 2 mg – 0,2-0,4 mg/kg; de 2 a 10 anos, 4 mg; crianças maiores de 10 anos/30 kg, 8 mg). Não utilizar em gestantes! ▪ Permanecer na unidade de saúde até a hidratação completa. ▪ Se após 6 horas a desidratação persistir, encaminhar para internação.	▪ Observar resposta: se hidratado, retornar ao plano A; se continuar desidratado, iniciar gastróclise; se evoluir para desidratação grave, iniciar plano C. ▪ Orientar sobre o reconhecimento dos sinais de desidratação, preparo do SRO e medidas de higiene pessoal e domiciliar.
Plano C	(1) Fase 1 – expansão: ▪ Expansão em menores de 1 ano: SF 0,9% ou RL 30 mL/kg em 1 hora e a seguir 70 mL/kg em 5 horas. ▪ Expansão a partir de 1 ano: SF 0,9% ou RL 30 mL/kg em 30 minutos e a seguir 70 mL/kg em 2 horas e 30 minutos. ▪ Para RN ou cardiopatas graves menores de 5 anos, começar com 10 mL/kg. (2) Fase 2 – manutenção e reposição: ▪ Manutenção com SG 5% + SF 0,9% na proporção de 4:1: até 10 kg, 100 mL/kg; peso de 10-20 kg, 1.000 mL + 50 mL/kg de peso que exceder 10 kg; peso acima de 20 kg, 1.500 mL + 20 mL/kg de peso que exceder 20 kg (máximo 2.000 mL). Acrescentar KCl a 10%, 2 mL para 100 mL da solução de manutenção. ▪ Reposição com SG 5% + SF 0,9% 1:1: iniciar com 50 mL/kg e reavaliar de acordo com as perdas do paciente.	▪ Iniciar a reidratação oral com SRO quando o paciente for capaz de beber, geralmente 2-3 horas após o início da hidratação venosa. ▪ Interromper a via venosa assim que o paciente puder se manter hidratado com o SRO. ▪ Permanecer no estabelecimento de saúde até completa hidratação e via oral eficaz, observando o paciente por pelo menos 6 horas. ▪ Avaliar o estado de hidratação do paciente continuamente e, se não houver melhora da desidratação, aumentar a velocidade de infusão/gotejamento.

RL: ringer lactato; RN: recém-nascidos; SF: solução fisiológica; SG: solução glicosada a 5%; SRO: solução de reidratação oral.
Fonte: Brasil.[18]

diarreia com duração superior a 14 dias ou mais, está indicado o metronidazol 15 mg/kg/dia 3x/dia, por 5 dias.[18]

Uma preocupação do Ministério da Saúde[18] é em relação aos pacientes menores de 6 meses de idade e que apresentem diarreia com duração maior que 14 dias, sobretudo se apresentarem sinais de desidratação. A recomendação é encaminhar o paciente para uma unidade hospitalar (sempre orien-

QUADRO 4 Indicações e doses de antibióticos na diarreia aguda, segundo o Ministério da Saúde do Brasil, 2023

Faixa etária e de peso	Antibióticos e doses	Orientações
Crianças até 30 kg (até 10 anos)	A partir de 3 meses de idade e sem imunodeficiência: Azitromicina: 10 mg/kg/dia, via oral, no primeiro dia e 5 mg/kg/dia por mais 4 dias. Ceftriaxona: 50 mg/kg intramuscular 1 vez ao dia, por 3-5 dias, como alternativa. **Crianças menores de 3 meses ou criança com imunodeficiência:** Ceftriaxona: 50-100 mg/kg endovenosa 1 vez ao dia. Se não estiver hospitalizada, administrar 1ª dose intramuscular e referenciar ao hospital.	▪ Aumento da ingestão de líquidos e manter a alimentação habitual, caso o tratamento seja realizado no domicílio. ▪ Reavaliar o paciente após 2 dias. ▪ Se persistir a presença de sangue nas fezes após 48 horas do início do tratamento em criança até 10 anos de idade, encaminhar para internação hospitalar. Em crianças maiores, decidir conforme as condições gerais do paciente.
Crianças com mais de 30 kg (acima de 10 anos), adolescentes e adultos	Ciprofloxacino: 1 comprimido de 500 mg de 12/12 horas, via oral, por 3 dias. Ceftriaxona: 50-100 mg/kg intramuscular 1 vez ao dia, por 3-5 dias, como alternativa.	

Fonte: adaptação de Brasil.[18]

tar a hidratação antes e durante o encaminhamento). Quando não houver condições de encaminhar para a unidade hospitalar, orientar o responsável/acompanhante para administrar líquidos e manter a alimentação habitual no domicílio enquanto aguarda referência hospitalar. Caso apresente algum sinal de alerta, levar imediatamente a um estabelecimento de saúde para atendimento. Os pacientes maiores de 6 meses sem sinais de desidratação devem ser encaminhados para consulta médica e acompanhamento para diagnóstico e tratamento.

Outra recomendação é de maiores cuidados com paciente que apresenta desnutrição grave. Se hidratado, encaminhar para o tratamento no estabelecimento de saúde. Se desidratado, iniciar imediatamente a reidratação com SRO e, em seguida, encaminhar o paciente para o tratamento na unidade de saúde.

A OMS orienta como tratamento de escolha o uso do SRO, que permite a reposição de fluidos e eletrólitos. Várias modificações na fórmula têm sido propostas. Revisão publicada em 2023[19] avaliou as evidências de tratamentos adicionais e concluiu que uma combinação de ingredientes traz benefícios para alguns pacientes, como baixa osmolaridade do SRO, acréscimo de um probiótico ou simbiótico e zinco, além das medidas de educação e higiene.

REFERÊNCIAS

1. Penna FJ, Perét Filho LA, Liu PMF. Diarreia aguda e desidratação e reidratação. In: Vasconcellos MC, Ferreira AR, Oliveira BM, et al. Pediatria ambulatorial. 6.ed. Belo Horizonte: Coopmed; 2022. p.709-20.
2. Guarino A, Bruzzese E. Viral diarrhea. In: Guandaline S, Dhawan A, Branski D. Textbook of pediatric gastroenterology, hepatology and nutrition (a com-

prehensive guide to practice). New York: Springer; 2021. p.189-202.

3. Guandalini S, Young SY. Diarrhea acute. In: Kleinman RE, Goulet OJ, Mieli-Vergani G, et al. Walker's pediatric gastrointestinal disease. 6.ed. 2 v. Philadelphia: Decker; 2018. p.1028-79.
4. Szajewska H, Canani RB, Domellof M, et al. Probiotics for the management of pediatric gastrointestinal disorders: position paper of the ESPGHAN Special Interest Group on Gut Microbiota and modifications. J Pediatr Gastroenterol Nutr. 2022;76:232-47.
5. Benício MHD, Monteiro CA. Tendência secular da doença diarreica na infância na cidade de São Paulo (1984-1996). Rev Saude Publica. 2000;34(6Suppl):83-90.
6. Brasil. Ministério da Saúde. Secretaria de Vigilância em Saúde. Departamento de Análise de Situação de Saúde. Análise da situação das doenças transmissíveis no Brasil no período de 2000 a 2010. In: Saúde Brasil 2011: uma análise da situação de saúde e a vigilância da saúde da mulher. Brasília, DF: Ministério da Saúde; 2012. p.46-92.
7. Liu L, Oza S, Hogan D, et al. Global, regional, and national causes of under-5 mortality in 2000-15: an updated systematic analysis with implications for the sustainable development goals. Lancet. 2016;388:3027-35.
8. GBD 2016 Diarrheal Disease Collaborators. Estimates of the global, regional, and national morbidity, mortality, and aetiologias of diarrhea in 195 countries: a systematic analysis for the Global Burden of Disease Study 2016. Lancet Infect Dis. 2018;18:1211-28.
9. Pan L, Mu M, Yang P, et al. Clinical characteristics of covid-19 patients with digestive symptoms in Hubei, China: a descriptive, cross-sectional, multicenter study. Am J Gastroenterol. 2020;115(5):766-73.
10. Kawai K, O'Brien M, Goveia M, et al. Burden of rotavirus gastroenteritis and distribution of rotavirus strains in Asia: a systematic review. Vaccine. 2012;30:71244-54.
11. D'Amico F, Baumgart DC, Danese S, Peyrin-Biroulet L. Diarrhea during covid-19 infection: pathogenesis, epidemiology, prevention, and management. Clin Gastroenterol Hepatol. 2020;18(8):1663-72.
12. Sociedade Brasileira de Pediatria (SBP). Diarreia aguda infecciosa: guia prático de atualização. Departamento Científico de Gastroenterologia documento n. 74. 6, 2023. Disponível em: https://www.sbp.com.br/fileadmin/user_upload/sbp/2023/junho/14/24048aPRESS-GPA-Diarreia_Aguda_Infecciosa-pSITE.pdf. Acesso em: 18 jan. 2024.
13. Wu F, Zhao S, Yu B, et al. A new coronavirus associated with human respiratory disease in China. Nature. 2020;579:265-9.
14. Tu H, Tu S, Gao S, et al. The epidemiological and clinical features of covid-19 and lessons from this global infectious public health event. J Infect. 2020;18. pii:SO163-4453(20)30222-X.
15. Kotloff KL, Winickoff JP, Ivanoff B, et al. Global burden of Shigella infections: implications for vaccine developmewnt and implementation of control strategies. Bull World Health Organ. 1999;77:651-67.
16. Kotloff KL, Nataro JP, Blackwelder WC, et al. Burden and aetiology of diarrhoeal disease in infants and young children in developing countries (the Global Enteric Multicenter Study. GEMS): a prospective, case-control study. Lancet. 2013;382:209-22.
17. Liu J, Platts-Mills JA, Juma J, et al. Use of quantitative molecular diagnostic methods to identify causes of diarrhoea in children: a reanalysis of the GEMS case-control study. Lancet. 2016;388:1291-301.
18. Brasil. Ministério da Saúde. Manejo da diarreia. Disponível em: https://www.gov.br/saude/pt-br/centrais-de-conteudo/publicacoes/svsa/doencas-diarreicas-agudas/manejo-do-paciente-com-diarreia-avaliacao-do-estado-do-paciente. Acesso em: 18 jan. 2024.
19. Lifschitz C, Kozhevnikov O, Oesterling C, et al. Acute gastroenteritis: changes to the recommended original oral rehydrating salts: a review. Front Pediatr. 2023;11:1294490.

8

Diarreia persistente e crônica

Mara Alves da Cruz Gouveia
Margarida Maria de Castro Antunes
Michela Cynthia da Rocha Marmo

INTRODUÇÃO

A doença diarreica é a segunda causa de mortes em crianças abaixo de 5 anos, e apenas em 2019 causou 370 mil mortes infantis (Organização Mundial da Saúde – OMS). Em países pobres como o Brasil, 5 a 7% dos casos evoluem para *diarreia persistente* (DP), que apresenta altas taxas de mortalidade. Por outro lado, se a DP é uma condição posterior a uma infecção aguda, a *diarreia crônica* (DC) está relacionada a alterações estruturais, absortivas e/ou inflamatórias, embora essas possam, também, ser causadas por infecções crônicas.[1]

DIARREIA PERSISTENTE

A diarreia persistente (DP) é definida como um episódio diarreico com início abrupto que dura mais de 14 dias, caracterizado como presumivelmente infeccioso e cuja marca é o comprometimento nutricional.

Ao contrário da DC, que pode ser intermitente, com períodos de normalização do hábito intestinal, a DP é contínua.[2] A DP tem taxa de mortalidade de 14%, enquanto a diarreia aguda, em torno de 0,8%.[3]

Pacientes com diarreia aguda (DA) prolongada por mais de 7 dias (Figura 1) apresentam maior risco para DP.[1] Outros fatores de risco para DP são: prematuridade, menor idade, desmame precoce, uso de antibióticos, jejum prolongado ou restrição alimentar e desnutrição. De fato, em crianças desnutridas, o risco de uma DA evoluir para DP é 3,5 vezes maior do que em crianças eutróficas.[3] Isso explica por que a desnutrição leva a alterações da imunidade, redução do *turnover* celular no epitélio intestinal e de enzimas digestivas.

Por outro lado, a DP cursa com disbiose e supercrescimento bacteriano, que contribuem para a má-absorção e agravamento do comprometimento nutricional. A isso se somam: redução da ingestão calórica por dietas inadequadas e anorexia, agravando a deficiência de vitamina A, D e zinco (importantes na renovação celular, função de barreira e defesa), disfunção hepatobiliar e pancreática (presente nos pacientes desnutridos com menor digestão de proteínas e lipídios), num ciclo que agrava a desnutrição.

Além disso, infecção, seja por parasitas, vírus ou bactérias, também está envolvida na etiologia da DP. A frequência de infecção por *Criptosporidium* em crianças com diar-

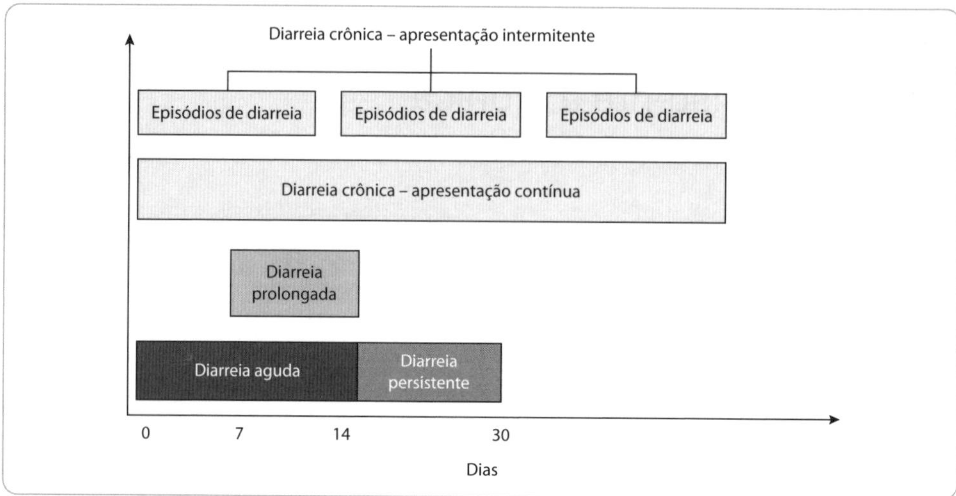

FIGURA 1 Conceitos de diarreia de acordo com a duração.

reia persistente é elevada.[4] Do mesmo modo, Wang et al., utilizando análise de PCR, encontraram o rotavírus, seguido do norovírus e do *Campylobacter*, entre as causas mais frequentes de DP.[5]

O tratamento da DP fundamenta-se na hidratação, reabilitação nutricional, antibióticos e intervenções de suporte. Em desnutridos com DP, está indicado o uso de vitamina A na dose de 5.000 UI/dia associando uso de fórmulas com F75 ou de alimentos prontos para uso formulados pela OMS. A vitamina A (100 a 200 mil) em altas doses está indicada quando o paciente está com dieta não suplementada ou há alterações oculares sugestivas de deficiência de vitamina A. Além disso, o zinco em dose de 10 mg/dia para menores de 6 meses e 20 mg/dia para maiores de 6 meses parece reduzir a mortalidade e a recorrência por DP.

A reabilitação nutricional tem um papel central no tratamento. O aleitamento materno deve ser estimulado. Nos pacientes com desnutrição grave, os protocolos da OMS são indicados seja com dietas prontas para uso ou dietas especiais (F75 e F100), com ajuste de ingestão calórica e reposição de micronutrientes.[7,8]

Embora a taxa de isolamento de agentes infecciosos na DP seja baixa, quando estes são identificados, a conduta terapêutica deve ser direcionada ao agente.[9] De outro modo, em desnutridos graves (peso por altura ≤ escore Z –3) internados, a OMS recomenda o uso de amoxicilina oral (ou ceftriaxona venosa em caso de choque) para reduzir a translocação bacteriana intestinal, melhorando a recuperação da mucosa e a resposta nutricional e diminuindo a mortalidade por sepse.[6]

Por fim, a DP tem um espectro de manejo que vai além do contexto médico. A recuperação do paciente não significa que novos episódios não se repitam, tornando-se fundamental a melhoria das condições do ambiente em que a criança habita.[2]

DIARREIA CRÔNICA

A diarreia crônica (DC) é definida como a ocorrência de 4 ou mais evacuações líquidas por dia por mais de 30 dias e não está relacionada a um quadro infeccioso agudo inicial. A DC pode ter causas intestinais, extraintestinais e sinalizar doenças sistêmicas. Uma ampla gama de doenças, tanto raras quanto comuns, compõe a vasta possibilidade de etiologias.[10]

Investigação das diarreias crônicas

O diagnóstico da DC se baseia numa combinação da avaliação da história, exame físico, estudo das fezes (Quadro 2), provas de absorção e quando necessário estudo da mucosa intestinal e testes genéticos. As DC requerem investigação estruturada, que se inicia pela classificação da diarreia nos subtipos aquosa (osmótica, secretora e motora), gordurosa e inflamatória[11] (Figura 2). Por fim, em crianças *sem sinais* de alerta para alterações inflamatórias, anatômicas e má-absorção (Quadro 1), deve-se considerar quadros motores e funcionais.

Etiologia das diarreias crônicas

As diferentes causas de DC estão fortemente relacionadas ao tipo de diarreia e à faixa etária (Figura 3). Neste capítulo serão discutidas apenas as causas relevantes não contempladas em outras seções deste livro.

DIARREIAS E ENTEROPATIAS CONGÊNITAS (DEC)

São causas raras de DC com evolução dramática e diagnóstico complexo em neonatos e lactentes. Em bebês em que foram afastadas as causas mais comuns dc DC (infecção, enterocolite necrosante, intestino curto congênito etc.) e/ou que apresentam sinais de alerta para DEC (Quadro 2), uma combinação de avaliação das características das fezes (líquidas, gordurosas ou sanguinolentas), testes dietéticos, dosagem de eletrólitos no sangue e nas fezes, estudo das fezes, histologia intestinal e análise genética pode reduzir o tempo necessário para o diagnóstico definitivo (Figura 4).

DIARREIA CRÔNICA COMO MANIFESTAÇÃO DE ERROS INATOS DA IMUNIDADE (EII) OU AUTOIMUNIDADE

As DC por agentes infecciosos oportunistas, assim como diarreia prolongada após a vacina para rotavírus, podem ser sinais precoces de EII ou de diarreias autoimunes. De fato, um terço dos pacientes com EII apresentam manifestações gastrointestinais como a primeira apresentação.[14] Por isso, nas DC de início precoce, rotineiramente, deve-se pesquisar sinais de alerta para EII (Quadro 3). O diagnóstico dos EII é feito com avaliação do perfil laboratorial de imunidade, testes funcionais, análise molecular genética e achados específicos da mucosa intestinal.

Além disso, os exames endoscópicos podem sugerir algumas doenças, como a mucosa colônica em aspecto em "pele de leopardo" com manchas marrons circundadas por mucosa amarelada e edemaciada característica da doença granulomatosa crônica (DGC), ou no achado de linfoma MALT, sugestiva da mutação PI3K. Esses pacientes demandam acompanhamento conjunto com gastroenterologista, imunologista e/ou reumatologista pediátricos.

DISFUNÇÃO ENTÉRICA AMBIENTAL (ENTEROPATIA AMBIENTAL)

Embora a disfunção entérico-ambiental (DEA) seja a causa mais frequente de DC no mundo,[1] ela pode ocorrer sem diarreia e ter impacto na estatura, no neurodesenvol-

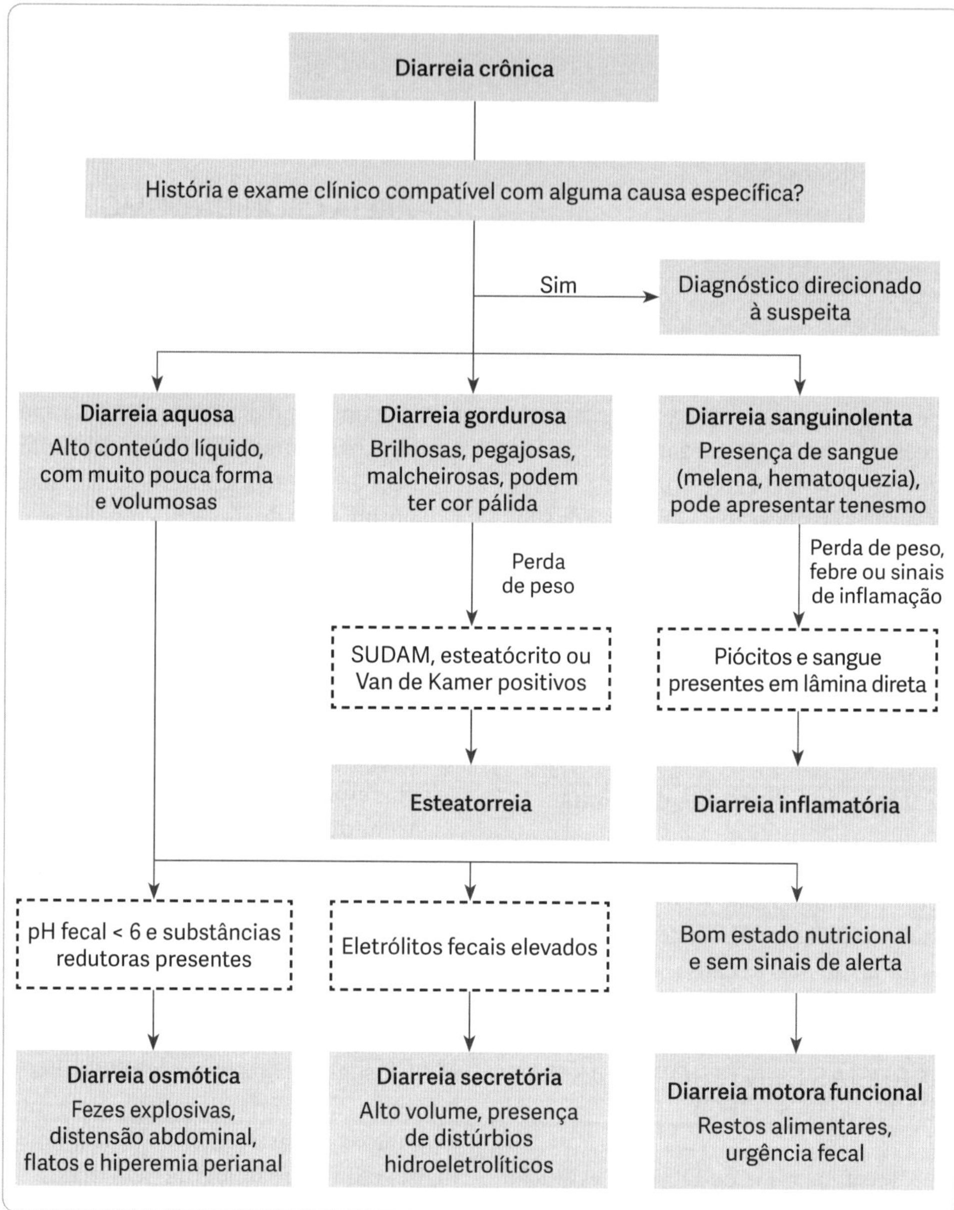

FIGURA 2 Características clínicas e proposta de condução da investigação diagnóstica das diarreias crônicas.

vimento e na resposta vacinal.[16] A DEA cursa com alteração da mucosa intestinal, aumento da permeabilidade, processo inflamatório sistêmico, supercrescimento bacteriano no intestino delgado e mudança no perfil da microbiota fecal. A demonstração dessas alterações por exames laboratoriais pode ajudar em alguns casos.[16] Além da diarreia, pacientes com DEA podem apresentar distensão abdominal, aumento

QUADRO 1 Sinais de alerta para alterações anatômicas, inflamatória e/ou má-absorção em crianças com diarreia crônica

▪ Histórico familiar de doença inflamatória intestinal, doença celíaca, esofagite ou úlcera péptica. ▪ Dor persistente no quadrante superior ou inferior direito. ▪ Disfagia, ofiofagia. ▪ Vômitos persistentes. ▪ Sangramento gastrointestinal.	▪ Acordar noturno para evacuar ou por dor. ▪ Artrite. ▪ Doença perianal. ▪ Perda involuntária de peso ou desaceleração do crescimento. ▪ Atraso puberal. ▪ Febre inexplicada.

QUADRO 2 Sinais de alerta para diarreias e enteropatias congênitas

Antecedentes	História
Polidrâmnio, consanguinidade, envolvimento multissistêmico, história familiar de perda fetal ou morte neonatal	Início precoce, etnicidade, história gestacional

Fonte: adaptação de Thiagarajah et al.[12]

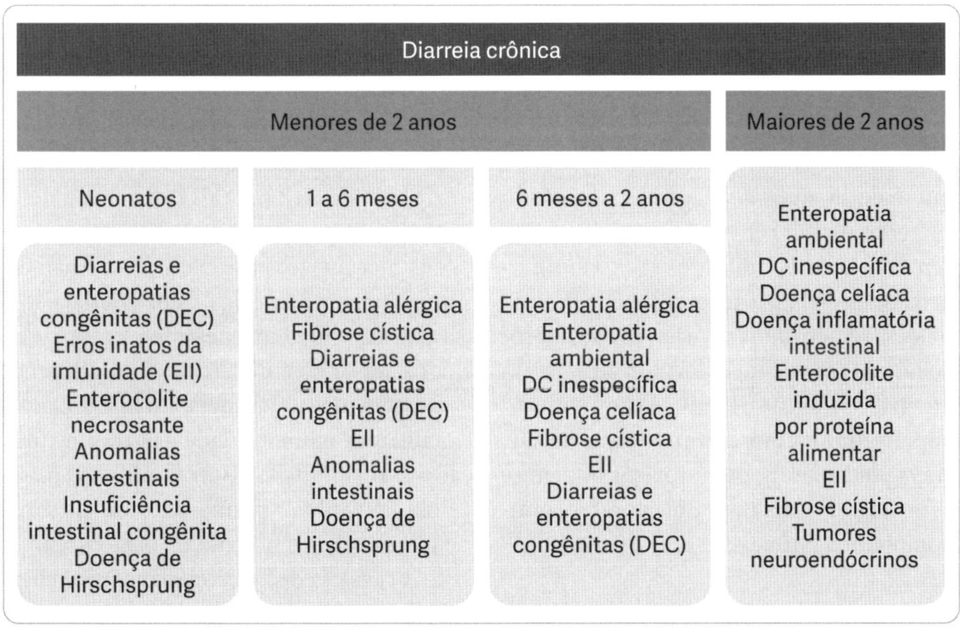

FIGURA 3 Causas mais relevantes de diarreia crônica na infância.
DC: diarreia crônica; EII: erros inatos da imunidade.

do borborigmo e hiperemia perianal. Finalmente, a história de múltiplos episódios de diarreia aguda e/ou exposição crônica à água contaminada são a base para o diagnóstico.

O tratamento definitivo da DEA é a nutrição adequada; o acesso a água, alimentos e saneamento seguro. Contudo, em crianças com DEA, para melhora dos sintomas e recuperação nutricional em curto prazo, um ciclo de 15 dias de antibióticos orais pode ser considerado. Levando-se em conta que crianças com DEA apresentam, em

QUADRO 3 Sinais de alerta para erros inatos da imunidade em crianças

1. Infecções graves ou persistentes.
2. Reação a vacinas de germes vivos, em especial a BCG.
3. Diarreia persistente.
4. Diabetes *mellitus* persistente ou outra doença autoimune ou inflamatória.
5. Lesões cutâneas extensas.
6. Quadro de sepse símile, febril, sem identificação de agente inflamatório.
7. Cardiopatia congênita, especialmente anomalias de vasos da base.
8. Atraso da queda do coto umbilical (> 30 dias).
9. História familiar de imunodeficiência ou óbito precoce por infecção.
10. Linfocitopenia (< 2.500 céls. por mm^3), qualquer outra citopenia, ou leucocitose, sem infecção, persistentes.
11. Hipocalcemia com ou sem convulsão.
12. Ausência de timo no raio X de tórax.

Fonte: Carneiro-Sampaio et al.[14]

sua maioria, mais de 5 agentes (incluindo bactérias e vírus) envolvidos em sua patogênese,[17] os mais indicados são os antibióticos orais de baixa absorção e com amplo espectro (metronidazol, rifaximina, ciprofloxacina, amoxicilina-clavulonato e gentamicina). Crianças desnutridas ou imunodeprimidas e com comprovação de DC grave por rotavírus ou norovírus podem se beneficiar de uma dose única oral de imunoglobulina humana (300 a 400 mg/kg).[1]

DIARREIA FUNCIONAL DO LACTENTE (DFL)

É uma causa comum de diarreia em lactentes mais velhos (no fim do primeiro ano de vida) de alto nível socioeconômico e aparentemente saudáveis. Caracteriza-se por fezes que variam de líquidas a pastosas ao longo do dia, com restos alimentares e muco e que, na maioria dos bebês, cessa durante o sono, apesar de que 25% das mães refiram evacuações durante o sono.[18] Embora a base seja uma alteração motora – persistência da motilidade de jejum (ondas propulsivas de alta pressão) no período pós-prandial –, na maioria das crianças são realizadas modificações da dieta com consumo excessivo de sucos de frutas, baixo consumo de gordura e fibras, com o intuito de reduzir a diarreia. Contudo, essas alterações podem agravar o quadro. A DFL não causa comprometimento nutricional por si só, exceto na presença de dietas com restrição importante de gordura (prática comum) e hipocalóricas. O tratamento da DFL está descrito no Quadro 4.

SÍNDROME DO INTESTINO IRRITÁVEL

A causa mais frequente de DC aquosa em crianças maiores de 2 anos é a síndrome do intestino irritável (SII), que pode afetar até 10% da população mundial.[19] Apesar de seus mecanismos fisiopatológicos não estarem bem esclarecidos, é considerada uma disfunção do eixo intestino-cérebro, que pode cursar com uma série de mecanismos patogênicos subjacentes, incluindo anormalidades na motilidade gastrointestinal, hipersensibilidade visceral, disbiose intestinal, aumento da permeabilidade intestinal e inflamação da mucosa de baixo grau.

A causa da disfunção ainda não está bem estabelecida. Além da predisposição genética, alguns fatores ambientais foram associados à SII, incluindo estresse psicossocial, *status* socioeconômico, infecção intestinal, tipo de dieta e eventos precoces da vida.[20] O diagnóstico da SII se baseia nos critérios de Roma IV (Quadro 5).

A SII é dividida em 4 subtipos, incluindo SII com constipação, SII com diarreia, SII com constipação e diarreia e SII não especi-

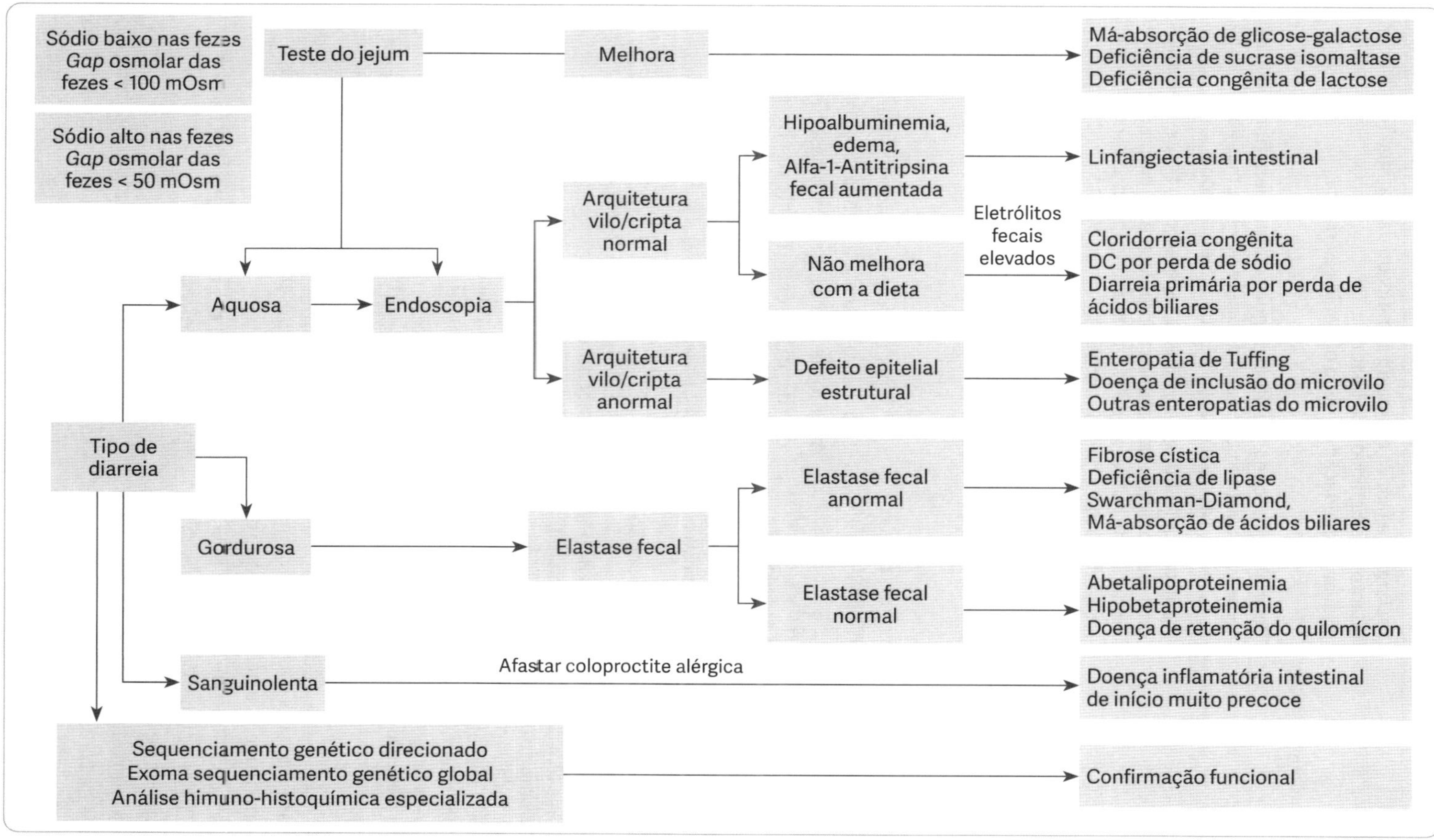

FIGURA 4 Fluxograma de investigação das diarreias e enteropatias congênitas.

DC: diarreia crônica.

Fonte: adaptação de Thiagarajah et al.[12]

QUADRO 4 Tratamento da diarreia crônica inespecífica do lactente

Educacional	Esclarecer a família acerca do significado da diarreia. Tranquilizar quanto à benignidade do quadro. Avaliar a adequação da dieta oferecida à criança.
Intervenções dietéticas (4Fs)	
Gordura (*fat*)	Reestabelecer o teor habitual de gorduras na dieta, preferindo os óleos vegetais (reforçar o uso do azeite de oliva, mas liberar os de soja, milho, canola e girassol). Evitar o óleo de coco.
Fibras	Reintroduzir frutas, grãos, raízes e vegetais com fibras, melhorando o metabolismo saudável da microbiota, especialmente a produção de butirato, que estimula a função dos colonócitos e a integridade da barreira intestinal.
Frutose	Reduzir a ingestão de suco, especialmente os que têm relação frutose/glicose elevada.
Fluidos	Evitar o excesso de fluidos reidratantes (após o período de diarreia aguda) ou bebidas isotônicas e de alta osmolaridade.

QUADRO 5 Critérios diagnósticos para síndrome do intestino irritável, segundo o critério de Roma IV

1. Dor abdominal pelo menos 4 dias por mês associada a um ou mais dos seguintes:
   a. Relacionado à defecação
   b. Uma mudança na frequência das fezes
   c. Uma mudança na forma (aparência) das fezes
2. Em crianças com constipação, a dor não desaparece com a resolução da constipação (crianças nas quais a dor desaparece têm constipação funcional, não síndrome do intestino irritável)
3. Após avaliação apropriada, os sintomas não podem ser totalmente explicados por outra condição médica
   Os critérios devem ocorrer por pelo menos 2 meses antes do diagnóstico.

Fonte: Hyams et al.[11]

ficada.[12] Para que seja classificado como o subtipo com diarreia, é necessário que haja presença de fezes aquosas e amolecidas em mais de 25% das evacuações e fezes endurecidas em menos de 25% das vezes.[21]

Exames e investigações adicionais estão reservados se há alguma outra suspeita diagnóstica ou na presença de sinais de alarme, conforme descritos no Quadro 1.

O primeiro passo na conduta terapêutica é a validação, a educação e o fornecimento de um diagnóstico assertivo, além da identificação de fatores de estresse. Quando os sintomas persistem, especialmente em pacientes com incapacidade funcional, tratamentos não farmacológicos, especialmente a terapia cognitivo-comportamental e aumento da atividade física, parecem ter efeito.

Terapias farmacológicas carecem de estudos robustos que demonstrem efetividade, estando indicadas em crianças refratárias ao tratamento de primeira linha e com sintomas que geram perda importante da qualidade de vida. Para a abordagem da diarreia, probióticos (com baixa evidência), amitriptilina, rifaximina, sequestrantes de ácidos biliares e loperamida podem ser úteis.[22]

Síndrome do intestino irritável pós-infecciosa

Após um episódio de enterite infecciosa, especialmente viral, cerca de 10% dos pacientes desenvolvem disfunção sensório-motora que caracteriza a síndrome do intestino irritável pós-infecciosa (SIIPI), cujos sintomas são semelhantes aos da SII. Os principais fatores de risco para o desenvolvimento da SIIPI são: menor idade, sexo feminino, uso de antibióticos, gravidade do episódio agudo e fatores psicológicos, quer sejam anteriores ou concomitantes com a gastroenterite aguda.[23]

O diagnóstico atende também aos critérios de Roma IV para SII, e os sintomas se iniciam após um episódio de enterite infecciosa; baseia-se na exclusão de sinais de alarme (Quadro 1) e em testes fecais para excluir infecções crônicas parasitárias ou protozoárias e cultura de fezes. Embora os sintomas possam durar meses, tendem a se resolver ao longo do tempo.[24] Os objetivos do tratamento da SIIPI são semelhantes aos da SII. No entanto, embora os estudos com os probióticos para SII tenham demonstrado evidência de baixa qualidade, na SIIPI sua utilização parece ser promissora.[24]

Outras causas de DC, como doenças inflamatórias intestinais, doença celíaca, parasitoses e fibrose cística, são abordadas em capítulos específicos.

REFERÊNCIAS

1. Lo Vecchio A, Conelli MD, Guarino A. Infections and chronic diarrhea in children. The Pediatric Infectious Disease Journal. 2021;40(7):p e255-e258.
2. Bandsma RHJ, Sadiq K, Bhutta ZA. Persistent diarrhoea: current knowledge and novel concepts. Paediatr Int Child Health. 2019 Feb;39(1):41-47.
3. Islam SB, Ahmed T, Mahfuz M, et al. The management of persistent diarrhoea at Dhaka Hospital of the International Centre for Diarrhoeal Disease and Research: a clinical chart review. Paediatr Int Child Health. 2018 May;38(2):87-96.
4. Iqbal J, Khalid N, Hira PR. Cryptosporidiosis in Kuwaiti children: association of clinical characteristics with Cryptosporidium species and subtypes. J Med Microbiol. 2011 May;60(Pt 5):647-652.
5. Wang C, Zhou X, Zhu M, et al. The application research of xTAG GPP multiplex PCR in the diagnosis of persistent and chronic diarrhea in children. BMC Pediatr. 2020 Jun 26;20(1):309.
6. World Health Organization (WHO). Updates on the management of severe acute malnutrition in infants and children. Library Cataloguing-in-Publication. Guidelines2013.
7. Lazzerini M, Wanzira H. Oral zinc for treating diarrhoea in children. Cochrane Database Syst Rev. 2016 Dec 20;12(12):
8. Zangenberg M, Johansen ØH, Abdissa A, et al. Prolonged and persistent diarrhoea is not restricted to children with acute malnutrition: an observational study in Ethiopia. Trop Med Int Health. 2019 Sep;24(9):1088-1097.
9. Sathiyasekaran M, Ganesh R, Natarajan S. Other causes of chronic diarrhea in children. Indian J Pediatr. 2023.
10. Shankar S, Rosenbaum J. Chronic diarrhoea in children: a practical algorithm-based approach. J Paediatr Child Health. 2020;56(7):1029-38.
11. Hyams JS, Di Lorenzo C, Saps M, et al. Functional disorders: children and adolescents. Gastroenterology. 2016.
12. Thiagarajah JR, Kamin DS, Acra S, et al.; PediCODE Consortium. Advances in evaluation of chronic diarrhea in infants. Gastroenterology. 2018;154(8):2045-59.
13. Kim ES, Kim D, Yoon Y, et al. Needs for increased awareness of gastrointestinal manifestations in patients with human inborn errors of immunity. Front Immunol. 2021;12:698721.
14. Carneiro-Sampaio M, Jacob CM, Leone CR. A proposal of warning signs for primary immunodeficiencies in the first year of life. Pediatr Allergy Immunol. 2011;22-345.
15. Morais MB, Silva GAPD. Environmental enteric dysfunction and growth. J Pediatr (Rio J). 2019;95(Suppl 1):85-94.
16. Schilling KA, Omore R, Derado G, et al. Factors associated with the duration of moderate-to-severe diarrhea among children in Rural Western Kenya Enrolled in the Global Enteric Multicenter Study, 2008-2012. Am J Trop Med Hyg. 2017;97:248-58.
17. Zeevenhooven J, Koppen IJ, Benninga MA, et al. The New Rome IV Criteria for Functional Gastrointestinal Disorders in Infants and Toddlers. Pediatr Gastroenterol Hepatol Nutr. 2017 Mar;20(1):1-13.
18. Sperber AD, Dumitrascu D, Fukudo S, et al. The global prevalence of IBS in adults remains elusive due to the heterogeneity of studies: a Rome Foundation working team literature review. Gut. 2017;66(6):1075-82.

19. Kamal HY, Morneault-Gill K, Chadwick CB. What is new with irritable bowel syndrome. Curr Opin Pediatr. 2023;35(5):574-8.
20. Devanarayana NM, Rajindrajith S. Irritable bowel syndrome in children: current knowledge, challenges and opportunities. World J Gastroenterol. 2018;24(21):2211-35.
21. Rexwinkel R, Vlieger AM, Saps M, et al. A therapeutic guide on pediatric irritable bowel syndrome and functional abdominal pain-not otherwise specified. Eur J Pediatr. 2022;181(7):2603-17.
22. Klem F, Wadhwa A, Prokop LJ, et al. Prevalence, risk factors, and outcomes of irritable bowel syndrome after infectious enteritis: a systematic review and meta-analysis. Gastroenterology. 2017;152(5):1042-54.e1.
23. Pisipati S, Connor BA, Riddle MS. Updates on the epidemiology, pathogenesis, diagnosis, and management of postinfectious irritable bowel syndrome. Curr Opin Infect Dis. 2020;33(5):411-8.
24. World Health Organization (WHO). Health topics; diarrhea. Disponível em: https://www.who.int/health-topics/diarrhoea#tab=tab_1. Acesso em: 10 jan. 2024.

9

Alergia alimentar

Elisa de Carvalho
Cristina Targa Ferreira
Luciana Rodrigues Silva

INTRODUÇÃO

A alergia alimentar é um importante problema de saúde pública em todo o mundo, que impacta negativamente a vida dos pacientes e seus familiares.[1] Consiste em uma reação adversa desencadeada por um alimento e mediada por uma resposta imunológica específica, que ocorre de forma reproduzível. Com base no mecanismo imunológico envolvido, pode ser classificada como:

- Mediada por IgE, a forma mais bem compreendida, ocasionada por anticorpos imunoglobulina E (IgE) contra antígenos alimentares.
- Não mediada por IgE, na qual a resposta imune ainda é pouco compreendida, mas parece atuar, principalmente, por reações mediadas por células, com influência da permeabilidade intestinal e do microbioma.
- Mista, em que tanto os mecanismos imunológicos mediados por IgE quanto aqueles mediados por células estão envolvidos.[2]

A alergia alimentar tem distribuição universal, com prevalência variável entre as diferentes regiões. Tem se tornado mais comum nos países menos desenvolvidos e parece ter se estabilizado em zonas mais desenvolvidas, como a Europa.[1] Os alérgenos alimentares mais comuns, responsáveis por 80% das manifestações de alergia alimentar, são o leite de vaca, a soja, o ovo, o trigo, o amendoim, as castanhas, os peixes e os crustáceos.[3] Em lactentes, a alergia à proteína do leite de vaca (APLV) é a mais comum, e os principais alérgenos do leite de vaca são alfa-lactalbumina, betalactoglobulina, albumina sérica e as caseínas.[4]

A prevalência da APLV durante a infância foi observada em 1,9% em um estudo finlandês, 2,16% na Ilha de Wight (Reino Unido), 2,22% em um estudo da Dinamarca, 2,24% na Holanda e até 4,9% de acordo em dados noruegueses. A British Society for Allergy and Clinical Immunology (BSACI) relatou uma prevalência populacional entre 2 e 3% até o quinto ano de vida. Como parte do estudo *Europrevall,* 8.823 crianças foram acompanhadas até os 2 anos de idade em Hampshire, com estimativas de incidência cumulativa de 2,4% (1,4-3,5) para APLV mediada por IgE e 1,7% para APLV não mediada por IgE.[5]

Este capítulo revisa os conceitos e consensos publicados nos últimos anos sobre manifestações clínicas, diagnóstico e tratamento da alergia alimentar, sobretudo da APLV.

MANIFESTAÇÕES CLÍNICAS

Existem diversos fenótipos de alergia alimentar, com peculiaridades na fisiopatologia, sinais e sintomas, idade de início, gravidade e história natural. Pela ausência de um sistema de classificação ou escore confiável, existe o risco de tratar pacientes diferentes com alergia alimentar da mesma maneira, ignorando variações que impactam a conduta diagnóstica e terapêutica. As alergias IgE mediadas são facilmente reconhecidas e diagnosticadas, pois apresentam reações imediatas, os sinais e sintomas são específicos, como angioedema, urticária e anafilaxia, e têm a presença de IgE sérica específica (sIgE) e/ou um teste cutâneo positivo para o alérgeno alimentar em questão. De modo diferente, as alergias não IgE mediadas constituem reações tardias, podem ter um curso crônico, o que dificulta a associação com o alérgeno, os sinais e sintomas são inespecíficos, como náuseas, vômitos, dor abdominal, diarreia, e não têm exames complementares que estabeleçam o diagnóstico.[2,3]

Assim, o diagnóstico da APLV permanece um desafio, especialmente naquelas não IgE mediadas, e tanto o superdiagnóstico quanto o subdiagnóstico ocorrem com frequência. O subdiagnóstico acarreta riscos de reações alérgicas e nutricionais, incluindo reações agudas, falha no crescimento, deficiência de micronutrientes, diminuição na qualidade de vida dos pacientes e cuidadores, aumento da morbidade e, inclusive, da mortalidade. Por outro lado, o superdiagnóstico de alergia alimentar tem sido associado a várias consequências indesejáveis, tais como dietas de eliminação injustificadas, sobrecarga econômica para as famílias e o sistema de saúde. Assim, é muito importante o diagnóstico correto da APLV, para evitar as consequências negativas do sub e do superdiagnóstico.[5] O Quadro 1 resume as principais manifestações clínicas da alergia alimentar, relacionadas aos mecanismos fisiopatológicos.

As principais manifestações digestivas da APLV são não IgE mediadas e podem ser classificadas nas formas clássicas bem caracterizadas, e em desordens da motilidade e manifestações inespecíficas.

Formas clássicas

- Proctocolite alérgica induzida pela proteína alimentar (*food protein-induced allergic proctocolitis* – FPIAP).
- Enteropatia induzida pela proteína alimentar (*food protein-induced enteropathy* – FPE).
- Síndrome da enterocolite induzida pela proteína alimentar (*food protein-induced enterocolitis syndrome* – FPIES).

Desordens da motilidade e manifestações inespecíficas

- Doença do refluxo gastroesofágico (DRGE), constipação intestinal, cólica.
- Dor abdominal, náuseas, evacuações volumosas com fezes amolecidas.
- Recusa alimentar.
- Falha do crescimento.[2-4]

PROCTOCOLITE ALÉRGICA INDUZIDA POR PROTEÍNA ALIMENTAR

A FPIAP é uma doença inflamatória, que acomete principalmente as porções

QUADRO 1 Manifestações da alergia alimentar relacionadas aos mecanismos imunológicos

IgE mediadas	Mista (IgE e não IgE mediadas)	Não IgE mediadas
	Cutâneas	
Urticária	Dermatite atópica	Dermatite herpetiforme de Duhring (DHD)
Angiodema		Dermatite de contato
Rush eritematoso morbiliforme		
Rubor		
	Respiratórias	
Rinoconjuntivite alérgica	Asma	Hemossiderose pulmonar induzida por alimento (síndrome de Heiner)
Broncoespasmo agudo		
	Gastrointestinais	
Síndrome da alergia oral	Esofagite eosinofílica	Síndrome da enterocolite induzida pela proteína alimentar
Espasmo gastrointestinal agudo	Gastrite eosinofílica	Síndrome da proctocolite induzida pela proteína alimentar
Regurgitação, vômito e diarreia	Gastroenterite eosinofílica	Síndrome da enteropatia induzida pela proteína alimentar
		Doença celíaca
		Recusa alimentar Disfagia Regurgitações Vômito (não relacionado à infecção) Diarreia (não relacionada à infecção) Constipação intestinal Fissura anal *Rush* perianal Sangramento intestinal
	Gerais	
Tontura/desmaio		Cólica Irritabilidade Falha do crescimento Anemia ferropriva
Anafilaxia		
Anafilaxia induzida por exercício associada a alimentos		
	Miscelâneas	
Cólicas e contrações uterinas		

IgE: imunoglobulina E.
Fonte: Jensen et al.;[4] Meyer et al.[5]

distais do cólon. Sua fisiopatologia ainda não está totalmente estabelecida, mas sabe-se que ocorre aumento da permeabilidade intestinal, elevação de citocinas pró-inflamatórias, como fator de necrose tumoral alfa (TNF-alfa) e expressão reduzida do TGF-beta, um importante imunorregulador. Mesmo sendo uma forma de APLV não IgE mediada, pode estar associada com um fenótipo atópico e eosinofilia. Por esse motivo, especialmente nas crianças com dermatite atópica, pode haver sobreposição com APLV mediada por IgE.[4]

Tem como principal manifestação a enterorragia, com presença de rajas de sangue vermelho vivo nas fezes. A maioria dos lactentes acometidos tem aparência saudável, mas alguns são agitados, têm irritabilidade, dificuldade para evacuar e fissura anal. Os pacientes, frequentemente, não apresentam perda de peso, comprometimento do estado geral ou anomalias no exame físico. É uma manifestação precoce da APLV, que ocorre entre dias e 6 meses de vida, sendo mais comum nos primeiros 2 meses de vida. Costuma ser uma doença transitória e a maioria dos casos melhora em torno do primeiro ano de vida.[6]

Consiste em um fenótipo comum da APLV não IgE mediada, mas as estimativas de prevalência variam amplamente, de 0,16% em crianças saudáveis até 64% em pacientes que apresentam sangue nas fezes.[6] Martin et al., em estudo sobre a incidência de proctocolite diagnosticada na comunidade, observou que 7% dos lactentes apresentaram rajas de sangue nas fezes e 17% tiveram o diagnóstico de FPIAP, quando se considerou também a presença de sangue oculto nas fezes.[7]

O leite de vaca é o alérgeno específico mais frequente (94%), seguido por ovo, carne bovina, trigo e nozes. Cerca de 43% das crianças diagnosticadas tinham alergia a múltiplos alimentos.[4]

Das alergias alimentares, a FPIAP é a manifestação mais comum em crianças em aleitamento materno exclusivo, mas nesse contexto é importante ressaltar dois conceitos:

- Não se trata de alergia ao leite materno. A sensibilização ocorre por proteínas dietéticas ingeridas pela mãe nutriz e que são transferidas via leite materno para o lactente, o que pode ser comprovado pela presença da betalactoglobulina no leite materno de mães que ingerem leite de vaca, uma vez que essa proteína não está naturalmente presente no leite humano, mas apenas no leite de outros mamíferos, como vaca, cabra e ovelhas.[4]
- Mesmo sendo comum em crianças em aleitamento materno exclusivo, este não constitui fator de risco para o desenvolvimento da proctocolite. Ao contrário, o aleitamento artificial exclusivo representa um risco para o FPIAP, enquanto o aleitamento materno isolado ou em conjunto com a suplementação de fórmula desde o nascimento é protetor, sugerindo que fatores transferidos pelo leite materno são fundamentais para estabelecer a tolerância.[4]

Na prática clínica, o diagnóstico da proctocolite alérgica é substancialmente clínico e, em geral, feito de forma presuntiva quando os pacientes respondem positivamente à eliminação do alérgeno, em geral por 2 a 4 semanas. O desencadeamento oral com alimento suspeito é diagnóstico. Pode haver eosinofilia no hemograma, mas nenhum exame laboratorial estabelece o diagnóstico e, portanto, os exames são desnecessários na maioria das vezes.[6] Devido à falta de testes diagnósticos confiáveis, há um interesse crescente em possíveis biomarcadores fecais, como a calprotectina fecal. Entretanto, os resultados dos estudos não nos permitem recomendá-los como úteis na elucidação diagnóstica das alergias alimentares não IgE mediadas. Mais estudos são necessários, envolvendo um número adequado de participantes com características uniformes como idade, estado nutricional, duração da dieta de eliminação e, principalmente, sobre valores de referência.[6]

A realização de exames invasivos, como a colonoscopia com biópsias, cujo achado mais comum é a colite focal ou difusa, com edema e erosões, fica reservada apenas aos casos mais graves e/ou para diagnóstico diferencial com outras condições.[6,8]

Após a suspeição clínica, o que define o diagnóstico é o desencadeamento com o alimento suspeito, ou seja, após a melhora do quadro clínico ao eliminar o alimento suspeito, deve-se reintroduzi-lo e observar o reaparecimento dos sintomas, o que confirma o diagnóstico.[6,8]

O tratamento da FPIAP baseia-se na dieta de eliminação do alimento desencadeante. No caso de lactente, deve-se incentivar e apoiar o papel benéfico da amamentação. Nesses casos, deve-se orientar dieta de exclusão do leite de vaca para a mãe nutriz. Outros alérgenos alimentares devem ser eliminados, se houver suspeição, pela associação clínica entre a exposição e os sinais/sintomas e/ou refratariedade ao tratamento instituído. O sangramento geralmente desaparece em 1 a 2 semanas após a eliminação completa da proteína da dieta materna. Esse período de resolução pode ser mais longo nas crianças amamentadas. A maioria dos casos melhora em 72 a 96 horas, mas a resolução total dos sintomas pode levar até 2 semanas após o início da dieta de eliminação. Se a criança ainda estiver sintomática por pelo menos 2 semanas após o início da dieta, é necessário primeiro verificar a adesão da mãe à dieta e, na sequência, considerar eliminar a soja, seguida do ovo, da dieta materna, especialmente se o lactente apresentar dermatite atópica.[6]

Nos lactentes em uso de fórmula infantil, habitualmente se indica fórmula extensamente hidrolisada (FeH) e, se o sangramento não resolver, a fórmula de aminoácidos (FAA). Como o acometimento é do cólon, pode-se indicar FeH com lactose.[8]

O prognóstico da proctocolite alérgica é bom, quase todos os lactentes tornam-se tolerantes ao alimento desencadeante por volta de 1 ano de idade, e muitos por volta dos 6 meses.[6]

Deve-se levar em consideração que até 20% dos lactentes amamentados têm resolução espontânea do sangramento, sem qualquer mudança de dieta ou uso de medicamentos. Deve-se ponderar, entretanto, que o sangramento não é um evento normal, ocasiona alto nível de estresse para a família e a dieta de eliminação do alérgeno reduz o tempo de sangramento. Ademais, a colite alérgica foi identificada como um fator de risco para futuros distúrbios gastrointestinais funcionais, apoiando a existência de distúrbios da interação do eixo intestino-cérebro (DGIB, do inglês *disorders of gut-brain interactions*) "pós-inflamatórios".

A presença ou ausência de outras manifestações atópicas pode ajudar o profissional de saúde na decisão de iniciar ou não uma dieta de eliminação diagnóstica ou "vigiar e esperar" por 1 mês, nos casos leves, uma vez que a hematoquezia desaparece espontaneamente em muitos lactentes amamentados. Assim, enquanto os lactentes alimentados com fórmula que apresentam FPIAP devem ser colocados em uma dieta de eliminação, se a criança for amamentada as mães não devem ser imediatamente colocadas em uma dieta de exclusão, nos casos leves, com sangramento de pequena monta (pontinhos de sangue nas fezes), porque a hematoquezia geralmente desaparece espontaneamente. Se uma dieta de eliminação diagnóstica for iniciada, é essencial reintroduzir a PLV na dieta materna e/ou dieta infantil após 2 a 4 semanas, para confirmação do diagnóstico.[5,6,8]

Como o sangramento retal é frequente em lactentes saudáveis, mesmo naqueles em aleitamento materno, é importante fazer o diagnóstico diferencial com fissuras anais, intussuscepção, colite infecciosa, enterocolite necrosante e doença inflamatória intestinal de início muito precoce.[6]

Estudos preliminares mostram que suplementação probiótica talvez possa acelerar a tolerância e a resolução das alergias não IgE mediadas. O *Lactobacillus rhamnosus GG* foi recentemente descrito como monoterapia ou associado à FeH para acelerar a recuperação dos sintomas em proctocolite alérgica, mas ainda não é possível recomendar esse tratamento de maneira universal. Investigações prospectivas do microbioma intestinal em lactentes alérgicos poderão ajudar na compreensão da patogênese da FPIAP.[6]

Vale ressaltar que crianças com FPIAP parecem ter maior risco para desenvolver alergias alimentares mediadas por IgE mais tardiamente.[5] Essa questão precisa de mais atenção, uma vez que um grande estudo de coorte relatou que a FPIAP por PLV estava associada a maior risco de desenvolver APLV-IgE [razão de chances ajustada de 5,4 (IC 95% 1,4-20,8)] e levantou preocupações sobre o papel potencial da introdução tardia de alimentos no desenvolvimento de APLV-IgE mediada nessa população mais vulnerável. Antes da reintrodução da PLV, o teste de IgE específico pode ser recomendado para os lactentes com comorbidades atópicas, como a dermatite atópica.[7,9]

ENTEROPATIA INDUZIDA POR PROTEÍNAS ALIMENTARES

A enteropatia induzida pela proteína alimentar é representada por um quadro de má-absorção, de início insidioso, que se manifesta com diarreia crônica (fezes aquosas e ácidas), eritema perianal, distensão abdominal, vômitos, anemia, perda de peso e insuficiência do crescimento. De modo semelhante à doença celíaca, pode cursar com esteatorreia, enteropatia perdedora de proteínas, hipoalbuminemia, edema e variáveis graus de desnutrição. Ocorre mais frequentemente nos primeiros meses de vida, por APLV, algumas semanas após a introdução do leite de vaca na dieta da criança.

Após a introdução do alimento (alérgeno), o paciente pode apresentar um quadro temporário de ganho de peso satisfatório e boa evolução clínica, pois as manifestações clínicas podem se tornar evidentes após dias, semanas ou até mais de 1 mês da introdução do alimento, por decorrer de uma reação tardia, mediada por células. Sua incidência é desconhecida, embora pareça ser menos comum, atualmente, do que há 20 anos.[10]

As manifestações clínicas são decorrentes da lesão das vilosidades intestinais ocasionadas pela proteína alimentar (alérgeno) e têm como consequências:

- A diminuição da superfície absortiva.
- A redução da concentração das dissacaridases.
- O aumento da permeabilidade da barreira intestinal, que facilita a absorção

de macromoléculas, propicia a sensibilização a outras proteínas e mantém um ciclo vicioso que perpetua a resposta imune alérgica.

A diarreia é aquosa, as fezes são ácidas e o lactente, em geral, apresenta distensão abdominal e assadura perianal. As lesões das microvilosidades e das vilosidades são reversíveis e recuperam-se com a dieta de eliminação do alérgeno. Após a recuperação da mucosa intestinal, a capacidade absortiva é restabelecida.[10] A Figura 1 resume esses conceitos.

Quanto ao diagnóstico, na avaliação histológica da mucosa do intestino delgado, observa-se infiltrado inflamatório da lâmina própria, constituído por linfócitos, plasmócitos, mastócitos e eosinófilos. Além disso, pode ocorrer achatamento das vilosidades intestinais, em diferentes graus, e hiperplasia das criptas. Nesses casos, o diagnóstico diferencial com a doença celíaca deve levar em consideração a quantidade de linfócitos intraepiteliais, os anticorpos antiendomísio e antitransglutaminase, bem como o HLA DQ2 e DQ8.[10]

A eliminação do alérgeno causa regressão dos sintomas, comumente, em 2 a 4 semanas, mas nos casos de grande atrofia vilositária pode demorar até 8 semanas. O diagnóstico é confirmado pelo teste de provocação oral (TPO), ou seja, pelo reaparecimento dos sintomas após a reintrodução do alimento.[10]

O tratamento consiste na dieta de eliminação do alimento desencadeante. No caso da APLV, a maioria dos lactentes responde bem ao uso de FeH. Nos casos mais graves, pode ser necessário o uso de fórmulas de aminoácidos (FAA) ou mesmo de nutrição parenteral.[10]

SÍNDROME DA ENTEROCOLITE INDUZIDA PELA PROTEÍNA ALIMENTAR

A FPIES é um fenótipo da alergia alimentar não IgE mediada que acomete os intestinos delgado e grosso e, de modo diferente da proctocolite e da enteropatia, apresenta, além dos sintomas digestivos, manifestações sistêmicas. Sua patogênese ainda é pouco compreendida. Acredita-se que uma combinação de processos da imunidade inata e adaptativa, envolvendo células T antígeno-específicas e citocinas, determina a inflamação do cólon e do íleo, com aumento da permeabilidade intestinal e desvios de fluidos para o lúmen gastrointestinal.[11]

O diagnóstico da FPIES representa um desafio na prática clínica, pela variabilidade na apresentação dos sintomas, similaridades com outras doenças, falta de um exame complementar ou biomarcador diagnóstico, bem como por ter como gatilhos alimentos de baixa suspeição de alergenicidade, como arroz, banana e aveia, além dos grupos de maior alergenicidade, como leite de vaca, soja e peixe.[12]

Quanto às manifestações, a crise de vômitos repetidos, frequentemente seguidos de diarreia, constitui a manifestação clínica mais comumente observada na FPIES. Outros sinais que alertam para o diagnóstico da FPIES são as manifestações sistêmicas, mesmo sendo uma alergia não IgE mediada, como: letargia, palidez, hipotensão, distúrbios metabólicos, choque e cianose por metemoglobinemia.

Embora a FPIES seja, tipicamente, uma doença da infância, o início em idades avançadas, incluindo adultos, está sendo cada vez mais reconhecido. Sua apresentação clínica é determinada pela frequência e pela

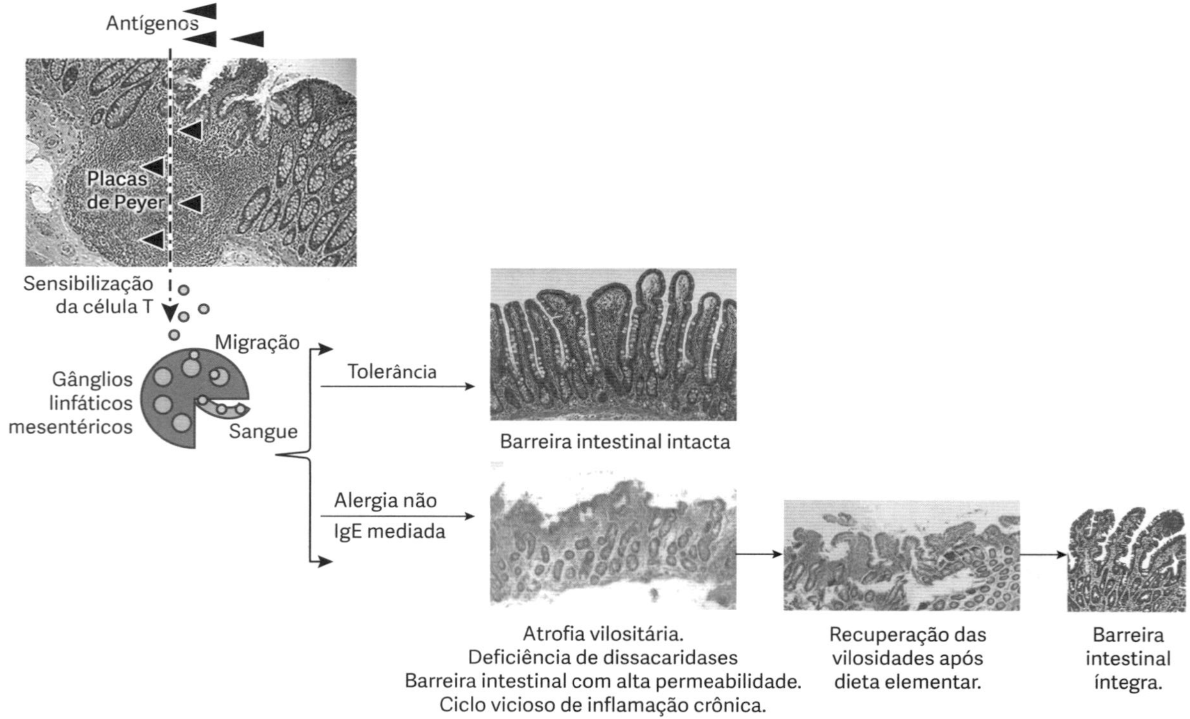

FIGURA 1 Os antígenos alimentares, continuamente absorvidos pela mucosa intestinal, são processados e transportados via linfática para os nódulos mesentéricos ou via veia porta para o fígado. Conforme a resposta imune, são desencadeados mecanismos de tolerância ou alergia. A barreira intestinal intacta, a IgAS, as células dendríticas tolerogênicas, a secreção de IL-10, o TGF-b, os linfócitos T reguladores e outros mecanismos de tolerância favorecem o controle da inflamação e a manutenção da integridade da mucosa intestinal. Por outro lado, a deficiência dos mecanismos de tolerância desencadeia uma resposta imune, que ocasiona atrofia das vilosidades e aumenta a permeabilidade da mucosa, favorecendo a absorção de alérgenos e iniciando um ciclo vicioso, que pode ser interrompido com a dieta de eliminação. A retirada do alérgeno promove a recuperação da integridade da mucosa intestinal.

Fonte: elaboração das autoras.

dose do alérgeno alimentar na dieta, idade do paciente, presença de anticorpo IgE específico para o alimento em questão e a gravidade das crises (leves, moderadas e graves). Com base nesses conceitos, a FPIES pode ser classificada nos fenótipos: agudo, crônico, atípico, do adulto e durante o aleitamento materno exclusivo.[13-15] De modo diferente da proctocolite alérgica, a FPIES não é comum em crianças em aleitamento materno exclusivo.[15] Os Quadros 2, 3 e 4 reúnem os critérios diagnósticos para FPIES aguda, crônica e as características clínicas e laboratoriais dos diferentes fenótipos.

QUADRO 2 Critérios diagnósticos para FPIES aguda

Critério maior:
Vômitos no período de 1-4 horas após a ingestão do alimento suspeito e ausência de sintomas IgE mediados clássicos (pele ou respiratórios).

Critérios menores:
1. Um segundo episódio (ou mais) de vômitos repetitivos depois de comer o mesmo alimento suspeito.
2. Episódio de vômito repetitivo 1-4 horas depois de comer um alimento diferente.
3. Letargia extrema com qualquer reação suspeita.
4. Palidez acentuada com qualquer reação suspeita.
5. Necessidade de ida à emergência com qualquer reação suspeita.
6. Necessidade de suporte de fluidos intravenosos com qualquer reação suspeita.
7. Diarreia em 24 horas (geralmente 5-10 horas).
8. Hipotensão.
9. Hipotermia.

Diagnóstico da FPIES: critério maior e ≥ 3 critérios menores.

Observação: se um único episódio ocorreu, um TPO de diagnóstico deve ser fortemente considerado para confirmar o diagnóstico, especialmente porque a gastroenterite viral é comum nessa faixa etária. É importante reconhecer que as reações agudas de FPIES tipicamente se resolvem em questão de horas, em comparação com os habituais cursos de vários dias de gastroenterite. O paciente deve ser assintomático e crescer normalmente quando o alimento agressor é eliminado da dieta.
FPIES: síndrome da enterocolite induzida pela proteína alimentar; TPO: teste de provocação oral.
Fonte: Nowak-Wegrzyn, et al.[14]

QUADRO 3 Critérios diagnósticos para FPIES crônica

Leve:
Doses mais baixas do alimento suspeito (p. ex., alimentos sólidos ou alérgenos alimentares no leite materno) causam vômitos intermitentes e/ou diarreia, geralmente com baixo ganho de peso/insuficiência do crescimento, mas sem desidratação ou acidose metabólica.

Grave:
Alimento é ingerido regularmente (p. ex., fórmula infantil): vômito intermitente mas progressivo e diarreia (ocasionalmente com sangue) se desenvolve, às vezes com desidratação e acidose metabólica.

Observações:
- O critério mais importante para o diagnóstico crônico de FPIES é a resolução dos sintomas dentro de dias após a eliminação do(s) alimento(s) ofensivo(s) e recorrência aguda dos sintomas quando o alimento é reintroduzido, com início do vômito em 1-4 horas, diarreia em 24 horas (geralmente 5-10 horas).
- Sem TPO, o diagnóstico de FPIES crônico permanece presuntivo.

FPIES: síndrome da enterocolite induzida pela proteína alimentar; TPO: teste de provocação oral.
Fonte: Nowak-Wegrzyn et al.[14]

QUADRO 4 Diferentes fenótipos da FPIES

	FPIES agudo	FPIES crônico	FPIES atípico*	FPIES adulto
Ingestão do alimento	Intermitente ou após período de restrição	Exposição frequente, diária, ao alimento (alérgeno)	Pode ser agudo ou crônico	Pode ser agudo ou crônico
Sintomas clínicos	▪ Vômitos repetidos. ▪ Início: 1-4 horas após a ingestão do alérgeno. ▪ Diarreia aquosa dentro de 24 horas após a ingestão. ▪ Pode ter sangue nas fezes. ▪ Duração: 5-10 horas após o início dos sintomas. ▪ Hipotermia. ▪ Letargia. ▪ Hipotonia. ▪ Palidez. ▪ Desidratação. ▪ Choque. ▪ Hipotensão. ▪ Duração dos sintomas: em geral 24 horas. ▪ Assintomático entre as crises. ▪ Crescimento normal.	▪ Vômitos intermitentes e com piora progressiva. ▪ Diarreia aquosa (pode ter sangue ou muco). ▪ Distensão abdominal. ▪ Perda de peso. ▪ Insuficiência do crescimento. ▪ Desidratação. ▪ Acidose metabólica. ▪ Hipotensão. ▪ Palidez. ▪ Hipotermia. ▪ Letargia. ▪ Pode ter choque. ▪ Resolução dos sintomas dentro de dias a semanas após a eliminação do(s) alimento(s) agressor(es).	▪ Teste cutâneo (SPT) e/ou soro específico de IgE (s-IgE) positivo para o alérgeno. ▪ Mais persistentes. ▪ Tolerância: idades maiores. ▪ Pode evoluir para IgE mediada, inclusive com anafilaxia.	▪ Dor abdominal ▪ 1-4 horas após a ingestão do alimento (sintoma predominante). ▪ Seguido de vômitos e diarreia. ▪ Pode ter tido: tolerância prévia. ▪ Mais comuns: peixes e crustáceos. ▪ Relatos: leite de vaca, trigo e ovo.

(continua)

QUADRO 4 Diferentes fenótipos da FPIES (*continuação*)

	FPIES agudo	FPIES crônico	FPIES atípico*	FPIES adulto
Exames laboratoriais	▪ Leucocitose. ▪ Neutrofilia. ▪ Acidose metabólica. ▪ Trombocitose. ▪ Metemoglobinemia. ▪ Fezes: leucócitos e eosinófilos. ▪ Sangue oculto positivo.	▪ Leucocitose. ▪ Neutrofilia. ▪ Anemia. ▪ Eosinofilia. ▪ Acidose metabólica. ▪ Hipoalbuminemia. ▪ Trombocitose. ▪ Metemoglobinemia. ▪ Fezes: leucócitos e eosinófilos. ▪ Sangue oculto positivo.	IgE específico para o alimento positivo.	
Gravidade	Leve: ▪ 1-2 vômitos. ▪ Sem letargia. Moderada: ▪ ≥ 3 vômitos. ▪ Letargia leve. Grave: ▪ ≥ 3 vômitos. ▪ Letargia, hipotonia, cianose.	▪ Leve. ▪ Grave: desidratação, acidose metabólica.		

* Formas clássicas: IgE negativo; FPIES atípico, IgE positivo.
FPIES: síndrome da enterocolite induzida pela proteína alimentar; IgE: imunoglobulina E; IgE: imunoglobulina E sérica; SPT: *skin prick test*.
Fonte: Agyemang e Nowak-Wegrzyn.[12]

Não existem exames que estabeleçam o diagnóstico de FPIES. Assim, a definição diagnóstica baseia-se no quadro clínico compatível, exclusão de outras doenças e confirmação pelo TPO (Quadro 5). O Quadro 6 resume os principais diagnósticos diferenciais da FPIES.

Nas crises agudas, o tratamento baseia-se na dieta de restrição dos alérgenos, ondansetrona, restauração hemodinâmica,

QUADRO 5 Interpretação do TPO em pacientes com história de FPIES (possíveis ou confirmadas)

Critério maior: Vômitos no período de 1-4 horas após a ingestão do alimento suspeito e ausência de sintomas IgE mediados clássicos (pele ou respiratórios).
Critérios menores: Letargia. Palidez Diarreia 5-10 horas depois da ingestão. Hipotensão. Hipotermia. Contagem aumentada de neutrófilos de mais de 1.500 neutrófilos acima da contagem de linha de base.
TPO positivo: Critério maior e ≥ 2 critérios menores.

Observações:
- Com o uso rápido da ondansetrona, vômitos repetitivos, palidez e letargia podem ser evitados.
- Nem sempre é possível realizar contagens de neutrófilos no momento do teste. Portanto, o médico assistente pode decidir que apenas o principal foi cumprido. Entretanto, nos desafios realizados para fins de pesquisa, os pesquisadores devem aderir aos critérios rigorosos para concluir a positividade do desafio.

FPIES: síndrome da enterocolite induzida pela proteína alimentar; IgE: imunoglobulina E; TPO: teste de provocação oral.

Fonte: Nowak-Wegrzyn et al.[14]

QUADRO 6 FPIES: diagnóstico diferencial

	Características de FPIES	
Diagnóstico	**Semelhantes**	**Diferentes**
	Infecções	
Sepse	Letargia súbita, vômitos, hipotensão, hipotermia, neutrofilia periférica	Presença de febre, sem melhora com tratamento de ressuscitação com fluidos apenas
Gastroenterites	Vômito, diarreia aquosa	Presença de febre, curso de vários dias, sem alimento desencadeante, outros familiares podem estar acometidos
	Obstrução gastrointestinal anatômica	
Má rotação/volvo	Vômitos em lactente, fezes com sangue (isquemia intestinal), desidratação e choque, falha de crescimento, alças intestinais distendidas ao raio X	Vômito bilioso, distensão abdominal, sepse por necrose intestinal, sem melhora com tratamento de ressuscitação com fluidos apenas

(continua)

QUADRO 6 FPIES: diagnóstico diferencial (*continuação*)

	Características de FPIES	
Diagnóstico	**Semelhantes**	**Diferentes**
Intussuscepção intestinal	Vômitos, diarreia com sangue, intermitente, letargia e palidez	Intermitente grave, cólicas intestinais, não associada a alimentação, massa abdominal ao exame físico, detectável ao ultrassom
Doença de Hirschsprung	Vômitos, falha de crescimento em lactentes e crianças menores	Distensão abdominal, constipação, retardo na eliminação de mecônio, vômitos biliosos
Estenose do piloro	Vômitos em jato recorrentes causando desidratação	Sem diarreia, diagnóstico por ultrassom
Enterocolite necrotizante	Letargia, vômitos, diarreia com sangue, neutrofilia	Risco elevado em prematuros e/ou baixo peso de nascimento e alimentados com fórmula láctea. Necessita de alimentação parenteral, antibióticos IV, pneumatose intestinal ao raio X.
	Doenças gastrointestinais	
Doença celíaca	Falha do crescimento, diarreia crônica, vômito, anemia	Sorologia celíaca positiva e confirmação por biópsia intestinal, má-absorção
Refluxo gastroesofágico	Vômito intermitente	Sem diarreia, sem desidratação, vômitos usualmente mínimos
Intolerância à lactose	Diarreia com ingestão de alimento específico (lactose)	Sintomas apenas com a lactose do leite de vaca, distensão, flatulência, baixa prevalência em menores de 5-6 anos de vida
Vômitos cíclicos	Vômitos recorrentes repetitivos, letargia	Não associado a alimento, vômito estereotipado tipicamente no início do dia, associado com pródromos (pode ser associado a cefaleia, fotofobia)
	Doenças alérgicas	
Esofagite eosinofílica	Desencadeada por alimento específico, vômito, falha do crescimento	Disfagia, impactação de alimento, crônica
Proctocolite alérgica induzida por alimento	Fezes com muco ou sangue, associadas à ingestão de fórmula de leite de vaca	Sem prejuízo de crescimento, sem vômito, resolução breve (aproximadamente no primeiro ano de vida), paciente sem aparência de estar doente
Enteropatia induzida por proteína alimentar	Falha de crescimento, vômito intermitente ou diarreia após a ingestão de alimento específico (leite de vaca, ovo, outros)	Dano ao intestino delgado e má-absorção. Sem letargia, palidez ou desidratação, sem metemoglobulinemia ou acidemia. Diagnóstico confirmado por endoscopia e biópsia

(continua)

QUADRO 6 FPIES: diagnóstico diferencial (*continuação*)

	Características de FPIES	
Diagnóstico	**Semelhantes**	**Diferentes**
Anafilaxia	Vômitos, diarreia com ingestão de alimento específico	Sintomas imediatos com a ingestão de alimento (de minutos a 1 hora), teste cutâneo de hipersensibilidade imediata ou IgE sérica específica positivos, outros sintomas sistêmicos (urticária, angioedema e outros)
Doenças metabólicas, erros inatos do metabolismo, doenças de depósito	Falha de crescimento, acidose metabólica, letargia	Falha de crescimento, retardo de desenvolvimento, dismorfias, ácidos orgânicos na urina, aminoácidos plasmáticos e hiper/hipoglicemia, hepatoesplenomegalia
Metemoglobulinemia congênita	Metemoglobulinemia	Assintomático, sem vômitos ou diarreia, fadiga generalizada
Imunodeficiência primária	Diarreia crônica (decorrente de infecções intestinais frequentes ou persistentes)	Não relacionada a alimento, contagem anormal de linfócitos, imunoglobulinas, entre outros
Enteropatia imune	Diarreia crônica	Diarreia frequentemente com sangue ou muco, diarreia intensa sem relação a alimento, rara em lactentes e pré-escolares

FPIES: síndrome da enterocolite induzida pela proteína alimentar; IgE: imunoglobulina E; IV: intravenoso.
Fonte: Agyemang e Nowak-Wegrzyn.[12]

metilprednisolona (casos graves) e/ou drogas vasoativas. A epinefrina e os anti-histamínicos não têm eficácia no tratamento da FPIES.[14,16] Para evitar novas crises, deve-se manter a dieta de eliminação.

A recomendação é sempre seguir com leite materno. Para os lactentes em uso de fórmulas, a FeH pode ser indicada para os casos mais leves e as FAA para os mais graves.[17]

TRANSTORNOS DE DISMOTILIDADE INDUZIDOS POR PROTEÍNA ALIMENTAR

Nesses distúrbios gastrointestinais, como a DRGE, principalmente o leite de vaca e, em menor prevalência, as proteínas da soja, do ovo e do trigo podem ocasionar dismotilidade. Suspeita-se de que na reação alérgica os mastócitos (além de eosinófilos e linfócitos) interajam com nervos sensitivos gastrointestinais, tornando a motilidade disfuncional.[4]

Um dos maiores desafios no diagnóstico diferencial entre a APLV não IgE mediada e as DGIBs é a ampla sobreposição entre os sintomas. Destaca-se, ainda, a pressão dos pais "para fazer alguma coisa", o que pode aumentar as prescrições desnecessárias de medicamentos.[5]

Muitas vezes, o tratamento nutricional, incluindo FeH, é recomendado e bem-sucedido para aliviar os sintomas de DGIB em lactentes. Assim, a melhora dos sintomas ao receber tais fórmulas pode se confundir com o diagnóstico de APLV. Uma vez que não existe um teste diagnóstico específico que discrimine o diagnóstico diferencial entre essas duas condições, e a abordagem recomendada pode ser eficaz em ambas as condições, os profissionais devem ser encorajados a orientar uma dieta de eliminação diagnóstica de curto prazo seguida de reintrodução/TPO, antes de optar por uma dieta de eliminação terapêutica de longo prazo.[5]

FALHA NO CRESCIMENTO

Nas doenças alérgicas, como APLV, dermatite atópica e asma, pode ocorrer liberação prejudicada do hormônio do crescimento, má-absorção e alteração do sono. Citocinas inflamatórias, particularmente a interleucina-6 produzida por macrófagos e o TNF-alfa, têm impacto negativo no crescimento.[5] O Quadro 7 resume os fatores de risco para falha do crescimento em crianças com APLV.

QUADRO 7 Fatores de risco para falha do crescimento em crianças com APLV

Atraso no diagnóstico
Inflamação intestinal permanente (subclínica)
Eliminação de múltiplos alimentos da dieta
Não adesão às orientações de dieta
Substituição inadequada da PLV
Eliminação de alimentos por conta própria
Início da doença em idades precoces
Alergia alimentar para múltiplos alimentos
Doença associada em fase ativa
Associação com doenças atópicas (asma, dermatite atópica) ou doenças crônicas

Fonte: Vandenplas et al.[18]

CONDUTA DIAGNÓSTICA E TERAPÊUTICA

Na maioria dos lactentes com APLV, a conduta consiste em uma abordagem em três etapas:

1. Dieta de eliminação diagnóstica.
2. TPO.
3. Dieta de eliminação terapêutica, se confirmado o diagnóstico de APLV.

A dieta de eliminação na fase diagnóstica deve ser mantida por um período de 2 a 4 semanas, a não ser algumas excepcionalidades, como nos casos de enteropatia com intenso comprometimento nutricional, podendo ser necessário tempo maior, de 4 a 8 semanas.

O TPO deve ser realizado sob supervisão médica, para alergia alimentar mediada por IgE e nas formas graves, não IgE mediada, como na FPIES. A reintrodução domiciliar pode ser orientada para formas leves/moderadas não IgE mediadas. Na resposta ao TPO, a APLV mediada por IgE é facilmente reconhecida, pois os sintomas são imediatos, minutos a 2 horas após a ingestão de leite de vaca.[5] A não IgE é mais difícil de identificar, pois o intervalo de tempo entre a ingestão e os sintomas varia de algumas horas a alguns dias, e a apresentação pode mimetizar distúrbios gastrointestinais funcionais pediátricos (FGID), com sintomas como regurgitação, vômito, diarreia e constipação.[5] Dessa forma, o paciente deve manter seguimento, mesmo que nos primeiros dias, após a liberação da PLV, ele se mantenha assintomático.

Confirmado o diagnóstico, todas as fontes de PLV devem ser eliminadas da dieta da criança. Se o lactente sintomático for amamentado exclusivamente, a amamentação deve ser continuada e a mãe deve ser colocada em dieta de eliminação diagnóstica, sem PLV, por 2 a 4 semanas, após a qual a PLV deve ser reintroduzida. Se estiver em uso de fórmula infantil, deve-se indicar o uso de FeH, FAA ou fórmula de soja, nas situações descritas neste capítulo. Deve-se enfatizar que, nos quadros de APLV não IgE mediadas leves a moderadas, não é necessário separar utensílios e evitar traços. A Figura 2 resume como estabelecer o diagnóstico de APLV na prática clínica, após suspeição.[18]

Quando o TPO confirma o diagnóstico de APLV, a dieta de eliminação terapêutica deve ser mantida, em geral, por pelo menos 6 meses ou até a idade de 9 a 12 meses. Isso se baseia na observação de que muitos lactentes com APLV tornam-se tolerantes nessa idade, especialmente no caso de alergia não IgE.[5] As taxas de resolução da APLV mediada por IgE podem ser mais tardias do que da APLV não IgE. Nos casos de proctocolite alérgica leves, com criança em aleitamento materno exclusivo e boa evolução após a eliminação do leite de vaca e derivados, pode-se considerar liberar a PLV para a mãe nutriz após 3 meses de dieta de eliminação, devendo-se sempre individualizar o paciente. De modo diferente, as crianças com enteropatia e desnutrição podem necessitar de um tempo maior para recuperação, da mesma forma que para o FPIES o tempo mínimo de dieta de eliminação é de 12 a 18 meses, após a última reação.

Após a dieta de eliminação terapêutica, é necessário realizar o TPO para estabelecer a tolerância. Na APLV mediada por IgE e FPIES, a reintrodução deve ser realizada sob supervisão médica em um ambiente médico, especialmente se os sintomas iniciais foram graves. Nos casos de APLV não mediada por IgE leve a moderada, a reintrodução pode ser realizada no domicílio, de acordo com as recomendações do *milk ladder* (escada de reintrodução da PLV, após dieta de eliminação terapêutica), que está sendo cada vez mais utilizado internacionalmente.[5]

No *milk ladder*, o leite em alimentos assados é introduzido primeiro em pequenas quantidades, seguido por doses mais elevadas de leite, menos processados termicamente. A subida é lenta e gradual. Não há tempo mínimo ou máximo durante o qual a escada deve ser concluída ou quanto tempo cada passo deve levar, pois é ajustado conforme características individuais do paciente, como história, reações, idade, tipo de APLV e outros fatores clínicos. As crianças podem ser tolerantes ao leite assado ou cozido, mas ainda reagir ao leite que não foi aquecido. O Quadro 8 resume os pré-requisitos para o teste de provocação domiciliar usando o *milk ladder*. As Figuras 3 e 4 resumem o passo a passo do *milk ladder* para crianças menores e maiores de 1 ano, respectivamente. As escadas de leite foram adaptadas aos hábitos alimentares locais, e normalmente começam com pequenas quantidades de leite assado/cozido que depois sobem na escada para alimentos menos aquecidos e fermentados.[5]

Se a reintrodução após a dieta de eliminação terapêutica causar sintomas, há consenso em continuar a dieta de eliminação por mais 3 a 6 meses e, em seguida, reintroduzir o leite de vaca.[5]

Quanto à eliminação de carne vermelha, não é recomendada habitualmente, pois menos de 20% daqueles com APLV IgE mediada também são alérgicos à carne bovina. Especificamente, esta última está associada a uma alergia ligada à albumina do soro bovino, proteína bastante lábil à temperatura e à digestão. Assim, cozinhar ou assar a carne destrói esse alérgeno, na maioria das vezes. Foi demonstrado que praticamente todas as crianças alérgicas à carne bovina toleram carne bovina bem cozida.[5]

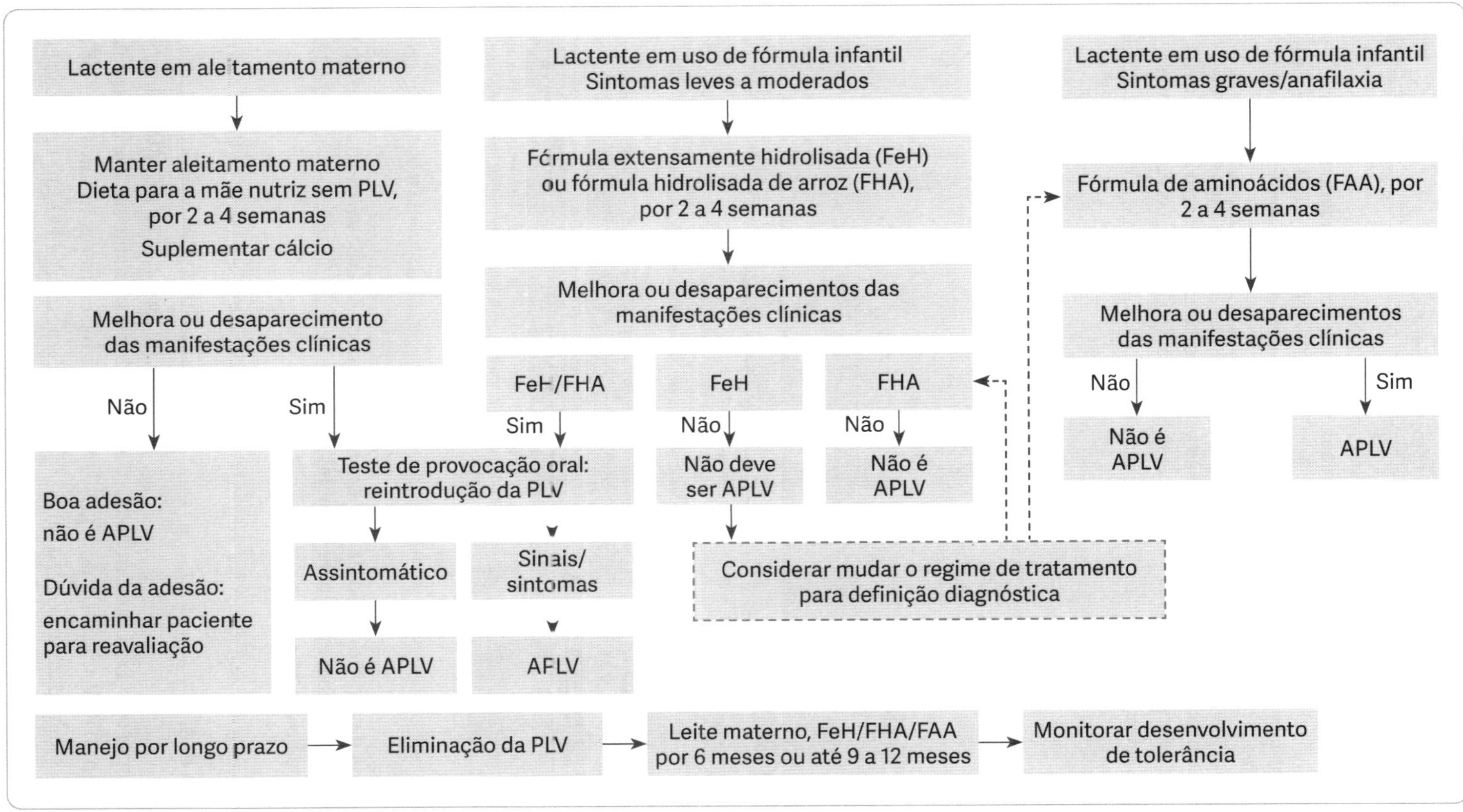

FIGURA 2 Como estabelecer o diagnóstico de alergia à proteína do leite de vaca (APLV) na prática clínica, após suspeição. Para confirmar o diagnóstico de APLV e evitar restrições desnecessárias, é necessário o teste de provocação oral (TPO), após período de dieta de eliminação da PLV.

Fonte: adaptação de Vandenplas.[18]

QUADRO 8 Pré-requisitos para teste de provocação domiciliar usando o *milk ladder* (escada de reintrodução da PLV – após dieta de eliminação terapêutica)

- Alergia não mediada por IgE (com exceção da FPIES).
- Mediada por IgE, apenas se reações prévias leves e não anafiláticas.
- De preferência, para não asmáticos; se asmáticos, estáveis e tratados adequadamente.
- Pacientes e familiares dispostos e preparados, sem barreiras linguísticas ou de compreensão.
- O ideal é que as famílias tenham acesso imediato aos serviços de emergência.
- Alto limiar de reação prévia.
- Níveis baixos ou decrescentes de pápula cutânea no Prick Test ou IgE sérica específica.
- Pacientes mais jovens (p. ex., pré-escolares) são preferidos, embora não sem risco, pois os mais velhos podem ser propensos a alergia persistente e sofrer de alergias coexistentes.

FPIES: síndrome da enterocolite induzida pela proteína alimentar; IgE: imunoglobulina E; PLV: proteína do leite de vaca.
Fonte: adaptação de Vandenplas et al.[18]

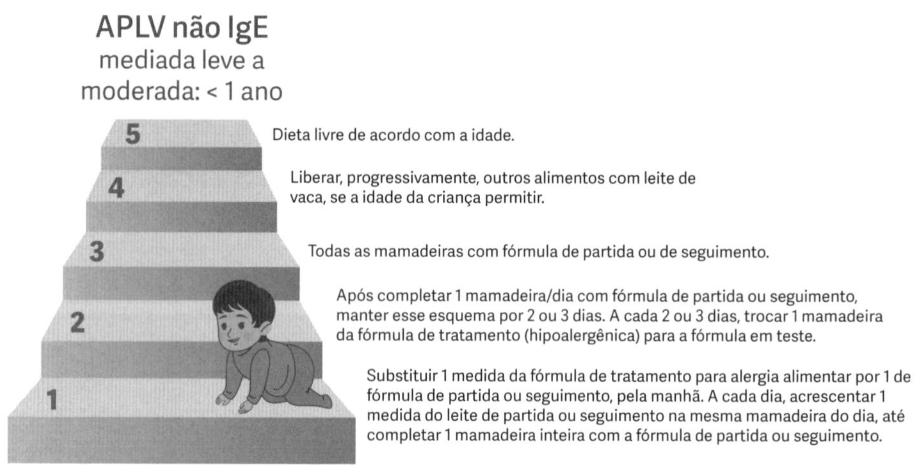

FIGURA 3 Escada de reintrodução da PLV em crianças com APLV leve/moderada não IgE mediada, menores de 1 ano, em uso de fórmulas infantis.
Fonte: adaptação de Nowak-Wegrzyn et al.[14]

Imunoterapia oral

A imunoterapia oral (ITO) é limitada aos pacientes com APLV mediada por IgE e é o método de escolha para prevenir anafilaxia à exposição acidental. A ITO consiste na ingestão diária de doses crescentes do alérgeno, na fase inicial, seguida de ingestão de uma dose constante na fase de manutenção, com base em protocolos específicos personalizados. A ITO em crianças com APLV grave e persistente merece ser con-

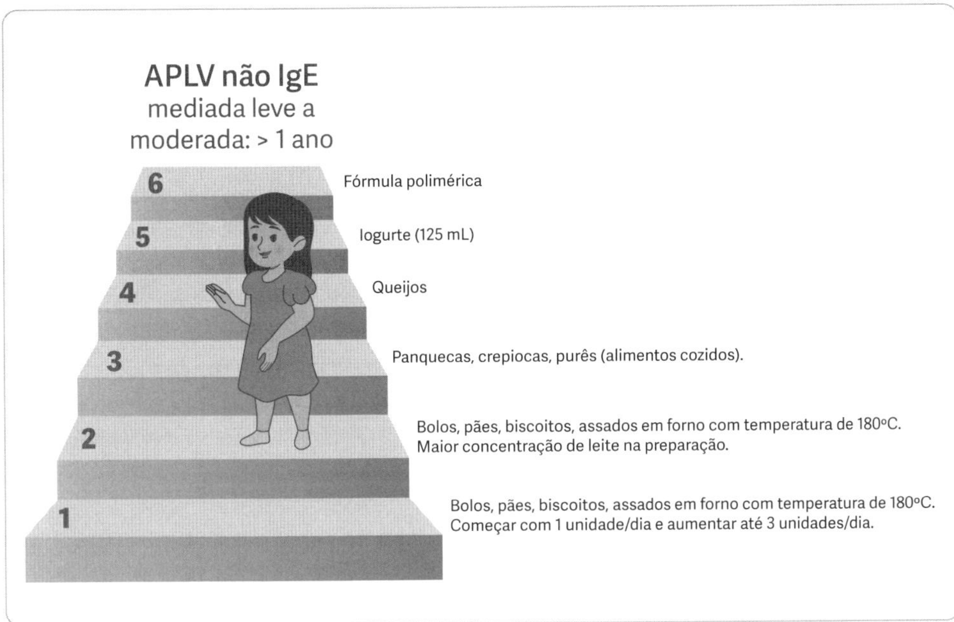

FIGURA 4 Escada de reintrodução da proteína do leite de vaca em crianças com alergia à proteína do leite de vaca leve/moderada não IgE mediada, maiores de 1 ano.
Fonte: adaptação de Nowak-Wegrzyn et al.[14]

siderada, mas atualmente essa abordagem deve ser reservada a pacientes selecionados e restrita a centros especializados.[5]

CONSIDERAÇÕES FINAIS

O diagnóstico da alergia alimentar permanece desafiador, especialmente da APLV não IgE mediada, e tanto o sub quanto o superdiagnóstico ocasionam consequências negativas para a saúde, além de econômicas. Com base no conhecimento atual, o diagnóstico de APLV baseia-se no TPO, com reintrodução da PLV 2 a 4 semanas após uma dieta de eliminação diagnóstica, domiciliar na alergia não IgE mediada (formas leves/moderadas) e supervisionado por profissional de saúde nas formas IgE mediadas e FPIES. Se a reintrodução da PLV ou TPO ocasionar sintomas, uma dieta de eliminação terapêutica deve ser recomendada por pelo menos 6 meses ou até a idade de 9 a 12 meses, o que for atingido primeiro.

Após a dieta de eliminação terapêutica, o TPO para estabelecer tolerância deve ser realizado. Para aqueles com APLV não IgE mediada, nessa fase pode ser utilizado o *milk ladder*, que não está indicado na etapa diagnóstica, mas tem sido cada vez mais utilizado na reintrodução após a dieta de eliminação terapêutica, nas formas leves e moderadas da APLV não IgE mediada.

Com uma variação significativa de fenótipos da APLV, não se pode aplicar uma abordagem "tamanho único" aos conselhos e recomendações, devendo-se individualizar o paciente e orientar conforme seu fenótipo, gravidade e condição familiar.

O leite materno é a nutrição ideal para bebês humanos. Contém compostos imunomoduladores que apoiam a evolução para tolerância às proteínas alimentares maternas, passadas para o lactente via leite materno, e aos alimentos complementares do bebê. O apoio ativo à mãe para continuar a amamentação é essencial para a saúde atual e futura da criança.

REFERÊNCIAS

1. Bartha I, Almulhem N, Santos AF. Feast for thought: a comprehensive review of food allergy 2021-2023. J Allergy Clin Immunol. 2023:S0091-6749(23)02414-4.
2. Carvalho E. Alergia alimentar. Pronap ciclo XXIV, 2022. Sociedade Brasileira de Pediatria.
3. Carvalho E, Targa CF, Rodrigues LS. Alergia alimentar. In: Tratado de pediatria. 5.ed. Barueri: Manole; 2021.
4. Jensen SA, Fiocchi A, Baars T, et al.; WAO Dracma Guideline Group. Diagnosis and rationale for action against cow's milk allergy (Dracma) Guidelines update – III – cow's milk allergens and mechanisms triggering immune activation. World Allergy Organ J. 2022;15(9):100668.
5. Meyer R, Venter C, Bognanni A, et al.; WAO Dracma Guideline Group. World Allergy Organization (WAO) diagnosis and rationale for action against cow's milk allergy (Dracma) guideline update – VII – milk elimination and reintroduction in the diagnostic process of cow's milk allergy. World Allergy Organ J. 2023;16(7):100785.
6. Ferreira CT, Carvalho E, Tofoli M, et al. Alergia alimentar não IgE mediada: formas leves e moderadas: guia prático de atualização da Sociedade Brasileira de Pediatria. São Paulo: SBP; 2022.
7. Martin VM, Virkud YV, Seay H, et al. Prospective assessment of pediatrician-diagnosed food protein--induced allergic proctocolitis by gross or occult blood. Allergy Clin Immunol Pract. 2020;8(5):1692-9.
8. Carvalho E, Ferreira CT. Alergia alimentar. In: Silva LR, Ferreira CT, Carvalho E. Manual de residência em gastroenterologia pediátrica. Barueri: Manole; 2018. p.234-64.
9. Martin VM, Virkud YV, Phadke NA, et al. Increased IgE-mediated food allergy with food protein-induced allergic proctocolitis. Pediatrics. 2020;146:e20200202.
10. Carvalho E. Alergia alimentar. In: Franco JM, Rubini NPM, Oliveira LCL. Alergia Alimentar. Asbai. São Paulo: Atheneu; 2023. p.35-58.
11. Zhang S, Sicherer S, Berin MC, Agyemang A. Pathophysiology of non-IgE-mediated food allergy. Immunotargets Ther. 2021;10:431-46.
12. Agyemang A, Nowak-Wegrzyn A. Food protein-induced enterocolitis syndrome: a comprehensive review. Clin Rev Allergy Immunol. 2019;57:261-71.
13. Mathew M, Leeds S, Nowak-Węgrzyn A. Recent update in food protein-induced enterocolitis syndrome: pathophysiology, diagnosis, and management. Allergy Asthma Immunol Res. 2022;14(6):587-603.
14. Nowak-Węgrzyn A, Chehade M, Groetch ME, et al. International consensus guidelines for the diagnosis and management of food protein-induced enterocolitis syndrome: executive summary-work group report of the Adverse Reactions to Foods Committee, American Academy of Allergy, Asthma & Immunology. J Allergy Clin Immunol. 2017;139:1111-26.
15. Nowak-Wegrzyn A, Berin MC, Mehr S. Food protein-induced enterocolitis syndrome. J Allergy Clin Immunol Pract. 2020;8(1):24-35.
16. Leonard SA, Miceli Sopo S, Baker MG, et al. Management of acute food protein-induced enterocolitis syndrome emergencies at home and in a medical facility. Ann Allergy Asthma Immunol. 2021;126(5):482-488.e1.
17. Groetch M, Baker MG, Durban R, et al. The practical dietary management of food protein-induced enterocolitis syndrome. Ann Allergy Asthma Immunol. 2021;127(1):28-35.
18. Vandenplas Y, Broekaert I, Domellöf M, et al. An ESPGHAN position paper on the diagnosis, management and prevention of cow's milk allergy. J Pediatr Gastroenterol Nutr. 2023.

10

Intolerância à lactose e à frutose

Ana Raquel Macedo Franco
Daniela de Salles Moreira dos Santos

INTOLERÂNCIA À LACTOSE

Introdução

O leite faz parte da alimentação humana há milhares de anos. Nas últimas décadas, tem sido parte importante da orientação nutricional e de um conjunto de diagnósticos feitos pelo médico pediatra e, principalmente, pelo gastroenterologista pediátrico. O leite é fonte importante de calorias, proteínas de alto valor biológico e de cálcio. Quando se trata do leite espécie-específico, a quantidade de benefícios para criança se torna quase imensurável.

A lactose é o principal carboidrato do leite humano, constituindo seu maior componente sólido e sendo a segunda maior fonte de calorias para o recém-nascido (RN). Sua única fonte natural é o leite dos mamíferos, que por isso é conhecida como o "açúcar" do leite. Apesar de ser classificada como açúcar simples, a lactose é um dissacarídeo, necessitando da quebra de sua estrutura por enzima digestiva (lactase) para ser adequadamente absorvida no trato gastrointestinal (TGI) como glicose e galactose. Diversas condições clínicas, tanto congênitas como adquiridas, podem afetar a hidrólise intestinal e a subsequente absorção da lactose.

A intolerância a alimentos contendo lactose é comum. Má-absorção de lactose é um termo que designa a absorção incompleta de lactose no intestino delgado, resultando em sua chegada aos cólons. Intolerância à lactose, por sua vez, é uma síndrome clínica na qual a ingestão de lactose ou de alimentos contendo lactose está associada a sintomas como distensão, dor abdominal, flatulência, náusea e diarreia.[1]

Absorção da lactose

As dissacaridases são enzimas digestivas presentes na borda em escova dos enterócitos do intestino delgado. Sua função é quebrar os dissacarídeos em monossacarídeos, permitindo a absorção desses componentes pela célula intestinal. Lactose, sacarose e maltose necessitam das respectivas dissacaridases – lactase (lactase-florizina hidrolase), sacarase e maltase-glicoamilase – para que ocorra sua hidrólise e sua absorção. Essas dissacaridases são enzimas formadas precocemente no desenvolvimento ontogenético do ser humano,[2] e a lactase é a última delas a se desenvolver.

A atividade enzimática da lactase na mucosa intestinal aumenta gradualmente entre a 8ª e a 34ª semanas de gestação,[3,4] sendo de aproximadamente 30% em fetos de 26 a 34 semanas e chegando a 70% em fetos de 35 a 38 semanas.[2] O pico da atividade da lactase ocorre logo após o nascimento, com níveis de hidrólise próximos a 98% no quinto dia de vida.[5] Após o desmame, nos indivíduos "não lactase-persistentes" (NLP), os níveis podem decrescer, ficando entre 5 e 10% do pico. O mecanismo que determina essa queda na produção de lactase deve-se a uma diminuição do RNA mensageiro (mRNA), que sinaliza sua produção.[6,7]

A maior parte da atividade da lactase é encontrada no terço superior das vilosidades do intestino delgado proximal. Isso significa que, em casos de agressão à mucosa intestinal – principalmente por fatores citopáticos –, as células ricas em lactase são as primeiras a serem lesadas e as últimas a serem totalmente restauradas. Essa restauração ocorre por meio de uma migração celular da cripta em direção ao topo das vilosidades.[8]

Classificação

A intolerância à lactose, como descrito anteriormente, ocorre quando a ingestão de lactose se associa ao aparecimento de sintomas. Ela pode ser classificada em quatro diferentes tipos (Quadro 1):

1. Deficiência congênita de lactase.
2. Deficiência primária de lactase.
3. Deficiência adquirida ou secundária de lactase.
4. Deficiência de lactase do desenvolvimento.

Deficiência congênita de lactase

É uma doença hereditária, autossômica recessiva, na qual não há atividade da lactase desde o nascimento, observando-se intolerância à própria lactose do leite materno. É causada por mutações no gene da lactase humana (LCT). Sua prevalência não é bem estabelecida, mas trata-se de condição rara.[9] Na forma congênita, o paciente apresenta diarreia aquosa, osmótica, grave, com achados histológicos normais e sem alteração nos níveis das outras dissacaridases.[10]

Deficiência primária de lactase

Também chamada de hipolactasia tipo adulto, é encontrada nos indivíduos NLP. Acontece por um declínio geneticamente regulado da lactase, que se inicia, geralmente, na infância. A expressão da lactase na mucosa é regulada pelo gene MCM6, que, por sua vez, influencia a atividade de um segundo gene, o LCT, localizado no cromossomo 2q21.[11]

As variantes genéticas que carregam o fenótipo de persistência de lactase são encontradas em múltiplas populações que, no passado, adotaram a prática de ingesta de leite, sendo um exemplo de evolução convergente.[12] Os indivíduos que não possuem uma dessas variantes genéticas terão diminuição da atividade da lactase na vida adulta.[6] Acredita-se que, além das mutações genéticas, podem existir outros mecanismos que contribuem para a não persistência de expressão da lactase, como modificações epigenéticas.[4]

Cerca de 70% da população mundial sofre de intolerância à lactose do tipo primária, mas há grande variação geográfica. A introdução da pecuária leiteira e do consumo regular de leite de vaca há mais de 5 mil anos selecionou indivíduos que continuavam tolerando alimentos contendo lac-

QUADRO 1 Tipos de intolerância à lactose

Tipos	Características	Exames*	Prevalência
Congênita	▪ Herança autossômica recessiva – gene LCT. ▪ Sinais e sintomas desde o nascimento. ▪ Diarreia osmótica grave.	Teste genético	Rara
Primária: não persistência da lactase (hipolactasia do tipo adulto)	▪ Manifestações clínicas após o desmame (> 5 anos). ▪ Dor e distensão abdominal, diarreia de intensidade variável.	▪ Curva de tolerância à lactose ou teste do hidrogênio expirado. ▪ Teste genético (genótipo CC). ▪ Teste de lactase em biópsia intestinal (*Quick Test*).	Variável de acordo com região geográfica (5% a quase 100%)
Secundárias (enteropatia subjacente associada)	▪ Sibo. ▪ Enterite infecciosa. ▪ Lesão da mucosa – doença celíaca, DII, drogas ou radiação.	Curva de tolerância à lactose ou teste do hidrogênio expirado.	Variável
Prematuridade	Prematuros.	Não indicado.	Atividade da lactase: ▪ 26-34 semanas: 30%. ▪ 35-38 semanas: 70%.

* Os exames complementares são prescindíveis. O diagnóstico clínico pode ser suficiente.
DII: doença inflamatória intestinal; Sibo: supercrescimento bacteriano.
Fonte: elaboração das autoras.

tose além dos primeiros anos de vida. A prevalência de intolerância à lactose de causa primária no nordeste da Europa é de apenas 2 a 5% da população. Na Finlândia e no nordeste da França, é cerca de 17%. Na América do Sul e na África, aproximadamente metade da população (50%) é intolerante. No Sudeste Asiático, por sua vez, observam-se os maiores índices de NLP, alcançando entre 90 e 100% da população.[7]

A prevalência genética de NLP em brasileiros declarados brancos e mulatos foi de 57%; nos declarados negros, a prevalência foi de 80%; e naqueles com ascendência japonesa, alcançou 100%.[13] Em um estudo com população indígena (Terena) acima de 4 anos, utilizando teste de hidrogênio expirado (TH) para diagnóstico, encontrou-se prevalência de 89,3% de intolerantes.[13]

Outra casuística brasileira baseada em TH, com 225 participantes, encontrou 8,4% de intolerantes na faixa etária de 8 a 18 anos.[14]

Deficiência adquirida ou secundária de lactase

Acontece quando há lesão no intestino delgado, comprometendo a ação da dissacaridase. Têm-se como exemplos os quadros de gastroenterites agudas, parasitoses, doença celíaca, doença inflamatória intestinal (DII), alergia alimentar, radiação, quimioterápicos e supercrescimento bacteriano (Sibo). Como as causas secundárias de intolerância à lactose compreendem várias etiologias, estudos de prevalência nesse grupo de afecções são mais difíceis. A prevalência de intolerância secundária à lactose pós-gastroenterite por rotavírus foi relatada em aproximadamente 16,8% entre crianças com menos de 5 anos, na Espanha, e em torno de 11,2% entre crianças com menos de 3 anos de idade, na Polônia.[15,16]

Deficiência de lactase do desenvolvimento

É aquela que ocorre em bebês prematuros, pela imaturidade na produção da lactase.

Manifestações clínicas

As manifestações típicas da intolerância à lactose ocorrem porque a lactose não completamente absorvida provoca um gradiente osmótico, aumentando o volume de fluidos no conteúdo intestinal. O excesso de fluidos não absorvidos pelos cólons é responsável pelo aparecimento de fezes diarreicas.

A lactose não digerida e não absorvida alcança o cólon e é metabolizada pela microbiota, resultando na produção de ácidos graxos de cadeia curta (acetato, propionato e butirato), que podem ser utilizados pelo epitélio colônico ou eliminados com as fezes. No processo de fermentação também há produção de gases, principalmente hidrogênio (H_2), dióxido de carbono (CO_2) e metano (CH_4), podendo resultar em aumento da pressão do cólon, flatulência, distensão abdominal, cólicas e náuseas (Figura 2).[17]

Como descrito anteriormente, a diarreia osmótica com redução do pH fecal é o quadro mais frequentemente observado nas alterações do trânsito intestinal secundárias

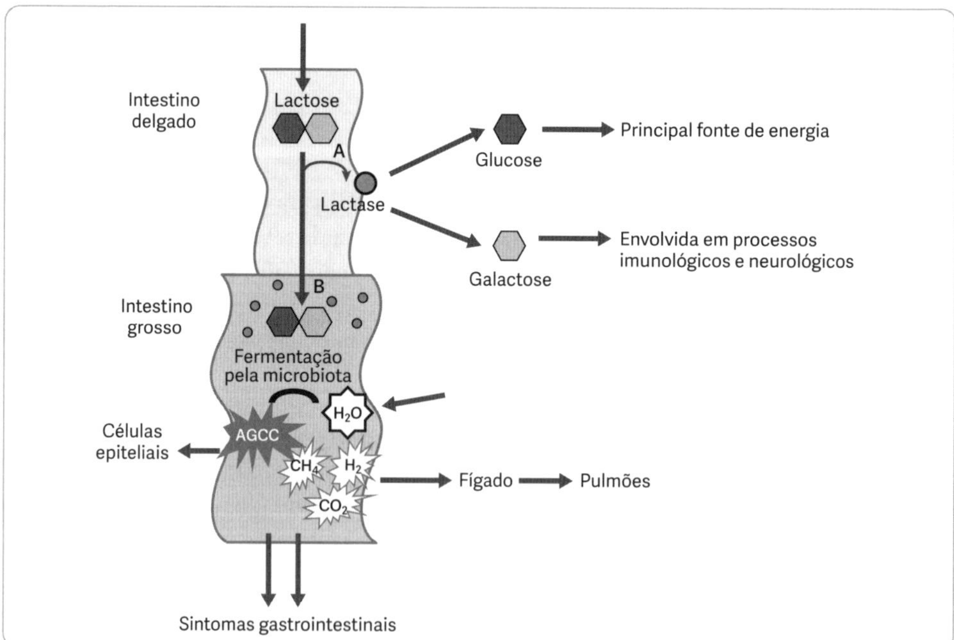

FIGURA 1 Diagrama da digestão da lactose em indivíduos "lactase persistente" (A) e "não lactase persistente" (B).

AGCC: ácidos graxos de cadeia curta.
Fonte: adaptação de Kowalówka et al.[23]

à intolerância à lactose. Todavia, também há descrição, em uma minoria de indivíduos, de quadro de constipação intestinal, possivelmente pela transformação, por algumas cepas, de CO_2 em CH_4.[18]

Grande parte das pessoas com má-absorção de lactose consegue tolerar até 12 g de lactose (250 mL de leite). Alguns indivíduos aceitam quantidades maiores, quando fracionadas ao longo do dia.[14] Os sintomas podem ser percebidos de forma mais precoce e intensa quando a pessoa é portadora de hipersensibilidade visceral, como a observada em pacientes com síndrome do intestino irritável (SII).[18]

O Quadro 2 exemplifica a quantidade de lactose presente em alguns alimentos. A avaliação isolada da quantidade de lactose ingerida, contudo, pode não ser um parâmetro adequado para predizer a presença ou não de sintomas. Variáveis como tempo de trânsito intestinal, composição da microbiota entérica, expressão da lactase residual na mucosa intestinal e ingestão de lactose com outros alimentos e nutrientes podem causar uma variação individualizada das manifestações.[4]

QUADRO 2 Teor de lactose nos produtos lácteos

Alimentos	Percentagem de lactose (g/100 g do alimento)
Leite integral	4,6
Leite desnatado	4,8
Leite de cabra	4,4
Leite humano	7,2
Requeijão	4,4
Queijos: muçarela, gouda, azul, brie, camembert	Traços
Queijo processado	5
Iogurte natural	4,7
Iogurte de beber	4
Leite condensado integral adoçado	12,3
Sorvete de baunilha	5,2

Fonte: adaptação de Mattar e Mazo.[13]

As crianças com diagnóstico de alergia à proteína do leite de vaca podem ter sintomas semelhantes aos encontrados naquelas com intolerância à lactose, e cerca de 20% desses pacientes têm intolerância à lactose simultânea bem documentada.[19]

Diagnóstico

O diagnóstico de intolerância à lactose é eminentemente clínico e deve ser considerado quando houver presença de sintomas sugestivos. Nas crianças, a descrição dos sintomas pode ser desafiadora, devido à dificuldade na comunicação verbal e por dependerem da interpretação e do relato de pais ou cuidadores.[1] Os exames diagnósticos, portanto, são úteis, mas devem ser solicitados com critério na prática clínica pediátrica.

Os termos **deficiência de lactase**, **má absorção de lactose** e **intolerância à lactose** descrevem diferentes aspectos de um mesmo processo patogênico, e são documentados por diferentes procedimentos diagnósticos: o *Quick Lactase Test* (QT), o TH, a curva da lactose e os testes genéticos.[1]

O QT é o exame padrão ouro para o diagnóstico de deficiência de lactase. Ele é realizado por meio da dosagem da atividade da enzima lactase em uma amostra de fragmento duodenal pós-bulbar. Alcança sensibilidade de 95% e especificidade de 100%, e sua limitação é o alto custo e o caráter invasivo.[19]

O TH é um dos testes mais utilizados para o diagnóstico de má-absorção da lactose. Ele utiliza o princípio, descrito previamente, de que a lactose não digerida é fermentada pela microbiota do cólon, produzindo gases, como o hidrogênio. No organismo humano, o H_2 e o CH_4 são derivados exclusivamente da fermentação anaeróbica de carboidratos endógenos e exógenos.

A base fisiológica para detecção da má-absorção de carboidratos pelo TH[1] é o aumento na concentração de H_2 após a ingestão oral de um carboidrato fermentável, indicando que esse carboidrato (p. ex., lactose e frutose) não foi totalmente digerido pelo intestino delgado e serviu como substrato para bactérias sacarolíticas.

O TH pode ser realizado em crianças capazes de cooperar com o procedimento. Exige-se jejum mínimo de 4 horas, com a administração via oral de lactose (1 g/kg, até um máximo de 50 g)[20] e subsequente aferição da concentração de hidrogênio expirado. Um aumento na concentração de hidrogênio maior que 20 ppm (partes por milhão) acima do basal sugere má-absorção de lactose ou frutose.

Deve-se considerar a possibilidade de Sibo, uma das causas de intolerância secundária à lactose, em pacientes com sintomas muito precoces no teste respiratório.[21] Outros fatores que podem afetar o resultado do teste são a alimentação, o tempo de jejum e o uso recente de antibióticos, laxativos, probióticos ou procinéticos. Desse modo, para resultados mais confiáveis, é importante seguir as recomendações pré-teste.[20]

O teste respiratório tem sensibilidade de 90% nos casos de pacientes com intolerância à lactose.[14] Quando comparado com o QT, a taxa de concordância chega a 81%.[22] O TH deve ser realizado nas crianças em que há incerteza quanto à correlação entre ingestão de lactose ou frutose e o aparecimento de sintomas gastrointestinais, ou seja, ele não é necessário quando há correlação clara entre a ingestão do carboidrato e os sintomas.[1] Não se recomenda o uso de TH com lactose ou frutose no plano diagnóstico de crianças com desordens gastrointestinais funcionais.[20]

O teste de tolerância oral à lactose (curva da lactose) pode ser realizado em crianças capazes de ingerir adequadamente a lactose. A digestão desse dissacarídeo determina uma elevação da glicose sérica, que, no teste, é medida com intervalos de 30 minutos. Esse teste tem sensibilidade e especificidade menores do que as dos testes descritos previamente e, por sofrer influência da taxa de esvaziamento gástrico e do metabolismo da glicose, pode apresentar até 20% de resultados falsos-positivos ou falsos-negativos.[4]

Os testes genéticos por sequenciamento ou reação em cadeia de polimerase em tempo real utilizam o DNA extraído do sangue ou de material obtido da mucosa oral.[20] Esses exames revolucionaram os estudos epidemiológicos, possibilitando a identificação da base genética relacionada à persistência ou não persistência da expressão da lactase ao longo da vida do paciente. Dois principais polimorfismos, chamados C/T3910 e G/A22018, são responsáveis pela persistência da lactase. Nos indivíduos adultos, os pacientes homozigotos CC e GG têm níveis indetectáveis de lactase na superfície da mucosa intestinal, e os pacientes TT e AA têm lactase persistente.[23]

As características, vantagens e desvantagens de cada um dos exames citados acima estão sintetizadas no Quadro 3.

Tratamento

O tratamento da intolerância à lactose está baseado em três abordagens: redução ou eliminação da lactose da dieta até resolução dos sintomas, suplementação en-

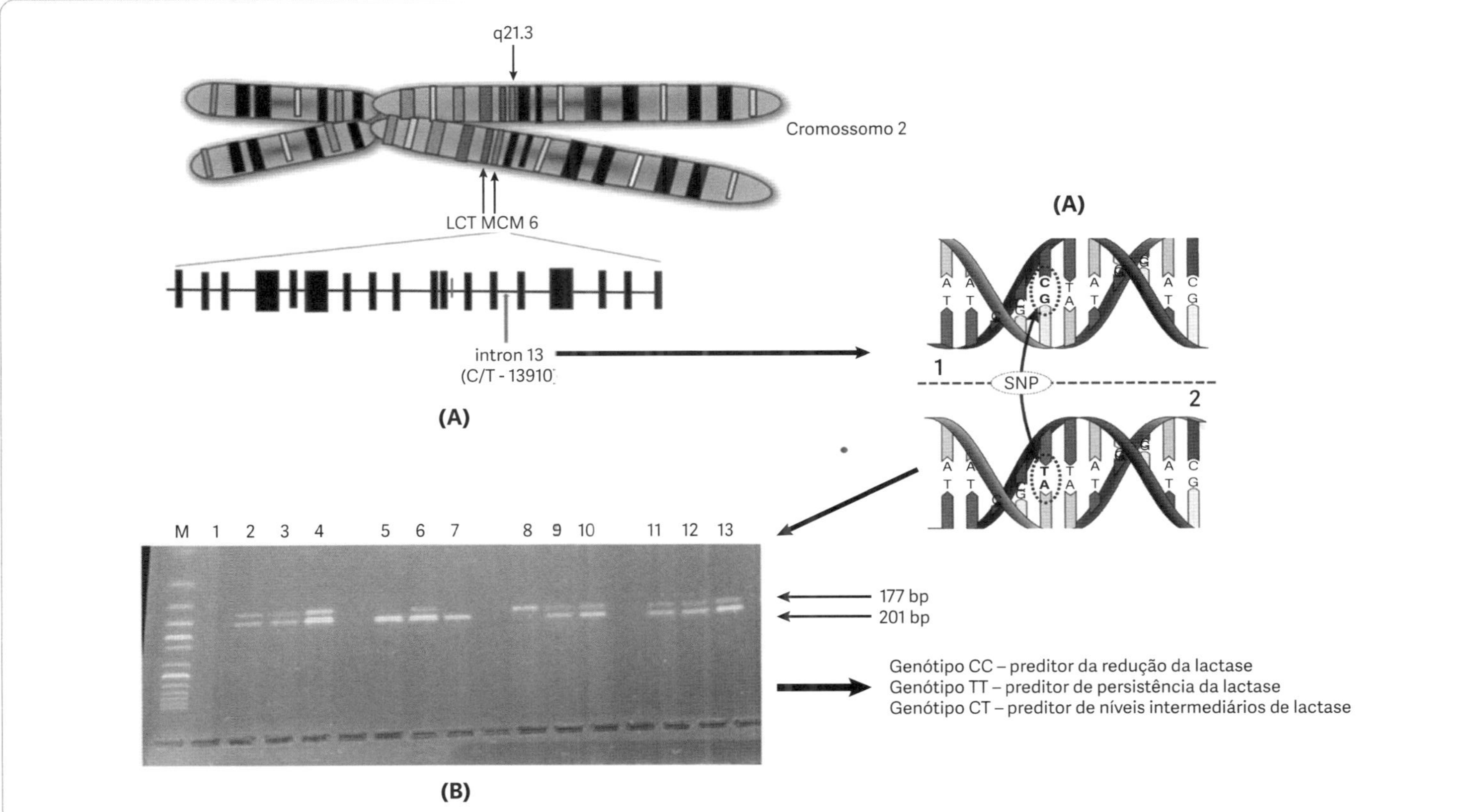

FIGURA 2 Modelo de herança genética – polimorfismo para hipolactasia tipo adulto. O gene que codifica a lactase está localizado no braço longo do cromossomo 2 (posição q21.3). A habilidade de produzir lactase é determinada pelo polimorfismo de nucleotídeo único (SNP). LCT-13910C>T (rs4988235) localizada na região promotora do gene (A). Essa variante polimórfica expressa os genótipos CC, CT ou TT (B).

Fonte: adaptação de Kowalówka et al.[23]

QUADRO 3 Comparação dos testes diagnósticos para má-absorção de lactose e intolerância à lactose

Testes disponíveis para avaliação de má-absorção e intolerância à lactose				
	Teste oral de tolerância à lactose	**H2 – Teste respiratório (TH)**	**Teste genético**	**Atividade da lactase na borda em escova (Quick Lactase Test)**
Princípio de teste	Aumento da glicemia após desafio com lactose	Aumento de H_2 na expiração após desafio com lactose	Avaliação do polimorfismo 13910C/T	Atividade enzimática da lactase em amostra de biópsia
Critério de corte	< 20 mg/dL	> 20 ppm e 3 horas	C:C13910 Fenótipo de não persistência da lactase	< 17-20 UI/g
Disponibilidade	Excelente	Boa	Boa	Rara
Falso-positivo	Trânsito GI rápido, tolerância diminuída à glicose	Trânsito GI rápido, Sibo	Raro (< 5%) em caucasianos	Mais provável, raro
Falso-negativo	Flutuações na glicemia	Não produtores de H_2, adaptação colônica completa	Todas as causas de má-absorção secundária de lactose	Expressão enzimática irregular
Causas secundárias	Não podem ser excluídas	Não podem ser excluídas, a cinética do aumento de H_2 pode ser sugestiva de Sibo	Não podem ser excluídas	Podem ser excluídas (histopatologia durante o mesmo procedimento)
Avaliação dos sintomas	Possível	Possível	Não é possível	Não é possível
Custo	Mais baixo	Baixo	Médio	Altíssimo
Características	Baixa sensibilidade e especificidade	Método de escolha para avaliação da intolerância primária e secundária à lactose	Método de escolha para avaliação da deficiência primária de lactase em caucasianos	Testes invasivos e caros

GI: gastrointestinal; Sibo: supercrescimento bacteriano; TH: teste de hidrogênio expirado.
Fonte: adaptação de Fassio et al.[18]

zimática da lactase e indução da adaptação da microbiota colônica.[24] O objetivo do tratamento é melhorar os sintomas e a qualidade de vida, mantendo o consumo de vitaminas e minerais de acordo com a faixa etária.[19]

Redução ou eliminação da lactose da dieta

Quando se considera a hipótese de intolerância à lactose primária, a estratégia de tratamento baseia-se na exclusão da lactose da dieta por 2 a 4 semanas, seguida por reintrodução gradual, observando o grau de tolerância de cada paciente.[5] No caso da intolerância à lactose secundária, como nas gastroenterites infecciosas, uma estratégia útil é a redução do consumo até a resolução da lesão intestinal. Na forma rara de intolerância à lactose congênita, orienta-se a retirada da lactose da dieta por toda a vida.

O leite e os produtos lácteos são fontes importantes de cálcio, fósforo, colina, riboflavina, vitamina B12 e vitamina A. Em estudos feitos com adultos, observou-se que indivíduos intolerantes à lactose consomem menor quantidade de cálcio.[24] A lactose é pouco cariogênica e tem índice glicêmico baixo, e seu consumo pela população pediátrica está relacionado a melhor função imune, maior absorção e retenção mineral (cálcio, magnésio e zinco)[23] e modulação da microbiota intestinal.[5]

A estratégia de tratamento por meio da realização de uma dieta isenta de lactose e/ou associada à retirada de lácteos traz outro desafio além da adequação de vitaminas e minerais. Muitos produtos não lácteos industrializados, como cereais, carnes processadas e até mesmo medicações, podem conter lactose – a chamada "lactose escondida". Essa pequena quantidade, isoladamente, não costuma estar associada a sintomas, mas quando se soma à ingestão de lactose em outros alimentos pode resultar em intolerância. Não há, até o momento, uma política global padronizada de rotulagem que indique o limite preciso para se considerar um produto como sem lactose. No Brasil, é obrigatório especificar no rótulo a presença ou não de lactose, considerando-se sem lactose os produtos com até 100 mg em 100 mL (0,1%).[25]

Suplementação enzimática da lactase

No Brasil, as lactases comercializadas estão disponíveis em forma de comprimidos, tabletes dispersíveis, gotas e comprimidos mastigáveis. Trata-se de beta-galactosidases sintetizadas por bactérias, leveduras ou fungos e com apresentação por unidade de lactase ácida (*Food Chemical Codex Acid Lactase Unit* – FCC Alu). De acordo com a apresentação, podem ser colocadas diretamente no leite ou em produto líquido contendo lactose, ou ingeridas antes do consumo da refeição láctea. De acordo com as informações disponíveis nas bulas comerciais, recomenda-se 2.500 FCC para cada 250 mL de leite. Todavia, essa medicação tem eficácia variável[13] e a dose deve ser ajustada entre 3.000 e 10.000 FCC, de acordo com o paciente e a quantidade de lactose ingerida.[26]

Não há recomendação estabelecida de reposição de lactase para o paciente prematuro. Bebês prematuros que receberam alimentação enteral precoce exibiram maior atividade enzimática quando comparados a um grupo controle, e aos 10 dias de vida a atividade da lactase foi maior em RN alimentados com leite materno do que naqueles alimentados com fórmula.[27]

Indução da adaptação da microbiota colônica

A modificação da microbiota, com aumento da quantidade de bactérias fermentadoras de lactose, é outra linha de tratamento. Doses graduais de lactose (agindo como prebiótico) podem aumentar a presença de bactérias do gênero *Bifidobacteria*[24] no intestino grosso. A capacidade de decompor a lactose é uma característica provavelmente compartilhada por todas as bactérias ácido-láticas.[28]

O uso de outros prebióticos também tem sido objeto de estudo, notadamente o galacto-oligossacarídeo RP-G28 (GOOS RP-G28). Apesar de o tempo de uso, a necessidade e o intervalo de retratamento ainda serem limitantes para seu uso na prática clínica, os estudos já sinalizam avanços e a adoção de novas estratégias terapêuticas.[29]

Estudos da adaptação colônica por meio da suplementação de probióticos, apesar de promissores, ainda não têm resultados conclusivos.[30] No entanto, o consumo de produtos naturais, como leites fermentados e iogurtes não pasteurizados, deve ser incentivado, pois são fontes de probióticos, notadamente *lactobacillus* (*L. acidophilis, L. casei, L. rhamnosus*).[31]

INTOLERÂNCIA À FRUTOSE

Introdução

Quando ouvimos a palavra "frutose", pensamos imediatamente nas frutas. De fato, a frutose é encontrada, naturalmente, em frutas, verduras e no mel. Todavia, essa hexose, por seu efeito adoçante, costuma ser acrescentada a uma variedade de alimentos e vem sendo associada a uma epidemia de doenças relacionadas a seu consumo exagerado, relacionado, principalmente, à ingestão do xarope de milho rico em frutose.

Na gastroenterologia pediátrica, além do papel importante da frutose na nutrição, deve-se lembrar desse monossacarídeo em duas situações: nos erros inatos de seu metabolismo (intolerância hereditária à frutose) e na má-absorção intestinal de frutose (com possível associação à SII e ao sobrecrescimento bacteriano). Aqui, vamos abordar a segunda condição, a má-absorção de frutose (*fructose malabsorption* – FM), passando por sua definição, características de absorção, manifestações clínicas, diagnóstico e manejo.

Apesar de os mecanismos fisiopatológicos da FM ainda não serem totalmente compreendidos,[32] a má- absorção ou a intolerância à frutose (quadro de sintomas relacionados à FM) designa uma capacidade reduzida do intestino delgado em absorver, e o limiar de frutose que pode ser ingerido.[33] Conforme definido em artigo de posicionamento da ESPGHAN (Sociedade Europeia de Gastroenterologia, Hepatologia e Nutrição Pediátrica), a intolerância à frutose é causada pelo metabolismo fermentativo da frutose por bactérias luminais, com produção de hidrogênio, dióxido de carbono, metano e ácidos graxos de cadeia curta (Figura 1), podendo causar determinados sintomas. Se os sintomas ocorrem após o consumo de menos de 25 a 30 g de frutose, caracteriza-se má-absorção primária de frutose. Havendo dano morfológico do epitélio intestinal, com redução da superfície de absorção e alteração na absorção de frutose, diagnostica-se má-absorção secundária.[20] Até o momento, a FM por deficiência congênita hereditária ainda não foi identificada em humanos,[32] e o envolvimento de transportadores de frutose defeituosos na patogênese da FM ainda é um ponto de debate.

Absorção e metabolismo

A frutose é considerada o monossacarídeo de sabor mais doce. Ela pode estar presente nos alimentos sob a forma de monossacarídeo, como constituinte do dissacarídeo sacarose (glicose-frutose), ou sob a forma polimérica, constituindo oligo ou polissacarídeos.[20] Após a ingestão, a frutose vai ser absorvida no intestino delgado via transportadores localizados na borda em escova das células epiteliais.[35] Sua absorção depende do mecanismo de transporte e do limiar absortivo,[34] que é altamente variável, tanto na criança quanto no adulto, dependendo da idade, da exposição dietética ao açúcar e, provavelmente, de outros fatores genéticos, dietéticos e ambientais ainda não identificados.[36]

Mecanismo de transporte da frutose no intestino delgado

Ainda restam dúvidas sobre o exato mecanismo de absorção da frutose, mas sabe-se que o GLUT-5 (*glucose transporter 5*) é essencial para sua absorção intestinal a partir da dieta.[36] De fato, a frutose é transportada, primariamente, por um mecanismo de difusão facilitada pelo transportador GLUT-5. Esse transportador é expresso, predominantemente, na membrana apical dos enterócitos, mas também, em menor grau, na membrana basolateral.[20,36,37] (Figura 3).

O GLUT-5 é capaz de transportar seletivamente a frutose (especificidade pela frutose em detrimento da glicose), mas tem uma capacidade de captação baixa e saturável.[20,33] Além disso, sua expressão e atividade são maiores no duodeno proximal, diminuindo ao longo do intestino delgado.[36] Assim, a captação de frutose é dose-dependente e, caso seja excedida, a frutose osmoticamente ativa mantém-se no lúmen intestinal.[20] É interessante observar, entretanto, que a administração concomitante de frutose com glicose, galactose, sacarose ou amido aumenta significativamente sua absorção.[37]

Outro transportador envolvido no processo de absorção da frutose é o GLUT-2 (*glucose transporter 2*), presente na membrana basolateral do enterócito.[33] O GLUT-2, ao contrário do GLUT-5, é descrito como um transportador de alta capacidade e baixa afinidade, tanto para glicose como para frutose, com afinidade similar para ambos.[36]

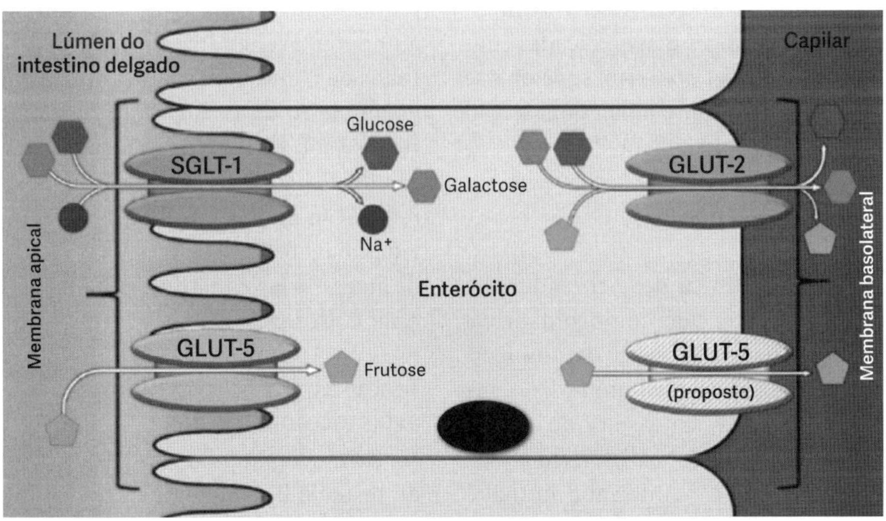

FIGURA 3 Diagrama simplificado do transporte de monossacarídeos nos enterócitos do intestino delgado. GLUT-2: transportador de glicose 2; GLUT-5: transportador de frutose; SLGT-1: transportador 1 de sódio-glicose – responsável pelo transporte ativo de glicose e galactose, associado a quantidades equimolares de sódio.

Fonte: adaptação de Benardout et al.[33]

Absorção da frutose e a idade

Quando consideramos a probabilidade de diagnosticar a FM, é importante atentar para a idade do paciente. Os limiares absortivos da frutose são idade e dose-dependentes; em crianças, a absorção melhora com a idade.[32]

Os lactentes parecem ter nível mais baixo de GLUT-5 no intestino, o que poderia causar uma capacidade reduzida de absorver frutose e maior frequência de sintomas associados à FM nessa faixa etária.[33] Jones et al.,[34] estudando um grupo de crianças com sintomas gastrointestinais submetidas a TH com frutose, observaram que a idade tinha um efeito significativo no resultado do teste. Os autores concluíram que a maioria dos lactentes com sintomas gastrointestinais apresentava FM e que a capacidade de absorver frutose aumentava até os 10 anos de vida. Assim, o efeito da idade na absorção da frutose pode representar o curso normal de maturação do transportador de frutose no intestino em desenvolvimento, e algumas crianças diagnosticadas com FM quando lactentes poderiam superar esse problema à medida que o limiar de absorção fosse crescendo com a idade.[34]

Manifestações clínicas

A hipótese clínica deve considerar a idade do paciente, suas comorbidades, a história dietética e a presença de sintomas. Em pacientes que apresentam FM, o consumo excessivo de frutose pode causar dor abdominal, diarreia, distensão abdominal e flatulência.[34] A dor abdominal é comum em crianças submetidas a TH-frutose cujo resultado é sugestivo de má-absorção.[35,38] Um bom exemplo do valor da história clínica no contexto da FM é o do lactente com diarreia intermitente, em que o consumo excessivo de monossacarídeos (frutose) ou sucos de frutas pode ser o fator etiológico.

Diagnóstico

O diagnóstico de intolerância à frutose pode ser difícil. Os sintomas gastrointestinais são comuns a outras condições, por exemplo, a intolerância à lactose; e o diagnóstico complementar emprega meios indiretos de investigação. Daí a importância da observação de quais sintomas ocorreram durante e após o TH e a correlação com os sintomas em investigação. De fato, a confirmação diagnóstica envolve:

- Sintomas sugestivos.
- TH positivo.
- Melhora clínica após orientação dietético.

Alguns autores acreditam que, para a prática clínica, é mais útil fazer um diário alimentar, avaliando a ingestão de frutas, sucos de frutas, mel e adoçantes, e observar o efeito da redução da ingestão da frutose sobre os sinais clínicos à realização do TH.[32] Todavia, em alguns casos, a realização do TH é útil para dirimir dúvidas diagnósticas, evitar dietas restritivas desnecessárias e instituir uma terapêutica adequada.[1]

Teste respiratório do hidrogênio expirado com frutose

De modo simplificado, para realização do teste de hidrogênio, a criança ingere uma solução aquosa de frutose (0,5 g/kg, máximo de 25 g). Quando há falha na absorção de frutose, ou seja, quando a frutose não é absorvida no intestino delgado, ela chega ao intestino grosso, é metabolizada pela microbiota intestinal e há produção de hidrogênio, que é detectado no ar expirado. Se a detecção do hidrogênio nas amostras respiratórias da criança estiver acima de determinado nível (elevação maior do que 20 ppm), há então indícios de má-absorção da frutose. Recomenda-se avaliação simultânea do metano (elevação maior do que 10 ppm) e registro dos sintomas durante o teste.[20]

Condução terapêutica

O tratamento da FM consiste no manejo da alimentação, com redução da ingestão da frutose (< 10 g/dia) e exclusão dos polióis (Quadro 4). Também é importante balancear o consumo de glicose e frutose, a fim de melhorar a captação da frutose.[20] Sucos de frutas com uma proporção bem mais alta de frutose do que de glicose (p. ex., maçã e pera) e níveis altos de sorbitol têm pior absorção.[34] Outro ponto de atenção é o alto consumo de refrigerantes que tenham como adoçante xarope de milho, rico em frutose.[33]

Restrições dietéticas são idealmente realizadas com acompanhamento conjunto de um nutricionista. No caso de restrição mais ampla da frutose, atentar para

QUADRO 4 Orientações para paciente com intolerância à frutose

Orientações para pacientes – dieta pobre em frutose	
Evite alimentos ricos em frutose. Evite alimentos contendo mais frutose que glicose. Evite alimentos contendo sorbitol ou outros açúcares pobremente absorvidos. Evite sobremesas e doces feitos com xarope de milho, rico em frutose.	
Alimentos permitidos	**Alimentos que devem ser evitados**
Banana	Agave
Mirtilo	Maçã
Amora	Purê de maçã
Figo fresco	Damasco
Uvas	Pera
Limão	Melão
Nectarina	Coco, leite de coco
Pêssego	Cerejas
Abacaxi fresco	Frutas secas
Ameixa	Lichia
Romã	Manga
Framboesa	Laranja
Morango	Suco de fruta ou suco de tomate
Tomate fresco	Mamão papaia
Açúcar mascavo	Carambola
Açúcar (de cana)	Molho de tomate
Xarope de milho	Melancia
Melaço	Condimentos: chutney, ketchup
Sacarina, aspartame	Frutose
	Xarope de milho rico em frutose
	Sorbitol
	Sucralose
	Mel

Fonte: adaptação de Escobar et al.[37]

possíveis deficiências de vitamina C, fibras e antioxidantes.[20]

Recentemente, tem sido proposto, como terapêutica específica potencial, o uso da xilose isomerase, que converte frutose em glicose, mas ainda são necessários mais estudos.[33]

CONSIDERAÇÕES FINAIS

Os diagnósticos de intolerância à frutose e principalmente à lactose são frequentes no atendimento de crianças e adolescentes com queixas gastrointestinais. O conhecimento das características dessas condições – fisiopatologia, sintomas, doenças associadas, exames e manejo – é essencial para o bom resultado clínico e a manutenção de uma nutrição adequada.

REFERÊNCIAS

1. Hammer HF, Fox MR, Keller J, et al . European guideline on indications, performance, and clinical impact of hydrogen and methane breath tests in adult and pediatric patients: European Association for Gastroenterology, Endoscopy and Nutrition, European Society of Neurogastroenterology and Motility, and European Society for Paediatric Gastroenterology Hepatology and Nutrition consensus. United European Gastroenterol J. 2022;10(1):15-40.
2. Maffei HVL. Doenças gastroenterológicas em pediatria. In: Barbieri D, Koda YKL (eds.). Má digestão e intolerância aos dissacarídeos. São Paulo: Atheneu; 1996. p.157-65.
3. Weaver LT, Laker MF, Nelson R. Neonatal intestinal lactase activity. Arch Dis Child. 1986;61:896-9.
4. Catanzaro R, Sciuto M, Marotta F. Lactose intolerance: old and new knowledge on pathophysiological mechanisms, diagnosis, and treatment. SN Comprehensive Clinical Medicine. 2021;3:499-509.
5. Romero-Velarde E, Delgado-Franco D, Garcia-Gutierrez M, et al. The importance of lactose in the human diet: outcomes of a Mexican consensus meeting. Nutrients. 2019;11,2737:1-20.
6. Amiri M, Diekmann, L von Köckritz-Blickwede M, Naim HY. the diverse forms of lactose intolerance and the putative linkage to several cancers. Nutrients. 2015;7:7209-30.
7. Heine RG, Al Refaee F, Bachina P, et al. Lactose intolerance and gastrointestinal cow's milk allergy in infants and children: common misconceptions revisited. World Allergy Organ J. 2017;10(1):41.
8. Indrio F, Neu J, Pettoello-Mantovani M, et al. Development of the gastrointestinal tract in newborns as a challenge for an appropriate nutrition: a narrative review. Nutrients. 2022;14(7):1405.
9. Di Costanzo M, Canani RB. Lactose intolerance: common misunderstandings. Ann Nutr Metab. 2018;73(Suppl 4):30-7.
10. Wanes D, Husein DM, Naim HY. Congenital lactase deficiency: mutations, functional and biochemical implications, and future perspectives. Nutrients. 2019;11(2):461.
11. Kruse TA, Bolund L, Grzeschik KH, et al. The human lactase/phorizin hydrolase gene is located on chromosome 2. FEBS Lett. 1988;240:123-6.
12. Segurel L, Bon C. On the evolution of lactose persistence in humans. Annu Rev Genom Hum Genet. 2017;18:8.1-8.23.
13. Mattar R, Mazo DFC. Intolerância à lactose: mudança de paradigmas com a biologia molecular. Rev Assoc Med Bras. 2010;56(2):230-6.
14. Pretto FM, Silveira TR, Menegaz V, Oliveira J. Má-absorção de lactose em crianças e adolescentes: diagnostico através do teste de hidrogênio expirado com o leite de vaca como substrato. J Pediatr. 2002;78(3):213-8.
15. Darma A, Sumitro KR, Jo J, Sitorus N. Lactose intolerance versus Cow's milk allergy in infants: a clinical dilemma. Nutrients. 2024;16(3):414.
16. Gonzalez-Gálan V, Sánches-Fouqier A, Obanda I, et al. High prevalence of community acquire norovírus gastroenteritis among hospitalized children: a prospective study. Clin Microbiol Infect. 2011;17:1895-9.
17. Porzi M, Burton-Pimentel KJ, Walter B, Vergères G. Development of personalized nutrition: application in lactose intolerance diagnosis and management. Nutrients. 2021;13(5):1503.
18. Fassio F, Facioni MS, Guagnini F. Lactose maldigestion, malabsortion, and intolerance: a comprehensive view with a focus on current management and future perspectives. Nutrients. 2018;10(11):1599.
19. Mattar R , Mazo DFC, Carilho FJ. Lactose intolerance: diagnosis, genetic, and clinical factors. Clin Exp Gastroenterol. 2012;5:113-21.

20. Broekaert IJ, Borrelli O, Dolinsek J, et al. An ESPGHAN position paper on the use of breath testing in paediatric gastroenterology. J Pediatr Gastroenterol Nutri. 2022;74:123-37.
21. Takakura W, Pimentel M. Small intestinal bacterial overgrowth and irritable bowel syndrome: an update. Front Psycyhiatr. 2020;11:664.
22. Ojetti V, La Mura R, Zocco MA, et al. Quick test: a new test for diagnosis of duodenal hypolactasia. Dig Dis Sci. 2008;53:1589-92.
23. Kowalówka M, Kosewski G, Lipinski D, Przyslawski J. A comprehensive look at the -13910 C>T LCT gene: polymorphism as a molecular marker for vitamina D and calcium levels in young adults in Central and Eastern Europe: a preliminary study. Int J Mol Sci. 2023;24:10191.
24. Facioni MS, Raspini B, Pivari F, et al. Nutritional management of lactose intolerance: the importance of diet and food Labelling. J Transl Med. 2020;18:260.
25. Brasil. Ministério da Saúde. Agência Nacional de Vigilância Sanitária (Anvisa). Ministério da Saúde. Rotulagem de lactose garante informação ao consumidor. Disponível em: https://www.gov.br/anvisa/pt-br/assuntos/noticias-anvisa/2017/. Acesso em: 7 abr. 2024.
26. Hammer HF, Hogenauer C. Lactose intolerance and malabsorption: clinical manifestations, diagnosis, and management. UpToDate. Alphen aan den Rijn: Wolters Kluwer; c2024. Disponível em: https://www.uptodate.com/contents/lactose-intolerance-and-malabsorption-clinical-manifestations-diagnosis-and-management. Acesso em: 12 abr. 2024.
27. Shulman RJ, Schanler RJ, Lau C, et al. Early feeding, feeding tolerance and lactase activity in preterms infants. J Pediatr. 1998;133:645-9.
28. Mathur H, Beresford TP, Cotter PD. Health benefits of lactic acid bacteria (LAB) fermentates. Nutrients. 2020;12(6):1679.
29. Chey W, Sandborn W, Ritter AJ, Foyt H. Galacto-oligossacharide RP-G28 improves multiple clinical outcomes in lactose-intolerant patients. Nutrients. 2020;12(4):1058.
30. Leis R, Lamas MJCC, Picáns R, Couce ML. Effects of prebiotic and probiotic supplementation on lactase deficiency and lactose intolerance: a systematic review of controlled trials. Nutrients. 2020;12(5):1487.
31. Li A, Zheng J, Han X, et al. Advances em low-lactose / lactose-free dairy products and their production. Foods. 2023;12(13):2553.
32. Peretti N, Mas E. Congenital disorders of intestinal digestion and absorption (sugars, proteins, lipids, ions). Best Pract Res Clin Gastroenterol. 2022;56-57:101785.
33. Benardout M, Gresley AL, Elshaer A, Wren SP. Fructose malabsorption: causes, diagnosis and treatment. Br J Nutr. 2022;127:481-9.
34. Jones HF, Burt E, Dowling K, et al. Effect of age on fructose malabsorption in children presenting with gastrointestinal symptoms. J Pediatr Gastrenterol Nutr. 2011;52(5):581-4.
35. Alliende F, Lucero Y, Jaime F, et al. Fructose malabsorption in Chilean children undergoing fructose breath test at a tertiary hospital. J Pediatr Gastroenterol Nutr. 2020;72(1):e1-e3.
36. Herman MA, Birnbaum MJ. Molecular aspects of fructose metabolism and metabolic disease. Cell Metabolism. 2021;33(12):2329-54.
37. Escobar MA, Lustig D, Pflugeisen BM, et al. Fructose intolerance/malabsorption and recurrent abdominal pain in children. J Pediatr Gastroenterol Nutri. 2014;58(4):498-501.
38. Tobaruela EC, Grande F, Henriques GS. Biodisponibilidade de nutrientes. In: Cozzolino SMF (ed.). Biodisponibilidade de carboidratos. 6.ed. Barueri: Manole; 2020. p.124-44.

11

Doença celíaca

Vera Lucia Sdepanian

INTRODUÇÃO

A doença celíaca (DC) é uma doença sistêmica autoimune, mediada por linfócito T-*helper* tipo 1 (Th1), que ocorre em indivíduos geneticamente predispostos que são expostos ao glúten e às prolaminas relacionadas, assim como a outros fatores ambientais.[1]

Estima-se que 1% da população mundial seja acometida por essa doença.[2]

QUADRO CLÍNICO

O quadro clínico da DC se caracteriza por um amplo espectro de manifestações clínicas que podem ser gastrointestinais e extraintestinais, assim como os pacientes que pertencem aos grupos de risco para desenvolver essa enfermidade (Quadro 1).[1,3]

Vale ressaltar que a DC pode iniciar-se em qualquer faixa etária, em especial nos 2 primeiros anos de vida.[3] Entretanto, o pediatra deve estar atento para as formas de apresentação extraintestinais, que, em geral, acometem crianças maiores e adolescentes, assim como adultos.

DIAGNÓSTICO

Quanto ao diagnóstico laboratorial, os pacientes que apresentam manifestações gastrointestinais, extraintestinais e os grupos de risco para DC devem ser submetidos a exames sorológicos mais sensíveis e específicos.

O anticorpo antitransglutaminase tissular da classe IgA é considerado o teste de escolha para indicar qual paciente deverá realizar a biópsia de intestino delgado.[1,4-6] Sempre que se solicitar esse teste, deve-se pedir a dosagem da imunoglobulina A para se certificar de que não há deficiência total de IgA, uma vez que essa deficiência consiste na principal causa de resultado falso-negativo desse anticorpo de classe IgA.[1,3] Há dois métodos para detecção do anticorpo antitransglutaminase tissular da classe IgA: Elisa – método clássico – e quimiluminescência.

O anticorpo antiendomísio da classe IgA apresenta a mesma acurácia do anticorpo antitransglutaminase tissular da classe IgA, é um teste mais caro e depende da experiência do examinador para leitura da lâmina de imunofluorescência indireta.[1,3]

QUADRO 1 Manifestações clínicas gastrointestinais, extraintestinais e grupos de risco para doença celíaca

Sinais e sintomas gastrointestinais	Sinais e sintomas extraintestinais	Grupos de risco
Diarreia Vômitos recorrentes Distensão abdominal Flatulência Dor abdominal crônica ou intermitente Constipação	▪ Anemia ferropriva refratária à ferroterapia oral, anemia por deficiência de folato ou de vitamina B12, equimoses, petéquias. ▪ Baixa estatura, retardo do desenvolvimento puberal. ▪ Redução da densidade mineral óssea segundo a idade cronológica, hipoplasia do esmalte dentário, fratura óssea, artralgia, artrites, miopatia, tetania, dermatite herpetiforme. ▪ Estomatite aftosa recorrente. ▪ Enxaqueca; epilepsia com calcificação cerebral parieto-occipital bilateral, ataxia relacionada ao glúten, neuropatia periférica, irregularidade menstrual, amenorreia, infertilidade, abortos de repetição, depressão, autismo. ▪ Enzimas hepáticas elevadas, fraqueza, emagrecimento sem causa aparente, edema de aparição abrupta após estresse infeccioso ou cirúrgico.	▪ Familiares de primeiro grau de celíacos. ▪ Portadores de doenças autoimunes: diabetes *mellitus* tipo 1, tireoidite de Hashimoto, déficit seletivo de imunoglobulina A, síndrome de Sjögren, alopecia *areata*. ▪ Artrite reumatoide, hepatite autoimune, miocardite autoimune, pericardite autoimune, psoríase, vitiligo, lúpus eritematoso sistêmico, artrite crônica juvenil, síndrome de Down. ▪ Síndrome de Turner. ▪ Síndrome de Williams.

Fonte: adaptação de Hill et al.[1] e de Husby et al.[3]

Os anticorpos antigliadina deaminada das classes IgA e IgG não são superiores aos anticorpos mencionados previamente, exceto no caso de lactentes menores de 2 anos, em que o anticorpo antigliadina deaminada da classe IgG teria maior sensibilidade.[7]

Deve-se ressaltar que os testes sorológicos terão utilidade se o paciente estiver ingerindo glúten; caso contrário, se o consumo de glúten for escasso, esses exames serão negativos.[1,3] Os pacientes de alto risco devem ser sistematicamente investigados (*vide* Quadro 1).

Com respeito ao estudo genético, os heterodímeros HLA DQ2 e DQ8 têm alto valor preditivo negativo, isto é, na ausência destes é muito pouco provável a ocorrência de DC.[1,4] Os heterodímeros HLA DQ2 e DQ8 estão presentes em mais de 95% dos pacientes com DC.[8] Vale mencionar que ter predisposição genética não significa ter DC, uma vez que esses haplótipos, HLA DQ2 e/ou DQ8, podem estar presentes em cerca de 50% da população geral, como demonstrou um estudo brasileiro com 404 doadores de sangue, nas cidades de São Paulo e Jundiaí-SP.[9]

O padrão ouro para o diagnóstico de DC é a biópsia de intestino delgado, conforme será mencionado a seguir.[1,3-6]

Excepcionalmente, segundo o consenso da ESPGHAN (Sociedade Europeia de Gastroenterologia, Hepatologia e Nutrição Pediátrica), poder-se-ia evitar a realização da biópsia de intestino delgado naqueles pacientes sintomáticos ou assintomáticos com concentração do anticorpo antitransglutaminase da classe IgA superior a 10 vezes o limite superior de normalidade desse teste, e em outro momento um exame do anticorpo antiendomísio da classe IgA positivo. A decisão de não realização da biópsia deveria ser compartilhada entre o médico e os familiares/criança.[4]

Entretanto, o consenso da NASPGHAN (Sociedade Norte-Americana de Gastroenterologia, Hepatologia e Nutrição Pediátrica), como também o consenso da Sociedade Britânica de Gastroenterologia, não valorizam o nível do anticorpo antitransglutaminase tissular 2 da classe IgA para eventualmente não indicar a realização da biópsia de intestino delgado,[1,8,9] portanto enfatizam que a biópsia de intestino delgado continua sendo padrão ouro para o diagnóstico de DC.[1,5,6]

No Brasil, deve-se continuar recomendando a realização da biópsia de intestino delgado para confirmação da DC, assim como a NASPGHAN e a Sociedade Britânica de Gastroenterologia.

O consumo de glúten pelo paciente deve ser verificado porque se houver consumo baixo o resultado da biópsia não será fidedigno, podendo até ser normal nos pacientes que têm DC.[10]

Quanto à biópsia de intestino delgado, recomenda-se obter múltiplas biópsias da porção mais distal do duodeno, segunda ou terceira (mínimo de 4 amostras) e do bulbo (mínimo 1 amostra) com auxílio da pinça da endoscopia digestiva alta.[1,4,6] O diagnóstico de DC é confirmado com a biópsia de duodeno, que apresenta aumento do número dos linfócitos intraepiteliais, isto é, igual ou acima de 25 para cada 100 enterócitos,[11] e a presença de atrofia vilositária.[1,4-6,10,12]

TRATAMENTO

A total e completa exclusão do glúten da dieta, isto é, sem trigo, centeio, aveia, cevada, e do malte (que é um subproduto da cevada) para toda a vida consiste no único tratamento eficaz para os pacientes com DC.[1,3] Como a aveia é em geral contaminada com o trigo, ela também deve ser eliminada da dieta; caso seja garantido que a aveia não está contaminada com o trigo, ela pode ser consumida pelo paciente com DC.[13]

Vale ressaltar que a exclusão do glúten só deve ser realizada após a confirmação diagnóstica.

O Quadro 2 apresenta a lista de alimentos permitidos e proibidos aos pacientes com DC.[13,14]

É fundamental a leitura dos ingredientes contidos nos rótulos e embalagens dos produtos industrializados com a finalidade de não consumir aqueles que contenham trigo, centeio, cevada, malte ou aveia (que está com contaminação cruzada com o trigo) ou que tragam descrição segundo a qual contêm glúten ou traços de glúten.

Recomenda-se que, ao comer em restaurantes, o paciente com DC avise que não pode consumir quantidade alguma de trigo, centeio, cevada, malte e aveia, e pedir sugestões de pratos com essas especificações.

Não há fundamento no movimento existente hoje, principalmente em redes sociais, para o paciente com DC evitar a exposição cutânea ou respiratória ao trigo. A frequência da sensibilização (IgE específica ≥ 0,35 kUA/L) ao trigo nas crianças com DC foi baixa, igual a 4%, à semelhança da sensibilização ao trigo na população geral.[15] Portanto, somente a minoria dos pacientes com DC, que também apresenta alergia ao trigo, deve evitar este tipo de exposição.

QUADRO 2 Alimentos permitidos e proibidos aos pacientes com doença celíaca

Alimentos permitidos	Alimentos proibidos
Arroz, grãos (feijão, lentilha, soja, ervilha, grão-de-bico), óleo, azeite, vegetais, hortaliças, frutas, tubérculos (batata, mandioca, cará, inhame), ovos, carnes (bovina, suína, peixes e aves), leite e derivados	Trigo, centeio, cevada, malte, aveia (sem garantia de que não teve contaminação cruzada com o trigo)
Farinhas: milho (farinha de milho, amido de milho, fubá), arroz (farinha de arroz), batata (fécula de batata), mandioca (farinha de mandioca, polvilho doce, polvilho azedo, tapioca)	Alimentos que foram fritos no óleo previamente usado para fritar alimentos com glúten
Milete, quinoa e amaranto	*Pizza* ou outras massas que foram assadas em forno a lenha que assa massas com glúten
	Alimentos preparados em padarias que fabricam pães e massas com glúten
	Produtos como requeijão, manteiga, margarina, geleia e similares compartilhados com pessoas que consomem glúten, porque as migalhas dos pães e biscoitos com glúten podem ficar nesses alimentos compartilhados. Portanto, o requeijão, a manteiga etc. devem ser etiquetados com o nome do celíaco e ser exclusivos para seu consumo
	Alimentos vendidos a granel

Fonte: elaboração da autora.

Tampouco é necessário que os utensílios utilizados para preparar os alimentos, como panelas, e para alimentar-se, como pratos e talheres, sejam exclusivos do paciente com DC. O que se deve fazer é lavar as panelas, os pratos e talheres com água e sabão.

CONCLUSÃO

Os pediatras devem estar atentos para identificar os pacientes que apresentam sinais/sintomas gastrointestinais e extraintestinais sugestivos de DC, assim como aqueles que fazem parte dos grupos de risco para DC, e solicitar a todos estes o exame anticorpo antitransglutaminase tissular da classe IgA e a dosagem da imunoglobulina A para rastrear a DC. Posteriormente, caso o teste seja positivo, encaminhar ao gastroenterologista pediátrico para confirmação da DC, assim como posterior tratamento e acompanhamento, que deve ser realizado ao longo da vida.

A exclusão do glúten da dieta deverá ser iniciada somente após a confirmação diagnóstica.

REFERÊNCIAS

1. Hill ID, Fasano A, Guandalini S, et al. NASPGHAN clinical report on the diagnosis and treatment of gluten-related disorders. J Pediatr Gastroenterol Nutr. 2016;63(1):156-65.
2. Singh P, Arora A, Strand TA, et al. Global prevalence of celiac disease: systematic review and meta-analysis. Clin Gastroenterol Hepatol. 2018;16(6):823-36.e2.
3. Husby S, Koletzko S, Korponay-Szabó IR, et al.; ESPGHAN Working Group on Coeliac Disease Diagnosis; ESPGHAN Gastroenterology Committee;

European Society for Pediatric Gastroenterology, Hepatology, and Nutrition. European Society for Pediatric Gastroenterology, Hepatology, and Nutrition guidelines for the diagnosis of coeliac disease. J Pediatr Gastroenterol Nutr. 2012;54(1):136-60.

4. Husby S, Koletzko S, Korponay-Szabó I, et al. European Society Paediatric Gastroenterology, Hepatology and Nutrition Guidelines for Diagnosing Coeliac Disease 2020. J Pediatr Gastroenterol Nutr. 2020;70(1):141-56.
5. Kurien M, Ludvigsson JF, Sanders DS; authors of the BSG guidelines. A no biopsy strategy for adult patients with suspected coeliac disease: making the world gluten-free. Gut. 2015;64(6):1003-4.
6. Ludvigsson JF, Bai JC, Biagi F, et al.; BSG Coeliac Disease Guidelines Development Group; British Society of Gastroenterology. Diagnosis and management of adult coeliac disease: guidelines from the British Society of Gastroenterology. Gut. 2014;63(8):1210-28.
7. Assandri R, Montanelli A. Diagnosis of gluten-related enteropathy in a newborn: how and when? Gastroenterol Hepatol Bed Bench. 2019;12(4):278-86.
8. Green PHR, Lebwohl B, Greywoode R. Celiac disease. J Allergy Clin Immunol. 2015;135(5):1099-106.
9. Muniz JG, Sdepanian VL, Fagundes U Neto. Prevalence of genetic susceptibility for celiac disease in blood donors in São Paulo, Brazil. Arq Gastroenterol. 2016;53(4):267-72.
10. Lagana SM, Bhagat G. Biopsy diagnosis of celiac disease: the pathologist's perspective in light of recent advances. Gastroenterol Clin North Am. 2019;48(1):39-51.
11. Rostami K, Marsh MN, Johnson MW, et al. ROC-king onwards: intraepithelial lymphocyte counts, distribution & role in coeliac disease mucosal interpretation. Gut. 2017;66(12):2080-6.
12. Ensari A, Marsh MN. Diagnosing celiac disease: a critical overview. Turk J Gastroenterol. 2019;30(5):389-97.
13. Sdepanian VL, Scaletsky IC, Fagundes-Neto U, Batista de Morais M. Assessment of gliadin in supposedly gluten-free foods prepared and purchased by celiac patients. J Pediatr Gastroenterol Nutr. 2001;32(1):65-70.
14. Grupo de Trabajo del Protocolo para el Diagnóstico Precoz de la Enfermedad Celíaca. Protocolo para el diagnóstico precoz de la enfermedad celíaca. Ministerio de Sanidad, Servicios Sociales e Igualdad. Servicio de Evaluación del Servicio Canario de la Salud (SESCS); 2018.
15. Lanzarin CMV, Silva NOE, Venturieri MO, et al. Celiac disease and sensitization to wheat, rye, and barley: should we be concerned? Int Arch Allergy Immunol. 2020:p.1-7.

12

Doenças inflamatórias intestinais

Vanessa Adriana Scheeffer
Maraci Rodrigues
Luciana Rodrigues Silva

INTRODUÇÃO

As doenças inflamatórias intestinais (DII) são caracterizadas por um amplo espectro de alterações crônicas com curso, duração e gravidade variáveis, que determinam inflamação do trato digestório, acometendo sobretudo o intestino, e são representadas pela doença de Crohn (DC), pela colite ulcerativa (CU) e por uma pequena parcela pela colite indeterminada. Elas diferem quanto à localização e ao comprometimento das camadas do intestino.

Essas doenças são resultado de vários fatores interligados, sobretudo genéticos e ambientais, que determinam alterações na permeabilidade e na resposta imune da mucosa intestinal a vários agentes, inclusive aos microrganismos do trato digestório. Há ainda possibilidades de que a dieta, as condições higiênicas, a urbanização, o excesso de antibióticos e fatores que alterem a permeabilidade da mucosa contribuam para a reatividade local e sistêmica imune alterada.[1]

As crianças pagam um tributo muito grande às doenças inflamatórias pela maior extensão e gravidade do que ocorre nos adultos e pelo comprometimento de seu crescimento, desenvolvimento puberal e qualidade de vida. As crianças maiores e adolescentes têm quadros mais parecidos com os dos adultos.

O diagnóstico precisa ser feito precocemente, pois esses pacientes vão requerer tratamento por toda a vida e acompanhamento periódico em centros de referência e equipe multidisciplinar. Essas condições podem evoluir com crises flutuantes alternadas e períodos de remissão variáveis, ou como uma forma crônica progressiva e contínua.[1,2]

EPIDEMIOLOGIA

Nas últimas décadas, observou-se o aumento da incidência e prevalência das DII. Inicialmente esse aumento ocorreu em países desenvolvidos, mas recentemente vem ocorrendo também em países em desenvolvimento, como é o caso do Brasil.[2] Esse aumento na incidência está associado a mudanças ambientais, como uso de antibióticos, exposição à poluição, qualidade da alimentação e outros.[3]

Com relação à idade de início, o pico de novos diagnósticos é de 20 a 30 anos para

DC e de 30 a 40 anos para a CU. A faixa etária pediátrica, abaixo de 18 anos, corresponde a 15 a 25% dos novos casos, e os casos de doença de início muito precoce, ou seja, iniciada abaixo dos 6 anos, representam 4 a 10% das ocorrências.[1]

A incidência e a prevalência das DII variam de acordo com as regiões do mundo. Em uma revisão sistemática, as maiores incidência e prevalência relatadas para DC foram de, respectivamente, 29,3 casos para 100 mil pessoas na Austrália e de 322 casos para 100 mil pessoas, na Alemanha. Para CU, a maior incidência foi de 57,9 e a maior prevalência foi de 505 casos para 100 mil pessoas, ambas relatadas no norte da Europa. As maiores incidências relatadas foram no norte da Europa, América do Norte e Nova Zelândia e as menores incidências relatadas foram no sul europeu, África, Ásia e América do Sul.[4,5]

Quanto à forma de apresentação, também há diferença na distribuição dos casos de acordo com a região estudada. Em pacientes pediátricos, a DC foi mais frequente que CU em estudos do Canadá e Nova Zelândia, enquanto o contrário foi observado em estudos da Colômbia, Japão, Porto Rico e Suécia.[4] A colite não classificada corresponde a cerca de 10% das apresentações de DII.[2]

APRESENTAÇÃO CLÍNICA

A maioria dos pacientes pediátricos se apresenta inicialmente com diarreia e dor abdominal. Na DC, os sintomas mais frequentes em ordem decrescente são: dor abdominal, perda de peso, parada no crescimento, anemia, diarreia, doença perianal, febre, artrite e lesões de pele. Na CU, os sintomas mais frequentes em ordem decrescente são: sangue nas fezes, diarreia, tenesmo e urgência para evacuar, dor abdominal, anemia, perda de peso, febre, artrite e lesões de pele.

O sangramento retal é mais frequente na CU, e a perda de peso e parada no crescimento mais comuns na DC. Cerca de 40% dos pacientes com DC têm comprometimento do crescimento, enquanto 10% na CU. A parada no crescimento é secundária ao comprometimento da absorção, ao processo inflamatório, à ingestão dietética baixa, às perdas excessivas e ao aumento das necessidades energéticas, assim como aos efeitos do processo inflamatório sobre o processo do crescimento, aliado muitas vezes ao uso prolongado indevido de corticosteroides.[6]

O comprometimento extraintestinal pode ocorrer e em algumas situações pode ser a primeira manifestação da doença. Enfatizam-se as manifestações do comprometimento do crescimento, o envolvimento articular, as manifestações cutâneas, oculares, hepáticas, as alterações na saúde óssea, e menos frequentemente o acometimento de outros sistemas e órgãos. Em alguns casos pode haver mudança de diagnóstico entre DC e retocolite ulcerativa, em geral durante o primeiro ano de acompanhamento. Essas condições podem evoluir com crises flutuantes alternadas e períodos de remissão variáveis, ou como uma forma crônica progressiva e contínua.

DOENÇA DE CROHN

A avaliação inicial do paciente com suspeita de DC é fundamental para conhecer a extensão da doença, sua atividade e gravidade e suas repercussões. É necessário identificar se a DC acomete o intestino delgado e/ou o cólon e/ou a região perianal e/ou outras áreas e identificar se o paciente tem a forma inflamatória, estenosante ou penetrante/fistulizante.[6,7] Vale ressaltar que durante a evolução pode haver mudança de um padrão para outro, após alguns anos de doença.

Outro ponto importante na avaliação é verificar o grau de atividade inflamatória apresentada pelo paciente ou se este se encontra em fase de atividade ou remissão, qual a gravidade do quadro no momento da avaliação, se respondeu a medidas terapêuticas prévias, se é dependente ou refratário à corticoterapia, se passou por hospitalizações anteriores, quais complicações apresentou da doença ou do tratamento, de que drogas já fez uso, que efeitos colaterais apresentou e se já realizou cirurgias prévias ou utilizou outras terapêuticas alternativas, se tem tido recaídas frequentes ou recorrência da doença. Não se deve deixar de identificar outros familiares com DII e autoimunes.

Em todas as consultas, a avaliação clínica representa a ferramenta mais importante, mas é recomendável utilizar uma das classificações disponíveis para analisar a atividade da doença e sua gravidade. Na faixa etária pediátrica é fundamental o acompanhamento do crescimento, e nos adolescentes deve-se fazer o acompanhamento dos caracteres puberais periodicamente. Várias são as classificações utilizadas, sendo mais frequentemente empregado o PCDAI (Índice de Atividade na Doença Inflamatória Pediátrica), que pontua vários aspectos. Ressalta-se que na avaliação pediátrica um dos pontos significativos é a avaliação da velocidade do crescimento da criança e adolescente.[6-8] Há ainda a classificação para a avaliação da doença perianal e os índices para classificação endoscópica.

A apresentação da DC é dividida em forma inflamatória (70%), forma estenosante (17%) e forma penetrante/fistulizante (13%). Embora às vezes possam vir combinadas e embora a maioria inicie o quadro com a forma inflamatória, a tendência é progredir em uma parte dos casos para a forma estenosante ou a penetrante.[7]

De acordo com a classificação de localização, a doença pode acometer uma zona exclusiva do intestino delgado, sobretudo a região ileal, a região ileocolônica, o cólon, de forma segmentar ou pancolônica, a região anorretal ou uma combinação dessas formas, além de menos comumente também envolver o esôfago, o estômago, o duodeno e a cavidade oral.

A apresentação mais frequente se relaciona com a presença de dor abdominal isolada ou combinada com diarreia recorrente. A dor pode ser agravada pela alimentação, fato que também contribui com a anorexia e pode ocorrer à noite, assim como a diarreia também pode ser diurna e noturna, acompanhada de urgência, se há acometimento colônico. A diarreia é comum, podendo ocorrer em surtos com fezes sanguinolentas ou não, com restos alimentares e com perda fecal proteica e de gorduras. O sangramento maciço não é frequente, mas pode ocorrer; a quantidade maior de sangue nas fezes pode traduzir maior envolvimento colônico. A diarreia em geral sugere doença ativa.

A febre, que é bastante comum, costuma ser baixa, podendo traduzir a inflamação e a temperatura mais elevada; pode ainda sugerir complicações mais significativas com infecção concomitante e supuração. A parada no crescimento, assim como as manifestações articulares, se iniciam de modo insidioso e muitas vezes precedem a diarreia em algum tempo. Em toda criança ou adolescente com parada no crescimento e atraso puberal se deve investigar as DII.

As formas estenóticas podem se acompanhar de quadros de suboclusão intestinal, com dor periumbilical em cólicas de intensidade variável. Fístulas enterocutâneas, enteroenterais, enterocolônicas ou enterovesicais podem estar presentes.

Nos pacientes com envolvimento colônico na DC, os sintomas podem ser semelhantes aos da CU, tais como diarreia mucossanguinolenta ou purulenta, acompanhada de cólicas, urgência de defecação e tenesmo, podendo haver febre. Chamam a atenção a defecação dolorosa e a presença de sangue nas fezes. Como o espectro de apresentação é bastante amplo, pode haver desde mínimas queixas com alteração dos hábitos intestinais até colite grave.

A doença anorretal/perianal pode apresentar-se isolada ou combinada com o acometimento de outras áreas e tende a ser muito debilitante e grave, causando dor intensa para defecar, dor anorretal, ardor e secreção purulenta que suja a roupa, com a presença de fístulas e abscessos; esses sintomas aumentam e as lesões podem ser múltiplas e bastante complexas.[8] A proctite pode ser a apresentação inicial. No envolvimento perianal pode haver a presença de cicatrizes, fissuras, abscessos e fístulas, lesões e ulceração do canal anal, incontinência e estenose retal. O períneo deve ser sempre avaliado, pois quando se encontram alterações nessa área aumentam as chances para o diagnóstico de DC. As fístulas podem ser minimamente sintomáticas ou extensas, estendendo-se a outros segmentos do trato digestório (enteroentéricas, enterocolônicas, enterogástricas, cologástricas), pele, saco escrotal, vagina, bexiga e aparelho urinário, outros órgãos, peritônio. Por outro lado, as estenoses podem ocorrer em qualquer segmento, com manifestação dolorosa e evoluindo para obstrução.

Nos pacientes com envolvimento do intestino delgado, em extensão considerável pode haver sintomas e sinais compatíveis com má-absorção: borborigmos aumentados, crises de diarreia, parada no crescimento, falta de ganho de peso, dor abdominal, anorexia e desnutrição. A má-absorção pode envolver vários nutrientes, além de zinco, ferro, folato, vitamina B12, cálcio, magnésio e determinar hipoalbuminemia, e todos esses elementos devem ser sistematicamente investigados.

Ao acometer o trato digestório alto, fato menos usual, pode comprometer boca, esôfago, estômago e duodeno. A DC determina em geral dor abdominal, náuseas, saciedade precoce, dispepsia, anorexia, disfagia, pirose, estenose, vômitos, dor torácica e perda de peso, além de aftas orais e faríngeas e até má-absorção.[9] Em casos avançados também pode determinar o aparecimento de fístulas em várias áreas. As manifestações clínicas serão sempre dependentes da localização e extensão das lesões, o que também necessita de reflexão sobre as possibilidades de diagnóstico diferencial. Ressalta-se o acometimento do apêndice, embora infrequente, que pode apresentar-se como apendicite aguda ou abscesso apendicular.

As manifestações extraintestinais são comuns em cerca de 25 a 35% dos pacientes, e podem ser diagnosticadas antes, durante ou após o diagnóstico de a DC ser estabelecida. As mais comuns manifestações extraintestinais são representadas pelas manifestações articulares, e entre estas a principal é a artrite (entre 7 e 25% das crianças); em geral é artrite não deformante, assimétrica e em grandes articulações das extremidades inferiores. Nas crianças muitas vezes a manifestação articular ocorre isolada muito tempo antes dos achados gastrointestinais; o baqueteamento digital é um achado comum nas crianças. A espondilite anquilosante é rara e ocorre mais nos meninos.

Entre as manifestações cutâneas, ressaltam-se o eritema nodoso e o pioderma gangrenoso. Aftas recorrentes na cavidade oral são mais comuns na DC.

Entre as manifestações oftalmológicas, chamam a atenção geralmente durante a fase de atividade da doença a uveíte e a episclerite, com dor e às vezes com diminuição da acuidade visual. A presença de catarata pode ocorrer nos pacientes que usam corticosteroides.

Complicações frequentes são representadas pela osteopenia, a osteoporose e a sarcopenia desde a faixa etária pediátrica, que se agravam pela deficiência de cálcio, vitamina D e pelo fumo.

Outras manifestações que podem ocorrer mais frequentemente na CU que na DC são as hepatobiliares, que podem ser expressas por meio de elevação de aminotransferases, hepatite, esteatose, colestase, colangite esclerosante e colelitíase; o acometimento hepatobiliar é menos pronunciado em pacientes pediátricos do que em adultos e parece mais frequente nos pacientes com DC que têm envolvimento colônico.

Também eventualmente podem acontecer manifestações do aparelho urinário, tais como nefrolitíase, hidronefrose por compressão de abscessos e fístulas entre este e o intestino. Fístulas enterovesicais podem determinar infecção urinária recorrente.

Outra complicação que deve ser ressaltada em todas as idades é o tromboembolismo, que traduz a hipercoagulabilidade com plaquetose, elevação de fibrinogênio, fator V e fator VIII e diminuição de antitrombina III. Vasculites podem afetar a circulação cerebral ou sistêmica nesses pacientes, assim como dinapenia, sarcopenia, osteporose e a osteopenia são complicações relevantes.

Outros achados eventuais podem ocorrer em pacientes com DC, tais como pancreatite, neuropatia periférica, pneumonite intersticial, alveolite fibrosante, cardiomiopatia e pleuropericardite.

Vale ainda ressaltar os problemas psicológicos e sociais que podem acompanhar a doença entre as crianças e adolescentes, e nestes últimos as dificuldades sexuais e as dificuldades com relação à aderência ao tratamento. Os sintomas e sinais podem se exacerbar durante as recaídas e a progressão da doença e podem melhorar e até desaparecer durante as fases de remissão em resposta à terapêutica empregada.

O exame físico deve ser detalhado; o aspecto nutricional no paciente pediátrico assume um caráter de suma importância, portanto não se deve deixar de tomar com precisão o peso e a altura e fazer os índices, além de obter um diário detalhado sobre os hábitos alimentares, medir os índices pubertários de Tanner e buscar as medidas laboratoriais das deficiências nutricionais. Do mesmo modo, o exame físico deve ser detalhado na avaliação segmentar de todos os aparelhos e sistemas, sobretudo no exame do abdome. Todos esses parâmetros devem ser feitos periodicamente. O comprometimento do crescimento necessita de abordagem criteriosa, e algumas vezes pode ser o único elemento que representa a atividade da doença.

Os índices de atividade para DC são a classificação de Paris (referida na seção sobre o tratamento) e o Índice de Atividade de Doença de Crohn Pediátrica (PCDAI), apresentado a seguir, que pontua os critérios para a atividadc inflamatória na DC, classificando os pacientes como:

- Em remissão.
- Com doença leve.
- Com doença moderada.
- Com doença grave.

Índice de Atividade de Doença de Crohn Pediátrica (PCDAI)

Para cada parâmetro na tabela deve ser dado um valor			Escore	Subtotal
Dor abdominal		Sem dor abdominal	0	
		Leve; não interfere nas atividades diárias	5	
		Moderado/grave, interfere nas atividades diuturnas	10	
Evacuação/dia		0-1 líquidas, sem sangue	0	
		≤ 2 semiformadas + pouco sangue ou 2-5 líquidas	5	
		≥ 6 fezes líquidas; grande quantidade de sangue ou diarreia noturna	10	
Estado geral		Bem, sem limitação de atividades	0	
		Pouco diminuída, dificuldade ocasional para atividades	5	
		Muito diminuída, limitação de atividade frequente	10	
Exame				
Peso		Ganho de peso (ou voluntariamente estável/redução)	0	
		Perda de peso < 10% (ou estabilidade involuntária)	5	
		Perda de peso ≥ 10%	10	
Altura (ao diagnóstico)		< 1 queda de um percentil prévio	0	
		≥ 1 < 2 queda do percentil prévio	5	
		≥ 2 queda do percentil prévio	10	
Velocidade de crescimento		≥ −1 DP	0	
		≤ −1 DP e ≥ −2 DP	5	
		≤ −2 DP	10	
Abdome		Sem dolorimento ou massa abdominal	0	
		Dolorimento ou massa abdominal sem dor	5	
		Dolorimento, defesa involuntária, presença de massa	10	
Doença perirretal		Nenhuma, assintomática	0	
		1-2 fístulas não dolorosas, sem drenagem	5	
		Fístula ativa, com drenagem, dolorosa ou abscesso	10	
Extraintestinal		Nenhuma	0	
		1 manifestação	5	
		≥ 2 manifestações	10	
Laboratório				
Hematócrito (%) M = Masculino F = Feminino		M/F < 10 anos: ≥ 33	0	
		M 11-14 anos: ≥ 35		
		F 11-19 anos: ≥ 34		
		M 15-19 anos: ≥ 37		
Hematócrito (%) M = Masculino F = Feminino		M/F < 10 anos: 28-32	2,5	
		M 11-14 anos: 28-32		
		F 11-19 anos: 29-33		
		M 15-19 anos: 32-36		

(continua)

(continuação)

Hematócrito (%) M = Masculino F = Feminino	M/F < 10 anos: < 28 M 11-14 anos: <30 F 11-19 anos: <29 M 15-19 anos: <32	5	
Velocidade de hemossedimentação (VHS) (mm/h)	< 20 20-50 > 50	0 2,5 5	
Albumina (g/L)	> 3,5 3,1-3,4 ≤ 3,0	0 5 10	
Soma do índice de PCDAI (0-100). PCDAI < 10 remissão; 10-30 doença leve; > 30 moderada a grave.			

COLITE ULCERATIVA

A CU é representada por um quadro inflamatório que acomete o intestino grosso, de extensão continuada na mucosa e na submucosa, que na maioria das vezes se estende a partir do reto. Geralmente se suspeita desse diagnóstico quando o paciente tem diarreia sanguinolenta, tenesmo, dor abdominal, e nos casos mais graves há febre, perda de peso, anemia e fadiga. Nas fases de recaída, a astenia e o emagrecimento acompanham a diarreia sanguinolenta. A CU na faixa etária pediátrica habitualmente cursa com acometimento mais extenso, com comprometimento nutricional, atraso puberal e manifestações clínicas mais floridas.

Os pacientes que apresentam apenas o acometimento retal podem apresentar sangramento retal, urgência evacuatória e fezes com sangue e pus, sendo comum a sensação de peso retal com desejo constante de evacuar. Na colite mais extensa, os sintomas são mais intensos, com diarreia noturna.

Na forma fulminante da CU, o paciente apresenta mais de 10 evacuações diárias, febre, taquicardia, anemia significativa com provas de atividade inflamatória muito alteradas, e pode ou não ser acompanhado de megacólon tóxico. Sempre nesses casos é necessária a avaliação do cirurgião em conjunto com o clínico, pois pode haver hemorragia maciça, estenose, obstrução, perfuração e complicações sistêmicas. Nos quadros graves de megacólon tóxico, os pacientes devem sempre ser hospitalizados com acompanhamento contínuo para avaliação da necessidade de intervenção cirúrgica precoce. A necessidade de cirurgias nas crianças é maior que nos adultos nos 10 primeiros anos de doença. Há um aumento de incidência de câncer ao longo do tempo, sobretudo naqueles pacientes com mais de 10 anos de doença e naqueles com concomitante envolvimento hepático.[6,8]

Os princípios gerais para avaliação da CU devem sempre enfatizar a distribuição da doença segundo a classificação de Montreal (proctite, acometimento do cólon esquerdo ou pancolite), sua atividade e o padrão da doença (frequência de recaídas, resposta aos medicamentos, manifestações extraintestinais), se o paciente tem possibilidade de tratamento ambulatorial ou necessita de hospitalização. A classificação quanto à gravidade é feita a partir do índice de Truelove Witts, que descreve o paciente com colite leve, moderada ou grave, dependendo do número de evacuações por dia, a presença de sangue nas fezes, a temperatura, o pulso, os níveis de hemoglobina e a velocidade de hemossedimentação.

Por outro lado, o Escore de Mayo, além de avaliar o número de evacuações, pontua a quantidade de sangue nas fezes e os achados endoscópicos em conjunto para dizer se a doença é leve, moderada ou grave. Em crianças, utiliza-se o Pucai, que considera a presença de dor abdominal, o sangramento retal, a consistência das fezes, o número de evacuações por dia, se há evacuação noturna que acorda a criança e se há ou não limitação de atividade.

A seguir o Índice de Atividade de Colite Ulcerativa em Pediatria (Pucai), que avalia os critérios clínicos de atividade na CU e que tem demonstrado boa correlação com os critérios de Mayo, classificando os pacientes como:

- Em remissão.
- Com doença leve.
- Doença moderada.
- Doença grave.

EXAMES COMPLEMENTARES

Para o diagnóstico e acompanhamento dos pacientes portadores de DII são utilizados vários critérios na identificação de atividade da doença e da fase de remissão dessas condições. Como são doenças crônicas, requerem observação continuada e dinâmica, sempre individualizada.

Algumas vezes os sintomas apresentados podem refletir atividade da doença, mas em outras situações podem refletir infecções concomitantes (*Clostridium difficile*, citomegalovírus, tuberculose e outros agentes, intolerância à lactose, intestino irritável, supercrescimento bacteriano e outras).

Alguns exames sugestivos nesses pacientes podem revelar no hemograma uma anemia variável, mas que representa sempre um sinal relevante, que nos casos graves pode necessitar de reposição de ferro ou hemácias.

Outro dado que é frequentemente observado é a plaquetose. O leucograma pode revelar leucocitose, podendo traduzir atividade inflamatória ou infecção bacteriana concomitante ou outras condições. Ainda bastante importante de serem avaliadas periodicamente nesses pacientes estão duas provas de atividade inflamatória, a proteína C reativa (PCR) e a velocidade de hemossedimentação (VHS), que, embora sejam provas positivas em várias outras doenças, nas DII, durante as fases de atividade de doença, na maioria das vezes se encontram elevadas; também, o seu declínio se correlaciona bem quando há resposta terapêutica, sobretudo a queda da PCR.

Outros marcadores de atividade inflamatória são representados pelos marcadores fecais, sobretudo a calprotectina, além da lactoferrina e da proteína S100A12, proteínas encontradas em grânulos de neutrófilos e secretadas pela mucosa. Esses marcadores têm sido identificados nas fases de atividade da doença, principalmente quando há acometimento do cólon, e apresentam boa correlação com a resposta terapêutica adequada, quando os níveis tendem a cair, sobretudo a calprotectina. Marcadores mais recentes utilizados são representados pelos níveis das drogas ou anticorpos contra os imunobiológicos, sobretudo nos pacientes que se correlacionam com a resposta terapêutica.

	Índice de Atividade de Colite Ulcerativa em Pediatria (Pucai)	Pontos
1.	Dor abdominal	
	Sem dor	0
	Dor que pode ser ignorada	5
	Dor que não pode ser ignorada	10
2.	Sangramento retal	
	Nenhum	0
	Pequena quantidade < 50% de fezes	10
	Pequena quantidade na maioria das fezes	20
	Grande quantidade > 50% das fezes	30
3.	Consistência da maioria das fezes	
	Formadas	0
	Parcialmente formadas	5
	Líquidas	10
4.	Número de evacuações por 24 horas	
	0-2	0
	3-5	5
	6-8	10
	> 8	15
5.	Evacuações noturnas	
	Não	0
	Sim	10
6.	Atividade	
	Sem limitação de atividade	0
	Limitação ocasional de atividade	5
	Atividade gravemente restringida	10

Soma do índice de Pucai (0-85).
Pucai < 10: remissão; 10-34: doença leve; 35-64: doença moderada; > 65: doença grave.

É importante pesquisar durante as fases de atividade da doença a presença de infecções concomitantes, desde gastroenterites infecciosas bacterianas e parasitárias por agentes habituais até *Clostridium difficile* e citomegalovírus, supercrescimento bacteriano e tuberculose, pois o tratamento imunossupressor e com imunobiológicos aumenta a chance de infecções nesses doentes. Sorologias podem ser solicitadas eventualmente para complementação diagnóstica e diferenciação entre DC e CU, quando o diagnóstico definitivo não puder ser firmado com demais exames. Anticorpos antineutrofílicos perinucleares citoplásmicos (pANCA) sugerem CU, enquanto anticorpos anti-*Saccharomyces cerevesiae* (ASCA) sugerem DC.

A dosagem de albumina é importante nos pacientes com doença inflamatória, sobretudo naqueles com acometimento do intestino delgado, e a hipoalbuminemia pode estar presente nos pacientes mais graves com comprometimento nutricional significativo. Embora não avalie atividade inflamatória, a dosagem de eletrólitos precisa ser realizada nos pacientes com quadro diarreico para avaliar perdas, assim como outros exames podem ser necessários a depender do quadro clínico do doente. Podem estar alteradas as aminotransferases e outras provas de função hepática, sugerindo alterações hepáticas concomitantes. Outras dosagens também podem estar alteradas a depender das manifestações clínicas associadas, tais como provas de função renal, provas hematológicas e reumatológicas, densitometria óssea, exame oftalmológico, dosagens de micronutrientes, exame parasitológico de fezes. Culturas podem ser necessárias, radiografias de tórax, derivado de proteína purificada (PPD) e outras sorologias a depender do quadro apresentado pelo paciente, e devem ser solicitadas de modo crítico.

Exames radiológicos, desde a radiografia simples de abdome, ultrassonografia, os exames contrastados, a enterotomografia e a enterorressonância, são muito úteis nas DII, quando realizados por profissionais com experiência e em conjunto com os dados clínicos, e podem fazer uma boa correlação com a gravidade e a atividade da doença e suas complicações. A enterorressonância é preferível pela ausência de radiação ionizante, embora sempre necessite de sedação nas crianças pequenas. Na suspeita de doença perianal é recomendada a ressonância magnética de pelve com contraste ou a tomografia magnética com contraste para identificar e caracterizar fístulas e abcessos, além de fornecer informações para o planejamento cirúrgico.

Grandes avanços com a combinação de contrastes e os métodos de imagem têm ocorrido para estudar melhor e com mais detalhes as DII. Os exames de imagem têm grande importância na avaliação da extensão da doença e presença de complicações, no acompanhamento da evolução, e podem ser utilizados vários métodos. A escolha está intimamente relacionada com a disponibilidade dos serviços, de acordo com o local considerado e com a experiência dos médicos que realizam tais exames na faixa etária pediátrica. A aplicação de ultrassonografia com Doppler no diagnóstico e seguimento do paciente com DII vem sendo considerada cada vez mais importante, principalmente por se tratar de um método não invasivo, universal, de baixo custo, sem radiação ionizante.[10] Uma série de casos brasileira com pacientes pediátricos mostrou correlação da avaliação com Doppler e níveis de calprotectina fecal em pacientes pediátricos com DII.

A avaliação sistematizada com ileocolonoscopia e endoscopia alta deve ser feita na abordagem inicial e sempre que necessário no acompanhamento, com obtenção de múltiplas biópsias para avaliação adequada da doença, além de se biopsiarem todas as lesões suspeitas de transformação neoplásica e de fazer a avaliação sistemática do íleo.[11] Os achados endoscópicos são extremamente importantes para detectar a atividade das DII, e tanto a endoscopia alta como a baixa podem apresentar alterações que vão orientar a direção do tratamento.

Vale enfatizar que a experiência do médico na realização desses exames é fundamental, particularmente na faixa etária pediátrica, com instrumentos adequados para a idade. O aspecto macroscópico, a forma e a distribuição das lesões, a coleta de número suficiente de biópsias e a histologia na maioria dos casos dão o diagnóstico de DC, CU ou colite indeterminada; no entanto, em algumas situações não se consegue fechar o diagnóstico e só a evolução e novos exames conseguem concluir de fato o rótulo, podendo até haver mudança do diagnóstico.

É importante também um bom treinamento do patologista e uma interlocução adequada entre este, o endoscopista, o radiologista, o gastroenterologista e o cirurgião. Os achados macroscópicos e histológicos sugestivos de cada tipo de DII estão descritos no Quadro 1.

Recomenda-se a utilização de escores endoscópicos a fim de padronizar a descrição dos achados e acompanhar a progressão da doença com o tratamento. Os escores endoscópicos mais frequentemente utilizados são o Escore Simplificado para Doença de Crohn (SES-CD) (Quadro 2) e o Escore de Mayo (Quadro 3) na CU.[12,14] Outros escores estão disponíveis na literatura, e é importante que cada centro de referência padronize a utilização de escores endoscópicos a fim de avaliar a evolução da cicatrização nos pacientes com DII.[12]

Vale ressaltar que muitas vezes o número de biópsias não é suficiente para serem encontrados todos os elementos característicos, ou ainda, alguns achados são identificados, mas não é possível distinguir entre DC do cólon e CU ou outras colites e até mesmo quadros de colite indeterminada, quando não se preenche a maioria dos critérios.

São, portanto, indispensáveis a sistematização na coleta de múltiplas biópsias para a avaliação das lesões e da presença de atividade da doença, a disponibilidade de informações clínicas, laboratoriais sanguíneas e fecais, os dados radiológicos, endoscópicos e histológicos integrados para determinar a atividade nos pacientes portadores de DII, enfatizando nas crianças e adolescentes a avaliação nutricional, a dosagem de micronutrientes e os caracteres sexuais na puberdade.

O diagnóstico diferencial das DII é extenso e variável, dependendo da extensão e área acometida. Em muitos pacientes os sintomas iniciais são inespecíficos e leves. Podem entrar no diagnóstico diferencial mais

QUADRO 1 Achados macroscópicos e histológicos das doenças inflamatórias intestinais

Achados macroscópicos típicos de DC: ▪ Úlceras aftoides. ▪ Ulceração linear ou serpiginosa. ▪ Alterações tipo "pedra em calçamento". ▪ Estenose com área de dilatação pré-estenótica. ▪ Lesões perianais.	Achados microscópicos típicos de DC: granuloma não caseoso – não adjacente à cripta rompida.
Achados macroscópicos não específicos de DC: ▪ Edema. ▪ Eritema. ▪ Friabilidade. ▪ Granularidade.	Achados microscópicos não específicos de DC: ▪ Granuloma adjacente à cripta rompida. ▪ Inflamação inespecífica da lâmina própria. ▪ Ulceração/erosão da mucosa. ▪ Sinais de cronicidade – mudanças arquiteturais, metaplasia das células de Paneth.
Achados macroscópicos típicos de colite ulcerativa: ▪ Doença contínua desde o reto. ▪ Eritema, granularidade, exsudato, úlceras superficiais. ▪ Área afetada termina em zona abrupta de transição ou acomete todo o cólon. Ausência de acometimento do intestino delgado.	Achados histológicos típicos de colite ulcerativa: ▪ Distorção arquitetural. ▪ Linfoplasmocitose. ▪ Ausência de granulomas.

(continua)

QUADRO 1 Achados macroscópicos e histológicos das doenças inflamatórias intestinais (*continuação*)

Achados macroscópicos sugestivos de apresentação atípica de colite ulcerativa: ▪ Envolvimento de íleo terminal em caso de pancolite – *backwash ileitis*. ▪ Reto poupado – 5-30% das apresentações pediátricas. ▪ Doença de curta duração – ausência de alterações clássicas, principalmente em pacientes menores de 10 anos e submetidos a ileocolonoscopia logo após o início dos sintomas. ▪ *Cecal patch* – colite de cólon esquerda associada a inflamação em região do ceco, especialmente periapêndice. ▪ Acometimento de trato gastrointestinal superior – ulcerações discretas, não serpiginosas em região gástrica, pode ocorrer em 4-8% dos pacientes pediátricos. ▪ Colite aguda grave – inflamação transmural e úlceras profundas.	Achados histológicos sugestivos de apresentação atípica de colite ulcerativa: ▪ Mesmos achados da apresentação típica. Ausência de agregados linfoides. ▪ Achados histológicos semelhantes à apresentação típica, especialmente no segmento afetado. ▪ Ausência de sinais de cronicidade ou distorção arquitetural. ▪ Área de inflamação cecal pode demonstrar inflamação não específica. ▪ Gastrite difusa e focal, ausência de granuloma. ▪ Inflamação transmural, úlceras profundas, úlceras em formato de V, ausência de agregados linfoides.

DC: doença de Crohn.
Fonte: adaptação de Levine et al.[6]

QUADRO 2 Critérios endoscópicos para doença de Crohn (SES-CD). Deve-se realizar a avaliação para cada segmento avaliado dos vários segmentos: íleo, cólon direito, cólon transverso, cólon esquerdo e reto

Achado endoscópico	Pontuação
Tamanho das úlceras:	
Ausente	0
Aftosa – 0,1-0,5 cm	1
Grande – 0,5-2 cm	2
Muito grande – > 2 cm	3
Superfície ulcerada:	
Nenhuma	0
< 10% do segmento	1
10-30% do segmento	2
> 30% do segmento	3
Superfície afetada:	
Nenhuma	0
< 50% do segmento	1
50-75% do segmento	2
> 75% do segmento	3
Presença de estenose:	
Ausente	0
Única, permite passagem do endoscópio	1
Múltiplas, permitem passagem do endoscópio	2
Múltiplas, não permitem passagem do endoscópio	3

QUADRO 3 Escore endoscópico de Mayo para classificação de colite ulcerativa

Pontuação	Atividade da doença	Achados endoscópicos
0	Normal/doença inativa	Nenhum
1	Leve	Eritema, redução do padrão vascular, leve friabilidade
2	Moderada	Eritema acentuado, ausência de vascularização, friabilidade, erosões
3	Grave	Sangramento espontâneo, ulcerações

Fonte: adaptação de Lomazi.[14]

comumente as situações descritas no Quadro 4. No Quadro 5 são apresentadas as considerações sobre as doenças monogênicas no diagnóstico diferencial com as DII.

TRATAMENTO

Os objetivos da terapia atual da DII baseiam-se na modificação da história natural da doença, por meio da obtenção da cicatrização da mucosa, redução das complicações e melhora da qualidade de vida do paciente.[13] A escolha da terapia medicamentosa apropriada para cada criança depende da localização da doença, da gravidade, da presença de complicações, e, além disso, deve-se monitorizar cuidadosamente o crescimento linear, o desenvolvimento esquelético e a puberdade.[13] Recomenda-se que a terapia inicial da DII pediátrica seja baseada na estratificação de risco dos pacientes e sempre individualizada.[11-13]

Antes de iniciar o imunossupressor e os imunobiológicos, é fundamental a triagem para tuberculose latente, com história clínica, raio X do tórax, teste cutâneo (derivado de proteína purificada – PPD) ou ensaio de liberação do interferon-gama (quantiferon); sorologia para vírus de hepatite B (VHB), vírus de hepatite C (VHC), sorologia para Epstein-Barr e vírus da imunodeficiência humana (HIV), além de atualizar as vacinas e habitualmente, no nosso meio, tratar estrongiloides.[11-13]

Além disso, a terapia com infliximabe deve ser combinada com imunomodulador na maioria dos casos (metotrexato ou tiopurina), por um período de no mínimo de 6 a 12 meses, para reduzir a produção de anticorpo anti-TNF e melhorar o nível sérico da droga. O adalimumabe em monoterapia é uma alternativa em pacientes sem uso de anti-TNF prévio.[1]

O tratamento da DII pediátrica inclui duas fases: a fase de indução da remissão e a fase de manutenção da remissão.[1,2] As terapias de indução de remissão da DC pediátrica estão resumidas no Quadro 6.

Vale enfatizar que, na terapêutica de indução da DC na forma leve e moderada, poder-se-á utilizar corticosteroides ou nutrição enteral. A nutrição enteral exclusiva pode ser feita com fórmula polimérica ou fórmula elementar, sem diferenças nos resultados. As fórmulas poliméricas têm melhor palatabilidade. Prefere-se a via oral e, quando não possível, utiliza-se nutrição através de sonda com duração por cerca de 6 a 8 semanas. A resposta clínica se inicia em 2 semanas e deve ser monitorada com os sintomas, peso e aderência.

Os corticoides podem ser utilizados na indução da remissão nos quadros moderados ou graves, mas nunca devem ser administrados na terapêutica de manutenção. Pacientes corticorresistentes ou corticodependentes devem ser reavaliados para outros tipos de tratamentos. Em geral os cor-

QUADRO 4 Diagnóstico diferencial das doenças inflamatórias intestinais

Intestino irritável: fenômenos de intestino irritável podem estar presentes em alguns pacientes portadores de doença inflamatória, mas essa é uma situação que frequentemente deve ser lembrada no diagnóstico diferencial.
Intolerância à lactose: também pode ser concomitante em alguns pacientes portadores de doença inflamatória, durante a fase de inflamação mais pronunciada.
Gastroenterites e enterocolites infecciosas: devem ser descartadas sobretudo em quadros agudos acompanhados de diarreia, alguns com sangue nas fezes geralmente causados por bactérias tais como *Shigella*, Salmonela, *Campylobacter*, *E. coli* êntero-hemorrágica e após tratamento antibiótico enfatizar o *Clostridium difficile*; parasitas que também não podem ser esquecidos, como a *Entamoeba histolytica*. Muitas vezes a colite por citomegalovírus em imunossuprimidos e mesmo nos pacientes com doença inflamatória pode estar presente. Outro diagnóstico que deve sempre ser pensado é a tuberculose intestinal e a ileíte por Yersinia, ambas situações podendo causar um quadro de ileíte semelhante ao da DC.
Nas crianças jovens deve-se avaliar a possibilidade de **alergia alimentar, hiperplasia linfoide e gastroenterite eosinofílica** como causas comuns de diarreia com sangue.
Doenças sexualmente transmissíveis: devem ser descartadas sobretudo as que causam lesões retais e fístulas perianais, como *Neisseria gonorrhoea* e *Clamydia tracomatis* em pacientes adolescentes com vida sexual ativa ou com suspeita de abuso.
Malformações arteriovenosas podem confundir com DC ao provocar diarreia com sangue ou síndrome hemolítica urêmica e púrpuras. Outras condições mais raras eventualmente podem ser confundidas com DC. São elas: doença de Behçet, enterite por radiação, enterite por drogas tais como anti-inflamatórios e anticoncepcionais, gravidez ectópica, torção de ovário, doença inflamatória pélvica, doença crônica granulomatosa, amiloidose, sarcoidose e doença relacionada a transplante.
Vasculites de diversas naturezas podem acometer o trato digestório e mimetizar a DC, tais como Henoch-Schönlein, lúpus, Takayasu, arterite de células gigantes, vasculite reumatoide e tromboangiite obliterante.
Várias outras condições devem entrar no diagnóstico diferencial a depender da área envolvida, tais como apendicite, diverticulite, divertículo de Meckel, colite isquêmica, linfoma e outras neoplasias, pólipos, polipose, adenite mesentérica, isquemia, endometriose, cisto ovariano, que podem dar um quadro obstrutivo ou semiobstrutivo, com ou sem sangramento, e em algumas situações o diagnóstico da DII ocorre no ato cirúrgico ou depois com o exame histológico da peça cirúrgica.
Condições acompanhadas de má-absorção, perda de peso, tais como doença celíaca, fibrose cística, supercrescimento bacteriano, parasitoses altas como estrongiloidíase ou giardíase, neoplasias, podem mimetizar o diagnóstico, como também manifestações mais altas de vômitos, síndrome péptica e aftas de repetição.
Entre as manifestações extraintestinais, cada uma delas deve entrar no diagnóstico diferencial. Entre as manifestações articulares, além de pensar nas DII, é necessário afastar outras causas de artralgia e artrite, desde febre reumática, artrite reumatoide, lúpus até a espondilite. Entre as manifestações hepáticas da CU ou DC com elevação de transaminases, afastar outras causas de hepatite autoimune e colangite esclerosante. Afastar outras condições diante do eritema nodoso e do pioderma gangrenoso é fundamental.
Quando há parada no crescimento, desnutrição, retardo do desenvolvimento puberal, sinais de osteopenia, deve-se sistematicamente pensar sobretudo em DC, não esquecendo o vasto diagnóstico diferencial dessas condições. Deve-se procurar investigar de acordo com cada paciente de modo individualizado e sistematizado, doenças endócrinas (hipotireoidismo, raquitismo, deficiência ou resistência ao hormônio do crescimento), doenças metabólicas e sistêmicas, carência econômica, erro alimentar, doença celíaca, alergia alimentar, fibrose cística, problemas mecânicos do trato digestório, doenças reumáticas, cardiopatias, hepatopatias, nefropatias, anorexia nervosa, neoplasias, Aids, anemia falciforme, insuficiência respiratória, colagenoses.

Aids: síndrome da imunodeficiência adquirida; CU: colite ulcerativa; DC: doença de Crohn; DII: doença inflamatória intestinal.
Fonte: Wonk et al.[10]

QUADRO 5 Investigação para diferenciar doenças monogênicas e doença inflamatória intestinal

Os sinais de alerta para doença monogênica são história familiar positiva para doença monogênica, consanguinidade dos pais, muitos casos familiares de doença de início muito precoce, histórico pessoal de infecções graves recorrentes ou infecções atípicas consistentes com critérios diagnósticos de imunodeficiência primária, linfo-histiocitose hemofagocítica, síndrome de desregulação imune, poliendocrinopatia e enteropatia ligada ao X (IPEX), malignidades extraintestinais, atresias intestinais múltiplas.
A maioria dos casos de DII monogênica terá início de apresentação antes dos 6 anos, sendo ainda mais frequente abaixo dos 2 anos de idade.
A avaliação genética é importante na suspeita de casos de DII monogênica. Sempre que possível, a avaliação multidisciplinar é recomendada. É recomendada investigação em todo paciente com início da apresentação clínica abaixo dos 2 anos e deve ser considerada nos pacientes abaixo de 6 anos, com sinais de alerta para doença monogênica, comorbidades ou história familiar positiva.
Pacientes pediátricos acima de 6 anos e adultos também podem se beneficiar de avaliação genética, também em casos com outras comorbidades, refratários ao tratamento ou com história familiar positiva. A investigação deve levar em conta recursos individuais e locais.
O sequenciamento genético é recomendado nos casos suspeitos, podendo ser utilizados desde painéis de sequenciamento até o genoma na investigação, de acordo com a análise de cada paciente e a disponibilidade.
Outros exames para avaliação que podem sugerir doença monogênica incluem dosagem de imunoglobulinas – IgA, IgM e IgG –, subpopulação linfocitária – CD3, CD4, CD8, teste da di-hidrorodamina (DHR), além da dosagem da investigação de doença granulomatosa e dosagem do IL-10 e do seu receptor.
De acordo com a apresentação clínica, é recomendada a triagem de doenças infecciosas, como tuberculose e HIV, e de outras doenças autoimunes, como doença celíaca.

DII: doença inflamatória intestinal; HIV: vírus da imunodeficiência humana.
Fonte: Uhlig et al.[19]

QUADRO 6 Tratamento de indução de remissão da doença de Crohn pediátrica

Fenótipo	Classificação de Paris	Fator de risco adicional	Extratificação de risco	Terapia de indução
B1	Inflamatória	Nenhum	Baixo	Nutrição enteral ou corticosteroide
B1	Inflamatória	Sem remissão clínica ou bioquímica na 12ª semana da terapia de indução	Médio	Considerar *step-up* acelerado para anti-TNF
B1 + G1	Inflamatória + atraso no crescimento	Atraso no crescimento	Médio	Nutrição enteral exclusiva, considerar ir direto para anti-TNF
B1 (L3 + L4)	Inflamatória + extensa	Doença extensa ou úlcera colônica profunda	Alto	Ir direto para anti-TNF
B1 + p	Inflamatória + doença perianal	Doença perianal	Alto	Ir direto para anti-TNF em combinação com antibiótico, cirurgia ou ambos

(continua)

QUADRO 6 Tratamento de indução de remissão da doença de Crohn pediátrica (*continuação*)

Fenótipo	Classificação de Paris	Fator de risco adicional	Extratificação de risco	Terapia de indução
B2	Estenosante	Nenhum Dilatação pré-estenótica, sinais de obstrução ou sintomas ou ambos	Alto	Ir direto para anti-TNF
B3	Penetrante	Penetrante	Alto	Cirurgia em combinação com anti-TNF após cirurgia

B1: não estenosante, não penetrante; G1: atraso no crescimento; L3: ileocolônico; L4: doença do trato gastrointestinal alto isolado; p: doença perianal;[2] TNF: fator de necrose tumoral.
Fonte: adaptação de Lomazi.[14]

ticosteroides são empregados por via oral; naqueles muito graves hospitalizados em uso endovenoso e assim que melhorarem, passar para uso oral, sempre pelo menor tempo possível, pelos efeitos colaterais. Corticoides de ação tópica tipo budesonida podem ser usados em doença leve a moderada localizada no íleo.

Na apresentação grave da DC, a forma perianal na indução do tratamento requer sempre terapêutica simultânea cirúrgica e com infliximabe, além da associação com antibióticos (metronidazol ou ciprofloxacino na maioria dos casos).

As terapias de manutenção da remissão da DC pediátrica em longo prazo estão resumidas no Quadro 7.

MONITORIZAÇÃO TERAPÊUTICA DA DROGA

A monitoração terapêutica da droga (TDM) representa a medida do nível sérico e do anticorpo antidroga para ajustar a terapia e prevenir (TDM proativo) ou superar (TDM reativo) a perda de resposta para os pacientes em uso de biológicos, especialmente o anti-TNF, e manter a janela terapêutica alvo (Tabela 1). Outra opção é a otimização empírica do tratamento por meio da associação com imunossupressor, aumento da dose ou diminuição do intervalo da dose de administração do biológico. Se mesmo assim houver perda de resposta ao anti-TNF, outras classes de biológicos poderão ser usadas de forma *off label* na DII pediátrica , tais como vedolizumabe ou ustequinomabe.[11,12]

A terapia cirúrgica e suas indicações na DC pediátrica são:[14]

- Cirurgia de ressecção de um segmento curto em DC localizada ativa.
- Enteroplastias: em múltiplas estenoses de intestino delgado.
- Colectomia subtotal e ileostomia, permitindo anastomose ileorretal posterior, mas sem bolsa ileal, na ausência de doença perianal significativa.

A terapia de manutenção após ressecção cirúrgica poderá ser:[1,2]

- Anti-TNF: DC de alto risco de recorrência cirúrgica, iniciando 4 semanas após o procedimento.
- Tiopurinas: em pacientes sem uso prévio de anti-TNF.

QUADRO 7 Terapias de manutenção de remissão da doença de Crohn pediátrica

Droga	Características
Metotrexato	Não usar durante a gravidez
Tiopurinas	▪ Hemograma, enzimas hepáticas e amilase mensal por 3 meses, a seguir 3/3 meses. ▪ Protetor solar. ▪ Risco linfoma célula T hepatoesplênico e câncer de pele não melanômico.
Nutrição enteral parcial	30-50% das necessidades calóricas, como monoterapia na DC pediátrica de baixo risco, no período de início de ação do imunossupressor ou para otimizar a ação do IFX.
Anti-TNF	Pacientes que necessitam de anti-TNF para indução de remissão, infliximabe ou adalimumabe.
Ustequinumabe (UST)	Anticorpo monoclonal anti-interleucina 12 e 23, após perda de resposta ao anti-TNF.
Vedolizumabe (VDL)	Anticorpo monoclonal humanizado anti-integrina alfa-beta-7, após perda de resposta ao anti-TNF.

DC: doença de Crohn: IFX: infliximabe; TNF: fator de necrose tumoral.
Fonte: Lomazi et al.[14]

TABELA 1 Valores de referência do nível sérico e do anticorpo anti-TNF na doença de Crohn pediátrica

Anti-TNF	Semana 2	Semana 4	Semana 6	Semana 8	Semana 14	Anticorpo (ATI) (ng/mL)
IFX	25 mcg/mL		15 mcg/mL		Inflamatório 5 mcg/mL Fistulizante ≥12,7	Baixo: 10-200 Alto: > 200 Sem ATI: < 10
Adalimumabe		7,5 mcg/mL		7,5 mcg/mL		> 4 mg/mL

Nível sérico da droga e do anticorpo antidroga: a coleta deve ser feita antes da próxima infusão.
IFX: infliximabe; TNF: fator de necrose tumoral.
Fonte: Agrawal e Jess.[2]

Na CU pediátrica também há duas fases, a indução da remissão e a manutenção da remissão. As terapias de indução de remissão da CU pediátrica estão resumidas no Quadro 8.[15]

As terapias de manutenção da remissão da CU pediátrica estão resumidas no Quadro 9.

Nos casos de CU ativa pediátrica em uso de anti-TNF, recomenda-se confirmar a aderência ao tratamento, exclusão de infecções, efeito colateral de medicação, síndrome do intestino irritável, entre outros diagnósticos. A monitorização dos níveis séricos do imunobiológico e do anticorpo antidroga proporcionaram o tratamento mais individualizado para cada paciente e as condutas mais adequadas. Na perda de resposta aos anti-TNF pode-se empregar o vedolizumabe. Os próximos passos estão descritos na Figura 1.[14]

A Organização Internacional para o Estudo de DII (IOIBD) atualizou o consenso sobre a monitorização dos alvos de tratamento da DII adulta e pediátrica, resumidos na Figura 2. Os alvos a serem atingidos atualmente são fundamentais para a obten-

QUADRO 8 Tratamento de indução de remissão da colite ulcerativa pediátrica

CU leve: Pucai: 10-34	CU moderada: Pucai: 35-64	CU grave: Pucai ≥ 65
Derivados 5-ASA: VO ou VO + retal (+ efetivo). SSZZ: se há manifestação articular.	Corticosteroide: VO, se resposta insuficiente ao 5-ASA após 7-14 dias. IFX: CU cronicamente ativa ou esteroide-dependente, não controlada com 5-ASA e tiopurinas. Adalimumabe: intolerância ou perda de resposta secundária ao IFX.	Corticosteroide: IV, se resposta insuficiente à VO ou em comprometimento sistêmico. IFX: CU cronicamente ativa ou esteroide-dependente, não controlada com 5-ASA e tiopurinas. Adalimumabe: intolerância ou perda de resposta secundária ao IFX.

5-ASA: 5 aminossalicilato; CU: colite ulcerativa; IFX: infliximabe; IV: intravenoso; Pucai: Índice de Atividade de Colite Ulcerativa em Pediatria; SSZZ: sulfassalazina; VO: via oral.
Fonte: Oba et al.;[15] Fuller.[16]

QUADRO 9 Terapias de manutenção de remissão da colite ulcerativa pediátrica

1. Derivados 5-ASA: para todos os pacientes; uso retal pode ser suficiente na proctite. Na colite uso combinado de retal e oral, ou só oral.
2. Imunomonossupressor (tiopurina): crianças corticodependentes, com ≥ 2 recaídas por ano apesar do uso aderente ao 5-ASA e os intolerantes ao 5-ASA.
3. IFX: CU refratária (não controlada com 5-ASA e tiopurinas) respondedor à indução de remissão com IFX.
4. Adalimumabe: para pacientes com intolerância ou perda de resposta secundária ao IFX.
5. Vedolizumabe: pacientes com doença cronicamente ativa ou dependentes de esteroides, como segunda linha de terapia biológica após falha anti-TNF.
6. Inibidores da Janus quinase (JAK): tofacitinibe é uma pequena molécula que bloqueia várias citocinas inflamatórias. Esses medicamentos são mais utilizados em adultos, e na população pediátrica os estudos ainda são preliminares.

5-ASA: 5 aminossalicilato; CU: colite ulcerativa; IFX: infliximabe; TNF: fator de necrose tumoral.
Fonte: elaboração das autoras.

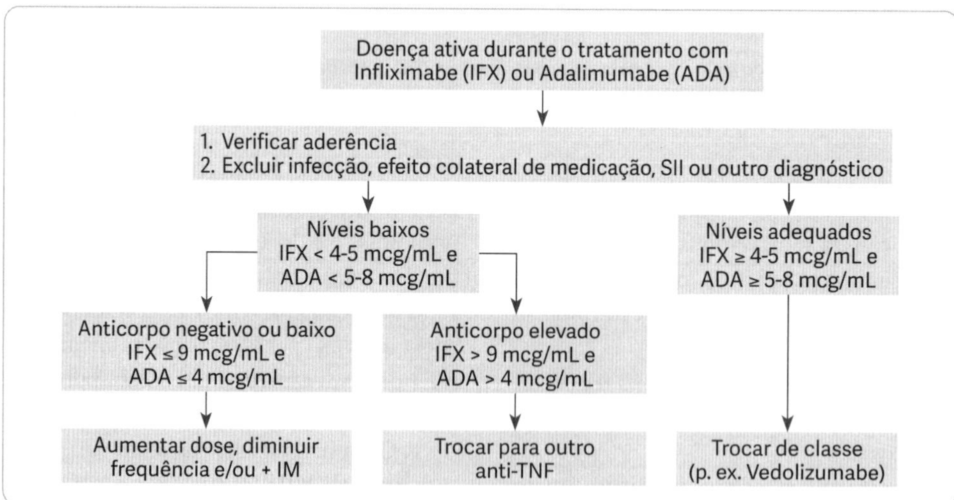

FIGURA 1 Orientações na colite ulcerativa ativa pediátrica em uso de anti-TNF de acordo com o nível sérico do IFX e o nível sérico do anticorpo anti-IFX.

ATI: anticorpos; IM: intramuscular; TNF: fator de necrose tumoral.
Fonte: Turner et al.[12]

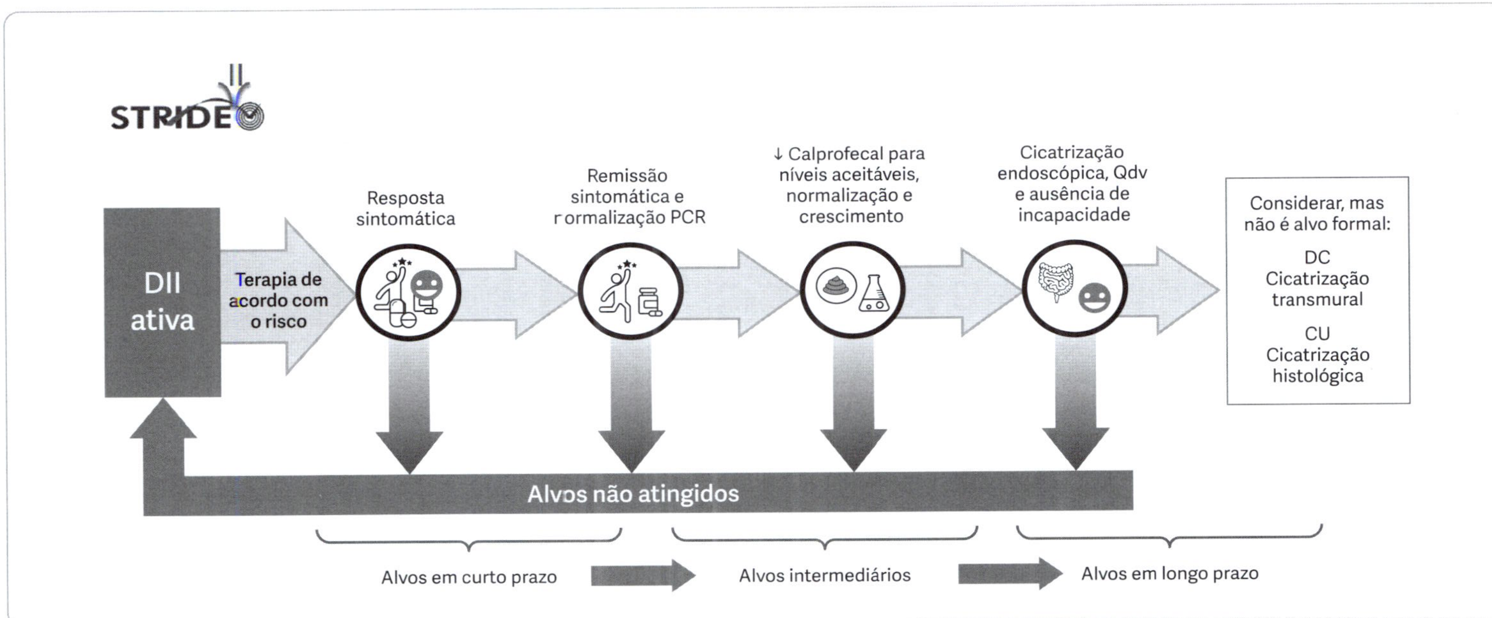

FIGURA 2 Atualização Stride dos alvos terapêuticos da doença inflamatória intestinal.

CU: colite ulcerativa; DC: doença de Crohn; DII: doença inflamatória intestinal ; Qdv: qualidade de vida.
Fonte: Lomazi et al.;[14] Turner et al.[18]

ção da boa resposta ao tratamento: resposta clínica, remissão de sintomas e diminuição de PCR, queda para níveis aceitáveis de calprotectina fecal, retomada no crescimento, cicatrização endoscópica e melhora na qualidade de vida. Embora não façam parte dos alvos formais dessa categorização, na DC se busca a cicatrização transmural e na CU, a cicatrização histológica.

TERAPÊUTICA NA COLITE ULCERATIVA AGUDA GRAVE

A terapia do paciente com CU aguda grave deve ser realizada em regime hospitalar em cuidados semi-intensivos, com acompanhamento clínico e cirúrgico, resumidos no Quadro 10.

TRATAMENTO CIRÚRGICO DA COLITE ULCERATIVA

- Colectomia eletiva deve ser considerada em crianças com CU ativa, esteroide-dependente, falha da terapia biológica ou nas displasias ou neoplasias colônicas.
- Proctocolectomia total eletiva com formação de reservatório ileal anastomosado ao canal anal.
- É recomendado procedimento de três estágios, iniciando com colectomia subtotal com ileostomia terminal para pacientes com colite grave aguda, tratada com esteroides em altas doses ou terapia anti-TNF recente, desnutrição grave ou colite não classificada.

As medicações e doses recomendadas nas DII pediátricas estão descritas no Quadro 11. Deve-se enfatizar que o uso de corticoides, quando indicado, deve ser de curta duração por seus efeitos colaterais deletérios. Todas as drogas devem ser bem conhecidas pelos gastropediatras.

É fundamental enfatizar que se deve conhecer a fundo os efeitos colaterais de cada um dos medicamentos empregados. O tratamento medicamentoso apresenta na atualidade alternativas seguras, visando à remissão e à manutenção da remissão e garantindo melhor qualidade de vida. No entanto, deve ser sempre individualizado com monitoração frequente.

A terapia da DII pediátrica vai muito além dos medicamentos e deve incluir a saúde nutricional, psicocomportamental, a prevenção da incapacidade e a melhoria da qualidade de vida. Cada paciente deve

QUADRO 10 Terapia da colite ulcerativa aguda grave (Pucai ≥ 65)

1º e 2º dias	Suspender 5-ASA, fazer suporte hidroeletrolítico, rastreamento de infecções, controle de dor abdominal, uso excepcional de opiáceos (morfina), controle nutricional (dieta regular, exceto na presença de megacólon ou cirurgia iminente); profilaxia de trombose; metilprednisolona IV, antibióticos se há suspeita de infecções, radiografia simples de abdome e avaliação conjunta do cirurgião.
3º e 5º dias	Manter a vigilância; se houver melhora clínica, manter corticoide venoso mais 2-5 dias; na falta de melhora clínica, avaliar o uso de IFX ou ciclosporina ou tacrolimus.
Após o 6º dia	Monitoramento e atenção constante para sinais de presença de megacólon tóxico e necessidade de colectomia. Na ausência de resposta ao tratamento clínico, a cirurgia deverá ser indicada.

5-ASA: 5 aminossalicilato; IFX: infliximabe; IV: intravenoso; Pucai: Índice de Atividade de Colite Ulcerativa em Pediatria.
Fonte: Turner et al.[17]

QUADRO 11 Medicações e doses recomendadas na doença inflamatória intestinal pediátrica

Medicação	Dose
Aminossalicilatos	
Sulfassalazina	40-70 mg/kg/dia, 2x/dia, VO; máx. 4,8 g/dia
Mesalazina Asacol, asalit, pentasa	60-80 mg/kg/dia VO, 2x/dia (1x/dia se microgrânulos de liberação prolongada), máx. 4,8 g/dia
	Corticosteroides
Prednisona/prednisolona	1 mg/kg/dia, 1x/dia, dose máx. 40 mg/dia, 4 semanas, com retirada escalonada até a 10ª semana
Metilprednisolona	1-1,5 mg/kg, máx. 60 mg/dia IV
Hidrocortisona	2-4 mg/kg/dose, máx. 100 mg/dose 4x/dia IV
Budesonida	Doença ileal > 40 kg: 9 mg 1x/dia, 6 semanas, a seguir, 6 mg 1x/dia, 2 semanas, 3 mg 1x/dia 2 semanas MMX (nova formulação oral para liberação da droga no cólon, 9 mg)
	Imunossupressores
Azatioprina	2-2,5 mg/kg/dia VO, 1x/dia
6-mercaptopurina	1,5 mg/kg/dia VO, 1x/dia
Metotrexato	15 mg/m² 1x/semana, máx. 25 mg/semana SC
Ciclosporina	4-6 mg/kg/dia
Tacrolimo (FK 506)	0,2 mg/kg/dia; inicialmente com alto nível sérico (10-15 ng/mL), diminuindo 5-10 e eventualmente 2-5 ng/mL), a fim de evitar graves eventos adversos
	Terapia biológica
IFX	5 mg/kg/dose, IV, nas semanas de indução 0, 2, 6 e na manutenção a cada 8 semanas Dose inicial 10 mg/kg/dose: IMC baixo ou alto, hipoalbuminemia, colite aguda grave
Adalimumabe	Se ≥ 40 kg: 160 mg, seguido por 80 mg depois de 2 semanas e 40 mg a cada 2 semanas Crianças menores: dose baseada na superfície corporal (SC), tomando como base SC do adulto de 1,73 m² (indução com 92 mg/m², seguido de 46 mg/m², seguido de 23 mg/m² a cada 2 semanas para manutenção)
Ustequinumabe	1ª dose 6 mg/kg/dose IV (máx. 520 mg) Após semana 8: dose ajustada superfície corporal adulto padrão 1,73 m² – 90 mg, SC, a cada 8 semanas
Vedolizumabe	5 mg/kg/dose IV (máx. 300 mg), semanas 0, 2, 6. Manutenção: IV a cada 8 semanas. Crianças < 30 kg: 177 mg/superfície corporal.
Inibidores de janus quinase (JAK)	Até o momento não existem dados sobre o uso e segurança dos inibidores de JAK em crianças com DII, apenas relatos de casos de CU refratária.

CU: colite ulcerativa; DII: doença inflamatória intestinal; IFX: infliximabe; IMC: índice de massa corporal; IV: intravenoso; SC: subcutâneo; VO: via oral.
Fonte: Lomazi et al.;[14] Turner et al.[17]

ser sistematicamente acompanhado de modo individual em equipe multidisciplinar em centros de referência para essas enfermidades. Frequentemente se deve dosar e suplementar os micronutrientes e orientar melhor a dieta.

CONCLUSÕES

A DC e a retocolite ulcerativa são doenças para toda a vida.

Os erros mais comuns ocorrem no diagnóstico, no retardo do diagnóstico, no subtratamento e na monitoração ao longo do tempo.

O tratamento depende de cada fase da doença, extensão e gravidade. Não se deve esquecer da avaliação do cirurgião em alguns casos.

Além do acompanhamento clínico, deve-se usar marcadores séricos, fecais, endoscópicos, histológicos e de micronutrientes, de imagem e identificar complicações, problemas de socialização, depressão e não aderência.

A avaliação e o acompanhamento do crescimento, da puberdade, da nutrição geral e da saúde muscular e óssea são fundamentais.

O pediatra geral, diante da suspeita desses pacientes, deve encaminhá-los para um serviço de referência com um gastroenterologista pediátrico, que, junto a equipe de nutricionista, cirurgião, enfermeira, assistente social, psicólogo, coloproctologista e outros especialistas, possa dar o encaminhamento adequado e individualizado dos pacientes.

Enfatiza-se, portanto, a necessidade do vínculo dos pacientes e suas famílias com os profissionais dos serviços onde são atendidos, ressaltando-se a extrema importância da equipe multidisciplinar treinada para assistir os pacientes pediátricos com DII. Essa equipe deve também estar apta para transferir os pacientes para outros especialistas com quem devem ter interlocução adequada, quando eles atingirem a idade adulta.

REFERÊNCIAS

1. Afzali A, Katz S. Inflammatory bowel disease in the baby to baby boomer: pediatric and elderly onset of IBD. Curr Treat Options Gastroenterol. 2018;16(3):289-305.
2. Agrawal M, Jess T. Implications of the changing epidemiology of inflammatory bowel disease in a changing world. United European Gastroenterol J. 2022;10(10):1113-20.
3. Kellermayer R, Zilbauer M. The gut microbiome and the triple environmental hit concept of inflammatory bowel disease pathogenesis. J Pediatr Gastroenterol Nutr. 20207;1(5):589-95.
4. Kuenzig ME, Fung SG, Marderfeld L, et al.; InsightScope Pediatric IBD Epidemiology Group; Benchimol EI. Twenty-first century trends in the global epidemiology of pediatric-onset inflammatory bowel disease: systematic review. Gastroenterology. 2022;162(4):1147-59.e4.
5. Gomes TNF, de Azevedo FS, Argollo M, et al. Clinical and demographic profile of inflammatory bowel disease patients in a reference center of São Paulo, Brazil. Clin Exp Gastroenterol. 2021;14:91-102.
6. Levine A, Koletzko S, Turner D, et al.; European Society of Pediatric Gastroenterology, Hepatology, and Nutrition. ESPGHAN revised Porto criteria for the diagnosis of inflammatory bowel disease in children and adolescents. J Pediatr Gastroenterol Nutr. 2014;58(6):795-806.
7. Levine A, Koletzko S, Turner D, et al. ESPGHAN revised Porto criteria for the diagnosis of inflammatory bowel disease in children and adolescents. J Pediatr Gastroenterol Nutr. 2014;58(6):795-806.
8. Bousvaros A, Antonioli DA, Colletti RB, et al. Differentiating ulcerative colitis from Crohn disease in children and young adults: report of a working group of the North American Society for Pediatric Gastroenterology, Hepatology, and Nutrition and the Crohn's and Colitis Foundation of America. J Pediatr Gastroenterol Nutr. 2017;44(5):653-74.
9. Rodrigues M, Sdepanian VL, Ferreira CT. Doenças inflamatórias intestinais em gastroenterologia e nutrição em pediatria. Carvalho E, Silva LR, Ferreira CT. Barueri: Manole; 2011.
10. Wong K, Isaac DM, Wine E. Growth delay in inflammatory bowel diseases: significance, causes, and management. Dig Dis Sci. 2021;66:954-64.

11. Castellano MA, Scheeffer V, Petersen V, da Silveira TR. Evaluation of bowel wall flow by color Doppler ultrasound in the assessment of inflammatory bowel disease activity in pediatric patients. Radiol Bras. 2023;56(5):242-7.
12. Turner D, Ruemmele FM, Orlanski-Meyer E, et al. Management of paediatric ulcerative colitis, part 1: ambulatory care-an evidence-based guideline from European Crohn's and Colitis Organization and European Society of Paediatric Gastroenterology, Hepatology and Nutrition. J Pediatr Gastroenterol Nutr. 2018 Aug;67(2):257-291.
13. Belvis Jiménez M, Hergueta-Delgado P, Gómez Rodríguez B, et al. Comparison of the Mayo Endoscopy Score and the Ulcerative Colitis Endoscopy Index of Severity and the Ulcerative Colitis Colonoscopy Index of Severity. Endosc Int Open. 2021;9(2):E130-E136.
14. Lomazi EA, Oba J, Rodrigues M, et al. Brazilian Consensus on the Management of Inflammatory Bowel Diseases in Pediatric Patients: a consensus of the Brazilian Organization for Crohn's Disease and Colitis (Gediib). Arq Gastroenterol. 2023;59(Suppl 1):85-124.
15. Oba J, Sobrado C, Damião AOMC, et al. Health-related quality of life in adolescents and young adults with inflammatory bowel disease is associated with reduction in school and work productivity rather than physical impairment: a multidisciplinary study. Arq Gastroenterol. 2021:1-7.
16. Fuller MK. Pediatric inflammatory bowel disease: special considerations. Surg Clin North Am. 2019;99(6):1177-83.
17. Turner D, Ruemmele FM, Orlanski-Meyer E, et al. Management of paediatric ulcerative colitis, part 2: acute severe colitis – an evidence-based consensus guideline from the European Crohn's and Colitis Organization and the European Society of Paediatric Gastroenterology, Hepatology and Nutrition. J Pediatr Gastroenterol Nutr. 2018;67:292-310.
18. Turner D, Ricciuto A, Lewis A, et al.; International Organization for the Study of IBD. Stride-II: an update on the Selecting Therapeutic Targets in Inflammatory Bowel Disease (Stride). Initiative of the International Organization for the Study of IBD (IOIBD): determining therapeutic goals for treat-to-target strategies in IBD. Gastroenterology. 2021;160(5):1570-83.
19. Uhlig HH, Charbit-Henrion F, Kotlarz D, et al.; Paediatric IBD Porto group of ESPGHAN. Clinical genomics for the diagnosis of monogenic forms of inflammatory bowel disease: a position paper from the Paediatric IBD Porto Group of European Society of Paediatric Gastroenterology, Hepatology and Nutrition. J Pediatr Gastroenterol Nutr. 2021;72(3):456-73.

13

Doença inflamatória intestinal de início muito precoce

Natascha Silva Sandy

INTRODUÇÃO: CONCEITOS, EPIDEMIOLOGIA E IMPORTÂNCIA DA CONTRIBUIÇÃO GENÉTICA

A doença inflamatória intestinal (DII) de início muito precoce, do inglês "*very early onset inflammatory bowel disease*", abreviada VEOIBD, é um termo guarda-chuva que abrange a DII que se manifesta antes dos 6 anos de idade.[1-3] Há classificações adicionais dentro desse grupo: "DII neonatal" se refere a casos que se manifestam nos primeiros 28 dias de vida, enquanto "DII do lactente" se refere à apresentação de DII nos primeiros 2 anos de vida.[1]

A incidência global de DII e, particularmente, de VEOIBD tem aumentado significativamente nas últimas décadas, e estima-se que até 15% dos casos de DII em pediatria sejam classificados como VEOIBD.[4] Há uma crescente lista de genes identificados como responsáveis pela VEOIBD – atualmente há cerca de 100 genes considerados relevantes para investigação genética nesse contexto, e novas condições genéticas e variações continuam a ser identificadas anualmente.[5] Além disso, o mosaicismo somático e a variação genética comum contribuem para o risco de DII de início muito precoce.[5] A menor idade no início da doença é o mais forte preditor para uma contribuição genômica mais significativa, especialmente para o risco de DII monogênica.[2,5,6] (Figura 1).

Outra característica marcante da VEOIBD é uma incidência mais alta de doença mais grave e refratária.[7,8] No entanto, devido à natureza variável dos defeitos genéticos e também à ocorrência de VEOIBD não monogênica, as manifestações fenotípicas da VEOIBD podem variar amplamente, incluindo formas mais brandas da doença, e até mesmo eventualmente fenótipos de retocolite ulcerativa (RCU) e doença de Crohn (DC) clássicas. É imprescindível identificar doenças monogênicas entre os pacientes com VEOIBD, pois pacientes com essas doenças podem apresentar risco de complicações extraintestinais e efeitos adversos graves com terapia padrão para DII. Além disso, nesses casos é indicado aconselhamento genético familiar, e, em casos selecionados, há tratamento direcionado que pode beneficiar o paciente.

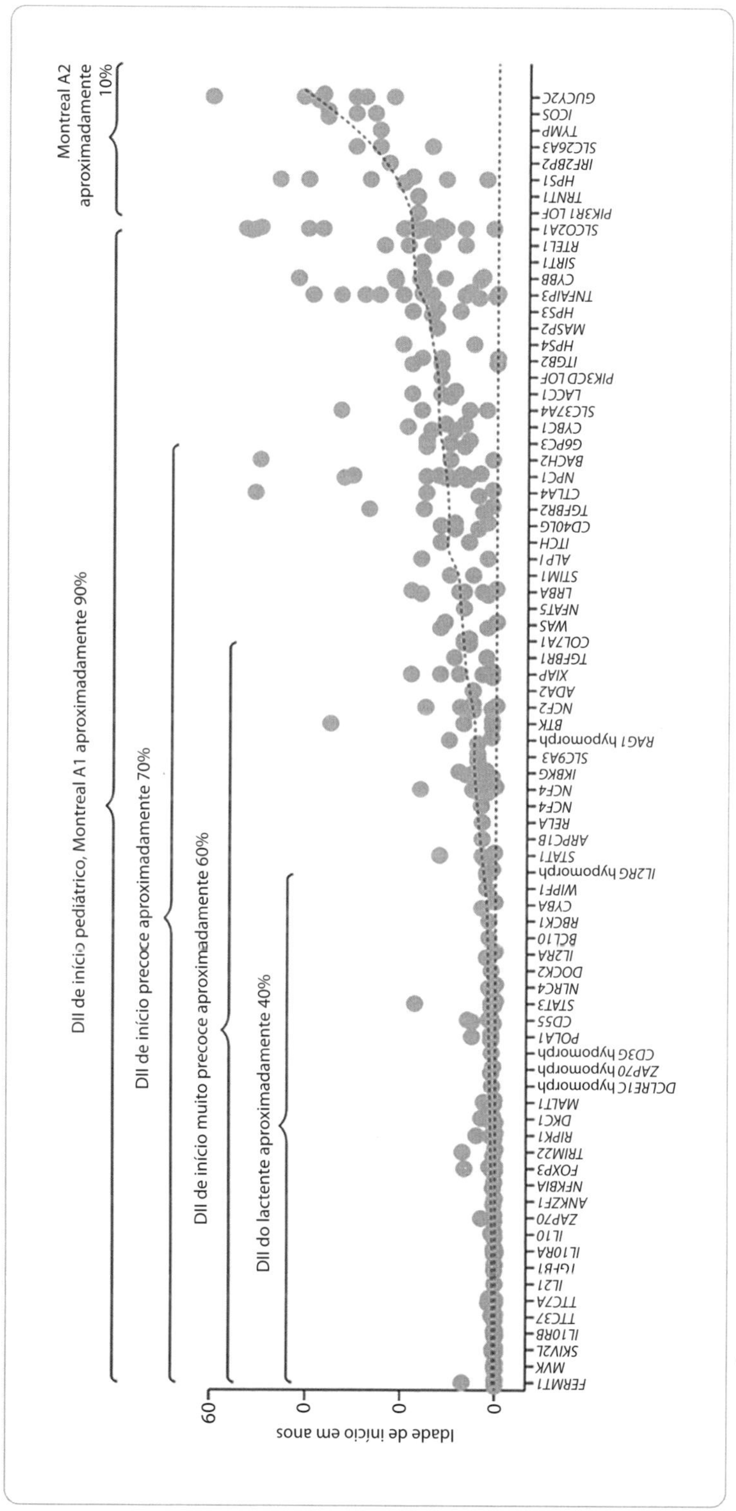

FIGURA 1 Relação entre a idade das primeiras manifestações de doença inflamatória intestinal (DII) e a ocorrência de DII monogênica.

Fonte: adaptação de Kammermeier et al.[5]

DIAGNÓSTICO DA VEOIBD: SUSPEITA CLÍNICA E EXAMES COMPLEMENTARES INCLUINDO LABORATORIAIS, DE IMAGEM, ANATOMOPATOLÓGICO E EXAMES PARA SEQUENCIAMENTO GENÉTICO

A avaliação diagnóstica inicial de uma criança com VEOIBD, com o objetivo de estabelecer o diagnóstico de DII, segue os mesmos princípios gerais de diagnóstico da DII pediátrica: começando com uma suspeita clínica baseada em uma história abrangente e exames físicos, e com avaliação laboratorial básica com testes fecais, exames de imagem, endoscopia digestiva alta (EDA) e ileocolonoscopia com biópsias. No entanto, em cada uma dessas etapas diagnósticas atenção especial deve ser dada à identificação de pacientes com doenças monogênicas, e a avaliação genética será indicada em grande parcela desses casos precoces.[2]

Durante o exame físico, deve-se dedicar atenção especial a achados mucocutâneos e de fâneros, alterações dismórficas, alterações articulares, adenopatia, hepatomegalia e esplenomegalia, além de doença perianal extensa.[2,3,7,9] Na história, algumas comorbidades podem apontar para doença monogênica subjacente: anormalidades de sistema nervoso central, infecções recorrentes graves, infecções atípicas, neoplasias, doenças metabólicas, doenças autoimunes.[3] Na avaliação laboratorial inicial, achados que potencialmente sugerem doenças monogênicas incluem citopenias e leucocitose acentuada no hemograma, marcadores inflamatórios significativamente elevados que podem indicar síndromes hiperinflamatórias e níveis de IgE marcadamente elevados.[2] Os dados de exame clínico, comorbidades e manifestações extraintestinais considerados sinais de alarme e que devem levar à pronta investigação de DII monogênica são resumidos no Quadro 1.

Testes adicionais para diagnóstico diferencial com doenças infecciosas podem ser incluídos caso a caso e podem abranger: provas direcionadas para tuberculose, sorologia para vírus da imunodeficiência humana HIV; testes de fezes – testes microbiológicos para excluir infecções bacterianas, virais e parasitárias; autoanticorpos, triagem para doença celíaca, anticorpo antienterócito; entre outros.

A avaliação endoscópica com biópsias múltiplas é recomendada, sempre incluída na avaliação da DII pediátrica com endoscopia alta e ileocolonoscopia – vale notar que, mesmo havendo suspeita clínica de RCU, ambas são de realização obrigatória. Aproximadamente 40% das crianças com VEOIBD apresentam inicialmente pancolite,[2] de forma que estabelecer a classificação de DII pode ser desafiador[2,3,5] – a DII não classificada ou "colite indeterminada" é mais comum em pacientes com VEOIBD em comparação com pacientes com início de DII após os 6 anos de idade – 22% *vs.* 10%, respectivamente.[2]

Alguns achados anatomopatológicos podem sugerir doenças monogênicas específicas – por exemplo, a apoptose, que normalmente é bastante rara no epitélio intestinal, está marcadamente presente nos defeitos da manutenção dos telômeros disqueratose congênita, na TTC7A e na síndrome da imunodeficiência combinada grave (SCID).[2] Outro exemplo é a associação de acentuado achatamento/atrofia das vilosidades com um infiltrado linfocítico visto classicamente na síndrome de desregulação imune, poliendocrinopatia e enteropatia ligada ao X (Ipex) e em alguns subconjuntos de pacientes com imunodeficiência comum variável, colite linfocítica, e algumas enteropatias congênitas.[2]

QUADRO 1 Sinais de alarme no exame clínico, comorbidades e manifestações extraintestinais que devem levar à pronta investigação de doença inflamatória intestinal monogênica

Idade de apresentação da DII:
- < 2 anos de início dos sintomas de DII.
- < 6 anos de início dos sintomas de DII, em particular quando outros sinais de alerta estão presentes.

História familiar:
- Membro da família afetado com suspeita de doença monogênica.
- Consanguinidade parenteral.
- Vários membros da família com DII de início precoce, ou seja, antes dos 10 anos de idade.

Comorbidades e manifestações extraintestinais relevantes, quando raras ou atípicas para a idade do paciente, independentemente do órgão de manifestação:
- Infecções graves recorrentes ou infecções atípicas, consistentes com os critérios diagnósticos de uma imunodeficiência primária.
- Alterações autoimunes: artrite, psoríase, hepatite autoimune, uveíte, nefropatia e doença pulmonar intersticial relacionam-se a defeitos *CTLA4, LRBA, STAT1, FOXP3*, dentre outros.
- Malignidades/neoplasias: sobretudo linfomas e cânceres gástricos relacionam-se a defeitos *IL10/R, LRBA, CTLA4*.
- Atresias intestinais múltiplas *TTC7A*.
- Anormalidades de sistema nervoso central *DKC1, RTEL1, TGFB1*.
- Doenças metabólicas/erros inatos do metabolismo, doença de Niemann-Pick tipo C – *NPC1* e glicogenose tipo 1b – *SLC37A4*.
- Linfo-histiocitose hemofagocítica *XIAP, STXBP2, MVK, NLRC4*.
- Alterações no hemograma: neutropenia *G6PC3, SLC37A4*, linfopenia *TTC7A*, trombocitopenia WAS, leucocitose *ITGB2, MEFV*, trombocitose *MEFV*.

Achados ao exame físico:
- Doença perianal extensa.
- Adenopatia, abscesso linfático, hepatomegalia, esplenomegalia.
- Achados cutâneos e articulares, incluindo anormalidades de cabelos *ADAM 17, DKC1, RTEL1, TTC37, SKIV2L*, úlceras orais e leucoplasia oral *DKC1, RTEL1*, albinismo *HPS 1/4/6*.
- Alterações dismórficas *IIKBKG, MALT1, G6PC3, TTC37, SKIV2L*.

DII: doença inflamatória intestinal.
Fonte: Kelsen et al.;[2] Nambu e Muise;[3] Uhlig et al.;[7] Uhlig et al.[9]

Além dos testes básicos e da atenção direcionada aos achados associados à doença monogênica, geralmente é recomendada a triagem imunológica funcional inicialmente, e a análise funcional específica pode ser recomendada caso a caso.[3] A triagem imunológica funcional inicial na VEOIBD inclui imunoglobulinas IgG, IgM, IgA, IgD, IgE, análise de subconjuntos de linfócitos por citometria de fluxo, testes de anticorpos para vacinas caso a criança já tenha sido vacinada, teste de di-idrorodamina (DHR), avaliação TREC (círculo de excisão do receptor de células T)/KREC (círculo de excisão de recombinação kappa), e ensaios de citocinas durante surtos/*flares* de atividade da doença.[3] Deve-se ter atenção ao fato de que a avaliação funcional de neutrófilos testes do *burst* oxidativo, como DHR, não pode ser realizada quando há neutropenia significativa.

Em casos em que o imunologista não tenha participado da triagem inicial, a detecção de qualquer alteração torna indispensável o seguimento conjunto com esse profissional, parte da equipe multidisciplinar. Outros estudos imunológicos específicos podem ser realizados mais direcionados pelo fenótipo do paciente. Embora não esteja rotineiramente disponível, a análise funcional direcionada pode ser recomendada para genes específicos com base no fenótipo ou na análise genética inicial. Exemplos incluem: expressão de CD25 por citometria de fluxo; expressão de FOXP3 por citometria de fluxo; fosforilação de STAT3 induzida por IL-10; imuno-histoquímica para TTC7A; expressão de LRBA; ácido mevalônico urinário durante episódios febris para deficiência de mevalonato quinase MKD; expressão de XIAP por citometria de fluxo; e expressão de WASP para citometria de fluxo.[5]

Estudos genéticos, que não são realizados habitualmente em crianças maiores, adultos e adolescentes com DII, constituem parte importante da avaliação de crianças pequenas com suspeita de VEOIBD para confirmar um defeito específico, quando há alto índice de suspeição ou de forma ampla para identificar as doenças monogênicas. A triagem genética para DII monogênica é recomendada em todos os pacientes com DII do lactente < 2 anos e deve ser considerada em pacientes com DII de início muito precoce < 6 anos caso a caso,[5,7] sendo formalmente recomendada naqueles com comorbidades relevantes, manifestações extraintestinais e/ou histórico familiar.[5] Os testes genéticos discutidos nesse contexto são: painéis de sequenciamento direcionado para VEOIBD e sequenciamento completo do exoma ou sequenciamento completo do genoma.[2,5,8]

Os painéis de sequenciamento direcionado são apresentados como uma abordagem mais acessível e razoável para testar as formas monogênicas mais comuns da VEOIBD; no entanto, há grande variabilidade nos genes analisados nos diferentes painéis. Como um número crescente de genes é progressivamente descrito, e a sensibilidade de diferentes painéis não foi rigorosamente testada, o sequenciamento do exoma considerado é o teste de escolha.[2,5,6,8] Atualmente, o sequenciamento do genoma não é rotineiramente realizado, sendo reservado para cenários de pesquisa ou casos selecionados em centros altamente especializados, quando o exoma é inconclusivo.[2,5,7]

PRINCÍPIOS DO TRATAMENTO, PROGNÓSTICO E SEGUIMENTO

Embora a maioria das crianças com VEOIBD seja tratada com terapia farmacológica convencional para DII (ou seja, imunomoduladores e agentes biológicos como monoterapia ou terapia combinada), terapias específicas podem ser recomendadas em casos selecionados de doenças monogênicas.

Ao usar terapia convencional para DII, foi descrito que crianças com VEOIBD podem se beneficiar de doses mais altas de azatioprina e de regime intensificado de infliximabe para obter níveis terapêuticos, além de terem menor taxa de resposta aos biológicos e consequente maior taxa de interrupção do tratamento, quando comparadas a crianças mais velhas e adolescentes. Estratégias de uso de dose mais altas, como iniciar com infliximabe 10 mg/kg, doses mais frequentes e otimização do regime de fator de necrose tumoral anti-TNF com base em monitorização de nível terapêutico, podem melhorar a durabilidade do regime de tratamento a longo prazo.[2] Estudo recente com crianças pequenas com VEOIBD evidenciou que necessitam de doses mais altas de infliximabe para atingir exposição adequada ao medicamento, sendo recomendado o uso de uma dose de infliximabe baseada na área de superfície corporal com a dose de 200 mg/m2 ou, se for utilizada uma abordagem baseada no peso de 7,5 mg/kg.[10]

Crianças com VEOIBD têm taxas mais baixas de remissão clínica após a indução com esteroides, taxas mais altas de resistência e dependência de esteroides, menor resposta ao tratamento anti-TNF e requerem intervenção cirúrgica com mais frequência do que outros grupos etários.[2,11] Acredita-se que a diferença nas taxas de resposta à terapia medicamentosa habitual pode ser secundária às vias imunes envolvidas e/ou devida às diferenças relacionadas a farmacocinética das medicações nessa faixa etária.

Quanto ao tratamento cirúrgico, colectomia ou ileostomia são as cirurgias mais comumente realizadas, uma vez que há predominância de doença colônica em crianças com VEOIBD. Como a apresentação predominantemente colônica em VEOIBD impede a distinção definitiva da doença DC *versus* RCU, deve-se ter muito cuidado antes de prosseguir com a colectomia nessa população de pacientes. Em alguns casos, o desvio colônico pela criação de uma ileostomia temporária pode ser uma boa estratégia.[2]

A identificação de etiologia monogênica é importante não somente para o direcionamento de terapias específicas, mas sobretudo porque essas condições monogênicas podem contraindicar terapias que são habitualmente usadas no tratamento de rotina das DII. Um exemplo clássico é a contraindicação de anti-TNF na doença granulomatosa crônica (DGC). A terapia de precisão para defeitos genéticos específicos pode servir como terapia de longo prazo ou de manutenção, porém mais comumente pode desempenhar um papel como ponte para o transplante de células-tronco hematopoéticas (TCTH). Exemplos de terapias direcionadas após a detecção da variante causadora da doença incluem:[2,6,8]

- Abatacept agonista de *CTLA-4* ou sirolimo (rapamicina) na deficiência de LRBA, distúrbios de *PIK3CD* e mutações de *FOXP3*; e, como ponte para TCTH em defeitos regulatórios ou defeitos de ativação de células T, como mutações de *FOXP3* e *PIK3CD.*
- Anakinra ou canakinumabe, medicamentos anti-IL-1, como ponte para TCTH em pacientes com DGC e em distúrbios hiperinflamatórios.
- Colchicina em algumas síndromes autoinflamatórias.
- Anti-IL-18 em associação com anti-IL-1 em estados hiperinflamatórios como XIAP.

O TCTH é considerado o padrão de tratamento para vários distúrbios monogênicos de DII associados a imunodeficiências primárias, em particular defeitos de sinalização de IL-10 ou defeitos em células T regulatórias. Geralmente é recomendado para deficiências de IL-10 e IL-10R, *DGC, XIAP, STXBP2, FOXP3, IL2RB, DOCK8, RAG1* e *RAG2, STAT1, PIK3CD* e *SCID.*

Mais recentemente, há um interesse crescente em tratar imunodeficiências primárias por meio de terapia genética utilizando vetores retrovirais. Especificamente para a deficiência de adenosina desaminase, uma forma específica de SCID para a qual a terapia genética é agora uma opção terapêutica aceita para pacientes sem um doador adequado para o TCTH.[12] Vale ressaltar que, para alguns distúrbios monogênicos de DII com defeitos epiteliais, como defeitos em *TTC7A* ou *IKBKG*, o TCTH sabidamente não é eficaz para a DII.[7,8,13]

Há uma série de particularidades e preocupações no seguimento de crianças com VEOIBD, e algumas delas são considerações usuais para todos os pacientes pediátricos com DII, incluindo imunizações, saúde óssea e muscular, cuidados com a pele e saúde visual,[8] mas alguns aspectos são exclusivos para esse grupo etário e determinados por doenças monogênicas específicas. A VEOIBD geralmente está associada a alta morbidade e mortalidade, pois pacientes com VEOIBD podem ter um curso de doença mais grave, menor taxa de resposta a esteroides e anti-TNF e necessitar de procedimentos cirúrgicos mais frequentemente. Há também o risco de morbidade e mortalidade associado à terapia, toxicidade, infecções oportunistas e graves, reativação de infecções latentes, especialmente com o TCTH como doença do enxerto contra o hospedeiro, falha do enxerto, cânceres secundários, complicações específicas de órgãos, entre outras. Pacientes com DC grave e refratária podem precisar de múltiplas ressecções e correm o risco de ter síndrome do intestino curto e falência intestinal.

A literatura médica em relação ao acompanhamento em longo prazo, perspectiva de pacientes e cuidadores e transição para cuidados de adultos é bastante limitada, pois a maioria das publicações se concentra em outros aspectos, como abordagem diagnóstica, curso clínico de curto prazo e terapia direcionada. O conhecimento em vários aspectos nessas condições ainda é bem recente. Atualmente não existem diretrizes específicas para a vigilância de complicações e acompanhamento em longo prazo da VEOIBD.

RESUMO BREVE SOBRE ALGUMAS DOENÇAS MONOGÊNICAS QUE CAUSAM VEOIBD

Dentre as doenças monogênicas, os genes identificados em crianças com VEOIBD podem ser divididos em alguns domínios, às vezes sobrepostos: defeitos em células T e B, desregulação imunológica geral, incluindo perda de tolerância imunológica, defeitos fagocíticos que influenciam o reconhecimento e a eliminação bacteriana, condições hiper e autoinflamatórias, defesa de mucosa comprometida e processos de barreira epitelial, e outras condições.[2,5,7,14] Algumas das condições genéticas mais comuns e clássicas estão resumidas no Quadro 2.

A seguir será discutido um pouco mais da fisiopatologia e particularidades da apresentação clínica dos defeitos genéticos detectados com maior frequência em pacientes com VEOIBD e que indicam terapias direcionadas específicas: defeitos de IL-10 ou dos receptores de IL-10, defeitos que determinam DGC defeitos do complexo NADPH e síndrome linfoproliferativa ligada ao X – entidades essas em que há indicação de avaliação de TCTH.[2]

- **Defeitos de IL-10 ou dos receptores de IL-10:** a IL-10 é uma citocina anti-inflamatória secretada por células dendríticas, células *natural killer* (NK), eosinófilos, mastócitos, macrófagos, linfócitos B e subconjuntos de linfócitos T CD4 +. A IL-10 atua suprimindo uma resposta pró-inflamatória excessiva por meio da ligação ao seu receptor – um complexo tetramérico composto por 2 cadeias distintas, cadeias alfa e beta. Variantes de perda de função no ligante IL-10 ou do receptor IL-10RA e IL10RB estão associadas a DII grave e precoce, normalmente VEOIBD neonatal ou do lactente, com fenótipo de enterocolite extensa e doença perianal extensa, além de manifestações extraintestinais, que incluem artrite, foliculite e predisposição a linfoma.[9] Nesses pacientes, o TCTH, além de proporcionar a remissão da DII, reverte o risco associado a linfoma de células B.[2]

QUADRO 2 Alguns genes associados a doenças monogênicas e as respectivas características fenotípicas

Genes	Características
CD55	Síndrome Chaple – deficiência de CD55 com hiperativação do complemento, trombose angiopática e enteropatia grave perdedora de proteína
CYBA, CYBB, NCF1, NCF2, NCF4	Doença granulomatosa crônica: infecções sobretudo piogênicas, inflamação intestinal, manifestações autoimunes
FOXP3, STAT1, MALT1	Síndrome de desregulação imune, poliendocrinopatia e enteropatia ligada ao X Ipex e Ipex-*like*. Enteropatia e doença colônica, déficit de crescimento, infecções, *rash* cutâneo, diabetes, tireoidite, citopenias
G6PC3	Neutropenia congênita, infecções de repetição, inflamação intestinal "Crohn-like", doença perianal, foliculite
HPS1, HPS4, HPS6	Síndrome de Hermansky-Pudlak: "Crohn-*like*" com possível envolvimento perianal, albinismo oculocutâneo, coagulopatia, fibrose pulmonar
IL10, IL10RA, IL10RB	Defeito da via IL-10: enterocolite e doença perianal graves neonatal ou do lactente, artrite, foliculite, eczema, risco aumentado de linfoma
ITGB2	Deficiência da adesão leucocitária tipo I LAD-I – infecções de repetição bacterianas, VEOIBD, aumento significativo de granulócitos na avaliação laboratorial
SKIV2L, TTC37	Síndrome trico-hepatoentérica: inflamação intestinal, envolvimento cutâneo e de cabelo, doença hepática
TTC7A	Deficiência de TTC7A: imunodeficiência, múltiplas atresias intestinais, VEOIBD
WASP	Síndrome de Wiskott-Aldrich: colite ulcerativa, envolvimento cutâneo e articular, anemia hemolítica autoimune, microtrombocitopenia, disfunção plaquetária, infecções
XIAP	Síndrome linfoproliferativa ligada ao X tipo 2 XLP2 – doença colônica e perianal fistulizante grave, LHH secundária a infecção por EBV

EBV: vírus Epstein-Barr; LHH: linfo-histiocitose hemofagocítica; VEOIBD: doença inflamatória intestinal de início muito precoce.
Fonte: elaboração da autora.

- **Defeitos que causam DGC, defeitos do complexo NADPH:** a doença granulomatosa crônica resulta de um defeito funcional de fagócitos, secundário a alteração na atividade da nicotinamida adenina dinucleotídeo fosfatase hidrogenase NADPH oxidase – complexo responsável pela morte de microrganismos fagocitados, por meio da produção de superóxido e espécies reativas de oxigênio. A DGC resulta de variantes que determinam alterações de diferentes partes das moléculas do complexo NADPH oxidase *CYBB*, *CYBA*, *NCF1*, *NCF2*, *NCF4*, e portanto tem diferentes tipos de herança mendeliana: é mais comumente ligada ao X, mas para alguns desses genes pode ser de herança autossômica recessiva. Manifestações incluem infecções e abscessos de repetição e/ou crônicos, sobretudo por bactérias catalase-positivas, fungos ou patógenos oportunistas, além de inflamação intestinal e doenças autoimunes. A DII é relatada em até 40% dos pacientes com DGC. Essa condição é marcada na histologia pela presença de granulomas, macrófagos e eosinofilia intensa.

- **Síndrome linfoproliferativa ligada ao X:** até um quinto dos pacientes com defeitos de perda de função no gene inibidor da proteína da apoptose ligada ao X *XIAP* apresentam DII, mais comumente VEOIBD. Cursa com falha na sinalização de NF-kappa-B/NOD2, alterando a capacidade de eliminar patógenos, resultando em falha da apoptose das células T ativadas e um estado hiperinflamatório. Acomete tipicamente pacientes do sexo masculino herança ligada ao X, cursando com doença colônica e perianal/fistulizante graves. Ademais, há suscetibilidade aumentada para linfo-histiocitose hemofagocítica, sobretudo no contexto de infecção mais tipicamente por vírus Epstein-Barr, e cursa com alta morbimortalidade.[9]

REFERÊNCIAS

1. Levine A, Griffiths A, Markowitz J, et al. Pediatric modification of the Montreal classification for inflammatory bowel disease: the Paris classification. Inflamm Bowel Dis. 2011;176:1314-21.
2. Kelsen JR, Sullivan KE, Rabizadeh S, et al. North American Society for Pediatric Gastroenterology, Hepatology, and Nutrition position paper on the evaluation and management for patients with very early-onset inflammatory bowel disease. J Pediatr Gastroenterol Nutr. 2020;703:389-403.
3. Nambu R, Muise AM. Advanced understanding of monogenic inflammatory bowel disease. Front Pediatr. 2020;8:618918.
4. Benchimol EI, Bernstein CN, Bitton A, et al. Trends in epidemiology of pediatric inflammatory bowel disease in Canada: distributed network analysis of multiple population-based provincial health administrative databases. Am J Gastroenterol. 2017;1127:1120-34.
5. Kammermeier J, Lamb CA, Jones KDJ, et al. Genomic diagnosis and care co-ordination for monogenic inflammatory bowel disease in children and adults: consensus guideline on behalf of the British Society of Gastroenterology and British Society of Paediatric Gastroenterology, Hepatology and Nutrition. Lancet Gastroenterol Hepatol. 2023;83:271-86.
6. Kelsen JR, Conrad MA, Dawany N, et al. The unique disease course of children with very early onset-inflammatory bowel disease. Inflamm Bowel Dis. 2020;266:909-18.
7. Uhlig HH, Charbit-Henrion F, Kotlarz D, et al. Clinical genomics for the diagnosis of monogenic forms of inflammatory bowel disease: a position paper from the Paediatric IBD Porto Group of European Society of Paediatric Gastroenterology, Hepatology and Nutrition. Journal of Pediatric Gastroenterology and Nutrition. 2021;723:456-73.
8. Ouahed J, Spencer E, Kotlarz D, et al. Very early onset inflammatory bowel disease: a clinical approach with a focus on the role of genetics and underlying immune deficiencies. Inflamm Bowel Dis. 2020;266:820-42.
9. Uhlig HH, Schwerd T, Koletzko S, et al. The diagnostic approach to monogenic very early onset inflammatory bowel disease. Gastroenterology. 2014;1475:990-1007.e3.
10. Stallard L, Frost K, Frost N, et al. Body surface area-based dosing of infliximab is superior to standard weight-based dosing in children with very early onset inflammatory bowel disease. Gastro Hep Adv. 2023 Nov 18;3(2):215-220. DOI: 10.1016/j.gastha.2023.11.004.
11. Cucinotta U, Arrigo S, Dipasquale V, et al. Clinical course of very early-onset inflammatory bowel disease. Journal of Pediatric Gastroenterology and Nutrition. 2023;765.
12. Flinn AM, Gennery AR. Adenosine deaminase deficiency: a review. Orphanet J Rare Dis. 2018;131:65.
13. Nambu R, Warner N, Mulder DJ, et al. A systematic review of monogenic inflammatory bowel disease. Clin Gastroenterol Hepatol. 2022;204:e653-e63.
14. Pazmandi J, Kalinichenko A, Ardy RC, Boztug K. Early-onset inflammatory bowel disease as a model disease to identify key regulators of immune homeostasis mechanisms. Immunol Rev. 2019;2871:162-85.

14

Neurogastroenterologia

Cristina Targa Ferreira
Elisa de Carvalho
Luciana Rodrigues Silva

INTRODUÇÃO

Neurogastroenterologia é uma nova subespecialidade, que está crescendo na gastroenterologia clínica e na ciência digestiva.[1] A neurogastro se refere ao estudo dos circuitos do sistema nervoso intrínseco e extrínseco que controlam o trato gastrointestinal (TGI).[2] É um termo guarda-chuva que engloba a ciência que investiga as funções, o mau funcionamento e as malformações envolvendo o cérebro e a medula e compartimentos autonômicos simpático, parassimpático e entérico da inervação do tubo digestivo.[1]

Compreende a função da motilidade e outras diversas funções do TGI, por meio de um conhecimento mais profundo do sistema nervoso entérico (SNE) e de outros componentes da neuromusculatura e sua integração com o sistema nervoso central (SNC), com o microbioma e com o sistema imunológico.[3] A neurogastroenterologia e a motilidade (NGM) têm sido ligadas para desenvolver melhor compreensão dos mecanismos envolvidos nas doenças funcionais, permitindo melhor abordagem diagnóstica e terapêutica.[3]

A inclusão da musculatura lisa, da mucosa epitelial e do *gut-associated lymphoid tissue* (GALT) do sistema imune-entérico no domínio da neurogastroenterologia se relaciona e interage com os mecanismos de controle neural do intestino.[1,4]

A fase faríngea, no processo da deglutição, e o assoalho pélvico, no processo da evacuação, na continência e na determinação da dor pélvica, são mecanismos envolvidos como sistemas somatomotores. As relações com psiquiatria e psicologia estão envolvidas porque esses são componentes essenciais na relação com dor e desconforto no trato digestivo.[1,4]

O termo "neurogastroenterologia" surgiu nos anos 1990 para abraçar a pesquisa interdisciplinar que demonstra a importância do sistema nervoso central e periférico no controle do TGI e suas inter-relações.[2]

O cérebro e a medula espinal, através do sistema nervoso autônomo simpático e parassimpático, inervam o TGI, enquanto a inervação neural intrínseca é fornecida pelo SNE.[2] A interconexão profunda entre o TGI e o sistema nervoso foi enfatizada recentemente e denominada eixo intestino-cérebro (*gut-brain axis*), trazendo melhor entendimento para várias condições. Atualmente, a influência da microbiota,

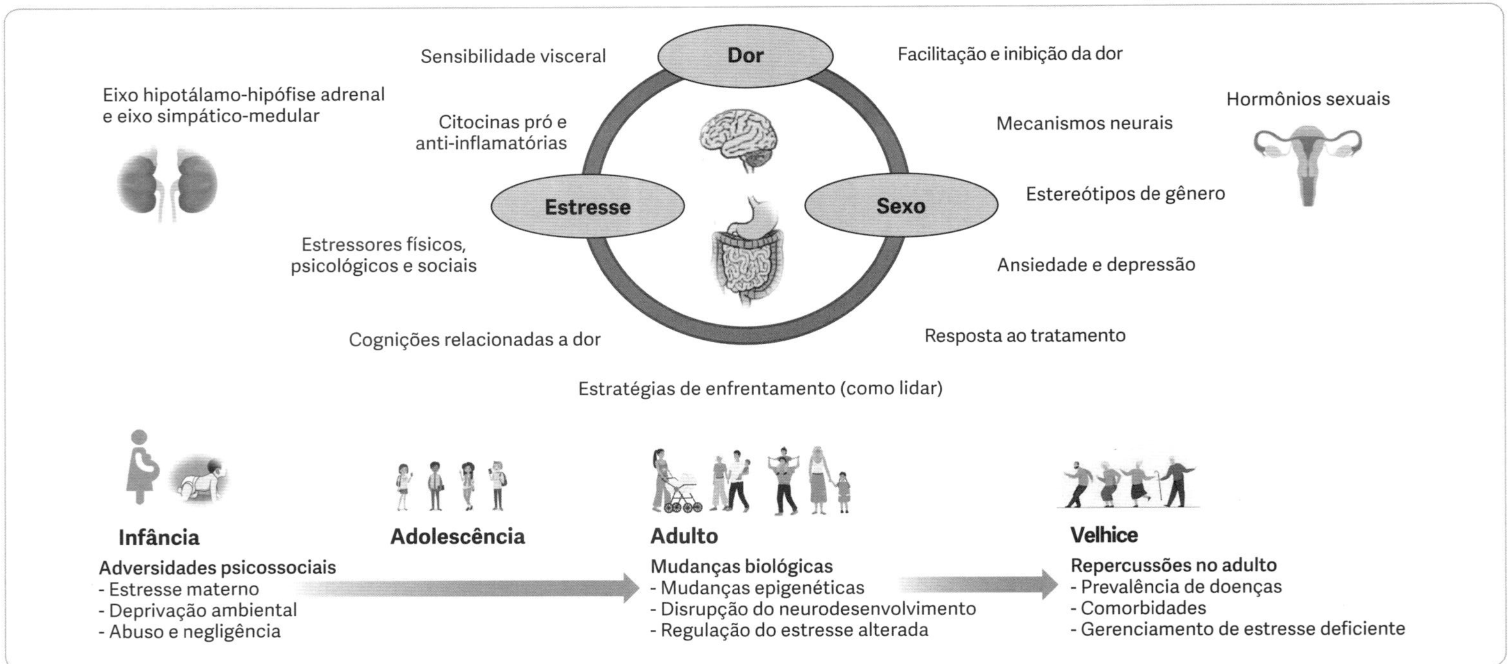

FIGURA 1 Modelo de doença biopsicossocial.

como fator importante na modulação desse eixo, ficou determinada e por isso o conceito passou a ser "eixo microbiota-intestino-cérebro".[5] Esse eixo é importante para manter a homeostase, e quando ele rompe pode determinar condições patológicas,[5] dentre elas as desordens da motilidade, que ainda permanecem pouco compreendidas e algumas vezes inadequadamente tratadas.[3]

O futuro das doenças NGM trará muitas novidades no estudo do papel da programação da vida precoce e das alterações neuromusculares entéricas, como uma chave determinante nas doenças da motilidade e como fatores relevantes na etiopatogênese dessas doenças.[3]

O EIXO MICROBIOTA-INTESTINO-CÉREBRO

O controle neural do intestino tem 4 graus hierárquicos na organização integrativa, conforme mostra a Figura 2.[2]

1. O nível 1 é representado pelo SNE, que se comporta como um minicérebro (através de um circuito neural intrínseco e independente do SNC).
2. O nível 2 é a organização integrativa representada pelo gânglio simpático pré-vertebral (influenciado pelas fibras simpáticas pré-gangliônicas).
3. O terceiro e o quarto níveis estão dentro do SNC. Os sinais simpáticos e parassimpáticos para o trato digestivo se originam no nível 3 e representam o caminho final do fluxo de saída da informação do cérebro para o intestino.
4. O quarto nível inclui centros cerebrais mais altos que provêm das funções integrativas do nível 3.

O eixo intestino-cérebro define essas vias de comunicação complexas e multidirecionais que conectam o cérebro e o TGI, envolvendo moduladores dentro de uma estrutura biopsicossocial. Cada vez mais evidências

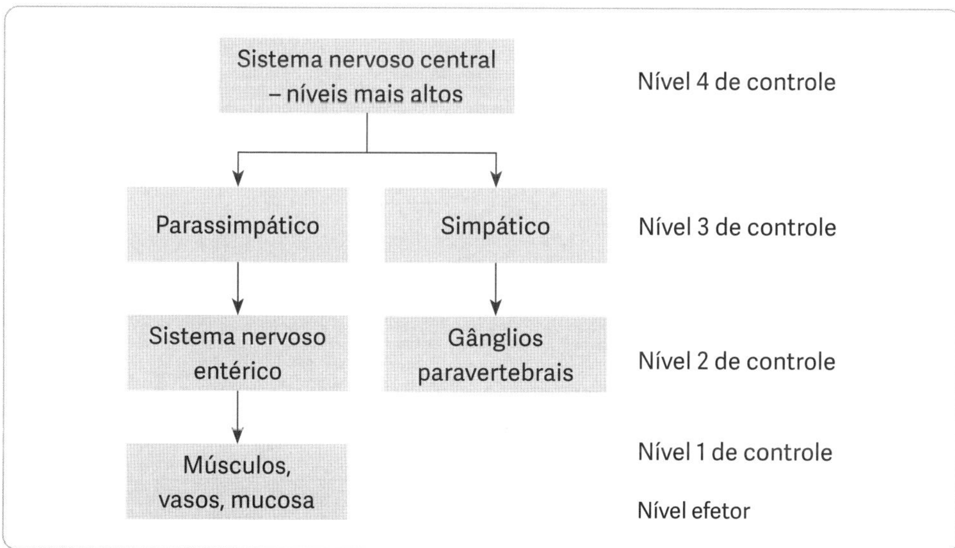

FIGURA 2 Controle neural do intestino com seus quatro graus hierárquicos na organização integrativa.
Fonte: Wood et al.[1]

mostram um *crosstalk* contínuo entre o SNE e o SNC, através de caminhos diversos (vagal – central – espinhal – aferente e humoral – eferente), que monitora e mantém a homeostase, detecta desafios ao organismo e restaura a integridade corporal. Ainda, essa comunicação é capaz de moldar sintomas viscerais, incluindo dor, mas também modular o estresse e os efeitos do estresse.[2]

Esse campo emergente chamado "segundo cérebro" é composto pelos milhões de neurônios (ou células nervosas) que habitam o TGI. Quando tudo funciona perfeitamente, esses nervos levam informação vital para o cérebro, dizendo o que está acontecendo no intestino e promovendo uma reação. Esses neurônios podem funcionar mal por muitas razões: uma doença passada, um vírus, uma condição crônica ou um desequilíbrio na microbiota intestinal. Por exemplo, o indivíduo pode sentir dor, mesmo que os exames não tenham detectado um motivo para dor. Por outro lado, qualquer pessoa que tem alguma lesão de suas terminações nervosas em determinado momento pode se recuperar em certas situações.

Hoje se sabe que as células-tronco do TGI podem substituir neurônios lesados, similarmente ao que acontece no cérebro. Mas alguns indivíduos não conseguem recuperar as células lesadas e não se sabe por quê. Pode-se imaginar que quadros de dismotilidade como a pseudo-obstrução intestinal possam surgir após disbiose de quadros de enterocolite na vida precoce, em que ocorre uma alteração significativa e sustentada do SNE.[3]

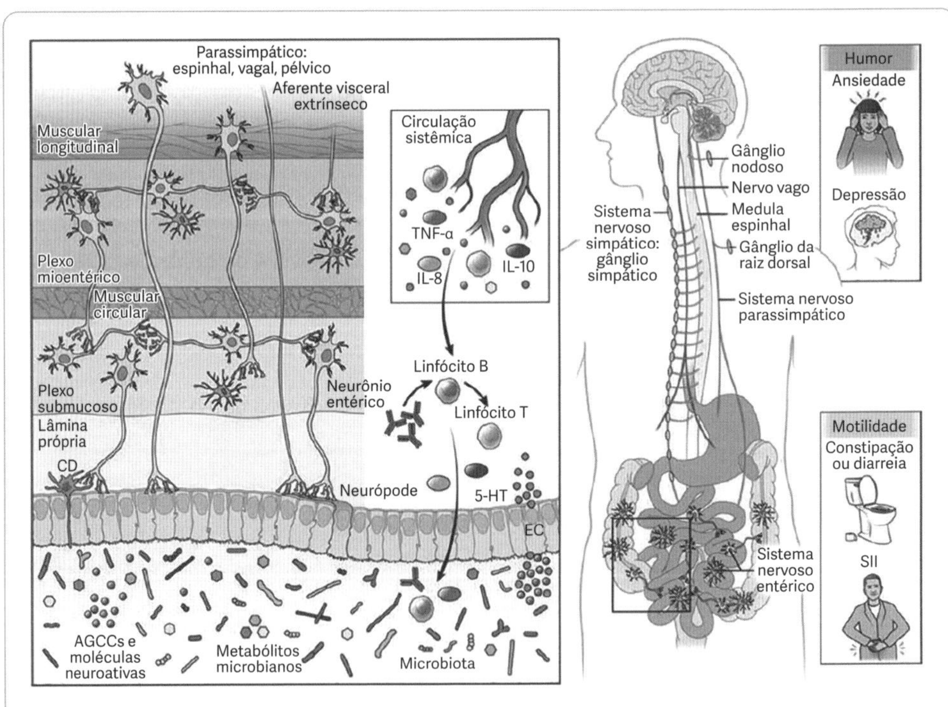

FIGURA 3 Eixo microbioma-intestino-cérebro.

AGCCs: ácidos graxo de cadeia curta; CD: célula dendrítica; EC: célula epitelial; SII: síndrome do intestino irritável.
Fonte: Margolis et al.[5]

A programação tem interferência na motilidade gastrointestinal, e, embora não se saiba o exato mecanismo, a disrupção da microbiota na vida precoce tem um papel importante que talvez se torne mais significativo com os novos estudos.[3] Estudos em ratos *germ-free* ou que tomaram antibióticos demonstram uma quebra do equilíbrio da microbiota e disrupção do número de neurônios entéricos e da glia do NSE, assim como alteração da motilidade gastrointestinal e da sensibilidade.[3] Isso também acontece e é visto em intestinos de bebês operados com enterocolite necrosante. E as anormalidades estruturais e funcionais persistem após a remissão do quadro clínico da enterocolite.

Como o "segundo cérebro" é um campo novo, o diagnóstico e o tratamento dos problemas do "segundo cérebro" ainda estão em evolução.

Em algum momento, no futuro, seremos capazes de diagnosticar com precisão uma anomalia de um neurotransmissor ou alteração bacteriana, para tratar os pacientes de modo individualizado e recuperar o equilíbrio adequado do intestino.

No geral, é claro que, embora os estudos em animais tenham se mostrado muito promissores, é necessário mais progresso antes que essas descobertas possam ser traduzidas para benefício diagnóstico e terapêutico em populações de pacientes.

DOR E ESTRESSE

Dor e estresse são fenômenos intimamente interligados com bases conceituais, mecanismos psicológicos e respostas fisiológicas compartilhadas.[6] Suas influências mútuas nos níveis biológico e psicossocial permitem uma adaptação flexível aos desafios ambientais, ativando um repertório de respostas que visa restaurar a homeostase e regular a saúde.[6] Esse repertório de respostas para restaurar a homeostase ocorre ao longo do eixo microbiota-intestino-cérebro (Figura 4). Entretanto, a dor visceral e o estresse podem persistir independentemente da causa inicial, adquirindo *status* de doença e representando grandes problemas de saúde, característicos dos distúrbios da interação intestino-cérebro (DGBI).[6] Então, a dor e o estresse podem perder sua função de proteção e assumir *status* de doença, comprometendo a qualidade de vida do indivíduo, a depender da intensidade de manifestação.

O estresse coloca em movimento uma orquestração bem ajustada de respostas afetivas, fisiológicas, imunológicas e endócrinas, ajudando o organismo a responder adequadamente ou a se preparar para um potencial estressor. A resposta de estresse agudo é adaptativa, e o estresse crônico representa um fator de risco potente para o desenvolvimento de doenças mentais e somáticas, incluindo a dor crônica.

Dois sistemas maiores governam a resposta de estresse: a ativação do sistema nervoso simpático, que determina rápida liberação de (nor)epinefrina, da adrenal e dos nervos simpáticos, aumentando o débito cardíaco e a pressão sanguínea. Segundo, o estresse ativa o eixo hipotálamo-adrenocortical-pituitária, com a liberação inicial do hormônio corticotropina do hipotálamo. Na pituitária, a corticotropina estimula a secreção do hormônio adrenocorticotrópico na corrente sanguínea, liberando glicocorticoides.[6] Os glicocorticoides (cortisol) passam a barreira hematoencefálica e se depositam nos receptores mineralocorticoides e glicocorticoides em várias regiões cerebrais, como amígdalas, hipocampo e córtex pré-frontal.

Mecanismos fisiopatológicos compartilhados podem explicar a coexistência frequen-

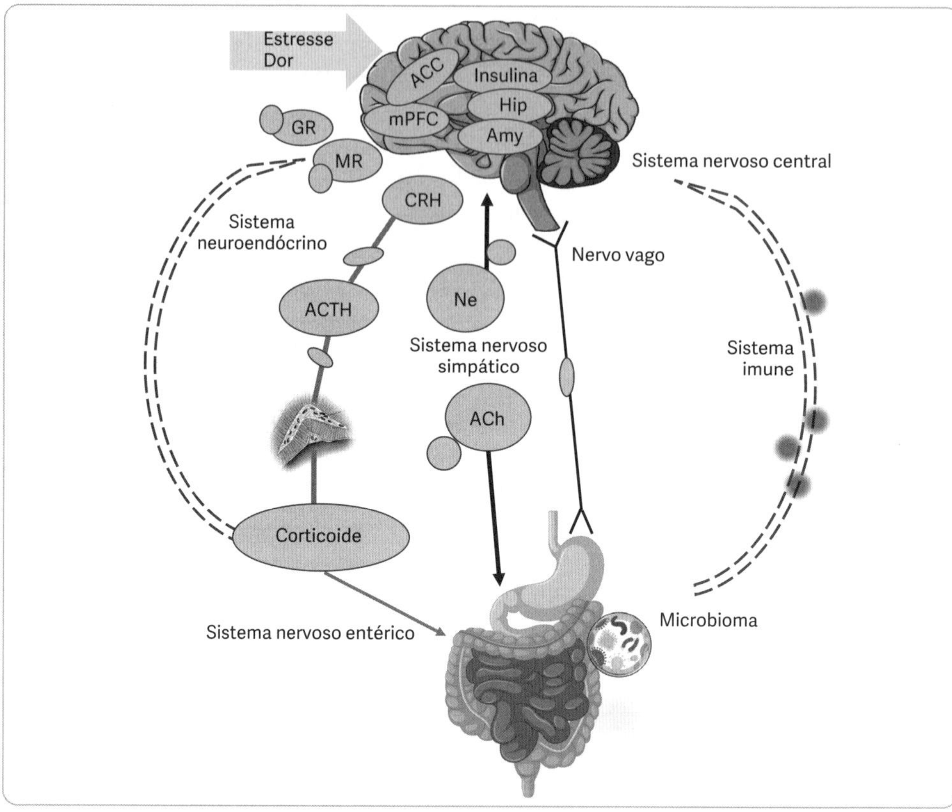

FIGURA 4 Dor – estresse.

ACC: córtex cingulado anterior; ACh: acetilcolina; ACTH: adrenocorticotrofico; amy: amígdala; CRH: hormônio liberador de corticotropina; GR: receptor glicocorticoide; Hip: hipocampo; PFC: córtex pré-frontal; MR: receptor mineralocorticoide; Ne: norepinefrina.
Fonte: Labrenz et al.[6]

te de distúrbios gastrointestinais e doenças do SNC nessas condições. A fisiopatologia compartilhada não deveria ser surpreendente, dado que o SNC e o SNE compartilham muitos dos mesmos neurotransmissores e mecanismos de neurotransmissão.

Por outro lado, foi demonstrado que as crianças com autismo e ansiedade apresentam uma chance maior de ter distúrbios gastrointestinais, o que em parte parece mediado por aumento da resposta de estresse.[7] Pacientes autistas com problemas gastrointestinais apresentam reatividade maior ao estresse, assim como apresentam mais sintomas gastrointestinais relacionados a níveis mais altos de cortisol pós-estresse.[7]

Outro hormônio importante é a serotonina (5-hidroxitriptamina – 5-HT), que é um neurotransmissor do SNC e do SNE. A serotonina regula o desenvolvimento e as funções do SNC e do SNE, incluindo a motilidade gastrointestinal e o humor. Defeitos na produção de 5-HT podem resultar em disfunções cerebrais e do TGI. O triptofano também é importante na biossíntese de 5-HT.[7]

A 5-HT participa da sinalização parácrina, endócrina e neurócrina. Triptofano hidroxilase 1 e 2 (TPH1; TPH2) são as enzimas limitantes das taxas envolvidas na biossíntese de 5-HT na mucosa entérica (células enterocromafins) e SNE, respectivamente. No entanto, é a 5-HT neuronal derivada de TPH2 que estimula especificamente a neurogênese do SNE. A 5-HT também aumenta a motilidade gastrointestinal e o crescimento da mucosa intestinal.

Notavelmente, o TPH2 também é necessário para a produção de 5-HT derivada do SNC. O TPH2 é essencial para a biossíntese neuronal de 5-HT, tanto no SNE quanto no SNC, e é provável que esteja envolvido em processos que concomitantemente regulam o desenvolvimento e a função do SNC e do SNE. O envolvimento do TPH2 na biossíntese de 5-HT, tanto no SNE quanto no SNC, é compatível com a ideia de que a deficiência da enzima está subjacente às comorbidades cerebrais e intestinais relacionadas à 5-HT.[7]

O MICROBIOMA

Muitos estudos recentes vêm implicando diferentes caminhos de comunicação entre a microbiota e o cérebro nas desordens do humor e da motilidade.[5] O microbioma parece ser um importante fator na modulação da sinalização intestino-cérebro. Daí surge o conceito de eixo microbioma-intestino-cérebro. Esse eixo modula a função dos sistemas nervosos entérico e central, impactando em doenças como síndrome do intestino irritável, assim como desordens do humor e do afeto. Alguns neurotransmissores, como a serotonina, são fundamentais nesse processo, pois têm peso significativo nos processos cerebrais e do TGI.

Existem múltiplos caminhos diretos e indiretos (circulação sistêmica) através dos quais a microbiota pode modular esse eixo. Esses caminhos incluem rotas endócrinas (cortisol), imunes (citocinas) e neurais (vago, SNE e nervos espinhais). Vários microrganismos intestinais são capazes de sintetizar neurotransmissores (Gaba, noradrenalina e dopamina) que podem agir localmente ou nas células-alvo, servindo como um caminho de comunicação.[5]

Os metabólitos microbianos neuroativos podem modular o cérebro e o comportamento, através de rotas ainda não elucidadas. Essas rotas incluem as células intestinais epiteliais, que impactam a barreira epitelial do intestino, as células enteroendócrinas, que liberam hormônios, assim como as células dendríticas, que modulam a função imune. Estruturas especializadas nessas células, conhecidas como *neuropods*, têm ação de transdutores sensoriais de sinais do meio intestinal para o cérebro, através de conexões *like*-sinapses para os nervos aferentes, incluindo o vago.[5,7]

O SNE está perfeitamente preparado para ser um centro integrativo para sinais microbianos e pode se comunicar com o cérebro através das vias vagal e espinhal. O caminho molecular no qual tudo isso acontece ainda não é conhecido.[5]

AS DOENÇAS FUNCIONAIS E OS DISTÚRBIOS DA INTERAÇÃO INTESTINO-CÉREBRO

O mau funcionamento desses sistemas neurais e entéricos e da microbiota (SNE e SNC – eixo microbiota-intestino-cérebro) é cada vez mais reconhecido como subjacente às desordens da motilidade do TGI.[4]

As desordens gastrointestinais resultam num número limitado de sintomas: constipação, diarreia, vômitos recorrentes, dor abdominal e distensão. Muitas pesquisas na área, tanto em crianças como em adultos, têm demonstrado que esses sintomas são causados por distúrbios da motilidade gastrointestinal.[4]

E os distúrbios da motilidade intestinal são mais bem entendidos quando se considera que eles são produzidos por alterações na atividade motora intestinal.[4] De qualquer maneira, as desordens da motilidade permanecem não bem conhecidas, variavelmente diagnosticadas e inadequadamente tratadas.[3]

Essas desordens gastrointestinais podem ser produzidas por doenças orgânicas e por sensações, envolvendo nervos e músculos entéricos, alterações do ambiente humoral dos nervos e músculos intestinais e entrada alterada no SNC, além de alterações da microbiota intestinal.[3,4]

Esses estudos começaram no século passado, com a melhor compreensão da atividade motora gastrointestinal, dos movimentos peristálticos e do complexo mioelétrico motor migratório. Nos anos 1970 e 1980 começaram estudos de atividade motora intestinal na pediatria.[4]

As desordens da motilidade ocorrem em todas as idades e raças e são mais comuns na pediatria. Cerca de 50% dos lactentes normais regurgitam pelo menos duas vezes ao dia entre os 2 e os 8 meses de idade, indicando que o refluxo gastroesofágico do lactente é um distúrbio muito comum do tubo digestivo superior.[8,9] A constipação é outro distúrbio importante e muito frequente da motilidade, atingindo 25% da população.[4]

Mas, na verdade, a maioria das desordens da motilidade ainda não tem marcadores séricos, ou anatômicos ou imunológicos definidos.[10]

Assim, os distúrbios gastrointestinais funcionais (*functional gastrintestinal disorders* = FGID e atualmente *disorders of gut-brain axis interaction* = DGBI) constituem problemas de saúde em todas as idades e compreendem uma variação de desordens consideradas relacionadas ao TGI.[8,10,11] Uma das dificuldades com as DGBI é que não existe um marcador bioquímico ou anormalidades estruturais para diagnosticar objetivamente nem monitorar a progressão da desordem.

O diagnóstico das DGBI é baseado em sintomas. Por esse motivo, foram criados os critérios de Roma para diagnóstico das DGBI, que vêm sendo desenvolvidos por grupos de estudos da Fundação Roma.[11,12]

O consenso de Roma para DGBI foi primeiro estabelecido em 1990, mas era inicialmente só aplicável para adultos. Em 1999, no Roma II, foram já criados alguns critérios para a faixa etária pediátrica. Como havia pouca literatura pediátrica, os critérios eram baseados nos de adultos.[10] Em 2006, no Roma III, e mais recentemente, em 2016, no Roma IV, foi feita uma distinção entre lactentes (até 3 anos e 11 meses) e crianças maiores (> 4 anos). Em 2023 houve uma nova reunião de consenso Roma V, mas ainda não foi publicada. Nessa reunião ficou estabelecida a sigla DGBI, substituindo o termo "funcional", e as doenças foram divididas em tubo digestivo alto e baixo e não mais por faixa etária.[13]

O Roma V (Figura 5) vem demonstrando haver um aumento ainda maior dessas condições em relação ao sexo feminino, um aumento em outros países, não só nos Estados Unidos, e também mais diagnósticos feitos pelos pediatras gerais e um aumento de ocorrência na faixa etária pediátrica.[13]

As DGBI são discutidas mais detalhadamente em outros dois capítulos deste livro, ainda separadas por idades (lactentes e crianças maiores).

A neurogastroenterologia está evoluindo muito. Na próxima década deverão acontecer muitos progressos nas doenças pediátricas da motilidade. Para isso, necessitamos ainda aprender mais sobre fisiopatologia e as características próprias dessas doenças para chegar a técnicas potencialmente curativas para nossas crianças com desordens da motilidade.[3]

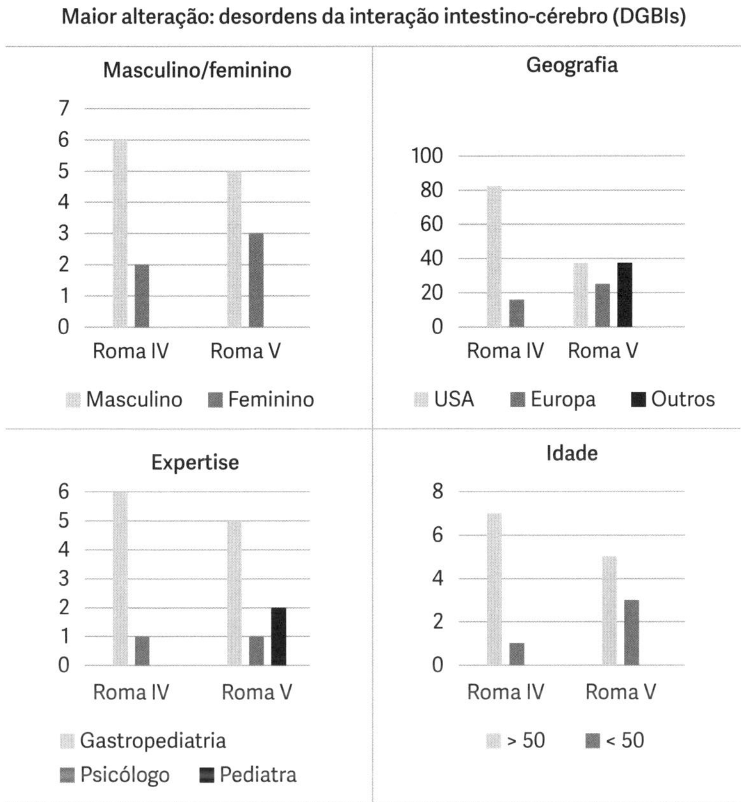

- Houve um aumento das meninas
- Aumento de diagnósticos em outros países, que não os Estados Unidos
- O pediatra diagnostica mais
- Mais casos na faixa etária pediátrica

FIGURA 5 Roma V.
Fonte: World Congress of Neurogastroenterology and Motility.[13]

REFERÊNCIAS

1. Wood JD, Alpers DH, Andrews PLR. Fundamentals of neurogastroenterology. Gut. 1999;45(Suppl II):II6-II16.
2. Johnson A, Louwies T, Ligon CO, Greenwood-Van Meerveld B. Enlightening the frontiers of neurogastroenterology through optogenetics. Am J Physiol Gastrointest Liver Physiol. 2020;319:G391-G399.
3. Chanpong A, Thapar N. Pediatric neurogastroenterology and motility: moving rapidly into the future. J Pediatr Gastroenterol Nutr. 2023;76:547-52.
4. Milla P, Cucchiara S, DiLorenzo C, et al. Motility disorders in childhood: working group report of the first World Congress of Pediatris Gastroenterology, Hepatology, and Nutrition. J Pediatr Gastroenterol Nut. 2002;35:S187-S195.
5. Margolis K, Cryan JF, Mayer EA. The microbioma-gut-brain axis: from motility to mood. Gastroenterology. 2021;160(5):1486-501.
6. Labrenz F, Merz CJ, Icenhor A. Connecting dots in disorders of gut-brain interaction: the interplay of stress and sex hormones in shaping visceral pain. Front Psychiatry. 2023;19:14:1204136.
7. Madra M, Ringel R, Margolis KG. Gastrointestinal issues and autism sprectrum disorder. Child Adolesc Psychiatr Clin N Am. 2020;29(3):501-13.
8. Benninga MA, Nurko S, Faure C, et al. Childhood functional gastrointestinal disorders: neonate/toddler. Gastroenterology. 2016;150:1443-55.

9. Zeevenhooven J, Koppen IJN, Benninga MA. The new Rome IV criteria for functional gastrointestinal disorders in infants and toddlers. Pediatr Gastroenterol Hepatol Nutr. 2017;(1):1-13.
10. Koppen IJN, Nurko S, Saps M, et al. The pediatric Rome IV criteria: what's new? Expert Review Gastroenterol Hepatol. 2017;11(3):193-201.
11. Vandenplas Y, Abkari A, Bellaiche M, et al. Prevalence and health outcomes of functional gastrointestinal symptoms in infants from birth to 12 months of age. J Pediatr Gastroenterol Nutr. 2015;61:531-7.
12. Baaleman DF, Di Lorenzo C, Benninga MA, Saps M. The effects of the Rome IV criteria on pediatric gastrointestinal practice. Current Gastroenterol Reports. 2020;22:21.
13. World Congress of Pediatric Neurogastroenetrology and Motility. Nationwide Children's Hospital, Columbus Ohio, USA. 7 a 9 de setembro de 2023.

15

Distúrbios gastrointestinais funcionais no lactente e no pré-escolar

Mauro Batista de Morais
Rose Terezinha Marcelino

INTRODUÇÃO

Os lactentes podem apresentar um amplo espectro de sinais e sintomas gastrointestinais no primeiro ano de vida,[1-3] que podem fazer parte do desenvolvimento do aparelho digestivo ou representar consequências de várias doenças, como os distúrbios gastrointestinais funcionais, alergia à proteína do leite de vaca (APLV), doença do refluxo gastroesofágico (DRGE), entre outras causas clínicas e cirúrgicas.[1-3]

Os distúrbios gastrointestinais funcionais (DGIF) são uma das causas mais prevalentes dos sinais e sintomas gastrointestinais no lactente. Revisão da prevalência dos DGIF, publicada em 2015, mostrou elevada prevalência dos DGIF com predomínio da regurgitação, cólica, disquesia e constipação intestinal.[4] Observou-se, também, grande variabilidade nas prevalências consequentes à utilização de nomenclatura e critérios diagnósticos heterogêneos.[4]

Os critérios diagnósticos de Roma, desenvolvidos desde a década de 1980, são propostas apresentadas periodicamente para padronizar os critérios diagnósticos dos DGIF. A última versão foi publicada em 2016 (critério de Roma IV).[2] Para a faixa etária que vai desde o período do recém-nascido (RN) até as crianças pequenas (*toddlers*) são contemplados 7 DGIF (Quadro 1). A Tabela 1 apresenta inquéritos epidemiológicos que investigaram a prevalência de distúrbios gastrointestinais nos primeiros anos de vida.[5,6]

Esses estudos demonstram que, segundo os critérios de Roma IV, a prevalência de DGIF no Brasil é semelhante à da Europa. No estudo europeu chamou a atenção a elevada prevalência de ruminação em lactentes com desenvolvimento neuropsicomotor normal (4,3%), que foi um pouco superior às prevalências de cólica e disquesia do lactente. No estudo brasileiro não foram estudados ruminação e vômitos cíclicos. Por outro lado, foi destacado que

QUADRO 1 Distúrbios gastrointestinais funcionais do nascimento até os 4 anos de idade (Roma IV, 2016)

- Regurgitação do lactente.
- Síndrome da ruminação.
- Síndrome dos vômitos cíclicos.
- Cólica do lactente.
- Diarreia funcional.
- Disquesia do lactente.
- Constipação intestinal.

Fonte: Benninga et al.[2]

TABELA 1 Prevalência de distúrbios gastrointestinais funcionais e do nascimento até os 4 anos de idade de acordo com o critério de Roma IV

	Europa (Steutel et al., 2020)[5]		Brasil (Morais et al., 2022)[6]
	Até 12 m N = 1.698	13-48 m N=1.053	Até 12 m N = 5.080
Regurgitação do lactente	13,8%	NA	10%
Cólica do lactente	4,2%	NA	6,1%
Disquesia funcional	4%	NA	3,9%
Constipação intestinal	3%	9,7%	7,6%
Diarreia funcional	0,1%	0,6%	0,09%
Síndrome da ruminação	4,3%	0%	NP
Síndrome dos vômitos cíclicos	0,7%	1,5%	NP

NA: não se aplica; NP: não pesquisado.
Fonte: Benninga et al.[2]

muitos lactentes apresentavam sintomas e sinais gastrointestinais que não se enquadravam nos limites dos DGIF definidos pelos critérios de Roma IV.[6]

Outro aspecto importante é a possibilidade de ocorrência simultânea de DGIF[5,6] e outros sintomas, como flatulência e distensão abdominal,[7] em um mesmo lactente, o que pode amplificar as consequências negativas dos DGIF.

É importante destacar que, além dos desconfortos causados pelos DGIF no lactente, podem ocorrer outros impactos de curto e longo prazo não somente para o próprio lactente como também para seus familiares.[8,9] Pode haver perturbação na dinâmica familiar, problemas emocionais nos pais e depressão materna. Ocasionam, ainda, consultas médicas repetidas, mudanças não justificadas no esquema de alimentação, uso de medicações sem eficácia comprovada, busca de informações de fontes não confiáveis, entre outros problemas.[8,9] Outra preocupação é o impacto econômico para a assistência médica e o tratamento desses problemas gastrointestinais e suas complicações.

Neste capítulo serão discutidos de forma individualizada os critérios diagnósticos dos DGIF até os 4 anos de idade e seus respectivos tratamentos.

CÓLICA DO LACTENTE

Choro excessivo é a principal manifestação da cólica do lactente. Normalmente o choro tem duração máxima diária de 2 horas entre a sexta e oitava semana de vida, período no qual a duração do choro é maior. Diminui para cerca de 70 minutos diários na décima segunda semana de vida. Outra manifestação da cólica do lactente é a agitação/irritabilidade como tradução do *fussing* da língua inglesa. Essas duas manifestações constituem as bases para definir cólica do lactente.[2,10,11] No Quadro 2 são apresentados os critérios de Roma IV.[2] Outras manifestações clínicas da cólica do lactente são face ruborizada, testa franzida, abdome endurecido, mãos fechadas e coxas fletidas. Ocorre preferencialmente no final da tarde e no início da noite.[10,11]

Na avaliação do lactente com suspeita de cólica devem ser consideradas outras

QUADRO 2 Critério de Roma IV (2016) para a caracterização de cólica do lactente

Para fins de assistência clínica, devem estar presentes todas as três seguintes características:

- Idade inferior a 5 meses para início e término dos sintomas.
- Períodos prolongados e recorrentes de choro, desconforto ou irritabilidade que segundo os cuidadores não tem uma causa evidente. Os cuidadores são incapazes de solucionar ou prevenir os episódios de sintomatologia.
- Ganho de peso normal e ausência de febre ou outras doenças.

Para fins de pesquisa clínica, devem estar presentes as condições estabelecidas acima e as duas seguintes:

- Relato presencial ou telefônico de choro, desconforto ou irritabilidade por mais de 3 horas, em 3 ou mais dias nos últimos 7 dias.
- Registro prospectivo de choro, desconforto e irritabilidade durante pelo menos um período de 24 horas.

Após avaliação médica apropriada, as manifestações clínicas não podem ser plenamente explicadas por outra condição médica.
Fonte: Benninga et al.[2]

causas de choro, conforme apresentado no Quadro 3.[10] Mães de crianças com cólica do lactente apresentam maior risco de depressão pós-parto. Lactentes com cólica e choro excessivo têm maior chance de serem vítimas de violência física (chacoalhados, esbofeteados ou tentativa de sufocamento).[10,11] Lactentes com cólica apresentam maior chance de apresentarem outras doenças gastrointestinais, enxaqueca e problemas emocionais em fases posteriores da vida.[4]

Transmitir segurança e informações sobre a cólica do lactente para os pais está entre os primeiros princípios para o tratamento. A segurança dos pais e os conhecimentos de que se trata de um processo transitório, além da possibilidade de receber auxílio do pediatra quando necessário, são aspectos fundamentais na prática pediátrica.[8,9,11]

O aleitamento natural exclusivo não deve ser interrompido. Alguns lactentes podem se beneficiar quando a mãe exclui proteínas do leite de vaca de sua dieta (não é frequente ocorrer resposta favorável; cuidado com a suplementação de cálcio para a mãe; confirmar a relação entre choro e consumo de leite pela mãe pela reintrodução do leite na alimentação da mãe após cerca de 2 semanas da melhora clínica).[3]

QUADRO 3 Causas de choro, irritabilidade no lactente que devem ser diferenciadas da cólica do lactente

Dificuldades na alimentação	Hérnia inguinal	Fratura oculta (clavícula, p. ex.)
Constipação intestinal	Intolerância à lactose e às proteínas	Anormalidades neurológicas
Fissura anal	Doenças biliares	Lesão ou corpo estranho ocular
Doença do refluxo gastroesofágico	Doença renal, incluindo obstrução ureterovesical	Drogas lícitas ou ilícitas usadas pela mãe
Infecção urinária	Abdome agudo, incluindo invaginação intestinal	Outras infecções (otite, entre outras)

Fonte: adaptação de Savino.[10]

Nos lactentes em aleitamento natural, um posicionamento recente da ESPGHAN (Sociedade Europeia de Gastroenterologia, Hepatologia e Nutrição Pediátrica) reconhece o poder de apenas dois probióticos (*L. reuteri* DSM 17938, *B. lactis* BB-12) em reduzir a duração média diária de choro.[12] Lactentes em aleitamento artificial podem se beneficiar da substituição da fórmula convencional por fórmula com proteínas parcialmente hidrolisadas com diminuição do teor de lactose e adição de prebióticos (fórmula infantil para desconfortos gastrointestinais).[8,9] Simeticona não tem eficácia.[8,9,11]

DISQUESIA DO LACTENTE

A disquesia do lactente ainda é um DGIF pouco conhecido.[4] Não necessita de tratamento específico;[2] entretanto, é importante ser conhecido pelo profissional de saúde para evitar que seja confundido com constipação intestinal ou outra doença. A orientação dos pais quanto à natureza benigna e transitória também é fundamental. No Quadro 4 é apresentado o critério de Roma IV para seu diagnóstico.[2]

Acredita-se que o esforço e o choro que ocorrem antes da evacuação aconteçam pela falta de aquisição da habilidade de coordenar a contração dos músculos abdominais (prensa abdominal) e com o relaxamento pélvico no momento da evacuação. No critério de Roma IV foi ampliada a faixa etária de 6 meses (no critério de Roma II) para 9 meses.[2] Estudo feito no Brasil observou que 5,6% dos lactentes apresentavam esforço por 5 a 10 minutos antes da evacuação; portanto, não preenchiam o critério de Roma IV, o que aconteceu com 4% dos lactentes estudados.[6]

QUADRO 4 Critério de Roma IV para o diagnóstico de disquesia do lactente

Devem estar presentes as duas condições abaixo antes dos 9 meses de idade: ▪ Pelo menos 10 minutos de esforço ou choro antes da eliminação com ou sem sucesso de fezes. ▪ Ausência de outros problemas de saúde.
Após avaliação médica apropriada, as manifestações clínicas não podem ser plenamente explicadas por outra condição médica.

Fonte: Benninga et al.;[2] Vandenplas et al.[3]

CONSTIPAÇÃO INTESTINAL FUNCIONAL

Constipação intestinal funcional é o DGIF mais prevalente em todas as faixas de idade a partir dos 6 meses de vida.[6] No primeiro ano de vida pode ter início na época de introdução dos alimentos complementares. Existem evidências de que o aleitamento natural é um fator de proteção contra a constipação intestinal.[13]

No lactente, em geral, a constipação intestinal funcional se inicia com a eliminação de fezes endurecidas, no formato de cíbalos, que são eliminados com dor, esforço e dificuldade (apesar de o lactente não falar, as mães reconhecem essas manifestações com facilidade). É comum a ocorrência de fissura anal. Nem sempre se constata aumento no intervalo entre as evacuações.

Nessa fase da vida deve ser dedicada atenção especial para o diagnóstico diferencial com a doença de Hirschsprung (megacólon congênito) e APLV. Assim, retardo na eliminação de mecônio, eliminação explosiva de fezes ao toque retal, distensão abdominal e massa fecal abdominal volumosa, assim como eliminação de fezes em fita e ampola retal vazia, são sugestivos de doença de Hirschsprung.[2,13-16] Eliminação de mecônio nas primeiras 24 horas ocorre na quase totalidade das crianças saudáveis e em menos de 10% dos pacientes com doença de Hirschsprung.[13-16]

Por sua vez, APLV pode ser considerada nos pacientes com constipação intestinal iniciada logo após a introdução da proteína do leite de vaca na dieta, presença de fissura anal persistente, antecedente de perda de sangue nas fezes e falta de resposta à terapêutica convencional.[2,3,13-16]

Em geral, a partir do segundo ano de vida, é evidenciado com mais facilidade o comportamento de retenção, caracterizado pelas tentativas recorrentes para impedir que a evacuação aconteça. Após o controle esfincteriano, pode-se constatar entupimento do vaso sanitário em função da eliminação de fezes muito volumosas ou, ainda, incontinência fecal retentiva.[13-16] No Quadro 5 são apresentados os critérios de Roma IV para constipação intestinal funcional em crianças com até 4 anos de idade.

Os princípios do tratamento da constipação intestinal funcional estão bem estabelecidos. Em síntese, o tratamento inclui:

- Desimpactação ou esvaziamento de fecaloma no reto e/ou cólon.
- Educação e orientação sobre a constipação intestinal funcional e seu tratamento.
- Medidas promotoras da saúde em geral: aumento na ingestão de fibra alimentar e fluidos, estímulo à prática de atividade física.
- Tratamento de manutenção com medicamentos laxantes.

A desimpactação é imprescindível quando o paciente apresenta fezes impactadas/fecaloma. Em lactentes, a ocorrência de impactação fecal é menos frequente do que em crianças maiores. Se necessário, deve ser feita a desimpactação. Caso as fezes não sejam completamente eliminadas, as outras medidas terapêuticas têm chance elevada de não serem efetivas.[13-16]

A família deve ser orientada quanto ao treinamento esfincteriano e à necessidade de atender de forma prioritária ao desejo de evacuação. Se houver incontinência fecal retentiva, alertar a família de que se trata de uma manifestação involuntária e que o paciente não deve ser incriminado ou punido. Em geral, diminui ou desaparece após a desimpactação.

QUADRO 5 Critérios de Roma IV para o diagnóstico de constipação intestinal funcional

Lactentes e crianças com menos de 4 anos devem apresentar duas ou mais das seguintes manifestações por mais de 1 mês:

- Duas ou menos evacuações por semana.
- Histórico de retenção excessiva de fezes.
- Histórico de evacuações com dor e dificuldade.
- Histórico de fezes com grande calibre.
- Presença de grande massa fecal no reto.

Nas crianças que já completaram o treinamento esfincteriano, considerar também:

- Pelo menos 1 episódio de incontinência fecal por semana após a aquisição do controle esfincteriano.
- Histórico de eliminação de fezes de grande calibre que podem entupir o vaso sanitário.

Após avaliação médica apropriada, as manifestações clínicas não podem ser plenamente explicadas por outra condição médica.

Fonte: Benninga et al.[2]

Correção de erros alimentares e ingestão de quantidade adequada de fibras alimentares e líquidos também são medidas importantes.[13-16]

Os laxantes devem ser usados diariamente em dose individualizada. O polietilenoglicol (PEG) 3350 ou 4000 é considerado a primeira escolha no tratamento.[13-16] No Brasil é autorizada sua utilização pelos órgãos reguladores após os 2 anos de idade. A lactulose é a opção na falta do PEG 3350-4000. Leite de magnésia pode ser uma opção após os 6 meses de vida. Óleo mineral não deve ser utilizado nos 2 primeiros anos de vida em função do risco de ocasionar pneumonia aspirativa.[13-16] Detalhes sobre o tratamento podem ser encontrados no capítulo sobre constipação intestinal.

É importante enfatizar que o médico deve propor medidas dietéticas e outras medidas para manutenção do hábito intestinal assim que o lactente apresentar desvio do hábito intestinal em direção à constipação intestinal. Insistir na manutenção do aleitamento natural. Em lactentes em aleitamento artificial, devem ser escolhidas fórmulas infantis com adição de prebióticos. A constipação intestinal funcional é o DGIF que apresenta maior chance de persistência e cronificação após o primeiro ano de vida. Os probióticos não têm eficácia no tratamento ou prevenção da constipação intestinal funcional.[12]

REGURGITAÇÃO DO LACTENTE

É o DGIF mais prevalente no primeiro ano de vida, presente em mais da metade dos lactentes, sendo que 20% regurgita mais de 4 vezes ao dia.[8,17,18] A regurgitação começa em qualquer idade a partir da primeira semana de vida, atinge pico máximo em torno da quarta semana, involui gradativamente a partir dos 6 meses e resolve espontaneamente entre 12 e 15 meses.[2] O surgimento de regurgitação na primeira semana de vida ou após o sexto mês descarta a possibilidade de regurgitação do lactente e exige a busca por outras situações clínicas.[2,8]

O diagnóstico, por meio dos critérios de Roma IV,[2] apresentados no Quadro 6, requer análise detalhada da evolução ponderoestatural e exclusão de sinais de alarme, descritos no Quadro 7, que podem sugerir doenças orgânicas.[8] Nesse contexto, é também importante distinguir a regurgitação da DRGE, que se caracteriza pela ocorrên-

QUADRO 6 Critério de Roma IV (2016) para o diagnóstico da regurgitação do lactente

Lactentes entre 3 semanas e 12 meses de idade devem preencher os seguintes critérios:

- Duas ou mais regurgitações ao dia por pelo menos 3 semanas.
- Ausência de náuseas, dificuldade na alimentação ou deglutição, posturas anômalas, hematêmese, apneia ou aspiração, atraso no desenvolvimento ponderoestatural.

Após avaliação médica apropriada, as manifestações clínicas não podem ser plenamente explicadas por outra condição médica.

Fonte: Benninga et al.[2]

QUADRO 7 Sinais e/ou sintomas de alarme para doenças orgânicas na investigação de regurgitação do lactente

- Vômitos intensos.
- Irritabilidade.
- Choro excessivo.
- Distúrbios alimentares.
- Dermatite atópica.
- Constipação intestinal.
- Diarreia.
- Atraso no desenvolvimento ponderoestatural.
- Hematêmese.
- Distúrbios neurológicos.
- Atraso no desenvolvimento neuropsicomotor.

Fonte: Vandenplas et al.[8]

cia de sintomas e/ou lesão na mucosa gástrica secundários à regurgitação excessiva.[2] A presença de sintomas como irritabilidade, choro inexplicado e distúrbios de comportamento sugere outras doenças nessa faixa etária,[2,19] principalmente, cólica do lactente, DRGE e alergia alimentar.

A evolução da regurgitação do lactente é benigna e autolimitada, não sendo necessários exames complementares e o uso de medicamentos.[2,19] O tratamento baseia-se exclusivamente na manutenção do aleitamento natural e nas medidas comportamentais, como redução do volume ofertado através do fracionamento da dieta, substituição da fórmula convencional por fórmulas espessadas na regurgitação excessiva, manutenção do decúbito dorsal durante o sono e orientação sobre o caráter funcional da doença e de sua evolução aos cuidadores.[2,8] A posição prona e o decúbito lateral são proscritos devido ao risco de síndrome da morte súbita da infância.

QUADRO 8 Critério de Roma IV (2016) para diagnóstico da síndrome da ruminação em lactentes e pré-escolares

É necessária a presença de todos os seguintes critérios por pelo menos 2 meses:

- Contrações repetitivas dos músculos abdominais, diafragma e língua, com retorno do conteúdo gástrico até a boca, podendo o conteúdo refluído ser mastigado e deglutido.
- Presença de três ou mais dos seguintes sintomas:
  - Não responde ao tratamento para doença do refluxo gastroesofágico e regurgitação.
  - Ausência de sinais de estresse.
  - Início entre 3 e 8 meses.
- Não ocorre durante o sono e quando a criança está interagindo com pessoas e o ambiente.

Após avaliação médica apropriada, as manifestações clínicas não podem ser plenamente explicadas por outra condição médica.

Fonte: Benninga et al.[2]

O fracionamento da dieta enfrenta alguns questionamentos na literatura a respeito de sua eficácia.[2,19,20] Inúmeras metanálises já demonstraram a ausência de benefícios com o uso de inibidores de bomba de prótons (IBP) e bloqueadores dos receptores H2 para tratamento da regurgitação do lactente.[2] Estudo australiano constatou que 5,2% dos lactentes, menores de 1 ano, nascidos em 2012, receberam IBP na ausência de DRGE; dessas, pelo menos 1 de cada 3 crianças apresentou efeitos colaterais.[21] A disbiose provocada pelo uso desses medicamentos favorece o desenvolvimento de outras doenças, como sobrecrescimento bacteriano do intestino delgado, infecções respiratórias e do TGI.[2,8] O uso de alginatos foi sugerido apenas no *guideline* do Nice (The National Institute for Health and Care Excellence) do Reino Unido, para lactentes com regurgitação e muito desconforto imediatamente após as mamadas.[8,3,22]

SÍNDROME DA RUMINAÇÃO

Trata-se de um distúrbio de comportamento, desencadeado por privação social de longa data, podendo também estar associada a negligência ou a falta de prazer e amor dos pais ao atender às necessidades da criança, como segurar no colo.[2] Estudo de prevalência realizado *online* em 2018 demonstrou prevalência, segundo o critério de Roma IV, de 1,7% em lactentes, 2,1% nos pré-escolares e 0% acima de 4 anos.[23] Outro estudo, mais recente, realizado em consultórios pediátricos da Holanda, Itália e Bélgica, mostrou prevalência de 4,3% de ruminação no primeiro ano de vida e nenhum caso entre 1 e 4 anos, elevando-a a segunda DGFI, em ordem de prevalência, no primeiro ano de vida.[5]

A principal complicação é a perda de peso, que pode atingir entre 17 e 43% dos pacientes.[26]

Para confirmar o diagnóstico, conforme os critérios de Roma IV, demonstrados no Quadro 8, é necessário observação minuciosa, o que exige tempo, paciência e sorte, pois a criança geralmente interrompe os episódios quando está sendo vigiada.

Não há tratamento específico nessa faixa etária, exceto o monitoramento do suporte nutricional, garantindo à criança um desenvolvimento ponderoestatural adequado e o esclarecimento do caráter funcional da doença para os familiares envolvidos. Crianças maiores podem se beneficiar com a terapia comportamental.[24]

SÍNDROME DOS VÔMITOS CÍCLICOS

É uma condição rara nos primeiros anos de vida, mas é fundamental o diagnóstico e tratamento precoce. Caracteriza-se por crises estereotipadas e repetitivas de vômitos que duram horas ou dias, ocorrem esporadicamente ou em intervalos regulares, começam no mesmo horário do dia, geralmente à noite ou no início da manhã, e têm duração semelhante nos diferentes períodos.[25] Após o término da crise a criança volta ao seu estado normal de saúde. A gravidade e a frequência dos vômitos podem levar a distúrbios hidroeletrolíticos, hematêmese, esofagite péptica, síndrome de Mallory-Weiss, hipertensão e secreção inapropriada de hormônios antidiuréticos,[2] além de impactar negativamente na qualidade de vida da criança e na dinâmica familiar; portanto, o diagnóstico precoce é fundamental.

No Quadro 9 estão apresentados os critérios, segundo Roma IV, para diagnóstico nessa faixa etária. Estudos revelam um atraso de até 1,1 a 3,4 anos entre o início dos sintomas e o diagnóstico.[25] Sintomas associados podem estar presentes, como dor abdominal, palidez, fraqueza, sialorreia, taquicardia, intolerância a sons, luz e/ou odores, hipertensão, leucocitose, manchas na pele, cefaleia e perda fecal.[2,26]

Fatores genéticos, até o momento não definidos, e psicossociais estão envolvidos em sua gênese. Na história familiar e pessoal, é frequente a constatação de enxaqueca materna e um percentual maior de desenvolver enxaqueca na vida adulta.[27] Outras comorbidades podem estar presentes, como desordens mitocondriais, disfunção autonômica, distúrbios do sono, ansiedade e depressão.[2,28] A associação com o uso de canabidiol tem sido demonstrada em vários estudos, exigindo maior atenção no ambiente familiar.[28]

É fundamental excluir a possibilidade de doenças orgânicas, como obstruções do TGI, doenças genéticas, neurológicas, urológicas, metabólicas e endócrinas, em função da semelhança dos sintomas.[2] A Sociedade Nor-

QUADRO 9 Critério de Roma IV (2016) para diagnóstico da síndrome dos vômitos cíclicos em lactentes e pré-escolares

É necessária a presença de todos os seguintes critérios: ▪ Dois ou mais episódios de náusea intensa e vômitos paroxísticos, contínuos, de duração variável (horas ou dias), num período de 6 meses. ▪ Episódios estereotipados em cada paciente. Os episódios estão separados por semanas ou meses, com retorno à condição basal de saúde após a crise.
Após avaliação médica apropriada, as manifestações clínicas não podem ser plenamente explicadas por outra condição médica.

Fonte: Benninga et al.[2]

te-Americana de Gastroenterologia, Hepatologia e Nutrição Pediátrica (NASPGHAN), em seu *guideline*, recomenda a solicitação rotineira de dosagem de creatinina, ureia nitrogenada, eletrólitos, glicose e radiografia contrastada do TGI superior, antes da confirmação diagnóstica.[26]

A família deve estar orientada para a identificação e prevenção de possíveis gatilhos, como situações estressantes, mudanças de rotina, excitação e crises de ansiedade.

O tratamento, durante a crise, baseia-se na reposição de fluidos e eletrólitos intravenoso, IBP para proteção da mucosa esofágica e ondansetrona como antiemético. Ansiolíticos, como clonazepam, via retal podem ser necessários.[2,26,29] Nas crises refratárias ao tratamento inicial, pode-se utilizar anti-histamínicos, como clorpromazina, na dose de 0,01 e 0,03 mg/kg/dia, via oral.[2,26,29]

Profilaxia medicamentosa está indicada nos casos de crises frequentes, intensas e prolongadas, sendo a droga de escolha nessa faixa etária a ciproeptadina,[2,26,29] na dose de 0,1 a 0,2 mg/kg/dia. Usar com ponderação nas crianças com percentual de peso acima da média, devido ao afeito adverso de promover o apetite. Como segunda linha, nessa faixa etária, estão indicados propranolol ou fenobarbital. A dose do propranolol recomendada é de 1 mg/kg/dia, não podendo ultrapassar 3 mg/kg/dia, e deve ser evitado nas crianças com alterações cardíacas. Benefícios com fenobarbital foram observados na dose de 2 mg/kg/dia, administrado em dose única e noturna. A maioria dos estudos utilizou esses medicamentos pelo período de 6 meses.

Antidepressivos tricíclicos, como amitriptilina, estão reservados para crianças maiores de 5 anos.[2,26,29] O uso de carnitina e de coenzima Q5 tem demonstrado benefício nos pacientes com disfunção mitocondrial, mas até o momento não há estudos em menores de 5 anos. Quando detectados níveis de ansiedade elevados e distúrbios de comportamento, terapia cognitiva e aconselhamento psicológico estão recomendados.[29]

DIARREIA FUNCIONAL

Nessa faixa etária, o número de evacuações ao dia varia conforme a faixa etária, com média de 3 episódios até a quarta semana e posteriormente 1,3 episódio até 4 anos, sendo maior a frequência nos lactentes em aleitamento natural.[30] Quanto à consistência das fezes, tende a ser mais aquosa ao longo do dia e não se observa diferença entre uso de leite humano e fórmulas infantis. Presença de muco é frequente até os 2 anos de idade.[30]

É necessário preencher os critérios de Roma IV (Quadro 10) para o diagnóstico e certificar-se da ausência de sinais e/ou sintomas de síndrome de má-absorção, principalmente por meio da observação contínua do desenvolvimento ponderoestatural, que deve estar adequado.[2] Atenção deve ser dada

QUADRO 10 Critério de Roma IV (2016) para diagnóstico da diarreia funcional em lactentes e pré-escolares

Devem estar presentes todos os seguintes critérios:
▪ Quatro ou mais episódios de evacuação volumosa, com fezes não formadas, na ausência de dor abdominal. ▪ Sintomas presentes por pelo menos 4 semanas. ▪ Inicia-se entre 6 meses e 5 anos de idade. ▪ Ausência de déficit ponderoestatural, com a oferta calórica adequada.
Após avaliação médica apropriada, as manifestações clínicas não podem ser plenamente explicadas por outra condição médica.

Fonte: Benninga et al.[2]

às situações que podem estar envolvidas em sua gênese ou na exacerbação clínica, como enteroinfecções, uso de laxantes e/ou antibióticos e principalmente o tipo de dieta ofertada.[2] A nutrição tem papel fundamental em sua gênese, principalmente situações de hiperalimentação, oferta excessiva de sucos de frutas, sorbitol e/ou carboidratos simples, e pouca oferta de gorduras.[2]

O tratamento baseia-se na adequação alimentar, garantindo uma oferta calórica adequada, vigilância rigorosa da evolução ponderoestatural e não utilização de fórmulas alternativas, como isentas de proteína de leite de vaca e/ou lactose. Não há indicação consensual na literatura para o uso de pré e probióticos.

CONSIDERAÇÕES FINAIS

As doenças funcionais nos primeiros anos de vida são frequentes, sendo a regurgitação mais prevalente no primeiro ano e a constipação intestinal funcional a partir dos 6 meses de vida. Devido à ausência de exames complementares, uma anamnese detalhada e um exame físico minucioso são fundamentais, evitando o super ou o subdiagnóstico de doenças orgânicas.

É muito importante o conhecimento de que a maioria dos DGIF não requer o uso de medicamentos, com exceção da constipação intestinal e da síndrome dos vômitos cíclicos. Trocas de fórmulas e/ou restrições alimentares desnecessárias podem provocar outras doenças, como infecções, alergias alimentares, possivelmente doenças imunológicas e até mesmo agravo nutricional.

O ponto-chave na condução desses distúrbios é a atenção e paciência do profissional de saúde dispensadas à criança doente e a seus familiares, além do seguimento clínico, com acompanhamento rigoroso da evolução ponderoestatural. Tranquilizar a família, explicar o caráter funcional da doença, sua evolução e desmistificar interpretações errôneas também são fundamentais.

REFERÊNCIAS

1. Morais MB. Sinais e sintomas associados com o desenvolvimento do trato digestivo. J Pediatr (Rio J). 2016;92(3)(Suppl 1):S46-S56:56-62.
2. Benninga MA, Nurko S, Faure C, et al. Childhood functional gastrointestinal disorders: neonate/toddler. Gastroenterology. 2016;150(6):1443-55.e2.
3. Vandenplas Y, Broekaert I, Domellöf M, et al. An ESPGHAN position paper on the diagnosis, management and prevention of cow's milk allergy. J Pediatr Gastroenterol Nutr. 2023.
4. Vandenplas Y, Abkari A, Bellaiche M, et al. Prevalence and health outcomes of functional gastrointestinal symptoms in infants from birth to 12 months of age. J Pediatr Gastroenterol Nutr. 2015;61(5):531-7.
5. Steutel NF, Zeevenhooven J, Scarpato E, et al. Prevalence of functional gastrointestinal disorders in European infants and toddlers. J Pediatr. 2020;221:107-14.
6. Morais MB, Toporovski MS, Tofoli MHC, et al. Prevalence of functional gastrointestinal disorders in Brazilian infants seen in private pediatric practices and their associated factors. J Pediatr Gastroenterol Nutr. 2022;75(1):17-23.
7. Bellaiche M, Ategbo S, Krumholz F, et al. A large-scale study to describe the prevalence, characteristics and management of functional gastrointestinal disorders in African infants. Acta Paediatr Int J Paediatr. 2020;109(11):2366-73.
8. Vandenplas Y, Hauser B, Salvatore S. Functional gastrointestinal disorders in infancy: impact on the health of the infant and family. Pediatr Gastroenterol Hepatol Nutr. 2019;22(3):207-16.
9. Salvatore S, Abkari A, Cai W, et al. Review shows that parental reassurance and nutritional advice help to optimise the management of functional gastrointestinal disorders in infants. Acta Paediatr Int J Paediatr. 2018;107(9):1512.
10. Savino F. Focus on infantile colic. Acta Paediatr. 2007;96(9):1259-64.
11. Zevenhooven J, Browne PD, L'Hoir MP, et al. Infant colic: mechanisms and management. Nat Rev Gastroenterol Hepatol. 2018;15:479-496.

12. Szajewska H, Berni Canani R, Domellöf M, et al. Probiotics for the management of pediatric gastrointestinal disorders: position paper of the ESPGHAN Special Interest Group on Gut Microbiota and Modifications. J Pediatr Gastroenterol Nutr. 2023;76(2):232-47
13. Morais MB, Maffei HVL. Constipação intestinal. J Pediatr. 2000;76(Suppl 2):S147-56.
14. Vriesman MH, Koppen IJN, Camilleri M, et al. Management of functional constipation in children and adults. Nat Rev Gastroenterol Hepatol. 2020;17(1):21-39.
15. Tabbers MM, Dilorenzo C, Berger MY, et al. Evaluation and treatment of functional constipation in infants and children: evidence-based recommendations from ESPGHAN and NASPGHAN. J Pediatr Gastroenterol Nutr. 2014;58:258-74.
16. Morais MB. Constipação intestinal. In: Tratado de pediatria SBP. 5.ed. Barueri: Manole; 2022. p.1335-43.
17. Hegar B, Dewanti NR, Kadim M, et al. Natural evolution of regurgitation in healthy infants. Acta Paediatr. 2009;98:1189-93.
18. Van Tilburg MA, Hyman PE, Rouster A, et al. Prevalence of functional gastrointestinal disorders in infants and toddlers. J Pediatr. 2015;166:684-9.
19. Vandenplas Y, Rudolph CD, DiLorenzo C, et al. Pediatric gastroesophageal reflux clinical practice guidelines: joint recommendations of the North American Society for Pediatric Gastroenterology, Hepatology, and Nutrition (NASPGHAN) and the European Society for Pediatric Gastroenterology, Hepatology, and Nutrition (ESPGHAN). J Pediatr Gastroenterol Nutr. 2009;49:498-547.
20. Task Force on Sudden Infant Death Syndrome, Moon RY. SIDS and other sleep-related infant deaths: expansion of recommendations for a safe infant sleeping environment. Pediatrics. 2011;128:10308-9.
21. Blank ML, Parkin L. National study of off-label proton pump inhibitor use among New Zealand infants in the first year of life (2005-2012). J Pediatr Gastroenterol Nutr. 2017;65:179-84.
22. Salvatore S, Ripepi A, Huysentruyt K, et al. The effect of alginate in gastroesophageal reflux in infants. Paediatr Drugs. 2018;20:575-83.
23. Robin SG, Keller C, Zwiener R, et al. Prevalence of pediatric functional gastrointestinal disorders utilizing the Rome IV criteria. J Pediatr. 2018;195:134-9.
24. Martinez M, Rathod S, Friesen HJ, et al. Rumination syndrome in children and adolescents: a mini review. Font Pediatric. 2021;9:709326.
25. Fleisher DR, Matar M. The cyclic vomiting syndrome: a report of 71 cases and literature review. J Pediatr Gastroenterol Nutr. 1993;17:361-9.
26. Li BU, Lefevre F, Chelimsky GG, et al. North American Society for Pediatric Gastroenterology, Hepatology, and Nutrition consensus statement on the diagnosis and management of cyclic vomiting syndrome. J Pediatr Gastroenterol Nutr. 2008;47:379-93.
27. Moavero R, Papetti L, Bernucci MC, et al. Cyclic vomiting syndrome and benign paroxysmal torticollis are associated with a high risk of developing primary headache: a longitudinal study. Cephalalgia. 2019;39(10):1236-40.
28. Tillman EM, Harvath E. Cyclic vomiting syndrome in pediatric patients: a review of therapeutics. J Pediatr Pharmacol Ther. 2022;27(1):12-8.
29. Hasler WL, Levinthal DJ, Tarbell SE, et al. Cyclic vomiting syndrome: pathophysiology, comorbidities, and future research directions. Neurogastroenterol Motil. 2019;31(Suppl 2):e13607.
30. Steer CD, Emond AM, Golding J, et al. The variation in stool patterns from 1 to 42 months: a population-based observational study. Arch Dis Child. 2009;94:231-3.

16

Doenças funcionais da criança maior e do adolescente

Ana Daniela Izoton de Sadovsky
Ana Luiza Melo dos Santos
Hildênia Baltasar Ribeiro Nogueira
José Tenório de Almeida Neto

INTRODUÇÃO

As definições de cada distúrbio gastrointestinal funcional (DGIF) e a abordagem terapêutica de seus sinais e sintomas na pediatria têm sido discutidas por *experts* em consensos na cidade de Roma. O último aconteceu em 2016, tendo sido publicados os critérios de Roma IV destacando o importante papel da interação cerebrointestinal na fisiopatologia dos DGIF.[1]

A definição atual pontua os distúrbios gastrointestinais funcionais (DGIF) como "queixas gastrointestinais frequentes e recorrentes, envolvendo diferentes locais do sistema digestivo que outras condições não conseguem explicar melhor após uma avaliação médica cuidadosa", modificando os critérios anteriores de Roma III pela retirada do critério diagnóstico de inexistência de "nenhuma evidência de um processo inflamatório, anatômico, metabólico ou neoplásico que explique os sintomas do indivíduo".[1,2] Essa mudança permite testes seletivos ou a ausência de exames complementares para apoiar uma suspeição diagnóstica da doença funcional, sendo o exame clínico fundamental para avaliação, diagnóstico e tratamento precoce, visando melhorar a qualidade de vida do paciente e seus familiares. Além disso, sugere que o termo atual seja modificado para "distúrbio da interação cerebrointestinal" (DICI).

Os principais DICI pediátricos estão descritos no Quadro 1. Os DICI que acometem lactentes e crianças pré-escolares foram discutidos no capítulo correspondente ao tema.

QUADRO 1 Classificação de distúrbios da interação cérebro-intestinal na faixa etária pediátrica segundo critérios de Roma IV: 1-3

Em lactentes e crianças pré-escolares
▪ Regurgitação infantil.
▪ Síndrome de ruminação infantil.
▪ Síndrome de vômitos cíclicos.
▪ Cólica infantil.
▪ Diarreia funcional.
▪ Disquezia infantil.
▪ Constipação funcional.
Em crianças escolares e adolescentes
Distúrbios funcionais de náusea e vômito
▪ Síndrome de vômitos cíclicos.
▪ Náusea funcional e vômito funcional.
▪ Síndrome de ruminação.
▪ Aerofagia.

(continua)

QUADRO 1 Classificação de distúrbios da interação cérebro-intestinal na faixa etária pediátrica segundo critérios de Roma IV: 1-3 (*continuação*)

Distúrbios funcionais da dor abdominal

- Dispepsia funcional.
- Síndrome do desconforto pós-prandial.
- Síndrome da dor epigástrica.
- Síndrome do intestino irritável.
- Enxaqueca abdominal.
- Dor abdominal funcional não especificada em outra parte.

Distúrbios funcionais de evacuação

- Constipação funcional.
- Incontinência fecal não retentiva.

Fonte: Hyams et al.;[1] Velasco-Benítez et al.;[2] Nightingale e Sharma.[3]

EPIDEMIOLOGIA

DGIF são relativamente comuns na infância, correspondendo a aproximadamente 5% das queixas em ambulatórios de cuidados primários e até 40% das consultas de gastroenterologia pediátrica. Em estudo de metanálise foi identificada prevalência global de DGIF de 23%.[2]

FISIOPATOLOGIA

O entendimento da fisiopatologia das DGIF continua sendo um desafio. A complexa interação entre fatores genéticos, ambientais, psicológicos e sociais auxilia na compreensão das alterações da motilidade e hipersensibilidade visceral. Tem sido integrado a essa compreensão o papel da microbiota intestinal e da resposta imunológica intestinal, decorrente da interação do eixo intestino-cérebro, auxiliando na interpretação das manifestações clínicas decorrentes das alterações fisiopatológicas.[3]

O microbioma contribui na patogênese dos DGIF, atuando sobretudo na modulação dos processos fisiológicos e imunológicos, sendo também o protagonista na manutenção da integridade da barreira intestinal e da intermediação na relação do eixo intestino-cérebro.[4]

A base do tratamento da criança com DGIF deve ser primeiro validar os sintomas, seguido de uma explicação adequada do diagnóstico de acordo com o modelo biopsicossocial.[5] Um plano de tratamento multidisciplinar baseado em evidências é essencial para melhorar a recuperação e o prognóstico em longo prazo.[6]

Um dos primeiros passos é reconhecer que o sintoma é real, mesmo que não haja danos graves aos órgãos. Deve-se reservar tempo suficiente para fazer um diagnóstico positivo, discutindo todas as evidências que apoiam o diagnóstico.[7,8]

Identificar estressores psicológicos e físicos pode desempenhar um papel crucial na experiência de sintomas como a dor abdominal e, possivelmente, ajudar a revertê-la. A aceitação parental do modelo biopsicossocial de doença tem se mostrado um fator importante para alívio dos sintomas em crianças com dor abdominal funcional.[6]

O diagnóstico e o tratamento dos principais DICI das crianças maiores e adolescentes serão abordados a seguir.

SÍNDROME DOS VÔMITOS CÍCLICOS

A síndrome dos vômitos cíclicos (SVC), mais frequente no sexo feminino, é um distúrbio crônico caracterizado por episódios autolimitados incapacitantes de náuseas, vômitos e, muitas vezes, dor abdominal com períodos intervenientes de sintomas ausentes ou mínimos. A SVC foi originalmente considerada um distúrbio pediátrico com risco de progressão para enxaqueca abdominal e enxaqueca.[9,10]

Uma história pessoal e familiar de enxaqueca é observada em 6 a 70%, e em 7 a 64% dos pacientes, respectivamente.[9]

Diagnóstico

A SVC apresenta um padrão distinto de vômito que é essencial para o diagnóstico. Episódios de vômito que são estereotipados em cada paciente quanto ao horário de início (geralmente de manhã cedo), duração (horas ou dias) e sintomas (palidez, apatia). Quatro fases são descritas: a fase prodrômica, a fase emética, a fase de recuperação e a fase interepisódica ou assintomática. A fase prodrômica dura de minutos a várias horas e precede a fase emética. É semelhante ao experimentado por pacientes com enxaqueca com sintomas de um ataque iminente.[9,10]

Além de náuseas e vômitos, apesar do esvaziamento do conteúdo gástrico, a fase emética é caracterizada por apatia, palidez, rubor, sudorese, salivação, tontura e até febre baixa ou hipotermia. A dor abdominal é intensa e está presente em 67 a 80% das crianças. Cerca de metade apresenta características clássicas de enxaqueca, juntamente com fotofobia e fonofobia.[10]

Os critérios diagnósticos estão descritos no Quadro 2.

QUADRO 2 Critérios diagnósticos para síndrome dos vômitos cíclicos segundo Roma IV

Deve incluir todos os seguintes:

1. A ocorrência de 2 ou mais períodos intensos de náuseas incessantes e vômitos paroxísticos, durando horas a dias em um período de 6 meses.
2. Os episódios são estereotipados em cada paciente.
3. Os episódios são separados por semanas a meses, com retorno à saúde basal entre os episódios.
4. Após avaliação médica adequada, os sintomas não podem ser atribuídos a outra condição.

Fonte: Hyams et al.[1]

A doença moderada a grave foi definida como mais de 4 episódios por ano, náuseas e vômitos graves, visitas repetidas ao pronto-socorro ou hospitalizações ou interferência significativa na qualidade de vida.

Testes diagnósticos como radiografia contrastada de esôfago-estômago-duodeno (EED) e uma endoscopia digestiva alta podem descartar etiologias que possam mimetizar a SVC. Naqueles que apresentam vômitos biliosos e/ou sensibilidade abdominal, a imagem abdominal deve excluir má rotação e outras causas anatômicas, hidronefrose, pancreatite e colecistite.[10]

Aqueles que apresentam achados neurológicos anormais, como estado mental alterado, papiledema, ataxia ou convulsão, devem ser submetidos a uma avaliação neurológica e exames de imagem cerebrais. Isso também deve ser considerado em pacientes com náuseas interepisódicas, cefaleia e vômitos matinais.[10] Além disso, a apresentação de SVC em menores de 2 anos de idade pode requerer testes metabólicos ou neurológicos adicionais.[11,12]

Tratamento

As diretrizes atuais recomendam uma abordagem biopsicossocial abrangente e incluem: educação do paciente, modificação do estilo de vida, medicamentos profiláticos e/ou abortivos, tratamento de outras comorbidades e psicoterapia, se indicado.[10]

Aconselhamento sobre boa higiene do sono, aumento da ingesta hídrica e fontes extras de energia antes de atividades extenuantes para evitar déficit de energia. O exercício físico de rotina também é importante. Em alguns pacientes, prolongar o sono, modificando o horário de início da escola ou do trabalho, pode reduzir os episódios. A triagem rigorosa para comorbidade psiquiátrica é essencial. Muitos pacientes necessitam de encaminhamento a um psicólogo ou psiquiatra para tratamento ou simplesmente com o propósito de melhorar as habilidades de enfrentamento.[11,12]

O tratamento medicamentoso pode ser dividido em três categorias: profilático, abortivo e de suporte, conforme descrito no Quadro 3.

NÁUSEA E VÔMITO FUNCIONAL

A náusea crônica é uma queixa frequentemente observada por gastroenterologistas pediátricos, sendo descrita como uma sensação desagradável e indolor de vômito iminente.[1] Quando a náusea se apresenta como sintoma predominante e não está associada a nenhuma doença de base, pode ser considerada um DGIF e denominada "náusea funcional". A prevalência relatada de náusea crônica ou intermitente varia de 15 a 23% entre escolares nos Estados Unidos e nas Américas Central ou do Sul, e a maioria dessas crianças apresenta náuseas funcionais.[14] Quando utilizados os critérios de Roma IV, a prevalência em pediatria é de 0,7%.[15]

Em aproximadamente metade dos pacientes com náuseas crônicas o pico do sintoma ocorre pela manhã. Normalmente os níveis de cortisol aumentam durante as primeiras horas da manhã e são mais altos por volta das 7 horas. Esse aumento de cortisol é particularmente pronunciado em pacientes com transtornos de ansiedade e pode contribuir para o aparecimento de náuseas em indivíduos particularmente predispostos.[16]

Diagnóstico

Uma história clínica completa e a avaliação das características da náusea, como horário, frequência, relação com as refeições e sintomas gastrointestinais concomitantes (dor, distensão abdominal, plenitude pós-prandial, saciedade precoce, azia, vômitos concomitantes, padrão de evacuação), são essenciais. É igualmente importante avaliar sintomas concomitantes, como distúrbios autonômicos, enxaqueca, problemas de sono, fadiga crônica e sofrimento psicológico. Uma história familiar de distúrbios funcionais ou enxaquecas pode ser favorável ao diagnóstico.[16]

Com a ocorrência de náuseas ocorrem outras alterações fisiológicas, como sudorese, piscar dos olhos, salivação, palpitações e palidez.

Os testes diagnósticos para náusea só devem ser realizados em caso de sinais de alarme como perda de peso, vômitos, dor intensa, cefaleia matinal e vômitos esverdeados.

Os critérios diagnósticos para náusea e vômito funcional estão descritos nos Quadros 4 e 5.

Tratamento

Após uma anamnese e avaliação cuidadosas, é imprescindível tranquilizar o paciente e familiares e sugerir alternativas não farmacológicas que provavelmente não estarão associadas a efeitos adversos, sendo frequentemente bem recebidas pelas famílias. O envolvimento precoce de um psicólogo e a ênfase nas estratégias de enfrentamento e manutenção do funcionamento com frequência escolar contínua é um objetivo primordial. Terapia cognitivo-comportamental (TCC), *biofeedback* e estratégias de relaxamento podem ser de grande be-

QUADRO 3 Opções terapêuticas medicamentosas na síndrome dos vômitos cíclicos

Medicação	Classe	Mecanismo de ação	Indicação	Dose	Via de adm.	Efeitos adversos
Sumatriptano	Antimigrânea	Agonista 5HT1B/1D	Fase prodrômica e terapia abortiva	10 mg < 40 kg 20 mg > 40 kg (idade × 4 + 20)/100 × 3 mg, em crianças > 12 anos	SC ou IN	Dor/queimação no pescoço, espasmo coronariano. Contraindicado na enxaqueca da artéria basilar
Ondansetrona	Antiemético	Antagonista do receptor do 5HT3	Terapia abortiva	0,3-0,4 mg/kg/dose a cada 4-6 horas, máx. 20 mg/dia 0,15 mg/kg por dose é recomendado	IV ou VO ou SL com sintomas leves	Constipação, boca seca, intervalo QT prolongado, cefaleia
Ciproeptadina	Antimigrânea	Anti-histamínico, antagonista do canal de cálcio, antagonista da serotonina	Prevenção. Primeira indicação em crianças < 5 anos	0,25-0,5 mg/kg/dia dose única noturna ou dividida em 2 ou 3 vezes ao dia	VO	Aumento do apetite, ganho de peso, sedação
Pizotifen	Antimigrânea	Antagonista da serotonina (5HT2) e anti-histamínico	Prevenção. Alternativa a ciproeptadina (liberado no Canadá e Reino Unido)	0,5-1,5 mg/kg à noite	VO	Aumento do apetite, ganho de peso, sedação
Propranolol	Antimigrânea	Betabloqueador	Prevenção	0,25-1 mg/kg/dia, a maioria 10 mg 2 ou 3 vezes ao dia	VO	Tolerância reduzida ao exercício, bradicardia, letargia
Eritromicina	Antiemético	Agente procinético	Preventivo	20 mg/kg/dia	VO	Náuseas, vômitos e diarreia
Aprepitano	Antiemético	Antagonista do receptor da neuroquinina (NK1)	Preventivo Abortivo	40 mg 2 vezes/semana em crianças < 40 kg, 80 mg em crianças de 40-60 kg, 125 mg em crianças > 60 kg 125 mg 30 minutos antes da fase emética, seguida de 80 mg/dia 2-3 dias (> 20 kg), 80 mg por 3 dias (15-20 kg), 80 mg/dia 40 mg por dia 2-3 dias (< 15 kg)	VO	Soluços, fadiga, aumento do apetite, leve dor de cabeça e enxaqueca severa

(continua)

QUADRO 3 Opções terapêuticas medicamentosas na síndrome dos vômitos cíclicos (*continuação*)

Medicação	Classe	Mecanismo de ação	Indicação	Dose	Via de adm.	Efeitos adversos
Amitriptilina	Antidepressivo	Antidepressivo tricíclico	Preventivo	A dose inicial de 0,2-0,3 mg/kg/dia e aumentos de 5-10 mg/semana deverá ser feito até a dose mais alta de 1-1,5 mg/kg/dia	VO	Boca seca, constipação, ganho de peso, cansaço matinal, mudanças comportamentais, cardiotoxicidade (taquiarritmia)
Fenobarbital **Ácido valproico** **Topiramato**	Barbitúricos Múltiplos mecanismos de ação	Anticonvulsivantes	Preventivo	2-3 mg/kg/dia ao deitar 10-40 mg/kg/dia 2 mg/kg/dia dividido em 2 doses diárias	VO	Sedação, comprometimento cognitivo, hiperatividade, comportamento perturbador, irritabilidade anorexia/perda de peso hipertermia/desidratação
Flunarizina	Antimigrânea	Bloqueador não seletivo do canal de cálcio	Preventivo	5 mg/dia	VO	Hipotensão, aumento de peso e apetite
Fluoxetina	Antidepressivo	Inibidor seletivo da recaptação da serotonina	Preventivo	20 mg/dia como ansiolítico (evidência insuficiente)	VO	Sintomas gastrointestinais, mudanças no sono, dores de cabeça, pernas inquietas, mudanças de apetite
Carnitina		Suplemento mitocondrial	Preventivo alternativo	50-100 mg/kg/dia. Adultos 1 g 3 vezes ao dia.	VO	Diarreia, odor corporal de peixe
Coenzima Q10		Suplemento mitocondrial	Preventivo alternativo	5-10 mg/kg/dia. Adultos 100 mg 3 vezes ao dia.	VO	Diarreia
Riboflavina		Suplemento mitocondrial	Preventivo alternativo	400 mg por dia ou dividido 2 vezes por dia	VO	Não descrito

(*continua*)

QUADRO 3 Opções terapêuticas medicamentosas na síndrome dos vômitos cíclicos (*continuação*)

Medicação	Classe	Mecanismo de ação	Indicação	Dose	Via de adm.	Efeitos adversos
Cetorolaco	Analgésico	Aine	Suporte	0,4-1 mg/kg por dose a cada 6 horas, dose máx. 30 mg, máx. dose diária 120 mg	Oral	Sangramento gastrointestinal e dispepsia
Omeprazol	Diminuição da produção de ácido gástrico	Inibidor da bomba de prótons	Suporte	1 mg/kg/dose	IV	Cefaleia, diarreia, constipação, dor abdominal
Lorazepam	Sedativo	Antagonista do receptor 5-HT3	Terapia resgate	0,05-0,1 mg/kg/dose IV a cada 6 horas, máx. 4 mg.	IV	Desorientação, tontura, hipotensão, depressão respiratória
Clorpromazina	Antiemético, sedativo, antipsicótico	Antagonista D2	Terapia resgate	0,5-1 mg/kg/dose cada 6 horas, máx. 40 mg/dia < 5 anos; máx. 75 mg/dia 5-12 anos	IV	Sonolência, hipotensão, convulsão, sintomas extrapiramidais, arritmias
Difenidramina apenas em associação com a clorpromazina	Antiemético, sedativo, antipsicótico	Antagonista H1	Terapia resgate	1-1,25 mg/kg/dose a cada 6 horas	IV	Depressão respiratória, alucinações, hipotensão, náusea, visão turva

Aine: anti-inflamatório não esteroide; IN: intranasal; IV: intravenosa; SC: subcutâneo; SL: sublingual: VO: via oral.
Fonte: Raucci et al.[13]

QUADRO 4 Critérios diagnósticos para náusea funcional segundo Roma IV

1. Náusea como sintoma predominante, ocorrendo pelo menos 2 vezes por semana e geralmente não relacionado a refeições.
2. Não está consistentemente associado a vômitos.
3. Após avaliação adequada, a náusea não pode ser totalmente explicada por outra condição médica.

Critérios preenchidos por pelo menos 2 meses antes do diagnóstico.

Fonte: Hyams et al.[1]

QUADRO 5 Critérios diagnósticos para vômito funcional segundo Roma IV

Deve incluir todos os seguintes:

1. Em média, 1 ou mais episódios de vômito por semana.
2. Ausência de vômito autoinduzido ou critérios para transtorno alimentar ou ruminação.
3. Após avaliação adequada, o vômito não pode ser totalmente explicado por outra condição médica.

Critérios preenchidos por pelo menos 2 meses antes do diagnóstico.

Fonte: Hyams et al.[1]

nefício. Orientação dietética com foco em baixo teor de gordura, dieta mais líquida e fracionada podem ajudar aqueles que experimentam náuseas pós-prandiais, mesmo na ausência de gastroparesia.[1]

Antieméticos clássicos, como ondansetrona (um antagonista 5-HT3), têm poucas evidências apoiando seu benefício para náuseas funcionais. A ciproeptadina é uma droga que tem efeitos antisserotoninérgicos e anti-histamínicos (Quadro 3) e tem demonstrado seu benefício em crianças com dor abdominal funcional e sintomas dispépticos, incluindo náuseas. Também estimula o apetite e é particularmente benéfico quando a criança para de comer devido à saciedade precoce e náuseas e luta para manter um peso saudável. Quando a náusea está associada à gastroparesia, a administração de procinéticos constitui uma intervenção racional de tratamento.

O uso de psicotrópicos como amitriptilina, buspirona e mirtazapina, que diminuem a hiperalgesia visceral, melhora a acomodação ou acelera o esvaziamento gástrico e pode ser justificado em casos selecionados. O adesivo transdérmico de escopolamina é um medicamento eficaz para tratar náuseas e vômitos da quimioterapia, reduzir náuseas pós-operatórias e aliviar a cinetose e tem sido usado para tratar adolescentes com náuseas crônicas.[16]

Finalmente, há evidências crescentes de que a neuromodulação com implante de marca-passo gástrico melhora a náusea refratária a medicamentos, independentemente do efeito desse dispositivo no esvaziamento gástrico.[16]

SÍNDROME DA RUMINAÇÃO

A síndrome da ruminação deve ser considerada em qualquer paciente que apresente regurgitação recorrente sem vômitos associados ou náuseas significativas. Acredita-se que a ruminação seja um distúrbio comportamental adquirido. Muitas vezes é inconsciente e pode ocorrer tanto em crianças quanto em adultos. Embora indivíduos com dificuldades de aprendizagem ou distúrbios alimentares possam sofrer de síndrome de ruminação, ela pode ocorrer com frequência em indivíduos saudáveis.[17]

A prevalência da síndrome de ruminação varia de 0,1 a 4% em crianças e de 0,8 a 8% em adultos. Uma prevalência mais elevada de síndrome de ruminação tem sido observada naqueles com transtornos alimentares (20%) e com fibromialgia (8%).[17]

Estudos demonstraram que, após a ingestão de alimentos sólidos ou líquidos, pacientes com síndrome de ruminação frequentemente contraem subconscientemente e habitualmente seus músculos intercostais e abdominais anteriores. A contração dos músculos intercostais resulta em expansão costal, enquanto a contração dos músculos abdominais, incluindo a bainha do reto e oblíquos internos e externos, aumenta a pressão intra-abdominal. Simultaneamente, o esfíncter esofágico inferior (EEI) relaxa. Essa é uma inversão do perfil normal da pressão gastroesofágica: em repouso, a pressão intragástrica é normalmente baixa e a pressão do EEI é elevada. Essas alterações de pressão resultam na propulsão cranial do conteúdo gástrico para a orofaringe.[18,19]

Da mesma forma, pacientes com ruminação estabelecida frequentemente relatam plenitude pós-prandial ou desconforto que ocorre antes dos episódios de regurgitação. A tensão abdominal e a regurgitação subsequentes também podem ser devidas a um método subconsciente e mal adaptativo de redução do desconforto.[17]

Diagnóstico

A principal característica da síndrome de ruminação é a regurgitação sem esforço de alimentos ou líquidos recentemente ingeridos, o que resulta em pacientes mastigando e engolindo novamente o regurgitado ou cuspindo-o pela boca. É importante ressaltar que esse comportamento não é precedido por náusea. Além disso, deve ter ocorrido em diversas ocasiões durante semanas ou meses antes do diagnóstico (Quadro 6).

Geralmente, investigações invasivas não são necessárias para estabelecer o diagnóstico. Investigações específicas são frequentemente utilizadas quando há incerteza diagnóstica, perda de peso significativa ou para excluir diagnósticos diferenciais importantes – que no caso da regurgitação pós-prandial são doença do refluxo gastroesofágico (DRGE) com regurgitação, acalasia e distúrbios alimentares.[17]

No contexto de episódios recorrentes de regurgitação, uma EDA e/ou EED deve ser realizada para excluir patologia estrutural no trato digestório superior.

A investigação padrão-ouro para a síndrome de ruminação, nos casos em que a história é insuficiente para fazer um diagnóstico, é a manometria esofágica de alta resolução (MAR) com monitoramento de impedância simultâneo que pode diferenciar entre ruminação primária ou secundária. O diagnóstico da síndrome de ruminação pode ser realizado quando eventos de refluxo que se estendem ao esôfago proximal estão intimamente associados a um aumento da pressão abdominal maior que 30 mmHg em adultos, ou 25 mmHg em crianças, e um aumento da pressão esofágica é observado durante o monitoramento combinado de impedância.[17]

Tratamento

Após um diagnóstico de síndrome da ruminação, deve-se explicar que a regurgi-

QUADRO 6 Critérios diagnósticos para síndrome de ruminação segundo Roma IV

Deve incluir todos os seguintes:
1. Regurgitação repetida e nova mastigação ou expulsão de alimentos que:
   - Começa logo após a ingestão de uma refeição.
   - Não ocorre durante o sono.
2. Não é precedido de náusea.
3. Após avaliação adequada, os sintomas não podem ser totalmente explicados por outra doença. Um transtorno alimentar deve ser descartado.

Critérios preenchidos por pelo menos 2 meses antes do diagnóstico.

Fonte: Hyams et al.[1]

tação é causada por um hábito involuntário, determinando tensão dos músculos abdominais. Se o paciente estiver em risco de desnutrição, deve-se oferecer suporte nutricional, eventualmente até por sonda nasojejunal por um período.[17]

Duas intervenções são as mais utilizadas: respiração diafragmática e *biofeedback*. Essencialmente, os pacientes são solicitados a colocar uma mão na face anterior do peito e uma mão em seu abdome. Eles são então solicitados a inspirar de tal forma que sua mão abdominal sobe e desce enquanto a mão do peito permanece imóvel. Essa técnica funcionaria interrompendo as contrações abdominais pós-prandiais que causam regurgitação.[17,18]

Os pacientes devem ser aconselhados a praticar a respiração diafragmática por 5 a 10 minutos sempre que ocorrer regurgitação. Isso pode ser feito durante ou após cada refeição. A respiração diafragmática foi produzida pelos autores e pode ser acessada via *link* da *web* (https://youtu.be/h46ZsxfpSOU).[17]

Quando a resposta à respiração diafragmática e à terapia comportamental é incompleta, a terapia com o *biofeedback* pode ser uma ferramenta eficaz para a síndrome da ruminação. Os princípios dessa terapia são promover a modificação comportamental e melhorar a eficácia da respiração diafragmática, demonstrando visualmente as anormalidades fisiológicas ao paciente e como elas podem ser corrigidas em condições reais de tempo (Quadro 7).

O baclofeno pode, no entanto, ser uma opção razoável como segunda linha, seguindo abordagens comportamentais. Em relação à cirurgia antirrefluxo, mais estudos são necessários para estabelecer seu papel.

AEROFAGIA

A aerofagia é um DGIF comum em crianças. A doença causa sintomas relacionados ao ar no intestino, levando a eructações, distensão abdominal e flatos excessivos. A prevalência da aerofagia foi de 3,66%, sem diferença entre sexos, sendo mais alta na Ásia, enquanto a mais baixa foi observada na América Central.[20]

Quando a deglutição de ar é excessiva, o gás preenche o trato gastrointestinal, causando eructações excessivas, distensão abdominal, flatulência e dor abdominal, presumivelmente como consequência da distensão luminal. O mecanismo de entrada excessiva de ar no trato intestinal não está totalmente claro. A taxa de deglutição para adultos com trato normal é de aproximadamente 818 (variação 524-1.064) por 24 horas, com deglutição mais frequente durante o dia e menos à noite. Foi observado por laringoscopia e fluoroscopia que a "aerofagia patológica" é resultado de um paroxismo involuntário do cricofaríngeo, abrindo o esfíncter superior do esôfago, como

QUADRO 7 Tratamento da síndrome da ruminação

Primeira linha
Respiração diafragmática
↓
Biofeedback
Segunda linha
Teste com baclofeno
Terapias combinadas:
Respiração diafragmática + terapia cognitivo-comportamental
↓
Respiração diafragmática + hipnoterapia
↓
Respiração diafragmática + neuromoduladores

Fonte: Sasegbon et al.[17]

uma mioclonia, e que essas aberturas foram seguidas de deglutição de ar.[20,21]

Alguns pacientes com aerofagia têm eructações excessivas, que ocorrem com mecanismo semelhante ao refluxo com abertura do EEI. A ingestão excessiva de ar causa distensão do fundo gástrico, gerando relaxamento do EEI e expulsão do ar. Em alguns pacientes as eructações podem não representar a expulsão do ar intragástrico, mas o acúmulo do ar no esôfago acima do estômago (eructação supragástrica).[22]

Diagnóstico

Não existe um teste diagnóstico único que possa ser usado para diagnosticar conclusivamente a aerofagia. Uma história detalhada e um exame físico em conjunto com os critérios diagnósticos baseados em sintomas são o pilar do diagnóstico. Pacientes comumente têm distensão e flatulência. O abdome é plano durante a manhã e vai progressivamente se distendendo ao longo do dia[22] (Quadro 8).

O diagnóstico diferencial é amplo, com patologias como doença celíaca, constipação intestinal, supercrescimento bacteriano do intestino delgado e fistula traqueoesofagica.[20,21]

O raio X mostra usualmente uma dilatação gástrica, do intestino delgado e grosso, sem nível líquido, e outros sinais de obstrução intestinal.

A impedanciometria é capaz de diferenciar a deglutição de ar das deglutições úmidas porque o ar conduz mal a corrente e, portanto, tem impedância alta, o que aumenta a linha de base consideravelmente. A impedância pode ser utilizada para diagnosticar aerofagia (Figura 1), detectando um aumento da deglutição de ar, eructações gástricas (Figura 2) e supragástricas.[20,21]

QUADRO 8 Critérios diagnósticos para aerofagia segundo Roma IV

Deve incluir todos os seguintes:

1. Ingestão excessiva de ar.
2. Distensão abdominal devido ao ar intraluminal que aumenta durante o dia.
3. Arrotos repetitivos e/ou aumento de flatos.
4. Após avaliação adequada, os sintomas não podem ser totalmente explicados por outra doença.

Os critérios devem ser cumpridos por pelo menos 2 meses antes do diagnóstico.

Fonte: Hyams et al.[1]

Tratamento

O tratamento da aerofagia precisa ser adaptado com base na gravidade dos sintomas. Embora geralmente considerada uma condição benigna, a aerofagia tem sido associada a desenvolvimento de necrose e/ou perfuração gástrica, volvo e/ou perfuração colônica.[21,22]

Quando a deglutição de ar for visível e/ou audível durante a consulta clínica, o médico pode ajudar a criança e os cuidadores para que o comportamento seja minimizado. Man-

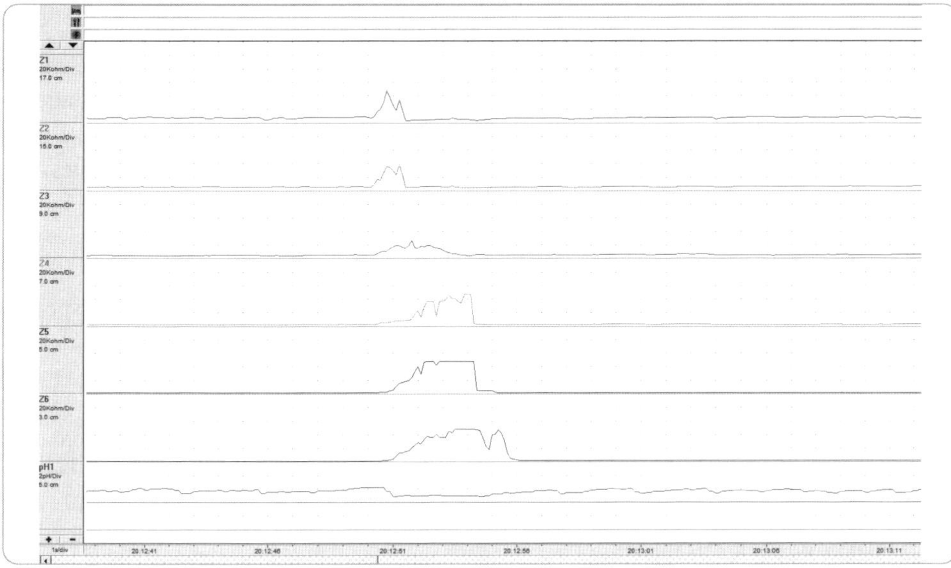

FIGURA 1 Traçado de impedanciometria mostrando aerofagia. O ar (alta impedância) é impulsionado na frente de um bolo (baixa impedância) e se move aboralmente.

Fonte: acervo Dr. José Tenório de Almeida Neto.

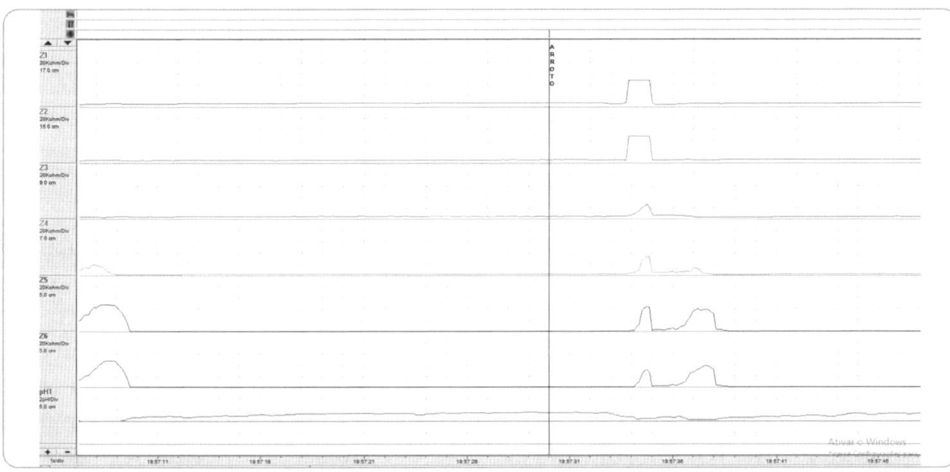

FIGURA 2 Traçado de impedanciometria mostrando uma eructação supragástrica. Episódio com alta impedância, cujo início começa nos canais proximais e se move distalmente; cuja extremidade é limpa na direção oposta.

Fonte: acervo Dr. José Tenório de Almeida Neto.

ter a boca bem aberta após terminar uma refeição pode minimizar a ingestão de ar, pois é impossível engolir com a boca aberta. Eliminar gomas de mascar e bebidas carbonatadas e evitar beber com canudo pode ser útil.

Outras técnicas que podem ser utilizadas são: fonoaudiologia e respiração diafragmática.[21,22]

Hipnose tem sido um modo de terapia. Quando desordens psicológicas como ansiedade estão presentes, elas devem ser tratadas. Diferentes técnicas comportamentais e mecânicas, incluindo *biofeedback*, foram testadas.[21,22]

Benzodiazepínicos têm sido utilizados, uma vez que o estado emocional pode impactar as taxas de deglutição, e devido a sua eficácia no tratamento da mioclonia. Clonazepam foi utilizado em alguns estudos e o baclofen tem sido utilizado na síndrome da ruminação e eructação supragástrica. Em casos graves, procedimentos cirúrgicos podem ser necessários, como desconexão esofagogástrica.[21,22]

DISTÚRBIOS FUNCIONAIS DA DOR ABDOMINAL

Os distúrbios funcionais da dor abdominal (DFDA) são comuns em crianças, com prevalência mundial de 13,5% nas idades de 4 a 18 anos mais prevalente em meninas em relação aos meninos (15,9% *vs.* 11,5%).[23] Os DFDA são categorizados em quatro subtipos: dor abdominal funcional – sem outra especificação (DAF-SOE), síndrome do intestino irritável (SII), dispepsia funcional (DF) e enxaqueca/migrânea abdominal (MA).[1] Embora cada subtipo seja reconhecido como uma entidade separada, há algum grau de sobreposição entre eles. Essa sobreposição aplica-se particularmente à DAF-SOE e à SII, tanto na apresentação clínica como nas opções de tratamento e resposta.[24]

Dispepsia funcional

É um distúrbio heterogêneo associado a fatores como anormalidades da função motora gástrica, hipersensibilidade visceral devido a ação central ou sensibilização periférica, inflamação de baixo grau, fatores psicossociais e predisposição genética. Acomodação gástrica prejudicada, determinada por uma diminuição da capacidade do estômago de relaxar em resposta a uma refeição, foi demonstrada em pacientes com dispepsia funcional (DF).[1]

Diagnóstico

Os critérios diagnósticos da dispepsia funcional, segundo Roma IV, estão descritos no Quadro 9.

QUADRO 9 Critérios diagnósticos para dispepsia funcional segundo Roma IV

De acordo com os critérios de Roma IV, deve incluir um ou mais dos seguintes sintomas pelo menos 4 dias por mês:
1. Plenitude pós-prandial.
2. Saciedade precoce.
3. Dor ou queimação epigástrica não associada a defecação.
Após avaliação adequada, os sintomas não podem ser totalmente explicados por outra doença. Esses critérios devem ser preenchidos por pelo menos 2 meses antes do diagnóstico.

Fonte: Hyams et al.[1]

São considerados os seguintes subtipos de DF:[1-3]

- Síndrome do sofrimento pós-prandial: inclui plenitude pós-prandial ou saciedade precoce que incomoda e impede de terminar uma refeição regular. Pode ser acompanhado de distensão abdominal superior, náusea pós-prandial ou arrotos excessivos.
- Síndrome da dor epigástrica: inclui dor incômoda (forte o suficiente para interferir nas atividades normais) ou queimação localizada no epigástrio. A dor não é generalizada ou localizada em outras áreas abdominais ou do tórax, e não é aliviada pela defecação ou eliminação

de flatos. Os critérios de apoio podem incluir: dor em queimação, mas sem componente retroesternal, e a dor comumente induzida ou aliviada pela ingestão de uma refeição, mas pode ocorrer durante o jejum.

O papel da EDA na avaliação da DF pediátrica não é claro e não há evidências convincentes para exigir de rotina no diagnóstico, exceto quando há sinais de alarme.[1] Gastrite ou ulceração duodenal relacionada ao *Helicobacter pylori* é incomum em crianças, mas deve ser considerada, particularmente quando há uma história familiar.[3]

Tratamento

Alimentos que agravam os sintomas (p. ex., cafeína, condimentados, gordurosos) e agentes anti-inflamatórios não esteroides devem ser evitados. Fatores psicológicos que podem contribuir para a gravidade do problema devem ser abordados.[1]

Já foram testados vários esquemas no tratamento da DF, como antiácidos, por curtos períodos, e procinéticos, no caso de sintomas sugestivos de dismotilidade.

A supressão ácida com inibidores da bomba de prótons (IBP) é mais eficaz que placebos para dor em adultos com dispepsia funcional, com doses inferiores às comumente usadas para tratamento gastroesofágico da doença do refluxo.[25] As taxas de resposta ao IBP excedem 50% nos pequenos números de ensaios pediátricos abertos e únicos controlados por placebo.[3] Embora bem tolerado em curto prazo, deve-se ter consciência dos riscos potenciais do uso de IBP em longo prazo.[26]

Os agentes procinéticos melhoram globalmente sintomas de dispepsia funcional em adultos; no entanto, a qualidade dos estudos até o momento é escassa e não há ensaios publicados em crianças. O uso de domperidona está associado ao risco de prolongamento do intervalo QT, diarreia e hiperprolactinemia.[3]

Embora faltem dados convincentes da terapia antidepressiva tricíclica em baixas doses, agentes como amitriptilina e imipramina são frequentemente considerados em casos difíceis.[1] A amitriptilina é a droga neuromoduladora mais estudada na dispepsia funcional, e demonstrou eficácia no alívio da dor epigástrica em 53% dos adultos.[27]

Preparações fitoterápicas demonstraram eficácia em ensaios clínicos randomizados (ECR) em adultos, incluindo óleo de hortelã-pimenta e cominho. Embora o perfil de segurança dessas terapias pareça favorável, faltam estudos randomizados em crianças.[3]

Um estudo retrospectivo e aberto sugeriu que a ciproeptadina é segura e eficaz no tratamento de sintomas dispépticos em crianças.[28] A estimulação elétrica gástrica parece ser uma opção promissora para pacientes pediátricos com DF refratária a tratamento médico.[29]

Síndrome do intestino irritável

A síndrome do intestino irritável (SII) é caracterizada por dor abdominal (geralmente em abdome inferior e aliviada pela defecação), que está associada à defecação ou à mudança na frequência ou consistência das fezes.[3]

A SII pediátrica pode ser dividida em subtipos refletindo o padrão de fezes predominante (SII com constipação, SII com diarreia, SII com constipação e diarreia e SII não especificada).[1] Uma distinção entre SII com predominância de constipação e constipação funcional é que a dor não responde ao tratamento adequado da constipação.[3]

A SII é uma doença multifatorial e de fisiopatologia complexa, envolvendo muitos fatores de risco, como aspectos genéticos, alteração do microbioma intestinal, infecções gastrointestinais e fatores psicossociais, que exercem uma influência bidirecional no eixo cérebro-intestino, conforme a Figura 3.

Diagnóstico

Os critérios de Roma IV para SII estão descritos no Quadro 10.[1]

Diagnósticos diferenciais importantes da SII incluem infecção, parasitoses (giardíase), doença celíaca e doença inflamatória intestinal.[3]

Sintomas como perda de peso, hábito de fezes noturnas, sangramento retal, úlceras orais ou histórico familiar positivo de doenças autoimunes devem ser considerados sinais de alarme, indicando investigação diagnóstica adicional.[1]

Tratamento

Tratamento não farmacológico (intervenção dietética)

Na última década, tem havido um grande interesse no papel da dieta na patogêne-

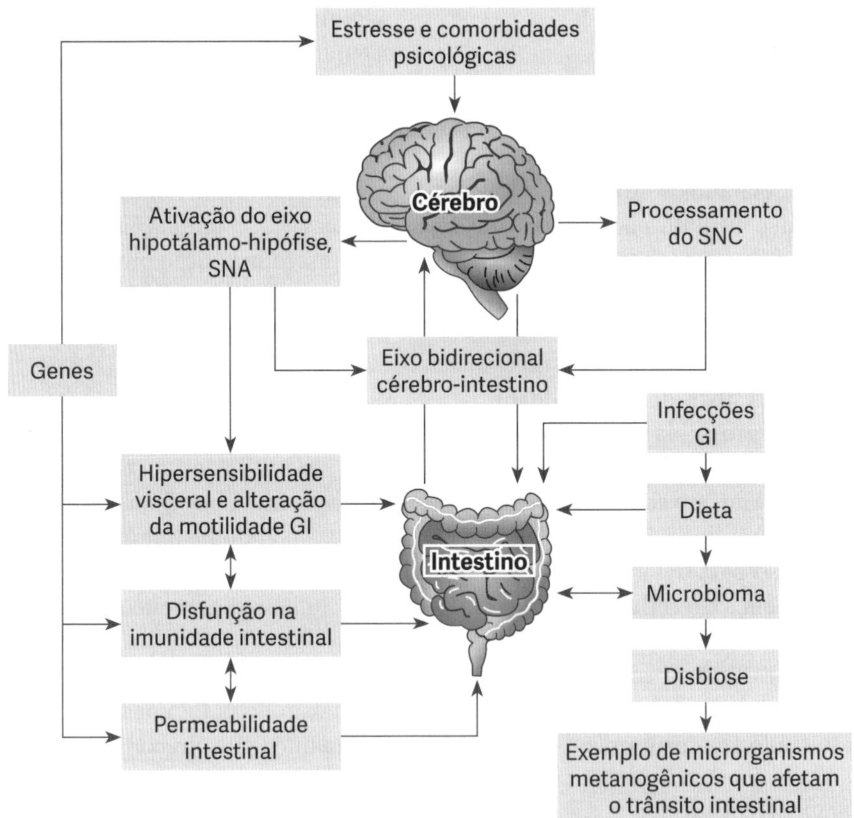

FIGURA 3 Mecanismo fisiopatológico proposto na síndrome do intestino irritável.
GI: gastrointestinal; SN: sistema nervoso; SNC: sistema nervoso central; SNA: sistema autônomo.

QUADRO 10 Critérios diagnósticos para síndrome do intestino irritável, segundo Roma IV

1. Dor abdominal associada pelo menos 4 dias por mês com um ou mais dos seguintes:
   - Relacionado à defecação.
   - Uma mudança na frequência das fezes.
   - Uma mudança na forma (aparência) das fezes.
2. Em crianças com constipação, a dor não resolve com resolução da constipação.
3. Após avaliação adequada, os sintomas não podem ser totalmente explicados por outra condição.

Critérios devem estar presentes pelo menos 1 dia por mês nos últimos 2 meses.

Fonte: Hyams et al.[5]

se e no tratamento das dores abdominais funcionais. Mais de 90% das crianças com DAF relatam que pelo menos uma alimentação está associada à piora dos sintomas gastrointestinais.[30]

Uma ingestão normal de fibras é recomendada para todas as crianças.[31] As fibras solúveis podem ser particularmente úteis na SII com constipação; no entanto, o aumento da produção de gás também pode ocorrer devido à fermentação.[32]

Estudos em adultos demonstraram o efeito benéfico de uma dieta com baixo teor de oligossacarídeos, dissacarídeos, monossacarídeos e polióis fermentáveis (Fodmap) para o tratamento de SII. Um dos mecanismos de ação envolveria a redução na produção de gases e subsequentemente na distensão luminal, resultando em diminuição da dor.[30]

Até o momento, faltam recomendações baseadas em evidências para apoiar o uso dessa dieta na população pediátrica.[33] É importante que não seja recomendada uma dieta excessivamente restritiva e que os princípios dessa dieta sejam baseados em quantidades totais reduzidas de alimentos desencadeantes, não eliminação completa, pois isso poderia levar à ansiedade, a comportamentos alimentares anormais e consequências nutricionais. Não recomenda-se a suspensão rotineira do glúten.[30]

Tratamento farmacológico

Entre os tratamentos farmacológicos destacam-se: neuromoduladores e antiespasmódicos (controle da dor), antibióticos na SII com diarreia, e procinéticos e laxantes osmóticos (polietilenoglicol) na SII com constipação.[30]

Como há evidências crescentes do papel do microbioma na patogênese das dores abdominais funcionais, os probióticos podem ser uma opção de tratamento promissora.[34] Uma revisão Cochrane avaliou a eficácia e a segurança dos probióticos em crianças com dor abdominal funcional. As metanálises mostraram evidências de moderada a alta qualidade para a eficácia de *Lactobacillus rhamnosus* GG e *Lactobacillus reuteri* DSM no tratamento com sucesso da SII e dor abdominal funcional em crianças.[35]

Estudos também sugeriram que o óleo de hortelã-pimenta, que contém mentol, pode exercer ações terapêuticas de relaxamento da musculatura lisa intestinal,[36] além de agir diretamente no sistema nervoso entérico, modulando a sensação visceral e diminuindo a inflamação pela supressão de mediadores pró-inflamatórios produzidos por monócitos humanos, reduzindo a dor associada à SII em 75% das crianças.[37]

Dor abdominal funcional – sem outra especificação

A DAF-SOE em Roma IV substitui os diagnósticos anteriores de Roma de dor abdominal funcional e síndrome da dor abdominal funcional.[1]

Estima-se uma prevalência de 1,2% de dor abdominal funcional – sem outra especificação na comunidade dos Estados Unidos[38] e 2% na Alemanha em escolares.[39]

Diagnóstico

Crianças com DAF frequentemente relatam distúrbios somáticos inespecíficos e sintomas extraintestinais que não requerem necessariamente exames laboratoriais ou investigação radiológica. Muitas vezes, para tranquilização dos pais, investigação diagnóstica limitada é realizada.[1]

Os critérios de Roma IV para diagnóstico de DAF-SOE estão descritos no Quadro 11.

QUADRO 11 Critérios diagnósticos para dor abdominal funcional – sem outra especificação segundo Roma IV

1. Dor abdominal episódica ou contínua que não ocorre apenas durante eventos fisiológicos (p. ex., comer, menstruação).
2. Critérios insuficientes para síndrome do intestino irritável, dispepsia funcional ou enxaqueca abdominal.
3. Após avaliação adequada, a dor abdominal não pode ser totalmente explicada por outra doença.

Esses critérios devem ser preenchidos cumprindo pelo menos 4 vezes por mês por pelo menos 2 meses antes do diagnóstico.

Fonte: Hyams et al.[1]

A avaliação de crianças com suspeita de DAF requer uma história cuidadosa para obter sinais de alarme na história e no exame físico (Quadro 12) ou sintomas que classificariam melhor o diagnóstico como outro distúrbio funcional.[3]

QUADRO 12 Sinais de alarme para crianças com dor abdominal crônica

- Declínio dos percentis de crescimento (altura ou peso) ou apenas peso.
- Puberdade atrasada.
- Vômitos, principalmente se persistentes ou frequentes, com bile ou sangue.
- Disfagia ou odinofagia.
- Diarreia persistente, especialmente se for noturna.
- Sangramento gastrointestinal ou deficiência de ferro ou anemia inexplicável.
- Dor ou sensibilidade localizada e persistente longe do umbigo, particularmente no quadrante inferior ou superior direito.
- Doença perianal.
- Febre inexplicável.
- Artrite.
- História familiar de doença inflamatória intestinal, doença celíaca ou úlcera péptica.

Fonte: Hyams et al.[1]

Tratamento

Assim como na abordagem de outros distúrbios gastrointestinais relacionados com a dor, o ponto-chave do tratamento é fazer um diagnóstico assertivo e educar o paciente e pais/cuidadores sobre a dor abdominal funcional.[3]

Quanto ao tratamento farmacológico, a mebeverina não demonstrou ser melhor que o placebo em crianças com DAF.[40] O óleo de hortelã-pimenta foi superior a um simbiótico e placebo em estudo de DAF em crianças.[41] Os agentes antidepressivos têm sido considerados potencialmente benéficos pela modulação da percepção da dor e da motilidade intestinal, mas isso não foi confirmado nos estudos pediátricos.[42]

O probiótico *Lactobacillus reuteri* DSM 17938 foi associado à redução da intensidade e frequência da dor em estudo pediátrico.[43]

As opções não farmacológicas incluem hipnoterapia dirigida ao intestino e TCC.[3]

Enxaqueca ou migrânea abdominal

A enxaqueca/migrânea abdominal (MA) é tipicamente um diagnóstico de crianças em idade escolar primária, e é mais comum no sexo feminino. A prevalência varia de 0,2 a 4,1%, e na maioria dos casos desaparece com o tempo, com 39% apresentando sintomas persistentes aos 8 a 10 anos de acompanhamento.[3]

A MA, a SVC e a enxaqueca provavelmente compartilham mecanismos. Crianças com enxaqueca abdominal e enxaqueca clássica relatam gatilhos semelhantes (p. ex., estresse, fadiga e viagens), sintomas associados (p. ex., anorexia, náusea e vômito) e fatores de alívio (p. ex., repouso e sono). Tanto a MA como a SVC aumentam as chances de desenvolver enxaqueca na idade adulta.[1]

Diagnóstico

O diagnóstico é baseado nos critérios de Roma IV, descritos no Quadro 13.

A associação de sintomas prodrômicos inespecíficos, como alterações de comportamento ou humor, fotofobia e sintomas vasomotores semelhantes àqueles experimentados por crianças com enxaqueca, e uma história de alívio dos sintomas com terapia antienxaqueca, apoiam o diagnóstico.[1]

Os diagnósticos diferenciais a serem considerados incluem colelitíase, pancreatite, obstrução do trato urinário, síndromes febris periódicas e distúrbios metabólicos, como porfiria. A presença de vômitos biliosos sugere obstrução do intestino delgado. A predominância ou persistência de sintomas de dor de cabeça e vômitos ou outros sintomas neurológicos associados, como ataxia, devem levar em consideração patologia intracraniana.[3]

QUADRO 13 Critérios diagnósticos para migrânea abdominal segundo Roma IV

1. Episódios paroxísticos de intensa e aguda dor abdominal periumbilical, na linha média ou difusa, com duração de 1 hora ou mais (deve ser o sintoma mais grave e angustiante).
2. Os episódios são separados por semanas a meses.
3. A dor é incapacitante e interfere nas atividades normais.
4. Padrão estereotipado de sintomas individual do paciente.
5. A dor está associada a 2 ou mais dos seguintes: anorexia, náusea, vômito, dor de cabeça, fotofobia, palidez.
6. Após avaliação adequada, os sintomas não podem ser totalmente explicados por outra doença.

Esses critérios devem ser preenchidos por pelo menos 6 meses antes do diagnóstico, ocorrendo pelo menos 2 vezes.

Fonte: Hyams et al.[1]

Tratamento

O plano de tratamento é determinado pela frequência, gravidade e impacto dos episódios de enxaqueca abdominal no cotidiano da criança e da família.[3]

O tratamento inclui evitar fatores precipitantes conhecidos, terapêutica do evento agudo e profilaxia (Quadro 14). Eventos agudos respondem bem a medidas como descansar, dormir e analgésicos simples como paracetamol ou ibuprofeno.[3]

A profilaxia pode ser considerada quando os episódios são prolongados, frequentes ou causam perturbações significativas para a criança. Estudos apoiam o uso de medicações como pizotifeno,[44] ciproeptadina e propranolol;[45] no entanto, os efeitos colaterais precisam ser considerados.

Uma revisão sistemática Cochrane não observou evidências suficientes para determinar o efeito dos antidepressivos no sucesso do tratamento da enxaqueca abdominal na infância quando comparado com placebo.[42]

Encaminhamento ao neurologista pode ser necessário para tratamento de casos refratários.[3]

QUADRO 14 Plano de tratamento da migrânea abdominal

Tratamento geral/inicial
Explicação e educação do paciente e família (evitar gatilhos, estilo de vida regular). Descansar em um quarto escuro e silencioso.*
Tratamento do evento agudo
Analgésicos simples como paracetamol 15 mg/kg, ibuprofeno 10 mg/kg.* Sumatriptano – 10 mg por via intranasal (triptano, agonista da serotonina).*
Tratamento preventivo
Pizotifeno (agonista da serotonina) 0,25 mg 2 vezes diariamente como xarope.* Propranolol (betabloqueador) 10-20 mg 2-3 vezes ao dia. Ciproeptadina (anti-histamínico) 0,25-0,5mg/kg diariamente como xarope. Flunarazina (bloqueador dos canais de cálcio) 5-7,5 mg/dia. Valproato de sódio (antiepiléptico) 500 mg 3 vezes ao dia por via intravenosa – no hospital. Di-hidroergotamina (ergotamina) 0,5 mg por via intravenosa, doses adicionais possíveis (até um total médio de 7-9 mg durante vários dias) – no hospital.

* Os tratamentos podem ser administrados na atenção primária.
Fonte: Angus-Leppan.[45]

DISTÚRBIOS FUNCIONAIS DA DEFECAÇÃO

O termo genérico distúrbios funcionais da defecação é usado para descrever dois diagnósticos distintos: constipação funcional e incontinência fecal funcional não retentiva (IFFNR). Distúrbios funcionais de defecação são comuns em crianças e representam motivo frequente de consultas médicas e aumento de gastos com saúde.[46,47]

Constipação intestinal funcional

A constipação funcional (CF) é considerada o DGIF mais comum em crianças, com uma prevalência global de 14,4% quando diagnosticada com base nos critérios de Roma IV.[48] É o motivo de até 25% das consultas com gastroenterologistas pediátricos e 3% das consultas ambulatoriais pediátricas.[49]

O comportamento de retenção de fezes é o principal mecanismo fisiopatológico da CF, especialmente em lactentes e crianças. A falha do treinamento esfincteriano, defecação dolorosa de fezes duras e enema retal frequente contribuem para o medo e experiências ruins relacionadas à defecação, o que pode causar comportamento proposital ou subconsciente de retenção de fezes, que leva a um ciclo vicioso de defecação difícil.[50]

Uma vez que grandes fezes são retidas no reto, a parede retal se estica e se desenvolve um megarreto, com diminuição da sensibilidade para defecar. Além disso, as fezes líquidas podem penetrar nas fezes duras e vazar para fora do ânus, causando escape fecal.[50]

Diagnóstico

O diagnóstico é baseado na história clínica e no exame físico. A definição de constipação funcional segue os critérios de Roma IV (Quadro 15).

Em casos de suspeita de causas orgânicas (sinais de alarme – Quadro 16), testes adicionais (laboratoriais e/ou imagem) devem ser realizados.

Tratamento

O tratamento pode ser baseado em três tópicos: educação, desimpactação e manutenção.

A educação é tão importante quanto a terapia medicamentosa e inclui aconselhamento às famílias para reconhecer comportamentos de retenção e usar intervenções comportamentais, como ir ao banheiro regularmente com postura adequada e apoio aos pés, usar diários para registrar as fezes

QUADRO 15 Critérios diagnósticos para constipação funcional da criança maior e do adolescente, segundo Roma IV

Dois ou mais dos seguintes sintomas ocorrendo pelo menos uma vez por semana durante um período mínimo de 1 mês:

1. Duas ou menos defecações por semana.
2. Pelo menos 1 episódio de incontinência fecal por semana.
3. História de postura retentiva ou retenção excessiva de fezes.
4. História de evacuações dolorosas ou duras.
5. Presença de grande massa fecal no reto.
6. História de fezes de grande diâmetro que podem obstruir o vaso sanitário.
7. Critérios adicionais: sem preencher os critérios da síndrome do intestino irritável.

Fonte: Hyams et al.[1]

QUADRO 16 Sinais de alarme na constipação pediátrica

Sinais de alarme	Sintomas de constipação
História	Constipação com início no período neonatal, atraso na passagem de mecônio (> de 48 horas de vida), história familiar de doença de Hirschsprung
Características das fezes	Fezes de fita, sangue nas fezes na ausência de fissuras anais
Características gastrointestinais	Vômitos biliosos, distensão abdominal grave
Dorso	Fossa sacral, tufo de pelos na coluna vertebral, desvio da fenda glútea
Ânus	Fístula perianal, posição anormal do ânus, cicatriz anal, reflexo anal/crematérico ausente
Características neurológicas	Diminuição da força/tônus/reflexo dos membros inferiores
Outros	Glândula tireoide anormal, febre, vacilo de crescimento

Fonte: Tran e Sintusek.[47]

e sistema de recompensa para evacuações bem-sucedidas.[48]

A desimpactação é realizada por via oral ou retal. A abordagem farmacológica mais utilizada é o polietilenoglicol.

Após a terapia de desimpactação é necessário iniciar imediatamente a manutenção, que deve ter como objetivo fezes moles e indolores, evitar a reimpactação das fezes e interromper o ressurgimento do comportamento de retenção de fezes. Isso pode ser feito combinando intervenções farmacológicas (Quadro 17) e não farmacológicas.[48]

Em relação à terapia não farmacológica, alguns estudos têm demonstrado a eficácia da fisioterapia do assoalho pélvico como parte de um tratamento combinado para a constipação funcional. O treinamento esfincteriano visa reduzir os sintomas, a ansiedade relacionada à defecação e ajuda a criança a lidar com o medo do uso do vaso sanitário.

O treinamento de *biofeedback* é uma técnica para ensinar as crianças a controlar a musculatura perianal para evacuações mais eficientes, e se torna mais eficiente em crianças com hipotonia esfincteriana à manometria anorretal.[48]

QUADRO 17 Terapêutica farmacológica de acordo com a idade, dose e efeitos adversos na constipação intestinal crônica

Agentes	Idade	Dose	Efeitos adversos
Laxantes osmóticos			
Polietilenoglicol	> 2 anos (em bula)	0,4-0,8g/kg por dia para manutenção; 1-1,5 g/kg por dia para desimpactação fecal	Diarreia, distensão abdominal, flatulência, náuseas, vômitos, cólicas abdominais
Lactulose	> 6 meses	1 mL/kg 1-2 vezes ao dia (máx. 120 mL por dia)	Distensão abdominal, flatulência, cólicas abdominais
Leite de magnésia	> 2 anos	1-3 mL/kg por dia 1-2 vezes ao dia	Dor abdominal, incontinência fecal, hipermagnesemia, hipocalcemia, hipofosfatemia (com uso excessivo em crianças com doença renal)
Laxantes estimulantes			
Senna (antraquinona)	> 2 anos	7,5-15 mg/kg/dia 1 vez por dia	Cólicas abdominais, hepatite idiossincrática, melanose coli em uso prolongado, nefropatia, neuropatia, osteoartropatia hipertrófica
Bisacodil	> 2 anos	5-10 mg/dia 1a vez por dia	Diarreia, cólicas abdominais
Picossulfato de sódio	4-5 anos	3 mg/dia	Náuseas, vômitos, distensão abdominal, cólicas abdominais, diarreia, dor de cabeça, comprometimento do paladar
	> 6 anos	4-6 mg/dia	
Supositório de glicerina	< 1 ano	Metade do supositório pediátrico 1 vez ao dia	Irritação retal, distensão abdominal, cólicas abdominais, diarreia
Laxantes/enemas retais			
Fosfato de sódio	> 1 ano	2,5 mg/kg	Desconforto retal, diarreia, cólicas abdominais, desequilíbrio eletrolítico
Bisacodil	2-12 anos	5 mg/dose 1 vez por dia	Desconforto retal, diarreia, cólicas abdominais, hipocalemia
	> 12 anos	5-10 mg/dose 1 vez por dia	
Enema salino	Recém-nascido	< 1 kg: 5 mL, > 1 kg: 10 mL	Desconforto retal, distensão abdominal
	> 1 ano	6 mL/kg 1-2 vezes ao dia	
Lubrificante			
Óleo mineral	> 1 ano	1-2 mL/kg diariamente (máx. 90 mL por dia)	Desconforto retal, pneumonia lipídica

Fonte: Tran e Sintusek.[47]

Incontinência fecal funcional não retentiva

A prevalência de incontinência fecal funcional não retentiva (IFFNR) na população pediátrica geral é estimada em aproximadamente 1%, embora os estudos epidemiológicos sobre IFFNR sejam escassos.[51]

Pacientes com incontinência fecal não retentiva têm frequência de defecação e parâmetros de motilidade colônica e anorretal normais,[52] além de evacuação completa do conteúdo do cólon, ao contrário da CF.[1]

A IFFNR pode ser manifestação de um distúrbio emocional, e também foi descrita como resultado de abuso sexual na infância.[52]

Diagnóstico

A investigação inclui uma história clínica detalhada, observando o padrão das fezes (tamanho e consistência, retenção, esforço), idade de início, tipo e quantidade de material evacuado, histórico alimentar, medicamentos, sintomas urinários coexistentes, comorbidade psicossocial e estressores familiares ou pessoais (Quadro 18).[1]

O exame físico deve avaliar parâmetros de crescimento, exame abdominal (distensão, fezes palpáveis), exame retal e exame neurológico, quando necessário.[1]

QUADRO 18 Critérios diagnósticos para incontinência fecal funcional não retentiva segundo Roma IV

História de pelo menos 1 mês dos seguintes sintomas em uma criança com idade de desenvolvimento superior a 4 anos:

1. Defecação em locais inadequados ao contexto sociocultural.
2. Nenhuma evidência de retenção fecal.
3. Após avaliação médica apropriada, a incontinência fecal não pode ser explicada por outra condição médica.

Fonte: Hyams et al.[1]

Tratamento

A abordagem deve ser baseada em TCC. O treinamento regular do uso do banheiro com recompensas e a diminuição da fobia ao banheiro contribuem para diminuir o sofrimento, restaurar hábitos intestinais normais e restabelecer a autonomia.[53] Pode ser necessário, em casos selecionados, a irrigação transanal e uso de loperamida.[50]

O uso da estimulação elétrica transcutânea com ou sem terapia de *biofeedback* foi proposto em recente estudo como terapia adjuvante nos casos refratários.[54]

As vítimas de abuso sexual devem ser identificadas e encaminhadas para acompanhamento apropriado.[51]

REFERÊNCIAS

1. Hyams JS, Di Lorenzo C, Saps M, et al. Functional disorders: children and adolescents. Gastroenterology. 2016.
2. Velasco-Benítez CA, Collazos-Saa LI, García-Perdomo HA. A systematic review and meta-analysis in schoolchildren and adolescents with functional gastrointestinal disorders according to Rome IV criteria. Arquivos de Gastroenterologia. 2022;59(2):304-13.
3. Nightingale S, Sharma A. Functional gastrointestinal disorders in children: what is new? Journal of Paediatrics and Child Health. 2020;56(11):1724-30.
4. Shin A, Preidis GA, Shulman R, Kashyap PC. The gut microbiome in adult and pediatric functional gastrointestinal disorders. clinical gastroenterology and hepatology. The Official Clinical Practice Journal of the American Gastroenterological Association. 2019;17(2):256-74.
5. Drossman DA. Functional gastrointestinal disorders: history, pathophysiology, clinical features and Rome IV. Gastroenterology. 2016.
6. Schechter NL, Coakley R, Nurko S. The golden half hour in chronic pediatric pain-feedback as the first intervention. JAMA Pediatrics. 2021;175(1):7-8.
7. Brusaferro A, Farinelli E, Zenzeri L, Cozzali R, Esposito S. The management of paediatric functional abdominal pain disorders: latest evidence. Paediatric Drugs. 2018;20(3):235-47.

8. Thapar N, Benninga MA, Crowell MD, et al. Paediatric functional abdominal pain disorders. Nature Reviews Disease Primers. 2020;6(1):89.
9. Frazier R, Li BUK, Venkatesan T. Diagnosis and management of cyclic vomiting syndrome: a critical review. The American Journal of Gastroenterology. 2023;118(7):1157-67.
10. Kovacic K, Sood M, Venkatesan T. Cyclic vomiting syndrome in children and adults: what is new in 2018? Current Gastroenterology Reports. 2018;20(10):46.
11. Bhandari S, Venkatesan T. Novel treatments for Cyclic vomiting syndrome: beyond ondansetron and amitriptyline. Current Treatment Options in Gastroenterology. 2016;14(4):495-506.
12. Cristofori F, Thapar N, Saliakellis E, et al. Efficacy of the neurokinin-1 receptor antagonist aprepitant in children with cyclical vomiting syndrome. Alimentary Pharmacology & Therapeutics. 2014;40(3):309-17.
13. Raucci U, Borrelli O, Di Nardo G, et al. Cyclic vomiting syndrome in children. Frontiers in Neurology. 2020;11:583425.
14. Saps M, Velasco-Benítez C, Kovacic K, et al. High prevalence of nausea among school children in Latin America. The Journal of Pediatrics. 2016;169:98-104.e1.
15. Robin SG, Keller C, Zwiener R, et al. Prevalence of pediatric functional gastrointestinal disorders utilizing the Rome IV criteria. The Journal of Pediatrics. 2018;195:134-9.
16. Di Lorenzo C. Functional nausea is real and makes you sick. Frontiers in Pediatrics. 2022;10:848659.
17. Sasegbon A, Hasan SS, Disney BR, Vasant DH. Rumination syndrome: pathophysiology, diagnosis and practical management. Frontline Gastroenterology. 2022;13(5):440-6.
18. Barba E, Burri E, Accarino A, et al. Biofeedback-guided control of abdominothoracic muscular activity reduces regurgitation episodes in patients with rumination. Clinical Gastroenterology and Hepatology: The Official Clinical Practice Journal of the American Gastroenterological Association. 2015;13(1):100-6.e1.
19. Smout AJ, Breumelhof R. Voluntary induction of transient lower esophageal sphincter relaxations in an adult patient with the rumination syndrome. The American Journal of Gastroenterology. 1990;85(12):1621-5.
20. Rajindrajith S, Gunawardane D, Kuruppu C, et al. Epidemiology of aerophagia in children and adolescents: a systematic review and meta-analysis. PloS One. 2022;17(7):e0271494.
21. Ambartsumyan L, Di Lorenzo C. Aerofagia. In: Neurogastroenterologia pediátrica. Springer, Cham; 2022.
22. Lee GH, Jang HJ, Hwang JB. Clonazepam treatment of pathologic aerophagia in children with mental retardation. Pediatric Gastroenterology, Hepatology & Nutrition. 2014;17(4):209-13.
23. Korterink JJ, Diederen K, Benninga MA, Tabbers MM. Epidemiology of pediatric functional abdominal pain disorders: a meta-analysis. PloS One. 2015;10(5):e0126982.
24. Gordon M, Benninga MA, Borlack R, et al. ESPGHAN and NASPGHAN 2023 protocol for paediatric FAPD treatment guidelines (standard operating procedure). BMJ Paediatrics Open. 2023;7(1).
25. Pinto-Sanchez MI, Yuan Y, Hassan A, et al. Proton pump inhibitors for functional dyspepsia. The Cochrane Database of Systematic Reviews. 2017;11(11):Cd011194.
26. De Bruyne P, Ito S. Toxicity of long-term use of proton pump inhibitors in children. Archives of Disease in Childhood. 2018;103(1):78-82.
27. Talley NJ, Locke GR, Saito YA, et al. Effect of amitriptyline and escitalopram on functional dyspepsia: a multicenter, randomized controlled study. Gastroenterology. 2015;149(2):340-9.e2.
28. Rodriguez L, Diaz J, Nurko S. Safety and efficacy of cyproheptadine for treating dyspeptic symptoms in children. The Journal of Pediatrics. 2013;163(1):261-7.
29. Lu PL, Teich S, Di Lorenzo C, et al. Improvement of quality of life and symptoms after gastric electrical stimulation in children with functional dyspepsia. Neurogastroenterology and Motility. 2013;25(7):567-e456.
30. Rexwinkel R, Vlieger AM, Saps M, et al. A therapeutic guide on pediatric irritable bowel syndrome and functional abdominal pain-not otherwise specified. European Journal of Pediatrics. 2022;181(7):2603-17.
31. Axelrod CH, Saps M. The role of fiber in the treatment of functional gastrointestinal disorders in children. Nutrients. 2018;10(11).
32. Shulman RJ, Hollister EB, Cain K, et al. Psyllium fiber reduces abdominal pain in children with irritable bowel syndrome in a randomized, double-blind trial. Clinical Gastroenterology and Hepatology: The Official Clinical Practice Journal of the American Gastroenterological Association. 2017;15(5):712-9.e4.
33. Boradyn KM, Jarocka-Cyrta E, Przybyłowicz KE, Obara-Gołębiowska M. Parental opinion about the low Fodmap diet in dietary treatment of children with functional abdominal pain. International Journal of Environmental Research and Public Health. 2020;17(15).
34. Capozza M, Laforgia N, Rizzo V, et al. Probiotics and functional gastrointestinal disorders in pediatric

age: a narrative review. Frontiers in Pediatrics. 2022;10:805466.

35. Wallace C, Gordon M, Sinopoulou V, Akobeng AK. Probiotics for management of functional abdominal pain disorders in children. The Cochrane Database of Systematic Reviews. 2023;2(2):Cd012849.
36. Chakraborty PS, Daniel R, Navarro FA. Non-pharmacologic approaches to treatment of pediatric functional abdominal pain disorders. Frontiers in Pediatrics. 2023;11:1118874.
37. Lacy BE, Pimentel M, Brenner DM, et al. ACG clinical guideline: management of irritable bowel syndrome. The American Journal of Gastroenterology. 2021;116(1):17-44.
38. Pourmoghaddas Z, Saneian H, Roohafza H, Gholamrezaei A. Mebeverine for pediatric functional abdominal pain: a randomized, placebo-controlled trial. BioMed Research International. 2014;2014:191026.
39. Gulewitsch MD, Enck P, Schwille-Kiuntke J, et al. Rome III criteria in parents' hands: pain-related functional gastrointestinal disorders in community children and associations with somatic complaints and mental health. European Journal of Gastroenterology & Hepatology. 2013;25(10):1223-9.
40. Asgarshirazi M, Shariat M, Dalili H. Comparison of the effects of pH-dependent peppermint oil and synbiotic lactol (Bacillus coagulans + fructooligosaccharides) on childhood functional abdominal pain: a randomized placebo-controlled study. Iranian Red Crescent Medical Journal. 2015;17(4):e23844.
41. de Bruijn CMA, Rexwinkel R, Gordon M, et al. Antidepressants for functional abdominal pain disorders in children and adolescents. The Cochrane Database of Systematic Reviews. 2021;2(2):Cd008013.
42. Weizman Z, Abu-Abed J, Binsztok M. Lactobacillus reuteri DSM 17938 for the management of functional abdominal pain in childhood: a randomized, double-blind, placebo-controlled trial. The Journal of pediatrics. 2016;174:160-4.e1.
43. Symon DN, Russell G. Double blind placebo controlled trial of pizotifen syrup in the treatment of abdominal migraine. Archives of Disease in Childhood. 1995;72(1):48-50.
44. Worawattanakul M, Rhoads JM, Lichtman SN, Ulshen MH. Abdominal migraine: prophylactic treatment and follow-up. Journal of Pediatric Gastroenterology and Nutrition. 1999;28(1):37-40.
45. Angus-Leppan H, Saatci D, Sutcliffe A, Guiloff RJ. Abdominal migraine. BMJ. 2018 Feb 19;360:k179.
46. Koppen IJN, Vriesman MH, Saps M, et al. Prevalence of functional defecation disorders in children: a systematic review and meta-analysis. The Journal of Pediatrics. 2018;198:121-30.e6.
47. Tran DL, Sintusek P. Functional constipation in children: what physicians should know. World Journal of Gastroenterology. 2023;29(8):1261-88.
48. Benninga MA, Voskuijl WP, Taminiau JA. Childhood constipation: is there new light in the tunnel? Journal of Pediatric Gastroenterology and Nutrition. 2004;39(5):448-64.
49. Scott SM, van den Berg MM, Benninga MA. Rectal sensorimotor dysfunction in constipation. Best Practice & Research Clinical Gastroenterology. 2011;25(1):103-18.
50. Koppen IJ, von Gontard A, Chase J, et al. Management of functional nonretentive fecal incontinence in children: recommendations from the International Children's Continence Society. Journal of Pediatric Urology. 2016;12(1):56-64.
51. Rajindrajith S, Devanarayana NM, Benninga MA. Fecal incontinence in adolescents is associated with child abuse, somatization, and poor health-related quality of life. Journal of Pediatric Gastroenterology and Nutrition. 2016;62(5):698-703.
52. Dos Santos IR, de Abreu GE, Dourado ER, et al. Emotional and behavioural problems in children and adolescents: the role of constipation. Journal of Paediatrics and Child Health. 2021;57(7):1003-8.
53. Ladi-Seyedian SS, Sharifi-Rad L, Alimadadi H, et al. Comparative efficacy of transcutaneous functional electrical stimulation with or without biofeedback therapy on functional non-retentive fecal incontinence in children: a randomized clinical trial. Digestive Diseases and Sciences. 2022;67(3):989-96.
54. Saps M, Adams P, Bonilla S, et al. Parental report of abdominal pain and abdominal pain-related functional gastrointestinal disorders from a community survey. Journal of Pediatric Gastroenterology and Nutrition. 2012;55(6):707-10.

17

Constipação intestinal

Mauro Batista de Morais
Silvio da Rocha Carvalho

INTRODUÇÃO

Na prática, constipação intestinal pode ser definida como a eliminação de fezes endurecidas com dor, dificuldade ou esforço, associada ou não com comportamento de retenção, aumento no intervalo entre as evacuações (menos que 3 evacuações por semana) e incontinência fecal secundária à retenção e impactação fecal (fecaloma). Podem ocorrer, também, dor abdominal crônica e laivos de sangue na superfície das fezes em consequência de fissura anal.[1]

A constipação intestinal pode ocorrer esporadicamente quando há uma mudança na rotina (ambiente e alimentação diferente, como em viagens), no pós-operatório de uma cirurgia eletiva ou de emergência, durante uma doença aguda infecciosa que determina anorexia e diminuição da atividade física. Nesses episódios, pode ser necessário usar terapêutica específica de curta duração até a normalização do hábito intestinal.[1] Esses episódios de constipação intestinal aguda podem representar o início de comportamento de retenção que poderá ocasionar a cronificação do processo e início da constipação intestinal funcional.

A constipação intestinal funcional representa mais de 90% dos casos em crianças e adolescentes, e faz parte dos distúrbios gastrointestinais funcionais. O diagnóstico deve ser estabelecido pelos critérios de Roma. O Quadro 1 apresenta os critérios de Roma IV.[2,3]

Para melhor entendimento deste capítulo, é importante apresentar algumas definições:

- Pseudoconstipação intestinal: corresponde à ocorrência de aumento no intervalo de evacuações sem dor ou dificuldade, com fezes amolecidas em lactentes em aleitamento natural. Alguns lactentes com pseudoconstipação podem ficar mais do que uma semana sem evacuar. Não se associa com redução da ingestão alimentar, vômitos e distensão abdominal. Ocorre em aproximadamente 5% dos lactentes em aleitamento natural.[1]
- Disquesia do lactente: segundo o critério de Roma IV, ocorre até os 9 meses de idade e se caracteriza por pelo menos 10 minutos de esforço ou choro antes da eliminação de fezes.[2] O lactente

QUADRO 1 Critérios de Roma IV para o diagnóstico de constipação intestinal funcional

Lactentes e crianças com menos de 4 anos devem apresentar duas ou mais das seguintes manifestações por mais de 1 mês:

- Duas ou menos evacuações por semana.
- Histórico de retenção excessiva de fezes.
- Histórico de evacuações com dor e/ou dificuldade.
- Histórico de fezes com grande calibre.
- Presença de grande massa fecal no reto.

Nas crianças que já completaram o treinamento esfincteriano também devem ser considerados:

- Pelo menos 1 episódio de incontinência fecal por semana.
- Histórico de eliminação de fezes de grande calibre que podem entupir o vaso sanitário.

Crianças com mais de 4 anos e adolescentes devem apresentar duas ou mais das seguintes características (pelo menos 1 vez por semana) durante o período mínimo de 1 mês, desde que não preencham o critério diagnóstico de síndrome do intestino irritável:

- Duas ou menos evacuações no vaso sanitário por semana, quando o desenvolvimento for compatível com a idade.
- Pelo menos 1 episódio de incontinência fecal por semana.
- Histórico de evacuações com dor ou dificuldade.
- Presença de grande massa fecal no reto.
- Histórico de eliminação de fezes de grande calibre que podem entupir o vaso sanitário.

Critério de Roma IV para o diagnóstico da síndrome do intestino irritável: deve incluir TODOS os seguintes durante 2 meses:

1. Dor abdominal em pelo menos 4 dias do mês associada com mudança nas evacuações (frequência ou formato das fezes).
2. Se o tratamento da constipação intestinal proporcionar normalização do hábito intestinal e desaparecimento da dor abdominal, deve prevalecer o diagnóstico de constipação intestinal funcional.

O diagnóstico de constipação intestinal funcional é estabelecido se, após avaliação médica apropriada, as manifestações clínicas não forem explicadas por outra condição médica.

Fonte: Benninga et al.;[3] Hyams et al.[3]

não deve apresentar outros problemas. Aceita-se que o esforço e choro que antecedem a evacuação aconteçam pela falta de aquisição da habilidade de coordenar a contração dos músculos abdominais (prensa abdominal) com o relaxamento pélvico no momento da evacuação. É um distúrbio gastrointestinal funcional benigno e transitório que não requer tratamento. Ocorre em cerca de 5% dos lactentes. Não deve ser confundida com constipação intestinal.[2]

- Comportamento de retenção: manobras realizadas pela criança pela contração, que pode chegar à exaustão, do esfíncter anal externo e da musculatura glútea (cruzando as pernas) para evitar a evacuação.[1]
- Incontinência fecal retentiva (*soiling*, escape fecal): perda involuntária de conteúdo retal fecaloide ou fezes amolecidas em consequência da presença de impactação fecal no reto e cólon.[1]
- Impactação fecal: presença de fezes retidas no reto e no cólon.[1]
- Incontinência fecal não retentiva: evacuações em locais inapropriados por criança com idade superior a 4 anos (de-

senvolvimento normal) sem evidência de retenção fecal.[3] A duração do processo deve ser superior a 1 mês e após avaliação médica apropriada não pode ser explicada por outra doença. Relaciona-se com problemas emocionais e tem prognóstico pior do que a incontinência fecal retentiva.[3] Também conhecida como encoprese.[1]

- Constipação intestinal intratável: constipação intestinal que não responde ao tratamento ótimo pelo período de 3 meses.[4] Uma denominação menos pessimista, preferível, é constipação intestinal refratária (ao tratamento convencional otimizado).[5]

DADOS EPIDEMIOLÓGICOS

Constipação intestinal funcional é o distúrbio gastrointestinal funcional mais prevalente em todas as faixas etárias a partir dos 6 meses de vida. De acordo com os critérios de Roma IV,[2,3] estudos epidemiológicos mostram que ocorre em 7,6% dos lactentes,[6] em 12% dos escolares e adolescentes[7] e em 11,7% dos adultos.[8] Nos estudos epidemiológicos, em adultos observa-se maior frequência de constipação intestinal no sexo feminino, enquanto em lactentes e escolares a frequência é semelhante entre meninos e meninas.[2,3]

Apesar de a constipação intestinal não ser valorizada por grande parte da população, nos serviços de saúde representa a queixa principal de 3% das consultas de pediatria e 20% das consultas de gastroenterologia pediátrica.[9] Nos pacientes atendidos em serviços especializados há predomínio de meninos, especialmente quando ocorre incontinência fecal retentiva. O impacto financeiro da constipação intestinal para o indivíduo e para a sociedade é elevado.[4,5]

ETIOLOGIA E FISIOPATOLOGIA

Os fatores etiológicos e fisiopatológicos dependem das doenças de base que ocasionam a constipação intestinal. Mais de 90% dos casos pediátricos enquadram-se na constipação intestinal funcional, inserida no amplo conceito dos distúrbios gastrointestinais funcionais. Assim, pode-se dizer que a constipação intestinal funcional é resultante da interação dos vários fatores de um modelo biopsicossocial.[1-5]

Os principais fatores envolvidos especificamente na constipação intestinal funcional são:[1-5] fatores genéticos e constitucionais, fatores alimentares, alteração na motilidade intestinal e na dinâmica das evacuações, círculo vicioso desencadeado pela dor e medo de evacuar e fatores emocionais.

O círculo vicioso de dor e medo de evacuar parece ter um papel importante na perpetuação da constipação intestinal funcional na criança e no adolescente (Figura 1). O tratamento de manutenção da constipação intestinal funcional visa interromper esse processo. No passado, valorizaram-se os fatores emocionais especialmente durante treinamento esfincteriano com atitudes parentais autoritárias e punitivas durante o período de treinamento esfincteriano; no entanto, atualmente se acredita que os problemas emocionais são secundários à constipação intestinal funcional e tendem a se reverter quando a doença é controlada.[1-3,5] Vale lembrar que menos de 25% dos quadros de constipação intestinal funcional têm início no período de treinamento esfincteriano.[1] Pacientes com constipação intestinal, sobretudo aqueles que sofrem de incontinência fecal retentiva, frequentemente apresentam ansiedade, depressão, diminuição da autoestima e agressividade.[1-5]

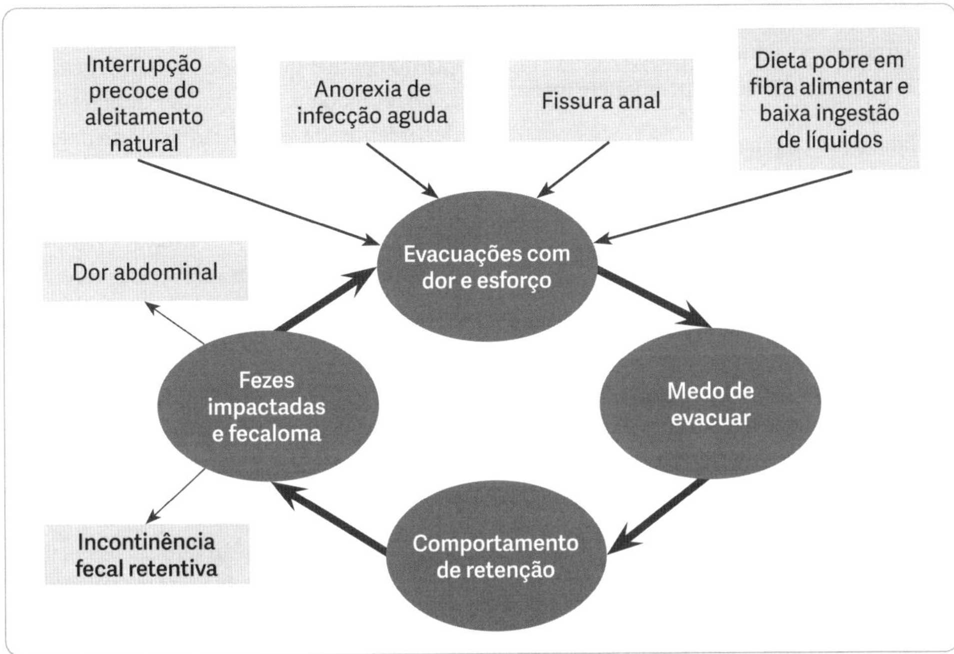

FIGURA 1 Círculo vicioso envolvido no aparecimento e na cronificação da constipação intestinal em pediatria.

Fonte: Morais.[1]

Fatores alimentares como desmame precoce, dieta pobre em fibra alimentar, ingestão de água abaixo das recomendações e baixo nível de atividade física são fatores que podem estar associados a sua determinação, além de ser potencialmente modificados por meio de ações de reeducação alimentar e sobre a importância de atividade física adequada para a idade.[1-3,5]

QUADRO CLÍNICO

As manifestações clínicas da constipação intestinal variam de acordo com a faixa etária. Nos lactentes é importante reconhecer a pseudoconstipação intestinal e a disquesia funcional, que podem ser confundidas com constipação intestinal. Muitas vezes a constipação intestinal tem início após a introdução do leite de vaca ou dos alimentos complementares, ocasionando aumento da prevalência de constipação intestinal funcional no segundo semestre de vida. As manifestações clínicas iniciais da constipação intestinal funcional são a dor e/ou esforço para evacuar observado pelas mães e fezes endurecidas na forma de cíbalos. Aumento expressivo no intervalo das evacuações, impactação fecal e distensão abdominal nessa fase requerem redobrada atenção para descartar causas orgânicas de constipação intestinal.[1-3] Nesse contexto, para o lactente e demais faixas de idade deve-se ter em mente os sinais de alarme a serem considerados na avaliação das crianças com constipação intestinal (Quadro 2).

O comportamento de retenção é observado, principalmente, a partir do segundo ano de vida e depende da percepção dos pais. A partir de então, em geral, pode

QUADRO 2 Sinais de alarme em pacientes pediátricos com constipação intestinal

- Constipação com início no primeiro mês de vida.
- Eliminação de mecônio após 48 horas de vida.
- Antecedente familiar de doença de Hirschsprung.
- Fezes com formato de fita.
- Sangue nas fezes na ausência de fissura anal.
- Déficit de crescimento.
- Febre.
- Vômitos biliosos.
- Anormalidade na tireoide.
- Distensão abdominal grave.
- Fístula perianal.
- Posição anal anormal.
- Ausência do reflexo cremastérico.
- Anormalidades na motricidade de membros inferiores.
- Tufo de pelo na região espinhal.
- Depressão (dimple) sacral.
- Assimetria entre os glúteos.
- Medo excessivo durante a inspeção anal.
- Cicatrizes anais.

Fonte: adaptação de Hyams et al.[3] e de Sperber et al.[8]

haver aumento da dor, dificuldade, dimensões das fezes endurecidas e do intervalo entre as evacuações.

Ao longo do tempo, poderá haver impactação progressiva das fezes e o aparecimento de incontinência fecal retentiva. Do ponto de vista clínico, a impactação fecal e o fecaloma podem ser identificados na palpação do abdome ou durante a realização do toque retal.

A seguir pode surgir a incontinência fecal retentiva, grandes intervalos entre as evacuações e entupimento do vaso sanitário por fezes muito volumosas. Pode haver também dor abdominal não relacionada ao momento da evacuação (sede no abdome inferior ou epigástrio, não na região retal). É importante diferenciar dor abdominal da expressão "dor de barriga" para expressar vontade de evacuar. Crianças com constipação intestinal podem apresentar diminuição do apetite, que pode ser hipoteticamente relacionada por sensações desagradáveis decorrentes da motilidade colônica desencadeada pelo reflexo gastrocólico.

Outras manifestações extraintestinais podem ocorrer: anormalidades urinárias como infecção urinária de repetição, enurese noturna e incontinência urinária. Pode haver também depressão, ansiedade, diminuição da autoestima, agressividade e diminuição do rendimento escolar, principalmente relacionados com a incontinência fecal retentiva. Uma revisão sistemática e metanálise concluiu que a qualidade de vida da criança com constipação intestinal funcional é menor comparada à de crianças saudáveis.[10]

O uso da Escala de Bristol pode contribuir na avaliação da forma e consistência fecal, mas não permite que se estabeleça o diagnóstico de constipação intestinal funcional.[11] Assim, na assistência é importante cuidadosa anamese e exame físico que contemple não somente as manifestações clínicas valorizadas nos critérios de Roma IV como também outros sinais e sintomas que possam indicar outras doenças causadoras de constipação intestinal.

Deve ser ressaltado que a constipação intestinal funcional compreende amplo espectro clínico e apresentação variável que não respeitam a sequência evolutiva predominante descrita nos parágrafos anteriores.[11] Evidentemente, manifestações clínicas com maior gravidade estão presentes em pacientes atendidos em serviços especializados com a queixa de constipação intestinal em relação aos identificados em estudos epidemiológicos. Artigo publicado recentemente confirmou que apenas 18% dos escolares com constipação intestinal funcional, de acordo com o critério de Roma, havia realizado algum tratamento para esse problema nos 2 meses anteriores.[11] Outro aspecto para reflexão a respeito de prevenção e diagnóstico precoce foi a identificação de pelo menos uma manifestação preconizada pelo critério de Roma para constipação intestinal funcional em grande número dos escolares (não preenchiam o critério de Roma que exige pelo menos duas manifestações).[11]

Na anamnese é importante coletar informações sobre as terapêuticas anteriores (incluindo doses utilizadas). É importante questionar se houve resposta clínica favorável a um específico tratamento por um determinado período. Nessa análise deve ser considerado que o tratamento da constipação intestinal é prolongado e se o custo do tratamento é compatível com o orçamento familiar.

DIAGNÓSTICO E EXAMES COMPLEMENTARES

Inicialmente deve prevalecer o diagnóstico de constipação intestinal funcional estabelecido pelos critérios de Roma IV, que exigem que a avaliação médica apropriada não mostre que as manifestações clínicas possam ser explicadas por outra condição médica. Os sinais de alarme (Quadro 2) e a lembrança de observar evidências das inúmeras possibilidades de diagnóstico diferencial (Quadro 3) devem fazer parte da avaliação médica.[1-5]

Para estabelecer a conduta terapêutica é importante definir se o paciente apresenta ou não fezes impactadas, que devem ser pesquisadas na palpação do abdome e no toque retal. Considerar que a incontinência fecal retentiva, em geral, é uma manifestação consequente da presença de fezes impactadas ou fecaloma. Quando o exame físico não é conclusivo, como nos casos de obesidade e suspeita de violência sexual, a radiografia simples de abdome pode contribuir para o reconhecimento de impactação fecal e da efetividade das medidas de desimpactação.[12] Deve ser ressaltado que a radiografia simples do abdome não tem valor para o diagnóstico de constipação intestinal, mas exclusivamente para avaliar a presença de impactação fecal.

A solicitação de outros exames vai depender das suspeitas específicas de doenças que cursam com constipação intestinal crônica secundária, conforme apresentado no Quadro 3.

Para pacientes que não apresentam boa resposta ao tratamento, na prática, são solicitados exames laboratoriais como cálcio, fósforo, exames indicadores da função tireoidiana e sorologia para pesquisa de doença celíaca.[5]

O enema opaco foi muito usado no passado, mas atualmente não deve ser usado na avaliação inicial de todos os pacientes com constipação intestinal grave.[5] Presta-se para caracterizar megacólon funcional e a extensão do segmento colônico espástico de aganglionose na doença de Hirschsprung (megacólon congênito). Não permite diferenciar megacólon funcional da doença de Hirschsprung de segmento ultracurto. A manometria anorretal é útil para descartar doença de Hirschsprung, quando revela a presença de reflexo inibitório reto-anal típico e inquestionável. Pode demonstrar também distúrbios da dinâmica evacuatória, como diminuição da sensibilidade retal e dissinergia de assoalho pélvico.[5] Deve ser ressaltado que diagnóstico de doença de Hirschsprung deve ser confirmado em fragmentos de biópsia da mucosa retal e colônica.[5]

Ressonância magnética da coluna permite o diagnóstico de medula presa e deve ser indicada quando o paciente apresenta evidências neurológicas sugestivas.[5] Mano-

QUADRO 3 Diagnóstico diferencial da constipação intestinal funcional na criança e no adolescente

Causas anatômicas	Anormalidades da musculatura abdominal	Causas metabólicas e intestinais	Doenças do tecido conectivo	Causas neurológicas	Drogas	Desordens da musculatura e sistema nervoso entérico	Outras
Ânus imperfurado	Síndrome de Prune Belly	Hipotiroidismo	Esclerodermia	Anormalidades medulares	Opiáceos	Doença de Hirschsprung	Ingestão de chumbo
Estenose anal	Gastrosquise	Hipercalcemia	Lúpus eritematoso sistêmico	Trauma da medula	Fenobarbital	Displasia neuronal	Intoxicação por vitamina D
Ânus anteriorizado	Síndrome de Down	Hipocalemia	Síndrome de Ehlers-Danlos	Medula presa	Sucralfate	Miopatias viscerais	Botulismo
		Fibrose cística		Encefalopatia crônica não progressiva	Antiácidos	Neuropatias viscerais	Alergia à proteína do leite de vaca
		Diabetes *mellitus*			Anti-hipertensivos		
		Doença celíaca			Anticolinérgicos		
					Antidepressivos Simpatomiméticos		

Fonte: Morais;[1] Sperber et al.[8]

metria colônica é mencionada na literatura para investigação de pacientes com constipação intestinal refratária. Existem ainda poucos dados sobre as contribuições que a manometria colônica pode oferecer. O exame não é realizado, até o presente, por nenhum serviço do Brasil.

TRATAMENTO

Os princípios do tratamento da constipação intestinal funcional estão bem estabelecidos há várias décadas.[1,4,5] O tratamento consiste em orientações gerais sobre a doença, a dinâmica da evacuação, a dieta e atividade física.[1,4,5]

Na avaliação inicial é muito importante definir se o paciente apresenta ou não impactação fecal ou fecaloma (geralmente na presença de incontinência fecal retentiva). Se for necessária a desimpactação ou esvaziamento de fecaloma no reto e/ou cólon, esta é imprescindível para que se atinja sucesso no tratamento.[1,4,5]

Para que ocorra plena desimpactação, em geral, são necessários 3 a 5 dias de tratamento rigoroso, que pode ser realizado por via oral com o emprego do polietinelo-glicol (PEG, macrogol) 3.350 ou 4.000 (Quadro 4) em dose específica para essa fase do tratamento ou por enemas realizados diariamente. Os enemas em maiores de 2 anos podem ser feitos com soluções fosfatadas. Uma alternativa são as soluções vaselinadas. Nos lactentes podem ser usados minienemas com sorbitol e laurilsulfato de sódio.[1,4,5]

É fundamental que a obtenção da plena desimpactação seja confirmada pelo médico, preferencialmente em avaliação presencial. Portanto, é necessário realizar reavaliação nos primeiros dias que sucedem a indicação da desimpactação. É frequente que a desimpactação seja realizada de forma incompleta, ocasionando persistência da incontinência fecal e fracasso das medidas do tratamento de manutenção.

Obtida a desimpactação, a dose do polietilenoglicol 3350/4000 (PEG 3350/4000) deve ser readequada para cada paciente, visando proporcionar uma evacuação diária sem dor ou dificuldade. O uso do PEG 3350/4000 deve ser diário e se estender por pelo menos 2 meses. Muitas vezes é necessário que o tratamento seja mais prolongado.

Quando o PEG 3350 ou 4000 não está disponível, a segunda opção é a lactulose. No entanto, o leite de magnésia constitui uma alternativa com menor custo. Em função do risco de aspiração, o óleo mineral vem sendo abandonado, mas algumas vezes é a única opção disponível no serviço público. O óleo mineral é contraindicado para lactentes e pacientes com encefalopatia crônica não progressiva.

Obtendo-se a regularização do hábito intestinal, o tratamento deve permanecer por pelo menos 2 meses. Muitas vezes ocorre interrupção prematura do uso de laxantes por iniciativa da família ou do médico, ocasionando nova impactação fecal acompanhada ou não de incontinência fecal retentiva, o que obriga a realizar nova etapa de desimpactação.

Ao longo do tratamento, diminuição da dose diária ao invés do aumento da periodicidade (uso em dias alternados) parece ser mais vantajoso.[1] Assim, a família e o paciente devem ser informados sobre as expectativas de cada etapa do tratamento. Deve ser ressaltada a importância de seguir as doses adequadas e a continuidade do tratamento de manutenção mesmo que se obtenha controle do hábito intestinal e desaparecimento da incontinência fecal e/ou dor abdominal.

QUADRO 4 Medicamentos para desimpactação e tratamento de manutenção da constipação intestinal

	Dose	Efeitos colaterais	Observação
Desimpactação			
Polietilenoglicol 3.350 e 4.000	1-1,5 g/kg/dia, via oral, máximo por 6 dias. Dose máxima, 80 g/dia em adolescentes.		Mais adequado para crianças.
Enema fosfatado	2,5 mL/kg/dia, dose máxima de 133 mL/dose, via retal. Duração máxima da desimpactação: 6 dias. Não usar antes dos 2 anos de idade.	Risco de trauma mecânico no reto, distensão abdominal e vômitos. Pode provocar quadro grave e letal de hiperfosfatemia hipocalcêmica com tetania.	Parcela dos eletrólitos é absorvida, mas se a função renal é normal não ocorre toxicidade. A maior parte dos efeitos colaterais é observada em pacientes com insuficiência renal ou doença de Hirschsprung.
Tratamento de manutenção			
Polietilenoglicol 3.350 e 4.000	0,2-0,8 g/kg/dia, via oral	Apresentação com eletrólitos tem menor aceitação e pode provocar náuseas e vômitos.	Bem tolerado, não há evidências sobre a segurança em lactentes.
Lactulose	1-3 mL/kg/dia, via oral	Efeitos colaterais: flatulência e dor abdominal.	Bem tolerado em longo prazo.
Leite de magnésia (hidróxido de magnésia)	1-3 mL/kg/dia, via oral	Pode causar intoxicação por magnésio em lactentes. Sobredosagem pode ocasionar hipermagnesemia, hipofosfatemia e hipocalemia. Não usar em pacientes com insuficiência renal.	Efeito osmótico. Libera colecistoquinina que estimula secreção e motilidade intestinal.
Óleo mineral	1-3 mL/kg/dia, via oral. Dose máxima: 60-90 mL/dia. Não prescrever para lactentes, portadores de neuropatias.	Se aspirado provoca pneumonia lipoídica. Teoricamente pode diminuir a absorção de vitaminas lipossolúveis, mas não existe comprovação em estudos clínicos. Perda anal indica dose superior à necessária.	

Fonte: adaptação de Vriesman et al.[4]

Deve-se fazer orientação específica, quando necessário, sobre o treinamento esfincteriano. Caso o paciente esteja na época do treinamento esfincteriano, este deverá ser postergado. Deve-se aguardar que o paciente permaneça 2 meses com o hábito intestinal normal antes de reiniciar o treinamento esfincteriano. O desejo de evacuar deve sempre ser atendido. Verificar se a criança ou adolescente tem acesso a banheiro adequado. Quando não ocorre evacuação espontânea, deve ser sugerida a permanência no vaso sanitário durante alguns minutos após a refeição, com os pés sempre apoiados em um banquinho. Quando pertinente, deve ser enfatizado que a incontinência fecal retentiva é involuntária e que o paciente não deve ser incriminado ou punido. Sempre que possível, deve haver conscientização do próprio paciente quanto à importância da desimpactação para que haja efetividade do tratamento de manutenção.

Na alimentação, devem ser corrigidos os erros e aumentada a ingestão de fibra alimentar e fluidos. A diretriz europeia e a norte-americana destacam que o consumo de líquidos e fibra alimentar, em geral, é menor do que o recomendado, razão pela qual os pacientes com constipação intestinal devem receber quantidades adequadas de fibra alimentar e água.[4]

De acordo com a recomendação da NASPGHAN/ESPGHAN, o consumo de fibra alimentar e líquidos deve ser normal.[6] No entanto, consumo de fibra alimentar e de líquidos abaixo das recomendações é muito prevalente na população pediátrica, por isso se recomenda a dieta com alimentos ricos em fibra alimentar e o incentivo ao aumento do consumo de líquidos.

Como exemplos de alimentos ricos em fibra alimentar: cereal integral, farelo de trigo, grãos e frutas, preferencialmente as ingeridas com casca, laranja, tangerina, ameixa, mamão, milho cozido, pipoca, azeitonas, trigo para quibe, sementes de linhaça/girassol/gergelim, goiabada cascão, doce de abóbora, arroz doce com uva-passa, chocolate com coco.[1] Em paciente com constipação secundária a anormalidades orgânicas, a administração excessiva de fibra alimentar pode se associar com piora do quadro clínico.

A atividade física deve ser estimulada e o sedentarismo deve ser evitado.

Apesar de várias pesquisas, não se identificou probiótico que contribua para o tratamento da constipação intestinal em crianças e adolescentes, mesmo que como coadjuvante.[5]

PROGNÓSTICO

Estima-se que 50% dos pacientes tratados em ambulatórios especializados apresentarão recuperação clínica e não irão necessitar de laxativos após 6 meses de tratamento; 10% permanecerão assintomáticos enquanto usam laxantes e 40% têm sintomas mesmo em tratamento. Nos pacientes acompanhados nos serviços terciários a taxa de recuperação após 5 anos é de 50%. Retardo no tratamento é um dos fatores associados a pior prognóstico.[5]

REFERÊNCIAS

1. Morais MB. Constipação intestinal. In: Tratado de pediatria SBP. 5.ed. Barueri: Manole; 2022. p.1335-43.
2. Benninga MA, Nurko S, Faure C, et al. Childhood functional gastrointestinal disorders: neonate/toddler. Gastroenterology. 2016;150(6):1443-55.e2.
3. Hyams JS, Di Lorenzo C, Saps M, et al. Childhood functional gastrointestinal disorders: child/adolescent. Gastroenterology. 2016;150(6):1456-68.
4. Vriesman MH, Koppen IJN, Camilleri M, et al. Management of functional constipation in children and adults. Nat Rev Gastroenterol Hepatol. 2020;17:21-39.

5. Tabbers MM, Dilorenzo C, Berger MY, et al. Evaluation and treatment of functional constipation in infants and children: Evidence-based recommendations from ESPGHAN and NASPGHAN. J Pediatr Gastroenterol Nutr. 2014;58:258-74.
6. Morais MB, Toporovski MS, Tofoli MHC, et al. Prevalence of functional gastrointestinal disorders in Brazilian infants seen in private pediatric practices and their associated factors. J Pediatr Gastroenterol Nutr. 2022;75(1):17-23.
7. Velasco-Benítez CA, Collazos-Saa LI, García-Perdomo HA. A systematic review and meta-analysis in schoolchildren and adolescents with functional gastrointestinal disorders according to Rome iv criteria. Arq Gastroenterol. 2022;59(2):304-13.
8. Sperber AD, Bangdiwala SI, Drossman DA, et al. Worldwide prevalence and burden of functional gastrointestinal disorders. Gastroenterology. 2021;160(1):99-114.e3.
9. Nurko S, Zimmerman LA. Evaluation and treatment of constipation in children and adolescents. Am Fam Physician. 2014;90(2):82-90.
10. Vriesman MH, Rajindrajith S, Koppen IJN, et al. Quality of life in children with functional constipation: a systematic review and meta-analysis. J Pediatr. 2019214:141-50.
11. Silva LBD, Dias FC, Melli LCM, et al. Clinical spectrum of functional constipation and bowel-habit patterns of schoolchildren recruited from two elementary schools and a specialized outpatient clinic. Arq Gastroenterol. 2022;59:263-7.
12. Cunha TB, Tahan S, Soares MF, et al. Abdominal radiograph in the assessment of fecal impaction in children with functional constipation: comparing three scoring systems. J Pediatr (Rio J). 2012;88(4):317-22.

18

Fibrose cística e trato digestório

Antonio Fernando Ribeiro
Matias Epifanio
Jaqueline Naves

PRINCIPAIS MANIFESTAÇÕES CLÍNICAS DA FIBROSE CÍSTICA NO TRATO GASTROINTESTINAL

A fibrose cística (FC) é uma doença genética autossômica recessiva, caracterizada por mutações no gene *Cystic Fibrosis Transmembrane Condutance Regulator* (CFTR), localizado no cromossoma sete.[1] Essa mutação do CFTR resulta na alteração do transporte de cloreto de sódio através da membrana apical das células. Sabe-se que existem mais de 2 mil mutações; entretanto, nem todas causam disfunção do CFRT.[2] Ausência de função ou defeitos dessa proteína de membrana causam diminuições nas concentrações de cloro (redução na excreção) através da membrana apical das células epiteliais, e paralelamente ocorre um aumento da absorção de sódio por essas células. Por diferenças em osmolaridade, há um influxo de água para dentro das células. Dessa forma, as secreções de vários órgãos se tornam espessas.[3]

A FC é uma doença multissistêmica caracterizada por eletrólitos elevados no suor; dano pulmonar progressivo causado por inflamação e infecção crônica, que determina insuficiência respiratória; disfunção pancreática; doença hepática que pode progredir para cirrose e problemas de motilidade intestinal.[1]

A incidência de FC pode variar em diferentes regiões, sendo 1:3.500-8.500 recém-nascidos (RN) na América Latina; 1:3.500 na América do Norte e 1:2.000-3.000 RN em populações da Europa.[4] Conforme o último Registro Brasileiro de Fibrose Cística, de 2020, havia 6.112 indivíduos registrados, dos quais 5.869 (96%) tinham algum dado de seguimento.[1] Devido à complexidade da doença, os pacientes com FC devem ser avaliados e acompanhados em centros especializados por uma equipe de cuidadores.

ÍLEO MECONIAL

O íleo meconial (IM) é a manifestação clínica mais precoce da FC, apresentando-se como obstrução intestinal neonatal nas primeiras 48 horas após o nascimento, devido ao espessamento de muco e mecônio no intestino delgado distal. O IM complexo está associado a outras complicações intestinais, como atresia intestinal, vólvulo, necrose e perfuração.[5]

Tanto o IM quanto a síndrome de obstrução intestinal distal (DIOS) estão intimamente associados a anormalidades no transporte de eletrólitos através do epitélio, o que, por sua vez, determina hiperplasia das células caliciformes, desidratação do muco secretado e deposição de detritos nas criptas. O IM desenvolve-se no segundo trimestre da gravidez, quando pode ser detectado por meio da ultrassonografia pré-natal. Alças intestinais dilatadas e hiperecogênicas podem sugerir o diagnóstico de FC, sem constituir um sinal específico.

Apenas um subconjunto de crianças com FC apresenta IM como manifestação inicial, com taxas de prevalência variando de 14 a 20%. Aproximadamente 80% dos pacientes que apresentam IM ao nascimento são diagnosticados com FC.

O IM simples geralmente é tratado com enemas hiperosmolares, descompressão nasogástrica, antibióticos e hidratação intravenosa. Se as medidas conservadoras não conseguirem aliviar a obstrução, ou se houver perfuração durante o procedimento ou se o IM for complexo, é necessária uma enterotomia proximal ao ponto de obstrução. No IM complexo o procedimento dependerá da patologia, mas geralmente inclui ressecção e às vezes é necessária uma ostomia.[5]

INSUFICIÊNCIA PANCREÁTICA EXÓCRINA E TERAPIA DE REPOSIÇÃO ENZIMÁTICA

As enzimas pancreáticas são sintetizadas nas células acinares pancreáticas, armazenadas em vesículas secretoras como zimogênios inativos. A esteatorreia ocorre quando a secreção de lipase e tripsina cai abaixo de 5 a 10% dos níveis normais. A insuficiência pancreática (IP) exócrina clínica ocorre quando as secreções do pâncreas não mantêm a função digestiva normal, resultando em má-absorção de nutrientes vitais para o ser humano. Aproximadamente 85% dos pacientes com FC desenvolvem IP, sendo esta estabelecida antes do primeiro ano de idade. Essa condição está determinada principalmente pela classe de mutação que o paciente possui. A IP se relaciona intimamente com a mutação específica dos genes reguladores de CFTR encontrados no indivíduo com FC.[2,6]

A estimativa do nível FE1 para determinar a função pancreática é simples, rápida, econômica e fácil de executar. A medição de FE1 é o teste de função pancreática atualmente preferido. Os valores normais estão acima de 500 mg/g, a faixa intermediária é de 201 a 500 mg/g e os valores patológicos estão abaixo de 200 mg/g.[2,6,7]

Indivíduos com duas mutações CFTR graves (classes I, II, III e VI) tendem a ter IP precoce, geralmente sendo IP ao nascimento, enquanto aqueles com duas mutações CFTR leves (classes IV e V) ou com uma mutação grave e uma leve tendem a ter uma função pancreática suficiente (PS) no nascimento.[2,8]

A terapia de reposição enzimática pancreática (TREP) é considerada um tratamento crítico na FC. Dependendo da dosagem usada para TREP, uma absorção adequada de macro/micronutrientes, minerais e um balanço energético calórico adequado pode ser alcançada.[8]

A TREP é recomendada para todos os pacientes que apresentam evidência de IP. As diretrizes recomendam que a TREP seja iniciada para todos os lactentes com duas mutações no CFTR associadas a IP, FE1 abaixo de 200 mcg/g de fezes e/ou sinais de má-absorção. No Quadro 1 estão as doses conforme idade e consumo de gorduras.[9,3]

QUADRO 1 Uso de enzimas pancreáticas

	Lactantes (por 120 mL de fórmula, ou por aleitamento)	1-4 anos (U/kg/refeição)	> 4 anos (U/kg por refeição)
Dose inicial	2.000-4.000 U	1.000 a 2.500 U	500 a 2.500 U
Dose g/gordura	2.000 U/g	2.000-4.000 U/g	2.000-4.000 U/g

Fonte: elaboração dos autores.

Os produtos enzimáticos pancreáticos são uma mistura de pancrelipase derivada de suínos, contendo as três principais enzimas pancreáticas: amilase, lipase e protease.

OBSTRUÇÃO INTESTINAL DISTAL (*DISTAL INTESTINAL OBSTRUCTION SYNDROME* – DIOS)

Manifestações clínicas de oclusão ou suboclusão intestinal de gravidade variável, relacionadas ao grau e ao tempo de obstrução, após o período neonatal, são eventos importantes e não são raros em pacientes com FC. Com alguns mecanismos fisiopatológicos em comum (aumento da viscosidade do muco intestinal, tempo de trânsito intestinal mais prolongado, inflamação crônica), manifestações clínicas semelhantes (dor abdominal, distensão, vômitos, parada ou diminuição na eliminação de gases e fezes) e riscos de potenciais intervenções cirúrgicas, impõe-se um diagnóstico precoce e tratamento específico.[10-12]

Entidade clínica exclusiva de pacientes com FC, a obstrução intestinal distal, anteriormente denominada "equivalente meconial", é causada por obstrução completa ou parcial da região ileocecal, de um conteúdo de muco fecal muito viscoso, associado a um tempo prolongado do trânsito intestinal, disbiose e atividade inflamatória agravada pelo processo obstrutivo.

DIOS pode ocorrer em qualquer idade, após o período neonatal, mas sua incidência aumenta com alguns fatores de risco (Quadro 2)[13] e com a idade, talvez refletindo aumento na sobrevida dos pacientes. Evolui na dependência do grau de obstrução de forma oligossintomática e crônica. Eventualmente se apresenta com um quadro de abdome agudo inflamatório, com dor abdominal, distensão e vômitos frequentemente precedidos de uma "massa" no quadrante inferior direito, evidenciada à palpação ou em exames de imagens (raio X, ultrassonografia, tomografia computadorizada ou ressonância magnética).

Estudo do grupo de trabalhos em FC da Sociedade Europeia de Gastroentero-

QUADRO 2 Fatores de risco para DIOS

Mutações graves (classes I, II e III)
Antecedente de íleo meconial
Insuficiência pancreática
Má adesão ao tratamento com enzimas pancreáticas
Antecedentes de DIOS
Desidratação
Diabetes relacionado à fibrose cística
Pós-operatório de cirurgias abdominais
Pós-transplante de órgãos
Paciente acamado (repouso prolongado)

DIOS: síndrome de obstrução intestinal distal.
Fonte: elaboração dos autores.

logia, Hepatologia e Nutrição Pediátrica (ESPGHAN)[12] estabeleceu uma classificação:

- DIOS completo com manifestações clínicas (vômitos biliosos ou fecaloides, dor e distensão abdominais), associadas a imagens de "massa" obstruindo a região ileocecal.
- DIOS incompleto na presença de dor e distensão abdominais e evidência por imagens de "massa" na região ileocecal, porém sem evidência de obstrução completa (Quadro 3).[11,13,14]

QUADRO 3 Diagnóstico diferencial entre DIOS completa e incompleta

DIOS completa	DIOS incompleta
Dor ou distensão abdominal ou ambas	Dor ou distensão abdominal ou ambas
Massa fecal no íleo-ceco	Massa fecal no íleo-ceco
Vômitos com material bilioso	Ausência de vômitos
Raio X com níveis líquidos no intestino delgado	Sem evidências de obstrução intestinal completa

DIOS: síndrome de obstrução intestinal distal.
Fonte: elaboração dos autores.

Investigação diagnóstica para DIOS

Uma boa história clínica e um bom exame físico podem ser suficientes para diagnosticar DIOS. A radiografia simples de abdome com evidência de material mucofecal na região ileocecal sugere DIOS, diferentemente da constipação intestinal, em que a retenção do conteúdo mucofecal é mais comum em cólon esquerdo. A presença radiológica de níveis líquidos orienta o diagnóstico de DIOS completo, e o diagnóstico diferencial de causa cirúrgica da obstrução deve ser sempre considerado. Em casos de dúvidas, considerando os diagnósticos diferenciais da DIOS (Quadro 4), deve-se realizar exames complementares como hemograma, velocidade de hemossedimentação (VHS), proteína C reativa (PCR), amilase e lipase pancreáticas, função hepática, exames de urina, exames complementares de imagens com a participação de radiologista especializado e cirurgião, uma vez que a indicação cirúrgica pode ser necessária.[10-13]

QUADRO 4 Diagnósticos diferenciais para DIOS

Constipação (mais comum)
Obstrução intestinal
Apendicite aguda ou abscesso apendicular
Mucocele do apêndice
Intussuscepção
Doença inflamatória intestinal
Aderências
Pancreatites
Doença do trato biliar
Infecção do trato urinário
Colonopatia fibrosante

DIOS: síndrome de obstrução intestinal distal.
Fonte: elaboração dos autores.

Tratamento para DIOS

No início, a instalação da DIOS frequentemente é insidiosa, a massa na região ileocecal pode não chamar a atenção ao exame físico, episódios de dores abdominais esparsos, sem grande desconforto. Diminuição do apetite, pequenas mudanças do hábito intestinal e distensão abdominal também podem não chamar a atenção dos pacientes e familiares, daí a importância das medidas de prevenção, principalmente na existência de fatores de risco (Quadro 2).[13,14]

Uma vez diagnosticado DIOS, o paciente deve ser admitido em unidade hospitalar (pronto atendimento/enfermaria) para os passos iniciais, que são reidratação oral/parenteral, assegurada durante todo o tratamento, e analgesia (com não opioides). A remoção da massa na região ileocecal deve ser o alvo terapêutico e pode ser conseguida conforme orientações do Quadro 5.[13,14]

QUADRO 5 Medicamentos utilizados no tratamento da DIOS

1. Polietileno glicol via oral ou SNG (pó) – 2 g/kg/dia/máx. 80-100 g/dia.
2. Polietileno glicol (solução) via oral ou SNG – 20-40 mL/kg/hora/máx. 1 L/4 horas.
3. N-acetilcisteína (solução 10%) via oral ou SNG – 30-60 mL – diluídos em igual volume de água/sucos 3x/dia.
4. N-acetilcisteína (enemas –solução 5%) 20-40 mL/kg – máx. 1 L 4x/dia.
5. Gastrografina (altamente osmótica) – via oral ou SNG – 50-100 mL diluídos em água ou suco em volume 3-4 vezes maior que o volume da gastrografina por até 3 dias consecutivos se não houver piora do quadro.

DIOS: síndrome de obstrução intestinal distal; SNG: sonda nasogástrica.
Fonte: elaboração dos autores.

Na condição de vômitos prévios ou após início do tratamento, **não** se deve administrar nada via oral, garantir a hidratação parenteral, sonda nasogástrica (SNG) aberta; utilizar as soluções via retal, incluindo enema com gastrografina, como última tentativa, sob orientação de radiologista e cirurgião para definir intervenção cirúrgica raramente necessária, mas em tempo adequado e seguro, evitando complicações como enterectomias e/ou enterostomias.

Prevenção para DIOS

Apesar de poucos estudos avaliarem opções de prevenção da DIOS, mesmo sem evidências estatísticas significativas, alguns itens devem ser observados, como apresentado no Quadro 6.[13]

QUADRO 6 Medidas sugeridas para prevenção da DIOS e constipação

Hidratação
Adequar aporte nutricional
Adequar aporte de sal na dieta
Dieta rica em fibras
Assegurar a correta reposição das enzimas pancreáticas
Atividade física
Terapia com laxantes orais de longa duração
Avaliação clínica periódica

DIOS: síndrome de obstrução intestinal distal.
Fonte: elaboração dos autores.

CONSTIPAÇÃO INTESTINAL EM PACIENTES COM FIBROSE CÍSTICA

A constipação intestinal é uma manifestação clínica importante e subestimada em pacientes com FC. Sua incidência, com ampla variação entre os estudos, talvez por uma evolução muitas vezes silenciosa principalmente em pacientes com FC, que geralmente apresentam outras manifestações mais sintomáticas e também por dificuldade de critérios diagnósticos, atualmente mais bem estabelecidos, diferenciando-os da constipação funcional comum em população sem diagnóstico de FC (Quadro 7).[15,16]

Tratamento da constipação relacionada à fibrose cística

O tratamento da constipação em pacientes com FC deve seguir as mesmas orientações utilizadas para constipação funcional, que são a remoção das massas fecais (quando há retenção – fecaloma), inicialmente com o uso de polietilenoglicol via oral (PEG) 1 a 1,5 g/kg/dia; no insucesso, usar enemas de solução fisiológica glicerinada (10 a 20 mL/kg/enema), repetidos

QUADRO 7 Definição do grupo de trabalhos ESPGHAN: constipação funcional para constipação na fibrose cística *versus* critérios de Roma IV

Constipação na fibrose cística	Constipação funcional – critérios Roma IV
Dor, ou distensão abdominal, ou ambos	2 ou menos defecações por semana
Declínio de evacuações por semanas/meses	Pelo menos 1 episódio de incontinência fecal por semana
Aumento da consistência das fezes por semanas/meses	História de postura retentiva ou retenção excessiva de fezes
Alívio dos sintomas com uso de laxantes	História de evacuações dolorosas ou com fezes duras
	Presença de grande massa fecal no reto
	Fezes de grande diâmetro que podem obstruir o vaso sanitário

Fonte: elaboração dos autores.

até a remoção completa da "massa". Laxativos osmóticos (incluindo o polietilenoglicol em dose de 0,5-1 g/kg/dia) devem ser mantidos com as orientações gerais para profilaxia da constipação, a exemplo do que é sugerido para prevenir DIOS por semanas ou meses até o controle das medidas profiláticas (Quadro 6).[13,14]

Lubiprostone (> 18 anos), um ácido graxo bicíclico ativador de canais de cloretos, tem efeitos promissores no tratamento da constipação crônica, e há expectativa de que os moduladores da proteína CFTR contribuam para o controle da constipação relacionada a FC.[14]

DOENÇA DO REFLUXO GASTROESOFÁGICO

A doença do refluxo gastroesofágico (DRGE) é mais prevalente nos pacientes com FC, e sua interação com a doença pulmonar é complexa e bidirecional. Vários fatores são associados ao aumento da predisposição e exacerbação, como:

- Dieta hiperproteica e rica em gordura.
- Retardo do esvaziamento gástrico.
- Uso de sonda enteral.
- Secreção em vias aéreas com tosse emetizante.
- Uso recorrente de medicações, como antibióticos, agonistas beta-adrenérgicos inalados que podem diminuir o tônus do esfíncter esofágico inferior.
- Realização regular de fisioterapia, com manobras e técnicas de drenagem postural que podem aumentar a frequência de episódios de refluxo.

Os principais sintomas são regurgitação, vômito e dor abdominal em crianças menores, e dor retroesternal, disfagia e azia em adolescentes e adultos, assim como limitação da ingestão calórica, contribuindo para desnutrição. O refluxo ácido aumenta o risco de esôfago de Barrett e câncer de esôfago.[17]

A abordagem diagnóstica e o tratamento da DRGE no paciente com FC não diferem dos em pacientes sem fibrose cística. O tratamento consiste em medidas dietéticas e comportamentais, controle dos fatores desencadeantes, medicamentos inibidores do ácido gástrico, como inibidores da bomba de prótons, e, em alguns casos, cirurgia.[18]

DOENÇA HEPÁTICA RELACIONADA À FIBROSE CÍSTICA

Os critérios para definir doença hepática relacionada à fibrose cística (DHFC) são baseados na presença de pelo menos duas das três seguintes variáveis: alteração em exame físico, exames laboratoriais hepáticos anormais e ultrassonografia, sugerindo fibrose ou cirrose, excluindo esteatose.[19] Aproximadamente 40% dos pacientes com fibrose cística apresentarão anormalidades hepáticas clínicas ou bioquímicas.[20]

No entanto, o envolvimento hepático nesses pacientes não é sempre relacionado à DHFC, podendo também ser decorrente de episódios infecciosos ou toxicidade medicamentosa, esteatose por diversas origens (diabetes, diarreia crônica, insuficiência pancreática, desnutrição, obesidade) ou congestão hepática de origem cardiopulmonar.[21]

Fisiopatologia da doença hepática relacionada à fibrose cística

A principal hipótese para fibrose biliar seria a diminuição ou ausência da função do CFTR no ducto biliar, causando a diminuição do transporte de cloreto, bicarbonato e água acoplada à bile, com aumento de sua viscosidade, redução da colerese e possível obstrução biliar, com consequente retenção de bile ácida hidrofóbica endógena, lesão da membrana celular, inflamação peri-hiliar e fibrose biliar focal.[21]

Porém, outros mecanismos são relatados. A relação causal entre imunidade inata, inflamação intestinal, disbiose e danos biliares é observada.[22] O trânsito intestinal prolongado, favorecendo o supercrescimento bacteriano em intestino delgado, a exposição frequente a antibióticos, o uso de enzimas pancreáticas e/ou inibidores de bomba de prótons (IBP) são fatores importantes associados a disbiose intestinal no paciente com FC.[23]

A proteína CFTR também é expressa e funcional nas plaquetas, células endoteliais e do músculo liso. A ausência ou disfunção da CFTR promove a ativação plaquetária, resultando no aumento da agregação, propiciando microfenômenos trombóticos e lesões endoteliais, mecanismo que explicaria a doença vascular porto sinusoidal.[21]

Diagnóstico da doença hepática relacionada à fibrose cística

A progressão da DHFC é lenta e imprevisível, raramente sintomática durante os estágios iniciais. As diretrizes europeias recomendam rastreio anual para envolvimento hepático, conforme o Quadro 8.[21]

Classificação da doença hepática relacionada à fibrose cística

Uma abordagem fenotípica parece ser a forma mais adequada de classificação até que os mecanismos patogênicos da DHFC sejam mais bem compreendidos (Quadro 9).[21]

A Figura 1 resume a abordagem diagnóstica da DHFC.[20]

Tratamento da doença hepática relacionada à fibrose cística

Embora o ácido ursodesoxicólico (UDCA) tenha sido utilizado há muito tempo como tratamento proposto para pacientes com FC e envolvimento do fígado, para prevenir ou interromper a progressão da fibrose à cirrose, sua eficácia permanece controversa.[19] O tratamento atual é baseado em suporte nutricional, tratamento das complicações da hipertensão portal com ligadura

QUADRO 8 Exames para triagem e monitorização da doença hepática relacionada à fibrose cística

Métodos	Descrição
Laboratoriais	TGO, TGP, gama GT, fosfatase alcalina, bilirrubinas totais e frações, proteínas totais e frações, TAP, lipidograma. Realizados anualmente ou a cada 3-6 meses na monitorização quando diagnóstico estabelecido.
Ultrassonografia hepática	Baixa acurácia para o diagnóstico de fibrose hepática, especialmente nos estágios iniciais, mesmo assim continua a ser um exame fundamental para o diagnóstico e acompanhamento, avaliando o parênquima hepático (normal, homogêneo, heterogêneo ou nodular) e hipertensão portal (esplenomegalia).
Elastografia hepática	Ferramenta adicional à ultrassonografia, método não invasivo baseado em ultrassom que utiliza a velocidade das ondas de cisalhamento para medir a rigidez do fígado. Importante para detectar o estágio inicial de fibrose e acompanhamento em longo prazo. Os valores de rigidez e ponto de corte de diferentes técnicas de elastografia não são comparáveis; portanto o ideal é a monitorização com o mesmo fabricante e a mesma técnica. Realizar anualmente na triagem de doença hepática, ou antes, se houver piora clínica laboratorial.
Diagnóstico diferencial de outras hepatopatias crônicas	**Alteração aguda:** ▪ Sorologias: HAV, CMV, EBV. ▪ Outras causas: toxicidade, eventos extra-hepáticos (congestão na insuficiência cardíaca e doença pulmonar avançada), infecções bacterianas/virais. **Alteração crônica:** ▪ Sorologias: HBV, HCV. ▪ Hemocromatose: ferro, ferritina, índice de saturação de transferrina. ▪ Hepatite autoimune: IgG, eletroforese de proteínas, FAN, SMA, ALKM. ▪ Doença de Wilson: ceruloplasmina, cobre urinário. ▪ Deficiência de alfa-1-antitripsina: nível sérico, fenotipagem. ▪ Doença celíaca: IgA, antitransglutaminase IgA.
Biópsia hepática	Importante para caracterizar diferentes fenótipos. Exame invasivo, risco de sub ou superestimação de lesões, dada a natureza focal da fibrose. Indicação ponderada devido a opções de tratamentos limitados.

ALKM: anticorpo antimicrossomal de fígado e rim; CMV: citomegalovírus; EBV: vírus Epstein-Barr; Gama GT: gama glutamil transferase; FAN: fator antinuclear; HAV: vírus da hepatite A; HBV: vírus da hepatite B; HCV: vírus da hepatite C; IgA: imunoglobulina A; IgG: imunoglobulina G; SMA: anticorpo antimúsculo liso; TAP: tempo de atividade de protrombina; TGO: transaminase oxalacética ou AST (aspartato aminotransferase); TGP: transaminase pirúvica ou ALT (alanina aminotransferase).
Fonte: elaboração dos autores.

QUADRO 9 Fenótipos da doença hepática relacionada à fibrose cística

Classificação	Descrição
Fibrose biliar	▪ Cirrose biliar focal. ▪ Cirrose multilobular.
Doença vascular porto-sinusoidal	HP na ausência de trombose extra-hepática da veia porta e sem cirrose. Todas as lesões envolvem vênulas portais ou sinusoides. Diagnóstico feito por biópsia: ▪ Venopatia portal obliterativa: espessamento da parede da veia porta intra-hepática, estreitamento, desaparecimento ou esclerose das vênulas portais. ▪ Hiperplasia nodular regenerativa. ▪ Fibrose portal incompleta.
Esteatose hepática	Causas: deficiências de ácidos graxos essenciais, alteração do metabolismo de fosfolipídios, desnutrição ou obesidade, insuficiência pancreática, depleção de colina, diabetes, antibioticoterapia prolongada.
Comprometimento do trato biliar	▪ Colestase neonatal causada por secreções biliares viscosas e espessadas às vezes podem ser o primeiro sinal, mimetizando atresia da via biliar. Resolução com aproximadamente 2-3 anos de idade. ▪ Estenoses biliares intra ou extra-hepático (até 70% pela colangiorressonância), pode mimetizar colangite esclerosante primária.
Comprometimento da vesícula biliar	▪ Microvesícula: 5-45%, VB ausente. ▪ Distensão e disfunção da VB: 3-20%. ▪ Colelitíase: 3-25% (cálculos de bilirrubina), não responsivo a UDCA. ▪ Carcinoma da VB e colangiocarcinoma em pacientes adultos com FC, rara.
Hipertensão portal	Um ou mais dos seguintes: ▪ Esplenomegalia com plaquetas < 150.000 e/ou leucócitos < 3.000. ▪ Varizes de esôfago ou gástricas (imagem ou endoscopia).
Insuficiência hepática	▪ Hipoalbuminemia, TAP alargado (não respondedor à vitamina K). ▪ Ascite. ▪ Encefalopatia hepática.

FC: fibrose cística; HP: hipertensão pulmonar; TAP: tempo de atividade de protrombina; UDCA: ácido ursodesoxicólico; VB: vesícula biliar.
Fonte: elaboração dos autores.

elástica de varizes e transplante de fígado em pacientes que progridem para o estágio final da doença hepática.[21] O Quadro 10 exemplifica a indicação de transplante hepático.[24]

MODULADORES DA FUNÇÃO DA PROTEÍNA CFTR

Nas duas últimas décadas, medicamentos com pequenas moléculas foram desenvolvidos com capacidade de melhorar a função da proteína CFTR (corretores, potencializadores, amplificadores), genericamente chamados de moduladores da proteína CFTR. Grandes modificações na evolução clínica dos pacientes FC têm sido observadas com o uso desses medicamentos, principalmente no controle da doença respiratória e na recuperação nutricional.[13,14,25]

Resultados iniciais obtidos com escores abdominais específicos para pacientes com FC mostraram melhora significativa dos

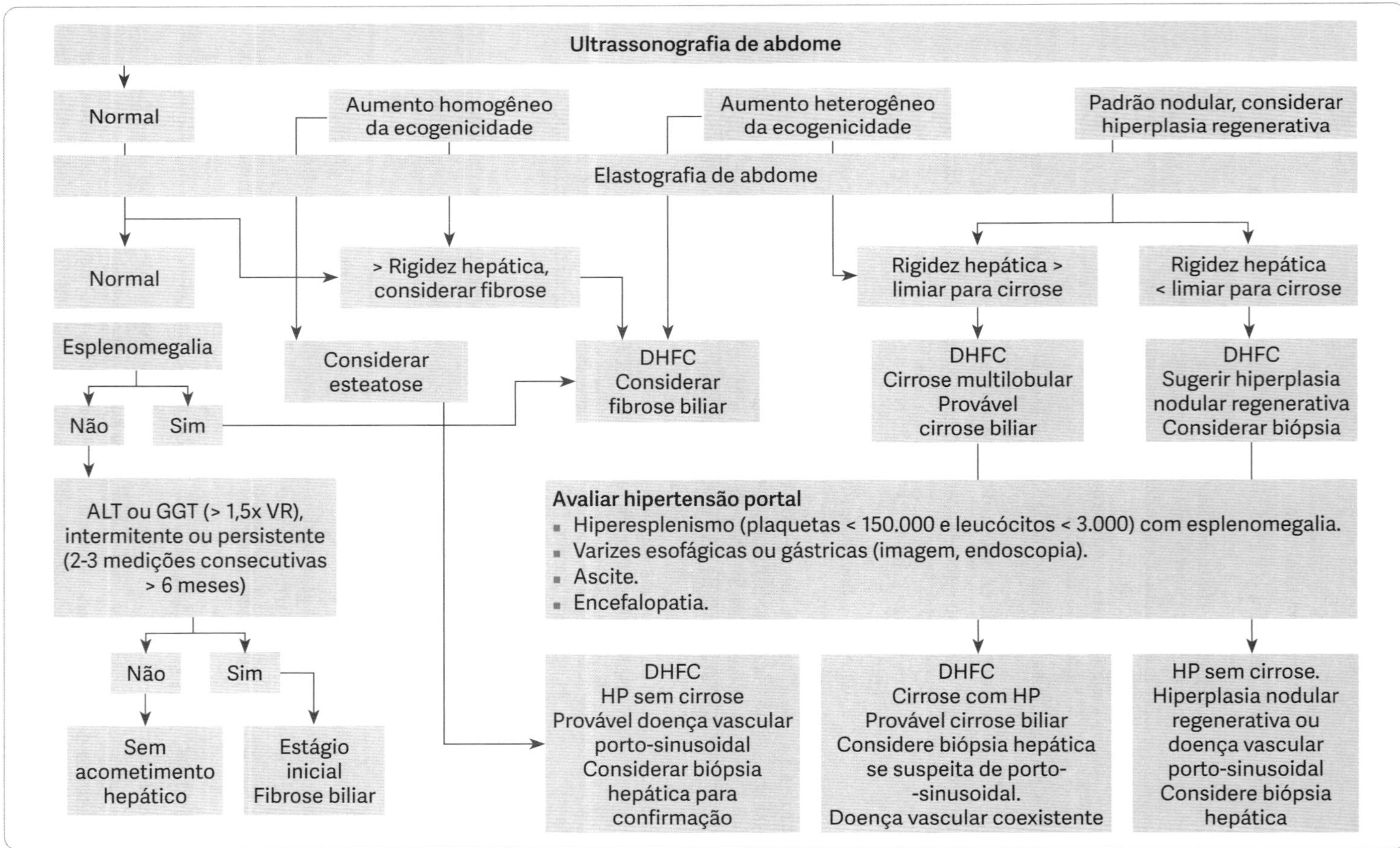

FIGURA 1 Abordagem diagnóstica da DHFC. Na presença de sinais de "bandeira vermelha", a doença vascular porto-sinusoidal deve ser investigada e a biópsia hepática deve ser realizada e/ou medições hemodinâmicas do gradiente de pressão venosa hepática devem ser consideradas.

ALT: alanina aminotransferase; DHFC: doença hepática relacionada à fibrose cística; GGT: gamaglutamiltransferase; HP: hipertensão pulmonar; VR: valor de referência.

Fonte: Dana et al.[21]

QUADRO 10 Indicação de transplante hepático na fibrose cística

Classificação	Descrição
Forte indicação	Complicação da hipertensão portal Disfunção hepática Encefalopatia hepática Síndrome hepatorrenal
Moderada indicação	Falha no crescimento e recuperação nutricional Síndrome hepatopulmonar
Fraca indicação	Hipertensão portal controlada
Contraindicações	Malignidade extra-hepática, comprometimento pulmonar grave, hipertensão porto-pulmonar grave e não responsiva ao tratamento médico (transplante hepático isolado)

Fonte: elaboração dos autores.

sintomas gastrointestinais como RGE, dor abdominal, apetite e hábito intestinal, com associação de moduladores.[13,14] Há relatos de melhora na função pancreática (aumento da elastase fecal), quando introduzidos precocemente, em crianças com FC de 2 a 5 anos de idade. Esses medicamentos iniciam uma nova era na terapia da FC, não mais tratando os efeitos da ausência ou disfunção da proteína CFTR, mas sim restabelecendo sua função.[13,14,25]

REFERÊNCIAS

1. Grupo Brasileiro de Estudos de Fibrose Cística (GBE-FC). Registro Brasileiro de Fibrose Cística ano 2020. 2020; p.4-56. Disponível em: http://www.gbefc.org.br. Acesso em: 20 set. 2024.
2. Ong T, Ramsey BW. Cystic fibrosis: a review. Jama. 2023;329(21):1859-71.
3. Sathe MN, Freeman AJ. Gastrointestinal, pancreatic, and hepatobiliary manifestations of cystic fibrosis. Pediatr Clin North Am. 2016;63(4):679-98.
4. Bobadilla JL, Macek Jr M, Fine JP, et al. Cystic fibrosis: a worldwide analysis of cftr mutationscorrelation with incidence data and application to screening. Hum Mutat. 2002;19:575-606.
5. Karimi A, Gorter RR, Sleeboom C, et al. Issues in the management of simple and complex meconium ileus. Pediatr Surg Int. 2011;27(9):963-8.
6. van der Doef HPJ, Kokke FTM, van der Ent CK, Houwen RHJ. Intestinal obstruction syndromes in cystic fibrosis: meconium ileus, distal intestinal obstruction syndrome, and constipation. Curr Gastroenterol Rep. 2011;13:265-70.
7. Demeyer S, De Boeck K, Witters P, Cosaert K. Beyond pancreatic insufficiency and liver disease in cystic fibrosis. Eur J Pediatr. 2016.
8. Houwen RH, van der Doef HP, Sermet I, et al.; The ESPGHAN Cystic Fibrosis Working Group. Defining DIOS and constipation in cystic fibrosis with a multicentre study on the incidence, characteristics, and treatment of DIOS. J Pediatr Gastroenterol Nutr. 2010;50:38-42.
9. Hort A, Hameed A, Middleton PG, Pleass HC. Distal intestinal obstruction syndrome: an important differential diagnosis for abdominal pain in patients with cystic fibrosis. Royal Australasian College of Surgeons ANZ J Surg. 2019.
10. Yule A, Sills D, Smith S, et al. Thinking outside the box: a review of gastrointestinal symptoms and complications in cystic fibrosis. Expert Review of Respiratory Medicine. 2023;17(7):547-61.
11. Stefano MA, Sandy NS, Zagoya C, et al. Diagnosing constipation in patients with cystic fibrosis applying ESPGHAN criteria. Journal of Cystic Fibrosis. 2021;9:10.
12. van der Doef HPJ, Kokke FTM, Beek FJA, et al. Constipation in pediatric cystic fibrosis patients: an underestimated medical condition. Journal of Cystic Fibrosis. 2010:59-63.
13. Mainz JG, Zagoya C, Polte L, et al. Elexacaftor-tezacaftor-ivacaftor treatment reduces abdominal symptoms in cystic fibrosis-early results obtained with the CF-specific CFAbd-Score. Front Pharmacol. 2022;13.
14. Henen S, Denton C, Teckman J, et al. Review of gastrointestinal motility in cystic fibrosis. Journal of Cystic Fibrosis. 2021;20:578-85.

15. Ooi CY, Durie PR. Cystic fibrosis from the gastroenterologist's perspective. Nat Rev Gastroenterol Hepatol. 2016;13(3):175-85.
16. Taylor CJ, Chen K, Horvath K, et al. ESPGHAN and NASPGHAN report on the assessment of exocrine pancreatic function and pancreatitis in children. J Pediatr Gastroenterol Nutr. 2015;61(1):144-53.
17. Maqbool A, Pauwels A. Cystic fibrosis and gastroesophageal reflux disease. J Cyst Fibros. 2017(Suppl 2):S2-S13.
18. Neri LCL, Simon MISDS, Ambrósio VLS, et al. Grupo de Trabalho das Diretrizes Brasileiras de Nutrição em Fibrose Cística. Brazilian guidelines for nutrition in cystic fibrosis. Einstein (Sao Paulo). 2022;20:eRW5686.
19. Debray D, Kelly D, Houwen R, et al. Best practice guidance for the diagnosis and management of cystic fibrosis-associated liver disease. J Cyst Fibros. 2011;10(Suppl 2):S29-36.
20. Boëlle PY, Debray D, Guillot L, et al.; French CF Modifier Gene Study Investigators. Cystic fibrosis liver disease: outcomes and risk factors in a large cohort of French patients. Hepatology. 2019;69(4):1648-56.
21. Dana J, Debray D, Beaufrère A, et al. Cystic fibrosis-related liver disease: Clinical presentations, diagnostic and monitoring approaches in the era of CFTR modulator therapies. J Hepatol. 2022;76(2):420-34.
22. Debray D, Mourabit HE, Merabtene F, et al. Diet-induced dysbiosis and genetic background synergize with cystic fibrosis transmembrane conductance regulator deficiency to promote cholangiopathy in mice. Hepatol Commun. 2018;2:1533-49.
23. Albillos A, de Gottardi A, Rescigno M. The gut-liver axis in liver disease: pathophysiological basis for therapy. J Hepatol. 2020;72(3):558-77.
24. Freeman AJ, Sellers ZM, Mazariegos G, et al. A multidisciplinary approach to pretransplant and posttransplant management of cystic fibrosis-associated liver disease. Liver Transpl. 2019;25(4):640-57.
25. Nichols DP, Paynter AC, Heltshe SL, et al. Clinical effectiveness of elexacaftor/tezacaftor/ivacaftor in people with cystic fibrosis. American Journal of Respiratory and Critical Care Medicine. 2022;205(5).

19

Pancreatites

Cíntia Steinhaus
Adriana Domingues Graziano
Matias Epifanio

INTRODUÇÃO

A pancreatite é uma doença caracterizada pela inflamação do pâncreas no contexto clínico de dor abdominal. Habitualmente, é acompanhada de elevação dos níveis de amilase e lipase pancreáticas e imagens sugestivas de lesão pancreática. Em pediatria, as pancreatites podem ser classificadas em: aguda, aguda recorrente e crônica.

O diagnóstico de pancreatite aguda (PA) em pacientes pediátricos requer pelo menos 2 dos seguintes critérios:

1. Dor abdominal compatível com PA.
2. Valores séricos de amilase e/ou lipase aumentados pelo menos 3 vezes em relação aos limites superiores da normalidade.
3. Achados de imagem consistentes com PA.[1,2]

A pancreatite aguda recorrente (PAR) foi definida como 2 crises distintas de PA, com intervalo sem dor superior a 1 mês entre os episódios, ou com normalização das enzimas pancreáticas e resolução completa da dor, independentemente do intervalo entre os episódios.[1,2]

A pancreatite crônica (PC) é diagnosticada na presença de:

1. Dor abdominal típica associada a achados de imagem característicos ou
2. Insuficiência pancreática exócrina (Ipex) mais achados de imagem ou
3. Insuficiência pancreática endócrina (Ipen) mais achados de imagem.[2]

A incidência tanto da PA como da PC continua a crescer, as razões podem ser diferentes e não são totalmente compreendidas, mas considera-se que podem estar associadas a maior consciência da doença na população dos médicos pediatras.[3,4] A PA é uma doença rara, mas com diagnóstico mais frequente em crianças, com incidência estimada em 3,6-13,2/100.000 por ano.[5,6]

A PA é uma doença em que ocorre uma autólise do pâncreas, cuja fisiopatologia permanece obscura. Apesar de diferentes etiologias, o quadro clínico segue um padrão similar. O passo inicial, seja de origem traumática, infecciosa ou metabólica, é a lesão das células dos ácinos pancreáticos por ativação prematura das enzimas digestórias dentro das células. Níveis de cálcio não fisiológicos aberrantes no interior das células acinares do pâncreas são gerados em primeiro lugar, seguindo-se a ativação prematura de proenzimas pancreáticas. Mudanças inflamatórias no pâncreas e arredores são uma consequência da liberação da cascata enzimática iniciada pela conversão de tripsinogênio para tripsina.[4,7]

PANCREATITE AGUDA

As etiologias das PA variam conforme a idade dos pacientes e o estudo analisado. Conforme publicação da Sociedade Norte-Americana de Gastroenterologia e Nutrição (NASPGHAN), as causas mais frequentes são obstrutiva, anatômica e genética, entretanto as causas idiopáticas representam até 20% dos casos. Outras etiologias envolvidas são doenças sistêmicas, trauma e medicamentosa.[4,8]

Nas crianças maiores e adolescentes predominam as causas biliares, porém houve um aumento na identificação de origem genética, sendo os principais genes envolvidos: *Cationic trypsinogen (PRSS1), Serine protease inhibitor Kazal type 1 (SPINK1), Cystic fibrosis transmembrane regulator (CFTR), Chymotrypsin C (CTRC), Calcium-sensing receptor (CASR), Carboxypeptidase 1 (CPA1)* e *Carboxyl ester lipase (CEL)*.[4,8]

Diagnóstico

De acordo com os critérios *Insppire*, o diagnóstico de PA requer pelo menos 2 dos seguintes:

1. Dor abdominal compatível com PA.
2. Valores séricos de amilase e/ou lipase 3 vezes os limites superiores do normal.
3. Achados de imagem compatíveis com PA.[9]

Apresentação clínica

Em estudos pediátricos de pancreatite aguda, 80 a 95% dos pacientes apresentaram dor abdominal de localização epigástrica em até 62 a 89% dos casos, e difusa em 12 a 20% dos pacientes.[5] O segundo sintoma mais comum foi náusea ou vômito, que foi relatado em 40 a 80% dos pacientes. Em crianças pequenas e lactentes, irritabilidade, vômitos e/ou distensão abdominal podem sugerir PA.[10]

Perfil sérico laboratorial

Tanto a amilase quanto a lipase são geralmente elevadas no início do curso da doença. Apesar disso, não estão relacionados os níveis séricos aumentados dessas enzimas com a gravidade da doença. As variações dos níveis das enzimas pancreáticas durante o curso da doença estão na Tabela 1.

Várias condições além de pancreatite causam elevação da amilase e/ou lipase sérica pancreática (Quadro 1).[11,12]

Além da lipase e da amilase, para o diagnóstico de PA deve-se solicitar também hemograma completo, eletrólitos séricos, ureia, creatinina, cálcio total, painel hepático de enzimas, indicados para buscar etiologia biliar e avaliar o envolvimento de outros órgãos. Costumam estar presentes leucocitose, com desvio à esquerda, e elevação da hemossedimentação, da glicemia, da fosfatase alcalina, das aminotransferases (ALT e AST) e das bilirrubinas. Hipoxemia com hipoalbuminemia, hipocalcemia e azotemia, com elevação da glicose e desidrogenase láctica, refletem doença mais progressiva e deterioração pancreática hemorrágica.[11]

A hipocalcemia sérica ocorre porque no processo da fisiopatologia da PA ocorre a necrose gordurosa, que acontece quando há o extravasamento de enzimas lipolíticas para o tecido adiposo, o que determina di-

TABELA 1 Variações das enzimas pancreáticas

	Início do aumento após sintomas	Pico de elevação	Tempo em que permanecem elevados	Sensibilidade	Especificidade
Amilase	6-24 horas	48 horas	5-7 dias	70-75%	87-96%
Lipase	4-8 horas	24 horas	8-14 dias	79-100%	89-100%

Fonte: adaptação de Párniczky et al.[10]

QUADRO 1 Outras causas de aumento de amilase e/ou lipase

Insuficiência hepática
Insuficiência renal
Doença celíaca
Doença inflamatória intestinal
Apendicite
Trauma abdominal
Cetoacidose diabética
Traumatismo craniano

Fonte: adaptação de Zhao et al.[12]

gestão (liquefação) da membrana de adipócitos e quebra das ligações estéricas de triglicerídeos, liberando assim ácidos graxos livres. Esses ácidos graxos livres se combinam com íons Ca++ (reação de saponificação) e formam áreas esbranquiçadas no tecido adiposo. Portanto, o cálcio sérico é recrutado, justificando a hipocalcemia.

Fatores prognósticos de gravidade

O curso natural dos casos de PA é mal compreendido, e não se dispõe até o momento de bons preditores de gravidade. Nos adultos, a síndrome da resposta inflamatória sistêmica (SIRS) é usada para prever a gravidade da PA e, na pediatria a SIRS na admissão é um método simples para prever quais populações pediátricas serão de risco para casos de pancreatite aguda grave.[8]

A SIRS em pediatria é definida como presença de pelo menos dois dos seguintes critérios, sendo que um deles deve ser a alteração da temperatura ou do número de leucócitos:

- Alteração de temperatura corpórea – hipertermia ou hipotermia.
- Taquicardia – frequência cardíaca (FC) inapropriada para a idade na ausência de estímulos externos ou bradicardia para criança < 1 ano.
- Taquipneia – frequência respiratória (FR) inapropriada para a idade **ou** necessidade de ventilação mecânica para um processo agudo não relacionado a doença neuromuscular de base ou necessidade de anestesia geral.
- Alteração de leucócitos – leucocitose ou leucopenia não secundárias a quimioterapia, ou presença de formas jovens de neutrófilos no sangue periférico.

Exames de imagem

A imagem inicial pode ser realizada por meio de ultrassonografia (US) abdominal, e também tomografia computadorizada (TC) ou ressonância magnética (RM), reservadas para casos mais complicados.[8]

Ultrassonografia abdominal (USGA)

É o exame preliminar utilizado na avaliação inicial dos casos suspeitos de PA, apesar de ter menor sensibilidade em visualizar o pâncreas em comparação com TC (70% *vs.* 90% consecutivamente).[13] Permite avaliar alterações na textura, limites, contornos, presença de dilatações nos ductos, pseudocistos, abscessos, ascite e associação com litíase.[14]

Tomografia computadorizada com contraste (TCCC)

É o padrão ouro para o diagnóstico, e o uso do contraste é importante para distinguir áreas de necrose pancreática.[1] Recomenda-se que a TCCC seja realizada 5 a 7 dias após o início da doença para identificar necrose pancreática e/ou peripancreática.[13] As alterações possíveis vistas pela TCCC são: realce de órgão homogêneo, alterações inflamatórias da gordura peripancreática ou fluido circundante, necrose no pâncreas ou no tecido peripancreático, coleções de líquido peripancreático ou pseudocistos.[14]

Colangiopancreatografia por ressonância magnética (CPRM)

Útil para complicações tardias, além de ser mais sensível na avaliação de tecido necrótico em comparação com a TCCC.[15] É frequentemente empregada para detecção de cálculos distais do ducto biliar comum e diagnóstico de cálculos biliares, inclusive menores que 3 mm, com sensibilidade de 71 a 100%. A visualização do ducto pancreático menor é possível em mais de 80% dos pacientes. A CPRM pode detectar dilatação, pseudocisto e defeitos de enchimento ductal (incluindo cálculo, agregados de mucina ou barro biliar). Permite também um estudo das vias biliares e pancreáticas em pacientes pediátricos.[14]

Classificação da pancreatite aguda

Na maioria dos casos pediátricos, a PA tem resolução espontânea, sem complicações relacionadas ao evento agudo. Porém, em um subconjunto de crianças, as complicações das respostas inflamatórias pancreáticas e sistêmicas locais ocorrem e podem resultar em doença grave.[10,11,16] Portanto, é necessário definir a gravidade da PA para desenvolver uma estrutura de melhor entendimento do quadro e esta servir como base para estudos futuros de investigação terapêutica e de resultados.[17] Diante disso, em 2016 foi publicada pelo comitê de pâncreas da NASPGHAN uma classificação para PA pediátrica que estabeleceria sua gravidade (Figura 1).

Tratamento

O tratamento da PA baseia-se nas recomendações a seguir.

Administração de fluidos

Crianças com PA devem ser reanimadas inicialmente com cristaloides, seja com Ringer Lactato ou soro fisiológico. Se houver evidência de comprometimento hemodinâmico, um bólus de 10 a 20 mL/kg é recomendado. Após a ressuscitação volumétrica, manter 1,5 a 2 vezes os fluidos de manutenção intravenosos (IV) com monitorização da diurese durante 24 a 48 horas, como medida de prevenção de complicações, como a necrose, uma vez que a patogênese da PA e sua progressão para formas graves podem ser secundárias a alterações na microcirculação do pâncreas por hipovolemia, aumento da permeabilidade e formação de microtrombos.[8]

Tratamento da dor

A dor abdominal é o sintoma de apresentação mais comum de PA. A fisiopatologia da dor na PA é caracterizada por perda de compartimentação intracelular e extracelular, que poderia resultar de diferentes mecanismos: obstrução do transporte secre-

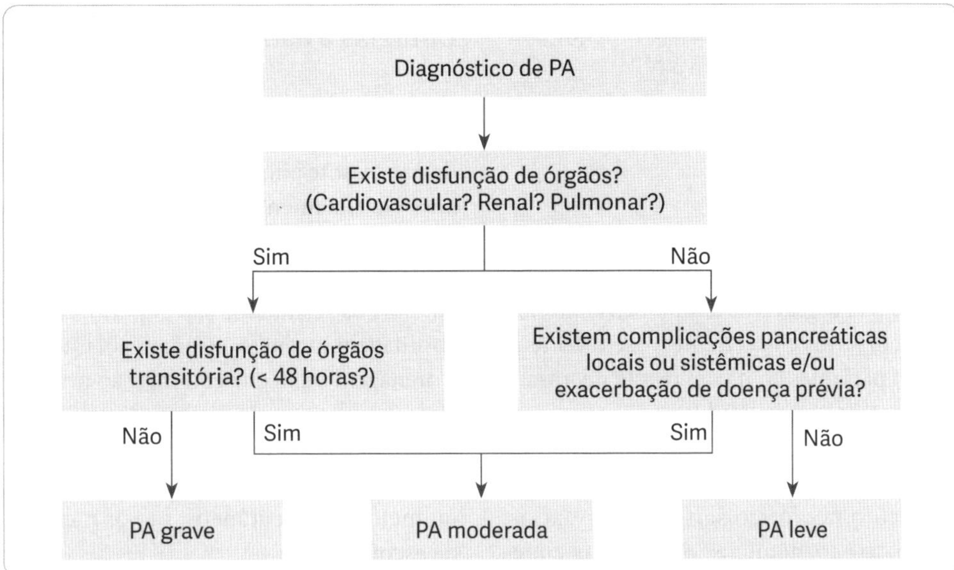

FIGURA 1 Fluxograma da classificação da pancreatite aguda de acordo com a gravidade.
PA: pancreatite aguda.
Fonte: adaptação de Peter et al.[18]

tor pancreático, ativação de enzimas ou incapacidade de cessar a cascata de ativação inflamatória. Esta, por sua vez, estimula a dor visceral pancreática e receptores peritoneais para dor somática.[1,17] Nenhum dado fornece orientação para o tratamento ideal da dor na PA pediátrica. Estudos em adultos não identificaram um único medicamento superior, e não existem evidências de apoio de que a morfina cause eventos adversos no esfíncter de Oddi. Morfina IV ou outro opioide deve ser usado para pancreatite aguda que não responde a paracetamol ou anti-inflamatórios não esteroides (Aine).[1,18]

Nutrição

Exceto na presença de contraindicações diretas para o recebimento de dietas, como nos casos de íleo adinâmico, fístulas complexas e síndrome compartimental, crianças com PA leve podem se beneficiar desde o início (dentro de 48 a 72 horas de apresentação) de nutrição oral/enteral (NE) para diminuir o tempo de permanência hospitalar, diminuir o risco de disfunção orgânica e de resposta de citocinas, além de prevenir a translocação bacteriana e a incidência de gastroparesia e íleo intestinal. Apesar de alguns estudos não demonstrarem nenhuma diferença nos resultados se NE foi iniciada antes ou depois de 72 horas da apresentação, uma metanálise de 2008 examinando 11 RM demonstrou que, quando a NE começou dentro de 48 horas de apresentação, diminuíram significativamente as taxas de mortalidade, infecções e falência de múltiplos órgãos em comparação com NP.[2,16]

As vias de NE descritas incluem gástrica ou jejunal, e a nutrição parenteral (NP) deve ser considerada nos casos em que a NE não é possível por um período maior que 5 a 7 dias, tal como no íleo paralítico, fístulas complexas e síndrome compartimental, para reduzir o estado catabólico do corpo. Nesses casos, a NE deve ser iniciada assim que possível, conjuntamente com a NP.[2]

Diante disso, as recomendações quanto à dieta na PA estão resumidas no Quadro 2.

Antibióticos

Antibioticoterapia profilática não é empiricamente recomendada na PA. No tratamento da PA grave, os antibióticos têm sido utilizados nos casos de necrose infectada ou em pacientes com pancreatite necrosante que estão hospitalizados e não estão apresentando melhora clínica sem o uso de antibióticos. Os antibióticos que penetram no tecido necrótico são recomendados, como carbapenêmicos, quinolonas e metronidazol. Nesses casos, o uso de tais drogas demonstrou atrasar intervenções cirúrgicas e diminuir a morbimortalidade.[1,18]

Complicações

As complicações de início precoce na PA incluem disfunção de múltiplos órgãos, choque e coleções agudas de fluido peripancreático. As complicações tardias são a formação de pseudocistos (8 a 41% dos casos) e necrose pancreática.[18] Aproximadamente 15 a 35% das crianças com pancreatite aguda terão outro surto de pancreatite.[18]

Cirurgias e pancreatite aguda

A colecistectomia pode e deve ser realizada com segurança antes da alta em casos de pancreatite biliar aguda não complicada leve. No tratamento de coleções necróticas agudas, as intervenções devem ser evitadas e retardadas, mesmo para necrose infectada, pois os resultados são superiores com abordagem tardia (> 4 semanas). Quando a drenagem ou necrosectomia são necessárias, abordagens não cirúrgicas, incluindo endoscópicas (ecoendoscopia e colangeopancreatografia endoscópica retrógrada) ou métodos percutâneos, são os métodos de escolha.[17,19]

Prognóstico

Os resultados gerais dos casos de PA em crianças são favoráveis quando comparados aos adultos. O tempo médio de internação de crianças com PA é de 2,8 a 8 dias. A instituição precoce da NE e a ressuscitação agressiva com fluidos têm sido associadas a menor permanência hospitalar, assim como admissões na unidade de terapia intensiva (UTI) e taxas reduzidas de PA grave em comparação com pacientes não manejados com essas recomendações. A

QUADRO 2 Recomendações dietéticas na pancreatite aguda

Pancreatite aguda leve	▪ Iniciar uma dieta geral (regular) e avançar conforme tolerado. ▪ Preferencialmente pela via oral quando comparados com a via nasogástrica. ▪ O uso de fórmulas especializadas ou imunonutrição não é necessário.
Pancreatite moderada/grave	▪ NE (oral, NG ou NJ conforme tolerado) deve ser tentada dentro de 72 horas. ▪ NE é preferencial a NP. ▪ Combinação de NE e NP deve ser a escolha em crianças que não atingem as metas calóricas com NE exclusiva. ▪ NP deve ser prescrita quando a NE não é tolerada.

NE: nutrição enteral; NG: sonda nasogástrica; NJ: sonda nasojejunal; NP: nutrição parenteral.
Fonte: adaptação de Morinille et al.[2]

mortalidade em PA pediátrica está associada a doença sistêmica, mas é inferior a 5% na maioria das coortes, mesmo incluindo admissões em UTI.[18,19]

PANCREATITE CRÔNICA

Na maioria dos casos a PC é resultante de mais de uma condição, portanto é mais adequado atribuir fatores de risco ao desenvolvimento da patologia do que listar uma única etiologia. No Quadro 3 estão os principais fatores de risco para PC.[20-22]

Diagnóstico

O diagnóstico de PC inclui uma história clínica detalhada, com investigação de outros episódios de pancreatite, dor abdominal recorrente, hospitalizações prévias e história familiar de pancreatopatias, doenças biliares e metabólicas, além de câncer pancreático.

Laboratorial

Análise bioquímica geral na avaliação inicial, seguida de testes metabólicos e mais específicos, de forma individualizada e gradativa, listados no Quadro 4.[20-23]

Imagem

Confirmará alterações crônicas irreversíveis e pode indicar fatores de risco envolvidos na etiologia.

A US transabdominal é o primeiro exame de imagem a ser solicitado por não ser invasivo, apesar de não detalhar a anatomia do pâncreas. A TC visualiza alterações agudas e crônicas, incluindo atrofia do pâncreas, calcificações e substituição de gordura, mas não detecta alterações parenquimatosas sutis ou anormalidades ductais. A CPRM tornou-se o método de imagem de escolha em pediatria porque não envolve radiação e é capaz de detectar muitas alterações crônicas, incluindo atrofia do pâncreas, dilatações e irregularidades ductais.[20,22]

QUADRO 3 Fatores de risco de pancreatite crônica

Fatores de risco	
Genéticos	Responsáveis por 75% dos casos de PC. As mutações mais comumente associadas estão nos genes: tripsinogênio catiônico (PRSS1), regulador de condutância transmembranar da fibrose cística (*CFTR*), inibidor da protease serina Kazal tipo I (*SPINK1*), quimotripsina C (*CTRC*) e carboxipeptidase A1 (*CPA1*).
Obstrutivos	Anomalias congênitas do sistema pancreatobiliar ou alterações funcionais da drenagem, como pâncreas *divisum*, pâncreas anular, cisto de colédoco e cálculos biliares.
Medicamentoso	Aproximadamente 25% dos casos. Os medicamentos mais frequentes são: ácido valproico, L-asparaginase e imunomoduladores (azatioprina, mesalazina e corticosteroides).
Metabólico	Cetoacidose diabética, hipertrigliceridemia, hipercalcemia secundária ao hiperparatireoidismo e erros inatos do metabolismo (acidemia propiônica e acidemia metilmalônica).
Autoimune	Predomínio da variante do tipo 2 – pancreatite ductocêntrica idiopática, que geralmente apresenta níveis séricos normais de imunoglobulina G4, responde à terapêutica com corticoides e apresenta baixas taxas de recorrência.

PC: pancreatite crônica.
Fonte: adaptação de Suzuki et al.[22]

QUADRO 4 Exames laboratoriais no diagnóstico da pancreatite crônica

Exames inespecíficos	Hemograma, PCR, amilase, lipase, TGO, TGP, FA, GGT, BTF, proteinograma, ureia, creatinina, sódio, potássio, glicemia, tempo de protrombina, gasometria.
Exames específicos	Pesquisa de doenças parasitárias, sorologia para doença celíaca e teste do suor. Pesquisa de mutações genéticas: *PRSS1*, *SPINK1*, *CFTR*, *CTRC* e *CPA1* – em centros especializados.
Testes diagnósticos de Ipex	▪ **Direto:** teste de estimulação pancreática – padrão-ouro, porém trata-se de um teste invasivo e de alto custo. ▪ **Indireto:** elastase fecal – baixo custo, não afetado pelo uso de enzimas pancreáticas e amplamente validado como ferramenta diagnóstica. Valores abaixo de 200 mcg/g são indicativos de Ipex.
Testes diagnósticos de Ipen	Casos suspeitos: glicemia de jejum entre 100-125 mg/dL e/ou Hb glicada entre 5,7-6,4%. Confirmação diagnóstica: teste de tolerância oral de glicose. Confirmação diagnóstica: teste de tolerância oral de glicose.

BTF: bilirrubinas total e frações; FA: fosfatase alcalina; GGT: gamaglutamiltransferase; Hb: hemoglobina glicada; Ipen: insuficiência pancreática endócrina; Ipex: insuficiência pancreática exócrina; PCR: proteína C reativa; TGO: transaminase glutâmico-oxalacética; TGP: transaminase glutâmico-pirúvica.
Fonte: adaptação de Freeman et al.[24]

A ultrassonografia endoscópica (EUS) é muito útil na detecção de microlitíase e anomalias pancreáticas (p. ex., pâncreas *divisum*).

A colangiopancreatografia retrógrada endoscópica (CPRE) deve ser realizada apenas para fins terapêuticos.[20]

Tratamento

O tratamento em nível hospitalar baseia-se no controle da dor, medidas dietéticas e terapia de reposição enzimática, com indicação de transferência para terapia intensiva nos casos de instabilidade hemodinâmica. Ambulatorialmente, o paciente deverá ser monitorado rigorosamente sob o ponto de vista nutricional e clínico-laboratorial.

Medidas dietéticas

As recomendações atuais apoiam uma dieta com quantidade normal de lipídios em crianças com PC, a menos que a hipertrigliceridemia seja a etiologia subjacente. Além das deficiências calóricas e de macronutrientes, crianças com PC correm o risco de deficiências de micronutrientes, particularmente deficiências das vitaminas lipossolúveis A, D, E e K. Em particular, a deficiência de vitamina D é um contribuinte provável para a alta prevalência de osteopenia e osteoporose em adultos com PC.[23]

Para crianças com PC, os parâmetros de crescimento e desenvolvimento puberal devem ser seguidos e nutrição adequada fornecida, por meio de dieta oral, ou quando necessário, por meio de alimentação enteral. A análise laboratorial de vitaminas lipossolúveis deve ocorrer a cada 12 a 18 meses ou conforme indicação clínica, e possíveis deficiências deverão ser corrigidas.[23]

Tratamento da dor

O tratamento da dor em crianças com PC requer uma abordagem multidisciplinar, idealmente envolvendo o gastroenterologista pediátrico, psicólogo, enfermeiro e fisioterapeuta. A terapia cognitivo-comportamental (TCC), a fisioterapia e mudanças no estilo de vida podem ser consideradas terapias adjuvantes para o controle da dor em crianças com PC.[22,23]

Os protocolos de medicação propostos em etapas, modelados a partir da escada da dor, são mais apropriados, pois permitem doses menores de cada medicamento e são demonstrados na Figura 2. O uso de medicamentos intravenosos é reservado para situações em que o paciente se encontra em dieta zero ou diante do estado de íleo paralítico.[23]

Os medicamentos neuromoduladores são agentes eficazes no tratamento da dor neuropática crônica, fornecendo alívio por meio da modulação da sinalização central da dor, reduzindo assim a sensibilização, porém até o momento não há estudos que avaliem a eficácia desses medicamentos na PC na população pediátrica, e todos são usados de forma *off-label*.[21,23]

Tratamento cirúrgico

A abordagem cirúrgica convencional na PC é indicada para o tratamento de complicações, como drenagens ou ressecções, enquanto a pancreatectomia total com autotransplante de ilhotas (TPIAT) é uma opção terapêutica para casos de dor crônica refratária ao tratamento.[24]

Complicações

As principais complicações da PC estão listadas no Quadro 5.[23]

O pseudocisto de pâncreas é a complicação mais frequente, e quando assintomá-

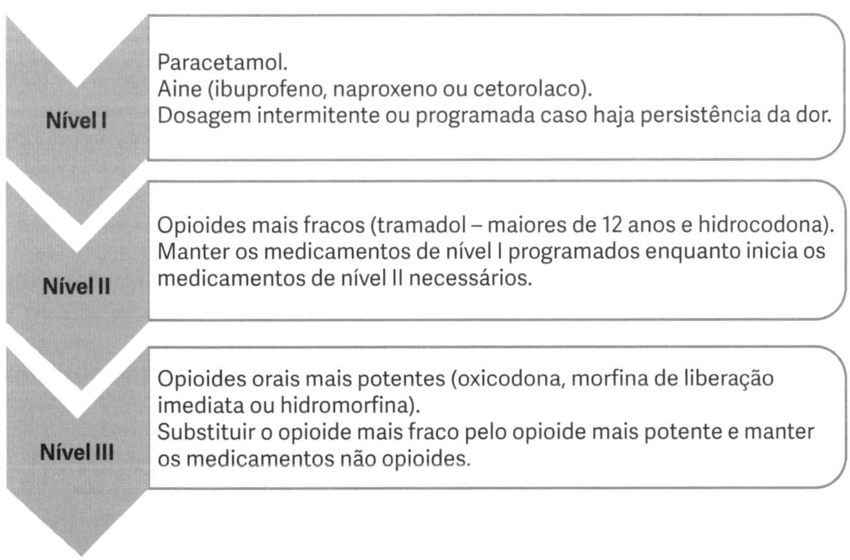

FIGURA 2 Escada da dor.

Aine: anti-inflamatórios não esteroides.
Fonte: adaptação de Freeman et al.[24]

QUADRO 5 Complicações da pancreatite crônica

Coleções de líquido pancreático/ peripancreático	Coleções fluidas agudas: < 4 semanas de duração ▪ Peripancreáticas agudas. ▪ Necróticas agudas ▪ Coleções de fluidos maduras: > 4 semanas de duração. ▪ Necrose isolada. ▪ Pseudocistos pancreáticos.
Doença do ducto pancreático	Estenoses. Cálculos intraductais.
Complicações vasculares	Trombose de veia esplênica. Trombose venosa profunda. Embolia pulmonar.
Gastroparesia	
Sobrecrescimento bacteriano	
Câncer de pâncreas	

Fonte: adaptação de Freeman et al.[24]

tico deve ser tratado de forma conservadora. A drenagem, entretanto, deve ser considerada quando a coleção de fluidos torna-se clinicamente sintomática (náusea/vômito ou dor descontrolados), infectada, provoca complicações obstrutivas (vasos sanguíneos, ducto biliar comum, obstrução da saída gástrica), sangramento ou formação de fístula. Mesmo quando assintomático, a drenagem endoscópica tem sido proposta se o pseudocisto é maior que 5 cm de diâmetro sem regressão espontânea.[23]

CONSIDERAÇÕES FINAIS

Apesar de ser uma doença rara em crianças, a incidência da pancreatite tem aumentado de forma significativa nas últimas décadas, com consequências devastadoras na infância. Cerca de 15 a 35% das crianças que apresentaram pancreatite aguda (PA) terão recorrência do quadro e, entre estas, 20 a 40% progredirão rapidamente, dentro de 2 a 5 anos após o início da PA, para um diagnóstico de PC.

Os mecanismos de progressão da doença, assim como os fatores de risco para complicações, ainda são desconhecidos, e estudos multicêntricos de populações pediátricas são fundamentais para melhor compreensão e abordagem desse grupo de pacientes.

REFERÊNCIAS

1. Abu-El-Haija M, Kumar S, Quiros JA, et al. Management of acute pancreatitis in the pediatric population: a clinical report from the North American Society for Pediatric Gastroenterology, Hepatology and Nutrition Pancreas Committee. Journal of Pediatric Gastroenterology and Nutrition. 2018;66(1):159-76.
2. Morinville VD, Husain SZ, Bai H, et al. Insppire Group. Definitions of pediatric pancreatitis and survey of present clinical practices. J Pediatr Gastroenterol Nutr. 2012;55(3):261-5.
3. Oracz G, Wejnarska K, Kolodziejczyk E, Kierkus J. Pediatric acute and chronic pancreatitis: increase in incidence or increasing awareness? Pancreas. 2017;46(6):e55-e56.
4. Grzybowska-Chlebowczyk U, Jasielska M, Flak-Wancerz A, et al. Acute pancreatitis in children. Prz Gastroenterol. 2018;13(1):69-75.
5. Nydegger A, Heine RG, Ranuh R, et al. Changing incidence of acute pancreatitis: 10-year experience at the Royal Children's Hospital, Melbourne. J Gastroenterol Hepatol. 2007;22(8):1313-6.

6. Morinville VD, Barmada MM, Lowe ME. Increasing incidence of acute pancreatitis at an American pediatric tertiary care center: is greater awareness among physicians responsible? Pancreas. 2010;39(1):5-8.
7. Wiley M, Mehrotra K, Bauer J, Yazici C, Bialkowska AB, Jung B. Pancreas. Pancreas. 2023;52:e335-e343.
8. Trout AT, Anupindi SA, Freeman AJ, et al. North American Society for Pediatric Gastroenterology, Hepatology and Nutrition and the Society for Pediatric Radiology joint position paper on noninvasive imaging of pediatric pancreatitis: literature summary and recommendations. Journal of Pediatric Gastroenterology and Nutrition. 2021;72(1):151-67.
9. Abu-El-Haija M, Lin TK, Palermo J. Update to the management of pediatric acute pancreatitis: highlighting areas in need of research. J Pediatr Gastroenterol Nutr. 2014;58:689-93.
10. Párniczky A, Abu-El-Haija M, Husain S, et al. EPC/HPSG evidence-based guidelines. Pancreatology. 2018;18(2):146-60.
11. Koutroumpakis E, Wu BU, Bakker OJ, et al. Admission hematocrit and rise in blood urea nitrogen at 24 h outperform other laboratory markers in predicting persistent organ failure and pancreatic necrosis in acute pancreatitis: a post hoc analysis of three large prospective databases. Am J Gastroenterol. 2015;110(12):1707-16.
12. Zhao K, Adam SZ, Keswani RN, et al. Acute pancreatitis: revised Atlanta classification and the role of cross-sectional imaging. AJR Am J Roentgenol. 2015;205(1):W32-41.
13. Szatmary P, Grammatikopoulos T, Cai W, et al. Acute pancreatitis: diagnosis and treatment. Drugs. 2022;82(12):1251-76.
14. O'Neill E, Hammond N, Miller FH. MR imaging of the pancreas. Radiol: 10.1016/j.rcl.2014.02.006. Epub 2014 Apr 2. PMID: 24889170.
15. Park AJ, Latif SU, Ahmad MU, et al. A comparison of presentation and management trends in acute pancreatitis between infants/toddlers and older children. J Pediatr Gastroenterol Nutr. 2010;51(2):167-70.
16. Párniczky A, Abu-El-Haija M, Husain S, et al. EPC/HPSG evidence-based guidelines for the management of pediatric pancreatitis. Pancreatology. 2018.
17. Nauka PC, Weinstein TA, Dolinger MT, et al. Validation of lipase and systemic inflammatory response syndrome as prognostic indicators in pediatric acute pancreatitis: a retrospective analysis. Journal of Pediatric Gastroenterology and Nutrition. 2019;68(3):389-93.
18. Petrov MS, Pylypchuk RD, Emelyanov NV. Systematic review: nutritional support in acute pancreatitis. Aliment Pharmacol Ther. 2008;28:704-12.
19. Perbtani Y, Forsmark CE. Update on the diagnosis and management of exocrine pancreatic insufficiency. F1000Res. 2019;8:F1000 Faculty Rev-1991.
20. Uc A, Husain SZ. Pancreatitis in children. Gastroenterology. 2019;156(7):1969-78.
21. Suzuki M, Minowa K, Isayama H, Shimizu T. Acute recurrent and chronic pancreatitis in children. Pediatrics International. 2021;63:137-49.
22. Grover AS, Freeman AJ, Abu-El-Haija M, et al. Updates in pediatric pancreatology: proceedings of the North American Society for Pediatric Gastroenterology, Hepatology, and Nutrition Frontiers in Pediatric Pancreatology Symposium. Journal of Pediatric Gastroenterology and Nutrition. 2019;68(2):p e27-e33.
23. Freeman AJ, Maqbool A, Bellin MD, et al. Medical management of chronic pancreatitis in children: a position paper by the North American Society for Pediatric Gastroenterology, Hepatology, and Nutrition Pancreas Committee. J Pediatr Gastroenterol Nutr. 2021;72(2):324-40.
24. Nathan JD, Ellery K, Balakrishnan K, et al. The role of surgical management in chronic pancreatitis in children: a position paper from the North American Society for Pediatric Gastroenterology, Hepatology, and Nutrition Pancreas Committee. J Pediatr Gastroenterol Nutr. 2022;74(5):706-79.

20

Pólipos e poliposes

José Cesar da Fonseca Junqueira

INTRODUÇÃO

Pólipos gastrointestinais podem ocorrer em qualquer lugar no trato digestório e são comuns em crianças. Pólipo é uma lesão da mucosa em qualquer parte do trato gastrointestinal (TGI), e pode ter características benignas ou malignas. Pode ser séssil, que é característica da lesão, que tem sua base mais alargada, ou pedunculado, quando ligado por um pedúnculo fino à parede intestinal.

A maioria dos pólipos juvenis é uma lesão benigna isolada; contudo, algumas crianças com pólipos apresentam associações com anormalidades genéticas e portanto história familiar de câncer de cólon, e também crianças com pólipos múltiplos recorrentes ou pólipos adenomatosos requerem atenção especial.

Apesar de os pólipos colorretais serem mais comuns, todo o TGI pode ser acometido por pólipos.

As manifestações clínicas das poliposes dependem da idade, do genótipo e do gênero. Extensa polipose colônica é tipicamente evidente no início da segunda década de vida, mas pode se manifestar mais cedo. Muito raramente pode apresentar quadro clínico na primeira década de vida. Pólipos gástricos, duodenais e jejunais podem surgir na segunda década de vida e a progressão para malignidade é rara.

De maneira geral, o diagnóstico diferencial de sangramento retal entre 1 e 10 anos inclui divertículo de Meckel, hemorroidas, lesões vasculares, intussuscepção, diarreia infecciosa, fissura anal, hiperplasia nodular linfoide, síndrome hemolítico-urêmica, púrpura de Schölein-Henoch, doença inflamatória intestinal e pólipos. Na ausência de diarreia, constipação, dor abdominal importante, vômitos, hemorragias de grande volume, febre, perda de peso, outros sintomas sistêmicos e massa abdominal ou fissura anal, o médico pode suspeitar da presença de um pólipo juvenil e prosseguir na investigação.

PÓLIPOS ESOFÁGICOS

Lesões polipoides do esôfago são incomuns em crianças. Acredita-se que a maioria dos pólipos esofágicos represente lesões na mucosa. Pólipos esofágicos estão bem definidos em adultos, mas em crianças existem apenas relatos de casos. Esses relatos apoiam a ideia da associação de pólipos esofágicos com esofagite de refluxo. Além disso, pólipos esofágicos podem ser uma manifestação de esofagite eosinofílica de longa duração, e as biópsias devem ser investigadas para presença de eosinófilos.

PÓLIPOS GÁSTRICOS

Pólipos gástricos podem ser hiperplásicos ou adenomatosos. Os pólipos hiperplásicos são mais comuns e respondem por 70 a 90% dos casos de pólipos gástricos benignos. Alterações malignas nos pólipos gástricos hiperplásicos são raras e variam entre 1,5 e 3%. Por outro lado, os pólipos gástricos adenomatosos são considerados pré-malignos, como nas lesões localizadas em outras partes do TGI. Pólipos gástricos adenomatosos estão associados à transformação maligna em 6 a 75% dos casos notificados. Os pólipos gástricos podem ser causados pelo uso prolongado de inibidores de bombas de prótons (IBP) ou pela presença de *Helicobacter Pylori*.

PÓLIPOS DO DUODENO, JEJUNO E ÍLEO

A maioria dos pólipos duodenais é sindrômica e se encontra associada à polipose adenomatosa familiar, que será abordada mais adiante. Embora os pólipos ileais sejam raros, eles podem estar associados ao aumento do risco de intussuscepção.

A hiperplasia nodular linfoide, também conhecida como pseudolinfoma ou ileíte linfoide terminal, ocorre principalmente no íleo terminal ou no reto, mas pode ocorrer em outros locais do intestino delgado, principalmente na infância. A hiperplasia nodular linfoide acomete a mucosa intestinal e a submucosa, podendo dar origem a invaginação intestinal. As causas permanecem incertas. A hiperplasia linfoide tem sido relatada em associação com infecções virais, bacterianas ou parasitárias e como uma resposta alérgica a vários alimentos.

PÓLIPOS COLÔNICOS E ILEOCECAIS

A hematoquezia indolor é um sinal frequente nas crianças que apresentam pólipos colônicos. Na maioria dos casos, esses pólipos são solitários e benignos, mas exigem a remoção endoscópica para evitar possíveis sequelas (p. ex., perda de sangue, anemia e intussuscepção). Todavia, alguns pólipos colorretais apresentam potencial para alteração maligna; portanto, crianças com múltiplos pólipos ou história familiar de neoplasia do cólon podem exigir avaliação e maior vigilância. Estima-se que 1 a 2% das crianças assintomáticas sejam portadoras de pólipos juvenis.

Uma recente revisão da literatura, sobre pólipos colorretais em crianças, estimou uma prevalência baseada em resultados de colonoscopia de 6,1% no total e de 12% entre aqueles com pequenos sangramentos. Raças não caucasianas (p. ex., negros e hispânicos) apresentam maior risco de pólipos colorretais na infância. Dados recentes demonstram que os pólipos juvenis podem ocorrer em aproximadamente 17% das crianças com pólipos solitários e em 45% das crianças com múltiplos pólipos.

Pólipos colorretais são subdivididos em dois tipos baseados na aparência microscópica: hamartomas (pólipos juvenis, Peutz-Jeghers) e adenomas.

PÓLIPO JUVENIL ISOLADO

Os pólipos juvenis, também conhecidos como pólipos inflamatórios, são os tumores intestinais mais comuns na infância e estão presentes em 1 a 3% das pessoas com menos de 21 anos. Embora a etiologia seja desconhecida, esses pólipos são considerados uma má-formação do desenvolvimento, que consiste em componentes da mucosa essencialmente normais que estão anormalmente dispostos. Os pólipos juvenis são diagnosticados com mais frequência na primeira década de vida, com um pico de incidência entre 2 e 6 anos de idade. São raros no primeiro ano de vida e são incomuns em crianças com mais de 10 anos de idade.

Os achados histológicos são distintos de outros tipos de pólipos. Os pólipos juvenis únicos são geralmente considerados benignos e apresentam risco mínimo de malignidade futura. No entanto, em crianças com história familiar de pólipos juvenis ou mutações germinativas, um único pólipo pode indicar síndrome da polipose juvenil.

Depois que um pólipo juvenil solitário é removido endoscopicamente na ausência de história familiar, a criança geralmente recebe alta e os pais são instruídos a retornar apenas se os sintomas voltarem. No entanto, a história natural dos pólipos juvenis não é bem conhecida, o número exato de pólipos que aumentam o risco de câncer não é bem claro e os fatores relacionados ao paciente, que predispõem à neoplasia, são incertos. Dados recentes revelam que pólipos solitários em crianças recorrem em aproximadamente 17% dos casos e que a neoplasia é estimada em 3,9%, sugerindo que a prática clínica atual pode ser inadequada. Marcadores bioquímicos de pólipos juvenis em crianças, como as metaloproteinases urinárias, podem ter um papel importante em futuros protocolos de vigilância, mas atualmente não estão validados.

PÓLIPOS MÚLTIPLOS

A presença de hamartomas pode indicar uma lesão pré-maligna, como a síndrome de polipose familiar juvenil (SPFJ) e a síndrome de Peutz-Jeghers (SPJ). Adenomas são pólipos epiteliais neoplásicos. Polipose familiar adenomatosa, uma doença autossômica dominante caracterizada por múltiplos pólipos (> 100), é a síndrome adenomatosa mais comum. As Tabelas 1 e 2 mostram as doenças adenomatosas e hamartomatosas mais frequentes e suas manifestações.

SÍNDROMES HAMARTOMATOSAS

Síndrome da polipose juvenil

O diagnóstico de polipose familiar juvenil é feito com base na presença de 1 ou mais pólipos associados à história familiar de pólipos. O número de pólipos não é bem definido, mas é estabelecida como critério a presença de 5 ou mais pólipos. Crianças com SPFJ apresentam os mesmos sintomas daquelas com pólipos solitários, mas geralmente são mais velhas (média de idade de 9 anos) e são mais anêmicas no momento do diagnóstico.

Síndrome de Peutz-Jeghers

A síndrome de Peutz-Jeghers é uma doença rara caracterizada por manchas pigmentadas típicas na mucosa bucal, que estão presentes em 90% dos pacientes

TABELA 1 Síndromes polipoides harmatomatosas afetando o cólon em crianças

Síndrome	Características	Vigilância/manejo
Síndrome de Cowden	Gen PTEN Câncer de mama Carcinoma de tireoide Macrocefalia Câncer endometrial Retardo mental Pápulas faciais	Endoscopia e colonoscopia a partir de 15 anos Ultrassonografia de tireoide a partir de 15 anos Mamografia a partir dos 30 anos Imagens do intestino delgado a partir de 15 anos
Síndrome da polipose juvenil	Envolvimento em 60% dos casos dos gens SMAD4 e BMPR 1 A Autossômico dominante Baqueteamento de dedos Malformações arteriovenosas	Endoscopia alta aos 25 anos Colonoscopia aos 15 anos Ultrassonografia de tireoide aos 15 anos Exame de mama aos 21 anos
Síndrome de Bannayan-Riley-Ruvalcaba	Gen PTEN Macrocefalia Pênis com máculas escuras Atraso do desenvolvimento Hemangiomas Lipomas	Ultrassonografia de tireoide aos 15 anos Exame de mama aos 21 anos
Síndrome e Peutz-Jeghers	Gen LKB1 Autossômico dominante Hiperpigmentações mucocutâneas Câncer de mama Câncer testicular Câncer de ovário Câncer de tireoide Câncer de pâncreas	Colonoscopia aos 25 anos Endoscopia alta aos 10 anos Imagens do intestino delgado aos 10 anos Mamografia aos 20 anos Ultrassonografia transvaginal aos 20 anos Biópsia de endométrio aos 20 anos Papanicolau aos 20 anos Ultrassom endoscópico aos 30 anos

Fonte: traduzida de Cakir.[1]

TABELA 2 Síndrome polipoides adenomatosas do cólon em crianças

Síndrome	Característica	Vigilância/manejo
Polipose adenomatosa familiar (PAF)	Dominante autossômica Gen AFC Hipertrofia do epitélio retiniano Cistos epidermoides Osteoma Hepatoblastoma Câncer de tireoide Tumores desmoides	Sigmoidoscopia aos 10 anos Endoscopia quando pólipos detectados Ultrassonografia hepática no lactente
Polipose adenomatosa familiar atenuada (Pafa)	Gen APC 3 a 99 adenomas colorretais em maiores de 20 anos	Colonoscopia aos 18 anos
Síndrome de Gardner	Osteomas Cistos desmoides e epidermoides	Sigmoidoscopia aos 10 anos Endoscopia quando pólipos detectados Ultrassonografia hepática no lactente

Fonte: traduzida de Cakir.[1]

(Figuras 1 e 2) e múltiplos pólipos hamartomatosos, predominantemente no TGI, raramente mais de 20. Os pólipos podem ocasionalmente estar ausentes. Pólipos variam em tamanho de alguns milímetros a 7 cm (Figuras 3 e 4).

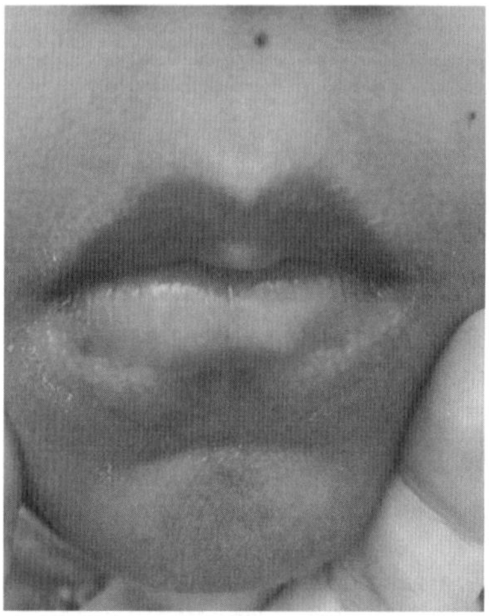

FIGURA 1 Pigmentação oral em paciente com síndrome de Peutz-Jegher.
Fonte: acervo do autor.

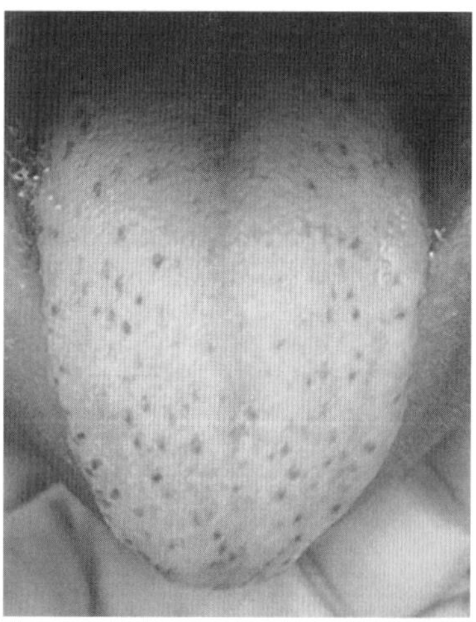

FIGURA 2 Manchas escuras na mucosa oral de paciente com síndrome de Peutz-Jegher.
Fonte: acervo do autor.

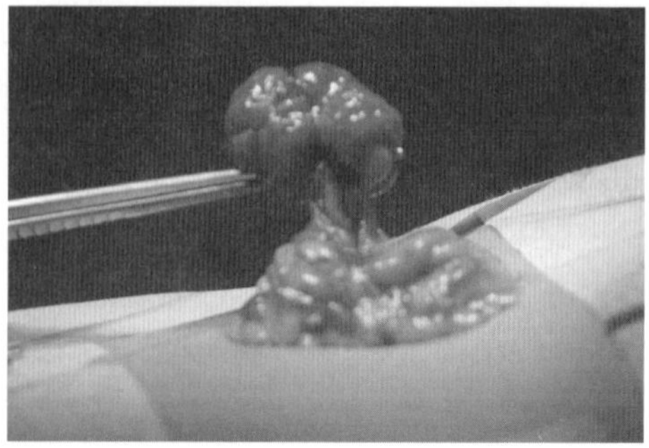

FIGURA 3 Enorme pólipo em paciente com síndrome de Peutz-Jegher.
Fonte: acervo do autor.

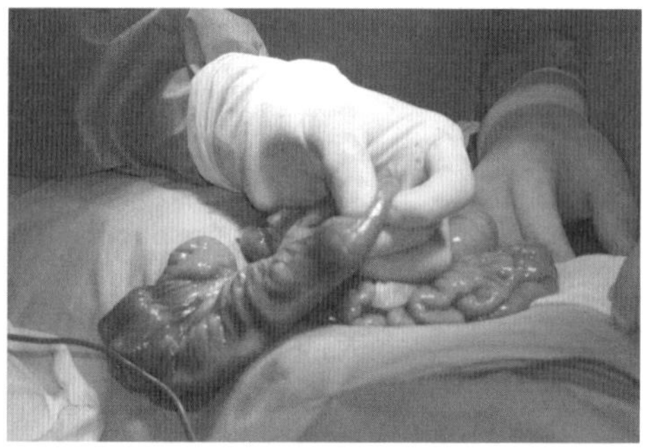

FIGURA 4 Pólipos do intestino de paciente com síndrome de Peutz-Jegher.
Fonte: acervo do autor.

A maioria dos pacientes apresenta curso clínico característico, com episódios recorrentes de obstrução intestinal induzida e sangramento. A doença afeta meninos e meninas igualmente. Além da polipose, o risco de malignidades gastrointestinais e extradigestivas é significativamente aumentado em pacientes com síndrome de Peutz-Jeghers. O risco relativo de câncer gastrointestinal é 13 vezes maior do que o risco de qualquer outra malignidade (especialmente câncer dos órgãos reprodutivos, mama, pâncreas e pulmão) e é 9 vezes maior do que na população geral.

SÍNDROMES ADENOMATOSAS

Polipose adenomatosa familiar atenuada

A polipose adenomatosa familiar atenuada (Pafa) é uma síndrome autossômica dominante, de diagnóstico tardio, comparando-se à forma clássica da polipose adenomatosa familiar.

Entre as características da síndrome estão:

- Presença de menos de 100 pólipos colorretais.
- Curso leve da doença, com idade tardia do diagnóstico e do aparecimento de câncer.
- Prevalência maior dos pólipos no cólon direito.
- Reto poupado de lesões, na maioria dos casos.

Síndrome de Gardner

A síndrome de Gardner é uma variante fenotípica da polipose adenomatosa familiar. É uma doença autossômica dominante, caracterizada por numerosos pólipos adenomatosos, que reveste a superfície da mucosa intestinal com alto potencial para malignidade. Gardner descreveu a síndrome pela primeira vez em 1951. Descreveu a presença de múltiplos pólipos no cólon juntamente com tumores extracolônicos.

As manifestações extracolônicas podem incluir polipose intestinal, cistos desmoides, osteomas e epidermoides. Normalmente os pacientes com síndrome de Gardner apresentam osteomas da mandíbula e do crânio. Essas manifestações costumam ser assintomáticas, mas podem apresentar prurido e inflamação. Várias manifestações não cutâneas também coexistem com essa síndrome.

Um achado característico são as lesões múltiplas, pigmentadas, encontradas no exame do fundo de olho, conhecidas como hipertrofia congênita do epitélio retiniano. O desenvolvimento de polipose intestinal e de adenocarcinoma colorretal é característico da síndrome de Gardner. Outras neoplasias também podem ser encontradas, como carcinomas duodenais ao redor da ampola de Vater, hepatoblastoma, adenomas adrenais, câncer papilar ou folicular da tireoide.

QUADRO CLÍNICO

As principais manifestações clínicas dos pólipos da síndrome de Gardner são hematoquezia, dor abdominal, vômitos, diarreia, prolapso do pólipo e anemia. Muitas vezes os pais trazem o pólipo para a consulta. Além de prolapsar, eles podem romper e ser expelidos pelo ânus. Pólipos em lactentes abaixo de 12 meses de idade são extremamente raros.

DIAGNÓSTICO E TRATAMENTO

O exame de ultrassonografia é uma técnica válida, precisa e segura para o rastreamento de pólipos colorretais em crianças, mas deve-se lembrar que é observador-dependente. Os exames de imagem como a enterografia por tomografia computadorizada ou por ressonância magnética também podem auxiliar no diagnóstico e no acompanhamento dos pacientes com síndromes polipoides (Figura 5)

A colonoscopia é preferível ao clister opaco na maioria das crianças porque é um procedimento diagnóstico e terapêutico.

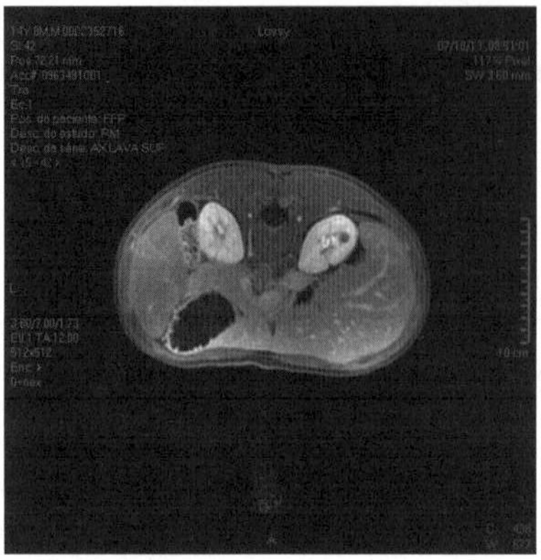

FIGURA 5 Observar o enorme número de pólipos do intestino de paciente com síndrome de Peutz-Jegher.
Fonte: acervo do autor.

Na era da colonoscopia pediátrica, mais fácil com aparelhos cada vez melhores, uma colonoscopia de todo o cólon é indicada, e a polipectomia pode ser realizada com segurança. Embora os pólipos pedunculados possam se autoamputar, não há evidência de que os pólipos sésseis possam naturalmente perder seu suprimento de sangue e se autoamputar.

Aproximadamente 50% das crianças com pólipos têm mais de um pólipo e até 25% dos pólipos podem estar nos segmentos que vão do retossigmoide até o cólon transverso.

CONSIDERAÇÕES FINAIS

Síndromes polipoides representam um desafio para a comunidade médica e são uma preocupação para as crianças e suas famílias. As síndromes polipoides implicam um aumento significativo das tensões psicossociais das famílias envolvidas. Portanto, o futuro reside em promover o diagnóstico e encaminhamento precoce para centros que possam diagnosticar, acompanhar periodicamente e tratar esses pacientes.

SUGESTÕES DE LEITURA

Cakir M, Akbulut UE, Aydin-Mungan S. Esophageal polyps in children. J Pediatr Gastroenterol Nut. 2014;58(2):e20-22.

Charifa A, Zhang X. Gardner syndrome. StatPearls. Treasure Island (FL), 2018.

Corredor J, Wambach J, Barnard J. Gastrointestinal polyps in children: advances in molecular genetics, diagnosis, and management. J Pediatr. 2001;138(5):621-8.

de Ridder L, Tabbers MM, Escher JC. Small bowel endoscopy in children. Best Practice & Research. Clin Gastroenterol. 2012;26(3):337-45.

Fox VL, Perros S, Jiang H, Goldsmith JD. Juvenile polyps: recurrence in patients with multiple and solitary polyps. Clin Gastroenterol Hepatol. 2010;8(9):795-9.

Goyal A, Poulik J, Chang CH, El-Baba M. Esophageal polyp in a boy with eosinophilic esophagitis. J Pediatr Gastroenterol Nut. 2010;51(5):541.

Kennedy RD, Potter DD, Moir CR, El-Youssef M. The natural history of familial adenomatous polyposis syndrome: a 24 year review of a single center experience in screening, diagnosis, and outcomes. J Pediatr Surg. 2014;49(1):82-6.

Kitagawa S, Townsend BL, Hebert AA. Peutz-Jeghers syndrome. Dermatol Clin. 1995;13(1):127-33.

Koh KJ, Park HN, Kim KA. Gardner syndrome associated with multiple osteomas, intestinal polyposis, and epidermoid cysts. Imaging Sci Dent Dec. 2016;46(4):267-72.

Larsen Haidle J, Howe JR. Juvenile polyposis syndrome. In: Adam MP, Ardinger HH, Pagon RA, et al. (eds.). GeneReviews. Seattle (WA), 1993.

Manfredi MA, Fox VL, Zurakowski D, et al. Matrix metalloproteinases in the urine and tissue of patients with juvenile polyps: potential biomarkers for the presence of polyps. J Pediatr Gastroenterol Nut. 2009;48(4):405-11.

Pashankar DS, Israel DM. Gastric polyps and nodules in children receiving long-term omeprazole therapy. J Pediatr Gastroenterol Nut. 2002;35(5):658-62.

Rohrs LC. Intestinal polyposis and pigmented spots of lips; hereditary Peutz-Jeghers syndrome. J Am Med Assoc. 1957;165(3):208-10.

Septer S, Lawson CE, Anant S, Attard T. Familial adenomatous polyposis in pediatrics: natural history, emerging surveillance and management protocols, chemopreventive strategies, and areas of ongoing debate. Fam Cancer. 2016;15(3):477-85.

Shteyer E, Koplewitz BZ, Gross E, Granot E. Medical treatment of recurrent intussusception associated with intestinal lymphoid hyperplasia. Pediatrics. 2003;111(3):682-5.

Thakkar K, Fishman DS, Gilger MA. Colorectal polyps in childhood. Curr Oppinion Pediatr. 2012;24(5):632-7.

Ugwu BT, Legbo JN, Dakum NK, et al. Childhood intussusception: a 9-year review. Annals Trop Paediatr. 2000;20(2):131-5.

Vinton NE. Gastrointestinal bleeding in infancy and childhood. Gastroenterol Clin North Am. 1994;23(1):93-122.

Wang LC, Lee HC, Yeung CY, et al. Gastrointestinal polyps in children. Pediatr Neonatol. 2009;50(5):196-201.

Wei C, Dayong W, Liqun J, et al. Colorectal polyps in children: a retrospective study of clinical features and the value of ultrasonography in their diagnosis. J Pediatr Surg. 2012;47(10):1853-8.

Zacharias SA, Prasad R, Ciullo S, et al. Small bowel intussusception in a 16-month-old child with Peutz-Jeghers syndrome. Clin Pediatr. 2018;57(6):745-8.

Zhang LJ, Su Z, Liu X, et al. Peutz-Jeghers syndrome with early onset of pre-adolescent gynecomastia: a pedigree case report and clinical and molecular genetic analysis. Am J Transl Res. 2017;9(5):2639-644.

21

Doença de Hirschsprung e suas complicações

Fabricio Zottis Barcelos
Fábio Antonio Perecim Volpe

A doença de Hirschsprung foi descrita por Harald Hirschsprung após observar que alguns recém-nascidos (RN) que evoluíram com óbito após obstrução intestinal ainda no período neonatal apresentaram, em achados de necrópsia, megacólon associado. Daí o codinome megacólon congênito ou doença de Hirschsprung.

Posteriormente, a causa da doença foi atribuída à ausência dos plexos mioentéricos e submucosos, respectivamente por Auerbach e Meissner, no cólon distal.

Os primeiros cirurgiões a reconhecer a aganglionose como causa da obstrução intestinal datam do final da década de 1940, desenvolvendo-se a partir desse momento o tratamento clínico e cirúrgico dessa doença, até atingir a diminuição da morbidade e mortalidade atual.[1]

A ocorrência da doença de Hirschsprung varia na literatura, sendo 1:5.000 a 1:10.000 nascidos vivos os números mais aceitos. É a maior causa de obstrução intestinal funcional neonatal. Na forma clássica (retossigmoide), a distribuição é de cerca de 4 meninos para 1 menina. Nas formas de segmento mais longo, essa diferença cai, para ser quase igual em ambos os sexos.

Outro dado é a raridade em crianças prematuras, sendo a frequência de 3 a 6%. Com a melhora dos métodos diagnósticos e o aumento da suspeição clínica, nas últimas décadas se diminuiu a idade de descoberta da doença, partindo-se de 3 anos de idade no início do século XX, chegando a cerca de 90% dos diagnósticos no período neonatal a partir dos anos 2000.[2,3] A morbidade e a mortalidade na doença estão relacionadas com a enterocolite, sua principal complicação.

A frequência de outras condições patológicas associadas chega a 30%. A síndrome de Down é a alteração cromossômica mais associada, chegando a 5% dos casos de aganglionose. Há descrição de alterações geniturinárias, gastrointestinais e cardíacas associadas, sendo os números dessas ocorrências muito variáveis na literatura.

A associação com neurocristopatias é bem descrita, em virtude de a aganglionose ter como base um distúrbio da migração celular dos gânglios, assim como má-formação da crista neural. Diversas síndromes relacionadas a esse fato estão associadas à doença de Hirschsprung, tais como Waardenburg, von Recklinghausen, Smith-

-Lemli-Opitz, Shprintzen-Goldberg, Ondine. Tumores como neuroblastoma, carcinoma medular da tireoide (NEM 2A) e feocromocitoma estão associados pelos mesmos motivos.[4]

Clinicamente, a doença de Hirschsprung se caracteriza pelo atraso na eliminação do mecônio, seguido de uma síndrome obstrutiva ainda no período neonatal. A obstrução intestinal é, por sua vez, caracterizada pela distensão abdominal progressiva, peristalse visível e vômitos biliosos. É extremamente comum a eliminação de fezes explosivas ao toque retal, o que sugere fortemente o diagnóstico.

A aganglionose colônica pode ter várias apresentações clínicas, tendo correlação direta com o comprimento de cólon afetado. O diagnóstico pré-natal é raro, podendo ser demonstrado apenas em alguns casos o estreitamento de calibre como achado ultrassonográfico, ou em casos de acometimento total do cólon, sinais de obstrução intestinal.

Em aproximadamente 90% dos pacientes existe falha na eliminação de mecônio nas primeiras 24 horas. Quadro de distensão abdominal, gradual ou súbita, vômitos ou baixa aceitação da dieta são achados nos primeiros dias de vida. Em até 20% dos casos, diarreia com fezes líquidas e febre podem caracterizar enterocolite. O exame físico dos RN pode não ser muito elucidativo; no toque retal pode ocorrer a eliminação explosiva de fezes e gazes após a retirada do dedo do examinador. Quadros mais dramáticos também podem se manifestar com perfuração intestinal em qualquer segmento do cólon como achado inicial.

Em lactentes, após os primeiros meses de vida, quadros de distensão abdominal, vômitos e constipação caracterizam a evolução da doença. Em alguns momentos, o alívio espontâneo ou com enemas pode dificultar o diagnóstico se não houver suspeição clínica. Com o crescimento, a enterocolite e as crises obstrutivas se tornam menos frequentes, mas a constipação intestinal e a distensão abdominal são os achados usuais.

Desnutrição e quadros de crianças cronicamente doentes, com múltiplas internações necessitando de hidratação, desimpactação fecal e manejo dos vômitos, se tornam frequentes. Diarreia crônica e retardo de crescimento também podem ser sinais clínicos se o diagnóstico se tornar mais tardio.

Ao longo das últimas décadas, através de muitos estudos, tem-se uma forte suspeição de que a doença de Hirschsprung tenha uma base genética. As células ganglionares se originam na crista neural, tendo sua migração em sentido craniocaudal (proximal para distal), devendo estar completa em torno da 13ª semana de gestação.

Diversas teorias discorrem sobre os motivos de essa migração sofrer alterações nesse período e determinar a aganglionose e sua patologia. As dificuldades de ainda conseguirmos isolar as causas dessa alteração da migração dos gânglios ou sua incapacidade de sobreviver e se diferenciar determinam que a doença de Hirschsprung possa ser uma grupo heterogêneo de doenças com mais de uma causa genética e etiologias.[5]

O histórico familiar positivo foi notado, sendo determinada de 5 a 10% a ocorrência de doença em mais de um membro da mesma família. Mutações do proto-oncogene RET são as mais bem estudadas. O RET é um receptor transmembrana celular, que codifica a um receptor da tirosina quinase, tendo papel no desenvolvimento e funcionamento do sistema nervoso entérico. Além do RET, a doença de Hirschsprung isolada já demonstrou ter correlação com um grande número de genes, cabendo destaque ao *EDNRB* e ao *EDN3*. Ainda não está claro como essas mutações resultam em aganglionose, mas existem evidências de que a morte prematura de células ganglionares seja um mecanismo relevante.

Outro mecanismo seria a maturação precoce e a interrupção da migração das células da crista neural. Todavia, os aspectos genéticos dessas mutações são complexos e não completamente compreendidos. Enquanto uma simples mutação em um único gene pode determinar a patologia, múltiplas mutações em vários genes podem ser necessárias. As causas genéticas para a aganglionose são desconhecidas em cerca de metade dos indivíduos afetados.[4,5]

Ainda de forma muito experimental e pré-clínica, o uso de terapia baseada em células, medicações e manipulação de genes é aventado como possibilidade terapêutica. O conhecimento desses mecanismos que regulam as células ganglionares, sua migração e funcionamento embasam a expectativa de terapias futuras.[5,6]

Considerando que a etiopatogenia da doença está na ausência do neurônio motor entérico, a biópsia retal é indispensável para o diagnóstico da doença. Outros exames podem colaborar indiretamente com o diagnóstico ou orientar no tratamento cirúrgico. A manometria anorretal é um importante exame de *screening* ou triagem. Ao observar a presença do reflexo de relaxamento do esfíncter anal interno é possível excluir com segurança o diagnóstico da doença de Hirchsprung. Por sua vez, a ausência desse reflexo pode estar relacionada (ou não) à doença, justificando a biópsia retal.

O enema opaco auxilia no planejamento cirúrgico, uma vez que mediante esse exame é possível identificar a extensão da aganglionose ou comprometimento do cólon distal. No entanto, certificar-se da ausência do plexo mioentérico e submucoso é fundamental para confirmar a doença de Hirschsprung.

A morbidade e a mortalidade na doença de Hirschsprung estão relacionadas à enterocolite. A obstrução intestinal de evolução progressiva resulta em aumento da pressão intraluminal, consequência do acúmulo de muco, gases e fezes. Com o aumento da pressão dentro da alça intestinal, a pressão arterial de perfusão torna-se insuficiente, resultando em isquemia, com lesão de mucosa e quebra de barreira, translocação bacteriana e infecção grave, inicialmente local (enterocolite) e posteriormente de repercussões sistêmicas (sepse). A lavagem intestinal somada à antibioticoterapia é medida eficaz no controle e na prevenção da enterocolite.

Diante da hipótese diagnóstica de doença de Hirschsprung, durante o período em que se aguarda pela realização de métodos diagnósticos e seus resultados ou achados, é importante tratar a síndrome obstrutiva com lavagem intestinal periódica. Recomenda-se lavagem intestinal com solução fisiológica, 10 mL/kg de peso, em sifonagem, ou seja, com infusão e retirada do conteúdo pela sonda retal. A lavagem intestinal pode ser diária, mais de uma vez, indicada pela presença de sinais de obstrução intestinal. As lavagens intestinais evitam a enterocolite e permitem conduzir de forma ambulatorial ou semieletiva a maioria dos pacientes, evitando colostomias ou cirurgias de urgência.

O tratamento é cirúrgico e está baseado nos seguintes princípios: ressecção do cólon agangliônico, abaixamento do cólon normal, preservação da linha pectínea, anastomose sem tensão. Várias técnicas são propostas na literatura para o tratamento da doença de Hirschsprung. Todas elas contemplam esses princípios absolutos. A escolha de uma em detrimento da outra geralmente está relacionada à *expertise* do cirurgião e à experiência de cada serviço.[2,3,6]

Ainda sobre as complicações da doença de Hirschsprung, é importante destacar que a enterocolite pode estar presente mesmo no pós-operatório de uma cirurgia exitosa. Alguns trabalhos que estabeleceram comparação histológica, estrutural e funcional entre o cólon abaixado (agangliônico), o cólon normal do paciente com Hirschsprung (segmento com neurônio motor entérico) e fragmento de cólon de pacientes não Hirschsprung, demonstraram uma concentração menor de óxido nítrico no intestino de pacientes com a doença. Assim, considerando os efeitos anti-inflamatórios do óxido nítrico, é correto afirmar que os pacientes com a doença, mesmo após a ressecção do segmento agangliônico, têm maior possibilidade de desenvolver enterocolite mesmo com estímulos menores.[3,6]

A enterocolite em pacientes operados para tratamento da doença de Hirschsprung também deve ser tratada com antibioticoterapia e lavagem intestinal. A descompressão mecânica concomitante à cobertura de antibióticos resulta em evolução favorável na maioria das vezes.

Outras complicações podem estar relacionadas diretamente à técnica operatória, como estenoses, aganglionose residual, septo curto ou coto longo, cada uma delas mais ou menos frequente, dependendo da técnica cirúrgica utilizada.

Reconhecer a enterocolite e tratar de imediato é papel do pediatra ou do médico geral. Considera-se a enterocolite no Hirschsprung uma emergência clínica e eventualmente uma urgência cirúrgica. Porém, mesmo diante de uma evolução favorável, é importante acionar o cirurgião pediátrico para avaliação e acompanhamento em conjunto. As Figuras 1 e 2 demonstram achados radiológicos.

Por fim, uma complicação frequente aos pacientes tratados cirurgicamente é a constipação intestinal. Mais de 50% dos pacientes operados pela doença de Hirschsprung apresentam algum distúrbio de eliminação. Tratar a constipação de forma eficaz é extremamente importante para evitar o desenvolvimento de megacólon funcional secundário à impactação de fezes.

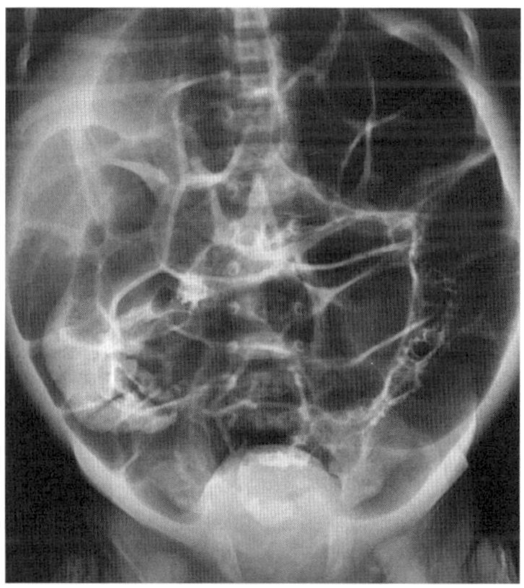

FIGURA 1 Radiografia simples, abdome, anteroposterior, enterocolite em paciente com Hirschsprung.

Fonte: acervo do autor.

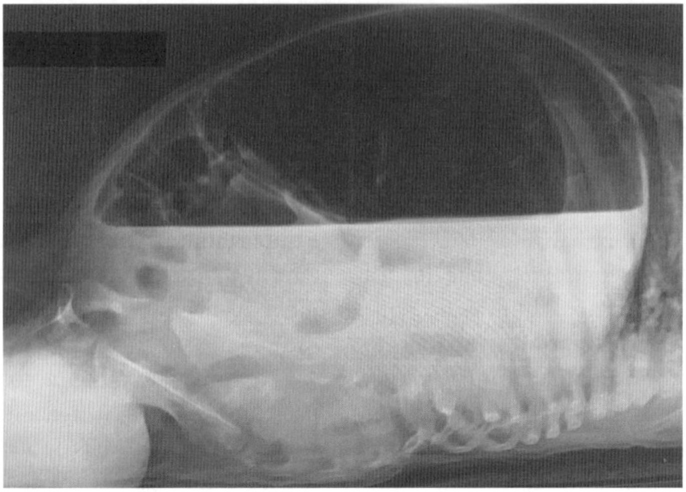

FIGURA 2 Radiografia simples, abdome, perfil com raios horizontais, enterocolite em paciente com Hirschsprung.

Fonte: acervo do autor.

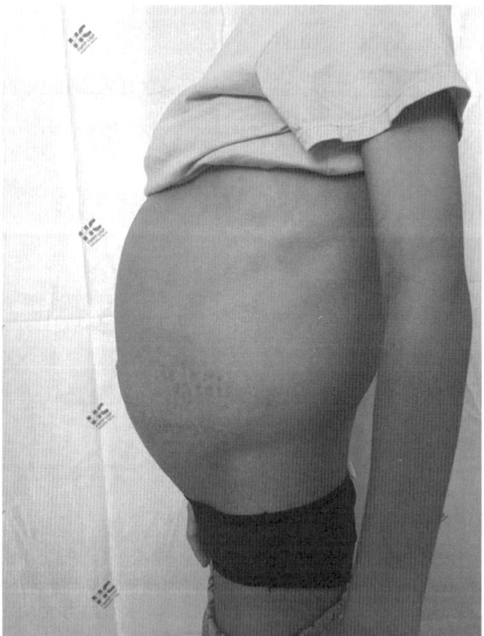

FIGURA 3 Paciente com constipação intestinal não tratada após correção cirúrgica de doença de Hirschsprung.

Fonte: acervo do autor.

REFERÊNCIAS

1. Sergi C. Hirschsprung's disease: Historical notes and pathological diagnosis on the occasion of the 100th anniversary of Dr. Harald Hirschsprung's death. World J Clin Pediatr. 2015 November 8;4(4):120-125.
2. Souza JCK. Malformações do sistema neuroentérico. In: Souza JCK (eds.). Cirurgia pediátrica – teoria e prática. 1.ed. São Paulo: Roca; 2007. p.421-443.
3. Langer JC. Doença de Hirschsprung. In: Holcomb GW, Murphy JP, Ostlie DJ (eds.). Ashcfraft cirurgia pediátrica. 6.ed. Rio de Janeiro: Elsevier; 2017. p.322-336.
4. Karim A, Tang CSM, Tam PKH. The emerging genetic landscape of Hirschsprung disease and its potential clinical applications. Frontiers in Pediatrics 2021 August 1;9:1-14.
5. Jaroy EG, Acosta-Jimenez L, Hotta R, et al. "Too much guts and not enough brains": (epi)genetic mechanisms and future therapies of Hirschsprung disease – a review. Clinical Epigenetics. 2019;11:135-146.
6. Wagner JP. Hirschsprung Disease. Medscape, Updated: Aug 02, 2021. Disponível em https://emedicine.medscape.com/article/178493=-overview?form-fpf. Acesso em: 12 jan. 2024.

22

Falência intestinal e reabilitação nutricional

Marina Bettiol Nogueira
Yanna Aires Gadelha de Mattos
Marilia Rosso Ceza
Helena Ayako Sueno Goldani

INTRODUÇÃO

Falência intestinal (FI) é caracterizada pela redução da capacidade funcional intestinal abaixo do mínimo necessário para manter a saúde e/ou o crescimento, resultando na dependência de suporte parenteral por um período mínimo de 60 dias.[1,2] A prevalência de FI tem aumentado nas últimas décadas com a melhora da sobrevida devido aos avanços no suporte nutricional, terapia intensiva neonatal e novas técnicas cirúrgicas.[3] O prognóstico também tem melhorado em função dos avanços nos cuidados por equipes multidisciplinares e com o uso de nutrição parenteral (NP) domiciliar, podendo alcançar uma sobrevida acima de 90% em centros especializados com equipes multidisciplinares de reabilitação intestinal.[4,5]

SÍNDROME DO INTESTINO CURTO

Síndrome do intestino curto (SIC) é a causa mais frequente de FI e é definida como a necessidade de NP por mais de 60 dias após ressecção ou comprimento do intestino < 25% do comprimento esperado para a idade.[3] A incidência de SIC é aproximadamente 24,5 por 100 mil nascidos vivos por ano, sendo maior em prematuros < 1.500 g, chegando a 7 casos por mil nascidos vivos.[4]

As causas mais frequentes de SIC são enterocolite necrosante (ECN), atresia intestinal, volvo e gastrosquise. Causas menos frequentes de FI estão relacionadas a dismotilidade gastrointestinal grave (aganglionose total ou subtotal e síndrome de pseudo-obstrução intestinal crônica) e enteropatias congênitas (doença de inclusão microvilositária e "*tufting enteropathy*").[6]

Ao nascimento, os recém-nascidos (RN) a termo têm um comprimento de intestino delgado de aproximadamente 250 cm, cuja extensão aumenta com o crescimento, chegando a 6 a 8 m na idade adulta. Em RN com 24 a 25 semanas de idade gestacional, o comprimento esperado é de aproximadamente 70 cm e de 120 cm com 33 a 35 semanas.[3] A classificação anatômica da SIC é dividida em três subtipos: o tipo I descreve uma jejunostomia terminal, o tipo II uma anastomose jejunocolônica e o tipo III uma anastomose jejunoileocólica, em que a válvula ileocecal (VIC) e o cólon estão preservados (Figura 1).[7] O tipo III apresenta o melhor prognóstico em longo prazo, enquanto o tipo I está relacionado com maior dependência de NP.[8]

Manejo clínico

O objetivo principal do tratamento da SIC é promover a adaptação intestinal e alcançar a autonomia enteral, restabelecendo uma boa qualidade de vida aos pacientes.[9-11] Adaptação intestinal é um processo compensatório, em que a porção remanescente do intestino passa por alterações estruturais e funcionais, as quais aumentam sua capacidade absortiva. A autonomia enteral ocorre quando a via enteral exclusiva é suficiente para atender todas as necessidades nutricionais, com desmame completo da NP.[9]

O tratamento clínico da SIC visa prover energia para a manutenção do crescimento, minimizar as perdas de fluidos e eletrólitos, reduzir os déficits nutricionais e maximizar a adaptação intestinal. A terapêutica da SIC pode ser dividida em 3 fases, descritas a seguir.[12,13]

Estágio I (fase aguda)

Esta fase se inicia após a recuperação do íleo pós-operatório, aproximadamente 1 semana depois da cirurgia, com duração de até 3 semanas. Ocorrem grandes perdas de fluidos e eletrólitos, e o paciente necessita de fluidos intravenosos e de NP. A condução visa à manutenção do equilíbrio hidroeletrolítico e ao controle da hipersecreção gástrica, que pode persistir por 6 a 12 meses após ressecção. A alimentação enteral mínima com 1 mL/hora deve ser iniciada para promover a adaptação intestinal.[7,12,13]

Pacientes com SIC e enterostomias podem apresentar perda aumentada de sódio nas fezes e perda de potássio na urina. Além da NP com quantidades de sódio de até 8 a 10 mEq/kg/dia, o paciente deve receber reposição adicional devido às perdas pelas ostomias, com solução salina 0,9% acrescida de potássio (1 mEq de K+ para cada 100 mL de solução salina 0,9%). O balanço hidroeletrolítico

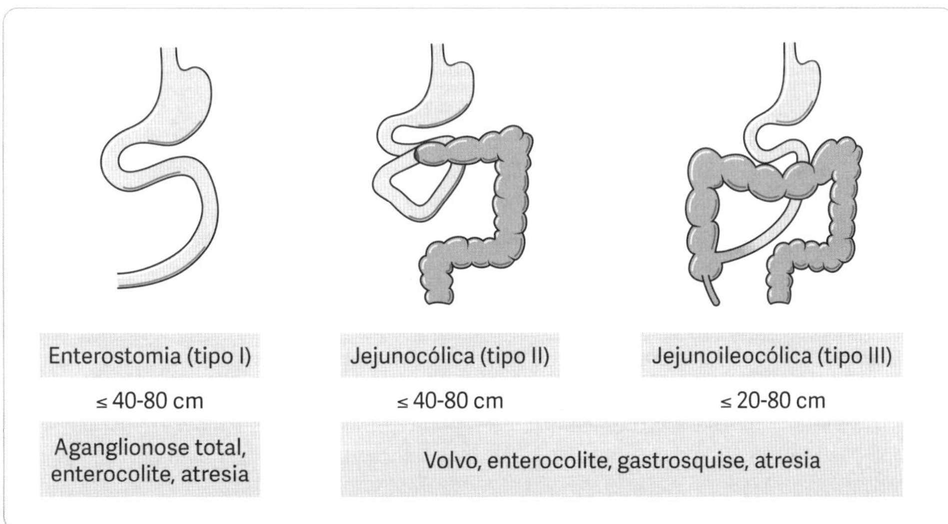

FIGURA 1 Classificação da SIC de acordo com a anatomia do intestino remanescente e etiologia.

SIC: síndrome do intestino curto.
Fonte: Goulet et al.[7]

deve ser monitorado para manter uma hidratação adequada com débito urinário > 1 a 2 mL/kg/dia e sódio urinário > 30 mEq/L.[12,13]

Estágio II (fase de recuperação/ reabilitação)

Esta fase se inicia após algumas semanas e continua por vários meses até anos. Representa o período para a máxima adaptação intestinal espontânea. O tratamento clínico durante esse estágio envolve o início lento e gradual da nutrição enteral e o desmame gradual da NP, como também a reconstrução do trânsito intestinal (fechamento de ostomias) o mais precocemente possível.[7,12,13]

Estágio III (fase de manutenção)

Nesta fase a nutrição enteral/oral deve ser maximizada e o paciente deve ser "desmamado" da NP enquanto se preserva o crescimento ideal. O tempo necessário para atingir esse estágio é variável, dependendo do curso clínico do paciente e das complicações.[7,12]

Manifestações clínicas e complicações

As manifestações clínicas e as complicações decorrentes da FI/SIC vão depender do segmento intestinal ressecado e dos órgãos envolvidos (Quadro 1).[4] As principais complicações da SIC são descritas a seguir.

Hipersecreção ácida

Ocorre em decorrência do aumento dos níveis circulantes de gastrina, que ocorre predominantemente nas ressecções proximais, em relação às distais.

Supercrescimento bacteriano

Caracterizado pelo aumento da flora bacteriana na luz do intestino delgado, re-

QUADRO 1 Manifestações clínicas e complicações da síndrome do intestino curto

Órgão envolvido	Manifestação sítio-específica
Boca	Aversão oral.
Estômago	Hipergastrinemia, hipersecreção ácida, retardo esvaziamento gástrico, refluxo gastroesofágico.
Ressecção duodeno	Má-absorção de ferro, cálcio, folato, vitaminas do complexo B.
Ressecção jejuno	Má-absorção de CH, lipídios, AA, vitaminas, oligoelementos, cálcio. Diarreia, dismotilidade, dilatação, supercrescimento bacteriano.
Ressecção íleo	Má-absorção de vitamina B12, sais biliares e vitaminas lipossolúveis (A, D, E, K). Má-absorção de CH, lipídios, AA, oligoelementos (zinco, cobre) e magnésio. Diarreia, dismotilidade, dilatação, supercrescimento bacteriano.
Ressecção VIC	Supercrescimento bacteriano, diminuição do tempo de trânsito.
Ressecção cólon	Má-absorção de fluidos e eletrólitos e diminuição da produção de AGCC. Diarreia crônica.
Fígado	Doença hepática associada à falência intestinal, esteatose, colelitíase.
Pâncreas	Insuficiência pancreática exócrina.
Rins	Nefrolitíase.
Ossos	Osteopenia.

AA: aminoácidos; AGCC: ácido graxo de cadeia curta; CH: carboidratos; VIC: válvula ileocecal.
Fonte: elaboração das autoras.

sultando em desconjugação de ácidos biliares, acúmulo de metabólitos tóxicos e translocação bacteriana. Os sinais clínicos de supercrescimento bacteriano (SCB) incluem dor abdominal, anorexia, vômitos, diarreia, cólicas e acidose metabólica. As complicações do SCB são apresentadas na Figura 2.[7]

Acidose D-láctica

Caracterizada pelo aumento da acidose aniônica com níveis normais de L-lactato. O D-lactato pode se acumular em níveis tóxicos, podendo causar sintomas neurológicos que variam de desorientação a coma. As estratégias para prevenir a acidose D-láctica incluem: uso de antibióticos para controlar o SCB e reduzir a ingestão de carboidratos em pacientes com dieta enteral.[7]

Translocação bacteriana

Caracterizada pela translocação de bactérias da luz intestinal para a corrente sanguínea. O tratamento do SCB é empírico, com antibióticos de amplo espectro contra bactérias entéricas, administrados por 7 a 14 dias, intercalados ou não de "repouso" por 14 a 21 dias, e então o ciclo é repetido.[4,7,9]

Infecção de corrente sanguínea associada ao uso de cateter venoso central (ICSAC)

É uma das principais causas de mortalidade nos pacientes com SIC. A ICSAC é definida pela cultura positiva do mesmo germe em ambas as amostras, do cateter venoso central (CVC) e sangue periférico, coletadas simultaneamente, sendo a cultura do CVC positiva pelo menos 2 horas antes da cultura do sangue periférico.[14] Na presença de febre, letargia ou íleo adinâmico, a ICSAC deve ser suspeitada e hemoculturas pareadas deverão ser coletadas. Em seguida, deve ser iniciado o tratamento empírico com antibióticos através do CVC em uso e mantidos de acordo com resultado direcionado por antibiograma. Os antibióticos usados incluem penicilina antip-

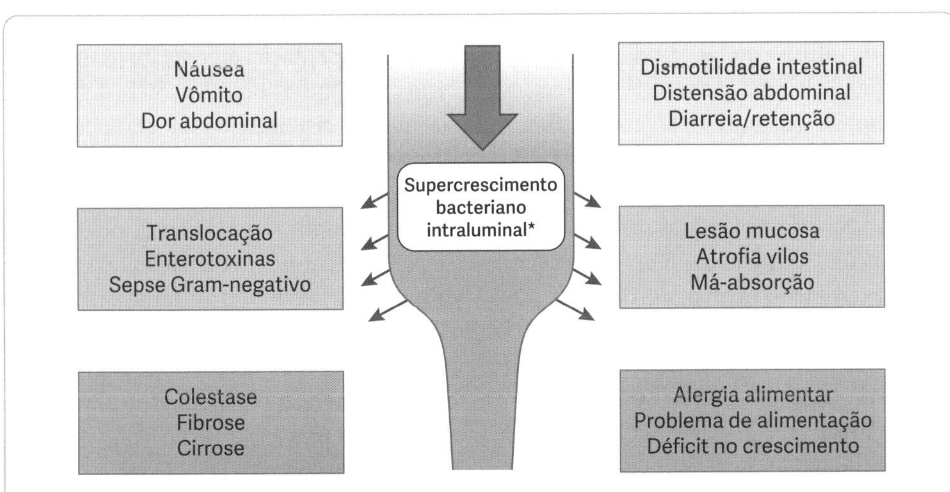

FIGURA 2 Consequências de supercrescimento bacteriano.

* Superalimentação de intestino delgado dilatado pode levar a supercrescimento bacteriano, lesão de mucosa, translocação bacteriana, colestase e fibrose hepática.
Fonte: Goulet et al.[7]

seudomonas, cefalosporinas de terceira e quarta geração ou carbapenêmicos para cobertura de germes Gram-negativos e *Pseudomonas*. A vancomicina oferece cobertura contra *Staphylococcus*, inclusive contra aqueles resistentes à meticilina e os coagulase negativos.[14,15]

A remoção do CVC está indicada nos quadros sépticos persistentes, bacteremias com febre, hipotensão ou trombocitopenia, infecções fúngicas e em hemoculturas seriadas persistentemente positivas, apesar do tratamento com antibióticos ou antifúngicos.[7,15] Nas infecções no sítio de saída do cateter com eritema e drenagem de secreção purulenta, recomenda-se a coleta de *swab* da secreção para cultura e tratamento com antibiótico tópico direcionado; se não houver melhora, usar antibiótico sistêmico mesmo na ausência de febre. Nas infecções do túnel do cateter (tunelite), quando há extensão para o espaço subcutâneo, o cateter deve ser removido, devido à falta de resposta à antibioticoterapia sistêmica.[15]

A utilização de *lock* (solução de manutenção usada no CVC fechado durante as pausas da infusão da NP) pode auxiliar na prevenção de ICSAC. As soluções utilizadas são etanol 70% e Taurolock® (taurolidina + citrato), sendo a última uma solução de aminoácidos que penetra no biofilme do cateter, destruindo bactérias resistentes aos antibióticos e se mostrando um bom agente antimicrobiano profilático.[7,15]

Trombose do acesso venoso associada ao uso de cateter venoso central

Até 50% das crianças com CVC de longa permanência têm trombose associada, sendo metade assintomática. Os sintomas clássicos de trombose, como dor, edema, eritema, calor local e dor à palpação, estão presentes em apenas 12% dos pacientes com trombose comprovada. A trombose apresenta forte associação com a sepse e a alta osmolaridade da NP, sendo mais comum em pacientes com ICSAC.[16]

O tratamento da trombose aguda com heparina de baixo peso molecular com 2 mg/kg/dia de 12/12 horas é indicado por 6 semanas a 3 meses, dependendo da extensão do trombo e da resposta inicial ao tratamento. A manutenção com 1 mg/kg/dia pode ser mantida até a remoção do CVC nos casos graves.[14-16] O objetivo inicial do tratamento é prevenir a progressão da trombose e posterior embolização pulmonar (profilaxia secundária). O uso de profilaxia primária para prevenir trombose em crianças com CVC de longa permanência ainda não foi bem estabelecido.[17]

Doença hepática associada à falência intestinal (DHAFI)

Complicação relacionada ao uso de NP em longo prazo, podendo progredir para cirrose biliar e hipertensão portal. A patogênese depende de múltiplos fatores, dentre eles: prematuridade, ICSAC recorrentes, falta de alimentação enteral, interrupção do ciclo biliar êntero-hepático, SCB, deficiência de taurina, cisteína e colina e soluções lipídicas parenterais contendo óleo de soja.[7]

Um grande avanço foi relacionado às emulsões lipídicas derivadas de óleo de peixe para o tratamento de pacientes com uso crônico de NP. Estudos demonstraram o efeito benéfico dos lipídios SMOF®, solução lipídica contendo óleo de soja, triglicerídeo de cadeia média (TCM), óleo de oliva e óleo de peixe, na prevenção de DHAFI.[7] As estratégias de prevenção de DHAFI recomendadas pela Sociedade Europeia de Gastroenterologia Pediátrica e Nutrição (ESPGHAN) são: introdução precoce e otimização da dieta enteral; utilização de lipídios modificados, por exemplo, SMOF; prevenção e tratamento eficaz de ICSAC e tratamento de SCB.[18]

Exames complementares

Vários exames complementares podem ser necessários no tratamento e seguimento do paciente com FI/SIC. Inicialmente, além do exame clínico e da avaliação nutricional e antropométrica completas, exames laboratoriais e de imagem são realizados para planejamento clínico e cirúrgico, conforme a necessidade. As avaliações e exames realizados ao diagnóstico e no seguimento desses pacientes estão detalhados no Quadro 2, com a ressalva de que outras investigações poderão ser realizadas, de acordo com as características individuais de cada paciente.[4,7,15,17,19,20]

Nutrição parenteral

O aporte calórico deve fornecer energia suficiente para taxa metabólica basal (TMB), atividade física, crescimento, efeito térmico induzido pela dieta e correção de desnutrição preexistente.[21,22] A TMB dos pacientes com SIC é semelhante ao gasto energético basal (GEB). A recomendação energética usual para RN estáveis,

QUADRO 2 Exames complementares utilizados no diagnóstico e seguimento da síndrome do intestino curto

Intervalo	Avaliação clínica	Exames laboratoriais	Exames de imagem
Início (diagnóstico) – realizar avaliação clínica e todos exames laboratoriais e de imagem			
1-3 meses	Antropometria e avaliação nutricional Exame clínico Avaliação dieta	Hemograma, plaquetas Proteína C reativa Função hepática, albumina, TP, TTPA Na, K, Ca, P, Mg, Cl, ureia, creatinina Glicose, triglicerídeos	
3 meses		Ferritina, Sat transferrina, PTH, Vit D	
6-12 meses		Vitaminas A, E, B12 Zn, Al, cobre, Se, Mn TSH, T4 livre, Na urinário (demais exames urinários conforme a clínica) Gasometria (conforme a necessidade)	Ecografia abdominal (fígado e vias biliares), ecografia vias urinárias Ecografia com Doppler dos vasos
12 meses			Raio X idade óssea, Dexa (conforme idade e necessidade) Raio X contrastado (trânsito intestinal) Enema opaco (conforme necessidade)

Al: alumínio; Ca: cálcio; Cl: cloro; Dexa: densitometria óssea; K: potássio; Mg: magnésio; Mn: manganês; Na: sódio; P: fósforo; PTH: paratormônio; Se: selênio; T4 livre: tiroxina; TP: tempo de protrombina; TSH: tireotrofina; TTPA: tempo de tromboplastina parcial ativada; Zn: zinco.
Fonte: elaboração das autoras.

conforme as diretrizes da ESPGHAN e do Nice (National Institute for Health and Care Excellence da Inglaterra), são: início de 40 a 60 kcal/kg/dia, durante a progressão 75-90 kcal/kg/dia e, para a fase de crescimento, 90-120 kcal/kg/dia.[22] Em lactentes e crianças maiores, o GEB pode ser calculado de acordo com as recomendações da Organização Mundial da Saúde (OMS) ou pela fórmula de Schofield (Tabela 1)[23] multiplicada pelo fator de correção até 1,5 a 2 vezes para as crianças que necessitam atingir o *catch up* nutricional.[24]

A oferta de macronutrientes (glicose, aminoácidos e lipídios) segue as diretrizes da ESPGHAN e do Nice (Quadro 3).[22,25-27] Nos RN com SIC é recomendada a prescrição de lipídios desde a primeira NP de forma contínua em 24 horas e sem exceder a taxa de infusão de 0,13 a 0,15 g/kg/hora;[22,27] nas crianças maiores a taxa de infusão de lipídios pode chegar a 0,17 g/kg/hora.[28] Existem soluções de lipídios com 50% de óleo de soja e 50% de TCM; soluções mistas com óleo de peixe (SMOF®), contendo 30% de óleo de soja, 30% de TCM, 25% de óleo de oliva e 15% de óleo de peixe, e com 100% óleo de peixe (Omegaven®). A emulsão mista com óleo de peixe (SMOF®) é a solução recomendada para os pacientes com SIC que necessitam do uso de NP em longo prazo, por conter maior quantidade de alfa-tocoferol e ômega 3 (efeito anti-inflamatório), característica que reduz o risco de DHAFI.[7] O óleo de peixe puro (Omegaven®) fornece menos ácidos graxos ômega 6, e sua dose recomendada de 1 g/kg/dia não supre as necessidades calóricas para o crescimento em longo prazo, devendo ser utilizado por períodos curtos de aumentos da colestase.[7]

As doses de vitaminas estão descritas na Tabela 2. Reposição extra de vitaminas A, D, E, K e B12 é frequentemente necessária,

TABELA 1 Equações de Schofield para o cálculo do gasto energético em repouso (kcal/dia)

Idade	Meninos	Meninas
0-3 anos	59,5 x (peso em kg) – 30	58,3 x (peso em kg) – 31
3-10 anos	22,7 x (peso em kg) + 504	20,3 x (peso em kg) + 486
10-18 anos	17,7 x (peso em kg) + 658	13,4 x (peso em kg) + 692

Fonte: adaptação de Joosten et al.[23]

QUADRO 3 Recomendações de macronutrientes para recém-nascidos e crianças maiores

	Carboidratos mg/kg/min (g/kg/dia)	Aminoácidos g/kg/dia	Lipídios g/kg/dia
Recém-nascido pré-termo	8-10 (11,5-14,4) Mín. 4 (5,8); máx. 12 (17,3)	2,5-3,5	Máx. 4 Ácido linoleico – mín. 0,25
Recém-nascido a termo	5-10 (7,2-14,4) Mín. 2,5 (3,6); máx. 12 (17,3)	1,5-3	Máx. 4 Ácido linoleico – mín. 0,1
	28 dias a 10 kg: 6-10 (8,6-14) 11-30 kg: 3-6 (4,3-8,6) 31-45 kg: 3-4 (4,3-5,8) > 45 kg: 2-3 (2,9-4,3)	2 meses a 3 anos: 1-2,5 3-18 anos: 1-2	Crianças maiores: máx. 3 Ácido linoleico – mín. 0,1

Fonte: ESPGHAN 2018.[25-27]

TABELA 2 Doses recomendadas de vitaminas conforme a faixa etária

Vitaminas	Prematuro	Lactentes até 12 meses	1-18 anos
Retinol – A	700-1.500 UI/kg/dia 227-465 mcg/kg/dia	2.300 UI/dia 150-300 mcg/kg/dia	150 mcg/dia
Colecalciferol – D3	200-1.000 UI/dia 80-400 UI/kg/dia	400 UI/dia 40-150 UI/kg/dia	400-600 UI/dia
Alfatocoferol – E	2,8-3,5 UI/kg/dia 2,8-3,5 mg/kg/dia	2,8-3,5 UI/kg/dia 2,8-3,5 mg/kg/dia	11 mg/dia – 11 UI/dia
Ácido ascórbico – C	15-25 mg/kg/dia	15-25 mg/kg/dia	80 mg/dia
Vitamina K	10 mcg/kg/dia	10 mcg/kg/dia	200 mcg/dia
Tiamina – B1	0,35-0,5 mg/kg/dia	0,35-0,5 mg/kg/dia	1,2 mg/dia
Riboflavina – B2	0,15-0,2 mg/kg/dia	0,15-0,2 mg/kg/dia	1,4 mg/dia
Niacina – B3	4-6,8 mg/kg/dia	4-6,8 mg/kg/dia	17 mg/dia
Piridoxina – B6	0,15-0,2 mg/kg/dia	0,15-0,2 mg/kg/dia	1 mg/dia
Cianocobalamina – B12	0,3 mcg/kg/dia	0,3 mcg/kg/dia	1 mcg/dia
Ácido fólico – B9	56 mcg/kg/dia	56 mcg/kg/dia	140 mcg/dia
Ácido pantotenoico – B5	2,5 mg/kg/dia	2,5 mg/kg/dia	5 mg/dia
Biotina – B7	5-8 mcg/kg/dia	5-8 mcg/kg/dia	20 mcg/dia
Nicotinamida – PP	46 mg	27,6 mg	18,4 mg

Fonte: adaptação de ESPGHAN.[21]

principalmente em pacientes com ressecção ileal. As recomendações diárias de oligoelementos estão descritas na Tabela 3. A monitorização de oligoelementos, em especial zinco, ferro, cobre, selênio e manganês, deve ser realizada.[19] A deficiência de zinco, vitamina A e ferro afeta o desenvolvimento ponderoestatural. Depleção de zinco e selênio tem sido associada com fístulas enterocutâneas e ostomias.

A reposição de ferro deve ser preferencialmente por via oral/enteral, ou infusão endovenosa (EV) separada da solução de NP. Para o diagnóstico de anemia por deficiência de ferro (ADF), recomenda-se a coleta de hemograma, ferro sérico, ferritina, capacidade ferropéxica e saturação de transferrina.[19,20] As doses recomendadas de ferro enteral são de 4 e 6 mg/kg/dia, podendo chegar a 10 mg/kg/dia de ferro elementar. Nos pacientes com insucesso na terapia enteral de ferro, a infusão EV é recomendada em infusões semanais ou mensais, conforme o estoque de ferro do paciente. Nos pacientes com ADF, a dose recomendada de ferro endovenoso é calculada pela fórmula: 60 × peso (kg) × [(Hb alvo – Hb atual)/Hb alvo], em que o alvo de Hb é em média 12 g/dL. Essa dose total pode ser dividida em infusões de 3 mg/kg/dose, 1 a 3x/semana, de ferro coloidal 20 mg/mL. Em geral 6 a 8 infusões são necessárias com monitorização do tratamento a cada 1 a 3 meses, mantendo-se como meta uma saturação de transferrina > 20% e ferritina > 30 ng/mL.[19,20]

As soluções comerciais de oligoelementos não contêm iodo e selênio. Recomenda-se o uso de solução de Lugol 1 gota via oral/semana em neonatos e lactentes com

TABELA 3 Recomendações de dose de oligoelementos

Mineral	Prematuro mcg/kg/d	0-3 meses mcg/kg/d	3-12 meses mcg/kg/d	Dose máxima
Ferro	200-250	50-100	50-100	5 mg/dia
Zinco	400-500	250	100	5 mg/dia
Cobre	40	20	20	0,5 mg/dia
Iodo	1-10	1	1	–
Selênio	7	2-3	2-3	100 mcg/dia
Manganês	≤ 1	≤ 1	≤ 1	50 mcg/dia
Molibdênio	1	0,25	0,25	5 mcg/dia
Cromo	–	–	–	5 mcg/dia

Fonte: adaptação de ESPGHAN.[21]

NP prolongada sem outras fontes de iodo (dieta enteral). A oferta de selênio na dose de 2 a 3 mcg/kg/dia é adicionada após 14 dias de NP para todos os neonatos.[19] Pacientes com colestase podem desenvolver toxicidade devido ao acúmulo excessivo de cobre e manganês no fígado; recomenda-se monitorar esses elementos séricos e reduzir a dose ofertada.[19]

A infusão intermitente da NP é definida como **ciclagem da NP**, ou seja, redução gradual do tempo de infusão geralmente iniciada quando o paciente tolera 20% das calorias ofertadas por via enteral. O objetivo da ciclagem da NP é reduzir a hiperinsulinemia com subsequente acúmulo de gordura e doença hepática e, consequentemente, reduzir o risco de DHAFI.[19]

Nutrição enteral

O suporte enteral pode ser iniciado em torno de 5 dias a 2 semanas após a cirurgia.[1] Nos pacientes com ostomias, com ou sem fístula mucosa, a técnica de realimentação de fístula mucosa (*"mucous fistula refeeding"*) pode auxiliar na adaptação intestinal. Nessa técnica, o conteúdo drenado da ostomia proximal (rico em nutrientes) é reintroduzido na fístula mucosa distal ou ostomia distal.[29]

O leite humano (LH) é recomendado como primeira escolha para bebês com SIC, especialmente nos prematuros.[30] Quando o LH não está disponível, fórmulas extensamente hidrolisadas (FEH) ou fórmulas de aminoácidos (FAA) são utilizadas. EHF são mais utilizadas em relação às fórmulas poliméricas, por conterem peptídeos pequenos e TCM, que são mais facilmente absorvíveis. FAA são úteis na prevenção de alergia alimentar.[7]

A intolerância à lactose é muito frequente, porém uma pequena quantidade de lactose é recomendada para promover a produção de ácidos graxos de cadeia curta (AGCC) no cólon.[31] A adição de fibra solúvel e alguns amidos retardam o esvaziamento gástrico e o tempo de trânsito intestinal, resultando em um leve efeito antidiarreico. As soluções de reidratação oral (SRO) podem ser utilizadas para manter hidratação adequada e equilíbrio eletrolítico.[30]

Modo de alimentação

A alimentação por via oral (VO) apresenta vantagens fisiológicas de estimulação do processo de deglutição e dos fatores tróficos salivares importantes na adaptação intestinal.[7,31] Quando a alimentação VO não é possível, a alimentação enteral por sonda nasogástrica ou gastrostomia pode ser utilizada na forma contínua ou em bolo. A infusão contínua da dieta aumenta o tempo de contato com a mucosa, favorecendo a absorção e maximizando a saturação das proteínas transportadoras.[31] Por outro lado, a dieta em bolo promove a liberação cíclica dos hormônios gastrointestinais, importantes para a adaptação e a motilidade intestinal.[31]

Antes de iniciar o aumento progressivo da dieta enteral, é necessário observar o volume e a consistência das fezes, o débito da ostomia, vômitos e/ou distensão abdominal. A má-absorção de sais biliares pode determinar aumento das perdas intestinais e lesão perineal, necessitando do uso de colestiramina.[7,30,32]

O aumento recomendado da dieta é de 10 a 20 mL/kg/dia se observados débito da ostomia < 30 a 50 mL/kg/dia (1,2 a 2 mL/kg/hora) ou < 3 vômitos/dia ou < 5 evacuações/dia. A progressão da dieta pode ser feita com volumes maiores que 50 a 60 mL/kg/dia.[31,32] A introdução de alimentos sólidos deve ocorrer quando a criança apresentar desenvolvimento apropriado, por volta dos 4 a 6 meses de idade cronológica ou corrigida.

Tratamento medicamentoso

O tratamento medicamentoso é direcionado para as complicações e manifestações secundárias à ressecção intestinal. Os medicamentos mais utilizados estão listados no Quadro 4.[11,17,32]

Dentre os vários agentes farmacológicos estudados para acelerar a adaptação intestinal, o *Glucagon-like peptide 2* (GLP-2), hormônio secretado por células enteroendócrinas L no íleo distal e no cólon proximal, estimula o crescimento de enterócitos, retarda o esvaziamento gástrico e aumenta o fluxo sanguíneo intestinal.

QUADRO 4 Medicamentos utilizados na síndrome do intestino curto

Indicação	Medicamento	Dose
Hipersecreção ácida gástrica	Omeprazol	1-4 mg/kg/dia VE/IV
Má-absorção de ácidos biliares	Colestiramina	2-6 g/dia ÷ 2-3x/dia VE
Colestase/estímulo de colerese	Ácido ursodesoxicólico	15-20 mg/kg/dia ÷ 2x/dia VE
Dismotilidade	Eritromicina Domperidona Metoclopramida Amoxicilina-clavulanato	10-20 mg/kg/dia ÷ 4x/dia VE 0,25 mg/kg/dose 3x/dia VE 0,1 mg/kg/dose 3x/dia VE/ IV 10 mg/kg/dose 2x/dia VE
Antidiarreico	Loperamida	0,4-0,8 mg/kg/dia ÷ 4x/dia VE
Indutor de adaptação intestinal	Teduglutide	0,05 mg/kg 1x/dia SC
Supercrescimento bacteriano	Metronidazol SMX/TMP Amoxicilina-clavulanato Gentamicina Ciprofloxacino	10 mg/kg/dose 2x/dia VE 2-10 mg/kg/dose 2x/dia VE 15 mg/kg/dose 2x/dia VE 5 mg/kg/dose 2x/dia VE 10-20 mg/kg/dose 2x/dia VE

IV: intravenoso; SC: subcutâneo; SMX-TMP: sulfametoxazol-trimetoprima; VE: via enteral.
Fonte: elaboração das autoras.

Teduglutida, um análogo recombinante do GLP-2 humano, promove reduções no suporte parenteral em adultos e crianças com SIC (redução do volume de NP, oferta energética e tempo de infusão). No entanto, estudos a longo prazo são necessários para determinar outros possíveis ganhos com o tratamento continuado, assim como a manutenção da melhora após a descontinuação do uso do medicamento.[33-35]

Aspectos cirúrgicos

Acessos venosos centrais

Os cateteres de escolha para o uso de NP prolongada são os semi-implantáveis e tunelizados de longa permanência, Broviac® e Hickman®. Os cateteres centrais de inserção periférica (PICC) também são indicados pela facilidade técnica. Ultrassonografia com Doppler é o exame mais indicado para avaliação anatômica e complicações venosas. Angiotomografia ou ressonância são reservados para casos especiais, com suspeita de múltiplas tromboses.[15,36]

Cirurgias de reconstrução gastrointestinal

A cirurgia de alongamento intestinal está indicada após o esgotamento de todos os tratamentos clínicos para atingir uma evolução satisfatória de desmame da NP ou nos casos com dilatação intestinal comprovada e persistente.[37,38] Os tipos de cirurgia são: remodelamento intestinal com "*tapering*" ou "*tailoring*"; alongamento longitudinal e "*tailoring*" (LILT – *longitudinal intestinal lengthening and tailoring*) e a enteroplastia seriada transversa (STEP – *serial transverse enteroplasty*).

Transplante intestinal

O transplante intestinal multivisceral (TxIMv) está indicado para os pacientes com FI que desenvolvem complicações graves do uso da NP prolongada. As principais indicações de TxIMv estão relacionadas à gravidade da doença hepática, perda dos acessos venosos e sepses de repetição.[39]

CONCLUSÃO

A sobrevida dos pacientes com FI/SIC apresentou marcante melhora nas últimas décadas, principalmente em decorrência do advento dos programas multidisciplinares de reabilitação intestinal, desenvolvimento de novas soluções de macro e micronutrientes de nutrição parenteral, novas técnicas cirúrgicas e estratégias de prevenção e tratamento de infecções relacionadas ao uso de CVC. O diagnóstico e o tratamento precoce dos pacientes com FI/SIC são essenciais para os bons resultados em longo prazo de autonomia enteral plena.

REFERÊNCIAS

1. Modi BP, Galloway DP, Gura K, et al. Aspen definitions in pediatric intestinal failure. J Parenter Enteral Nutr. 2022;46:42-59.
2. Cuerda C, Pironi L, Arends J, et al. Espen practical guideline: clinical nutrition in chronic intestinal failure. Clin Nutr. 2021;40:5196-220.
3. Merritt RJ, Cohran V, Raphael BP, et al. Intestinal rehabilitation programs in the management of pediatric intestinal failure and short bowel syndrome. J Pediatr Gastroenterol Nutr. 2017;65:588-96.
4. Duggan CP, Jaksic T. Pediatric intestinal failure. N Engl J Med. 2017;377:666-75.
5. Goldani HAS, Ceza MR, Godoy LL, et al. Outcomes of the first 54 pediatric patients on long-term home parenteral nutrition from a single Brazilian center. J Pediatr Gastroenterol Nutr. 2022;75:104-9.
6. Tappenden KA. Intestinal adaptation following resection. J Parenter Enteral Nutr. 2014;38:23-31.
7. Goulet O, Nader EA, Pigneur B, et al. Short bowel syndrome as the leading cause of intestinal failure in early life: some insights into the management. Pediatr Gastroenterol Hepatol Nutr. 2019;22:303-29.

8. Perrella B, et al. Classification of SBS according to anatomic features might help to determine prognosis and to define management strategies. J Pediatr Gastroenterol Nutr. 2018;66(Suppl 2):1018.
9. Mangalat N, Teckman J. Pediatric intestinal failure review. Children (Basel). 2018;5:100.
10. Grainger JT, Maeda Y, Donnelly SC, et al. Assessment and management of patients with intestinal failure: a multidisciplinary approach. Clin Exp Gastroenterol. 2018;11:233-41.
11. Chandra R, Kesavan A. Current treatment paradigms in pediatric short bowel syndrome. Clin J Gastroenterol. 2018;11:103-12.
12. Amin SC, Pappas C, Iyengar H, et al. Short bowel syndrome in the NICU. Clin Perinatol. 2013;40:53-68.
13. Pironi L. Definition, classification, and causes of short bowel syndrome. Nutr Clin Pract. 2023;38:S9-S16.
14. Bond A, Chadwick P, Smith TR, et al. Diagnosis and management of catheter-related bloodstream infections in patients on home parenteral nutrition. Frontline Gastroenterol. 2020;11:48-54.
15. Wendel D, Mezoff EA, Raghu VK, et al. Management of central venous access in children with intestinal failure: a position paper from the NASPGHAN Intestinal Rehabilitation Special Interest Group. J Pediatr Gastroenterol Nutr. 2021;72:474-86.
16. Baskin KM, Mermel LA, Saad TF, et al. Evidence-based strategies and recommendations for preservation of central venous access in children. J Parenter Enteral Nutr. 2019;43:591-614.
17. Radetic M, Kamel A, Lahey M, et al. Management of short bowel syndrome (SBS) and intestinal failure. Dig Dis Sci. 2023;68:29-37.
18. Lacaille F, Gupte G, Colomb V, et al. ESPGHAN Working Group of Intestinal Failure and Intestinal Transplantation. Intestinal failure-associated liver disease: a position paper of the ESPGHAN Working Group of Intestinal Failure and Intestinal Transplantation. J Pediatr Gastroenterol Nutr. 2015;60:272-83.
19. Hardy G, Wong T, Morrissey H, et al. Parenteral provision of micronutrients to pediatric patients: an international expert consensus paper. J Parenter Enteral Nutr. 2020;44:5-23.
20. Talathi S, Namjoshi S, Raghu V, et al. Evaluation and management of iron deficiency in children undergoing intestinal rehabilitation: a position paper from the NASPGHAN Intestinal Rehabilitation Special Interest Group. J Pediatr Gastroenterol Nutr. 2023;76:672-83.
21. Mihatsch WA, Shamir R, van Goudoever JB, et al. ESPGHAN/ESPEN/ESPR/CSPEN guidelines on pediatric parenteral nutrition. Clin Nutr. 2018;37:2303-5.
22. Ray S. Nice guideline review: Neonatal parenteral nutrition (NG154). Arch Dis Child Educ Pract Ed. 2021;106:292-5.
23. Joosten K, Embleton N, Yan W, et al. ESPGHAN/ESPEN/ESPR/CSPEN Working Group on Pediatric Parenteral Nutrition. ESPGHAN/ESPEN/ESPR/CSPEN guidelines on pediatric parenteral nutrition: energy. Clin Nutr. 2018;37:2309-14.
24. Abi Nader E, Lambe C, Talbotec C, et al. A new concept to achieve optimal weight gain in malnourished infants on total parenteral nutrition. J Parenter Enteral Nutr. 2018;42:78-86.
25. Mesotten D, Joosten K, van Kempen A, et al. ESPGHAN/ESPEN/ESPR/CSPEN Working Group on Pediatric Parenteral Nutrition. ESPGHAN/ESPEN/ESPR/CSPEN guidelines on pediatric parenteral nutrition: carbohydrates. Clin Nutr. 2018;37:2337-43.
26. van Goudoever JB, Carnielli V, Darmaun D, et al. ESPGHAN/ESPEN/ESPR/CSPEN Working Group on Pediatric Parenteral Nutrition. ESPGHAN/ESPEN/ESPR/CSPEN guidelines on pediatric parenteral nutrition: amino acids. Clin Nutr. 2018;37:2315-23.
27. Lapillonne A, Mis NF, Goulet O, et al. ESPGHAN/ESPEN/ESPR/CSPEN Working Group on Pediatric Parenteral Nutrition. ESPGHAN/ESPEN/ESPR/CSPEN guidelines on pediatric parenteral nutrition: lipids. Clin Nutr. 2018;37:2324-36.
28. Anez-Bustillos L, Dao DT, Baker MA, et al. Intravenous fat emulsion formulations for the adult and pediatric patient: understanding the differences. Nutr Clin Pract. 2016;31:596-609.
29. Itriago E, Trahan KF, Massieu LA, et al. Current practices, challenges, and recommendations in enteral nutrition after necrotizing enterocolitis. Clin Perinatol. 2023;50:683-98.
30. Channabasappa N, Girouard S, Nguyen V. Enteral nutrition in pediatric short-bowel syndrome. Nutr Clin Pract. 2020;35:848-54.
31. Olieman J, Kastelijn W. Nutritional feeding strategies in pediatric intestinal failure. Nutrients. 2020;12:177.
32. Gosselin KB, Duggan C. Enteral nutrition in the management of pediatric intestinal failure. J Pediatr. 2014;165:1085-90.
33. Kocoshis AS, Merritt RJ, Hill S, et al. Safety and efficacy of teduglutide in pediatric patients with intestinal failure due to short bowel syndrome: a 24-week, phase III study. J Parenter Enteral Nutr. 2020;44:621-31.
34. Carter BA, Cohran VC, Cole CR, et al. Outcomes from a 12-week, open-label, multicenter clinical trial

of teduglutide in pediatric short bowel syndrome. J Pediatr. 2017;181:102-11.

35. Jeppesen PB, Gabe SM, Seidner DL, et al. Factors associated with response to teduglutide in patients with short-bowel syndrome and intestinal failure. Gastroenterology. 2018;154:874-85.
36. Blotte C, Styers J, Zhu H, et al. A comparison of Broviac® and peripherally inserted central catheters in children with intestinal failure. J Pediatr Surg. 2017;52:768-71.
37. Pakarinen MP. Autologous intestinal reconstruction surgery as part of comprehensive management of intestinal failure. Pediatr Surg Int. 2015;31:453-64.
38. Capriati T, Mosca A, Alterio T, et al. To wean or not to wean: the role of autologous reconstructive surgery in the natural history of pediatric short bowel syndrome on behalf of Italian Society for Gastroenterology, Hepatology and Nutrition (SIGENP). Nutrients. 2020;12:2136.
39. Kaufman SS, Avitzur Y, Beath SV, et al. New insights into the indications for intestinal transplantation: consensus in the year 2019. Transplantation. 2020;104:937-46.

23

Microbioma intestinal humano

Bruno A. Paes Barreto
Cristina Targa Ferreira
Matias Epifanio

A ORIGEM

A evolução da espécie humana e a teoria da microbiota desaparecida

A microbiota intestinal humana tem desempenhado papéis cruciais no metabolismo, na proteção contra patógenos e no desenvolvimento do sistema imunológico. E sua formação, em cada indivíduo, começa ao nascer, processo fortemente influenciado pela via de parto; vários estudos demonstram diferenças significativas na composição da microbiota entre bebês nascidos por parto vaginal, que ficam expostos à microbiota vaginal da mãe, e aqueles nascidos por cesariana, expostos à microbiota da pele e do ambiente.[1]

Mas qual seria a origem da nossa microbiota? Aquela herdada geração por geração, desde os nossos antepassados mais primitivos. E como ela vem se comportando ao longo do tempo? Essas são lacunas do conhecimento, cujos estudos mais recentes vêm tentando responder.[2]

PERÍODOS DA HISTÓRIA HUMANA

Os microrganismos foram as primeiras formas de vida a aparecer em nosso planeta, há 3,8 bilhões de anos. Há 2,5 bilhões de anos, eles foram fundamentais para o surgimento da primeira célula eucariótica da qual todos os animais e plantas, incluindo humanos, foram derivados. Cerca de 40 trilhões de microrganismos vivem no intestino de cada ser humano, com um número crescente de estudos destacando os principais papéis que desempenham em nossa fisiologia: desde fornecer funções metabólicas essenciais até participar das respostas neuroimunoendócrinas.[2]

Eles estão presentes na água, no solo, no ar, em ambientes agressivos como fontes de águas profundas e fontes termais com água fervente, em cavernas obscuras onde obtêm seus nutrientes do enxofre, e podem resistir à radiação melhor do que outro organismo vivo. Contamos com eles para fazer comida (pão, vinho, cerveja), para tratar resíduos (estações de tratamento de esgoto) e para fabricar medicamentos essenciais, como antibióticos, os quais vêm sendo utilizados de maneira indiscriminada; e, como a "criatura" que se volta contra o "criador", são considerados, atualmente, os principais fatores disruptivos do equilíbrio microbiano intestinal ao longo dos séculos, a disbiose.[2]

A diversidade microbiana é essencial para manter as funções que dão suporte à vida no planeta, por isso é importante monitorizar e preservar essa diversidade. A seguir estão descritos os períodos críticos da história humana e alguns dos desafios que o mundo microbiano enfrentou no passado e que repercutem até hoje.

Origens e adaptação inicial

A relação simbiótica entre os humanos e sua microbiota intestinal se estabeleceu com os primeiros hominídeos, adaptando-se ao longo do tempo à dieta e ao estilo de vida. Estudos comparativos sugerem que nossos ancestrais possuíam uma microbiota rica e diversa, adaptada a uma dieta rica em fibras, obtidas de frutas, vegetais, raízes e sementes. Essa dieta promovia o crescimento de bactérias fermentadoras de fibra, como *Ruminococcus*, *Eubacterium* e *Faecalibacterium*.[3,4]

Transição para a agricultura

Com a Revolução Neolítica, há quase 10 mil anos, que se baseou na transição do modelo caça e coleta (*hunting and gathering*), para a introdução da agricultura, houve uma mudança substancial na dieta humana, com um aumento na ingestão de grãos e uma redução na diversidade de plantas consumidas. Nesse período, a agricultura e a pecuária determinaram mudanças naturais no estilo de vida humano e moldaram os genomas humanos modernos. Isso levou a uma adaptação da microbiota, com uma redução na diversidade e na abundância de microrganismos adaptados à digestão de uma ampla gama de fibras. Análises de fezes fósseis humanas desse período indicaram uma diminuição na presença de bactérias produtoras de butirato, um ácido graxo de cadeia curta importante para a saúde intestinal, refletindo a mudança dietética.[3,4]

No entanto, dada sua elevada plasticidade, o microbioma intestinal foi capaz de alterar sua composição e adaptar-se, de acordo com a dieta/disponibilidade alimentar do período, e o advento das sociedades agrícolas pode ter favorecido algumas comunidades microbianas específicas, capazes de fermentar substratos complexos como os polissacarídeos.[4]

Era industrial e mudanças recentes

A Revolução Industrial trouxe consigo mudanças drásticas, não só na dieta, com o aumento do consumo de alimentos processados e açúcares, mas também no estilo de vida, com redução da atividade física e aumento da exposição a antibióticos, ambos fatores que influenciam a composição da microbiota intestinal. A garantia de um fornecimento mais contínuo e estável de alimentos reduziu a diversidade da dieta neolítica e da microbiota intestinal. Estudos têm demonstrado uma correlação entre a dieta ocidental e uma redução na diversidade da microbiota, assim como um aumento em espécies pró-inflamatórias, que podem contribuir para o desenvolvimento de doenças metabólicas.[3,4]

Estudos de referência confirmam a adaptabilidade do microbioma intestinal, assim como a interferência de fatores externos, como a dieta, a cultura, a geografia e as condições sociais, sobre esse microbioma. Nesse sentido, um estudo mostrou a presença, em maior abundância, de gêneros bacterianos específicos (*Prevotella*), na microbiota fecal de crianças que vivem na África Ocidental (Burkina Faso) em comparação com crianças que vivem na Europa (Itália).

Outro estudo de referência comparou a microbiota de adultos de áreas rurais da Amazônia venezuelana com a microbiota de estadunidenses, de áreas urbanas, e encontrou diferenças pronunciadas nas comunidades de espécies bacterianas e nos repertórios de genes funcionais entre indivíduos residentes nos Estados Unidos em comparação com os outros. A microbiota fecal de adultos dos Estados Unidos foi a menos diversa em comparação com as outras duas populações ($p < 0,005$). Essas diferenças foram evidentes em crianças com mais de 3 anos de idade, mas não em indivíduos mais jovens.[5]

A higiene, os antibióticos e a covid-19

As práticas de higiene, drasticamente aprimoradas no século XIX, tais como saneamento básico, tiveram um impacto profundo nas taxas de mortalidade por doenças infecciosas. Assim como avanços médicos e farmacológicos, como o uso de antibacterianos (antibióticos), conseguiram controlar as principais pragas infecciosas que devastaram nossos ancestrais, há apenas algumas décadas. No entanto, essas novas medidas sanitárias fizeram que surgisse a terceira grande mudança, talvez irreversível, na colonização microbiana do homem moderno. Suas consequências relacionam-se com a crescente incidência das novas "pragas modernas": as doenças crônicas não transmissíveis (DCNT).[2,3]

Nessa perspectiva histórica, muitos tornaram-se mais obsessivos com a higiene, evitando ao máximo qualquer contato significativo com microrganismos. Assim, o ser humano passou a desenvolver estratégias e ferramentas projetadas para matar micróbios e esterilizar o ambiente com o qual estamos em contato. No entanto, a maioria dessas ferramentas não é específica e o esforço para eliminar um número relativamente pequeno de agentes patogênicos põe em risco a sobrevivência e os ecossistemas de um bilhão de espécies que sustentam a nossa vida e o nosso planeta.[2]

Nesse contexto, a "hipótese da higiene", postulada por Strachan em 1989, emergiu como uma tentativa de explicação para a maciça troca do espectro das doenças que afetam os seres humanos, saindo das doenças infecciosas e migrando para as de fundo puramente imunológico, como as doenças alérgicas, uma vez que a exposição a diversos micróbios seria crucial para o desenvolvimento de um sistema imunológico adaptativo saudável.[6]

À época, Strachan sugeriu que as alergias poderiam ser prevenidas por infecções virais transmitidas pelo "contato não higiênico" entre irmãos no início da vida. Essa noção foi apoiada por estudos subsequentes, que revelaram associações inversas entre alergias e infecções endêmicas por patógenos virais, bacterianos ou protozoários, como o vírus da hepatite A, o *Helicobacter pylori* ou o *Toxoplasma gondii*, que é principalmente transmitido pela via fecal-oral. No final da década de 1990, a "hipótese da higiene" ganhou impulso com os estudos sobre asma e alergias e sua relação inversa com a exposição microbiana, observada nos estudos comparativos entre crianças com estilo de vida agrícola/rural, quando comparadas às de estilo urbano ocidentalizado.[6,7]

A explicação científica para apoiar a "hipótese da higiene" estaria relacionada a perda ou redução do contato com agentes infecciosos, que reduziria a atividade Th1 (relacionada à resposta a infecções bacterianas), resultando em um aumento na atividade celular linfocitária Th2, uma marca registrada dos distúrbios alérgicos.[6]

O advento dos antibióticos foi, sem dúvida, um dos maiores avanços da medicina moderna, mas seu uso excessivo determinou alteração da microbiota intestinal (disbiose) e promoveu a resistência antimicrobiana. Pesquisas demonstram como o uso de antibióticos, especialmente os macrolídeos, nos primeiros anos de vida pode ter efeitos duradouros na composição da microbiota, predispondo indivíduos a uma série de condições a longo prazo. Quando se pensa nos primeiros dias de vida, sobretudo nos recém-nascidos prematuros, o uso de antibióticos de amplo espectro, por um lado, pode prevenir e tratar infecções generalizadas, por outro pode induzir disbiose local, translocação bacteriana e a possibilidade de desenvolvimento de enterocolite necrotizante. Nesse sentido, muitos serviços de neonatologia já utilizam probióticos de rotina, para recém-nascidos prematuros, na prevenção da enterocolite necrosante (NEC).[8,9]

Trazendo para os dias atuais, o excesso de higiene, com isolamento social, uso abusivo de antibióticos e, em alguns casos, mudança na dieta e estresse nos faz pensar imediatamente na pandemia de covid-19 e suas repercussões a curto e longo prazo, visto que a microbiota humana sofre influência diretamente de todos os fatores listados anteriormente. Tais questões só serão elucidadas por estudos observacionais de longo prazo, a partir do início da pandemia. Em curto prazo, estudos preliminares indicam alterações na microbiota de pacientes infectados pelo SARS-CoV-2, com implicações potenciais para a resposta imune e a gravidade da doença.[9,10]

É fato e estudos demonstram que a pandemia, por conta do confinamento domiciliar prolongado, aumentou o risco de doenças, incluindo obesidade, miopia e problemas mentais. Análises preliminares do microbioma fecal coletado de bebês nascidos antes e durante a pandemia, em uma unidade de terapia intensiva (UTI) neonatal nos Estados Unidos, mostraram acentuadas diferenças na diversidade do microbioma. Investigar e confirmar possíveis ligações entre a pandemia, perda de microbiota e risco futuro de doenças requer estudos bem conduzidos e de larga escala epidemiológica.[10]

Embora o nosso conhecimento sobre a covid-19 e o microbioma seja incompleto, estratégias de controle e prevenção de futuras infecções, que podem resultar em mais perda na diversidade microbiana, precisam fazer parte da agenda da saúde pública mundial, para garantir benefícios à saúde das gerações futuras (Figura 1).[2]

AS FUNÇÕES DA MICROBIOTA

O diverso ecossistema de microrganismos residentes dentro do trato gastrointestinal (TGI), denominado coletivamente microbiota intestinal, regula muitos processos fisiológicos do hospedeiro, incluindo maturação e função do sistema imunológico.[11]

Continuamente estão sendo descobertas novas interações e funções da nossa microbiota. Desenvolvimentos recentes em tecnologias de sequenciamento de genoma, bioinformática e culturômica permitiram aos pesquisadores explorar a microbiota e, em particular, suas funções em nível mais detalhado do que antes.

Embora a microbiota intestinal seja dinâmica, ela desempenha algumas funções fundamentais imunológicas, metabólicas, estruturais e neurológicas do corpo humano. A microbiota intestinal também exerce influência significativa na saúde física e mental de um indivíduo. Em uma tentativa de resumir as funções da microbiota, Khan et al. propõem que a microbiota intestinal

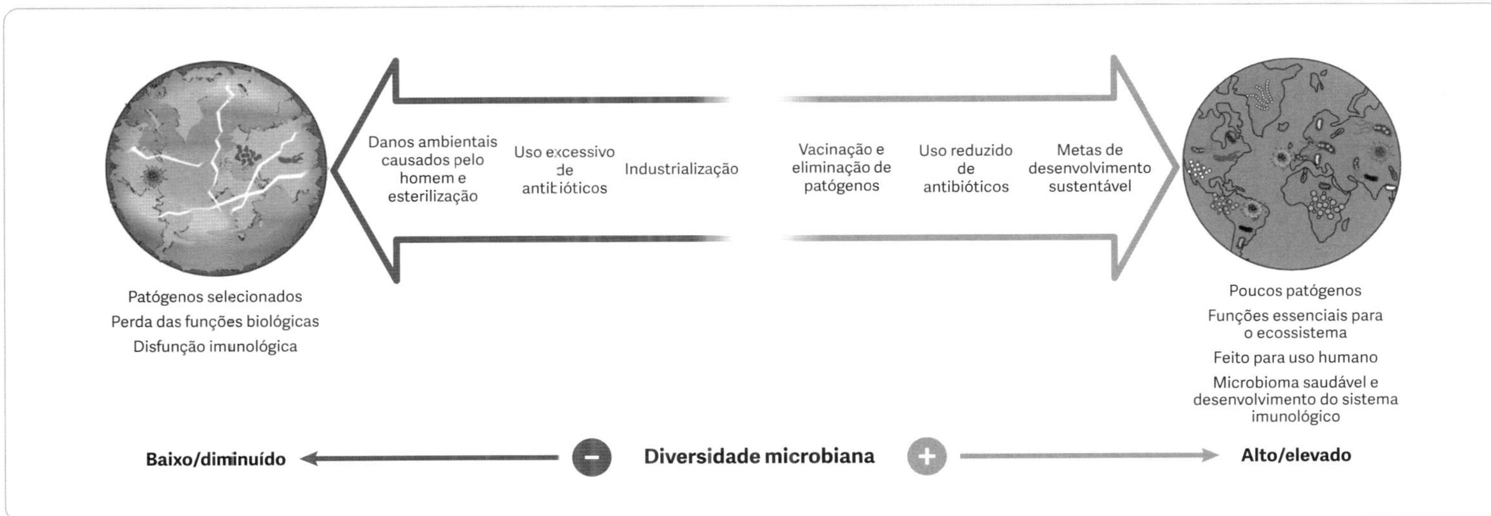

FIGURA 1 Desafios para a preservação da diversidade microbiana global.

Fonte: traduzida de Rappuoli et al.[2]

desempenha suas funções em quatro esferas diferentes no corpo humano, conforme apresentadas a seguir.[12]

- Função metabólica.
- Função protetora.
- Função estrutural.
- Função neurológica.

Função metabólica

A interação entre dieta, microbioma intestinal e saúde do hospedeiro é complexa. Os microrganismos desenvolveram uma capacidade extraordinariamente ampla de usar moléculas inorgânicas e orgânicas como substratos nutricionais. A dieta tem efeitos diretos na fisiologia do hospedeiro, bem como nos efeitos indiretos mediados pela microbiota e seu metaboloma. Os efeitos dietéticos diretos de longo prazo na fisiologia do hospedeiro podem ser positivos ou negativos, dependendo da dieta. Por exemplo, uma dieta rica em fibras e ácidos graxos insaturados, como a dieta mediterrânea, está associada a uma diminuição do risco de doenças cardiovasculares e síndrome metabólica. Por outro lado, uma dieta com baixa fibra e rica em gorduras saturadas e carboidratos refinados, denominada dieta ocidental, está associada a risco aumentado de obesidade e problemas cardiovasculares.

A microbiota intestinal interage com a dieta envolvendo metabólitos produzidos pela microbiota a partir de componentes alimentares que impactam o hospedeiro. O efeito sistêmico da microbiota é mediado por metabólitos microbianos como ácidos graxos de cadeia curta (SCFA) e os gases sulfeto de hidrogênio, amônia, hidrogênio, metano, monóxido de carbono e dióxido de carbono.[13-15]

Função protetora

O TGI é o local principal onde se dá a interação entre o microbioma e o sistema imune gastrointestinal. Vários níveis e mecanismos de defesa são fundamentais, e os principais são:

- A barreira imune inata consiste em muco, peptídeos antimicrobianos e IgA secretora.
- O tecido linfoide associado ao intestino, as placas de Peyer desenvolvidas devido ao entrelaçamento fundamental com o intestino comensal.
- A barreira imune desenvolve um conjunto de mecanismos imunológicos que limitam o contato direto dos comensais com a superfície celular epitelial.
- Um conjunto de respostas imunes localizado dentro da mucosa sem ativar o sistema imunológico.

Todos esses mecanismos estão relacionados e regulados pela interação com a microbiota.[12]

Função estrutural

O epitélio intestinal é uma única camada de células colunares que são firmemente amarradas por complexos de união intercelulares que regulam a permeabilidade paracelular. Os complexos juncionais consistem em junção apertada (zônula *occludens*), junção aderente (zônula *aderentes*) e desmossoma. O desequilíbrio da microbiota, assim como diferentes componentes da dieta (compostos químicos, toxinas) e microrganismos diversos, podem aumentar a permeabilidade intestinal, causando uma cascata de processos de sinalização inflamatória.[12]

A função da barreira intestinal prejudicada pode resultar em uma resposta imune local ou sistêmica, degranulação de mastócitos, neuroinflamação e ativação do nervo vago aferente.[15]

Função neurológica

O eixo intestino-cérebro (GBA) consiste na comunicação bidirecional entre o sistema nervoso central e o sistema nervoso entérico, ligando os centros emocionais e cognitivos do cérebro às funções intestinais periféricas. O intestino está conectado com o cérebro através do sistema nervoso entérico (SNE), envolvendo a saída paralela do sistema nervoso parassimpático (nervo vago) e simpático (gânglios paravertebrais) e eixo hipotálamo-hipófise-adrenal (HPA).[12]

Avanços recentes na investigação descreveram a importância da microbiota intestinal na influência dessas interações. Essa interação entre a microbiota e o GBA parece ser bidirecional, nomeadamente através da sinalização da microbiota intestinal para o cérebro e do cérebro para a microbiota intestinal por meio de ligações neurais, endócrinas, imunológicas e humorais.[16]

O SNE é considerado o "segundo cérebro" do intestino, consiste em milhões de neurônios e é dividido em dois tipos de gânglios (plexos mioentéricos e submucosos). Atividades da microbiota intestinal podem controlar o SNE, bem como o SNC através de:

1. Produção, expressão e renovação de neurotransmissores e fatores neurotróficos.
2. Manutenção da barreira intestinal e da integridade das junções apertadas.
3. Modulação dos aferentes sensoriais entéricos.
4. Produção de metabólitos bacterianos.
5. Regulação imunológica da mucosa.[12,16]

DESENVOLVIMENTO/ MATURAÇÃO NA INFÂNCIA

Antes do nascimento, ainda intraútero, o feto encontra ótimas condições para o seu desenvolvimento: uma dieta adequada, uma temperatura perfeita, um ambiente livre de patógenos e um mecanismo de tolerância imunológica (Th2-dependente) que o impede de ser rejeitado pelo organismo materno. Ao nascimento, antes mesmo de realizar sua primeira respiração, essa criança já está sendo beneficamente contaminada. Nas primeiras horas, ainda pela aerobiose, o predomínio é de bactérias como o *Estreptococos* e a *E. coli*. Mais tarde, à medida que o oxigênio vai sendo consumido, prevalecem as estritamente anaeróbias, como as *Bifidobactérias*, as *Bacterioides* e o *Clostridium*.[17]

O estabelecimento do *core* microbiano acontece até o terceiro ano de vida, por isso ajustes de processos disbióticos na instalação desse órgão "metabólico", durante esse período, podem promover benefícios para o desenvolvimento e a saúde futura dessa criança.[18]

Duas condições são fundamentais para a instalação da microbiota adequada nas primeiras horas de vida: o parto normal (por via vaginal) e o aleitamento materno exclusivo, situações estas que, por mais naturais que possam parecer, hoje em dia, muitas vezes não fazem parte da nossa realidade. O leite materno contém uma série de fatores bioativos e imunoestimulantes, que, em parceria com a microbiota intestinal, direcionam a maturação morfofisiológica do intestino. Por exemplo, oligossacarídeos livres, presentes em grandes concentrações (mais de 250 tipos) no colostro, os quais servem de sítios de ligação para microrganismos benéficos à microbiota, como *Bifidobacterium* spp., reduzindo a colonização por possíveis patógenos.[18]

Um distúrbio nessa sequência colonizadora, quer seja por fatores pré, intra ou pós-gestacionais, pode estar relacionado com um potencial risco em longo prazo, com a saúde desse indivíduo, já que algumas dessas doenças da civilização moderna têm sua gênese associada com falhas no desenvolvimento ou na função do sistema imunológico, as quais poderiam estar relacionadas a essas situações de disbiose, na qual há um desequilíbrio do microbioma humano, quer seja pela diminuição das bactérias simbióticas ou pelo aumento das patogênicas.[17]

NA PRÁTICA, ONDE ESTAMOS?

O estudo do microbioma, sobretudo o intestinal, que tem mais evidências, ainda é uma área jovem do conhecimento científico. No entanto, tal como acontece em muitos novos campos, as descobertas ocorrem em ritmo acelerado e têm fornecido uma nova esperança para o desenvolvimento de novas aplicações clínicas, em muitas áreas médicas diferentes. Por outro lado, também, esse rápido progresso deixou o campo vulnerável a reivindicações prematuras, equívocos e críticas, tanto de dentro como de fora do setor. Essas questões incluem:

- A natureza descritiva do nível de evidência.
- Divergências nas técnicas de análise.
- Falta de causalidade.
- Dificuldade na compreensão da base molecular dos mecanismos subjacentes.

Por isso, a análise criteriosa dos estudos e seus respectivos desenhos, além do conhecimento sobre o que dizem os consensos internacionais, são fundamentais para a aplicação translacional das evidências e, dessa maneira, não culpabilizar o fenômeno da "disbiose" como responsável isolado por todas as doenças da sociedade moderna, sobretudo aquelas crônicas não transmissíveis.[19]

No contexto das evidências cientificamente comprovadas e já regulamentadas pelos órgãos competentes, podemos respaldar algumas estratégias de modulação da microbiota intestinal, por meio de consórcios de bactérias, como o transplante de microbiota fecal, já autorizado, para adultos, pelo FDA (Food and Drugs Administration), para o tratamento da diarreia grave pelo *Clostridium difficile*, que inclusive já dispõe de produtos comerciais oriundos de banco de doadores de microbiota fecal.[20]

No cenário pediátrico, várias são as estratégias de modulação da microbiota comprovadas e ratificadas por associações científicas e órgãos reguladores, sobretudo com o uso de cepas probióticas específicas, quer seja para a prevenção ou tratamento de algumas doenças, sobretudo gastrointestinais, por exemplo: tratamento da diarreia aguda; tratamento e prevenção da diarreia associada a antibióticos; cólica do lactente, doença funcional gastrointestinal com constipação; enterocolite necrotizante; e no manejo da infecção por *Helicobacter pylori*.[21]

A condução de doenças alergoimunológicas, metabólicas (obesidade, diabetes) e neurocomportamentais (autismo, depressão e ansiedade), tanto na prevenção quanto no tratamento, é um cenário de investigação bastante promissor. Além disso, a utilização de subprodutos bacterianos, fragmentos, peptídeos ativos ou mesmo bactérias inativadas, conhecidos por pós-bióticos, têm sido objeto de estudo e se mostrado tão eficaz quanto as cepas probióticas, ativas e vivas. Novas gerações de cepas probióticas, como *Akkermansia muciniphila*, *Clostridium butyricum* e *Faecali-*

bacterium prausnitzii, estão, também, na linha de frente dos próximos produtos a serem liberados no mercado.[22]

Em conclusão, sabe-se que o microbioma intestinal é um novo órgão, que interage com diversos outros sistemas na forma de eixos, como intestino-cérebro, intestino-pulmão ou intestino-pele. Os microrganismos residentes nesses microbiomas instalam-se, desenvolvem-se e amadurecem, sobretudo nos primeiros anos de vida, determinando como se fosse uma impressão microbiana para o resto da vida. Dessa maneira, estão sujeitos a diversos fatores, tanto externos quanto internos, os quais podem promover alterações nesse equilíbrio comensal, chamadas de disbiose.

Assim, é possível que a origem de diversos distúrbios na programação imunológica, metabólica ou neurológica remonte às fases mais precoces da vida, por meio de complexa interação entre a suscetibilidade genética, o microbioma e o contato ambiental precoce, quer seja na vida intrauterina, pela exposição e experiências maternas, ou no pós-natal imediato, produzindo diferenças fenotípicas entre aqueles que irão ou não desenvolver tais doenças, sobretudo as crônicas não transmissíveis, típicas da sociedade moderna.

REFERÊNCIAS

1. Dominguez-Bello MG, Costello EK, Contreras M, et al. Delivery mode shapes the acquisition and structure of the initial microbiota across multiple body habitats in newborns. Proc Natl Acad Sci U S A. 2010;107(26):11971-5.
2. Rappuoli R, Young P, Ron E, et al. Save the microbes to save the planet: a call to action of the International Union of the Microbiological Societies (IUMS). One Health Outlook. 2023;5(1):5.
3. Proctor LM. Mycins v microbes missing microbes: how the overuse of antibiotics is fueling our modern plagues by Martin J. Blaser (2014) Holt New York, USA. Faseb J. 2014;28(9):3821-2.
4. Quercia S, Candela M, Giuliani C, et al. From lifetime to evolution: timescales of human gut microbiota adaptation. Front Microbiol. 2014;5:587.
5. Yatsunenko T, Rey F, Manary M, et al. Human gut microbiome viewed across age and geography. Nature. 2012;486:222-7.
6. Ege MJ. the hygiene hypothesis in the age of the microbiome. Ann Am Thorac Soc. 2017;14(5):S348-S353.
7. von Mutius E. Allergies, infections and the hygiene hypotheses: the epidemiological evidence. Immunobiology. 2007;212(6):433-9.
8. McDonnell L, Gilkes A, Ashworth M, et al. Association between antibiotics and gut microbiome dysbiosis in children: systematic review and meta-analysis. Gut Microbes. 2021;13(1):1-18.
9. Biagioli V, Volpedo G, Riva A, et al. From birth to weaning: a window of opportunity for microbiota. Nutrients. 2024;16:272.
10. Zhang F, Lau RI, Liu Q, et al. Gut microbiota in covid-19:key microbial changes, potential mechanisms and clinical applications. Nat Rev Gastroenterol Hepatol. 2023;20(5):323-37.
11. Ratsika A, Cruz Pereira JS, Lynch CMK, et al. Microbiota-immune-brain interactions: a lifespan perspective. Curr Opin Neurobiol. 2023;78:102652.
12. Adak A, Khan MR. An insight into gut microbiota and its functionalities. Cell Mol Life Sci. 2019;76(3):473-93.
13. Ghosh TS, Shanahan F, O'Toole PW. The gut microbiome as a modulator of healthy ageing. Nat Rev Gastroenterol Hepatol. 2022;19(9):565-84.
14. Perler BK, Friedman ES, Wu GD. The role of the gut microbiota in the relationship between diet and human health. Annu Rev Physiol. 2023;85:449-68.
15. Mohajeri MH, Brummer RJM, Rastall RA, et al. The role of the microbiome for human health: from basic science to clinical applications. Eur J Nutr. 2018;57(1):1-14.
16. Carabotti M, Scirocco A, Maselli MA, Severi C. The gut-brain axis: interactions between enteric microbiota, central and enteric nervous systems. Ann Gastroenterol. 2015;28(2):203-9.
17. Round JL, Mazmanian SK. The gut microbiota shapes intestinal immune responses during health and disease. Nat Rev Immunol. 2009;9:213-23.
18. Gordon JI, Dewey KG, Mills DA, Medzhitov RM. The human gut microbiota and undernutrition. Sci Transl Med. 2012;4(137):12.
19. Cani PD, Moens de Hase E, Van Hul M. Gut microbiota and host metabolism: from proof of concept to therapeutic intervention. Microorganisms. 2021;9:1302.

20. Gonzales-Luna AJ, Carlson TJ, Garey KW. Gut microbiota changes associated with Clostridioides difficile infection and its various treatment strategies. Gut Microbes. 2023;15(1):2223345.
21. Szajewska H, Berni Canani R, Domellöf M, et al. ESPGHAN Special Interest Group on Gut Microbiota and Modifications. Probiotics for the management of pediatric gastrointestinal disorders: position paper of the ESPGHAN Special Interest Group on Gut Microbiota and Modifications. J Pediatr Gastroenterol Nutr. 2023;76(2):232-47.
22. Saarela MH. Safety aspects of next generation probiotics. Current Opinion in Food Science. 2018.

24

Prebióticos, probióticos e posbióticos

Marise Helena Cardoso Tofoli
Cristina Targa Ferreira
Elisa de Carvalho

INTRODUÇÃO

Uma extensa diversidade de microrganismos coloniza o corpo humano, estabelecendo interações simbióticas com os diversos órgãos e sistemas. Durante muito tempo essa complexa rede simbiótica permaneceu em grande parte desconhecida. No entanto, com o surgimento de técnicas avançadas de sequenciamento de DNA, como a PCR (reação em cadeia da polimerase), e de cultivo de microrganismos anaeróbios, tornou-se viável isolar e cultivar esses organismos. A partir desse momento, tem sido possível alcançar avanços significativos no entendimento da estrutura física, do material genético, dos metabólitos e da interação desses microrganismos com as células humanas.[1]

Alterações na diversidade e/ou na composição da microbiota com aumento de cepas potencialmente patogênicas e/ou diminuição de cepas simbióticas são chamadas de disbiose.[1] Estudam-se cada vez mais as consequências da disbiose e seu papel nos mecanismos de saúde e doença em diferentes áreas. Sabe-se que essas modificações podem resultar no aumento da permeabilidade intestinal, na redução da produção de ácidos graxos de cadeia curta (AGCC), que desempenham um papel crucial na saúde local e sistêmica, além de propiciar mudanças no estímulo ao sistema imunológico, com uma inclinação para a resposta inflamatória.[2] Consequentemente, a disbiose pode precipitar o desenvolvimento de doenças metabólicas e inflamatórias em indivíduos geneticamente predispostos, além de influenciar a produção de neurotransmissores e modular o humor e o comportamento.[2]

Esse cenário tem estimulado a condução de pesquisas que investigam a microbiota e estratégias para reverter a disbiose, o que inclui estudos sobre prebióticos, probióticos, simbióticos, posbióticos, psicobióticos e o transplante de microbiota fecal.

Além dos prebióticos e probióticos como formas de intervenção positiva na microbiota, pesquisas acerca dos simbióticos, posbióticos e alimentos fermentados surgem na literatura. De tal forma que houve a necessidade de regulamentar a definição desses produtos para diminuir as confusões conceituais não somente para o consumidor como também para os pesquisadores. Todas as definições consideradas pela International Scientific Association for Probiotics and Prebiotics (ISAAP) podem ser vistas no Quadro 1.

QUADRO 1 Definições dos bióticos de acordo com ISAAP

Termo	Definição
Prebióticos	Substratos seletivamente utilizados por microrganismos hospedeiros, proporcionando benefícios à saúde
Probióticos	Microrganismos vivos que, quando administrados em quantidades adequadas, conferem um benefício à saúde do hospedeiro
Simbióticos	Mistura que compreende microrganismos vivos e substrato seletivamente utilizado por microrganismos hospedeiros, proporcionando benefícios à saúde
Posbióticos	Preparação de microrganismos inanimados e/ou seus componentes que conferem um benefício à saúde do hospedeiro

ISAAP: International Scientific Association for Probiotics and Prebiotics.
Fonte: Gibson et al.;[3] Hill et al.;[4] Salminen et al.[5]

PREBIÓTICOS

Diferentes definições de prebióticos foram discutidas ao longo dos últimos anos e atualmente a seguinte definição é utilizada: um substrato que é seletivamente utilizado por microrganismos hospedeiros, proporcionando benefícios à saúde.[3] Os prebióticos atualmente estabelecidos são baseados em carboidratos, mas outras substâncias, como polifenóis e ácidos graxos poli-insaturados convertidos em ácidos graxos conjugados respectivos, podem se enquadrar na definição atualizada, desde que haja evidências convincentes no hospedeiro-alvo.[3]

Os efeitos dos prebióticos na saúde estão em evolução, mas atualmente incluem benefícios para o trato gastrointestinal (p. ex., inibição de patógenos, estimulação imunológica), cardiometabolismo (p. ex., redução nos níveis de lipídios sanguíneos, efeitos sobre a resistência à insulina), saúde mental (p. ex., metabólitos que influenciam a função cerebral, energia e cognição) e ossos (p. ex., biodisponibilidade de minerais), entre outros. Embora a maioria dos prebióticos atuais seja administrada por via oral, também podem ser administrados diretamente em outros locais do corpo colonizados por microrganismos, como no trato vaginal e na pele.[3]

O efeito benéfico de um prebiótico na saúde deve ser confirmado no animal-alvo para seu uso pretendido e mediado através da microbiota. É reconhecida a dificuldade de fornecer uma prova definitiva de causalidade. No entanto, um estudo em humanos ou animais, que demonstre uma mudança nos marcadores de saúde ou sintomas após uma influência específica na população microbiana (ou seja, um ensaio clínico randomizado controlado por placebo com critérios de exclusão e/ou inclusão apropriados), é necessário para que seja razoável assumir que há relação causual.[3]

Tradicionalmente, os prebióticos são galacto-oligossacarídeos, fruto-oligossacarídeos, lactulose e outros polissacarídeos não digeríveis, mas alguns polifenóis e ácidos graxos poli-insaturados também podem se encaixar na nova definição. A Figura 1 auxilia a diferenciar o que pode ser considerado prebiótico de outros componentes alimentares e medicações que também interferem na microbiota.[3]

Durante o processo de fermentação de alguns prebióticos, ocorre a produção de AGCC, tais como ácido acético, ácido pro-

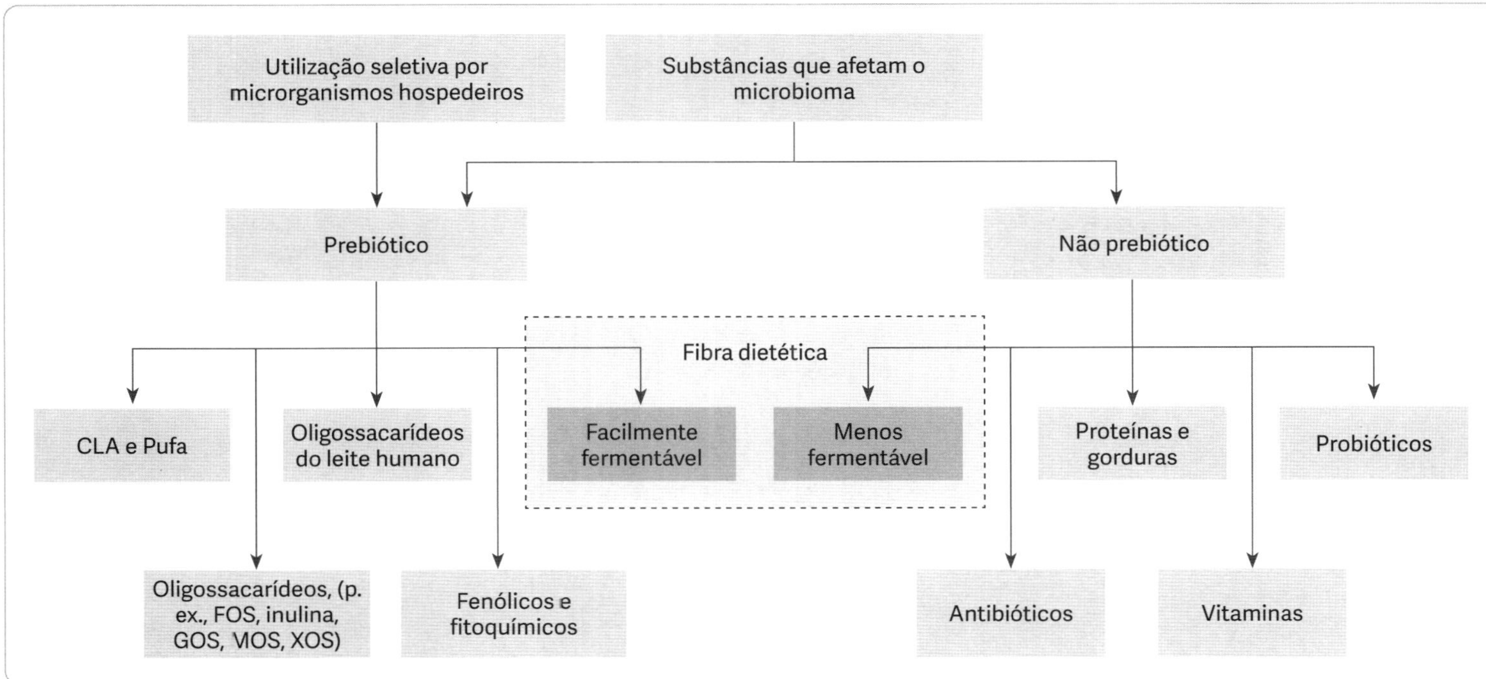

FIGURA 1 Diferenciação de prebióticos de acordo com a atual definição de prebióticos.

CLA: ácido linoleico conjugado; FOS: fruto-oligossacarídeos; GOS: glico-oligossacarídeos; MOS: mananoligossacarídeos; Pufa: ácidos graxos poli-insaturados; XOS: xilo-oligossacarídeos.

Fonte: adaptação de Gibson et al.[3]

piônico e ácido butírico. Esses compostos servem como fonte energética para as células epiteliais, promovem a diferenciação dos enterócitos, fortalecem as junções intercelulares entre os enterócitos, estimulam o crescimento de cepas benéficas, regulam a motilidade intestinal, influenciam a apoptose celular e modulam positivamente o sistema imunológico, com aumento da resposta T-reguladora. Além disso, certos AGCC contribuem para a redução dos níveis de glucagon, auxiliando na melhoria da resistência periférica à insulina.[6]

A maior parte das investigações mais recentes sobre o uso de prebióticos se concentra na análise dos oligossacarídeos encontrados no leite humano (conhecidos como HMOS – *human milk oligosaccharides,* em inglês). Os oligossacarídeos do leite humano consistem em açúcares não digeríveis com estruturas moleculares complexas, e juntos representam o terceiro maior componente do leite materno.[7] No leite humano, os oligossacarídeos são compostos de lactose estendida por um ou mais dos seguintes monossacarídeos: glicose, galactose, N-acetilglicosamina (GlcNAc), fucose e ácido siálico (ácido N-acetilneuramínico). Existem três classes de oligossacarídeos: os fucosilados neutros, os não fucosilados neutros com N-acetilglicosamina e os ácidos com ácido siálico.[6]

Suas funcionalidades têm sido objeto de estudo crescente, incluindo atividade antimicrobiana e antiviral, capacidade de prevenir a adesão de patógenos à mucosa intestinal, função prebiótica, modulação da integridade da barreira intestinal e estímulo do sistema imunológico com redução das respostas inflamatórias.[7] O perfil dos HMO varia entre as lactantes, sendo essas variações determinadas pela presença de genes específicos. Assim, diferentes perfis de HMO podem influenciar de maneira diversa a composição da microbiota intestinal em lactentes.[7] Desse modo, pesquisas evidenciam o significativo papel dos HMO na prevenção de infecções durante o período neonatal, incluindo infecções respiratórias e gastrointestinais. Destaca-se a importância da enzima fucosiltransferase (FUT3) e do 2-fucosilactose (2-FL) na proteção contra infecções provocadas por *Campylobacter jejuni* e rotavírus.[7]

Dessa forma, cada vez mais surgem estudos que analisam a funcionalidade e os benefícios da adição de HMO às fórmulas infantis. Ainda, estudos diversos apontam potenciais aplicações dos prebióticos, e entre elas estão doenças metabólicas como diabetes *mellitus* tipo 2, obesidade, síndrome metabólica, dislipidemia, mineralização óssea, dermatite atópica e alergias, doença inflamatória intestinal (DII), enterocolite necrosante, síndrome do intestino irritável, resposta a infecções e as vacinas, entre outras.[6]

PROBIÓTICOS

Tanto a ISAPP como a Organização das Nações Unidas para Agricultura e Alimentação (FAO) e a Organização Mundial de Saúde (OMS) definem probióticos como "microrganismos vivos que, quando administrados em quantidades adequadas, conferem um benefício à saúde do hospedeiro".[4,8] De maneira geral, os probióticos podem atuar de diversas formas, conforme o Quadro 2. É importante ressaltar que cada cepa pode ter uma ou mais ações específicas, portanto não podem ser considerados semelhantes. Dessa forma, todo probiótico comercializado deve ser identificado pelo gênero, espécie da cepa, subespécie e uma denominação alfanumérica para que seus benefícios e potenciais

QUADRO 2 Benefícios gerais dos probióticos

Benefícios
Auxílio na digestão de alimentos
Interação com o sistema imune
Controle do crescimento de patógenos por competir por nutrientes e sítios de adesão
Acidificam o pH intestinal
Estímulo à produção da barreira mucosa
Ativação de macrófagos
Estímulo à produção de IgA
Modulação do perfil de citocinas
Produção de bacteriocinas

Fonte: Hill et al.;[4] Guarner et al.;[8] Florez et al.[11]

aplicabilidades clínicas sejam facilmente identificadas através da busca bibliográfica por ensaios randomizados duplos-cegos controlados por placebo.[9]

Ressalta-se que a manipulação de probióticos não garante que a cepa prescrita seja realmente a cepa com comprovados benefícios devido à falta de sua completa identificação e à matriz na qual o probiótico é administrado, que interfere em sua eficácia. No Quadro 3 está um exemplo correto da identificação dos probióticos de acordo com a Organização Mundial de Gastroenterologia.[10] Ainda, cada probiótico tem uma dose ideal de utilização; dessa forma, para sua comercialização informações como condições ideais de armazenamento para manutenção de sua viabilidade e número de cepas viáveis após sua utilização devem estar bem disponíveis ao consumidor.[10] Não é recomendada a mistura de cepas sem estudos bem delineados que assegurem benefícios ao paciente, pois as cepas associadas ao acaso podem competir por sítios de adesão e por nutrientes sem conseguir atingir os objetivos propostos.

Cabe salientar que a prescrição de um probiótico deve se basear em sua indicação precisa e com base na literatura científica.[10] Desse modo, discorre-se a seguir sobre algumas indicações e respectivas cepas estudadas na população pediátrica.

Diarreia aguda

O mecanismo de ação dos probióticos na diarreia aguda ainda não foi totalmente estabelecido. Entretanto, é reconhecido que a competição por nutrientes, a acidificação do ambiente e a produção de bacteriocinas por algumas cepas podem reduzir o crescimento de agentes patogênicos no intestino.[12] A eficácia dos probióticos tem sido demonstrada em vários estudos randomizados controlados por placebo, que avaliam a duração da diarreia, a frequência de evacuações e a prevenção de complicações.[13]

A revisão sistemática mais amplamente utilizada como referência no tratamento da diarreia aguda realizada em 2010 analisou 63 estudos com mais de 8 mil pacientes, e os organismos mais comumente avaliados foram *Lacticaseibacillus (L.) rhamnosus GG*

QUADRO 3 Exemplo da identificação correta dos probióticos

Gêneros	Espécies	Subspécies	Nome científico	Designação internacional de depositório de cepas	Cognome da cepa
Lactobacillus	*rhamnosus*	None	GG	ATTC 53103	LGG
Bifidobacterium	*animalis*	*lactis*	DN-173 010	CNCM I-2494	*Bifidus regularis*
Bifidobacterium	*longum*	*longum*	35624	NCIMB 41003	*Bifantis*

Fonte: elaboração das autoras.

ATCC53103 (13 estudos), *Saccharomyces (S.) boulardii* CNCM I-745 (10 estudos) e *Enterococcus lactic acid bacteria* (LAB) SF68 (5 estudos).[13] Embora esses estudos tenham variado em relação ao tempo de intervenção, tipos de cepas utilizadas, doses e características dos pacientes, a revisão sistemática evidenciou o papel dos probióticos na redução do tempo de diarreia em 24 horas, na diminuição do risco de diarreia prolongada por mais de 4 dias e na redução da frequência das evacuações a partir do segundo dia de uso.[13] É importante ressaltar que resultados mais conclusivos devem ser analisados individualmente para cada cepa. O uso de probióticos não foi associado a nenhum evento adverso.[13]

Mais estudos surgem com a utilização de probióticos na diarreia aguda, e diferentes sociedades divergem quanto à recomendação de seu uso nessa indicação. O Grupo de trabalho da ESPGHAN recomenda o uso das seguintes cepas: *S. boulardii* CNCM I-745; *L. rhamnosus GG*; *L. reuteri DSM 17938* com baixo nível de evidência; e *L. rhamnosus 19070-2* e *L. reuteri DSM 12246* (muito baixo nível de evidência). O mesmo grupo de trabalho se posiciona contrariamente ao uso de: *L. helveticus* R0052 e *L. rhamnosus R0011* (moderado nível de evidência) e *Bacillus clausii* O/C, SIN, N/R, e T (baixo nível de evidência).[9] Por outro lado, a Associação Americana de Gastroenterologia (AGA) pondera que há falta de evidência que demonstre benefícios dos probióticos na faixa etária pediátrica e discute a dificuldade de extrapolação de resultados de ensaios realizados em diferentes regiões geográficas devido às diferenças genéticas, hábitos de vida, dieta, saneamento e agentes patogênicos.[14]

Uma revisão recente (2020) incluiu 82 ensaios clínicos randomizados com total de 12.127 participantes, dos quais 11.526 eram crianças e 412 adultos. Essa revisão da Cochrane avaliou ensaios com baixo risco de viés e concluiu que os probióticos têm pouco ou nenhum efeito na diarreia com duração de 48 horas ou mais e chegou a uma conclusão semelhante à AGA, de que os probióticos provavelmente têm pouco ou nenhum efeito no número de pessoas que têm diarreia com duração de 48 horas ou mais; dúvidas permanecem em relação à possibilidade de redução na duração da doença diarreica.[15] Em documento publicado em 2023, a ESPGHAN atualiza as indicações de probióticos para distúrbios gastrointestinais. No Quadro 4 pode-se visualizar as cepas, doses e graus de evidência ponderados pelo grupo para utilização na diarreia aguda.[16]

Os estudos em relação à prevenção da diarreia aguda, realizados principalmente em crianças que frequentam creches, são mais escassos. Destaca-se o efeito protetor do *L. reuteri* DSM 17938, avaliado em 336 crianças mexicanas saudáveis na dose diária de 10^8 UFC por 3 meses. Nelas foi identificada redução significativa no número de episódios de diarreia e de dias com diarreia. Esses efeitos foram observados durante o período do estudo e no acompanhamento de 3 meses. Além disso, o número de consultas médicas, o uso de antibióticos, o absenteísmo ao ensino diurno e o absenteísmo dos pais também foram significativamente inferiores, com impactos diretos nos gastos em saúde.[17]

Prevenção da diarreia nosocomial

A diarreia nosocomial é uma complicação frequente, sendo que cerca de um terço das crianças hospitalizadas desenvolvem diarreia.[18] Revisões sistemáticas que

QUADRO 4 Indicações de cepas para diarreia aguda, dose e grau de evidência considerados pela ESPGHAN (2023)

Cepa	Dose recomendada	Grau de evidência
Lacticaseibacillus rhamnosus (*L. rhamnosus*) GG	≥ 1.010 UFC/dia, por 5-7 dias	Baixo
Saccharomyces (S) *boulardii*	250-750 mg/dia, por 5-7 dias	Baixo
Limosilactobacillus reuteri (*L reuteri*) DSM 17938	1×108 a 4×108 UFC, por 5 dias	Muito baixo
L. rhamnosus 19070-2 e *L reuteri* DSM 12246	2×1.010 UFC para cada cepa, por 5 dias	Muito baixo

ESPGHAN: Sociedade Europeia de Gastroenterologia, Hepatologia e Nutrição Pediátrica.
Fonte: Szajewska et al.[16]

analisaram diferentes cepas não chegaram a conclusão favorável ao uso de probióticos em geral na prevenção da diarreia nosocomial. No entanto, considera-se o uso de *L. rhamnosus* GG ATCC53103, na dose diária de 10^9 UFC durante o período da internação, com evidência de redução desse acontecimento.[19]

Diarreia associada ao uso de antibióticos

O uso de antibióticos pode interferir diretamente no microbioma gastrointestinal, devido a seus efeitos bactericidas e/ou bacteriostáticos diretos e efeitos indiretos como alterações de pH, alterações na integridade da mucosa intestinal, citotoxicidade, mudanças no perfil de metaboloma, perturbações na motilidade intestinal, interações com transportadores dos ácidos biliares, modificações de marcadores inflamatórios.[20]

Por conseguinte, surgem alterações no equilíbrio da microbiota, conhecidas como disbiose. Dentre essas alterações, a perda da diversidade de espécies é o aspecto mais comum, encontrado secundariamente a antibioticoterapia. Não necessariamente ocorre diminuição do total de microrganismos, mas sim diminuição da variedade de espécies presentes, com predomínio e/ou proliferação de algumas espécies resistentes ao antibiótico utilizado. Diferentes pesquisas avaliam os efeitos da disbiose causada pelos antibióticos em curto e longo prazo.[17]

Em curto prazo a antibioticoterapia pode resultar em cólicas, distensão abdominal e diarreia. Define-se diarreia associada ao uso de antibióticos (DAA) como 3 ou mais episódios de fezes líquidas em cada 24 horas que ocorrem no período de 6 a 8 semanas após a antibioticoterapia, afastando-se outras causas de diarreia. Crianças menores são a população de maior risco para o desenvolvimento da DAA, e antibióticos como aminopenicilinas com ou sem clavulanato, cefalosporinas, clindamicina e outros antibióticos contra anaeróbios são os mais comumente envolvidos.[21]

Os estudos sobre o uso de probióticos na DAA têm enfoque na prevenção de seu desenvolvimento, portanto se preconiza a utilização das cepas analisadas desde o início da antibioticoterapia. Em uma revisão sistemática que analisou diferentes probióticos em 6.352 crianças, de maneira geral se viu que a incidência da DAA no probiótico foi de 8% em comparação ao grupo placebo com incidência de 19%. Destacou-se ainda a especificidade por cepa e o papel protetor do *L. rhamnosus GG* ATCC53103 e do *S. Boulardii* CNCM I-745.[21] A ESPGHAN recomenda o uso de probióticos para a prevenção de DAA, considerando a presença de fatores de risco como escolha do agente antibiótico, duração do tratamento, idade do paciente, comorbidades, necessidade de internação ou episódios anteriores de DAA. Nesses casos, essa sociedade recomenda *L. rhamnosus* GG ATCC53103 ou *S. boulardii* CNCM I-745 em doses elevadas com mais de 5 bilhões de UFC ao dia.[16]

Diarreia associada ao *Clostridioides difficile*

Enquanto a DAA é geralmente leve e autolimitada, 15 a 39% são causadas pelo *C. difficile* e podem resultar em quadros mais graves, com o megacólon tóxico e colite pseudomembranosa, principalmente em crianças com doenças crônicas como fibrose cística, DII e doenças oncológicas. Isso se deve à característica oportunista do agente, que tem a capacidade de proliferar no meio intestinal adverso resultante do uso de antibióticos.[17]

A eficácia do uso de probióticos na prevenção da diarreia associada ao *Clostridioides difficile* tem sido estudada. Uma revisão sistemática com total de 9.955 participantes, entre eles 1.141 crianças, demonstrou que o uso de probióticos junto com a antibioticoterapia pode reduzir o risco de seu desenvolvimento em até 60%.[22] Porém, a heterogeneidade dos estudos, até mesmo em relação à faixa etária, faz que as recomendações da AGA e da ESPGHAN sejam novamente diferentes.[14,16] Em crianças, a ESPGHAN recomenda o uso de *S. boulardii* CNCM I-745, na dose entre 250 e 500 mg, para a prevenção da diarreia associada ao *Clostridioides difficile.*[22]

Enterocolite necrosante

A enterocolite necrosante (ECN) afeta geralmente íleo terminal, colo ascendente e a parte proximal do colo transverso de recém-nascidos prematuros, e manifesta-se, geralmente, após o início da alimentação enteral. Sua apresentação clínica se dá pela intolerância à dieta, distensão abdominal, descoloração e presença de fezes sanguinolentas. Embora a patogênese da ECN não tenha sido completamente elucidada, fatores como imaturidade intestinal, função de barreira insuficiente e disbiose, com risco de translocação de patógenos, estão implicados.[23]

Uma metanálise de rede realizada em 2018 pelo grupo de trabalho da ESPGHAN sobre prebióticos e probióticos em prematuros revisou especificamente as cepas disponíveis na literatura. Com base em 51 ensaios clínicos randomizados envolvendo mais de 11 mil bebês prematuros, a análise indicou eficácia geral das cepas, embora a maioria tenha sido avaliada em poucos ensaios clínicos. Apenas 3 das 25 administrações de probióticos mostraram redução na incidência de morte, incluindo *B. bifidum* NCDO 1453, *L. acidophilus* NCDO 1748 e uma combinação de *B. infantis, L. acidophilus, L. casei, L. plantarum, L. rhamnosus* e *Streptococcus thermophilus*. Sete combinações de probióticos foram associadas à redução da incidência de enterocolite necrosante. O grupo de trabalho ESPGHAN fez uma recomendação condicional, com baixa certeza de evidência, para administrar *L. rhamnosus GG* ATCC53103 ou a combinação de *B. infantis* Bb-02, *B. lactis* Bb-12 e *Streptococcus thermophilus* TH-4 para reduzir as taxas de ECN, sujeito a questões de segurança.[24]

A Academia Americana de Pediatra (AAP) se contrapõe às indicações ao alegar que há falta de regulamentação dos produtos comercializados nos Estados Unidos pela Food and Drug Administration (FDA), consequentemente não é possível garantir a segurança e eficácia destes. Assim, a AAP não apoia a administração rotineira de probióticos a prematuros, especialmente se o peso de nascimento é inferior a 1.000 g.[25]

Com toda a discussão sobre segurança nesse grupo de pacientes, no geral se assume que não há evidências suficientes para recomendar a administração sistemática de uma cepa específica na prevenção ou tratamento da ECN, embora existam dados relatando efeitos benéficos.[16]

Cólica do lactente

Estima-se que 17 a 25% dos lactentes irão apresentar cólicas nas primeiras 6 semanas de vida, sendo a duração do choro inversamente relacionada aos dias de vida após o nascimento.[26] Estudo nacional compreendeu mais de 5 mil lactentes e observou uma prevalência de 26% de cólica ao analisar os critérios diagnósticos para a prática clínica dos critérios de Roma IV.[27] As principais hipóteses envolvidas na etiologia da cólica do lactente estão relacionadas a alterações funcionais do TGI, alergias à proteína do leite de vaca, imaturidade da motilidade, alterações na microbiota intestinal, além de fatores comportamentais e ambientais como tensão familiar, ansiedade materna, idade materna avançada, fumo materno e crianças primogênitas.[28]

Estudos demonstraram que crianças que apresentam cólicas são mais frequentemente colonizadas por bactérias Gram-negativas, por outro lado as crianças sem cólicas têm predomínio de *Lactobacillus*.[28] Essas alterações na microflora intestinal podem determinar a imaturidade da barreira intestinal e a transferência anormal de antígenos por quebra da integridade da mucosa, ativando a resposta imune e aumentando a vulnerabilidade à quebra da tolerância imunológica.[28]

Várias pesquisas avaliam a possibilidade de tratamento da cólica do lactente com uso de probióticos. Recente metanálise (2024) avaliou 11 ensaios clínicos randomizados e viu-se uma redução em média de choro de 51 minutos ao dia com o uso de probióticos comparado ao placebo. Esse mesmo estudo destacou a superioridade do *L. reuteri DSM 17938,* com redução diária média de 64 minutos de choro. Ainda, foi identificada melhor resposta em lactentes em aleitamento materno exclusivo e tendência a menor resposta em lactentes nascidos de parto cesárea.[29]

A ESPGHAN recomenda o uso de *L reuteri DSM 17938* (10^8 UFC ao dia por pelo menos 21 dias) e *B lactis* BB-12 (10^8 UFC ao dia por 21 a 28 dias) para o manejo da cólica em lactentes em aleitamento materno exclusivo com certeza de evidência moderada, e não se posiciona a favor ou contra o uso em lactentes em uso de fórmula infantil devido à falta de evidências.[16]

Quanto à possibilidade de prevenção da cólica do lactente, em 2019 uma revisão Cochrane identificou 6 ensaios clínicos randomizados envolvendo 1.886 bebês, que compararam probióticos com placebo na prevenção da cólica infantil. Os resultados combinados de três ensaios clínicos randomizados, nos quais *Lactobacillus rhamnosus GG* e dois produtos multicepas foram avaliados, mostraram uma incidência semelhante de novos casos de cólica nos grupos probióticos e placebo. Além disso, a análise agrupada de outros três ensaios clínicos randomizados indicou uma redução na duração do choro no grupo de probióticos, em cerca de 32 minutos/dia em comparação com o grupo placebo. Entretanto, é importante notar que um dos estudos incluídos avaliou uma intervenção simbiótica, que consistia em uma fórmula prebiótica com adição de probióticos. Em relação à cepa, o efeito foi particularmente evidente para *Lactobacillus reuteri* DSM 17938 administrado na dose de 1×10^8 UFC para recém-nascidos diariamente durante 90 dias. Embora outros probióticos tenham sido estudados, a evidência disponível é limitada.[30]

Constipação intestinal

Muito se tem estudado sobre o papel da microbiota nas doenças funcionais gastrointestinais, entre elas a constipação funcional. Entre os objetivos desses estudos está a possibilidade de seu tratamento com o uso de probióticos. Uma revisão sistemática e metanálise atual, datada de 2022, avaliou 12 estudos envolvendo 965 crianças.[31] Essa análise examinou os efeitos da inclusão de probióticos em comparação com placebo ou tratamento laxante no contexto da constipação funcional. Os estudos exibiram variações significativas em termos de desenho, critérios diagnósticos, população, intervenção, duração do tratamento e acompanhamento, evidenciando um elevado risco geral de viés na maioria dos casos. Portanto, é recomendada cautela na interpretação dos resultados dessa revisão sistemática.[31] Os autores destacaram a necessidade de ensaios clínicos randomizados mais robustos e de alta qualidade para avaliar o uso de probióticos no manejo de crianças com constipação funcional, antes de considerar eventuais modificações nas diretrizes atuais, que não recomendam a utilização de probióticos no manejo da constipação intestinal.[27]

DOENÇA INFLAMATÓRIA INTESTINAL

Alterações da microbiota intestinal são vistas como um dos fatores que também contribuem para o desenvolvimento da DII, pois a disbiose e as alterações secundárias do metaboloma propiciam alterações na barreira intestinal, como diminuição da produção de muco protetor, frouxidão da junção entre os enterócitos, o que resulta no aumento da permeabilidade intestinal. Ainda, mudanças no perfil metabólico da microbiota, associadas ao estímulo direto de alguns componentes da microbiota, podem promover alterações no padrão inflamatório intestinal e sistêmico.[32]

Os estudos com uso de probióticos na DII se dividem entre a doença de Crohn e a retocolite ulcerativa (RCU). Na doença de Crohn poucos avanços foram encontrados, os estudos são escassos e não conseguiram evidenciar segurança e melhora nas taxas de indução de remissão e redução das recidivas da doença.[16] Por outro lado, na RCU alguns estudos, poucos pediátricos, observam melhores taxas de indução de remissão clínica quando associado probiótico a terapia convencional, mas ainda sem demonstrar qual a cepa ou cepas ideais, necessitando de mais estudos no futuro.[33]

As diretrizes da ESPGHAN e da Organização Europeia de Estudos da Colite e Doença de Crohn (ECCO) diferem, pois diferentes formas de análise foram realizadas. A ECCO recomenda que pode ser considerado o uso da combinação de 8 cepas (*L paracasei subsp. paracasei* DSM 24733, *L plantarum* DSM 24730, *L acidophilus* DSM 24735, *L delbrueckii subsp. bulgaricus* DSM 24734, *B longum subsp. longo* DSM 24736, *B breve* DSM 24732, *B longo subsp. infantis* DSM 24737 e *S salivarius subsp. thermo-*

philus DSM 24731) ou *Escherichia coli Nissle* 1917 ou *L reuteri* ATCC 55730, associados a terapia medicamentosa para indução da remissão da colite ulcerativa.[34] E a ESPGHAN pondera que, pela escassez de estudos, não há recomendação contra ou a favor do uso de probióticos nesses casos.[9]

Nos pacientes com doença celíaca, pancreatites, supercrescimento bacteriano, apesar do sabido envolvimento da microbiota, não há recomendações a favor ou contrárias ao uso de probióticos, até o momento, devido à escassez de comprovações científicas.[9]

Apesar da correlação estreita entre o microbioma e o sistema imune, ainda faltam fundamentos para a elaboração de diretrizes de uso de probióticos nas doenças alérgicas. A maioria dos estudos avalia seu uso na dermatite atópica, e nesse caso os resultados mais promissores foram encontrados com uso de *L. rhamnosus GG ATCC 53103*.[35] Já na asma e na rinite alérgica não foi possível, até o momento, destacar a melhor intervenção probiótica.[35] Não há evidências científicas para a recomendação a favor ou contra o uso de probióticos na alergia alimentar.

POSBIÓTICOS

Definem-se posbióticos como preparações de microrganismos inanimados e/ou seus componentes que conferem benefícios à saúde do hospedeiro. A ISAPP descreve os critérios propostos para que uma preparação seja qualificada como posbiótica, incluindo a caracterização detalhada, procedimento de inativação e quantificação de produtos posbióticos.[5]

Discutem-se, também, os mecanismos potenciais dos posbióticos, incluindo a modulação da microbiota, o aumento da função da barreira epitelial, a modulação das respostas imunitárias, as respostas metabólicas sistêmicas e a sinalização através do sistema nervoso.[5] Pondera-se que os posbióticos apresentam perfil melhor de segurança quando comparados aos probióticos, pois microrganismos inanimados perdem sua capacidade de replicação; no entanto, ressalta-se que lipopolissacarídeos de bactérias Gram-negativas podem induzir sepse e choque tóxico.[5] A maioria dos estudos clínicos com uso de posbióticos envolve adultos e indica eficácia na erradicação da infecção por *Helicobacter pylori*, na redução dos sintomas em pacientes com síndrome do intestino irritável e diarreia crônica inexplicável.[5]

REFERÊNCIAS

1. Jandhyala SM, Talukdar R, Subramanyam C, et al. Role of the normal gut microbiota. World J Gastroenterol. 2015;21(29):8787-803.
2. Iebba V, Totino V, Gagliardi A, et al. Eubiosis and dysbiosis: the two sides of the microbiota. New Microbiol. 2016;39(1):1-12.
3. Gibson GR, Hutkins R, Sanders ME, et al. Expert consensus document: The International Scientific Association for Probiotics and Prebiotics (ISAPP) consensus statement on the definition and scope of prebiotics. Nat Rev Gastroenterol Hepatol. 2017;14(8):491-502.
4. Hill C, Guarner F, Reid G, et al. Expert consensus document. The International Scientific Association for Probiotics and Prebiotics consensus statement on the scope and appropriate use of the term probiotic. Nat Rev Gastroenterol Hepatol. 2014;11(8):506-14.
5. Salminen S, Collado MC, Endo A, et al. The International Scientific Association of Probiotics and Prebiotics (ISAPP) consensus statement on the definition and scope of postbiotics. Nat Rev Gastroenterol Hepatol. 2021;18(9):649-67.
6. Fiocchi A, Pecora VD, Hundshammer C, Minge O. In love with shaping you: influential factors on the breast milk content of human milk oligosaccharides and their decisive roles for neonatal development. Nutrients. 2020;12(11):3568.
7. Berger B, Porta N, Foata F, et al. Linking human milk oligosaccharides, infant fecal community types, and later risk to require antibiotics. mBio. 2020;11(2):e03196-19.

8. Guarner F, Sanders ME, Eliakim R, et al. Probiotics and prebiotics. World Gastroenterology Organisation Global Guidelines. J Clin Gastroenterol. 2017.
9. Szajewska H, Guarino A, Hojsak I, et al. Use of probiotics for the management of acute gastroenteritis in children: an update. J Pediatr Gastroenterol Nutr. 2020;71:261-9.
10. WGO global guideline probiotics and prebiotics. World Gastroenterology Organisation. 2017.
11. Florez ID, Veroniki AA, Al Khalifah R, et al. Comparative effectiveness and safety of interventions for acute diarrhea and gastroenteritis in children: a systematic review and network meta-analysis. PLoS One. 2018;13(12):e0207701.
12. Guandalini S. Probiotics for prevention and treatment of diarrhea. J Clin Gastroenterol. 2011;45:S149-S153.
13. Allen SJ, Martinez EG, Gregorio GV, Dans LF. Probiotics for treating acute infectious diarrhea. Cochrane Database Syst. Rev. 2010;CD003048.
14. Su GL, Ko CW, Bercik P, et al. Clinical practice guidelines on the role of probiotics in the management of gastrointestinal disorders. Gastroenterology. 2020;159:697-705.
15. Collinson S, Deans A, Padua-Zamora A, et al. Probiotics for treating acute infectious diarrhoea. Cochrane Database Syst Rev. 2020;12:CD003048.
16. Szajewska H, Berni Canani R, Domellöf M, et al.; ESPGHAN Special Interest Group on Gut Microbiota and Modifications. Probiotics for the management of pediatric gastrointestinal disorders: position paper of the ESPGHAN Special Interest Group on Gut Microbiota and Modifications. J Pediatr Gastroenterol Nutr. 2023;76(2):232-47.
17. McFarland LV. Antibiotic-associated diarrhea: epidemiology, trends and treatment. Future Microbiol. 2008;3:563-78.
18. Goldenberg JZ, Yap C, Lytvyn L, et al. Probiotics for the prevention of clostridium difficile associated diarrhea in adults and children. Cochrane Database Syst Rev. 2017;12:CD006095.
19. Gutierrez-Castrellon P, Lopez-Velazquez G, Diaz--Garcia L, et al. Diarrhea in preschool children and Lactobacillus reuteri: a randomized controlled trial. Pediatrics. 2014;133:e904-e909.
20. Ramirez J, Guarner F, Bustos Fernandez L, et al. Antibiotics as major disruptors of gut microbiota. Front Cell Infect Microbiol. 2020;10:572912.
21. Guo Q, Goldenberg JZ, Humphrey C, et al. Probiotics for the prevention of pediatric antibiotic-associated diarrhea. Cochrane Database Syst Rev. 2019;4:CD004827.
22. Szajewska H, Canani RB, Guarino A, et al. Probiotics for the prevention of antibiotic-associated diarrhea in children. J Pediatr Gastroenterol Nutr. 2016;62:495-506.
23. Neu J. Necrotizing enterocolitis: the future. Neonatology. 2020;117(2):240-4.
24. Van Den Akker CHP, Van Goudoever JB, Szajewska H, et al. Probiotics for preterm infants: a strain-specific systematic review and network meta-analysis. J Pediatr Gastroenterol Nutr. 2018;67:103-22.
25. Poindexter B, Committee on Fetus and Newborn; Cummings J, Hand I, Adams-Chapman I, et al. Use of probiotics in preterm infants. Pediatrics. 2021;147(6):e2021051485.
26. Wolke D, Bilgin A, Samara M. Systematic review and meta-analysis: fussing and crying durations and prevalence of colic in infants. Journal of Pediatrics. 2017.
27. de Morais MB, Toporovski MS, Tofoli MHC, et al. Prevalence of functional gastrointestinal disorders in Brazilian infants seen in private pediatric practices and their associated factors. Journal of Pediatric Gastroenterology and Nutrition. 2022;75(1):17-23.
28. Savino F, Cresi F, Pautasso S, et al. Intestinal microflora in breastfed colicky and non-colicky infants. Acta Paediatrica, International Journal of Paediatrics. 2004;93(6):825-9.
29. Vaz SR, Tofoli MH, Avelino MAG, da Costa PSS. Probiotics for infantile colic: is there evidence beyond doubt? A meta-analysis and systematic review. Acta Paediatr. 2024;113(2):170-82.
30. Ong TG, Gordon M, Banks SS, et al. Probiotics to prevent infantile colic. Cochrane Database Syst ver. 2019;3:Cd012473.
31. Tabbers MM, Dilorenzo C, Berger MY, et al. Evaluation and treatment of functional constipation in infants and children: evidence-based recommendations from ESPGHAN and NASPGHAN. J Pediatr Gastroenterol Nutr. 2014;58:258-74.
32. Nishida A, Inoue R, Inatomi O, et al. Gut microbiota in the pathogenesis of inflammatory bowel disease. Clin J Gastroenterol. 2018;11(1):1-10.
33. Kaur L, Gordon M, Baines PA, et al. Probiotics for induction of remission in ulcerative colitis. Cochrane Database Syst ver. 2020;3:Cd005573.
34. Turner D, Ruemmele FM, Orlanski-Meyer E, et al. Management of paediatric ulcerative colitis, part 1: ambulatory care-an evidence-based guideline from European Crohn's and Colitis Organization and European Society of Paediatric Gastroenterology, Hepatology and Nutrition. J Pediatr Gastroenterol Nutr. 2018;67:257-91.
35. Makrgeorgou A, Leonardi-Bee J, Bath-hextall F, et al. Probiotics for treating eczema. Cochrane Database Syst Rev. 2018;CD006135.

25

A importância da nutrição no tratamento das doenças gastrointestinais e hepáticas

Virgínia Resende Silva Weffort
José Vicente Noronha Spolidoro
Juliana Cristina Eloi

INTRODUÇÃO

A gastroenterologia e a nutrologia pediátricas são duas áreas de atuação que se confundem, fundamentalmente porque a grande maioria das patologias do aparelho digestório tem seu tratamento de alguma forma vinculado à dieta. A criança, ao nascer, tem no leite materno seu único alimento pelos primeiros 6 meses de vida e ainda como principal alimento até 1 ano de idade. Esse leite materno tem uma função não apenas nutricional, mas garante um desenvolvimento imunológico ótimo e equilíbrio da microbiota, prevenindo muitos problemas no trato gastrointestinal (TGI).

O papel do manejo nutricional nas doenças gastrointestinais pediátricas tem se destacado nos últimos tempos. Dietas específicas para doenças foram introduzidas como tratamentos convencionais por diretrizes internacionais. Porém, deve-se prescrever alterações dietéticas com cautela porque o suporte nutricional em crianças tem um papel fundamental na manutenção do crescimento e na melhoria dos resultados clínicos.

Neste capítulo será discutido o manejo nutricional de patologias do TGI, a indicação de dietas especiais, as restrições alimentares e a suplementação quando a restrição comprometer a oferta básica necessária para manter o crescimento e desenvolvimento dessas crianças.

DISTÚRBIOS FUNCIONAIS DO APARELHO DIGESTIVO

No Quadro 1 estão descritos os tratamentos nutricionais de alguns distúrbios funcionais do aparelho digestivo.

ALERGIA À PROTEÍNA DO LEITE DE VACA

Está indicado período de dieta de exclusão de 2 a 4 semanas, utilizando fórmulas extensamente hidrolisadas ou fórmulas de aminoácidos para os que estão em uso de fórmulas infantis. Nas crianças em aleitamento materno exclusivo, o aleitamento deve ser mantido e a mãe fazer dieta de exclusão de proteína do leite de vaca e todos os seus derivados de forma rigorosa. Se houver melhora dos sintomas com a dieta de exclusão, faz-se o teste de provocação oral (TPO), que é essencial para

QUADRO 1 Tratamento nutricional em distúrbios funcionais do aparelho digestivo

Distúrbios gastrointestinais funcionais (FGID)	Os FGID não são indicação para interromper a amamentação, devendo-se incentivar a mãe a continuar com o aleitamento exclusivo. Em lactentes alimentados com fórmula, podem ser consideradas fórmulas especiais.[1] A dieta com pouco Fodmap (do inglês *fermentable oligosaccharides, disaccharides, monosaccharides, and polyols*) é baseada em alimentos com baixa quantidade de oligossacarídeos [frutanos e galacto-oligossacarídeos (GOS)], dissacarídeos (lactose), monossacarídeos (frutose) e polióis (sorbitol, manitol e xilitol) fermentáveis. Não é uma questão de alergia alimentar, mas sim de intolerância aos estímulos desencadeados por esses alimentos. Cada pessoa apresenta respostas e limite de consumo diferentes.[2-5]
Dor abdominal funcional pediátrica (DPAF)	Revisão sistemática concluiu que não há evidências suficientes a favor ou contra a eficácia e a segurança do uso de uma dieta pobre em Fodmap para o tratamento de crianças com DPAF.[6,7]
Síndrome do intestino irritável (SII)	Como a relação de SII com os Fodmap não é uma questão de alergia alimentar, mas sim de intolerância aos estímulos desencadeados por esses alimentos, cada pessoa apresenta respostas e limites de consumo diferentes. Pesquisas de Oka et al. (2020) e Carbone et al. (2022) indicam que a dieta mais baseada em evidências é a com baixo teor de Fodmap, que se mostrou eficaz no tratamento da SII.[8,9]
Constipação intestinal	De acordo com a recomendação da NASPGHAN/ESPGHAN, o consumo de fibra alimentar e líquidos deve ser normal. No entanto, consumo abaixo das recomendações é muito prevalente na população pediátrica. Assim, grande parte dos pacientes necessita mudar a alimentação para consumir maior quantidade de alimentos ricos em fibra alimentar.[10]
Refluxo gastroesofágico/ regurgitação	A alergia às proteínas do leite de vaca (APLV) e o refluxo gastroesofágico (RGE) podem manifestar-se com sintomas semelhantes em lactentes, tornando o diagnóstico difícil. A recomendação é fazer a dieta de exclusão com restrição de leite e todos os derivados para a mãe, se estiver em aleitamento materno exclusivo, ou para os lactentes com uso de fórmulas infantis trocar por fórmula de aminoácidos ou fórmula extensamente hidrolisada, e observar a resposta clínica por 2-4 semanas. Havendo melhora, realiza-se o teste de provocação oral (TPO). Confirmando o diagnóstico, a dieta de exclusão deve ser mantida.[11] A regurgitação muitas vezes pode ser o único sintoma de APLV. As fórmulas de aminoácidos (FAA) são indicadas para pacientes com sintomas graves.[12] Os hidrolisados de arroz estão disponíveis comercialmente e podem reduzir a regurgitação.[13] Nas crianças em uso de fórmula infantil, o uso de fórmulas espessadas reduz as regurgitações, não reduzindo o RGE, ou seja, está indicado para RGE fisiológico com muita regurgitação.
Disquezia	Apesar de não exigir nenhum tratamento e desaparecer espontaneamente, é fundamental seu reconhecimento para evitar que sejam adotadas práticas desnecessárias, por exemplo, o uso de supositórios.[1]
Cólica infantil	Em crianças não amamentadas, uma fórmula fermentada com prebióticos (galacto-oligossacarídeos de cadeia curta e fruto-oligossacarídeos de cadeia longa – scGOS/lcFOS –, com proporção de 9:1 e concentração de 0,8 g/100 mL) pode ser benéfica para a prevenção de cólicas infantis.[14] Pode ser recomendado o uso do *Lactobacillus reuteri* DSM17938 em lactentes amamentados ao seio materno com cólicas.[15] Dieta de exclusão com fórmulas extensamente hidrolisadas ou de aminoácidos, assim como dieta de exclusão para mães que amamentam, está indicada para descartar alergia subjacente à proteína do leite de vaca (APLV). Deve ser feito o TPO para confirmar ou excluir APLV.[1]

Fonte: elaboração dos autores.

confirmar o diagnóstico. Confirmando, manter dieta de exclusão por 6 meses e realizar novo TPO.[16] Os objetivos do tratamento da alergia à proteína do leite de vaca (APLV) são três:

- A resolução dos sintomas.
- A aquisição de tolerância ao leite de vaca.
- Apoiar o crescimento e desenvolvimento normais.[17]

Maiores detalhes estão no capítulo correspondente (alergia alimentar).

SÍNDROME DO INTESTINO CURTO

A síndrome do intestino curto (SIC) é consequência de qualquer perda ou ressecção cirúrgica do intestino delgado. A SIC é a principal causa de falência intestinal (FI) definida como a redução crítica da massa intestinal ou sua função abaixo do mínimo necessário para absorver nutrientes e líquidos necessários para o crescimento adequado em crianças por um mínimo de 60 dias em um intervalo de 74 dias consecutivos.[18]

Leite materno ou leite humano doado é recomendado como um regime enteral de primeira linha para lactentes com SIC-FI, pois contém imunoglobulinas, substratos prebióticos, como oligossacarídeos do leite humano (HMO), proteínas bioativas e fatores de crescimento (hormônio do crescimento e EGF) que juntos promovem um microbioma e intestino saudáveis que favorecem a adaptação intestinal.[18,19] Quando o leite materno não é possível, a maioria dos profissionais que trabalham com reabilitação intestinal utiliza fórmulas extensamente hidrolisadas ou de aminoácidos.[18,19] O uso de fórmulas poliméricas sem lactose teria a vantagem de promover maior estímulo trófico à mucosa intestinal, e deve ser tentado o mais precocemente possível, observando sua tolerância. A introdução de alimentação complementar deve iniciar aos 6 meses de idade, conforme costumes culturais.

A utilização de dietas enriquecidas em triglicerídeos de cadeia média tem a vantagem de favorecer a absorção de gorduras, pois estes são absorvidos diretamente para a circulação venosa, não apenas no intestino delgado, mas também em estômago e cólon. No entanto, não fornecem ácidos graxos essenciais, e assim devem ser utilizados como complementos, sem deixar de oferecer triglicerídeos de cadeia longa.

Os nutrientes de maior dificuldade absortiva em pacientes com SIC são os dissacarídeos, em especial a lactose. Isso ocorre porque, havendo redução de área intestinal absortiva, ocorre significativa redução de vilosidades para produção de lactase. Os carboidratos complexos costumam ser bem tolerados, como amidos de batata, arroz e outros. Os carboidratos em pacientes com cólon podem causar acidose metabólica, conhecida com acidose D-láctica, causando sintomas neurológicos nessas crianças. Carboidratos ricos em oxalato podem causar cálculos renais, e isso também deve ser monitorizado.

Deve-se ficar atento aos segmentos intestinais perdidos, pois podem gerar deficiências absortivas específicas. O duodeno é importante na absorção de ferro, folato, cálcio e magnésio. O jejuno proximal é importante para a absorção de vitaminas lipossolúveis e o distal das hidrossolúveis. O íleo terminal é o único sítio de absorção de vitamina B12 e sais biliares. A perda do íleo distal deve indicar suplementação intramuscular quando o paciente estiver completamente adaptado e sem parenteral. A disabsorção de sais biliares pode promover diarreia pela irritação do cólon e problemas hepáticos pela perda de sais biliares nas fezes, necessitando de aumento significativo de síntese de novos sais biliares (usualmente 90% dos sais biliares utilizados pelo fígado são oriundos da absorção no íleo terminal).

Iniciar com dieta via oral ou por sonda em infusão lenta é outro ponto de controvérsia. Estudos evidenciam que o uso de sonda em infusão lenta aumenta a absorção de nutrientes pelo intestino; no entanto, o uso via oral tem sido preferido por uma série de vantagens (Quadro 2).

Assim, a infusão por sonda pode favorecer a absorção, mas a via oral favorece a adaptação intestinal.

A introdução de alimentos deve ser feita sobre rígida observação de tolerância. O uso de fibras é recomendável, de preferência para pacientes que têm cólon em continuidade.

Recomenda-se o fracionamento das refeições, e os principais parâmetros são a ocorrência de diarreia e o acompanhamento de crescimento e ganho de peso.

A redução da NP somente deve ser feita se o paciente comprovadamente tem efetivo ganho de peso e está tolerando a progressão da dieta. O crescimento e o ganho de peso continuam sendo os principais parâmetros para definir a possibilidade de redução da NP. A redução da NP deve ser feita com retirada de dias de infusão da solução parenteral e não redução da composição.

QUILOTÓRAX E ASCITE QUILOSA

O manejo clínico do quilotórax e da ascite quilosa inclui drenagem do líquido, bem como estratégias para diminuir a produção de quilo e, portanto, o fluxo linfático através do ducto torácico. As opções terapêuticas conservadoras incluem uma dieta isenta de triglicerídeos de cadeia longa, utilizando exclusivamente triglicerídeos de cadeia média (TCM), NP total ou terapia com octreotida (um análogo da somatostatina).[21]

Dieta com TCM contém ácidos graxos com comprimentos de cadeia de 6 a 12 carbonos que são diretamente absorvidos pelo sistema venoso portal. Recém-nascidos com quilotórax requerem transição para uma fórmula sem gorduras, suplementada com TCM pelo tempo recomendado. A duração elegível da dieta com TCM é de 6 semanas (42 dias) na maioria dos centros. Essa modificação da nutrição enteral exclui a amamentação, porque o leite materno contém um alto teor de tri-

QUADRO 2 Benefícios da dieta oral

Benefícios da dieta oral
▪ A via oral é mais fisiológica e evita aversão alimentar no futuro. ▪ Promove a estimulação do EGF salivar. ▪ Previne a alimentação excessiva, que está associada a complicações metabólicas nesses pacientes. ▪ O uso de tubo de infusão contínua exclui períodos de jejum, o que afeta a motilidade intestinal. ▪ Motilidade intestinal prejudicada + supressão ácida favorecem o supercrescimento bacteriano. ▪ A infusão contínua reduz a estimulação de hormônios entéricos importantes para o processo de adaptação intestinal (motilina, neurotensina, insulina e polipeptídeos pancreáticos).

EGF: fator de crescimento epidérmico.
Fonte: Boctor et al.[20]

glicerídeos de cadeia longa (TCL). Como o leite materno fornece benefícios imunológicos e nutricionais e é a forma recomendada de nutrição para esses bebês, o uso de leite materno desnatado (LFBM) é uma alternativa, devendo ser observado que o processo de desnatar o leite humano pode promover redução de IgA e proteínas.[22] Há relatos de uso de leite materno nesses pacientes, colocando a mãe em dieta zero gordura, mas isso requer mais estudos.

Dieta sem triglicerídeos de cadeia longa pode levar a deficiência de ácidos graxos essenciais; assim, recomenda-se fazer infusão endovenosa de emulsão de lipídios à base de óleo de soja, em geral 1 vez por semana, para suprir esses ácidos graxos essenciais.

LINFANGIECTASIA INTESTINAL

Linfangiectasia intestinal é causa de síndrome de má-absorção de lipídios. O acúmulo de lipídios oferecidos nos vasos linfáticos do intestino promove dilatação e ruptura destes com perda significativa de proteínas pelo intestino (enteropatia perdedora de proteínas).[23]

O diagnóstico é feito por endoscopia e biópsia do duodeno, e o tratamento é idêntico ao do quilotórax descrito anteriormente, com a diferença de necessitar de tratamento muito mais prolongado.[24]

DOENÇA HEPÁTICA CRÔNICA

A má-absorção também pode ocorrer em associação com enteropatia hipertensiva portal. Além disso, crianças com doença hepática crônica apresentam diminuição da ingestão. As deficiências de zinco e vitamina A podem levar a alteração do paladar e a diminuição da ingestão. Os medicamentos podem contribuir para a desnutrição na doença hepática pediátrica; por exemplo, a colestiramina, que pode ser usada para o prurido colestático, prejudica a absorção de vitaminas lipossolúveis, e os diuréticos usados para ajudar a controlar a ascite podem alterar o *status* eletrolítico.

Devido à diminuição dos estoques de glicogênio na doença hepática crônica, as proteínas são utilizadas para a gliconeogênese. Fornecer às crianças proteína exógena na dose de 2 g/kg/dia não alcança um balanço nitrogenado positivo.[25] Portanto, deve-se aumentar o fornecimento de proteína até 4 g/kg/dia.

Aminoácidos de cadeia ramificada são necessários para a conversão de amônia em glutamina. Apesar disso, o aumento da administração de aminoácidos de cadeia ramificada não diminui os níveis de amônia nem melhora a encefalopatia hepática. As necessidades de aminoácidos de cadeia ramificada aumentam em crianças com doença hepática colestática, e fórmulas com aumento de aminoácidos de cadeia ramificada podem ser benéficas para crianças com doença hepática no que diz respeito ao crescimento e ao aumento de massa livre de gordura. Devido à heterogeneidade dos estudos, recomendações específicas para a suplementação de aminoácidos de cadeia ramificada não podem ser feitas para crianças com doença hepática crônica.[25]

DOENÇA ESTEATÓTICA HEPÁTICA

Doença esteatótica hepática (DEH) é a denominação recomendada na nova nomenclatura sugerida em consenso de ESPGHAN, NASPGHAN, LASPGHAN e APPSPGHAN, abandonando o termo doença hepática gordurosa não alcoólica.[26] DEH tornou-se a causa mais comum de doença hepática crônica em crianças, paralelamente ao aumento da prevalência da obesidade em todo o mundo. A composição da dieta e, em particular, a ingestão de hidratos de carbono simples (especialmente a ingestão elevada de frutose) podem promover o desenvolvimento da DEH, enquanto os hidratos de carbono não digeríveis (fibra alimentar), ao afetarem a microbiota intestinal, podem favorecer a integridade da parede intestinal e reduzir a inflamação, opondo-se a esse processo. A ingestão de gordura saturada também pode promover o desenvolvimento de DEH, enquanto a ingestão de gordura insaturada tem alguns efeitos benéficos. A ingestão de proteínas não parece afetar o desenvolvimento da DEH, mas são necessárias mais investigações.

Em conclusão, as modificações no estilo de vida para induzir a perda de peso, através de dieta e atividade física, continuam a ser a base do tratamento da DEH pediátrica. O uso de suplementos dietéticos, como ácidos graxos ômega 3 e probióticos, necessita de mais estudos antes de ser recomendado (Figura 1).[27]

Atualmente, não há consenso sobre qual dieta é a melhor para o tratamento da DEH. A dieta mediterrânea (caracterizada por baixo teor de gordura saturada e carboidratos simples e alto teor de gordura monoinsaturada, fibras e antioxidantes) é considerada eficaz no tratamento da DEH.[27,28] Crianças obesas com DEH que seguiram a dieta mediterrânea eram menos resistentes à insulina e tinham biomarcadores inflamatórios plasmáticos mais baixos do que aquelas que não o fizeram.[29]

Vários suplementos dietéticos foram propostos para o tratamento da DEH pediátrica, em particular ácidos graxos ômega 3, vitamina D3, probióticos e vitamina E.[27] A justificativa para o uso de ácidos graxos ômega 3, especialmente DHA, baseia-se em sua capacidade de regular o metabolismo lipídico, a função do tecido adiposo e a inflamação, bem como de melhorar o acúmulo de gordura hepática.[27]

Apesar desses dados preliminares, as evidências disponíveis ainda são insuficientes para avaliar a eficácia dos suplementos de ômega 3 e vitamina D em crianças com DEH e para definir a dosagem diária mais apropriada desses suplementos.[27]

HEPATITES AGUDAS

Não há qualquer benefício de mudança dietética para o tratamento das hepatites agudas.

DIARREIA AGUDA

A manutenção da alimentação com oferta energética apropriada é um dos pilares mais importantes no tratamento da diarreia aguda.[30-32] As diretrizes são unânimes no sentido de que o aleitamento materno deve ser mantido e incentivado durante o episódio diarreico. Quando necessário, deve-se recomendar jejum durante o período de reversão da desidratação (etapa de expansão ou reparação). A alimentação deve ser reiniciada logo que essa etapa for concluída (em geral, no máximo, 4 a 6 horas).

Vale destacar que, de acordo com a Organização Mundial da Saúde (OMS), cerca de um terço das crianças com diarreia aguda, nos países em desenvolvimento, infelizmente continuam sendo mantidas em jejum ou com uma quantidade muito reduzida de alimentos durante a diarreia, e essa conduta é inadequada.[30] A alimentação deve ser reiniciada de acordo com o esquema habitual do paciente, sendo uma oportunidade para a correção de erros alimentares. O aleitamento materno deve ser mantido. A

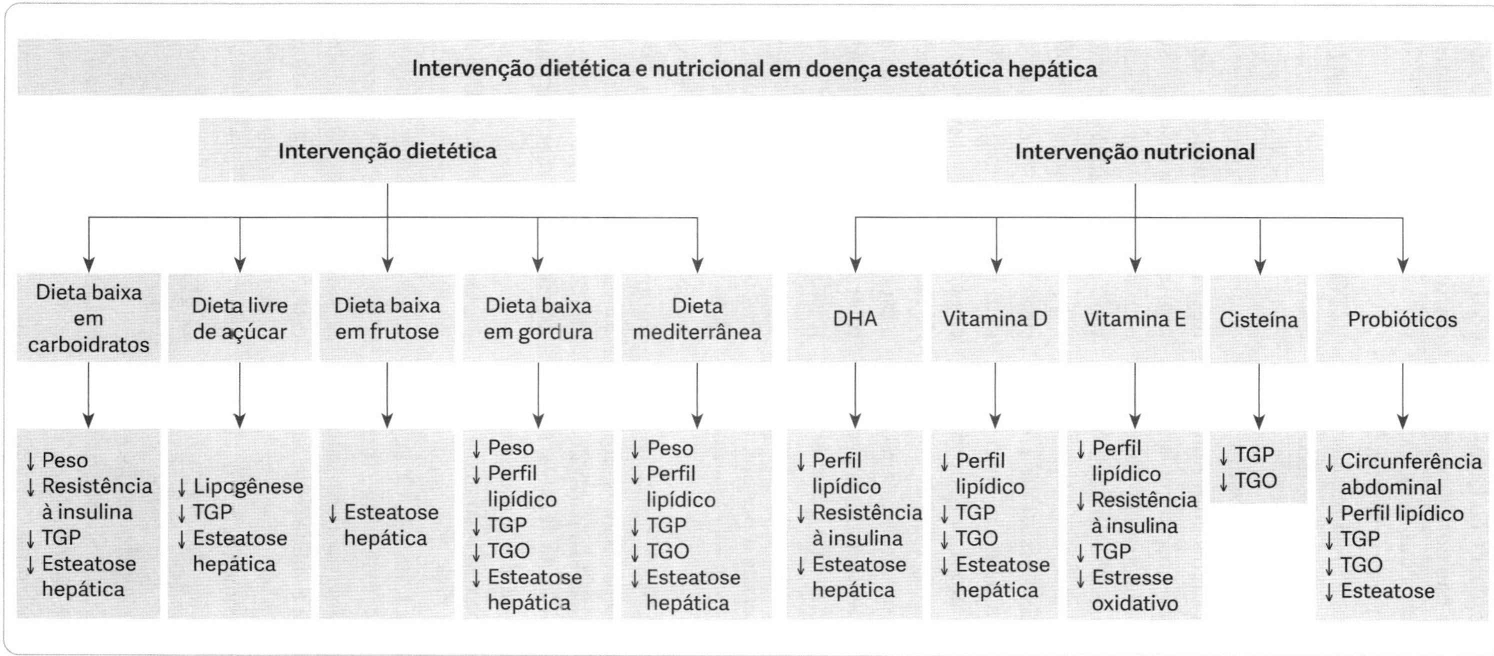

FIGURA 1 Intervenções em doença esteatótica hepática em crianças e adolescentes.

DHA: ácido docosa-hexaenoico; TGO: transaminase glutâmico-oxalacética; TGP: transaminase glutâmica pirúvica

fórmula infantil ou preparação láctea oferecidas para crianças não devem ser diluídas. Deve-se cuidar para que as necessidades energéticas sejam plenamente atendidas.

Na diarreia aguda, não há recomendação de fórmula sem lactose para lactentes tratados ambulatorialmente.[30,33] Entretanto, para os pacientes hospitalizados com diarreia aguda e naqueles com diarreia persistente tratados no hospital ou ambulatorialmente, há vantagens na prescrição de fórmula sem lactose.[30,33] Ainda, de acordo com a OMS, deve-se orientar que o paciente com diarreia persistente receba diariamente as quantidades de micronutrientes: 50 ug de folato, 10 mg de zinco, 400 mcg de vitamina A, 1 mg de cobre e 80 mg de magnésio. Apesar de as diretrizes não abordarem esse tema, para os pacientes com diarreia persistente que não respondem adequadamente à dieta sem lactose deve ser considerada a possibilidade do desenvolvimento de alergia às proteínas do leite de vaca.

De acordo com a OMS[30,32,34] o zinco deve ser usado em menores de 5 anos, durante 10 a 14 dias, sendo iniciado a partir do momento da caracterização da diarreia. O racional para seu emprego é a prevalência elevada de deficiência de zinco nos países não desenvolvidos. A dose para maiores de 6 meses é de 20 mg por dia e de 10 mg para os primeiros 6 meses de vida. Tanto a ESPGHAN como a Diretriz Íbero-Latinoamericana questionam a validade da terapia com zinco no primeiro semestre de vida.[33,35] A ESPGHAN não recomenda zinco no tratamento da diarreia aguda nos países da Europa, pois considera que a deficiência de zinco não é comum naquele continente.[35]

A vitamina A deve ser administrada a populações com risco de deficiência dessa vitamina. O uso da vitamina A reduz o risco de hospitalização e mortalidade por diarreia, e tem sido administrada nas zonas mais carentes do Norte e Nordeste.[31]

INTOLERÂNCIA À LACTOSE

A orientação dietética é restringir o uso de alimentos com lactose até o limite da tolerância. A indústria tem desenvolvido muitos produtos lácteos sem lactose, ou com mínimas quantidades de lactose, que são bem tolerados por muitos pacientes. Naqueles que mesmo assim apresentam sintomas, ou que desejam ingerir alimentos com lactose, a utilização de lactase medicamentosa é uma opção de uso. A ingestão de lactose não traz qualquer dano crônico à saúde dos pacientes que apresentam intolerância à lactose, apenas os sintomas imediatos a ingestão.[36,37]

Lembrar sempre que a restrição de lácteos pode promover baixa ingestão de cálcio, e isso deve ser monitorado e reposto conforme a necessidade, particularmente durante o crescimento, em particular na adolescência.[36-38]

ESOFAGITE EOSINOFÍLICA

O tratamento dietético na esofagite eosinofílica (EoE) com dieta de exclusão pode causar resolução dos sintomas, da eosinofilia esofágica e, em alguns casos, da fibrose subepitelial.[39] O Quadro 3 resume as estratégias dietéticas no manejo da EoE de acordo com diretrizes internacionais.[40,41]

Dieta de eliminação dirigida por teste de alergia

As imunoglobulinas E (IgE) não têm um papel patogênico na EoE. Até o momento, as evidências demonstraram que

QUADRO 3 Manejo nutricional em esofagite eosinofílica

Dietoterapia	Lógica	Indicações	Vantagens	Desvantagens
Dieta elementar (DE)	Administração exclusiva de fórmula à base de aminoácidos. DE modificada: um ou dois alimentos menos alergênicos (vegetais ou frutas) são permitidos.	Crianças pequenas ou pequenas com EoE ativa grave. Casos graves. Terapia de resgate em casos graves/refratários ou soluções temporárias.	Remissão rápida em 2 semanas. Maior complacência em lactentes e crianças pequenas. As fórmulas pediátricas à base de aminoácidos são nutricionalmente completas.	Baixa palatabilidade. Baixa adesão entre crianças e adolescentes. A regressão da habilidade alimentar pode ser observada em crianças com sonda ou gastrostomia. As fórmulas à base de aminoácidos são caras. Menos eficaz em pacientes com estenose EoE.
Dieta de eliminação empírica 6 alimentos: leite de vaca, soja, trigo, ovos, oleaginosas e frutos do mar 4 alimentos: leite de vaca, trigo, ovos e soja 2 alimentos: leite de vaca e trigo 1 alimento: leite de vaca	Abordagem escalonada – *step-up* (de 1 a 2 alimentos eliminados da dieta a 6 alimentos eliminados da dieta)	Pacientes pediátricos. Sintomas moderados. Uma dieta rica em leite e trigo.	Identificação precoce do alimento desencadeante. Processo diagnóstico curto. Evite restrições alimentares desnecessárias.	Menos eficaz.
	Abordagem de cima para baixo – *top-down* (de 6-alimentos eliminados da dieta a 1-2 alimentos eliminados da dieta)	Adultos e adolescentes com IMC normal ou elevado. Sintomas graves. Dieta básica rica em frutas e vegetais. Há muito tempo para preparar refeições alternativas e altos recursos financeiros.	Mais eficaz.	Até 7 endoscopias, uma após cada reintrodução alimentar. Várias restrições alimentares. Baixa adesão. Risco de deficiências nutricionais.

EoE: esofagite eosinofílica; IMC: índice de massa corporal.
Fonte: elaboração dos autores.

IgE séricas específicas de alimentos, testes de contato atópicos e testes cutâneos de puntura não predizem de forma confiável os gatilhos alimentares. Uma metanálise relatou que uma dieta de eliminação dirigida por teste alérgico induz remissão histológica em cerca de 45% dos pacientes, com maiores taxas de eficácia em crianças do que em adultos. De acordo com essas evidências, as diretrizes americanas e europeias atuais não recomendam a dieta de eliminação baseada em testes de alergia.[40-42]

Outras doenças gastrointestinais eosinofílicas não EoE (gastrite eosinofílica, gastroenterite eosinofílica, colite eosinofílica) e dieta

Dietas de eliminação podem induzir melhora clínica ou remissão em uma proporção de crianças com DGIE não EoE, mas existem dados muito limitados sobre a resposta histológica. Não há dados suficientes sobre quais alimentos devem ser eliminados, mas séries de casos sugerem que evitar o leite de vaca pode ser eficaz em algumas crianças.[43] Não há evidências que apoiem o uso de testes de alergia para alimentos a fim de orientar a terapia de restrição alimentar. Tal como acontece com a EoE, não existem abordagens padronizadas para identificar alimentos gatilhos para DGIE não EoE. Embora se saiba que a terapia de eliminação dietética pode efetivamente induzir a remissão clínica da doença em crianças com DGIE não EoE, não há evidências que apoiem o uso rotineiro de testes padrão de alergia alimentar para identificar alérgenos associados a DGIE não EoE.[43] E há poucos dados na literatura sobre a resposta histológica e desfecho a longo prazo.

REFERÊNCIAS

1. Vandenplas Y, Hauser B, Salvatore S. Functional gastrointestinal disorders in infancy: impact on the health of the infant and family. Pediatric Gastroenterology, Hepatology and Nutrition. Korean Society of Pediatric Gastroenterology, Hepatology and Nutrition. 2019;22:207-16.
2. Pensabene L, Salvatore S, Turco R, et al. Low Fodmaps diet for functional abdominal pain disorders in children: critical review of current knowledge. Jornal de Pediatria. 2019;25:642-56.
3. Gibson PR, Shepherd SJ. Evidence-based dietary management of functional gastrointestinal symptoms: the Fodmap approach. Journal of Gastroenterology and Hepatology (Australia). 2010;25:252-8.
4. Turco R, Salvatore S, Miele E, et al. Does a low Fodmaps diet reduce symptoms of functional abdominal pain disorders? A systematic review in adult and paediatric population, on behalf of Italian Society of Pediatrics. Italian Journal of Pediatrics. 2018;44.
5. Staudacher HM, Kurien M, Whelan K. Nutritional implications of dietary interventions for managing gastrointestinal disorders. Current Opinion in Gastroenterology. 2018;34:105-11.
6. Stróżyk A, Horvath A, Szajewska H. Fodmap dietary restrictions in the management of children with functional abdominal pain disorders: a systematic review. Neurogastroenterology & Motility. 2022;34(10).
7. Boradyn KM, Przybyłowicz KE, Jarocka-Cyrta E. Low Fodmap diet is not effective in children with functional abdominal pain: a randomized controlled trial. Ann Nutr Metab. 2021;76(5):334-44.
8. Oka P, Parr H, Barberio B, et al. Global prevalence of irritable bowel syndrome according to Rome III or IV criteria: a systematic review and meta-analysis. Lancet Gastroenterol Hepatol. 2020;5(10):908-17.
9. Carbone F, Van Den Houte K, Besard L, et al. Diet or medication in primary care patients with IBS: the Domino study – a randomised trial supported by the Belgian Health Care Knowledge Centre (KCE Trials Programme) and the Rome Foundation Research Institute. Gut. 2022;71(11):2226-32.
10. Tabbers MM, Dilorenzo C, Berger MY, et al. Evaluation and treatment of functional constipation in infants and children: Evidence-based recommendations from ESPGHAN and NASPGHAN. J Pediatr Gastroenterol Nutr. 2014;58(2):258-74.
11. Salvatore S, Agosti M, Baldassarre ME, et al. Cow's milk allergy or gastroesophageal reflux disease: can we solve the dilemma in infants? Nutrients. 2021;13:1-17.

12. Koletzko S, Niggemann B, Arato A, et al. Diagnostic approach and management of cow's-milk protein allergy in infants and children: ESPGHAN GI Committee practical guidelines. J Pediatr Gastroenterol Nutr. 2012;55(2):221-9.
13. Vandenplas Y, Orsi M, Benninga M, et al. Infant gastroesophageal reflux disease management consensus. Acta Paediatrica, International Journal of Paediatrics. 2024;113:403-10.
14. Vandenplas Y, Ludwig T, Bouritius H, et al. Randomised controlled trial demonstrates that fermented infant formula with short-chain galacto-oligosaccharides and long-chain fructo-oligosaccharides reduces the incidence of infantile colic. Acta Paediatrica, International Journal of Paediatrics. 2017;106(7):1150-8.
15. Sung V, Amico FD, Cabana MD, et al. Lactobacillus reuteri to treat infant colic: a meta-analysis. Pediatrics. 2018;141.
16. Vandenplas Y, Broekaert I, Domellöf M, et al. An ESPGHAN position paper on the diagnosis, management, and prevention of cow's milk allergy. J Pediatr Gastroenterol Nutr. 2024;78(2):386-413.
17. Nowak-Węgrzyn A, Chehade M, et al. International consensus guidelines for the diagnosis and management of food protein-induced enterocolitis syndrome: executive summary – Workgroup Report of the Adverse Reactions to Foods Committee, American Academy of Allergy, Asthma & Immunology. Journal of Allergy and Clinical Immunology. 2017;139(4):1111-1126.e4.
18. Norsa L, Goulet O, Alberti D, et al. Nutrition and intestinal rehabilitation of children with short bowel syndrome: a position paper of the ESPGHAN Committee on Nutrition. Part 1: From intestinal resection to home discharge. J Pediatr Gastroenterol Nutr. 2023;77(2):281-97.
19. Spolidoro JVN, Souza MC, Goldani HAS, et al. International Latin-American survey on pediatric intestinal failure team. Nutrients. 2021;13(8).
20. Boctor DL, Jutteau WH, Fenton TR, et al. The prevalence of feeding difficulties and potential risk factors in pediatric intestinal failure: time to consider promoting oral feeds? Clinical Nutrition. 2021;40(10):5399-406.
21. Biewer ES, Zürn C, Arnold R, et al. Chylothorax after surgery on congenital heart disease in newborns and infants-risk factors and efficacy of MCT-diet. J Cardiothorac Surg. 2010;5(1).
22. Drewniak M, Waterhouse CCM, Lyon AW, Fenton TR. Immunoglobulin A and protein content of low-fat human milk prepared for the treatment of chylothorax. Nutrition in Clinical Practice. 2018;33(5):667-70.
23. Valdovinos-Oregón D, Ramírez-Mayans J, Cervantes-Bustamante R, et al. Linfangiectasia intestinal primaria: 20 años de experiencia en el Instituto Nacional de Pediatría. Rev Gastroenterol Mex. 2014;79(1):7-12.
24. Lopez RN, Day AS. Primary intestinal lymphangiectasia in children: a review. Journal of Paediatrics and Child Health. 2020;56:1719-23.
25. Larson-Nath C, Goday P. Malnutrition in children with chronic disease. Nutrition in Clinical Practice. 2019;34:349-58.
26. Krag A, Rinella ME. Steatotic liver disease: a new name to reflect the combined role of alcohol and metabolic dysfunction. Nat Med. 2024.
27. Bonsembiante L, Targher G, Maffeis C. Non-alcoholic fatty liver disease in obese children and adolescents: a role for nutrition? European Journal of Clinical Nutrition. 2022;76:28-39.
28. Sekkarie A, Welsh JA, Vos MB. Carbohydrates and diet patterns in nonalcoholic fatty liver disease in children and adolescents. Current Opinion in Clinical Nutrition and Metabolic Care. 2018;21:283-8.
29. Della Corte C, Mosca A, Vania A, et al. Good adherence to the Mediterranean diet reduces the risk for NASH and diabetes in pediatric patients with obesity: The results of an Italian Study. Nutrition. 2017;39-40:8-14.
30. The United Nations Children's Fund (Unicef)/World Health Organization (WHO). Diarrhoea: why children are still dying and what can be done? The United Nations Children's Fund (Unicef)/World Health Organization (WHO). 2009.
31. Morais MB, Cruz AS, Sadovsky ADI, et al. Diarreia aguda: diagnóstico e tratamento. 2017.
32. World Health Organization (WHO). The treatment of diarrhoea: a manual for physicians and other senior health workers. 4.ed. 2005;1-55. Disponível em: https://iris.who.int/handle/10665/43209. Acesso em: 30 maio 2024.
33. Gutiérrez-Castrellón P, Salazar-Lindo E, Allué IP. Guía de práctica clínica ibero-latinoamericana sobre el manejo de la gastroenteritis aguda en menores de 5 años: esquemas de hidratación y alimentación. An Pediatr (Engl Ed). 2014;80:9-14.
34. Brasil. Ministério da Saúde. Assistência e controle das doenças diarreicas. 1993.
35. Guarino A, Ashkenazi S, Gendrel D, et al. European Society for Pediatric Gastroenterology, Hepatology, and Nutrition/European Society for Pediatric Infectious Diseases evidence-based guidelines for the management of acute gastroenteritis in children in

Europe: update 2014. Journal of Pediatric Gastroenterology and Nutrition. 2014;59:132-52.

36. Morelli L, Amrani N, Goulet O, Lukito W. Lactose intolerance: clinical symptoms, diagnosis and treatment. Global Diabetes Open Access Journal. 2019;01(01).
37. Micic D, Rao VL, Rubin DT. Clinical approach to lactose intolerance. JAMA. 2019;322:1600-1.
38. Huertas-Ceballos A, Logan S, Bennett C, Macarthur C. Dietary interventions for recurrent abdominal pain (RAP) and irritable bowel syndrome (IBS) in childhood. Cochrane Database of Systematic Reviews. 2008.
39. Doerfler B, Lam AY, Gonsalves N. Dietary management of eosinophilic esophagitis. Gastroenterology & Hepatology. 2023;19.
40. Lucendo AJ, Molina-Infante J, Arias Á, et al. Guidelines on eosinophilic esophagitis: evidence-based statements and recommendations for diagnosis and management in children and adults. United European Gastroenterology Journal. 2017;5:335-58.
41. Dhar A, Haboubi HN, Attwood SE, et al. British Society of Gastroenterology (BSG) and British Society of Paediatric Gastroenterology, Hepatology and Nutrition (BSPGHAN) joint consensus guidelines on the diagnosis and management of eosinophilic oesophagitis in children and adults. Gut. 2022;71(8):1459-87.
42. Hirano I, Chan ES, Rank MA, et al. AGA Institute and the Joint Task Force on Allergy-Immunology Practice Parameters Clinical Guidelines for the Management of Eosinophilic Esophagitis. Gastroenterology. 2020;158(6):1776-86.
43. Papadopoulou A, Amil-Dias J, Karl-Heinz Auth MKH, et al. Joint ESPGHAN/NASPGHAN Guidelines on Childhood Eosinophilic Gastrointestinal Disorders Beyond Eosinophilic Esophagitis. JPediatr Gastroenterol Nutr. 2024;78(1):122-52.

26

Hepatites virais

Eleonora Druve Tavares Fagundes
Alexandre Rodrigues Ferreira

INTRODUÇÃO

O termo hepatite viral refere-se aos cinco vírus com tropismo primário para o tecido hepático (denominados vírus A, B, C, D e E) responsáveis por mais de 90% dos casos de hepatite aguda. Apesar dos avanços no diagnóstico, tratamento e prevenção, as hepatites virais continuam sendo causas importantes de doença hepática na população pediátrica. As infecções pelos vírus hepatotrópicos podem se manifestar de formas variadas com quadros de hepatite aguda, fulminante ou crônica ou podem cursar de forma assintomática até o aparecimento de cirrose hepática e carcinoma hepatocelular. Os vírus A e E são associados apenas às manifestações agudas. Os vírus B, C e D podem cursar com infecção crônica, habitualmente assintomática, até que haja acometimento hepático extenso.[1]

Neste capítulo serão enfatizadas as hepatites pelos vírus A, B e C, mais frequentes em nosso meio.

HEPATITE A

A hepatite A é ainda uma doença comum, de distribuição universal, com alta prevalência em áreas de precárias condições sanitárias, sendo responsável pela maioria dos casos de hepatite aguda em crianças.[1] Devido à vacinação universal das crianças pelo Sistema Único de Saúde (SUS) desde 2014, tem sido registrada redução significativa de incidência em todas as regiões do Brasil, particularmente na região Norte.[2] A hepatite A é caracterizada por ser autolimitada, conferir imunidade duradoura e não evoluir para hepatopatia crônica.[1]

O vírus da hepatite A (VHA) é um pequeno vírus RNA da família dos picornavírus, com apenas um sorotipo identificado. O vírus é bastante estável; resiste a grandes variações de pH, aos sais biliares e enzimas proteolíticas intestinais, o que permite que apareça intacto nas fezes, facilitando a transmissão fecal-oral. A hepatite A é extremamente contagiosa, de transmissão fecal-oral, direta ou indireta, através de água ou alimentos contaminados. Os fatores de risco são o convívio familiar e agrupamentos de pessoas (militares, prisões, creches e instituições que cuidam de crianças sem controle de esfíncter), além de viajantes para regiões endêmicas. A transmissão parenteral é incomum, mas possível. O pico de infectividade ocorre antes do início da icterícia ou das alterações das aminotransferases, ou seja, antes da manifestação da doença.[3] O risco de transmissão diminui gradativamente e é mínimo após 1 semana do início da icterícia.[1,3]

Diagnóstico

Manifestações clínicas

O espectro da doença causado pelo VHA varia desde soroconversão assintomática ou gastroenterite anictérica em crianças jovens até quadro ictérico febril com repercussões sobre o estado geral em adultos. Como regra geral, quanto mais jovem o paciente, menos aparente é a infecção; crianças menores de 2 anos são frequentemente assintomáticas (cerca de 85%), enquanto os adultos têm habitualmente quadro clínico evidente (cerca de 76 a 97% são sintomáticos).[3] Quando presente, a doença clínica dura em média 2 meses.[1,3]

Para os pacientes com quadro clínico clássico, pode-se dividir o curso da doença em três períodos ou fases, apresentados na Figura 1.

Entre 1,5 e 18,5% dos casos podem evoluir com a forma bifásica da hepatite A, quando ocorre uma aparente recuperação clínica e laboratorial seguida por reaparecimento dos sintomas, nova elevação de enzimas, com ou sem bilirrubinúria ou icterícia. O prurido pode ser especialmente problemático nas recaídas, que tendem a ser mais prolongadas que o episódio inicial, com recuperação completa em até 40 semanas.[1] No entanto, o paciente que persiste com quadro clínico e/ou laboratorial alterado por um período maior que 4 a 6 meses ou com episódios de "hepatite aguda" recorrentes, outros diagnósticos, como doenças hepáticas crônicas, especialmente hepatite autoimune, devem ser pesquisados.[1,3]

A incidência de hepatite fulminante pelo VHA varia de 0,1 a 0,5%. O risco aumenta com o avanço da idade. Os casos que cursam com vômitos incoercíveis, encefalopatia hepática (alterações do sensório e do comportamento e inversão do padrão do sono),

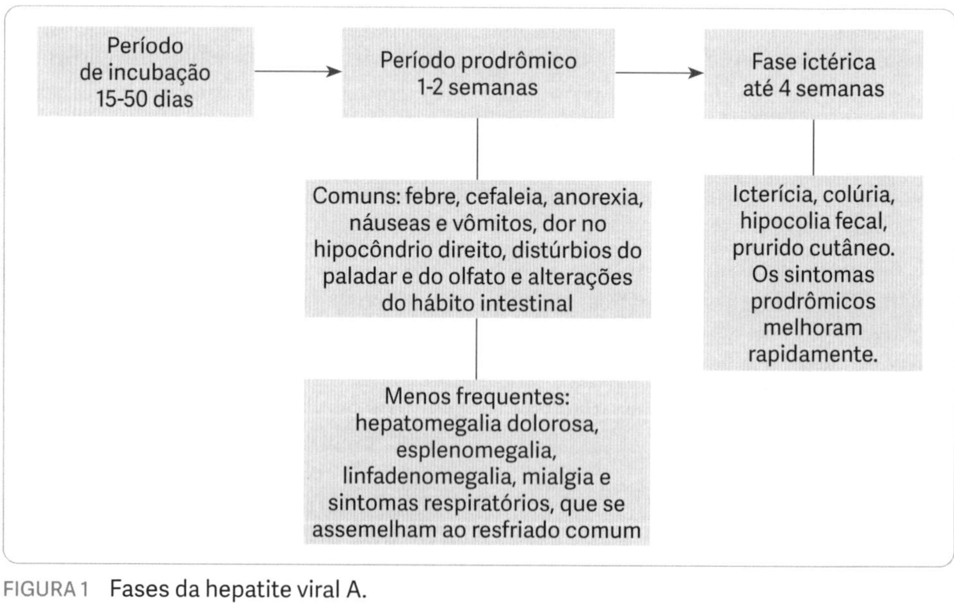

FIGURA 1 Fases da hepatite viral A.

Fonte: elaboração dos autores.

coagulopatia, icterícia acentuada e persistente, redução abrupta das aminotransferases e da hepatomegalia sem melhora clínica correspondente merecem observação rigorosa e cuidados hospitalares, e são considerados sinais de alerta de pior evolução no curso da hepatite A.[1]

Exames complementares

Os exames complementares e seus resultados esperados são apresentados no Quadro 1.

Tratamento

Baseia-se no repouso relativo, conforme a demanda do paciente e a oferta de dieta habitual para a idade. Não são necessárias modificações dietéticas.[1]

A melhora clínica ocorre em poucas semanas, e a normalização laboratorial e histológica, em poucos meses. Os escolares, adolescentes e adultos podem retomar suas atividades assim que se sentirem bem, pelo menos 1 semana após o início dos sintomas, quando já se superou a fase de excreção fecal do vírus, tornando a transmissão da doença bastante improvável. Terapia com ácido ursodesoxicólico nos quadros colestáticos prolongados pode ser benéfica, diminuindo o prurido.[1] Uso de corticoides não se mostrou benéfico.[1,3]

Os pacientes devem ser acompanhados e monitorizados com o objetivo de reconhecer a evolução para falência hepática. Alteração no coagulograma, queda abrupta nos valores de aminotransferases, bilirrubinas acima de 15 mg/dL e albumina

QUADRO 1 Exames complementares na hepatite A

- **Aminotransferases:** aumentam na fase prodrômica, cerca de 1 semana antes do início da icterícia, com pico quando surge a bilirrubinúria, atingindo valores elevados (20 vezes ou mais os valores de referência). Aminotransferases normais ou pouco elevadas na fase inicial da doença virtualmente excluem o diagnóstico de hepatite A. Seus níveis tendem a cair rapidamente com o início da icterícia, normalizando em 1 a 2 semanas. Quedas abruptas associadas a piora do quadro geral e encefalopatia estão associadas a evolução para falência hepática.[3]
- **Bilirrubina:** pode atingir valores acima de 20 mg/dL, embora mais comumente oscile em torno de 7 mg/dL.[1]
- **Fosfatase alcalina e gamaglutamiltransferase (GGT):** podem estar alteradas, especialmente nas formas de hepatite que cursam com colestase mais evidente.[1]
- **Coagulograma:** prolongamento do tempo de protrombina está presente nos quadros mais graves quando a síntese hepática está significativamente comprometida, sendo um importante exame para avaliação de prognóstico e evolução para hepatite fulminante. Nessas condições, a resposta à administração de vitamina K parenteral é, em geral, incompleta e insatisfatória.[3]
- **Sorologia:** os anticorpos específicos para o vírus da hepatite A (VHA) começam a ser detectados no final do período de incubação. O anticorpo sérico IgM (anti-VHA IgM) aparece precocemente no curso da doença, alcança sua concentração máxima entre a 5ª e a 8ª semanas após a exposição e persiste por cerca de 2 a 6 meses; sua identificação sorológica significa infecção em curso ou recente. Falsos-negativos são extremamente raros; falsos-positivos podem ocorrer em pacientes com fator reumatoide positivo, justificando a exclusão dessa condição se a positividade se prolongar por mais de um ano.[1] IgM anti-VHA pode ser detectado em até 20% dos vacinados, principalmente se o teste for realizado nas primeiras 2 semanas após a vacinação.[4] O anticorpo IgG (anti-VHA IgG) aparece simultaneamente ao IgM, mas em geral sua concentração ascende de modo mais lento e dura, provavelmente, por toda a vida. Sua presença indica exposição passada ao VHA ou vacinação prévia e imunidade duradoura.[1,3]

Fonte: elaboração dos autores.

menor que 2,5 mg/dL estão associadas a pior prognóstico. A hospitalização fica reservada para quadros acentuados de vômitos, coagulopatias graves, sinais de encefalopatia hepática e outras situações de risco. A taxa de caso/fatalidade entre pessoas de todas as idades é de aproximadamente 0,1 a 0,3%, mas essas taxas aumentam, entre adultos com mais de 50 anos, para 1,8%.[1,3]

A profilaxia da hepatite A é apresentada no Quadro 2.

HEPATITE B

A hepatite pelo vírus da hepatite B (VHB) continua sendo um problema mundial de saúde pública, apesar de estar disponível uma vacina eficaz há mais de 20 anos. Pode causar hepatite aguda, fulminante ou crônica, cirrose e hepatocarcinoma. O VHB é um vírus DNA e pertence ao grupo denominado hepadnavírus.[5]

QUADRO 2 Profilaxia da hepatite A

- Condições sanitárias adequadas e bons hábitos de higiene.
- **Vacina:** inativada, bem tolerada, com alta efetividade (94-100%). São indicadas, de modo geral, 2 doses com intervalo de 6 meses, a partir de 1 ano de idade. Atualmente, o Ministério da Saúde disponibiliza a vacina em dose única, aos 15 meses de vida. Todos os pacientes com doença hepática crônica devem ser vacinados, devido ao maior risco de hepatite fulminante. A duração da proteção até 10 anos após vacinação tem sido relatada, podendo chegar a 20 anos.[3,4] Para os casos pós-exposição, em pacientes com mais de 1 ano de idade e menos de 40 anos, sem história de imunossupressão ou de doença hepática crônica, a vacina também pode ser utilizada até 2 semanas após o contato.[4]
- **Imunoglobulina:** para menores de 1 ano, imunocomprometidos ou com doença hepática crônica, a imunoglobulina deve ser indicada, sendo eficaz na prevenção e na atenuação do curso clínico da hepatite A se administrada até 2 semanas após a exposição, com eficácia variando de 85 a 87%. A dose é de 0,02 mL/kg, por via intramuscular, em dose única.[3]

Fonte: elaboração dos autores.

No Brasil, a incidência do VHB apresenta tendência consistente de queda em todas as regiões, mas ainda é mais elevada que as médias nacionais no Norte e Sul.[2] Nas áreas de alta prevalência de infecção pelo VHB, a transmissão é usualmente vertical ou horizontal, entre familiares, nos primeiros anos de vida. Nessa faixa etária, a infecção geralmente se torna crônica (> 90% dos casos), perpetuando a alta prevalência do VHB. Nas áreas de baixa prevalência (< 1%), a hepatite B é doença de adolescentes e adultos jovens, com predominância das transmissões sexual e parenteral, como em usuários de drogas injetáveis. Nestas últimas faixas etárias, apenas 5 a 10% vão se tornar cronicamente infectados.[5]

O VHB é transmitido através de fluidos corpóreos e do sangue pela exposição perinatal, pelas relações sexuais, pela exposição a sangue e derivados, através de seringas compartilhadas por usuários de drogas endovenosas, por lesões de pele ou por picadas de agulhas.[5,6]

Na exposição perinatal, a transmissão mãe-filho pode ocorrer durante o parto, pela exposição do recém-nascido (RN) a sangue ou líquido amniótico, durante a passagem pelo canal vaginal, pela amamentação e também, mais raramente, por transmissão transplacentária. A maior frequência da transmissão ocorre durante o parto. Sabe-se que crianças nascidas de mãe HBeAg reagentes têm risco de 70 a 90% de adquirir a infecção pelo VHB durante o período neonatal. O próprio contato familiar continuado, das mães HBeAg reagentes, nos anos seguintes ao nascimento, levará a risco considerável de aquisição do VHB, se não forem vacinadas.[5]

Diagnóstico

Manifestações clínicas

A evolução da infecção pelo VHB é muito variável. Muitos casos são assintomáticos e autolimitados.[6]

O período de incubação varia de 50 a 180 dias, com média de 90 dias; a variabilidade do tempo de incubação está relacionada ao número de partículas infectantes inoculadas, à via de infecção e às interações do vírus com o hospedeiro. O quadro clínico agudo da infecção pode ser assintomático e anictérico, principalmente em crianças de baixa idade. Quando presente, é semelhante ao da hepatite A, podendo manifestar-se com icterícia e outros sintomas gastrointestinais, febre, astenia, artrite e exantema; na minoria dos casos, a apresentação pode ser de hepatite fulminante.[5-7]

A infecção crônica cursa também de forma assintomática, podendo ocorrer aumento ou não de aminotransferases. Hepatoesplenomegalia pode estar presente, embora o exame físico esteja inalterado na maioria dos casos, quando as complicações de falência hepática ainda não estão presentes.[6,7]

Avaliação laboratorial

A confirmação diagnóstica da infecção pelo VHB pode ser realizada pelos testes sorológicos, que buscam identificar os antígenos e anticorpos presentes nessa infecção. Esses antígenos e anticorpos aparecem e desaparecem no soro de acordo com a fase evolutiva da infecção (Quadro 3).[5-7]

Após o período de incubação, e antes do aparecimento da icterícia, já podem ser detectados no soro os antígenos HBsAg e HBeAg, que indicam a presença do VHB infectante e replicante. Nesse período pré-ictérico, ocorre aumento gradativo das aminotransferases com pico no início do período ictérico. Nessa fase, além dos sintomas da doença aguda, nota-se também o aparecimento em concentrações crescentes do anticorpo anti-HBc IgM.[6,7]

Com a evolução, a icterícia diminui, assim como as concentrações do HBsAg, do HBeAg e das dosagens de aminotransferases. O aparecimento do anti-HBe evidencia que o indivíduo está caminhando para a recuperação, pois é indicativo de diminuição de replicação, com consequente queda da infectividade. Na fase de convalescença, ocorrerá aumento progressivo das concentrações de anti-HBs, que indica cura da infecção pelo VHB, com consequente desenvolvimento da imunidade a esse vírus. Existe um período chamado janela imunológica, no qual não se detecta o HBsAg no soro e ainda não está presente o anti-HBs. Nesse período, o diagnóstico somente poderá ser feito pela pesquisa de anticorpos anti-HBc IgM.[5,7]

Nos pacientes que evoluem para hepatite crônica, o HBsAg permanecerá detectável no soro por mais de 6 meses. Nesses casos, o indivíduo poderá permanecer reagente para o HBeAg por vários anos ou apresentar soroconversão. Essa soroconversão se associa com significativa redução na infectividade e, usualmente, leva à normalização dos níveis de aminotransferases e positividade do anticorpo anti-HBe. A quantidade do DNA-VHB no soro é proporcional à carga viral presente, estando, portanto, associada à replicação viral. A pesquisa e quantificação dessas partículas são úteis para determinar o estado de replicação, resposta à terapêutica e para detectar o VHB mutante.[5-7]

Em pacientes vacinados contra o VHB, haverá um padrão sorológico típico, com desenvolvimento apenas de anticorpos contra o antígeno de superfície, anti-HBs. Detecção transitória de HBsAg pode ocorrer seguindo a vacinação por um período de até 2 a 3 semanas.[6]

História natural

Infecção adquirida no período perinatal ou precocemente na infância é geralmente assintomática, tornando-se crônica em 90 e 30% dos casos, respectivamente. Cerca de 30% das infecções entre os adultos se apresentam na forma ictérica e 0,1 a 0,5% evoluem como hepatite fulminante. A infecção se resolve espontaneamente em mais de 95% dos adultos com desaparecimento do HBsAg e surgimento do anti-HBs.[5,6]

A infecção crônica é caracterizada pela persistência de HBsAg ou DNA-HBV no soro por mais de 6 meses. Durante a infecção crônica, encontra-se uma relação dinâmica entre o vírus e o hospedeiro, que vai mudando com o tempo.[6] A evolução da doença consiste em 4 fases sucessivas:

1. Fase de imunotolerância: existe elevada replicação viral, sem evidência de agressão hepatocelular. As aminotransferases estão normais ou discretamente alteradas. É o que ocorre inicialmente nas crianças infectadas por via vertical. Essa tolerância é perdida após um período de tempo variável.
2. Fase imunoativa: há diminuição da carga viral, associada a maior intensidade da atividade inflamatória, o que pode ser evidenciado pelo aumento das aminotransferases.
3. Fase de portador inativo: caracterizada por níveis muito baixos ou indetectáveis

QUADRO 3 Exames laboratoriais e marcadores sorológicos nas diversas fases de evolução da hepatite B

	HBsAg	HBeAg	Anti-HBc	Anti-HBc IgM	Anti-HBe	Anti-HBs	ALT	DNA-HBV (UI/mL)
Infecção aguda	+	+	+	+	–	–	Aumentado	Alta
Infecção pregressa resolvida	–	–	+	–	+	+	Normal	Não detectada
Hepatite B ativa (perfil clássico)	+	+	+	–	–	–	Normal ou aumentada	> 2.000
Portador crônico inativo	+	–	+	–	+	–	Normal	< 200
Mutantes *pré-core* ou *core promoter*	+	–	+	–	+	–	Normal ou aumentada	> 2.000
Vacinação prévia	–	–	–	–	–	+	Normal	Não detectada

ALT: alanina aminotransferase.
Fonte: elaboração dos autores.

de replicação viral, normalização das aminotransferases e habitualmente soroconversão HBeAg/anti-HBe, sem eliminação completa do vírus. O DNA viral que se incorpora ao núcleo dos hepatócitos do hospedeiro. O prognóstico do portador é usualmente, mas não invariavelmente, benigno e depende da duração e intensidade da hepatite crônica precedente.

4. Fase de reativação: coincide com a fase de retorno da replicação viral. Ocorre por qualquer imunossupressão no hospedeiro ou por mutações virais. A soroconversão pode ou não ser atingida novamente. [6]

No caso das mutações virais, o paciente continua anti-HBe reagente, caracterizando a mutação *pré-core* e/ou *core-promoter*, que decorre da substituição de nucleotídeos nessas regiões, incapacitando a expressão do HBeAg ou levando a sua expressão em níveis muito baixos. Nos pacientes em que o HBeAg não diferencia aqueles com ou sem replicação significativa, é necessário realizar o teste VHB-DNA quantitativo.[7]

Embora o carcinoma hepatocelular seja mais frequentemente detectado após, pelo menos, 20 anos de infecção pelo HBV, casos em crianças já foram descritos.[7]

TRATAMENTO

O objetivo geral do tratamento da hepatite B crônica é melhorar a sobrevida e limitar a progressão da doença para cirrose e carcinoma hepatocelular, o que inclui a normalização de alanina aminotransferase (ALT), nível sérico não detectável de DNA-VHB, perda do HBeAg e melhora da histologia hepática. O dano hepático, levando à cirrose, ocorre em pacientes com replicação ativa do vírus, sendo menor naqueles com níveis baixos de DNA-VHB, mesmo com persistência de HBsAg.[8]

Não há indicação, até o momento, de tratamento para as crianças na fase de imunotolerância, uma vez que a maioria deles não responde às medicações disponíveis nessa fase.[8-12]

O tratamento em crianças deve ser considerado de acordo com os níveis de ALT ($\geq$ 1,3 o limite superior do valor de referência, segundo o Ministério da Saúde)[12] e DNA-VHB (Figura 2). Valores de DNA-VHB abaixo de 2.000 UI/mL devem levar à investigação de outras causas de agressão hepática em caso de aumento da ALT. Outros fatores também devem ser levados em consideração para início de terapia: histologia hepática com classificação de Metavir $\geq$ A2 F2 (A: atividade inflamatória; F: fibrose), história familiar de hepatocarcinoma, outras doenças hepáticas coexistentes e tratamento prévio.[8-11]

O arsenal terapêutico para crianças aprovado pelo Ministério da Saúde é mais limitado que o liberado para adultos. Os seguintes medicamentos podem ser administrados a crianças no Brasil: interferon 2a peguilado para crianças $\geq$ 3 anos, entecavir por via oral para crianças > 2 anos e tenofovir disoproxil fumurate (TDF) para crianças > 12 anos.[9,12]

O interferon (IFN) alfa peguilado é a droga de escolha para o tratamento em crianças, exceto nos casos de cirrose descompensada, na dose de 180 mcg/1,73 m^2 1 vez/semana, durante 48 semanas. O tratamento com IFNa tem a vantagem de ser mais curto, embora deva ser administrado por via subcutânea e possuir maior número de efeitos adversos potenciais.[8-10] São contraindicações ao uso do INF: cardiopatia grave, disfunção tireoidiana não controlada, distúrbios psiquiátricos não tra-

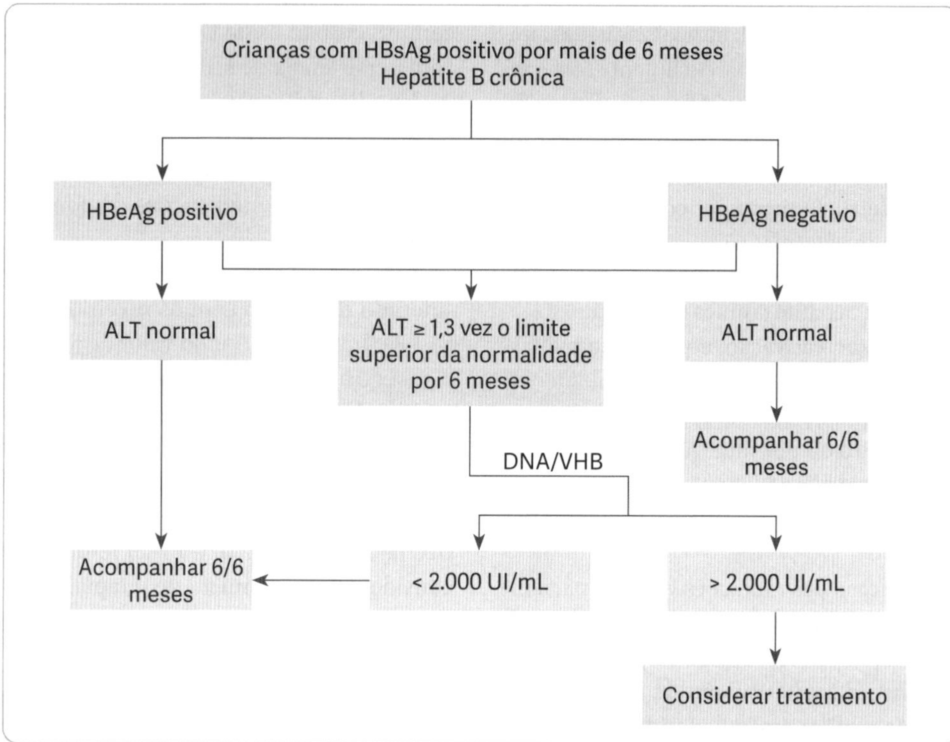

FIGURA 2 Fluxograma para avaliação de tratamento da hepatite B em crianças.
Fonte: adaptação de Hsu e Chang.[6]

tados, neoplasia recente, insuficiência hepática e doenças autoimunes. Pacientes com plaquetopenia merecem conduta individualizada, com suspensão obrigatória do tratamento quando os índices se reduzirem para menos de 30.000/mm³.[12] O controle clínico e laboratorial dos pacientes que estão em uso do IFN inclui hemograma com contagem de plaquetas, ALT/AST a cada 15 dias no primeiro mês, com intervalos subsequentes de 30 a 60 dias. Avaliação tireoidiana (TSH e T4 livre) e da glicemia a cada 3 meses.[12]

Os antivirais têm menos efeitos adversos que INF, mas apresentam alto potencial de selecionar cepas mutantes resistentes. O tempo de tratamento com os antivirais é indeterminado. Nos ensaios clínicos, os antivirais são geralmente administrados por 48 semanas ou mais. As diretrizes recomendam que o tratamento seja continuado por 1 a 2 anos após a ocorrência da soroconversão de HBeAg.[8-11] Os antivirais orais, entecavir e TDF, são igualmente eficazes e apresentaram menor incidência de resistência, quando comparados a lamivudina e adefovir, já usados anteriormente.[9]

Embora o genótipo do VHB tenha implicações para a história natural da doença e a chance de resposta ao tratamento com interferon, o genótipo é de pouca importância para o tratamento com análogos de nucleotídeos ou nucleosídeos. A maior chance de resposta em pacientes tratados com IFN, com Soroconversão HBeAg e HBV-DNA < 2.000 UI seis meses após o término do tratamento é observada em infecções causadas por genótipo A, enquanto a menor chance é observada com o genótipo D. Especificamente para o genótipo F, prevalente em áreas do Brasil, a relação com a resposta terapêutica ao IFN ainda é indeterminada.[9]

É importante ressaltar que a vigilância para hepatocarcinoma deve ser realizada a cada 6 a 12 meses com ultrassonografia e dosagem de alfa-fetoproteína.[6]

A profilaxia da hepatite B é apresentada no Quadro 4.

HEPATITE C

A hepatite C representa um importante problema de saúde pública, com estimativa de 2,5% de prevalência mundial. Em crianças, a positividade do anticorpo contra o vírus da hepatite C (anti-VHC) varia de 0,1 a 0,3% entre os menores de 12 anos, podendo chegar a 9% com idades entre 14 e 24 anos.[13-19] Em países com alta prevalência da doença, a positividade pode atingir até 1,9% da população pediátrica. A história natural do vírus da hepatite C (VHC) é marcada pela evolução silenciosa: muitas vezes, a doença é diagnosticada décadas após a infecção. É raramente reconhecida na criança, exceto em circunstâncias especiais, como na exposição vertical de RN de mães sabidamente infectadas ou após hemotransfusão.[13,14]

O VHC é um vírus RNA e pertence à família *Flaviviridae*. Existem seis genótipos principais que são diferenciados pela sequência de nucleotídeos, e dentro de cada genótipo seus subtipos. O genótipo mais frequente em todo o mundo é o tipo 1, e seus subtipos 1 a e 1 b (46%), seguido pelo tipo 3 (30%). A distribuição dos vários ge-

QUADRO 4 Profilaxia da hepatite B em crianças e adolescentes

- Precauções universais ao lidar com sangue e secreções e uso de preservativos nas relações sexuais. Para usuários de drogas, programas de redução de danos devem ser encorajados.[5]
- **Vacinação universal ao nascimento:** as vacinas disponíveis são feitas por técnica de DNA recombinante contendo o HBsAg purificado. O esquema atual da vacina preconizado pelo Ministério da Saúde consiste em 4 doses via intramuscular nos tempos 0, 2, 4 e 6 meses de vida. A primeira dose deve ser administrada logo ao nascimento, sendo preferencialmente aplicada nas primeiras 12 horas. As 3 doses seguintes estão incluídas na pentavalente. Para indivíduos sem comprovação vacinal para hepatite B, estão indicadas 3 doses com intervalo de 30 dias entre a primeira e segunda dose e de 6 meses entre a primeira e a terceira dose. Em caso de esquema vacinal incompleto, é indicado completar as 3 doses preconizadas, não sendo necessário reiniciar o esquema. A titulação do anti-HBs não é recomendada de rotina após a vacinação, exceto para pacientes dialisados, imunossuprimidos e profissionais da área da saúde.[5]
- **Profilaxia de transmissão vertical:** durante a gravidez, o perfil sorológico da hepatite B deve ser realizado de rotina, entre os exames de pré-natal. Se a mãe é HBsAg positivo, a criança deve receber a vacina e a imunoglobulina hiperimune específica (HBIG), na dose de 0,5 mL, intramuscular, em locais diferentes, nas primeiras 12 horas de vida. Esse esquema previne 95% das transmissões mãe-recém-nascido. Aos 6 meses de idade, a criança é testada para HBsAg; sendo o teste negativo, recebe a última dose do esquema; sendo positivo, indica falha da imunoprofilaxia e deve ser acompanhada e investigada hepatite crônica.[5,7] Caso a mãe não tenha realizado a pesquisa de HBsAg durante a gravidez, inicia-se a vacinação nas primeiras horas de vida, e, se for confirmado o seu estado de portadora do VHB, deve ser feita imediatamente a injeção de imunoglobulina específica no recém-nascido.[5] O aleitamento materno está liberado após vacinação e imunoprofilaxia com HBIG.

Fonte: elaboração dos autores.

nótipos e subtipos do VHC apresenta significativa variação geográfica. Os genótipos 1, 2 e 3 têm distribuição mundial; os genótipos 4 e 5 são encontrados principalmente na África e o 6 na Ásia. Apesar da variedade de genótipos, não há variação significativa nas manifestações da doença envolvendo os diferentes genótipos. O alto nível de heterogeneidade genética do genoma do VHC tem grandes implicações para o diagnóstico, tratamento e estudos para desenvolvimento de uma vacina eficaz no futuro.[13-19]

Nas crianças, a transmissão ocorre basicamente por duas vias: parenteral ou vertical. Constitui fator de risco a exposição a transfusões de sangue ou a seus produtos, principalmente entre as crianças com drepanocitose, hemofilia, talassemia, câncer e crianças submetidas a hemodiálise. Após a triagem para hepatite C nos doadores de hemoderivados, iniciada em 1990 no Brasil, as taxas de transmissão parenteral reduziram significativamente e a principal via de infecção é a transmissão vertical. A via de transmissão horizontal entre crianças é rara.[13]

A prevalência de hepatite C em gestantes é a mesma da população geral. Entre as grávidas com hepatite C, cerca de 60 a 70% têm infecção ativa, com viremia detectada por PCR. Durante a gestação, a probabilidade de transmissão do vírus aumenta se ocorrer ruptura prolongada de membrana, ameaça de aborto e de parto prematuro, testes pré-natais invasivos, dilatação prolongada e monitorização prolongada invasiva do parto. A transmissão ocorre predominantemente no momento do parto. Alguns fatores são responsáveis pelo maior risco de transmissão mãe-filho: a corioamnionite, a concomitância de doença sexualmente transmissível, os eventos que aumentam a chance de contato do RN com o sangue materno (eletrodo no couro cabeludo do feto, episiotomia e lacerações graves), principalmente se este for prolongado, e o intervalo entre a rotura de membranas e o nascimento. O curso da gestação não é comprometido pela presença do vírus da hepatite C na gestante, não sendo observadas maiores taxas de prematuridade e baixo peso ao nascimento.[14,17]

Cerca de 3,5 a 7% das crianças de mães com viremia positiva são infectadas. Portanto, o risco é baixo, mas a incidência de novos casos em crianças pode ser significativa, uma vez que a infecção em mulheres em idade reprodutiva é da ordem de 1 a 1,2%. As mulheres coinfectadas pelo HIV têm maior risco de transmitir o VHC, cerca de 19,5%.[14,17] A terapia antirretroviral para o HIV em mulheres coinfectadas HIV/HCV reduz a taxa de transmissão vertical por mulheres infectadas com VHC.[17] A carga viral alta do VHC materna (> 10^6 cópias/mL) pode favorecer a transmissão.[1] Não há relação entre o genótipo viral materno e a taxa de transmissão. A realização de cesariana por critério obstétrico apresenta o mesmo risco de transmissão que o parto vaginal.[13,14,17]

A principal estratégia para reduzir o risco de transmissão vertical é identificar e tratar indivíduos com infecção pelo VHC antes da concepção. A terapia viral para o VHC durante a gravidez não é uma opção, uma vez que a segurança e a eficácia dos agentes antivirais de ação direta na gravidez não foram avaliadas.[14,17]

Diagnóstico

Manifestações clínicas

Poucos estudos descrevem as manifestações da hepatite C aguda em crianças. Em adultos, os sintomas são pouco específicos, incluindo fadiga e dor abdominal. A maioria dos casos cursa de forma anictérica. Hepatite fulminante é pouco frequente.[14]

As crianças com infecção crônica são geralmente assintomáticas ou oligossintomáticas. A maioria apresenta tendência à flutuação das aminotransferases sem, contudo, guardar relação com a lesão histológica. A tendência geral das crianças é de redução das aminotransferases com o passar do tempo e até mesmo sua normalização. A viremia também apresenta flutuações, sem, no entanto, ter relação com função hepática ou com a lesão histológica.[15]

O aparecimento de autoanticorpos não é comum em crianças e as manifestações clínicas de doenças autoimunes são raras, ao contrário do descrito em adultos. Assim, doenças extra-hepáticas causadas pelo VHC, que em adultos são relativamente frequentes, como crioglobulinemia, tireoidite, transtornos depressivos, líquen plano, glomerulonefrites, não têm sido descritas em crianças.[14]

História natural

A resolução espontânea da infecção ocorre em 20% dos adultos. Em crianças com transmissão perinatal, o *clearance* viral tem sido relatado em até 25 a 40%, geralmente até 2 anos de vida. Outros 6 a 12% podem resolver a infecção até a idade adulta.[14] Mesmo para os casos que evoluem para cronicidade, a infecção na idade infantil pode ser protetora na evolução da doença. Tem-se relatado que as lesões histológicas graves são significativamente menos frequentes em pacientes que se infectaram mais jovens. Assim, um estudo demonstrou que a cirrose se desenvolveu em 7,8% dos pacientes infectados antes dos 20 anos, em 12% dos infectados de 20 a 29 anos, em 18,9% dos de 30 a 39 anos, em 26% dos que se encontravam na faixa entre 40 e 49 anos e em 41% dos da faixa de 50 a 59 anos.[16]

O mecanismo de evolução para a cronicidade é desconhecido. O vírus apresenta uma alta taxa de mutações espontâneas, e isso pode ser um mecanismo de proteção e escape do sistema imune do hospedeiro. A infecção pelo genótipo 3 tem maior probabilidade de resolução espontânea quando comparado ao genótipo 1.[13]

De modo geral, a história natural da infecção pelo VHC na infância tem curso benigno, sendo raros os casos de doença hepática grave. Apenas 2 a 3% dos casos apresentam descompensação da cirrose antes dos 18 anos. No entanto, a infecção adquirida na infância pode causar dano hepático progressivo e ser responsável por significativa morbimortalidade na fase adulta. A taxa de desenvolvimento de carcinoma hepatocelular na infância é muito baixa.[16]

Avaliação laboratorial

A hepatite C crônica é definida como:

- Anti-HCV reagente por mais de 6 mewses;
- Confirmação diagnóstica com HCV-RNA detectável; e/ou
- Presença de sinais biológicos ou histológicos de hepatite crônica.[19]

Para crianças mais velhas, a sequência de testes recomendada para o diagnóstico da hepatite C é semelhante às diretrizes para adultos e começa com a pesquisa de anti-VHC. Os imunoensaios atuais para anti-VHC apresentam sensibilidade de 97% e especificidade de 99%; no entanto, há falsos-positivos (pacientes com doença autoimune, mononucleose, gravidez) e falsos-negativos (pacientes com hipogamaglobulinemia ou imunossupressão).[13,14] Se o anti-VHC é positivo, quantificação e genótipo do RNA do VHC devem ser realizados para confirmar a infecção. A presença de anticorpo apenas sugere contato prévio com o VHC. Nem o teste rápido ou a presença de anticorpo determinam a infecção ativa. Os resultados exigem confirmação por testes moleculares para a detecção de ácidos nucleicos do VHC (VHC-RNA), comprovando a presença do vírus. Os testes quantitativos (VHC-RNA quantitativo ou "carga viral") são a modalidade recomendada e utilizada para a confirmação diagnóstica.[19]

Indica-se o VHC-RNA quantitativo nas seguintes situações:

- Confirmação do diagnóstico de hepatite C.
- Caracterização da transmissão vertical.
- Em caso de acidentes com materiais biológicos.
- Quantificação do VHC-RNA com propósito de avaliar o tratamento.[19]

O exame de genotipagem do VHC complementa a avaliação clínico-laboratorial na definição da estratégia para o tratamento da hepatite crônica.[14]

O diagnóstico de hepatite C crônica na criança é, em geral, estabelecido por exames de triagem sorológica das crianças com risco aumentado para a infecção, como antecedentes de exposição parenteral, ou naquelas que têm familiar infectado. Constituem populações de risco acrescido pessoas que receberam transfusão de sangue e/ou hemoderivados antes de 1993; usuários de drogas injetáveis ou inaladas, crianças e adolescentes com infecção pelo HIV, que compartilham equipamentos contaminados como agulhas, seringas, canudos e cachimbos; pessoas que compartilham equipamentos não esterilizados ao frequentar manicures; pessoas submetidas a procedimentos para colocação de *piercing* e confecção de tatuagens; pacientes que realizam procedimentos cirúrgicos, odontológicos, de hemodiálise e de acupuntura sem as adequadas normas de biossegurança.[13,19]

Nas crianças nascidas de mães infectadas, é recomendado fazer pelo menos dois controles: um com 2 a 6 meses de vida, e outro dos 18 aos 24 meses, com pesquisa de VHC-RNA (Figura 3). A negatividade no primeiro teste sugere ausência de infecção.[14,16,17]

Na impossibilidade de se realizar a pesquisa de VHC-RNA, a triagem com anti-VHC deve ser considerada. Nesse caso, é importante considerar que os anticorpos anti-VHC transferidos da mãe podem ser detectados na criança até, no máximo, 16 meses de vida extrauterina.[14]

Nas crianças acima de 18 meses de vida que não foram testadas anteriormente, a avaliação diagnóstica do VHC crônico começa com um teste de anti-VHC; sendo esse negativo, exclui efetivamente a infecção pelo VHC. Se anti-VHC positivo, deve ser realizado VHC-RNA para determinar se a criança tem infecção ativa pelo VHC.[13,14]

As características histológicas da hepatite crônica pelo vírus C em crianças são semelhantes às observadas em adultos. Apesar de a necrose e a inflamação serem usualmente leves, a fibrose é comum e parece ser progressiva de acordo com o aumento da idade e a duração da infecção. À histologia, observam-se folículos linfoides portais, linfócitos sinusoidais e esteatose, de modo semelhante ao observado em adultos. Contudo, as crianças tendem a apresentar achados histológicos mais leves. A biópsia hepática mostra inflamação leve em 75% dos casos pediátricos; inflamação moderada em 22%; e inflamação grave em 2% dos casos. Apenas 2% dos casos detectados na infância apresentam cirrose.[13]

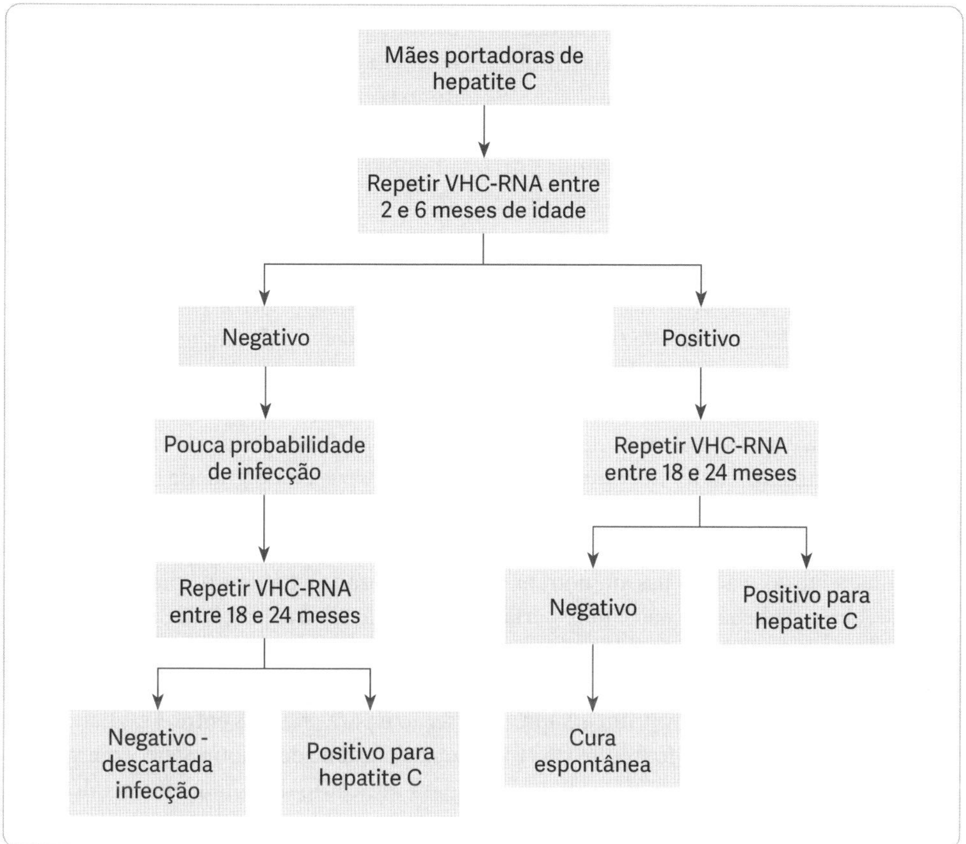

FIGURA 3 Abordagem inicial de recém-nascidos de mães portadoras de hepatite C crônica.
Fonte: APA;[17] Leung et al.[19]

As crianças infectadas devem ser submetidas periodicamente a dosagem de aminotransferases, α-fetoproteína e ultrassonografia abdominal, a despeito do baixo risco de desenvolvimento de doença hepática grave, incluindo hepatocarcinoma. No entanto, a periodicidade para a realização desses exames ainda não foi definida.[16]

Tratamento

O objetivo do tratamento da hepatite C na criança, como no adulto, é a erradicação do vírus, o que aumenta a expectativa e a qualidade de vida do paciente e evita as complicações tardias. O resultado ideal é a resposta virológica sustentada (RVS), indicada pela indetectabilidade do VHC-RNA por 12 semanas (em esquemas com antivirais) após o tratamento.[18,19]

O desenvolvimento dos novos antivirais nos últimos anos, chamados de antivirais de ação direta (DAA), revolucionou o tratamento da hepatite C em adultos com o desenvolvimento de medicações bem toleradas e com alta eficácia. Vários regimes orais diferentes foram licenciados pela Agência Europeia de Medicamentos e o Food and Drug Administration (FDA) para tratamento de adultos. Cada um desses esquemas pode ser usado para alcançar taxas de RVS altas (> 90%) em 12 semanas, independentemente do genótipo viral.[18,19]

Os ensaios clínicos em crianças têm sido descritos e outros se encontram ainda em andamento. Dessa forma, o tratamento nessa faixa etária, especialmente para menores de 12 anos, ainda difere do já utilizado em adultos, embora as expectativas sejam promissoras.[18-19] O FDA descreve três opções aprovadas em crianças, com dois regimes descritos que apresentam alta eficácia com boa tolerância e aprovados para crianças a partir de 3 anos de idade. Recomenda-se que o tratamento seja iniciado assim que diagnosticada a infecção pelo VHC, independentemente dos valores das aminotransferases. A biópsia hepática não é necessária para a decisão do tratamento da infecção pelo VHC.[19]

Em abril de 2019, o FDA primeiro aprovou a combinação de Sofosbuvir (SOF) (400 mg) com ledipasvir (LDV) (90 mg), dose diária por 12 semanas de tratamento para crianças acima de 12 anos de idade ou 35 kg de peso para os genótipos 1, 4, 5 ou 6, e em setembro estendeu para idades acima de 3 anos a combinação de Sofosbuvir (SOF) (150 a 200 mg) com ledipasvir (LDV) (33,75 a 45 mg) por 12 semanas de tratamento. Para genótipos 2 e 3, SOF (400 mg) com ribavirina (15 mg/kg dividido em 2 doses) por 12 semanas, para crianças acima de 12 anos ou 35 kg, e para crianças de 2 a 11 anos o uso de SOF (150 a 200 mg).[19] Em abril de 2019 foi liberada a combinação glecaprevir e pibrentasvir por 8 semanas para o tratamento de todos os genótipos de VHC na idade de 12 a 17 anos.[19]

O Ministério da Saúde,[18] em revisão de 2023, orienta que todas as pessoas com infecção ativa pelo HCV têm indicação de tratamento, independentemente de genótipo do vírus ou do grau de doença hepática. Os esquemas de DAA disponíveis atualmente para o tratamento da hepatite C, são considerados pangenotípicos, tornando dispensável a realização de exames de genotipagem pré-tratamento para a escolha do esquema terapêutico (Quadro 5). A exceção é para crianças entre 3 e 11 anos, nas quais o exame de fenotipagem é obrigatório para indicação de tratamento, sendo que o esquema liberado ainda é alfapeginterferona 2a associado a ribavirina, não estando ainda incorporados os antivirais de ação direta (Quadro 6).[18]

Para caracterização da RVS deve ser coletado exame para quantificação de HVC-RNA (carga viral) a partir de 12 semanas após o

QUADRO 5 Esquemas terapêuticos indicados para adultos e crianças a partir de 12 anos ou pesando pelo menos 30 kg, sem tratamento prévio com antivirais de ação direta (DAA), segundo o tempo de tratamento e a condição clínica

Estadiamento hepático	Esquema DAA	Posologia	Duração
Escore APRI < 1	Sofosbuvir (SOF) + Daclatavir (DCV)	1 comprimido de SOF + 1 comprimido de DCV, 1 x/dia	12 semanas
Escore APRI ≥ 1 e sem cirrose descompensada	Sofosbuvir/velpatasvir (VEL)	1 comprimido de SOF/VEL, 1 x/dia	12 semanas
Cirrose descompensada	Sofosbuvir/velpatasvir	1 comprimido de SOF/VEL, 1 x/dia	24 semanas*

*Pode ser feita associação de ribavirina ao esquema, reduzindo a duração do tratamento para 12 semanas. Em pacientes com cirrose descompensada, a dose inicial de ribavirina é de 500 mg ao dia, dividida em duas doses diárias, podendo ser aumentada conforme a tolerância do paciente. A dose máxima não deve ultrapassar 11 mg/kg/dia.
Fonte: Brasil.[18]

QUADRO 6 Esquemas terapêuticos indicados para crianças (entre 3 e 11 anos) e pesando menos de 30 kg, segundo o tempo de tratamento e conforme condição clínica

Opção terapêutica	Sem cirrose	Com cirrose
Genótipos 1, 4, 5 e 6	Alfapeginterferona 2ª (180 mcg/1,73 m^2), por via SC, 1 vez por semana + ribavirina (15 mg/kg/dia) por 48 semanas.	Alfapeginterferona 2ª (180 mcg/1,73 m^2), por via SC, 1 vez por semana + ribavirina (15 mg/kg/dia) por 48 semanas.
Genótipos 2 e 3	Alfapeginterferona 2ª (180 mcg/1,73 m^2), por via SC, 1 vez por semana + ribavirina (15 mg/kg/dia) por 24 semanas.	Alfapeginterferona 2ª (180 mcg/1,73 m^2), por via SC, 1 vez por semana + ribavirina (15 mg/kg/dia) por 24 semanas.

SC: subcutânea.
Fonte: Brasil.[18]

término do tratamento. Caso o paciente tenha VHC-RNA não detectável nesse período, ele é considerado curado. Do contrário, é caracterizado um quadro de falha terapêutica. Os casos que alcançam RVS e que voltam a apresentar VHC-RNA detectável no futuro devem ser caracterizados como casos de reinfecção, devendo ser tratados novamente com esquema inicial, como se nunca tivessem sido tratados anteriormente.[18]

Todas as pessoas tratadas, mesmo com APRI < 1 antes do tratamento, têm indicação de realizar elastografia ou ultrassonografia, para avaliar o grau de fibrose hepática após o início do tratamento, enquanto os com fibrose avançada devem ser rastreados para carcinoma hepatocelular.[18]

Profilaxia

Considerando a incidência da transmissão vertical da ordem de 5%, a inexistência de propostas profiláticas específicas e o curso benigno da infecção na criança, não há recomendação de realização do anti-VHC de rotina em gestantes, diferentemente do que se preconiza para a hepatite B.[15-17] O parto cesáreo tem o mesmo risco de transmissão do parto vaginal, portanto não se deve indicar a cesárea eletiva.[13-17]

Não há evidências que justifiquem a recomendação para se evitar a gravidez e a amamentação nas mulheres com infecção pelo vírus C. Embora o vírus tenha sido detectado no leite humano, não há casos documentados de infecção por essa via e, portanto, não há contraindicações, até o momento, para a amamentação. A decisão sobre a amamentação deve ser individualizada numa discussão informativa entre o profissional de saúde e a mãe interessada.[14,16,17]

Para os indivíduos já infectados pelo HCV é recomendada a vacinação contra as hepatites A e B e promover campanhas educativas com o objetivo de evitar o uso de drogas e álcool, para prevenir o risco adicional de lesão hepática.[14]

CONSIDERAÇÕES FINAIS

Apesar dos avanços no diagnóstico, tratamento e prevenção, a condução das hepatites virais em crianças continua um desafio. Em relação ao tratamento das hepatites crônicas B e C em adultos, houve grande evolução nos últimos anos com a incorporação dos antivirais. Esperamos que nos próximos anos, com os resultados dos ensaios clínicos em andamento, possamos evidenciar na faixa etária pediátrica os mesmos avanços do tratamento em adultos.

Esta revisão utilizou os últimos protocolos disponíveis até abril de 2023. Assim, é essencial manter a consulta *online* de novos *guidelines*, recomendações que estão em constante atualização e novas revisões dos protocolos do Ministério da Saúde para crianças.

REFERÊNCIA

1. Smith SK, Rosenthal P. Hepatitis A and hepatitis E virus in children. In: Sulchy FJ, Sokol RJ, Baliestreri WF, et al. liver disease in children. 5.ed. Cambridge: Cambridge University Press; 2021. p.273-84.
2. Boletim Epidemiológico – Hepatites Virais 2023 Departamento de HIV/Aids, Tuberculose, Hepatites Virais e Infecções Sexualmente Transmissíveis da Secretaria de Vigilância em Saúde e Ambiente. Ministério da Saúde. Número Especial, julho de 2023 – versão eletrônica.
3. American Academy of Pediatrics (AAP). Hepatitis A. In: Kimberlin DW, Brady MT, Jackson MA, Long SS (eds.). Red Book: 2018-2021 Report of the Committee on Infectious Diseases. Itasca, IL: American Academy of Pediatrics; 2018. p.392-400.
4. Li Zhang. Hepatitis A vaccination. Hum Vaccin Immunother. 2020;16(7):1565-73.
5. American Academy of Pediatrics (APA). Hepatitis B. In: Kimberlin DW, Brady MT, Jackson MA, Long SS (eds.). Red Book: 2018-2021 Report of the Committee on Infectious Diseases. Itasca, IL: American Academy of Pediatrics; 2018. p.401-28.
6. Hsu HY, Chang MH. Hepatitis B virus infection in children. In: Sulchy FJ, Sokol RJ, Baliestreri WF, et al. Liver disease in children. 5.ed. Cambridge: Cambridge University Press; 2021. p.285-303.
7. Karnsakul W, Schwarz KB. Hepatitis B and C. Pediatr Clin North Am. 2017;64:641-58.
8. Sokal EM, Paganelli M, Wirth S, et al.; European Society of Pediatric Gastroenterology, Hepatology and Nutrition. Management of chronic hepatitis B in childhood: ESPGHAN clinical practice guidelines: consensus of an expert panel on behalf of the European Society of Pediatric Gastroenterology, Hepatology and Nutrition. J Hepatol. 2013;59:814-29.
9. Ferraz ML, Strauss E, Perez RM, et al. Brazilian Society of Hepatology and Brazilian Society of Infectious Diseases Guidelines for the Diagnosis and Treatment of Hepatitis B. Braz J Infect Dis. 2020;24(5):434-51.
10. European Association for the Study of the Liver. EASL 2017 Clinical practice guidelines on the management of hepatitis B virus infection J Hepatol. 2017;67(2):370-98.
11. Terrault NA, Lok ASF, McMahon BJ, et al. Update on prevention, diagnosis, and treatment of chronic hepatitis B: AASLD 2018 hepatitis B guidance. Hepatology. 2018;67:1560-99.
12. Brasil. Ministério da Saúde. Protocolo clínico e diretrizes terapêuticas para o tratamento de hepatite ca B e coinfecções. Brasília, DF: 2023.
13. Squires JF, Balistreri WF. Hepatitis C virus infection in children. In: Sulchy FJ, Sokol RJ, Baliestreri WF, et al. Liver disease in children. 5.ed. Cambridge: Cambridge University Press; 2021. p.304-20.
14. Squires JE, Balistreri WF. Hepatitis C virus infection in children and adolescents. Hepatol Commun. 2017;1:87-98.
15. Sokal E, Nannini P. Hepatitis C virus in children: the global picture. Arch Dis Child. 2017;102:668-71.
16. AASLD/IDSA guidance: HCV in children. Disponível em: https://www.hcvguidelines.org/unique-populations/children. Acesso em: 30 maio 2024.
17. American Academy of Pediatrics (APA). Hepatitis C. In: Red Book: 2021-2024 Report of the Committee on Infectious Diseases, 32.ed. Kimberlin DW, Barnett ED, Lynfield R, Sawyer MH (eds). American Academy of Pediatrics, 2021.
18. Brasil. Ministério da Saúde. Protocolo clínico e diretrizes terapêuticas para hepatite viral C e coinfecções. Nota Técnica n. 280/2023-CGAHV/.DATHI/SVSA/MS.
19. Leung DH, Squires JE, Jhaveri R, et al. Hepatitis C in 2020: a North American Society for Pediatric Gastroenterology, Hepatology, and Nutrition Position Paper. J Pediatr Gastroenterol Nutr. 2020;71:407-17.

SEÇÃO II

Hepatologia

27

Hepatite autoimune na infância

Gilda Porta
Adriana Porta

DEFINIÇÃO E PREVALÊNCIA

A hepatite autoimune (HAI) é uma doença crônica inflamatória do fígado, e se caracteriza pelo aumento de transaminases, altos níveis de gamaglobulina circulante, presença de autoanticorpos e achados histológicos presença de hepatite de interface.[1] A prevalência da doença é desconhecida, mas estudos epidemiológicos estimam em populações caucasianas 50 a 200 casos/milhão na Europa e na América do Norte.[2] Na infância, é considerada entidade rara, correspondendo a cerca de 10% dos pacientes com doença hepática crônica.[3-5] No Brasil também é considerada uma doença rara, acometendo cerca de 5 a 10% das doenças hepáticas nos principais centros de gastroenterologia e hepatologia pediátricas do país.[6]

A classificação da HAI baseia-se na presença dos autoanticorpos não órgão-específicos.

1. Tipo1 (HAI-1): positividade para o anticorpo antimúsculo (AAML), particularmente para anticorpo antiactina (AAA), associado ou não a anticorpos antinucleares (FAN).
2. Tipo 2 (HAI-2): positividade para anticorpo antimicrossomal fígado-rim-1 (AAMFR-1).[7] Mais raramente podem ser encontrados anticorpos dirigidos contra citosol (anti-LC1) e ocasionalmente pode ser o único anticorpo presente nesse tipo de HAI.

Antígeno solúvel (SLA) pode existir no sobrenadante de fígados homogeneizados. Esse antígeno não é órgão-específico, mas existe em grande quantidade no fígado e no pâncreas. Anticorpos contra-antígeno solúvel do fígado (SLA) podem ser considerados como HAI tipo 3, porém estes podem ser encontrados com outros autoanticorpos das HAI-1 e HAI-2, sendo raro aparecer na infância.[8]

QUADRO CLÍNICO

A HAI acomete ambos os sexos, com maior predomínio no sexo feminino, e em diversos grupos étnicos. As manifestações clínicas são heterogêneas, sendo frequente iniciar desde a infância até adulto jovem e menos comum o início após os 40 anos de idade. O início da doença na HAI-2 tende a ser em idade mais jovem, inclusive em lactentes. Em geral, os sintomas são compatíveis com uma hepatite aguda, com febre, icterícia, colúria, hipo ou acolia fecal, náuseas e vômitos. Pode haver melhora dos sintomas após alguns dias ou meses e não há diferenças entre os diferentes tipos de HAI. Mais raramente os pacientes são assintomáticos, com achados de alterações de transaminase glutâmico oxalacética (AST), alanina aminotransferase (ALT), gamaglutamiltransferase (GGT) e hipergamaglobulinemia.

Muitas vezes, principalmente na HAI-1, o quadro clínico pode ser insidioso, apresentando cansaço aos mínimos esforços, astenia, emagrecimento, anorexia, febre, mialgia, icterícia discreta, colúria e aumento de volume abdominal. Às vezes a forma de apresentação se faz como hepatite fulminante, sendo mais comum na HAI tipo II. O curso da doença pode ser persistente ou recorrente, com períodos de doença subclínica em ambos os tipos, mas com alterações bioquímicas quase sempre alteradas. Frequentemente, quando os sintomas reaparecem, as manifestações podem ser decorrentes de complicações de cirrose hepática com hipertensão portal (ascite, sangramentos gastrointestinais), insuficiência hepática, chegando ao coma hepático. Manifestações extra-hepáticas de autoimunidade podem estar presentes desde o início do diagnóstico ou surgir no decorrer do tratamento, como tireoidite, diabetes *mellitus* tipo 1, glomerulopatias, artrites, psoríase, doença inflamatória intestinal (DII), anemia hemolítica autoimune e poliarterite nodosa. É comum ocorrerem doenças autoimunes em familiares de 1º e 2º graus, como doenças tireoidianas, artrite reumatoide, vitiligo, psoríase, DII e doença celíaca.[9-11]

EXAMES LABORATORIAIS

Os achados laboratoriais mostram aumentos significativos de AST e ALT, com níveis de hepatite aguda (> 1.000 U/L).[9-11] Os níveis de GGT e fosfatase alcalina (FA) podem estar aumentados, assim como a bilirrubina total, à custa da fração direta, a não ser nas formas insidiosas e prolongadas, em que podem estar normais ou discretamente elevados. A albumina sérica pode estar diminuída e na maioria dos casos a gamaglobulina está aumentada. Níveis elevados de IgG são muito frequentes, IGA diminuído na HAI-2 e concentrações baixas de C3 e C4 em ambos os tipos.[10] Anemia pode ser discreta, em geral hipocrômica microcítica. Leucopenia e trombocitopenia podem estar presentes, somente se houver hiperesplenismo. A atividade da protrombina pode estar alargada, com *International Normalized Ratio* (INR) alterado. A positividade dos autoanticorpos é importante para o diagnóstico, e devem sempre ser solicitados:

- Fator antinúcleo (FAN), considerado positivo quando os títulos forem ≥ 1/10, técnica de imunofluorescência (IFI) em células Hep2.
- Anticorpos antimúsculo liso (AAML). Consideram-se títulos ≥ 1/20 positivos pela técnica de IFI em cortes de fígado e rim de roedores.
- Anticorpos antimicrossomal fígado-rim (AAMFR-1). Consideram-se títulos ≥ 1/10 positivos pela técnica de IFI e *Elisa*, em cortes de fígado e rim de rato.
- Em geral, não há presença de AAML e AAMFR-1 concomitantes num mesmo paciente. Outros anticorpos podem ser encontrados, como fator reumatoide, Coombs e Anca.

A biópsia hepática deve ser sempre realizada, assim que possível. Achados histológicos mostram: infiltrado inflamatório nos espaços portais, periportais e intralobulares, composto principalmente por linfócitos, plasmócitos caracterizando a hepatite por interface; presença de necrose em saca-bocados; rosetas de hepatócitos, alargamento dos espaços portais por fibrose; ausência de lesões biliares; desarranjo da arquitetura lobular caracterizando cirrose hepática.[12]

DIAGNÓSTICO

Ainda não há um critério totalmente estabelecido para o diagnóstico de HAI. Recentemente um sistema de escore foi proposto por *experts* pediátricos em doenças hepáticas autoimunes, com a finalidade de se criar um conjunto de critérios para casos difíceis (Quadro 1).[13]

Há pacientes que desde o início apresentam aumento significativo de GGT. Nesses casos suspeita-se de colangite autoimune. Nesses pacientes o escore proposto acima é bom para diferenciar HAI e colangite esclerosante autoimune (CEA), pois o tratamento proposto é diferente.

Suspeita-se de CEA em pacientes com achados clínicos semelhantes a HAI com ou sem prurido e aumento significativo de GGT e FA. Achados histológicos podem ser compatíveis com HAI, mas na maioria das vezes tem lesão ductal. Achados na colangiografia mostram sinais de lesão biliar. Pode ter associação com doença inflama-

QUADRO 1 Critérios de escore para doença hepática autoimune da infância

Variável	*Cut-off*	HAI	CEA
FAN e/ou AAML	≥ 1/20	1	1
	≥ 1/80	2	2
AAMFR-1	≥ 1/10	1	1
	≥ 1/80	2	2
Anticitosol	Positivo	2	1
Anti-SLA	Positivo	2	2
p-Anca	Positivo	1	2
IgG	> Valor normal	1	1
	> 1,2 valor normal	2	2
Histologia hepática	Compatível HAI	1	1
	Típico HAI	2	2
Ausência de hepatite viral (A, B, C, E, EBV), esteato-hepatite, doença de Wilson, hepatotoxicidade	Sim	2	2
Presença de autoimunidade extra-hepática	Sim	1	1
História familiar, autoimunidade	Sim	1	1
Colangiografia	Normal	2	−2
	Anormal	−2	2

- Escore > 7 – provável HAI; > 8 – definitivo HAI.
- Escore > 7 – provável CEA; > 8 – definitivo CEA.

AAMFR-1: anticorpo antimicrossomal fígado-rim-1; AAML: anticorpo antimúsculo; Anca: anticorpos anticitoplasma de neutrófilo; CEA: colangite esclerosante autoimune; EBV: vírus Epstein-Barr; FAN: anticorpos antinucleares; HAI: hepatite autoimune; SLA: antígeno solúvel.
Fonte: traduzido de Pape et al.[13]

tória intestinal. Recomenda-se em todos os pacientes realizar colonoscopia mesmo que não apresentem achados clínicos compatíveis com doença inflamatória.

DIAGNÓSTICO DIFERENCIAL

Deve-se excluir hepatites A, B, C, E, doença de Wilson, deficiência de alfa-1-antitripsina e esteato-hepatite.

TRATAMENTO

O objetivo do tratamento é melhorar os sintomas, melhorar as alterações laboratoriais e histológicas, prevenir a progressão para cirrose e melhorar a qualidade de vida e sobrevida. Considera-se remissão completa quando há desaparecimento dos sintomas clínicos, normalização das transaminases e IgG, autoanticorpos muito baixos ou negativos e resolução histológica.[12]

Início de tratamento

1. Pacientes com plaquetas > 50.000 mm^3 e(ou) leucócitos > 3.000 mm^3):
   - Prednisona (prednisolona): 1-2 mg/kg/dia (máximo 40 mg) e azatioprina: 1-2 mg/kg/dia (máximo 100 mg).
   - Iniciar azatioprina 15 dias após o início da prednisolona nos pacientes com níveis elevados de bilirrubina direta (> 5 mg/dL).
2. Pacientes com plaquetas < 50.000 mm^3 e (ou) leucócitos < 3.000 mm^3, ou na apresentação da doença como hepatite aguda grave, insuficiência hepática aguda (IHA) fulminante e/ou cirrose descompensada (hipoalbuminemia, ascite, hemorragia digestiva alta – HDA): prednisona (prednisolona): 2 mg/kg/dia.
3. Profilaxia com inibidores de bomba de próton (2 mg/kg/dia):

A monitorização clínica e laboratorial deve ser realizada a cada 4 a 6 semanas até a normalização dos parâmetros bioquímicos (AST, ALT, GGT, bilirrubina total e frações – BTF – e IGG). Depois, retornos a cada 3 a 6 meses.

Se houver melhora acentuada do quadro clínico e diminuição de pelo menos 50% dos níveis de transaminases (ASL e/ou ALT), reduzir a prednisona (prednisolona) 5 a 10 mg a cada retorno. A dose de manutenção permanece 2,5 mg/dia para menores de 30 kg e 5 mg/dia para maiores de 30 kg.

A azatioprina deverá ser sempre mantida na mesma dose ou pode ser aumentada até 2 mg/kg/dia (máximo de 100 mg). Caso não haja melhora das enzimas hepáticas e a gamaglobulina ainda esteja alta, manter a mesma dose do retorno anterior até a melhora.

Quantificação da atividade da tiopurina metiltransferase (TPMT). Os metabólitos da azatioprina são: 6-tioguanina (6-TG) e 6 metilmercaptopurina (6-MMP). Este é o esquema de ajuste da dose:

6-TG e 6-MMP diminuídas → aumentar dose de azatioprina
6-MMP aumentada → reduzir dose de azatioprina
6-TG diminuída e 6-MMP aumentada → alopurinol que aumenta nível de 6-TG

Critérios de suspensão de azatioprina:

- Plaquetas < 30.000 mm^3 e(ou) leucócitos < 2.500 mm^3 e(ou) Neu < 1.500 mm^3.
- Nesses casos, introduzir ciclosporina – 10 mg/kg/dia em 2 doses (manter nível sérico 150 mmol).

Resposta ao tratamento

O Quadro 2 mostra a resposta ao tratamento proposto pelo grupo internacional de hepatite autoimune.

CONTROLES

Solicitar em todas as consultas: hemograma, plaquetas, ALT, AST, FA, GGT, eletroforese de proteínas, bilirrubinas totais e frações, tempo de protrombina, tempo de tromboplastina parcial ativada, IgG e glicemia (apenas 2 primeiros retornos e depois anualmente).[12]

QUADRO 2 Critério de resposta ao tratamento da hepatite autoimune

Endpoint	Definição
Resposta bioquímica completa	Normalização das transaminases e IgG dentro dos primeiros 6 meses de tratamento
Resposta incompleta	Falta de resposta até 6 meses de tratamento
Não resposta	< 50% de diminuição dos valores das transaminases dentro de 4 semanas do início do tratamento
Intolerância ao tratamento	Qualquer evento adverso relacionado aos medicamentos que leve a sua suspensão

Fonte: traduzido de Pape et al.[13]

Após 1 ano de tratamento: densitometria óssea (para crianças > 5 anos), idade óssea, cálcio e fósforo séricos e urinários (amostra única ou urina de 24 horas), 25OH vitamina D, paratormônio (PTH) e avaliação oftalmológica.

Nova biópsia hepática deverá ser realizada após 2 a 3 anos do início do tratamento apenas nos pacientes com HAI-1, desde que estejam em remissão completa (exames bioquímicos totalmente normais).[12] A colangiografia (endoscópica ou ressonância) está indicada apenas nos casos refratários ao tratamento e quando GGT e FA estiverem muito elevadas para afastarmos CEA.

O transplante hepático está indicado em casos refratários aos imunossupressores, os que evoluem para insuficiência hepática irreversível, hepatite fulminante ou pelas complicações da cirrose hepática.[13,14]

A proposta do ESPGHAN para tratamento de hepatite autoimune segue na Figura 1.[15]

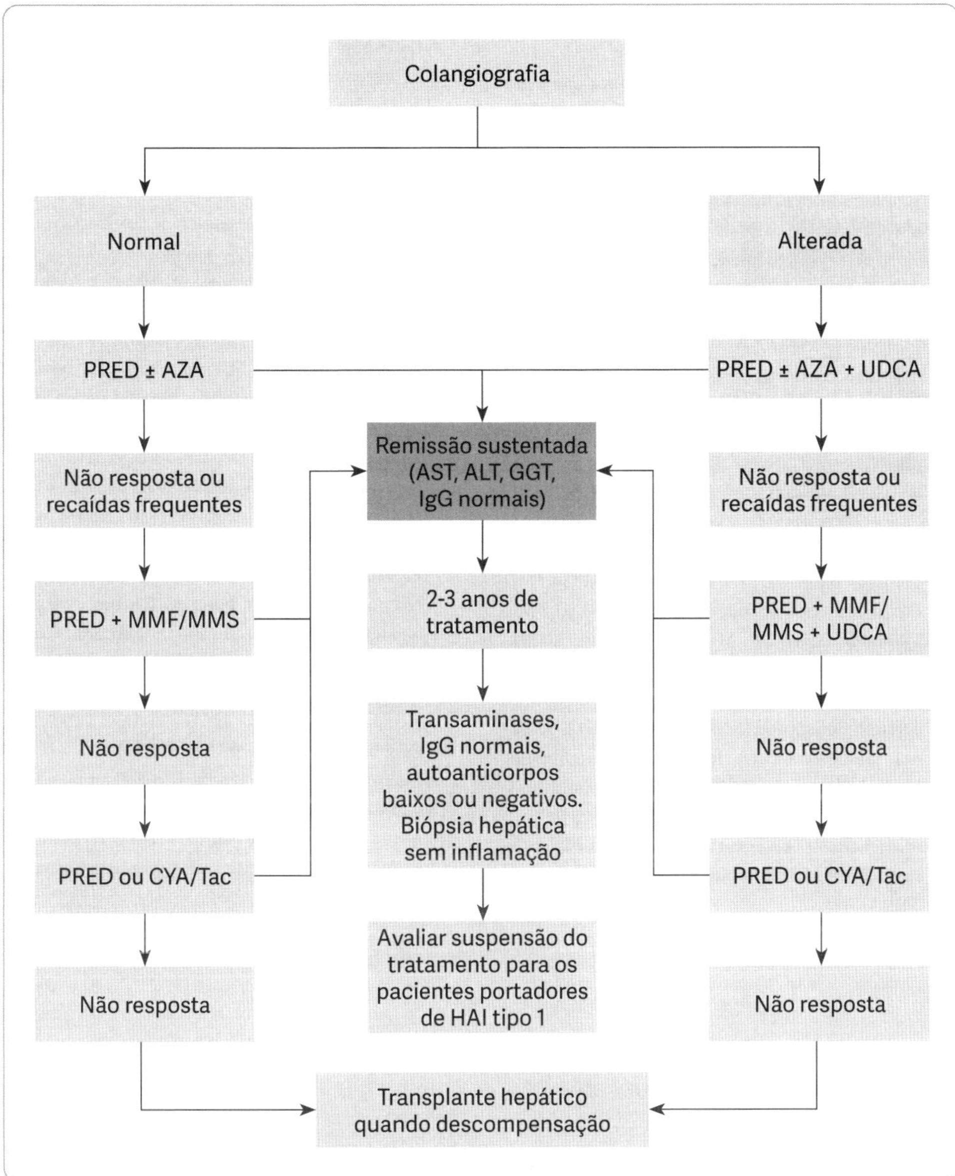

FIGURA 1 Fluxograma para tratamento de hepatite autoimune (ESPGHAN).

ALT: alanina aminotransferase; AST: transaminase glutâmico oxalacética; AZA: azatioprina; CYA: ciclosporina; GGT: gamaglutamiltransferase; IgG: imunoglobulina G; MMF: micofenolato mofetil (20 mg/kg/dia); MMS: micofenolato sódico (20 mg/kg/dia); PRED: prednisona; Tac: tacrolimus; UDCA: ácido ursodesoxicólico (15-20 mg/kg/dia).
Fonte: Cançado e Porta.[6]

REFERÊNCIAS

1. Czaja AJ. Natural history, clinical features, and treatment of autoimmune hepatitis. Semin Liver Dis. 1984;4:1-12
2. Terrabuio D, Porta G, Cançado E. Particularities of autoimmune hepatitis in Latin America. Clin Liver Dis. 2020;22;16(3):101-7.
3. Gregorio GV, Portman B, Reid E, et al. Autoimmune hepatitis in childhood: a 20-year experience. Hepatology. 1997;25:541-7.
4. Maggiore G, Veber F, Bernard O, et al. Autoimmune hepatitis associated with anti-actin antibodies in children and adolescents. J Pediatr Gastroenterol Nutr. 1993;17:376-81.
5. Mieli-Vergani G, Heller S, Jara P, et al. Autoimmune hepatitis. J Pediatr Gastroenterol Nutr. 2009;49:158-64.
6. Cançado ELR, Porta G. Autoimmune hepatitis in South America. In: Manns MP, Paumgartner G, Leuschner U. Immunology and liver. Falk Foundation 114. Dordrecht: Kluwer Academic Publishers; 2000. p.82-92.
7. Liberal R, Grant CR, Mieli-Vergani G, et al. Autoimmune hepatitis: a comprehensive review. J Autoimmun. 2013;41:126-39.
8. Terziroli Beretta-Piccoli B, Mieli-Vergani G, Vergani D. Autoimmune hepatitis: serum autoantibodies in clinical practice. Clin Rev Allergy Immunol. 2022;63(2):124-37.
9. Mieli-Vergani G, Vergani V. Autoimmune liver disease. Pediatric Hepatology and Liver Transplant. 2019;175-99.
10. Maggiore G, Bernard O, Mosca A, et al. Long-term outcomes of patients with type 1 or 2 autoimmune hepatitis presenting in childhood. J. Hepatol. 2023;78(5):979-88.
11. Porta G, Carvalho E, Santos JL, et al. Autoimmune hepatitis in 828 Brazilian children and adolescents: clinical and laboratory findings, histological profile, treatments, and outcomes. J Pediatr (Rio J). 2019;95(4):419-27.
12. Porta G. Hepatite autoimune. In: Silva L, Carvalho E, Targa Ferreira C (eds.). Manual de residência em gastroenterologia e hepatologia. Barueri: Manole; 2018. p.476-90.
13. Pape S, Snijders RJALM, Gevers TJG, et al. Systematic review of response criteria and end points in autoimmune hepatitis by the International Autoimmune Hepatitis Group. J Hepatol. 2022;76:841-9.
14. Lohse AW, Sebode M, Bhathal PS, et al. Consensus recommendations for histological criteria of autoimmune hepatitis from the International AIH Pathology Group: results of a workshop on AIH histology hosted by the European Reference Network on Hepatological Diseases and the European Society of Pathology: results of a workshop on AIH histology hosted by the European Reference Network on Hepatological Diseases and the European Society of Pathology. Liver Int. 2022;42(5):1058-69.
15. Mieli-Vergani G, Vergani D, Ulrich Baumann U, et al. Diagnosis and management of paediatric autoimmune liver disease: ESPGHAN Hepatology Committee Position Statement. J Pediatr Gastroenterol Nutr. 2018;66:345-60.

28

Colestase neonatal

Elisa de Carvalho
Jorge Luiz dos Santos
Isadora de Carvalho Trevizoli
Gilda Porta

INTRODUÇÃO

A icterícia é um sinal comum nos primeiros dias de vida da criança. Está presente, na primeira semana de vida, em cerca de 60 a 80% dos recém-nascidos (RN).[1] Na maioria destes, trata-se de icterícia fisiológica, decorrente do aumento da bilirrubina indireta (BI). Entretanto, a icterícia pode sinalizar a presença de doenças graves, como nos casos de colestase neonatal, que cursam com aumento da bilirrubina direta (BD) e traduzem a presença de lesão hepatocelular e/ou biliar. Para esses pacientes, o diagnóstico precoce e o tratamento adequado influenciam na sobrevida e na qualidade de vida, sem os quais sequelas irreversíveis podem se instalar no fígado e em outros órgãos. Pelo fato de a icterícia ser comum nos primeiros dias de vida e, na maioria das vezes fisiológica, é um sinal frequentemente negligenciado, o que pode atrasar o diagnóstico da colestase neonatal, uma urgência em gastroenterologia e hepatologia pediátricas. Assim, esse é um tema relevante para o gastroenterologista pediátrico, para o pediatra e todos os outros profissionais da atenção básica, pois o tratamento ocorre em centros especializados e a suspeição diagnóstica, que permite o tratamento precoce, é feita na atenção básica em saúde.[2]

De modo resumido, a icterícia pode ocorrer por: aumento da produção da bilirrubina, diminuição de sua captação pelos hepatócitos, redução da conjugação pelos hepatócitos e diminuição de sua secreção. Os três primeiros processos cursam com elevação da bilirrubina indireta (BI), enquanto a diminuição da secreção biliar apresenta-se com aumento da bilirrubina direta (BD). Assim, definir se a condição é decorrente do aumento da BI ou da BD é o primeiro passo importante para o diagnóstico diferencial no paciente ictérico. A hiperbilirrubinemia indireta pode ser fisiológica, mas a elevação da bilirrubina direta é sempre patológica e traduz a presença de colestase, por doença hepatocelular ou biliar,[2] como ilustrado nas Figuras 1 e 2.

Colestase é o termo utilizado para descrever os estados patológicos que cursam com a redução da secreção biliar, por alterações anatômicas ou funcionais do sistema biliar.[3] Quando a colestase se inicia nos primeiros 3 meses de vida é denominada colestase neonatal. Sua incidência,

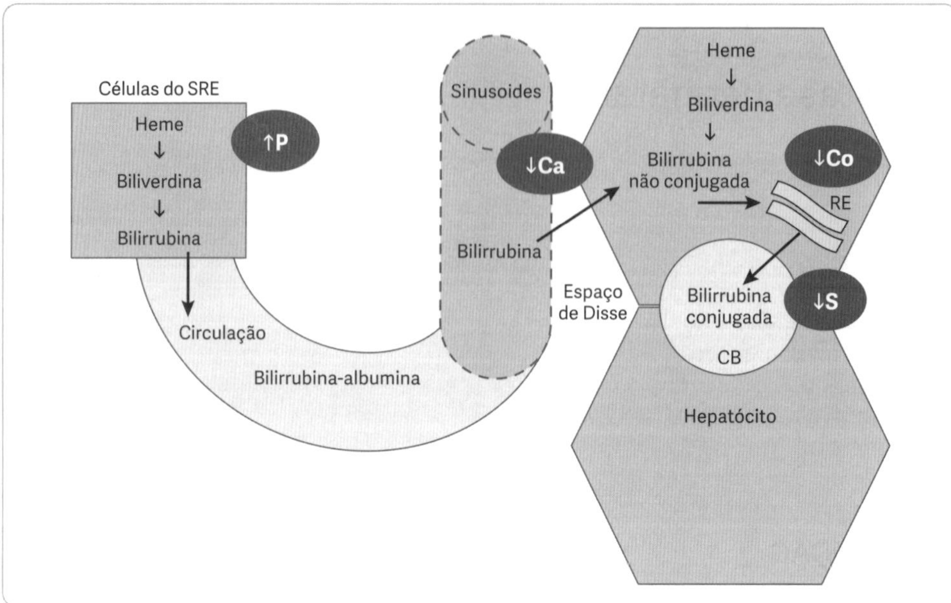

FIGURA 1 Metabolismo da bilirrubina. A figura demonstra as etapas que mais comumente são responsáveis pela elevação da bilirrubina (aumento da produção e diminuição da captação, da conjugação e da secreção biliar.

Ca: captação; CB: canalículo biliar; Co: conjugação; P: produção; RE: retículo endoplasmático; S: secreção; SRE: sistema reticuloendotelial.
Fonte: Carvalho et al.[2]

difícil de ser avaliada, situa-se por volta de 1:2.500 nascidos vivos. O RN e o lactente apresentam uma reconhecida propensão colestática, por imaturidade dos mecanismos relacionados à produção da bile, especialmente no que se refere ao metabolismo dos ácidos biliares. Por esse motivo, doenças que não ocasionam colestase no adulto o fazem no RN e no lactente, como é o caso da infecção do trato urinário. Assim, no período neonatal, o diagnóstico diferencial da colestase é amplo, englobando doenças com diferentes prognósticos.[2]

Recentemente, as Sociedades Norte-Americana (North American Society For Pediatric Gastroenterology, Hepatology & Nutrition – NASPGHAN) e Europeia (European Society for Paediatric Gastroenterology Hepatology and Nutrition – ESPGHAN) determinaram que, de acordo com as novas recomendações:[4]

Todo RN ou lactente que apresente BD > 1 mg/dL (17 umol/L) deve ser submetido a investigação diagnóstica para doenças que cursam com colestase.[4]

CONDUTA DIAGNÓSTICA

A abordagem diagnóstica da colestase neonatal envolve três etapas:

1. Identificar a presença da colestase (suspeição diagnóstica).
2. Avaliar o estado geral do paciente e o grau de comprometimento hepático.
3. Definir a etiologia da colestase.

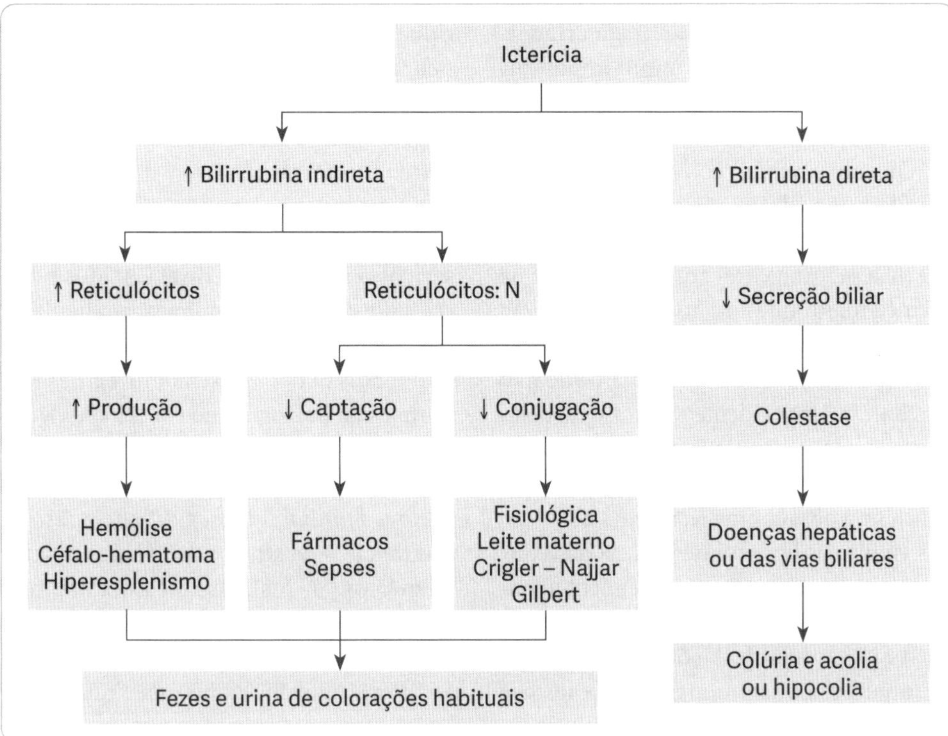

FIGURA 2 Diagnóstico diferencial do lactente com icterícia.
Fonte: Carvalho et al.[2]

Identificar a presença da colestase (suspeição diagnóstica)

Do ponto de vista clínico, a colestase se manifesta por icterícia, hipocolia/acolia, colúria, prurido e xantomas. Dessas manifestações, a icterícia é o sinal que mais chama a atenção do clínico, mas enfatizamos que avaliar a coloração das fezes e da urina faz parte da avaliação do paciente ictérico, pois auxilia no diagnóstico diferencial entre os casos colestáticos e não colestáticos. Isso porque, como a BI circula firmemente ligada à albumina, não é filtrada pelos glomérulos renais e também não é secretada pelos túbulos renais, não havendo eliminação urinária da BI. Nesses casos, o paciente não apresenta colúria e as fezes são coradas, pois a drenagem da secreção biliar para o intestino não está comprometida. De modo diferente, quando existe diminuição da secreção biliar e aumento da BD, uma fração da bilirrubina conjugada não se liga à albumina, ou o faz de maneira reversível, sendo filtrada pelos rins e eliminada na urina, o que altera a coloração da urina, que adquire aspecto de chá forte ou de coca-cola (colúria) nas crianças maiores, ou de cor amarelada nos RN, os quais normalmente apresentam urina incolor. Em relação à cor das fezes, a detecção da hipocolia/acolia contribui para o diagnóstico precoce dos pacientes colestáticos, e por esse motivo foi incluída a escala colorimétrica das fezes para seguimento dos RN e lactentes na caderneta de saúde da criança. A acolia fecal é um sinal muito importante e deve ser ensinada às mães, para ser identificada precocemente.[2,5]

Quando o quadro colestático tem como manifestação clínica a icterícia, a doença é mais facilmente reconhecida. Entretanto, a icterícia se torna clinicamente aparente na criança maior quando atinge nível de 2-3 mg/dL e > 5 mg/dL no neonato. Nessas crianças, a hiperbilirrubinemia pode não ser clinicamente evidente e o atraso no diagnóstico pode causar graves problemas, como a hemorragia intracraniana, decorrente da deficiência de vitamina K, por má-absorção das vitaminas lipossolúveis, uma das consequências da colestase, independentemente da etiologia.[2,5]

Assim, as manifestações clínicas se relacionam às consequências da colestase (independentemente da etiologia) e as específicas da doença do paciente, a depender do diagnóstico etiológico. Quanto às consequências, os quadros de colestase impedem parcial ou totalmente a chegada da bile ao duodeno, o que acarreta:

- Acúmulo dos constituintes da bile (bilirrubina, colesterol, fosfolipídeos, sais biliares ou seus metabólitos intermediários) nos hepatócitos, com posterior elevação no sangue e em outros tecidos.
- Diminuição desses produtos no intestino, o que implica má-absorção de gorduras e vitaminas lipossolúveis (A, D, E e K), culminando em nutrição inadequada, déficits nutricionais e risco de complicações como hemorragia intracraniana, por deficiência da vitamina K.[5] A Figura 3 exemplifica esses conceitos.

Os xantomas ocorrem pelo acúmulo do colesterol, enquanto a fisiopatologia do prurido é complexa e tem participação de vias neurais específicas e substâncias pruridogênicas, como ácidos biliares, opioides endógenos, serotonina, ácido lisofosfatídico, entre outros.[2,5]

O diagnóstico laboratorial da colestase neonatal é sugerido pela elevação de níveis séricos de bilirrubina direta, ácidos biliares, colesterol e de enzimas canaliculares como a GGT, apesar de um grupo amplo de doenças poder apresentar níveis de GGT normais ou baixos, como é o caso de alguns tipos de colestases intra-hepáticas familiares progressivas (PFIC, do inglês, *progressive familial intrahepatic cholestasis*) e dos defeitos da síntese dos ácidos biliares primários.[3] A fosfatase alcalina não tem papel tão relevante no diagnóstico da colestase em crianças e adolescentes, devido ao intenso metabolismo ósseo que caracteriza essa faixa etária.

Avaliação do estado geral do paciente e gravidade da doença hepática

Para avaliação do estado geral do paciente e gravidade da doença hepática, devem ser solicitados: hemograma, reticulócitos, plaquetas, velocidade de hemossedimentação (VHS), proteína C reativa (PCR), ionograma (sódio, potássio, cálcio, magnésio, bicarbonato, fosfato), glicemia, colesterol, avaliação hepática [aspartato aminotransferase (AST), alanina aminotransferase (ALT), FA, GGT, bilirrubina totais e frações (BTF), razão normalizada internacional (INR), atividade de protrombina (TAP), tempo de tromboplastina parcial ativada (TTPA), proteinograma, creatinina, ureia e gasometria, que pode ser venosa, se o objetivo for avaliar a parte metabólica ($HCO3^-$ e excesso de base).

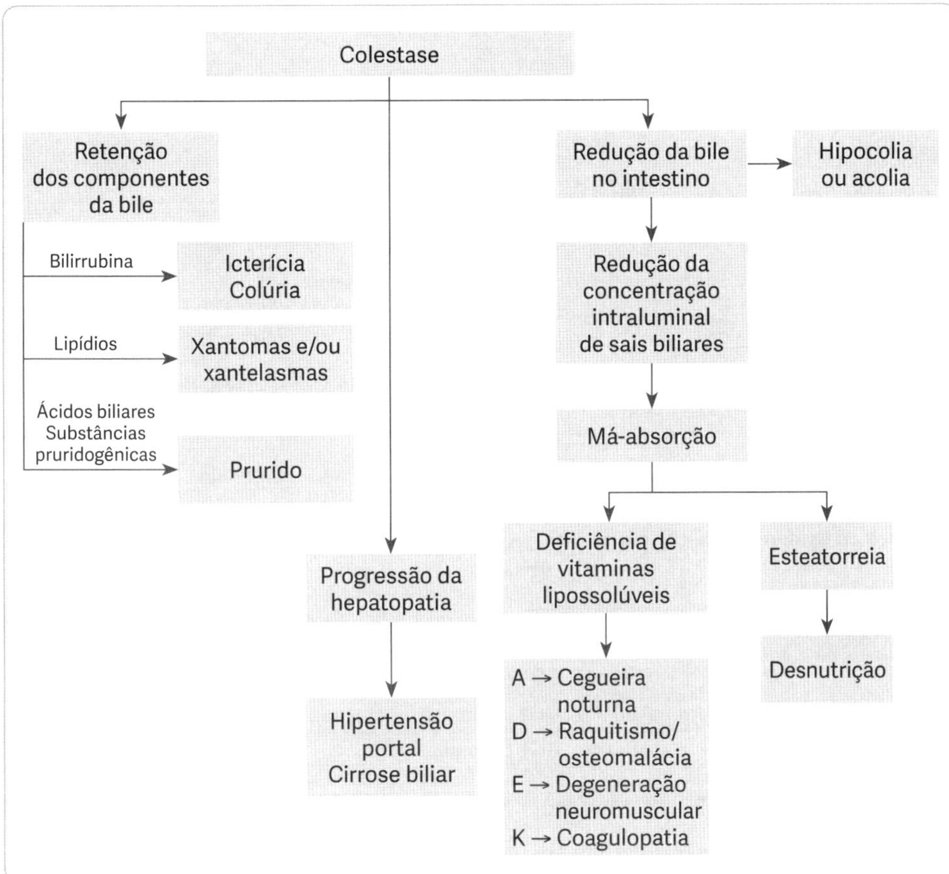

FIGURA 3 Consequências da colestase.
Fonte: Carvalho et al.[5]

Considerar hemocultura e cultura de outros fluidos se a criança estiver com estado geral comprometido.[2,5]

Diagnóstico etiológico

Após a identificação da icterícia colestática, procede-se à investigação do diagnóstico etiológico, que é amplo, heterogêneo e inclui patologias com diferentes prognósticos. A história clínica completa e o exame físico minucioso continuam a base do raciocínio diagnóstico. Os achados variam desde icterícia leve até aqueles relacionados com sinais de insuficiência hepática grave.[6,7]

As etiologias da colestase neonatal dividem-se em causas intra-hepáticas e extra-hepáticas, consoantes à localização anatômica do distúrbio. Cada categoria inclui várias doenças, que se encontram enumeradas no Quadro 1. Na elucidação do diagnóstico etiológico, deve-se ter como prioridade a identificação de condições que ameaçam a vida e que têm possibilidade de tratamento, como a atresia biliar, as doenças infecciosas, as metabólicas e as endocrinopatias (hipopituitarismo).[6,7]

QUADRO 1 Causas de colestase neonatal e infantil, suas características laboratoriais e gene responsável

Doença	Alterações laboratoriais e biomarcadores	Gene
Causas extra-hepáticas		
Atresia de vias biliares	GGT e ABs elevados	NA
Cisto de colédoco	–	NA
Colelitíase	–	NA
Bile espessa	–	NA
Perfuração congênita do ducto biliar comum	–	NA
Causas intra-hepáticas		
Fibrose cística	Cloro no suor elevado	*CFTR*
Deficiência de alfa-1-antitripsina	Nível sérico baixo de alfa-1-antitripsina	*SERPINA1*
Defeitos do transporte biliar canalicular		
PFIC1	ABs alto, GGT normal, cloro no suor elevado	*ATP8B1*
PFIC2	ABs alto, GGT normal, AFP elevada	*ABCB11*
PFIC3	ABs alto, GGT elevada	*ABCB4*
PFIC 5 (deficiência de FXR)	ABS alto, GGT normal, AFP elevada	*NR1H4*
Colestase relacionada a MYO5B	ABs alto, GGT normal	*MYO5B*
Defeitos de junção firmes		
PFIC 4 (deficiência de TJP2)	ABs alto, GGT normal	*TJP2*
Deficiência de USP53	ABs alto, GGT normal	*USP53*
Síndrome NISCH	ABs alto, GGT elevada	*CLDN1*
Distúrbios de síntese e de conjugação de ácidos biliares		
Deficiência de 3-beta-HSD-oxidorredutase	ABs e GGT normais, espectrometria de massa de ácidos biliares alterada	*HSD3B7*
Deficiência de D4-3-oxosteroide 5 beta-redutase	GGT elevada, ABs baixo, espectrometria de massa de ácidos biliares alterada	*AKR1D1*
Xantomatose cerebrotendinosa	ABs baixo, colesterol e colestanol elevados	*CYP27A1*
Deficiência de BACL	ABs e GGT normais, espectrometria de massa de ácidos biliares	*SLC27A5*
Deficiência de BAAT	ABs e GGT normais, espectrometria de massa de ácidos biliares	*BAAT*
Deficiência de 2-metilacil-CoA racemase	ABs e GGT normais, espectrometria de massa de ácidos biliares	*AMACR*

(continua)

QUADRO 1 Causas de colestase neonatal e infantil, suas características laboratoriais e gene responsável (*continuação*)

Doença	Alterações laboratoriais e biomarcadores	Gene
Deficiência de oxisterol-7-alfa-hidroxilase	ABs e GGT normais, espectrometria de massa de ácidos biliares	*CYP7B1*
Defeitos no desenvolvimento biliar		
Síndrome de Alagille	GGT, ABs, colesterol e triglicerídeos elevados	*JAG1, NOTCH 2*
Colangite esclerosante neonatal (isolada)	GGT, ABs elevados	*DCDC2*
Colangite esclerosante neonatal com ictiose	GGT, ABs elevados	*CLDN1, NISCH*
Síndrome ARC	ABs alto, GGT alta ou normal, acidose metabólica, hipofosfatemia	*VPS33B, VIPAS39*
Doença de Caroli	GGT, ABs elevados	*PKHD1*
Ciliopatia	GGT, ABs elevados	Diferentes genes
Doença de depósito lisossômico		
Doença de Niemann-Pick tipo C	Oxisteróis e lisoesfingolipídios acentuadamente elevados no plasma, acúmulo de colesterol não esterificado intracitoplasmático em fibroblastos da pele (coloração com filipina), quitotriosidase elevada, histiócitos azul-marinho na medula óssea	*NPC1, NPC2*
Deficiência de esfingomielinase ácida (doença de Niemann-Pick tipo A e B)	Oxisteróis e lisoesfingolipídios acentuadamente elevados no plasma, atividade reduzida da esfingomielinase ácida (sangue e fibroblastos)	*SMPD1*
Doença de Wolman (deficiência de lipase ácida lisossomal)	Atividade reduzida da lipase ácida (sangue e fibroblastos), perfil lipídico anormal, linfócitos vacuolizados, ativação de macrófagos	*LIPA*
Doença de Gaucher	Atividade reduzida da glicocerebrosidase (sangue, fibroblastos), células espumosas na medula óssea, enzima conversora de angiotensina elevada, fosfatase ácida resistente ao tartarato elevada, quitotriosidase elevada, trombocitopenia	*GBA*
Distúrbios mitocondriais		
Síndrome da depleção do DNA mitocondrial	Hipoglicemia, acidose lática, alfafetoproteína elevada, sobrecarga de ferro, hiperferritinemia, coagulopatia, alteração nos ácidos orgânicos urinários	*POLG, DGUOK, MPV17*

(*continua*)

QUADRO 1 Causas de colestase neonatal e infantil, suas características laboratoriais e gene responsável (*continuação*)

Doença	Alterações laboratoriais e biomarcadores	Gene
SUCLG1, C10ORF2, fator de alongamento G1, relacionado a TRMU e deficiência de BCS1L	Hipoglicemia, acidose lática, alteração nos ácidos orgânicos urinários	*SUCLG1, C10ORF2, EGF1, TRMU, BCS1L*
Defeitos de oxidação de ácidos graxos mitocondriais		
Deficiência de LCHAD/MTP	Hipoglicemia hipocetótica, níveis elevados de CPK, perfis anormais de acilcarnitina no sangue e ácidos orgânicos na urina	*HADHA, HADHB*
Distúrbios peroxissômicos		
Síndrome de Zellweger	Ácidos graxos de cadeia muito longa elevado, ácidos fitânico e pristânico elevados no plasma, plasmalogenes reduzidos em eritrócitos e fibroblastos, atividade reduzida da catalase em fibroblastos	*Gene PEX*
Aminoacidopatias		
Tirosinemia tipo 1	Sucinilacetona elevada, tirosina e metionina elevadas, AFP elevada, coagulopatia, hipofosfatemia, hipoglicemia, hiperaminoacidúria, ácido delta-aminolevulínico elevado na urina	*FAH*
Deficiência de adenosina cinase	Hipoglicemia (hiperinsulinêmica), elevação (intermitente) de metionina no plasma, coagulopatia, adenosina elevada em sangue seco e urina (transitório)	*ADK*
Deficiência de S-adenosil-homocisteína hidrolase	Elevação de metionina, S-adenosil-homocisteína, S-adenosil-metionina e homocisteína no plasma, níveis elevados de CPK	*AHCY*
Erro inato dos polióis e do metabolismo das pentoses		
Deficiência de transaldolase	Coagulopatia, anemia e trombocitopenia, hipotireoidismo, tubulopatia renal, perfil anormal de polióis urinários	*TALDO1*
Defeitos no metabolismo de carboidratos		
Galactosemia clássica	Galactose elevada, atividade da GALT reduzida em eritrócitos, coagulopatia, hipoglicemia, tubulopatia renal, sepse neonatal por *E. coli*, substâncias redutoras urinárias positivas	*GALT*

(*continua*)

QUADRO 1 Causas de colestase neonatal e infantil, suas características laboratoriais e gene responsável (*continuação*)

Doença	Alterações laboratoriais e biomarcadores	Gene
Glicogenose tipo IV	Hipoglicemia em jejum, níveis elevados de CPK, inclusões PAS positivas na histologia hepática e muscular, atividade enzimática reduzida (tecido hepático, músculo, leucócitos, fibroblastos)	*GBE1*
Distúrbios congênitos da glicosilação (CDG)	Fatores de coagulação normais (VII, IX, X, XI, AT-III, proteína C e S), isoformas anormais da transferrina sérica	Diferentes Genes
Defeitos do ciclo da ureia		
Defeitos do ciclo da ureia	Hiperamonemia, perfil anormal de aminoácidos no plasma, ácido orótico elevado na urina	*OTC, ASS, ASL, ARG*
Deficiência de citrina (NICCD)	Citrulina elevada, galactose e AFP elevados, hipoglicemia, hiperamonemia	*SLC25A13*
Distúrbios do metabolismo do colesterol		
Síndrome de Smith-Lemli-Opitz	7-desidrocolesterol e 8-desidrocolesterol elevados no plasma	*DHCR7*
Acidúria mevalônica	Anemia e trombocitopenia, hiper-IgD, alteração nos ácidos orgânicos na urina	*MVK*
Anormalidades no tráfico celular		
Deficiência de NBAS	Hipoglicemia, acidose lática, coagulopatia, ácido orgânico na urina alterado	*NBAS*
Síndrome de CALFAN	GGT normal	*SCYL1*
Distúrbio do metabolismo de metais		
Síndrome de Mednik	Cobre e ceruloplasmina séricos normais, cobre urinário elevado, elevação leve de VLCFA plasmático	*AP1S1*
Colestase sindrômica (mais relevantes)		
Síndrome de Down e Edwards	Alteração no cariótipo	Trissomia 21 e 18
Síndrome de Kabuki	GGT normal ou elevada	*KMT2D, KDM6A, MLL2*
Síndrome de Noonan	GGT elevada	*PTPN11, SOS1, RAF1 and KRAS*
Síndrome de Aagenaes	GGT elevada	*LSC1, CCBE1*

(continua)

QUADRO 1 Causas de colestase neonatal e infantil, suas características laboratoriais e gene responsável (*continuação*)

Doença	Alterações laboratoriais e biomarcadores	Gene
Distúrbios endocrinológicos		
Distúrbios da tireoide	TSH e T4 livre	Genes diferentes no hipotireoidismo congênito (por exemplo, FOXE1, NKX2–1/5, PAX8, SLC26A4, TSHR)
Pan-hipopituitarismo	TSH e T4 livre, ACTH, cortisol, GH, IGF1, PRL, LH, FSH, teste estimulante, ressonância magnética cerebral	Diferentes genes em formas genéticas (por exemplo, HESX1, PROP1, POUF1, LHX3, LHX4, GLI2, SOX3)
Insuficiência adrenal	ACTH, teste estimulante de cortisol	Formas monogênicas (por exemplo, POR, MC2R, MRAP, StAR, AYP11A1, NNT, TRXR2). Formas sindrômicas (por exemplo, CDKN1C, MCM4, SAMD9, SGPL1)
Doenças infecciosas		
Citomegalovírus, vírus Herpes tipo 1–2–6, toxoplasmose, rubéola, parvovírus B19, enterovírus (incluindo coxsackievírus, echovírus), adenovírus, sífilis, HIV, listeria monocitogenes, tuberculose congênita	GGT normal ou alta, sorologia no neonato e na mãe, teste direto específico de ácido nucleico via PCR	NA
Transtornos hematológicos e imunomediados		
Linfoistiocitose hemofacítica	Citopenia, hipertrigliceridemia ou hipofibrinogenemia, hemofagocitose em amostras de biópsia, atividade NK normal ou ausente, ferritina sérica elevada, níveis elevados de CD25	Genes diferentes (por exemplo, PRF1, UNC13D, STX11, STXBP2, RAB 27, XLP)
Hemocromatose neonatal (GALD e não GALD)	Hipoglicemia, coagulopatia, ferritina elevada, alfafetoproteína elevada, transferrina normal e saturações elevadas de ferro	não GALD (por exemplo, DGUOK, SRD5B1, BCS1L)
Lúpus congênito	FAN, teste de Coombs positivo	NA
Colestase pós-hemolítica	Doença hemolítica do recém-nascido por Rh ou aloimunização ABO	NA

(continua)

QUADRO 1 Causas de colestase neonatal e infantil, suas características laboratoriais e gene responsável (*continuação*)

Doença	Alterações laboratoriais e biomarcadores	Gene
Colestase tóxica e secundária		
Colestase associada à nutrição parenteral, drogas, obstrução intestinal, distúrbios cardiovasculares, distúrbios neoplásicos, asfixia perinatal	GGT normal ou elevada	NA

ABs: ácidos biliares séricos; ACTH: hormônio adrenocorticotrófico; AFP: alfafetoproteína; ARC: artrogripose, disfunção renal, colestase; ATIII: antitrombina; Calfan: colestase de gamaglutamiltransferase normal, insuficiência hepática aguda e neurodegeneração; CDG: distúrbios congênitos de glicosilação; CPK: creatinofosfoquinase; FAN: fator antinuclear; FSH: hormônio folículo estimulante; GALD: doença hepática aloimune gestacional; GALT: galactose-1-fosfato uridiltransferase; GGT: gamaglutamiltranspeptidase; GH: hormônio do crescimento; IGF-1: fator de crescimento semelhante à insulina 1; LCHAD/MTP: 3-hidroxiacil-CoA desidrogenase de cadeia longa/proteína trifuncional mitocondrial; LH: hormônio luteinizante; Mednik: retardo mental, enteropatia, surdez, neuropatia, ictiose, ceratodermia; NBAS: sequência amplificada do neuroblastoma; NICCD: colestase intra-hepática neonatal causada por citrina; PAS: ácido periódico de Schiff; PCR: reação em cadeia da polimerase; PFIC: colestase intra-hepática familiar progressiva; PRL: prolactina; T4 livre: tetraiodotiroxina livre; TSH: hormônio estimulador da tireoide; VLCFA: ácido graxo de cadeia muito longa.
Fonte: Ranucci et al.[6]

Inicialmente, deve-se estabelecer se a patologia é obstrutiva ou não, isto é, se o tratamento será clínico ou cirúrgico. Nos RN e lactentes (primeiros meses de vida), investigar a possibilidade de atresia biliar é fundamental, pois a correção cirúrgica precoce aumenta as chances de drenagem biliar bem-sucedida após a portoenterostomia. Os pacientes com atresia biliar, em geral, apresentam aspecto de "criança saudável" nos primeiros meses de vida, com icterícia (pode ser discreta), acolia e colúria. Podem apresentar poliesplenia, asplenia, *situs inversus*, malformações cardiovasculares, gastrointestinais e/ou urinárias.[2,5]

Sugerem o diagnóstico de infecções congênitas: baixo peso ao nascimento, microcefalia, catarata, coriorretinite, entre outros sinais e sintomas. Alterações dismórficas são observadas, mais frequentemente nas cromossomopatias. A irritabilidade, os vômitos, a letargia, os sinais de hipoglicemia e a acidose metabólica chamam a atenção para os erros inatos do metabolismo e um alto grau de suspeição deve ser mantido, pois o diagnóstico precoce e o início imediato do tratamento são a única esperança de sobrevida para alguns pacientes, como os portadores de galactosemia e tirosinemia. As anormalidades neurológicas são observadas nas síndrome de Zellweger, nas mitocondriopatias e como consequências de complicações, como episódios de hipoglicemia, hiperamonemia e hemorragia intracraniana.[2,5]

Os Quadros 2 e 3 descrevem os dados da história clínica[2] e do exame físico[2] importantes para o diagnóstico diferencial da colestase neonatal, e o Quadro 4 traz os alertas para o diagnóstico dos erros inatos do metabolismo.[6]

QUADRO 2 Dados da história clínica de lactentes colestáticos relacionados ao diagnóstico etiológico

História familiar	
Consanguinidade	Maior risco de doenças autossômicas recessivas
Colestase neonatal nos pais ou irmãos	Fibrose cística Deficiência de alfa-1-antitripsina Colestase intra-hepática familiar progressiva (PFIC) Síndrome de Alagille
História de perda fetal repetida ou morte precoce	Hemocromatose neonatal (doença hepática aloimune da gestação) Defeito da oxidação de ácidos graxos Doenças metabólicas
Esferocitose e outras doenças hemolíticas	Podem agravar a hiperbilirrubinemia conjugada
História pré-natal	
Achados da ultrassonografia no pré-natal	Cisto colédoco, que pode ser isolado ou associado com atresia biliar, colelitíase, anomalias intestinais
Colestase da gravidez	Mutações do gene da PFIC e desordem mitocondrial
Esteatose hepática aguda da gravidez	Deficiência neonatal da 3-hidroxiacil-coenzima A desidrogenase de cadeia longa (LCHAD)
Infecções maternas	Toxoplasmose, rubéola, citomegalovirose, sífilis congênita, herpes vírus
Oligoidrâmnio	Hemocromatose neonatal Fibrose hepática congênita em forma fetal (neste caso, associada à hipoplasia pulmonar e fácies de Potter)
História do recém-nascido/lactente	
Idade gestacional	Prematuridade, como fator de risco para colestase neonatal
Hemólise aloimune Deficiência de G6PD Hidropsia fetal	Aumento do risco de colestase neonatal
Infecção neonatal	Infecção do trato urinário, sepse, CMV, vírus da imunodeficiência humana (HIV), sífilis e outras
Triagem neonatal	Pan-hipopituitarismo, galactosemia, defeitos da oxidação dos ácidos graxos e fibrose cística
Dieta	Galactosemia, intolerância hereditária à frutose (checar a presença de galactose/frutose/sacarose/sorbitol na composição de alimentos)
Nutrição parenteral	Doença hepática associada à nutrição parenteral
Medicamentos usados	Presença de galactose/frutose/sacarose/sorbitol na composição dos medicamentos. Possibilidade de hepatotoxicidade
Alterações no crescimento	Doenças genéticas e metabólicas
Alterações na visão	Displasia septo-óptica
Alterações na audição	Infecções congênitas, PFIC1, PFIC4 Doença mitocondrial

(continua)

QUADRO 2 Dados da história clínica de lactentes colestáticos relacionados ao diagnóstico etiológico (*continuação*)

História do recém-nascido/lactente	
Vômitos	Doença metabólica (galactosemia, tirosinemia tipo 1, intolerância hereditária à frutose) Obstrução intestinal, estenose pilórica
Atraso na eliminação de mecônio/constipação	Fibrose cística, pan-hipopituitarismo
Diarreia	Infecção, PFIC1, fibrose cística, doenças metabólicas (intolerância hereditária à frutose, galactosemia), tirosinemia tipo I, erros da síntese dos sais biliares primários
Hipoacolia/acolia fecal	Colestase e obstrução biliar
Urina (cheiro e cor)	Colúria (hiperbilirrubinemia conjugada) Doença metabólica
Hemorragia (coagulopatia)	Deficiência de vitamina K, tirosinemia tipo 1, Erros do metabolismo dos sais biliares primários (deficiência de 2 metilacil-CoA-racemase) e PFIC5
Disposição (irritabilidade/letargia)	Doença metabólica, sepse e pan-hipopituitarismo
Cirurgia abdominal	Enterocolite necrotizante e atresia intestinal
Sintomas neurológicos	Defeitos do ciclo da ureia, peroxissomopatias, mitocondriopatias, síndromes dos defeitos de glicosilação (CDG) e doenças de depósito
Hipoglicemia	Infecção, insuficiência hepática aguda, mitocondriopatias, pan-hipopituitarismo *Seguindo jejum curto, com cetoacidose*: ▪ Galactosemia, tirosinemia tipo 1 e ▪ Intolerância hereditária à frutose *Seguindo jejum mais longo, sem cetoacidose*: ▪ Defeito de oxidação de ácidos graxos ▪ Se no momento da hipoglicemia apresenta insulina normal: dosar cortisol (desordem glandular).
História de sepse	Colestase secundária à sepse Galactosemia: sepse recorrente por Gram-negativo (*E. coli*)
Hemorragia gastrointestinal	Insuficiência hepática
"Hiato saudável" (12-18 horas iniciais de vida)	Ausente: infecção congênita. Presente: distúrbios metabólicos por intoxicação (galactosemia, tirosinemia tipo 1 e intolerância hereditária à frutose) necessitam de exposição a substâncias e acumulação de metabólitos tóxicos.

CMV: citomegalovírus.
Fonte: Carvalho et al.[2]

QUADRO 3 Achados do exame físico de lactentes colestáticos relacionados ao diagnóstico etiológico

Exame físico	Sugere
Estado geral	*Aspecto saudável*: suspeitar de atresia biliar. *Aparência de "doente"*, suspeitar: ▪ Infecção (sepse, herpes, sífilis congênita, entre outras). ▪ Intoxicações metabólicas (galactosemia, tirosinemia tipo 1, frutosemia). ▪ Defeitos do ciclo da ureia ▪ Hemocromatose neonatal ▪ Defeitos da cadeia respiratória (depleção do DNA mitocondrial) ▪ Deficiência da fosfomanose isomerase (CDG 1b) ▪ Niemann-Pick tipo C ▪ Glicogenose tipo IV ▪ Erros da biossíntese de sais biliares ▪ PFIC2 ▪ Linfo-histiocitose hemofagocítica
Icterícia leve	Atresia biliar
Acolia persistente	Doença mecânica obstrutiva extra-hepática
Ictiose, alopecia e hipotricose	Colangite esclerosante neonatal (tipo síndrome NISCH)
Eritrodermia Máculas purpúricas e erupções	Linfo-histiocitose eritrofagocítica
Edema Hidropsia fetal Anasarca	Fibrose cística
Fácies	Face triangular, fronte ampla, base nasal larga, olhos profundos, sugerem síndrome de Alagille
Dismorfismo	Síndrome de Alagille Doenças dos peroxissomos Trissomias do 13 e do 18
Embriotoxon posterior (exame com lâmpada de fenda)	Síndrome de Alagille
Catarata	Galactosemia Infecções congênitas
Alterações de visão	Doenças de depósito
Sinais/sintomas neurológicos	Defeitos do ciclo da ureia Desordens dos peroxissomos e mitocondriopatias Defeitos de glicosilação Doenças genético-metabólicas de depósito
Malformação cardíaca	Atresia biliar Síndrome de Alagille
Cardiomiopatia	Glicogenose tipo IV Defeitos de oxidação de ácidos graxos
Hepatomegalia importante	Defeito de glicosilação tipo 1 Glicogenose Doença de Wolman/doença de depósito de esteril-éster Doenças lisossomais (mucopolissacaridoses, mucolipidoses etc.).

Fonte: Carvalho et al.[2]

QUADRO 4 Sinais de alerta para erros inatos do metabolismo em lactentes colestáticos, associados às doenças

Sinais de alerta	Diagnóstico
Hiperamonemia, letargia, coma, dificuldades alimentares	Defeito do ciclo da ureia
Catarata, hipoglicemia, coagulopatia, sepse por *E. coli*	Galactosemia
Hipoglicemia, hepatomegalia	Distúrbios do metabolismo de carboidratos, distúrbios mitocondriais, deficiência de adenosina cinase
Lesões hepáticas nodulares precoces, alfafetoproteína elevada, coagulopatia (elevação de INR desproporcional à das enzimas hepáticas), disfunção tubular renal	Tirosinemina tipo 1
Hepatoesplenomegalia, acometimento neurológico, mancha vermelho cereja (fundo de olho), hidropisia fetal não imune	Distúrbios de depósito lisossômico
Deficiência seletiva do fator de coagulação (fator VII, IX, X, XI, AT3, proteína C/S), sinais neurológicos e sistêmicos	Distúrbios congênitos da glicosilação (CDG)
Acidose lática, sinais neurológicos, cardiomiopatia	Distúrbios mitocondriais
Nistagmo rotatórios, hipoglicemia, coagulopatia, lactato sérico elevado, hiperferritinemia	Síndrome de depleção de DNA mitocondrial
Calcificação adrenal, hepatoesplenomegalia, falha no crescimento, síndrome de ativação de macrófagos	Doença de Wolman (deficiência de lipase-ácido-lisossomal)
Hipotonia, fontanela anterior ampla, catarata, cistos renais	Síndrome de Zellweger
Diarreia crônica	Distúrbios de síntese e conjunção dos ácidos biliares, PFIC 1
Hipoglicemia hipocetótica, cardiomiopatia, síndrome HELPP materna, rabdomiólise	Defeitos de oxidação de ácidos graxos (p. ex., LCHAD/MTP)
Disfunção tubular renal	Tirosinemia, distúrbios mitocondriais, deficiência de transaldolase, galactosemia, síndrome ARC
Polidactilia/sindactilia, ambígua genitália, micrognatia	Síndrome de Smith-Lemli-Opitz
Hidropisia fetal não imune	Distúrbios de depósito lisossômico, Smith--Lemli-Opitz, acidúria mevalônica, distúrbios congênitos da glicosilação (CDG), distúrbios peroxissomais, distúrbios mitocondriais
Insuficiência hepática aguda	Tirosinemia tipo 1, galactosemia, distúrbios mitocondriais, distúrbios do ciclo da ureia, CDG, deficiência de NBAS, síndrome de Calfan, deficiência de adenosina quinase, deficiência de transaldolase, defeitos de oxidação de ácidos graxos, acidúria mevalônica, doença de Wolman

ARC: artrogripose, disfunção renal, colestase; AT3: antitrombina; Calfan: colestase de gamaglutamiltransferase baixa, insuficiência hepática aguda e neurodegeneração; HELPP: hemólise, níveis elevados de enzimas hepáticas e níveis baixos de plaquetas; INR: *International Normalized Ratio*; LCHAD/MTP: 3-hidroxiacil-CoA desidrogenase de cadeia longa/proteína trifuncional mitocondrial; NBAS: sequência amplificada de neuroblastoma; PFIC: colestase intra-hepática familiar progressiva.
Fonte: Ranucci et al.[6]

Para esclarecimento etiológico, deve-se solicitar:

- Resultado da triagem neonatal (teste do pezinho).
- Sumário de urina e urocultura.
- Sorologias para citomegalovírus (CMV), herpes (simples, zóster, humano tipo 6), hepatites B e C, rubéola, reovírus tipo 3, adenovírus, enterovírus, parvovírus B19, HIV, toxoplasmose e sífilis.
- Níveis de alfa-1-antitripsina (A1AT) e, se sugestivo, fenotipagem ou genotipagem.
- TSH e T4L.
- Cortisol (se há suspeita de pan-hipopituitarismo).
- Triagem neonatal para erros inatos do metabolismo, como espectrometria de massa em tandem.
- mRNA da metaloproteinase de matriz 7 (MMP7), proteína altamente expressa nos ductos biliares intra-hepáticos, se disponível, para diagnóstico de atresia biliar.
- Teste do suor.
- Raio X de tórax.
- Raio X de coluna.
- Ultrassonografia de abdome.
- Ecocardiograma (se há evidência de cardiopatia ou suspeita de síndrome de Alagille).
- Avaliação oftalmológica (geral, lâmpada de fenda e fundo do olho).
- Biópsia hepática: conforme os resultados dos exames e da hipótese diagnóstica.
- Análises genéticas, como painel de doenças tratáveis, colestases familiares e exoma.
- Outros, conforme a suspeita diagnóstica.[6,7]

O Quadro 5 descreve os achados na histologia hepática[8] e a Figura 4 resume o algoritmo diagnóstico na colestase neonatal.[7]

TRATAMENTO

O tratamento da colestase deve ser direcionado para:

- Evitar e/ou tratar as consequências da colestase.

QUADRO 5 Achados histológicos da biópsia hepática, relacionados à etiologia da colestase

Diagnóstico	Achados histológicos
Obstrução biliar	Plugs biliares, espaço porta alargado por inflamação, fibrose e proliferação ductular
Deficiência de A1AT	Glóbulos em hepatócitos positivos na coloração pelo ácido periódico de schiff positivo (PAS+). Presente, em geral, a partir de 12 semanas de vida
Síndrome de Alagille	Escassez do ducto biliar (ductopenia)
Colangite esclerosante neonatal	Lesões necroinflamatórias das vias biliares
Erros inatos do metabolismo	Esteatose hepática e formação pseudoacinar de hepatócitos
Doenças de armazenamento	Microscopia eletrônica com material de armazenamento lisossômico
Colestase neonatal transitória	Células gigantes multinucleadas, hematopoiese extramedular e colestase hepatocelular sem envolvimento do trato portal
Infecções virais	Inclusões de CMV e HSV, CMV na imuno-histoquímica. O aspecto de hepatite neonatal ocorre também em pacientes com atresia biliar (além do padrão osbtrutivo).

A1AT: alfa-1-antitripsina; CMV: citomegalovírus; HSV: vírus do herpes simples.
Fonte: Feldman e Sokol.[8]

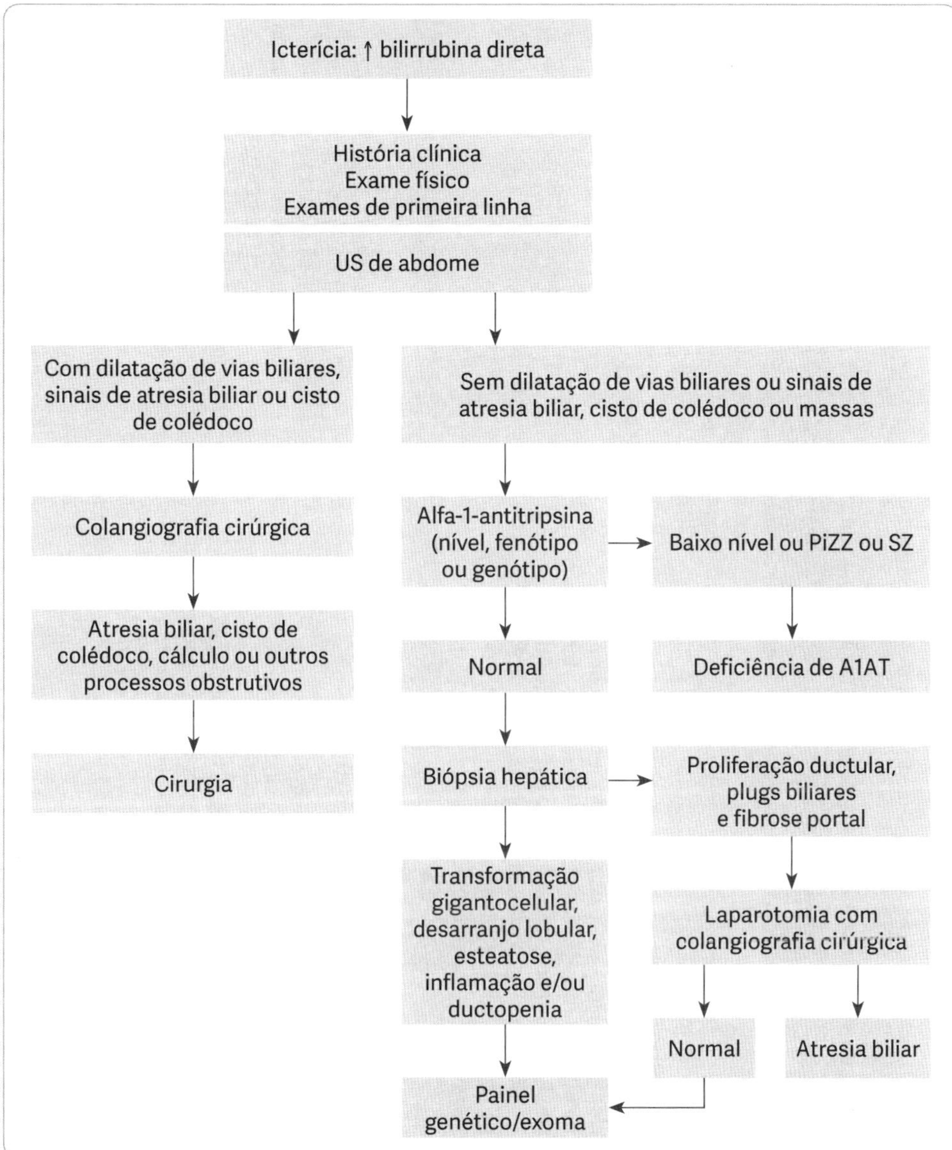

FIGURA 4 Algoritmo do diagnóstico etiológico da colestase neonatal.
A1AT: alfa-1-antitripsina; US: ultrassonografia.
Fonte: Feldman e Suchy.[7]

- Tratamento específico, conforme a etiologia da colestase.

As principais consequências da colestase são a má-absorção e o prurido. Os pacientes devem ser avaliados do ponto de vista nutricional, para o uso de triglicérides de cadeia média e de vitaminas lipossolúveis[9] (Quadro 6). O tratamento do prurido, uma manifestação incapacitante para alguns pacientes, tem início com medidas gerais que englobam a hidratação da pele,

QUADRO 6 Vitaminas lipossolúveis na colestase neonatal: níveis, suplementação e toxicidade

Vitamina	Deficiência	Toxicidade	Níveis normais	Dose inicial sugerida
Vitamina A				
Laboratório	Relação retinol/PLR < 0,8; RBP sérica < 1 mg/dL; Níveis séricos de retinol < 20 mcg/dL; Teste modificado de resposta relativa à dose oral com aumento > 20%.		Retinol 0-6 meses: > 20 mcg/dL > 6 meses: 30-80 mcg/dL	Via oral: < 10 kg 5.000 UI/dia; >1 0 kg 10.000 UI/dia
Manifestações clínicas	Xerodermia, xeroftalmia, cegueira noturna, manchas de Bitot, ceratomalácia, anorexia, anemia, leucopenia, hiperqueratose, redução da atividade das células T auxiliares, falha na secreção de muco.	Toxicidade hepática e neurológica, fraturas de ossos longos, dores musculares e ósseas, queilite, pseudotumor cerebral, fotofobia, alopecia, ataxia, conjuntivite e hiperlipidemia.		
Vitamina D				
Laboratório	25-hidroxivitamina D sérica: < 20 ng/mL: deficiência; < 30 ng/mL: insuficiência.	Excesso > 100 ng/mL; Intoxicação: > 150 ng/mL).	Nível ideal: 30-40 ng/mL	Via oral: colecalciferol 80-200 UI/kg/dia. Via IM: 30.000 UI a cada 1-3 meses. Se não ocorrer resposta, usa-se calcitriol (1,25(OH)2-vit D – forma ativa da vitamina D) oral: 0,25 mcg a 1 mcg/dia.
Manifestações clínicas	Hipocalcemia, hipofosfatemia, tetania, osteomalácia e raquitismo.	Hipercalcemia, depressão do sistema nervoso central e calcificação ectópica. Hipercalciúria e nefrocalcinose. Fraqueza, fadiga, diarreia, anorexia, cefaleia, confusão, psicose, tremor.		

(continua)

QUADRO 6 Vitaminas lipossolúveis na colestase neonatal: níveis, suplementação e toxicidade (*continuação*)

Vitamina	Deficiência	Toxicidade	Níveis normais	Dose inicial sugerida
Vitamina E				
Laboratório	Relação vitamina E/lípides totais: < 0,6 mg/g (idade < 1 ano); < 0,8 mg/g (idade > 1 ano).		Alfa-tocoferol sérico > 0,7 mg/dL	Oral: TPGS 25 UI/kg/dia; ▪ Vitamina E: 25-50 UI/kg/dia ▪ Se não ocorrer normalização da relação vitamina E sérica/ concentração total de lípides na dose de 100-200 UI/kg/dia, deve-se utilizar apresentação IM na dose de 0,5-1 UI/kg/dia a cada 3-10 dias
Manifestações Clínicas	Hipo ou arreflexia, ataxia, anemia hemolítica, sensação vibratória prejudicada, fraqueza muscular proximal, oftalmoplegia, lesões degenerativas da retina.	Piora da coagulopatia por deficiência de vit K; diarreia; hiperosmolalidade (TPGS).		
Vitamina K				
Laboratório	Tempo de protrombina Razão normalizada internacional PIVKA II: < 3 ng/mL		Tempo de protrombina (11-15 s) PIVKA II > 3 ng/mL	IM: < 5 kg: 1 mg/kg a cada 2 semanas; > 5 kg: 10 mg a cada 2 semanas. - Oral: 2,5 mg – 2x semana a 5 mg ao dia.
Manifestações clínicas	Hemorragia	Sem maiores toxicidades		

Fonte: Degrassi et al.[9]

a manutenção das unhas higienizadas e aparadas e o uso de luvas para evitar escoriações com consequentes infecções secundárias. Na sequência, as diretrizes atuais para o tratamento do prurido colestático incluem medicamentos e tratamento cirúrgico. Os medicamentos, em ordem de recomendação e dose, estão descritos no Quadro 7.[10]

Quanto ao tratamento específico, deve-se enfatizar que ele existe para algumas condições, mas que sua eficácia é tempo-dependente e que resultados satisfatórios são possíveis apenas se instituídos precocemente, como no caso da portoenterostomia de Kasai para atresia biliar. O sucesso dessa intervenção se associa à idade na época da cirurgia (lactentes com menos de 60 dias de idade e, idealmente, menores de 30 dias de vida). Outros exemplos são a galactosemia (dieta de eliminação da lactose e galactose na dieta) e a tirosinemia (dieta com baixo teor de tirosina e fenilalanina, associado ao uso do NTBC (2-(2-nitro-4-trifluoromethylbenzoyl)-1,3-cyclohexanedione).[2,5]

SITUAÇÃO NO BRASIL

Uma pesquisa multicêntrica que incluiu 513 crianças com atresia biliar, de todas as regiões brasileiras, revelou o encaminhamento tardio para os centros de referência, em nível nacional, independentemente da região ou da categoria da cidade, seja capital ou cidade do interior.[11]

Nesse contexto, para mudar a realidade brasileira, os hepatologistas pediátricos desenvolveram estratégias colaborativas a fim de melhorar a situação desses pacientes. Esses profissionais, com a Sociedade Brasileira de Pediatria (SBP) e o Ministério da

QUADRO 7 Medicamentos utilizados para o tratamento do prurido

Opção de uso	Medicamento	Dose
Uso independente do prurido (como colerético)	Ácido ursodesoxicólico	10-20 mg/kg/dia Dividido em 2x/dia
1ª opção	Hidroxizine	< 6 anos 50 mg/dia > 6 anos 100 mg/dia Máximo: 100 mg/dia
2ª opção	Rifampicina	5 mg/kg/dia Dividido em 2x/dia Máximo: 600 mg/dia
3ª opção	Naltrexone	0,25 mg/kg/dia, 1x/dia Máximo: 50 mg/dia
4ª opção	Sertralina	1 mg/kg/dia, 1x/dia Máximo: 100 mg/dia
Outras considerações	Colestiramina	240 mg/kg/dia Máximo: 16 g/dia
	Maralixibat	190-380 mcg/kg/dia para manejo do prurido na síndrome de Alagille
	Odevixibat	40-120 mcg/kg/dia, para uso do prurido nos PFIC
Uso para efeito de sedação	Fenobarbital	5-10 mg/kg/dia Dividido em 2x/dia

PFIC: colestases intra-hepáticas familiares progressivas.
Fonte: adaptação de Rodrigo et al.[10]

Saúde, incluíram o sistema colorido de graduação das cores das fezes na Caderneta de Saúde da Criança, distribuída pelo Ministério da Saúde aos pais de cada RN, e lançaram uma campanha nacional de "Alerta Amarelo" para a conscientização dos pais e dos pediatras sobre a importância do diagnóstico precoce nos casos de colestase neonatal. Além disso, foi criado um Grupo de Estudo em Hepatologia Pediátrica (GEHPed) do Brasil, que tem como objetivo avaliar, de forma prospectiva, o perfil dos pacientes brasileiros, identificando seus problemas e sugerindo possíveis soluções. Por meio dessas ações, busca-se uma nova era para o tratamento da colestase no Brasil.[11]

A campanha do Alerta Amarelo orienta que, se o RN ou lactente apresentar acolia/hipocolia e colúria (em qualquer idade) ou persistir com icterícia com idade igual ou maior que 14 dias, deve ser avaliado do ponto de vista clínico (global e coloração das fezes e urina) e laboratorial (bilirrubinas). Se as fezes foram "suspeitas" ou a criança apresentar aumento de bilirrubina direta, a criança deve ser encaminhada para serviços especializados. Esse procedimento simples conseguiu melhorar o prognóstico de pacientes com atresia biliar em vários países. A Figura 5 resume a campanha do Alerta Amarelo, que deve ser divulgada em todas as regiões brasileiras.

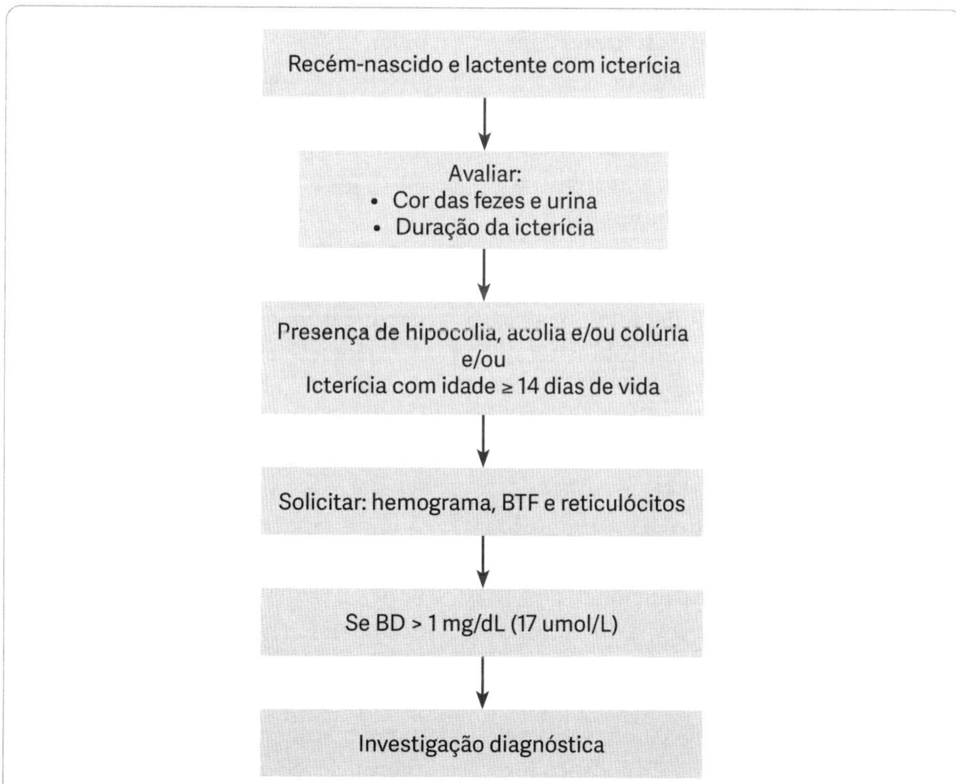

FIGURA 5 Campanha do Alerta Amarelo: diagnóstico precoce da colestase neonatal.
BD: bilirrubina direta; BTF: bilirrubina totais e frações.
Fonte: Carvalho et al.[5]

CONSIDERAÇÕES FINAIS

A colestase neonatal é uma urgência em pediatria, gastroenterologia e hepatologia pediátricas. Para a conduta diagnóstica e terapêutica adequadas, recomenda-se:[6]

- A história clínica detalhada (pré, peri e pós-natal) e o exame físico minucioso, em particular buscando a presença de hepatomegalia e/ou esplenomegalia, características dismórficas, crescimento e estado nutricional, lesões cutâneas, sopros cardíacos e exame neurológico são fundamentais na avaliação do paciente com colestase.
- A visualização direta da cor das fezes e seu monitoramento fazem parte da avaliação clínica de todos os lactentes com icterícia, desde o nascimento.
- Lactentes que persistem com icterícia após 14 dias de vida devem ser avaliados quanto à colestase, por meio de medidas da BT, BD, hemograma e reticulócitos.
- Bilirrubina conjugada > 1 mg/dL (17 mmol/L) se a bilirrubina total for < 5 mg/dl, ou > 20% se a bilirrubina total for > 5 mg/dL, é considerado diagnóstico de colestase.
- Conforme recomendações da NASPGHAN e ESPGHAN, todo RN ou lactente que apresente BD > 1 mg/dL (17 umol/L) deve ser submetido a investigação diagnóstica adicional.
- Em lactentes colestáticos, a deficiência de alfa-1-antitripsina, a síndrome de Alagille e a fibrose cística devem ser descartadas por testes específicos antes de qualquer procedimento diagnóstico invasivo, uma vez que essas doenças podem mimetizar a atresia biliar.
- Em lactentes com colestase, os erros inatos do metabolismo (EIM) devem sempre ser considerados no diagnóstico diferencial.
- Os médicos devem estar cientes de quais EIM estão incluídos na triagem neonatal de sua região.
- Uma avaliação clínica criteriosa, combinada com exames laboratoriais de primeiro nível, pode levantar a suspeita do diagnóstico etiológico, indicando análises laboratoriais de segundo nível para confirmação do diagnóstico.
- Lactentes com colestase devem ser submetidos a ultrassonografia de abdome para excluir condições obstrutivas biliares que não sejam atresia biliar, como malformações do colédoco ou cálculo biliar.
- Achados como a ausência da vesícula biliar ou seu aspecto dismórfico, prova motora negativa, sinal do cordão triangular, presença de fluxo sanguíneo subcapsular e dilatação da artéria hepática são características sugestivas de atresia biliar e devem sempre ser pesquisados na ultrassonografia hepática.
- A exploração cirúrgica e a avaliação direta do trato biliar por colangiografia cirúrgica são consideradas o padrão ouro para estabelecer o diagnóstico de atresia biliar e colangite esclerosante neonatal.
- A cintilografia hepatobiliar e a colangiopancreatografia por ressonância magnética não devem ser utilizadas como exame único no diagnóstico de atresia biliar devido a sua baixa especificidade.
- A biópsia hepática é útil para discriminar entre causas extra-hepáticas e intra-hepáticas de colestase neonatal e pode fornecer pistas importantes para etiologias subjacentes específicas, quando rea-

lizada no momento apropriado e avaliada por um patologista experiente.

- Se o diagnóstico de atresia biliar for muito provável pelos achados clínicos, laboratoriais e ultrassonográficos, a biópsia hepática percutânea pode não ser realizada, para que o tratamento cirúrgico não seja adiado. A biópsia hepática percutânea não deve ser realizada, em outras condições, quando não se espera que a histologia acrescente informações substanciais sobre a etiologia da colestase.
- Os testes genéticos baseados no sequenciamento de nova geração (NGS, do inglês *next generation sequencing*) têm alta precisão diagnóstica na identificação de doenças hepáticas monogênicas que causam colestase.
- Os testes genéticos baseados em NGS, painéis ou exomas devem ser considerados após a exclusão de atresia biliar, em paralelo com uma avaliação metabólica e com base na disponibilidade local.[6]

REFERÊNCIAS

1. Porta G, Hirschfeld APM. Icterícia. In: Porta G, Koda YKL. Gastroenterologia e hepatologia. Pediatria Instituto da Criança. Hospital das Clínicas. Barueri: Manole; 2011. p.80-7.
2. Carvalho E, Santo JL, Porta G. Colestase neonatal. In: Silva LR, Ferreira CT, Carvalho E. Manual de residência em gastroenterologia pediátrica. Barueri: Manole; 2018. p.491-526.
3. Chen H-L, Wu S-H, Hsu S-H, et al. Jaundice revisited: recent advances in the diagnosis and treatment of inherited cholestatic liver diseases. J Biomed Sci. 2018;25(1):75.
4. Fawaz R, Baumann U, Ekong U, et al. Guideline for the evaluation of cholestatic jaundice in infants: joint recommendations of the North American Society for Pediatric Gastroenterology, Hepatology, and Nutrition and the European Society for Pediatric Gastroenterology, Hepatology, and Nutrition. J Pediatr Gastroenterol Nutr. 2017;64(1):154-68.
5. Carvalho E, Santos JL, Porta G. Colestase neonatal. In: Sadovsky ADI, Andrade VLA. Terapêutica em gastroenterologia e hepatologia pediátricas. Brasil: Rubio; 2022.
6. Ranucci G, Della Corte C, Alberti D, et al. Diagnostic approach to neonatal and infantile cholestasis: a position paper by the Sigenp liver disease working group. Dig Liver Dis. 2022;54(1):40-53.
7. Feldman AG, Suchy FS. Approach to the infant with cholestasis. In: Suchy FJ, Sokol RJ, Balistreri WF, et al. Liver disease in childhood. 5.ed. Cambridge University Press; 2021. p.107-15.
8. Feldman AG, Sokol RJ. Recent developments in diagnostics and treatment of neonatal cholestasis. Semin Pediatr Surg. 2020;29(4):150945.
9. Degrassi I, Leonardi I, Di Profio E, et al. Fat-Soluble vitamins deficiency in pediatric cholestasis: a scoping review. Nutrients. 2023;15(11):2491.
10. Rodrigo M, Dong X, Chien D, Karnsakul W. Cholestatic pruritus in children: conventional therapies and beyond. Biology (Basel). 2023;12(5):756.
11. de Carvalho E, dos Santos JL, da Silveira TR, et al.; Grupo de Estudos em Hepatologia Pediátrica do Brasil. Biliary atresia: the Brazilian experience. J Pediatr (Rio J). 2010;86(6):473-9.

29

Atresia biliar

Jorge Luiz dos Santos
Themis Reverbel da Silveira
Elisa de Carvalho

INTRODUÇÃO

A atresia biliar (AB) é a causa mais frequente da colestase neonatal (CNEO), responsável por 25% dos casos, e representa a principal indicação de transplante hepático pediátrico. Consiste em uma colangiopatia obstrutiva, que se manifesta nos primeiros meses de vida, com fibrogênese rapidamente progressiva. Sua incidência tem variação geográfica, sendo maior em países asiáticos, e sua etiologia permanece obscura, podendo representar um complexo de respostas estereotipadas dos tecidos hepatobiliares a diversos agentes, regulado por componentes genéticos e imunes do lactente. É um tema que merece um foco especial de atenção em pediatria, pois quem é responsável pelo tratamento é o especialista, mas a suspeição diagnóstica, que determina o diagnóstico precoce, é feita na atenção básica e constitui uma urgência.

Os objetivos deste capítulo são: descrever as variantes da atresia biliar, os métodos diagnósticos, a conduta terapêutica e o prognóstico desses pacientes.[1-3]

VARIANTES DA ATRESIA BILIAR

Em torno de 35% dos casos de AB apresentam anomalias congênitas extra-hepáticas associadas, enquanto em cerca de 65% dos pacientes a AB ocorre de forma isolada, sem malformações extra-hepáticas. Na variante de AB com anomalias congênitas extra-hepáticas, a colestase costuma se iniciar ao nascimento ou nos primeiros dias de vida, enquanto na forma isolada a colestase evidencia-se após a segunda semana de vida, podendo ser antecedida por icterícia fisiológica. Entre os pacientes com anomalias congênitas extra-hepáticas, cerca de 12% deles apresentam uma forma sindrômica envolvendo "anomalia da sequência de lateralidade", denominada malformação esplênica da atresia biliar (BASM, do inglês, *biliary atresia splenic malformation*) (Quadro 1).

A BASM envolve uma combinação variável de *situs inversus* ou *situs ambiguus*, veia porta em localização pré-duodenal, ausência de veia cava, má rotação intestinal, malformações cardíacas e/ou dextrocardia, além de anomalias pulmonares. Esse grupo de pacientes está exposto a eventos mórbidos durante a embriogênese, como o diabetes gestacional materno.[4] Outro subgrupo inclui pacientes com anomalias não relacionadas à BASM, denominado "não sindrômico". Cerca de 59% dos pacientes com AB que apresentam "anomalias extra-hepáticas maiores" envolvendo o coração,

QUADRO 1 Tipos de atresia biliar

Em relação ao local da obstrução extra-hepática*

- Tipo I (5%).
- Tipo II (2%): subtipos IIa e IIb.
- Tipo III (70- 90%).

Em relação às formas clínicas

1. Forma isolada (65%).
2. Forma associada a anomalias congênitas extra-hepáticas (35%):
   a. Atresia biliar com anormalidades cardíacas (CABA, envolvendo os tipos B e C).
   b. Atresia biliar com anomalia da determinação de lateralidade (BASM, 12%).
   c. Padrão não sindrômico de anomalias congênitas: sistema cardíaco (CABA), gastrointestinal (incluindo má rotação) e urinário.
3. Forma cística.
4. Forma associada a CMV+.

Padrões histopatológico/molecular

- Inflamatório.
- Fibrosante.
- Misto.

* De acordo com a Japanese Society of Pediatric Surgery.
BASM: *biliary atresia splenic malformation*; CABA: *cardiac-associated biliary atresia*; CMV: citomegalovírus.
Fonte: Fawaz et al.;[1] Quelhas et al.;[2] Koob et al.;[8] Parolini et al.;[9] Kemme et al.[10]

sistema gastrointestinal e/ou urinário não demonstram o padrão de defeito na determinação de lateralidade.[5]

Os casos que apresentam anormalidades cardíacas, com ou sem padrão sindrômico, compõem um subgrupo denominado CABA (do inglês, *cardiac-associated biliary atresia*), implicando um risco de mortalidade após a portoenterostomia (POE) 10 vezes superior aos doentes com AB isolada. A mortalidade pós-operatória do grupo CABA é de cerca de 60%, sendo essa cifra reduzida a 14% caso haja correção cirúrgica cardíaca prévia à POE. É fundamental caracterizar anteriormente à portoenterostomia os pacientes com AB quanto à presença de anormalidades cardíacas, devido ao risco aumentado de pior prognóstico em termos de sobrevida geral e do fígado nativo após a POE.[6]

Dez por cento dos pacientes com AB apresentam a variante cística, na qual, além do processo fibroesclerosante das vias biliares extra-hepáticas, ocorrem cistos nessas estruturas, o que pode facilitar sua detecção, por ultrassonografia, no período perinatal ou mesmo intrauterino, possibilitando diagnóstico precoce da AB e, portanto, melhor prognóstico.

A variante cística da AB implica a necessidade de diagnóstico diferencial com cisto do colédoco, identificável por meio das características ecográficas: a presença de cistos e microcistos anecoicos no hilo hepático é sugestiva de AB; a presença de grandes cistos ecoicos em crescimento sugere cisto coledociano com obstrução, e a de cistos ecoicos pequenos e estáveis sugere o diagnóstico de cisto coledociano não obstruído.[7,8]

Em relação à variante associada ao citomegalovíus (CMV), que ocorre em cerca de 10% dos casos de AB, a infecção pelo vírus parece envolver mecanismos imunes durante o período pré ou perinatal, induzindo lesão biliar autorreativa e resultando em inflamação persistente e autoimunidade epiteliais, mesmo após a eliminação do vírus. O tratamento preconizado de pacientes com AB e CMV sintomáticos tem sido com ganciclovir (endovenoso) e/ou valganciclovir (via oral), iniciados no período pré-operatório e continuados até a negativação da carga viral do CMV. O tratamento, segundo estudos preliminares, teria melhorado a evolução da doença hepatobiliar;[9] contudo, um estudo multicêntrico qualificado de uma amostra ampla de pacientes com AB não observou efeitos da infecção por CMV sobre a gravidade da lesão hepática, taxas de drenagem biliar ou sobrevida do fígado nativo (SFN).[10]

Localização anatômica da obstrução biliar

A classificação dos pacientes com AB, segundo a localização anatômica da obstrução biliar, define a abordagem cirúrgica a ser realizada, pois segmentos pérvios de estruturas biliares extra-hepáticas são aproveitáveis como local de anastomose ao tubo digestivo. Baseia-se no nível mais proximal de segmento biliar afetado.

Segundo a Japanese Society of Pediatric Surgeons, há três tipos de AB:

- Tipo I: atresia no colédoco, com permeabilidade das estruturas biliares proximais, havendo, geralmente, uma estrutura biliar cística em localização à montante da obstrução.
- Tipo II: caracterizado por atresia do ducto hepático, podendo acompanhar-se de cistos na região do *porta hepatis*.
- Tipo III: que ocorre em cerca de 90% dos casos, no qual a totalidade da *porta hepatis* é sólida, formando um cordão fibroso. Nesse caso pode haver uma estrutura cística em posição distal à obstrução (Figura 1).[1,3]

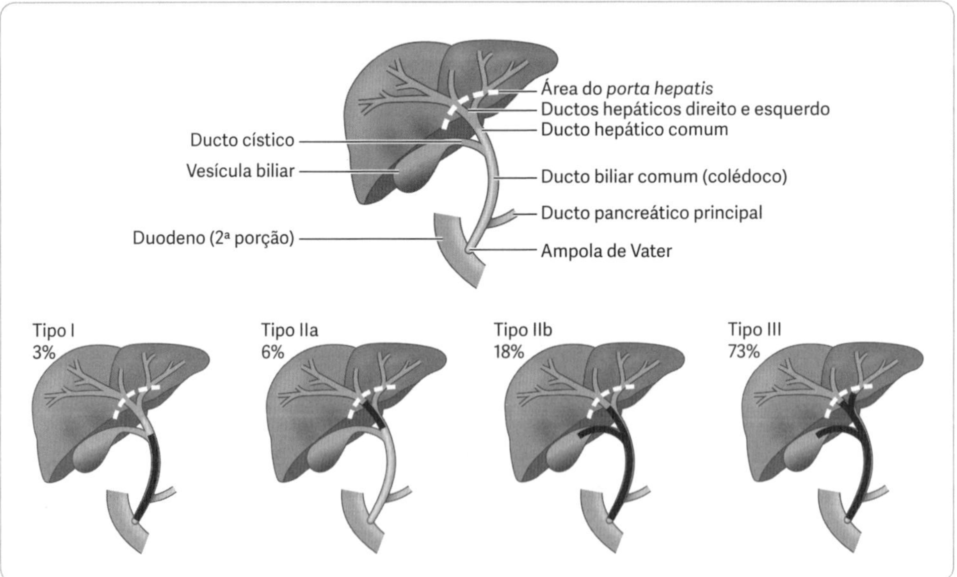

FIGURA 1 Formas de atresia biliar de acordo com a localização anatômica da obstrução mecânica extra-hepática.

Fonte: elaboração dos autores.

DIAGNÓSTICO

O diagnóstico da AB baseia-se no quadro clínico característico e em um conjunto de exames complementares diagnósticos.

Manifestações clínicas

Clinicamente, a AB manifesta-se por icterícia colestática ao nascimento ou nas primeiras semanas de vida, associada a acolia e colúria persistentes, e sinais progressivos de hipertensão porta. Ao nascimento, os bebês com AB podem apresentar hiperbilirrubinemia de reação direta (BD > 1 mg/dL), independentemente de icterícia identificável ao exame físico.[11]

O diagnóstico da CNEO é auxiliado pelo uso da "escala cromática fecal" que consta na Carteira de Saúde da criança do Ministério da Saúde do Brasil, na qual a análise da cor das fezes dos bebês ictéricos pelos pais e pediatras levanta a possibilidade de CNEO. O diagnóstico de CNEO deverá ser considerado em todo bebê que apresente fezes suspeitas (hipocolia ou acolia) e/ou colúria, independentemente da idade, e/ou que permaneça ictérico após 14 dias de vida, devendo ser realizada, em regime de urgência obrigatoriamente, uma investigação laboratorial inicial consistindo na dosagem de bilirrubinas séricas.[12,13]

Dosagem sérica de bilirrubina direta superior a 1 mg/dL indica CNEO

Detectando-se CNEO, o foco da investigação, ainda em regime de urgência, deverá ser o diagnóstico diferencial entre causas intra e extra-hepáticas, visando encaminhar os pacientes com obstrução mecânica extra-hepática, incluindo AB, para tratamento cirúrgico, ou, no caso de doenças intra-hepáticas, possibilitar terapêuticas específicas adequadas. Do ponto de vista clínico, a presença de CNEO em um bebê eutrófico, com ganho adequado de peso e aparência sadia, apresentando níveis aumentados de GGT sérica, acolia prolongada (7 dias ou mais), sugere o diagnóstico de AB. A importância de um diagnóstico rápido deve-se, em grande parte, à necessidade de realizar a potoenterostomia antes de 60 dias de vida (idealmente mesmo antes, até 30 dias de vida), período ideal para obtenção dos melhores resultados cirúrgicos. Como previamente enfatizado, um ou mais cistos em ductos biliares extra-hepáticos indica obstrução mecânica extra-hepática, seja AB ou cisto coledociano.

Algumas doenças colestáticas neonatais podem ser confundidas com AB, não só do ponto de vista clínico-laboratorial como também quanto ao resultado da colangiografia transoperatória (ou laparoscópica). Atenção especial merece ser dada à síndrome de Alagille sem perfil sindrômico típico, que pode apresentar hipoplasia ou mesmo obstrução biliar extra-hepática e que terá um pior prognóstico após uma POE.[1-3]

É importante esclarecer que cerca de 3% dos pacientes com AB são prematuros. A prematuridade, por si só, associa-se frequentemente a CNEO devido à imaturidade do sistema biliar, uso de nutrição parenteral e/ou presença de sepse. Essas complicações da prematuridade dificultam o diagnóstico de AB em prematuros, retardando o diagnóstico muitas vezes para além de 70 dias de vida. Além disso, prematuros com AB podem apresentar um padrão tardio de obstrução biliar completa, fazendo que a acolia só se manifeste muito depois dos 60 dias de vida. Assim, prematuros com CNEO devem sempre ser atentamente considerados como possíveis casos de AB, independentemente de outros fatores, mesmo que a acolia inicialmente ocorra de modo intercalado com fezes normais.[14]

A Figura 2 ilustra o manejo diagnóstico da colestase neonatal.

Exames complementares

Nenhum estudo é capaz, isoladamente, de definir a presença de AB, mas cada um contribui com informações importantes para a definição do diagnóstico e conduta. Os primeiros exames se dirigem a confirmar a presença da colestase, a gravidade do paciente e da doença hepática, como demonstrado no Quadro 2. Quanto às enzimas hepáticas, as enzimas canaliculares (GGT e FA) costumam ser mais elevadas que as tissulares (transaminase glutâmico oxalacética – TGO – e transaminase pirúvica – TGP).

A ultrassonografia (US) abdominal é usada em todos os casos de CNEO entre os exames de primeira linha, pois pode identificar massas hepáticas, cisto coledociano, dilatação

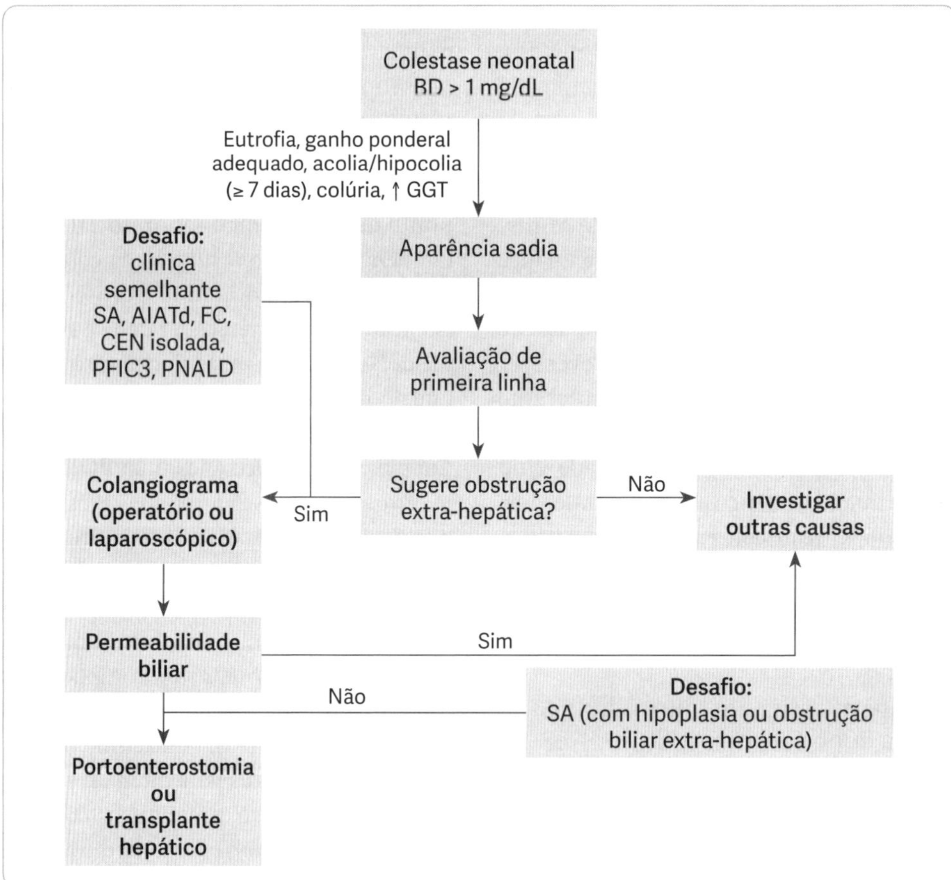

FIGURA 2 Manejo diagnóstico da colestase neonatal.

A1ATd: deficiência de alfa-1-antitripsina; BD: bilirrubina direta; CEN: colangite esclerosante neonatal; FC: fibrose cística; GGT: gamaglutamiltransferase; PFIC3: colestase intra-hepática familiar progressiva do tipo 3; PNALD: *parenteral nutrition-associated liver disease; SA: síndorme de Alagille.*
Fonte: elaboração dos autores.

QUADRO 2 Exames de primeira linha na investigação diferencial da colestase neonatal

Dados da história clínica:
Clínica sugestiva de doença intra-hepática: colestase materna, esteatose hepática, infeção, baixo APGAR, baixo peso, sepse, anormalidades ou falência intestinal com necessidade de uso de nutrição parenteral (*intestinal failure-associated liver disease* – IFALD).
Exame físico sugestivo de atresia biliar:
Aparência: saudável, eutrófica, bom ganho ponderoestatural.
Fezes: acolia prolongada (7 dias ou mais, checagem com escala cromática fecal).
Pesquisar:

- **Ultrassom pré-natal:** cistos e anormalidades em estruturas biliares, cálculos.
- **Resultados da triagem neonatal.**

Laboratório:
Sangue
ALT, AST, GGT, fosfatase alcalina, albumina, glicose, amônia.
Hemograma, plaquetas, reticulócitos, teste de Coombs.
Coagulação: TP/INR, TTPa, fibrinogênio, antitrombina III.
Eletrólitos, cálcio, fosfato, magnésio.
Lactato, piruvato, cetonas, ureia, ácido úrico, creatinina, ferritina, ferro sérico, saturação de transferrina, creatina quinase, lipase, alfafetoproteína.
Oximetria de pulso, gasometria.
Eletroforese de proteínas.
Urina:
Exame qualitativo.
Substâncias redutoras (na vigência de dieta normal).
Sorologia (IgG/IgM)
HBV, HCV, EBV, CMV, HSV tipos 1/2, Parvovírus B19, tubéola, HIV. *Toxoplasma gondii.*
Ácidos nucleicos: EBV-DNA, CMV-DNA, HSV tipos 1/2 DNA.

Culturas (sangue, urina, lesões cutâneas e mucosas)

Ultrassom:
Hepatobiliar: cordão triangular, vesícula biliar anormal ou ausente, lúmen da artéria hepática hipertrofiada no hilo, fluxo biliar subcapsular.
Ecocardiografia

Outros:
Níveis séricos de A1AT, tipagem do inibidor de protease (PI) por focalização isoelétrica em poliacrilamida (alelos PI-M, PI-S, PI-Z).
Eletrólitos no suor (comparar com valores normais para a faixa etária), elastase fecal, tripsinogênio imunorreativo para fibrose cística.
Exame oftalmológico com fundoscopia.
Raio X de tórax, crânio e coluna.

Procedimentos invasivos:
Biópsia hepática percutânea: pesquisa do padrão obstrutivo.

Novas abordagens:
Metaloproteinase 7 da matriz (MMP-7).
Laparoscopia: telangiectasia subcapsular com arteríolas dilatadas.

A1AT: alfa-1-antitripsina; ALT: alanina aminotransferase; AST: aspartato aminotransferase; CMV: citomegalovírus; EBV: vírus Epstein-Barr; GGT: gamaglutamiltransferase; HBV: vírus da hepatite B; HCV: vírus da hepatite C; HSV: vírus do herpes simples; TP/INR: tempo de protrombina/*International Normalized Ratio*; TTPa: tempo de tromboplastina parcial ativada.
Fonte: Quelhas et al.[2]

biliar, anomalias vasculares, polisplenia e hipertensão porta. A US, porém, pode ser um exame enganoso no neonato e no lactente, nos quais a via biliar extra-hepática normal não é visível, e, no caso específico da suspeita diagnóstica de AB, a detecção de anormalidades características é bastante operador-dependente. Entre as alterações ecográficas evidenciáveis na AB incluem-se:

- Hepatomegalia.
- Vesícula biliar ausente, ou com alteração de contratilidade (prova motora) em relação à ingesta alimentar, embora 20% dos casos de AB apresentem vesícula biliar normal ao exame ecográfico.
- Hilo hepático hiperecogênico, denominado "sinal do cordão triangular", que apresenta especificidade de 75 a 100% e sensibilidade variando entre 49 e 73%.
- Fluxo subcapsular hepático e dilatação da artéria hepática.

A detecção do "cordão triangular" depende da experiência do observador com o método. Sua presença indica a presença de AB, mas sua ausência não exclui AB, pois o cordão fibroso pode ser mascarado pela hiperecogenicidade periportal secundária a inflamação ou cirrose. Por outro lado, microcistos (≤ 5 mm de diâmetro) no *porta hepatis* têm elevada especificidade para o diagnóstico de AB. Outros dados atualmente considerados importantes no diagnóstico de AB por meio de ecografia com Doppler incluem a presença de fluxo sanguíneo subcapsular e dilatação da artéria hepática. Além das anormalidades em vias biliares, a pesquisa dos achados da BASM deve ser realizada. O uso de US de alta frequência aumenta a acurácia do método.

A cintilografia biliar, embora apresente elevada sensibilidade, é pouco específica para AB. Além de ser um exame caro e demorado, seus resultados são comparáveis à análise da cor das fezes.

A colangiopancreatografia endoscópica retrógrada ainda não é uma alternativa à laparotomia exploradora acompanhada de colangiografia operatória ou laparoscópica, embora possa poupar 25% dos casos suspeitos de AB de um procedimento cirúrgico.

A colangiografia por ressonância magnética tem baixa acurácia em lactentes, especialmente quanto à especificidade para AB, com valores semelhantes aos obtidos com a cintilografia biliar.

A tomografia computadorizada por emissão de fóton-único associada à cintilografia biliar (HBS-SPECT), especialmente após o uso de fenobarbital por alguns dias, tem demonstrado os maiores valores de acurácia em relação aos demais exames de imagem, mas ainda está indisponível nos centros brasileiros de referência.

Estudo histopatológico

A biópsia hepática percutânea, entre os exames usados para investigar a AB, representa o método de maior acurácia. Podem ser observadas alterações inespecíficas da colestase na AB, mas os achados característicos, que se associam a um quadro obstrutivo mecânico extra-hepático, incluem:

- Reação ductular.
- Expansão portal.
- Colestase nos ductos neoformados, sob a forma de tampões biliares.
- Presença de pontes fibrovasculares incluindo reação ductular (ver Figura 3).

O padrão obstrutivo, especialmente os tampões biliares em dúctulos neoformados, pode não ser identificado em biópsias de pacientes com AB coletadas muito precocemente.[15] Por outro lado, o padrão obstrutivo pode estar presente em doenças intra-hepáticas que mimetizam AB.[1,2]

Se após os exames realizados ainda persistirem dúvidas acerca da permeabilidade ou não das vias biliares, o paciente deverá ser submetido a colangiografia (cirúrgica ou laparoscópica).

TRATAMENTO

Cirurgia

Confirmado o diagnóstico de AB, a POE, proposta por Morio Kasai (ver Figura 4), ainda é considerada o procedimento cirúrgico de primeira linha para AB. Um estudo recente que comparou as várias técnicas de terapêutica cirúrgica da AB demonstrou que a POE é a técnica mais difundida e bem-aceita pelos cirurgiões europeus. Em relação ao uso da "POE laparoscópica", mesmo em centros com capacitação e experiência com este último método, evidencia-se que a "portoenterostomia aberta" continua como o padrão-ouro em termos cirúrgicos.[16]

Terapêutica adjuvante

A conduta após a portoenterostomia inclui uma abordagem multidisciplinar com

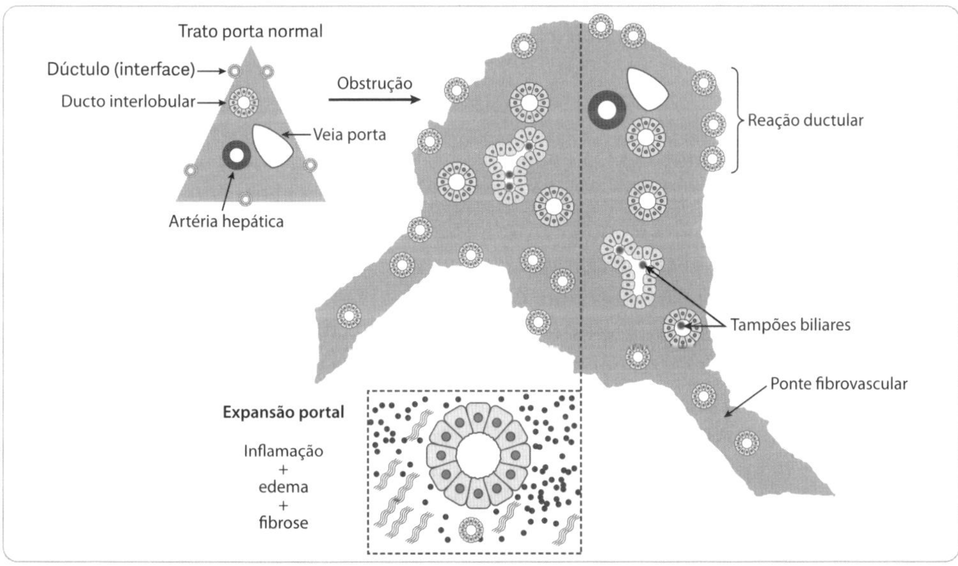

FIGURA 3 Representação esquemática das alterações histopatológicas indicativas de obstrução mecânica extra-hepática, em comparação com espaço porta normal. No espaço porta normal observa-se a tríade porta, composta por ducto biliar interlobular DBi), ramo da veia porta (RVP) e ramo da artéria hepática (RAH). Na periferia do espaço porta normalmente localizam-se dúctulos biliares (duct), os quais em situações lesivas, não somente obstrutivas, sofrem proliferação. Na situação obstrutiva extra-hepática ocorre expansão portal devido à proliferação de ductos, fibrose, edema portal e infiltrado inflamatório. Nos ductos interlobulares e dúctulos proliferados acumulam-se tampões biliares. A fibrose ultrapassa os limites do espaço porta, formando-se pontes de fibrose e estruturas biliares proliferadas, que ligam espaços-porta entre si e espaços-porta e veias centro lobulares.

Fonte: elaboração dos autores.

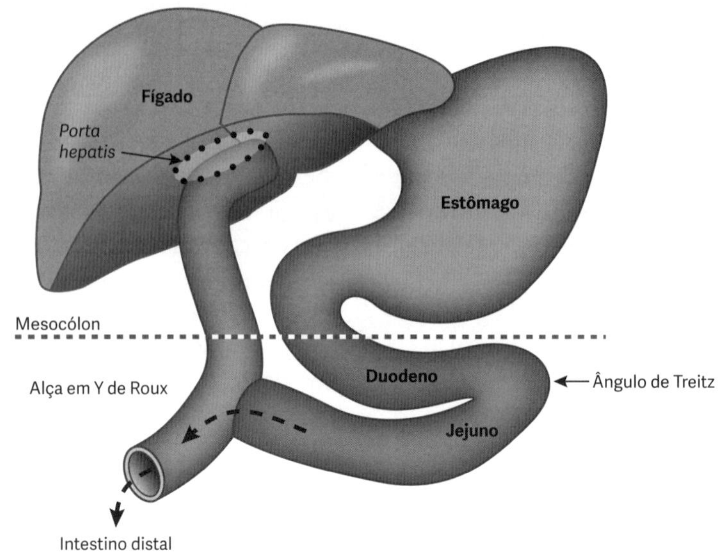

FIGURA 4 Representação esquemática de uma portoenterostomia.
Fonte: Santos et al.[3]

adequada comunicação entre família e equipes da gastroepatologia pediátrica, da pediatria geral, de nutrologia, da cirurgia, entre outras. Recomenda-se suplementação nutricional, especialmente em pacientes com algum grau de desnutrição, e de aporte das vitaminas lipossolúveis (*vide* o capítulo sobre colestase neonatal). O uso de antibióticos, ácido ursodesoxicólico (UDCA) e corticoide permanece um assunto controverso, embora sejam empregados na maioria dos serviços.

Colangites

Episódios de colangite ocorrem em mais de 50% dos pacientes submetidos à portoenterostomia, especialmente no primeiro ano pós-operatório, devido a:

- Infecção ascendente a partir da alça de Roux afetando uma árvore biliar anormal.
- Supercrescimento bacteriano intestinal associado a alteração da microbiota.
- Translocação bacteriana por via linfática e venosa portal.

As colangites constituem complicação grave, afetando negativamente a sobrevida do fígado nativo, caso sejam recorrentes. Os patógenos mais frequentes são Gram-negativos, como *Escherichia coli, Klebsiela, Pseudomonas aeroginosa,* e Gram-positivos anaeróbios, como enterococos.

A profilaxia antibiótica para evitar seu surgimento e recorrência é motivo de debate. O tempo de profilaxia varia entre 6 e 12 meses. O uso de profilaxia antibiótica parece ser efetivo na prevenção da recorrência das colangites, mas implica risco aumentado de colangite letal por bactérias resistentes, devendo a opção terapêutica embasar-se em critérios bem definidos. "Suspeita de colangite" pode envolver a presença de febre, calafrios, alteração da cor das fezes, surgimento ou aumento da icterícia e desconforto abdominal, associados a evidências laboratoriais de resposta inflamatória, aumento de aminotransferases, ou de GGT, ou bilirrubinas, ou ainda à presença de lagos biliares na biópsia hepática. A confirmação de uma colangite pode ser feita por hemocultura, mas, quando as colangites são recorrentes e/ou intratáveis, na vigência de hemoculturas negativas, pode-se utilizar biópsia hepática, caso esta seja exequível. Colangite tardia, após anos de vida sem infecção, indica a necessidade de investigar o estado da alça de Roux por meio dos exames de imagem previamente citados e, conforme o resultado, reoperar o paciente.[17]

Corticoide

A controvérsia sobre o uso de corticoide no pós-operatório da POE mantém-se mesmo após os resultados de alguns estudos clínicos amplos e de delineamento adequado, e diversas revisões sistemáticas. Do ponto de vista clínico, tem-se observado eficácia da corticoterapia em aumentar a sobrevida do fígado nativo dos pacientes operados mais precocemente (< 70 dias, e especialmente em < 30 dias), porém seus efeitos adversos devem ser cuidadosamente investigados. Doses elevadas de corticoide parecem ser mais eficazes. O esteroide mais utilizado é a prednisolona (4 a 5 mg/kg/dia), iniciando-se no terceiro dia de pós-operatório, podendo-se ir reduzindo as doses após a quarta semana e mantendo o tratamento por 9 semanas. Um grupo alemão tem empregado budesonida por via retal.[18,19]

Ácido ursodesoxicólico

O ácido ursodesoxicólico (UDCA) é um ácido biliar secundário que apresenta efeitos colerético, imunomodulador e regulador da reabsorção de sais biliares tóxicos. O UDCA parece reduzir as concentrações séricas de enzimas hepáticas, bilirrubinas e ácidos biliares em pacientes submetidos a POE. A combinação de UDCA e esteroides nesses pacientes parece ser benéfica, segundo alguns estudos. As doses empregadas podem variar de 15 mg/kg/dia até valores em torno 20 mg/kg/dia.[18,19]

Tratamentos adjuvantes em investigação

Além dos tratamentos previamente citados, outras opções terapêuticas promissoras estão em diferentes etapas da investigação clínica, tais como inibidores do transportador ileal de sais biliares, o ácido obeticólico, a N-acetilcisteína e imunoglobulina endovenosa.[19]

PROGNÓSTICO

Após a portoenterostomia, o principal dado para avaliar o prognóstico é representado pela detecção clínico-laboratorial de um adequado fluxo biliar, incluindo o desaparecimento da icterícia e da acolia, bem como valores de bilirrubina sérica total menores que 2 mg/dL no terceiro mês pós-cirúrgico, os quais se associam com elevada sobrevida do fígado nativo em 2 anos.[20] Esse padrão clínico-laboratorial de adequado fluxo biliar deve ser pesquisado regularmente no acompanhamento ambulatorial dos pacientes, e sua ocorrência, mesmo que mais tardia, após 6 ou 12 meses pós-operatórios, ainda pode sugerir boa evolução em médio e longo prazos.

Mais de 80% dos pacientes com AB que chegam a apresentar fluxo biliar adequado sobrevivem além de 10 anos com seu fígado nativo e boa qualidade de vida. Certos fatores de risco relacionam-se com o prognóstico pós-POE, alguns deles dependentes de características do próprio paciente, como uma localização anatômica da obstrução biliar do tipo III, a presença de malformações congênitas (BASM e/ou CABA) e hipertensão portal precoce.[4,6]

A importância do CMV como fator prognóstico pós-POE foi recentemente colocada em dúvida em um estudo de alta qualidade.[10] Outros fatores dependem da qualidade do Sistema de Saúde, tais como o diagnóstico e tratamento precoces da AB, antes de 60 dias de vida e idealmente antes de 30 dias de vida. Vários estudos demonstram que a sobrevida com o fígado nativo é inversamente proporcional à idade do paciente na época da cirurgia.[1-3]

A difusão dos conhecimentos relativos à eficácia da Escala Cromática Fecal entre profissionais de saúde e população em geral através da Campanha do Alerta Amarelo constitui um recurso valioso.[12,13] A qualificação das equipes envolvidas e dos centros hospitalares que tratam pacientes com AB é também fator fundamental. Contudo, apesar do sucesso em uma POE e dos adequados cuidados posteriores, a maioria dos pacientes mantém uma colangiopatia crônica progressiva que evolui para a necessidade de transplante hepático. Ao longo da vida, 70% dos pacientes com atresia biliar vão precisar do transplante hepático.

CONSIDERAÇÕES FINAIS

A AB é uma doença biliar colestática obstrutiva crônica do lactente que afeta os sistemas extra e intra-hepático. O determinante do sucesso terapêutico atual da AB é a melhoria dos resultados da POE, visando prolongar a sobrevida do fígado nativo e evitar os riscos relacionados a um transplante e a imunossupressão associada.

Para obter um desfecho ideal é necessário que:

- O diagnóstico da AB seja precoce para que a portoenterostomia ocorra antes de 60 dias de vida.
- A equipe cirúrgica tenha experiência com a portoenterostomia, e a equipe clínica no seguimento destes pacientes, o que inclui tratamentos de complicações, como as colangites.

REFERÊNCIAS

1. Fawaz R, Baumann U, Ekong U, et al. Guideline for the evaluation of cholestatic jaundice in infants: joint recommendations of the North American Society for Pediatric Gastroenterology, Hepatology, and Nutrition and the European Society for Pediatric Gastroenterology, Hepatology, and Nutrition. J Pediatr Gastroenterol Nutr. 2017;64(1):154-68.
2. Quelhas P, Jacinto J, Cerski C, et al. Protocols of investigation of neonatal cholestasis: a critical appraisal. Healthcare (Basel). 2022;10(10):2012..
3. Santos JL, Carvalho E, Bezerra JA. Advances in biliary atresia: from patient care to research. Br J Med Biol Res. 2010;43:522-7.
4. Davenport M, Tizzard SA, Underhill J, et al. The biliary atresia splenic malformation syndrome: a 28-year single-center retrospective study. J Pediatr. 2006;149:393-400.
5. Verkade HJ, Bezerra JA, Davenport M, et al. Biliary atresia and other cholestatic childhood diseases: advances and future challenges. J Hepatol. 2016;65(3):631-42.
6. Aldeiri B, Giamouris V, Pushparajah K, et al. Cardiac-associated biliary atresia (Caba): a prognostic subgroup. Arch Dis Child. 2021;106:68-72.
7. Muntean A, Davenport M. Biliary atresia and choledochal malformation: embryological and anatomical considerations. Semin Pediatr Surg. 2022;31(6):151235.
8. Koob M, Pariente D, Habes D, et al. The porta hepatis microcyst: an additional sonographic sign for the diagnosis of biliary atresia. Eur Radiol. 2017;27:1812-21.

9. Parolini F, Hadzic N, Davenport M. Adjuvant therapy of cytomegalovirus IgM + ve associated biliary atresia: prima facie evidence of effect. 2019;54:1941:5.
10. Kemme S, Canniff JD, Feldman AG, et al. Cytomegalovirus in biliary atresia is associated with increased pretransplant death, but not decreased native liver survival. Hepatol Commun. 2023;7(8):e0175.
11. Harpavat S, Finegold MJ, Karpen SJ. Patients with biliary atresia have elevated direct/conjugated bilirubin levels shortly after birth. Pediatrics. 2011;128:e1428-e1433.
12. De Carvalho E, dos Santos JL, da Silveira TR, et al. Biliary atresia: the Brazilian experience. J Pediatr (Rio J). 2010;86(6):473-9.
13. Chen SM, Chang MH, Du JC, et al; Taiwan Infant Stool Color Card Study Group. Screening for biliary atresia by infant stool color card in Taiwan. Pediatrics. 2006;117:1147-54.
14. Durkin N, Deheragoda M, Davenport M. Prematurity and biliary atresia: a 30-year observational study. Pediatr Surg Int. 2017;33:1355-61.
15. Zerbini MC, Gallucci SD, Maezono R, et al. Liver biopsy in neonatal cholestasis: a review on statistical grounds. Mod Pathol. 1997;10(8):793-9.
16. Davenport M, Madadi-Sanjani O, Chardot C, et al. Surgical and medical aspects of the initial treatment of biliary atresia: position paper. J Clin Med. 2022;11:6601.
17. Calinescu AM, Madadi-Sanjani O, Mack C, et al. Cholangitis definition and treatment after Kasai hepatoportoenterostomy for biliary atresia: a Delphi Process and International Expert Panel. J Clin Med. 2022;11:494.
18. Burns J, Davenport M. Adjuvant treatments for biliary atresia. Transl Pediatr. 2020;9(3):253-65.
19. Fligor SC, Hirsch TI, Tsikis ST, et al. Current and emerging adjuvant therapies in biliary atresia. Front Pediatr. 2022;10:1007813.
20. Shneider BL, Magee JC, Karpen SJ, et al.; Childhood Liver Disease Research Network (Children). Total serum bilirubin within 3 months of hepatoportoenterostomy predicts short-term outcomes in biliary atresia. J Pediatr. 2016;170:211-7.e1-2.

30

Síndromes colestáticas intra-hepáticas familiares

Elisa de Carvalho
Jorge Luiz dos Santos
Isadora de Carvalho Trevizoli
Natália de Carvalho Trevizoli
Gilda Porta

INTRODUÇÃO

As doenças que cursam com colestase intra-hepática de origem familiar representam um grupo heterogêneo de doenças, por definição crônicas, que geralmente se manifestam com colestase na infância e apresentam similaridades em algumas manifestações clínicas, mas com patogênese e implicações prognósticas diferentes, como: síndrome de Alagille (ALGS), colestases intra-hepáticas familiares progressivas (PFIC, do inglês *progressive familial intrahepatic cholestasis*), deficiência de alfa-1-antitripsina e erros do metabolismo dos sais biliares. Essas entidades isoladamente são raras, mas em conjunto são comuns, ocasionam alta morbidade, com impacto negativo na qualidade de vida e no número de transplantes hepáticos em crianças. A evolução do conhecimento relacionado a essas doenças representa uma área de grande importância e avanços em hepatologia pediátrica.[1]

SÍNDROME DE ALAGILLE

A ALGS é uma doença autossômica dominante complexa, com envolvimento multiorgânico, de penetrância reduzida e expressividade variável, representando a doença colestática familiar mais frequente. Decorre de mutações no gene *JAG-1* (tipo 1), que codifica a proteína *Jagged* 1, um ligante para os receptores Notch, em 94% dos casos. Um subgrupo menor apresenta mutações no gene *NOTCH2* (2,5%). Os defeitos da via Notch se associam com anormalidades embrionárias angiogênicas e no desenvolvimento biliar. As mutações são herdadas em 30 a 50% dos casos, e em dois terços dos pacientes as mutações são *de novo*. Sua prevalência tem sido estimada em cerca de 1:70.000 nascidos vivos, mas de acordo com análises genéticas situa-se em torno de 1:30.000.[1]

Manifestações clínicas e prognóstico

A ALGS caracteriza-se por 7 critérios clássicos: icterícia colestática (ductopenia intra-hepática), fácies característica, cardiopatia congênita, vértebra em borboleta, presença de embriotoxon posterior, anormalidades renais e vasculares. O diagnóstico deve incluir pelo menos 3 desses 7 critérios. A maioria dos pacientes com doença hepática é diagnosticada no primeiro ano de vida. A colestase é uma manifestação hepática importante e varia desde quadros leves até falência hepática progressiva.

A **icterícia colestática**, decorrente da rarefação biliar, tem início precoce e é acompanhada de hipocolia ou acolia transitórias, podendo: melhorar ao longo da vida, agravar-se transitoriamente na vigência de doenças intercorrentes ou ser persistente, como ocorre na metade dos pacientes.

A ALGS geralmente causa um **prurido** acentuado, incapacitante, que determina privação do sono e limitação das atividades diárias. Entre as diversas hepatopatias, o prurido da ALGS é o mais intenso, e sua intensidade supera o esperado para os níveis de bilirrubinas encontrados, ocorrendo mesmo em pacientes anictéricos. Outros sinais de colestase, como **xantomas, xantelasmas, desnutrição, deficiência de vitaminas lipossolúveis e doença óssea**, podem estar presentes. Os xantomas decorrem da hipercolesterolemia intensa e podem desaparecer com a redução dos níveis séricos de colesterol ou após transplante hepático. Costumam ser mais proeminentes nas fases avançadas da doença.

A **fácies típica** da ALGS, observada em 20 a 90% dos casos, inclui: fronte proeminente, olhos aprofundados, hipertelorismo, mandíbula pequena, queixo pontiagudo, nariz em sela com a extremidade arredondada, orelhas proeminentes, lábios finos e aparência plana da face no perfil, conferindo à face uma aparência triangular já identificável na infância.

As **cardiopatias congênitas** ocorrem em torno de 90 a 97% dos pacientes, sendo a estenose pulmonar periférica a anomalia mais comum. A cardiopatia complexa frequentemente associada à estenose pulmonar é a tetralogia de Fallot. Outras cardiopatias também descritas, em ordem decrescente de frequência, incluem os defeitos do septo ventricular e atrial, a estenose aórtica e a coartação da aorta.

Anormalidades esqueléticas estão presentes entre 33 e 93% dos pacientes. Em cerca de 70% dos casos, observa-se "vértebra em borboleta", que se apresenta dividida ao meio sagitalmente, resultando em um par de hemivértebras triangulares similares a asas de borboleta. Outras alterações esqueléticas incluem: espinha bífida oculta, fusão intervertebral, hemivértebras, diminuição dos espaços interpedunculares da coluna lombar e dedos curtos.

Quanto às **alterações oculares**, o embriotoxon posterior ocorre em 56 a 95% dos casos de ALGS, em comparação com a frequência de 8 a 15% observada nos indivíduos normais. Outras alterações oculares, presentes em 78 a 89% dos casos, incluem microcórnea, ceratocones, distrofia macular congênita, exotropia, câmara anterior rasa, pupila ectópica, catarata, estrabismo, hipoplasia de íris e disco ótico anômalo.

As **anormalidades renais**, observadas em 39% dos casos, incluem as alterações estruturais e/ou as funcionais, como: rim ectópico, rim solitário, pelve bífida, duplicação ureteral, rim policístico e displasia renal. A acidose tubular renal, a nefropatia tubulointersticial e a lipidose glomerular foram descritas na ALGS. Podem ocorrer hipertensão arterial e insuficiência renal, com necessidade de transplante renal.

Quanto às **manifestações neurológicas**, o retardo mental leve tornou-se raro, provavelmente devido à suplementação vitamínica e ao suporte nutricional precoces.

Anormalidades vasculares intracranianas como aneurismas e estenoses ocorrem na ALGS, levando à ocorrência de episódios de hemorragia intracraniana em 15% dos pacientes, e fatais em 30 a 50% desses casos. Em 15 a 30% dos pacientes ocorre uma arteropatia oclusiva intracraniana progressiva (Moyamoya) associada a estenoses da artéria renal e aorta abdominal.

Manifestações menos frequentes da ALGS incluem estenose de traqueia ou brônquica, atresia e estenose jejunal ou ileal, má rotação intestinal e microcólon. A otite média, a sinusite crônica, os seios da face mal desenvolvidos e a macrocefalia também têm sido relatados. Dentre as alterações endocrinológicas são descritos o hipotireoidismo e o diabetes *mellitus*. Déficit de crescimento ponderoestatural ocorre em 50 a 87% dos casos, devendo-se à ruptura do eixo hormônio do crescimento / fator de crescimento insulina-*like* 1 (IGF-1) ou, menos frequentemente, por envolvimento renal e/ou pancreático associado. A identificação de insuficiência pancreática é fundamental, pois a suplementação enzimática pode melhorar o estado nutricional.[1-3]

O **prognóstico** é variável. As alterações hepáticas e cardíacas são, na maioria das vezes, responsáveis pela morbimortalidade dos pacientes. As cardiopatias graves e complexas são responsáveis pela maioria dos óbitos precoces, e a falência hepática, pela morbidade e mortalidade tardias. Recentemente, têm sido descritas manifestações clínicas tardias em adultos com síndrome de Alagille, como colestase crônica, falência hepática, hemorragia subaracnóidea por ruptura de aneurisma e falência renal.[1-3] Uma análise realizada pelo Grupo de Estudo Global Alagille Alliance (Gala), uma coorte internacional contemporânea de crianças afetadas, obteve dados valiosos relativos à evolução e ao tratamento dos pacientes ALGS, ao constatar que apenas 40% deles apresentam sobrevida do fígado nativo até a idade adulta e que níveis de bilirrubina total menores que 5 mg/dL entre os 6 meses e 12 meses de idade associam-se a melhor evolução da doença hepática.[4]

Exames complementares

A ALGS caracteriza-se por aumento da bilirrubina direta (BD), da fosfatase alcalina (FA), da gamaglutamiltransferase (GGT) e dos ácidos biliares. O nível do colesterol varia, mas a hipercolesterolemia pode ser intensa, às vezes acima de 1.000 mg/dL, e os níveis de cobre no soro e na urina podem aumentar devido à diminuição do fluxo biliar. O aumento de aminotransferases não costuma ser muito pronunciado, o que contrasta com a intensa colestase. Alguns subtipos podem se apresentar com GGT dentro da normalidade. O nível de albumina, relacionado à síntese hepática, normalmente está normal. O prolongamento do tempo de protrombina pode ser secundário à má-absorção de vitamina K, respondendo a administração de vitamina K exógena, exceto na vigência de falência hepática.[1-3]

A histopatologia hepática demonstra, durante o primeiro ano de vida, a presença de hepatite com células gigantes, sem importante degeneração hepatocitária. A evolução para a ductopenia ocorre com o tempo, estando presente em 60% dos pacientes submetidos a biópsia hepática com menos de 6 meses de idade, e em 95% daqueles com mais de 6 meses. Na ductopenia, a razão ducto biliar interlobular/trato portal é usualmente menor que 0,5. Dúctulos biliares não devem ser incluídos nessa contagem. Na verdade, reação ductular pode estar presente em um pequeno número de pacientes, associada à inflamação portal, mimetizando o diagnóstico de obstrução mecânica biliar. Em alguns pacientes, devido à redução importante do fluxo biliar, pode ocorrer hipoplasia da árvore biliar extra-hepática, dificultando a demonstração da permeabilidade das vias biliares e a análise dos exames de imagem usados para o diagnóstico diferencial com atresia biliar, o que pode levar a indicação inadequada da cirurgia de Kasai e agravar a evolução desses pacientes. A rarefação biliar, além de estar ausente no nascimento, pode coexistir em período mais tardio, num mesmo paciente, com regiões hepáticas contendo tratos portais normais ou com reação ductular leve.

Os testes genéticos devem ser incorporados à investigação da ALGS, embora as manifestações clínicas permaneçam como critérios diagnósticos primordiais dessa condição.[1-3]

Terapêutica

A terapêutica inclui a prevenção e o tratamento das complicações da colestase e das manifestações extra-hepáticas. O suporte nutricional e a suplementação das vitaminas lipossolúveis são aspectos fundamentais, especialmente na faixa etária pediátrica, visando otimizar o crescimento e o desenvolvimento. Quanto ao prurido, novas opções terapêuticas têm sido estudadas, como maralixibat[5] e odevixibat,[6] mais bem especificadas no final deste capítulo.

Nos casos que evoluem com cirrose e alteração funcional hepática, o tratamento se dirige às complicações da hipertensão portal, devendo ser avaliada a necessidade de transplante hepático, que é realizado em 21 a 31% dos portadores de ALGS. A indicação do transplante deve ter em conta anormalidades associadas, como as cardiovasculares e renais. O transplante hepático melhora os sinais e sintomas clínicos, exceto a baixa estatura. Quanto ao transplante com doador vivo, tendo em vista a herança autossômica recessiva e a possibilidade de as manifestações clínicas terem expressão variável, deve ser realizada uma avaliação cuidadosa do doador em potencial, para diminuir os riscos pós-operatórios, tanto para o doador como para o receptor.

COLESTASE INTRA-HEPÁTICA FAMILIAR PROGRESSIVA

Definição e classificação

O termo PFIC inclui um grupo heterogêneo de enfermidades crônicas, hereditárias, com padrão autossômico recessivo, responsáveis por 10 a 15% das causas de colestase neonatal, cujos mecanismos fisiopatológicos envolvem geração do fluxo biliar, sem anormalidades estruturais hepatobiliares.[1] Vários novos genes têm sido identificados como causa de colestase intra-hepática, e 12 foram definidos como responsáveis por quadros de PFIC (Quadro 1), de acordo com os dados do OMIM (Online Mendelian Inheritance In Man), em janeiro de 2024, embora não haja uma uniformidade dessa classificação entre os diferentes autores.[7]

Manifestações clínicas

A colestase é a principal característica de todos os tipos das PFIC, sendo manifestações comuns a icterícia, a hipocolia ou acolia e o prurido, em geral de início precoce, ainda no período neonatal ou no primeiro ano de vida. Prurido intenso, comumente desproporcional à intensidade da icterícia, constitui sinal de alerta para suspeição diagnóstica, especialmente se associado a gamaglutamiltransferase (GGT) normal ou diminuída, exceto em

QUADRO 1 Classificação das PFIC conforme *Online Mendelian Inheritance in Man* (OMIM)

PFIC	Gene	OMIM
PFIC1	*ATP8B1*	https://www.omim.org/entry/6023977
PFIC2	*ABCB11*	https://www.omim.org/entry/6032017
PFIC3	*ABCB4*	https://www.omim.org/entry/1710607
PFIC4	*TJP2*	https://www.omim.org/entry/6077097
PFIC5	*NR1H4*	https://www.omim.org/entry/6038267
PFIC6	*SLC51A*	https://www.omim.org/entry/6120847
PFIC7	*USP53*	https://www.omim.org/entry/6174317
PFIC8	*KIF12*	https://www.omim.org/entry/6112787
PFIC9	*ZFYVE19*	https://www.omim.org/entry/6196357
PFIC10	*MYO5B*	https://www.omim.org/entry/6065407
PFIC11	*SEMA7A*	https://www.omim.org/entry/6079617
PFIC12	*VPS33B*	https://www.omim.org/entry/6085527

PFIC: colestases intra-hepáticas familiares progressivas.
Fonte: https://www.omim.org.[7]

algumas, como a PFIC3, que cursa com GGT elevada. As PFIC costumam desencadear fibrose e falência hepáticas, levando ao óbito entre a infância e a adolescência. A PFIC2 é uma desordem essencialmente hepática, a PFIC3 acomete o epitélio biliar e a PFIC1 apresenta manifestações sistêmicas, incluindo diarreia, baixa estatura, desnutrição, pancreatite, elevação de cloro no suor, esteatose hepática e surdez neurossensorial. As características das PFIC, dos pontos de vista clínico, laboratorial, molecular e fisiopatológico, estão descritas no Quadro 2.[8-20]

Exames complementares de diagnóstico

A suspeição diagnóstica de PFIC baseia-se na avaliação clínica, exames laboratoriais, moleculares e histopatológicos descritos no Quadro 2, mas o estabelecimento do diagnóstico depende do estudo genético.

Terapêutica

A terapêutica da criança portadora de PFIC representa um desafio direcionado às consequências da colestase e da hepatopatia progressiva. Baseia-se no suporte nutricional e na reposição vitamínica, especificados no capítulo de colestase. O controle do prurido é prioridade, por ser o sintoma mais debilitante das PFIC, ocasionando mutilação cutânea, distúrbio do sono, déficit de atenção, impacto negativo na *performance* escolar e alteração na dinâmica familiar.

TRATAMENTO DO PRURIDO

As diretrizes atuais para o tratamento do prurido colestático incluem medicamentos e tratamento cirúrgico. Os medicamentos, em ordem de recomendação e dose, estão descritos no Quadro 3.[21]

Na falta de resposta ao tratamento clínico, deve-se avaliar o tratamento cirúrgico, que inclui a drenagem biliar externa parcial, a drenagem biliar interna ou a exclusão do íleo terminal, que diminui a circulação êntero-hepática dos sais biliares e promove maior concentração dos ácidos biliares hidrofílicos. Esse tratamento deve ser considerado nos PFIC com GGT normal/baixa e na síndrome de Alagille grave. Como consequência, o paciente pode apresentar diarreia colerética, pela alta carga de sais biliares desviados para o cólon. Se não houver melhora, deve-se considerar o transplante hepático. Quando se prevê a progressão da doença hepática, o transplante no contexto do prurido grave pode ser considerado para tratar definitivamente o prurido antes das outras intervenções cirúrgicas, como derivação biliar.

Quanto aos PFIC, estudos realizados pelo NAPPED (*Natural course and Prognosis of PFIC and Effect of biliary Diversion Consortium*)[22] identificaram que o tipo de mutação influencia na resposta ao tratamento dos pacientes portadores de PFIC1 e 2. É importante dizer que o transplante cura a doença hepática nos portadores de PFIC, mas as manifestações extra-hepáticas como diarreia, esteatose hepática e baixa estatura associadas à PFIC1 podem não melhorar ou mesmo se agravar após o transplante hepático. A esteatose microvesicular pode surgir rapidamente, 2 meses após o transplante, com progressão para esteato-hepatite precoce, aos 6 meses de pós-operatório. A diarreia crônica pode se tornar intratável quando a secreção de sais biliares é restabelecida após o transplante, o que se associa geralmente à intensa esteatose e/ou esteato-hepatite, a qual pode progredir para cirrose e indicação de retransplante. A diarreia pode melhorar com o uso de resinas quelantes de sais biliares. Os pacientes com PFIC2 podem recidivar o quadro colestático após o transplante hepático, devido ao desenvolvimento de anticorpos anti-BSEP que agridem o enxerto.[1,22]

DEFEITOS DA SÍNTESE DOS ÁCIDOS BILIARES PRIMÁRIOS

Os defeitos da síntese dos ácidos biliares primários são responsáveis por 1 a 2% das hepatopatias em crianças e adolescentes. São decorrentes de alterações na produção dos ácidos biliares primários a partir do colesterol ou do processo de conjugação. Esses distúrbios são classificados em primários e secundários, conforme o Quadro 4.

Os pacientes com defeitos da síntese dos ácidos biliares primários apresentam características similares aos portadores de PFIC, mas não apresentam prurido. Seu diagnóstico é sugerido pela presença de icterícia colestática prolongada, iniciada após o nascimento, hepatomegalia, ausência de prurido e a dosagem normal de sais biliares a despeito do quadro colestático. Além disso, a diminuição da concentração intestinal dos ácidos biliares induz a diminuição da absorção de lipídios, incluindo as vitaminas lipossolúveis, o que pode resultar em síndrome disabsortiva. O tratamento requer a administração de ácidos biliares primários, e, se o paciente não receber terapia adequada, a doença hepática pode progredir.

Em relação ao diagnóstico, do ponto de vista bioquímico observa-se redução ou completa ausência dos ácidos cólico e quenodeoxicólico no sangue, na bile e na urina. A confirmação do diagnóstico é realizada com a cromatografia dos ácidos biliares na urina, na qual se observa aumento dos ácidos biliares atípicos, ou seja, dos metabólitos intermediários relacionados ao bloqueio da síntese dos ácidos biliares.[1]

QUADRO 2 Características clínicas, laboratoriais e histológicas das colestases intra-hepáticas familiares progressivas

Característica	Tipo de PFIC		
	PFIC1	PFIC2	PFIC3
Gene (PROTEÍNA)	*ATP8B1 (FIC1)*	*ABCB11 (BSEP)*	*ABCB4 (MDR3)*
Função	Translocador da fosfatidilserina do folheto externo para o interno (flopase)	Bomba de transporte dos sais biliares	Translocador da fosfatidilcolina do folheto interno para o externo (flipase)
Consequência da mutação	Altera o arcabouço/ citoesqueleto da membrana canalicular. Influencia indiretamente no BSEP.	Acúmulo de sais biliares no sangue e tecidos	Neutralização prejudicada dos ácidos biliares livres, resultando na chamada bile tóxica, com baixo teor de fosfolipídio e lesão biliar.
Clínica			
Início da icterícia	Colestase nos primeiros meses de vida	Colestase neonatal 0 -6 meses Tipicamente presente durante a infância	As manifestações clínicas geralmente se iniciam na infância ou adolescência e não em lactentes. Em geral mais tardio que outros PFIC e pode ser inclusive na vida adulta
Prurido	Intenso	Intenso	Moderado
Progressão da doença hepática	Taxa moderada de progressão 3 anos (2-7 anos)	Rapidamente progressiva 6 meses (6 meses-10 anos) Pode ter insuficiência hepática nos primeiros anos de vida	Taxa variável de progressão 5 meses (5 meses-20 anos)
Risco de neoplasia		Carcinoma hepatocelular Colangiocarcinoma Adenocarcinoma pancreático	Colangiocarcinoma Carcinoma hepatocelular

Tipo de PFIC			
PFIC4	PFIC5	PFIC10 (PFIC6)**	PFIC7
TJP2	*NR1H4 (FXR)*	*MYO5B*	*USP53*
Proteína da junção densa 2 (*tight junction* 2)	Receptor do ácido biliar nuclear	Proteína Myosin 5b Atua no tráfego de materiais dentro e entre as células	Interage com o TJP2 e contribui para a função da *tight junction*
Vazamento de bile entre as células e para o parênquima hepático	Regulação inadequada da expressão do BSEP	Movimentação intracelular e localização inadequada do BSEP	Vazamento de bile entre as células e para o parênquima hepático
Colestase neonatal Mais comumente presente durante a primeira infância	Colestase: período neonatal Antes dos 2 meses de idade Segundo ano de vida também foi relatado	Colestase neonatal Tipicamente no final da infância ou no início do segundo ano de vida	Apresenta-se durante a infância na maioria dos pacientes, mas durante a infância ou adolescência em alguns
Presente	Presente	Presente	Presente
Rápida	Muito rápida	Lento	Lento Não progressiva
Carcinoma hepatocelular			

(continua)

QUADRO 2 Características clínicas, laboratoriais e histológicas das colestases intra-hepáticas familiares progressivas (*continuação*)

Característica	Tipo de PFIC		
	PFIC1	PFIC2	PFIC3
Manifestações extra-hepáticas	Diarreia, pancreatite, insuficiência pancreática exócrina, Cl elevado no suor, perda da audição, pneumonia, cálculos renais, hipotireoidismo, insuficiência do crescimento	Ausentes	Atraso na puberdade
Outros fenótipos			
Colelitíase	Não	Sim	Sim (LPAC)
Colestase gestacional	Sim	Sim	Sim
Colestase induzida por drogas	Não	Sim	Sim
BRIC	Sim	Sim	Não
Complicações no enxerto hepático (pós-transplante)			
Esteatose	Sim	Não	Não
Diarreia	Sim	Não	Não
Recorrência	Não	Sim	Não
Laboratório (soro)			
GGT	Normal/baixo	Normal/baixo	Elevada
Sal biliar	Elevado	Elevado	Elevado
ALT-AST	Leve	Moderada	Leve
Alfafetoproteína	Normal	Elevada	Normal
Coagulopatia de início precoce	Não	Não	Não
Bile com baixo teor de fosfolípide	Não	Não	Sim
Histopatologia			
Lobular			
	Arquitetura lobular preservada Raros gigantocelulares. Hepatócitos pequenos com degeneração plumosa. Pseudoácinos Bile intracanalicular granular (coarse)	Inflamação e necrose lobular Transformação gigantocelular Necrose hepatocelular intensa	Pouco frequente: colestase lobular e transformação gigantocelular

Tipo de PFIC			
PFIC4	PFIC5	PFIC10 (PFIC6)**	PFIC7
Perda auditiva neurossensorial, alterações neurológicas e respiratórias	Ausentes	Diarreia, por doença de inclusão de microvilosidades Sintomas neurológicos em alguns casos	Perda auditiva neurossensorial
Sim	Sim	Sim	Sim
Sim	Sim	Não	Não
Não	Não	Não	Não
Não	Não	Sim	Não
Não	Sim	Não	Não
Não	Não	Não	Não
Não	Não	Não	Não
Normal/baixo	Normal/baixo	Normal/baixo	Normal
Elevado	Elevado	Elevado	Elevado
Elevada	Moderada	Leve/moderada	Leve
Elevada se CHC	Elevada	Normal	Normal
Não	Sim	Não	Não
Não	Não	Não	Não
Colestase branda Transformação de células gigantes Necrose de hepatócitos	Transformação gigantocelular difusa e colestase canalicular. Hepatócitos com degeneração balonizante	Colestase leve, com pouco desarranjo lobular. Acúmulo de bile canalicular. Células gigantes Cirrose é pouco comum	Fibrose periportal Atividade lobular leve Colestase lobular e canalicular variável Transformação de células gigantes

(continua)

QUADRO 2 Características clínicas, laboratoriais e histológicas das colestases intra-hepáticas familiares progressivas (*continuação*)

Característica	Tipo de PFIC		
	PFIC1	PFIC2	PFIC3
Biliar/portal			
	Mínima reação ductular e fibrose portal. Tampões biliares grosseiros Cirrose micronodular	Inflamação portal Cirrose precoce	Colangiopatia, simulando colestase obstrutiva mecânica (reação ductular e proliferação ductal, com infiltrado inflamatório portal) Fibrose portal e periportal Tampões biliares

Novos genes que apresentam variantes associadas às PFIC (com correlações clínico-laboratoriais e histopatológicas ainda não adequadamente definidas)
***SLC51A* (PFIC 6, segundo OMIM):** contribui para a reabsorção intestinal de ácidos biliares na circulação êntero-hepática. Foi identificado em uma criança, filho de pais paquistaneses consanguíneos, apresentando-se com aminotransferases elevadas, colestase e diarreia congênita.
***KIF12* (PFIC 8, segundo OMIM):** codifica a proteína dos microtúbulos, cuja mutação prejudica a citocinese. Descrita em 3 famílias com quadro compatível com colangite esclerosante. Cursa com colestase neonatal e GGT elevada.
***ZFYVE19* (PFIC 9, segundo OMIM):** mutações desse gene foram recentemente associadas à colestase crônica intra-hepática de início neonatal, não sindrômica, possivelmente associada à disfunção ciliar. Descrita em uma menina, nascida de pais marroquinos consanguíneos, clinicamente saudáveis, com icterícia colestática, aumento de ácidos biliares séricos e GGT, com função sintética hepatocelular preservada e desenvolveu hiperlipidemia.
***SEMA7A* (PFIC 11, segundo OMIM):** sua mutação reduz a expressão da bomba de exportação de sais biliares (BSEP) e da proteína 2 associada à resistência a múltiplas drogas (MRP2), levando à colestase.
VPS33B ou *VIPAR* (PFIC 12, segundo OMIM): gene responsável pela síndrome artrogripose-disfunção renal-colestase (ARC), uma doença multissistêmica autossômica recessiva rara e fatal. A apresentação clássica da ARC inclui contraturas articulares congênitas, disfunção tubular renal e colestase. Foi relatado o caso de dois irmãos com mutação em VPS33B com sobrevida prolongada e envolvimento renal leve. Enzimas hepáticas elevadas, com GGT normal.
***LSR*:** um regulador do desenvolvimento hepático foi relacionado à colestase com GGT normal, hipocalcemia, prurido, baixa estatura, déficits intelectual e motor.

Tipo de PFIC			
PFIC4	PFIC5	PFIC10 (PFIC6)**	PFIC7
Fibrose portal Cirrose	Proliferação ductular Fibrose Cirrose		Proliferação ductular

WDR83OS: interage com BSEP e ATP13A2, sua mutação ocasiona prurido intratável, hipercolanemia, dismorfismo, baixa estatura, microcefalia, dismorfismo facial, anomalias genitais e deficiência intelectual. Tem descrição de início tardio, GGT normal, prurido intenso e alterações cognitivas.
PPM1F: relaciona-se com uma colangiociliopatia que cursa com GGT elevada. Quadro descrito com colangite esclerosante, baixa estatura, hipotireoidismo e hiperpigmentação da língua.
TTC26: relato em uma família saudita, com um distúrbio complexo de ciliopatia. Denominada como síndrome, recentemente caracterizada como síndrome de BRENS, que significa alterações biliares, renais, neurológicas e esqueléticas.
Herança:

- PFIC e BRIC: transmissão: autossômica recessiva.
- Colestase gestacional: autossômica dominante.
- Colestase induzida pró-drogas: autossômica dominante.
- Colelitíase associada a baixo fosfolípide (LPAC): autossômica dominante.

* Pacientes com a mutação D482G-BSEP tendem a sobreviver a uma idade maior sem cirrose.
** MYO5B: classificado como PFIC 6 por alguns autores (Vinayagamoorthy et al., 2021) e como PFIC 10 no https://www.omim.org/entry/606540. Optou-se neste capítulo por seguir a classificação do OMIM.
ALT. alanina aminotransferase; BRIC: colestase intra-hepática benigna recorrente; BSEP: proteína de excreção dos sais biliares; FIC1: proteína alterada na PFIC1; GGT: gamaglutamiltranspeptidase; MDRP3: proteína resistente a múltiplas drogas tipo 3; PFIC: colestase intra-hepática familiar progressiva.
Fonte: referências n. 8 a 20 deste capítulo.

QUADRO 3 Medicamentos utilizados para o tratamento do prurido

Opção de uso	Medicamento	Dose
Uso independente do prurido (como colerético)	Ácido ursodesoxicólico	10-20 mg/kg/dia Dividido em 2x/dia
1ª opção	Hidroxizine	< 6 anos 50 mg/dia > 6 anos 100 mg/dia Máximo: 100 mg/dia
2ª opção	Rifampicina	5 mg/kg/dia Dividido em 2x/dia Máximo: 600 mg/dia
3ª opção	Naltrexone	0,25 mg/kg/dia, 1x/dia Máximo: 50 mg/dia
4ª opção	Sertralina	1 mg/kg/dia, 1x/dia Máximo: 100 mg/dia
Outras considerações	Colestiramina	240 mg/kg/dia Máximo: 16 g/dia
	Maralixibat	190-380 mcg/kg/dia para manejo do prurido na síndrome de Alagille
	Odevixibat	40-120 mcg/kg/dia, para uso do prurido nos PFIC
Uso para efeito de sedação	Fenobarbital	5-10 mg/kg/dia Dividido em 2x/dia

PFIC: colestases intra-hepáticas familiares progressivas.
Fonte: adaptação de Rodrigo et al.[21]

DEFICIÊNCIA DE ALFA-1-ANTITRIPSINA (dA1AR)

A dA1AT é uma doença genética, de transmissão codominante, associada a baixo nível sérico de alfa-1-antitripsina, um potente inibidor de proteases. Manifesta-se com alterações hepáticas, pulmonares e, raramente, paniculite. Na criança, o acometimento hepático é a manifestação clínica mais frequente, enquanto no adulto o enfisema pulmonar se desenvolve em mais de 80% dos pacientes. Representa a doença hepática de causa genética mais comum em crianças, com ampla variabilidade clínica. A proteína A1AT é sintetizada, principalmente, pelos hepatócitos e em menor grau pelos monócitos, macrófagos e células epiteliais pulmonares. Após sua síntese pelos hepatócitos, a A1AT é liberada para circulação sanguínea pelo fígado e sua principal função é a inibição das proteases nos tecidos, como da tripsina, da proteinase-3 e, em particular, da elastase liberada pelos neutrófilos durante o processo inflamatório. Além do efeito antiprotease, a A1AT parece ter um importante papel anti-inflamatório, especialmente nos pulmões. Mais de 100 variantes genéticas do gene *SERPINA*, que codifica a A1AT, já foram descritas, associando-se a mutações no sistema denominado inibidor de protease (Pi, do inglês *protease inhibitor*), 30 das quais com implicações clínicas. As variantes são designadas por letras do alfabeto, com base na velocidade

QUADRO 4 Defeitos da biossíntese dos ácidos biliares primários que cursam com colestase neonatal

Classificação	Achados clínicos
Defeitos de biossíntese primários	
Xantomatose cerebrotendinosa	GGT normal; mais tarde: disfunção neurológica progressiva, cataratas, demência, xantomas cerebrais e em tendões. Redução no sangue de ácidos biliares primários e colesterol; depósito de colesterol e colestanol em tecidos; aumento de diglicuronídios de álcoois na bile e excreta. Histopatologia: hepatite neonatal.
Def. 3-beta-hidroxi-C27-esteroide oxidorredutase	GGT normal, hepatomegalia, com ou sem esplenomegalia, má-absorção de vitaminas lipossolúveis, esteatorreia. Sem prurido. O mais comum dos erros inatos da biossíntese de ácidos biliares. Histopatologia: hepatite neonatal. Inflamação portal leve. Progressão para hepatopatia crônica. Tratamento: ácido cólico por via oral.
Def. delta-4-3-oxosteroide 5-beta-redutase	GGT elevada, hepatopatia grave, coagulopatia, com rápida progressão para cirrose e óbito, se não há intervenção. Histopatologia: desarranjo lobular grave, por transformação gigantocelular e pseudoácinos, colestase canalicular, hematopoiese extramedular. Microscopia eletrônica: canalículos pequenos com redução ou ausência de microvilos. Tratamento: ácido ursodesoxicólico ou cólico.
Def. de esterol-7-alfa-hidroxilase	GGT normal, hepatopatia grave progressiva, associada a hepatoesplenomegalia. Histopatologia: extensa transformação gigantocelular e proliferação biliar, colestase e pontes fibrosas.
Def. oxisterol 7-alfa-hidroxilase	Aumento sérico de colesterol total e LDL, calculose biliar prematura, doença coronariana e vascular periférica.
Defeitos de amidação	
Ácido biliar-CoA ligase	Retardo de crescimento, má-absorção de vitaminas lipossolúveis. Ausência de sais biliares conjugados com taurina e glicina, elevação de ácidos biliares não conjugados no sangue e urina. Tratamento: administração de conjugado glicólico.
Ácido biliar-CoA aminoácido N-acetil transferase (hipercolanemia familiar)	Aumento da concentração de ácidos biliares no soro, prurido, má-absorção de gorduras, déficit de desenvolvimento ponderoestatural, coagulopatia dependente de vitamina K. Aminotransferases normais. Histopatologia: colestase canalicular e/ou mínima hepatite crônica. Sintomas podem desaparecer espontaneamente. Tratamento: ácido ursodesoxicólico. Ácidos biliares séricos elevados, prurido e má-absorção.

(continua)

QUADRO 4 Defeitos da biossíntese dos ácidos biliares primários que cursam com colestase neonatal[1] (*continuação*)

Classificação	Achados clínicos
Defeitos de biossíntese secundários	
Defeitos do metabolismo dos peroxissomas	
Síndrome de Zellweger (cérebro-hepatorrenal)	Coagulopatia, hepatomegalia, fácies típica, hipotonia profunda, ausência de reflexos. Achados específicos: doença glomerulocística renal, calcificação da patela e cartilagens epifisárias, disgenesia cerebral e retinopatia pigmentosa. Frequentes: convulsões. Comuns: malformações cardíacas. Histopatologia: fibrose progressiva, displasia biliar intra-hepática. Microscopia eletrônica: ausência de peroxissomas e mitocôndrias anormais.
Def. de 2-metilacil-CoA racemase	Colestase neonatal leve, hematoquezia, má-absorção de vitaminas lipossolúveis. Efeitos conjuntos na síntese de ácidos biliares e de ácidos graxos. Em adultos: neuropatia sensório-motora. Histopatologia: colestase, transformação gigantocelular, com inflamação leve.
CADDS	Hipotonia, insuficiência hepática, sangramento digestivo, insuficiência respiratória. Histopatologia: colestase canalicular e em ductos.
Defeito da síntese colesterol	
Def. de 3-beta-hidroxiesteroide delta7-redutase (síndrome de Smith-Lemli-Opitz)	Retardo mental, déficit de crescimento, microcefalia, fácies típica, anomalias de extremidades e genitais, hipofunção endócrina, cataratas, disfunção cardíaca e renal. Redução dos níveis de colesterol no sangue e tecidos, e acúmulo de seus precursores. Ausência de ácidos biliares primários.

GGT: gamaglutamiltranspeptidase.
Fonte: Carvalho et al.[1]

de migração da molécula em um gradiente de pH isoelétrico (focalização isoelétrica) e classificadas de acordo com o fenótipo do inibidor de proteases. Conforme o nível e a função da molécula de A1AT, as variantes são classificadas em:

- Variante normal: alelos M (M1, M2 e M3), têm concentração sérica e atividade funcional normais.
- Variantes deficientes: níveis de A1AT menores que um terço do valor normal, como nos alelos Z e S.
- Variante nula (*null*): níveis indetectáveis de A1AT (alelos QO).
- Variante disfuncional: níveis séricos normais, mas com alteração da função (alelos F e Pittsburgh, entre outros).[1]

Assim, o alelo PiM é o mais frequente e associa-se com funcionamento normal da molécula de A1AT e níveis séricos adequados. Das variantes mutantes, na Pi *null* não se detecta a presença de A1AT no soro, enquanto as outras cursam com diminuição da concentração plasmática dessa proteína. Dentre estas, as mais comuns e com maior importância clínica são a PiS e a PiZ. A variante S relaciona-se às manifestações pulmonares, especialmente o enfisema na idade adulta. A variante PiZ pode ocasionar doença hepática, diminuição dos níveis séricos da A1AT, secundário à retenção da proteína mutante Z no retículo endoplasmático em hepatócitos. Assim, a hepatopatia é decorrente do acúmulo da proteína anômala no hepatócito. Nem todos os pacientes PiZZ cursam com hepatopatia. Estudos demonstraram que, em condições normais, o retículo endoplasmático funciona como "um controle de qualidade da célula", dando o destino apropriado às proteínas corretamente formadas e mediando a degradação de proteínas e dos polímeros que não foram dobrados ou agrupados corretamente. Nos pacientes que evoluem com doença hepática, o dano celular associado à variante PiZ decorre da falta de remoção da molécula mutante de A1AT do retículo endoplasmático, por meio do processo de "degradação associada com o retículo endoplasmático" (ERAD), normalmente empregado. De modo diferente, nos indivíduos PiZZ que não apresentam doença hepática, a A1AT anômala é degradada dentro do retículo endoplasmático, limitando assim a quantidade de proteína acumulada e o dano celular.[1,23]

Manifestações clínicas

As manifestações pulmonares incluem o enfisema e a doença pulmonar obstrutiva crônica. O enfisema usualmente se desenvolve na terceira ou quarta década de vida, especialmente nos tabagistas, e pode aparecer mais tardiamente, na quinta ou sexta década nos não tabagistas. No neonato, a apresentação clínica e os achados laboratoriais típicos da doença de depósito de A1AT relacionam-se à colestase neonatal. A forma homozigota ZZ de deficiência de alfa-1-antitripsina é uma das causas mais importantes de colestase neonatal, podendo também desencadear hepatopatia crônica e carcinoma hepatocelular em adultos. Dos pacientes PiZZ, apenas 10 a 15% desenvolvem hepatopatia ao longo da vida, de gravidade variável. Em geral, os pacientes com colestase neonatal evoluem com desaparecimento da icterícia por volta do sexto ou sétimo mês de vida, mas a hepatomegalia e as anormalidades bioquímicas podem persistir por tempo mais prolongado.

Quadros caracterizados pela persistência de icterícia e evolução rápida e progressiva para a cirrose e insuficiência hepática também são relatados. Durante a evolução, além da cirrose hepática, podem ocorrer o carcinoma hepatocelular e o colangiocarcinoma. Das doenças possivelmente relacionadas à deficiência de alfa-1-antitripsina, as lesões renais parecem ser consequentes à liberação da A1AT pela lise hepatocitária. O quadro histológico corresponde ao da glomerulonefrite membranoproliferativa. Em geral, a doença renal está relacionada a uma doença hepática grave. O transplante renal, associado ao hepático, pode ser necessário nos pacientes com glomerulopatia e insuficiência renal. Como a glomerulopatia parece ser consequência da liberação dos agregados de A1AT pela lise hepatocitária e está relacionada à gravidade da doença hepática, recomenda-se proceder ao transplante o mais precocemente possível, como tentativa de interromper ou mesmo reverter a degradação da função renal.[1,23]

Diagnóstico

Como a A1AT constitui, em média, 90% da alfa-1-globulina, a ausência dessa fração na curva de eletroforese de proteínas é sugestiva da deficiência de A1AT. A dosagem específica da A1AT também é um importante teste complementar. Entretanto, deve-se ter cuidado na interpretação do resultado, pois, como a A1AT é um reagente de fase aguda, sua concentração pode aumentar na vigência de processos infecciosos ou inflamatórios, mesmo nos indivíduos deficientes. Os estrogênios também podem ocasionar elevação das taxas de A1AT, o que pode ser visto durante a gestação ou no uso de anticoncepcionais.[1]

Quanto ao estudo histopatológico hepático, nas crianças com colestase podem ser observadas alterações características de colestase intra-hepática, como desorganização da arquitetura hepática, formação de pseudoácinos e presença de células gigantes, bem como as encontradas nos casos de etiologia extra-hepática, como expansão dos espaços porta por fibrose e proliferação ductular. A ductopenia, a presença de infiltrado inflamatório e de esteatose também são descritas.

Independentemente desses achados, a presença de grânulos PAS positivos, resistentes à diastase, sobretudo nos hepatócitos periportais, sugere o diagnóstico da deficiência de A1AT. Embora não constitua um aspecto patognomônico dessa entidade, esses grânulos, detectáveis a partir da 12ª semana de vida, representam a acumulação da proteína mutante no retículo endoplasmático rugoso. As técnicas de imuno-histoquímica contribuem para sua visualização e confirmação de que constituem depósito de A1AT. Esses grânulos podem estar presentes nos pacientes heterozigotos para a mutação. Os testes descritos sugerem o diagnóstico da deficiência de A1AT, mas a confirmação só é possível com a realização da pesquisa da mutação, por meio do estudo genético (identificação das variantes mutantes do gene *SERPINA*) ou fenotipagem (focalização isoelétrica).[1,23]

Tratamento

Para o tratamento da doença pulmonar, pode ser recomendada a terapia de reposição de A1AT, o que não se indica para prevenir ou tratar a doença hepática. Quanto à hepatopatia, ainda não está disponível tratamento específico. Deve-se prevenir as complicações da hepatopatia crônica e, na vigência de hepatopatia grave descompensada, indica-se o transplante hepático. O transplante hepático de doador PiM cura a infecção e o paciente passa a expressar o fenótipo do doador, pois o fígado é o principal produtor da A1AT. Atualmente, o transplante de fígado é a única terapia curativa para doenças hepáticas relacionadas à deficiência de A1AT. No entanto, várias estratégias promissoras, como drogas que aumentam a autofagia, estão atualmente sob investigação e podem surgir num futuro próximo. À luz dos estudos clínicos, silenciar a produção de A1AT mutante utilizando RNA de interferência parece ter vantagem quando comparado com outras estratégias.[24,25]

CONSIDERAÇÕES FINAIS

Este capítulo abordou as colestases familiares, cuja evolução no conhecimento representa uma área de grandes avanços e progressos na hepatologia. Nas últimas décadas, houve melhor entendimento destas doenças e, ao mesmo tempo, descoberta de outras. Conhecer a genética, as diferentes mutações de um mesmo gene e suas consequências torna possível a compreensão dos diferentes fenótipos de uma mesma doença e abre possibilidades para futuras terapias mais eficazes e promissoras. A Figura 1 resume o diagnóstico diferencial das colestases intra-hepáticas.

Colestase: GGT normal

Doença	Gene
PFIC1	*ATP8B1*
PFIC2	*ABCB11*
PFIC4	*TJP2*
PFIC5	*NR1H4*
PFIC7	*USP53*
PFIC10	*MYO5B**
PFIC11	*SEMA7A*
PFIC12	*VPS33B*
	LSR
	WDR83OS

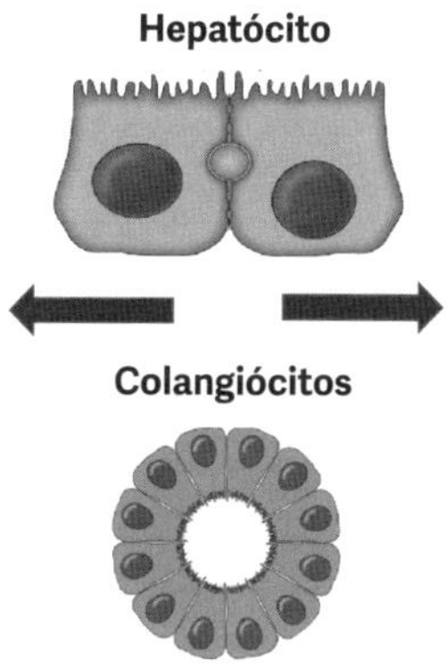

Colestase: GGT elevada

Doença	Gene
PFIC3	*ABCB4*
PFIC6	*SLC51A*
PFIC8	*KIF12*
PFIC9	*ZFYVE19*
Alagille	*JAG1, NOTCH2*
Def A1AT	*Serpina*
	KIF 12
	PPMF1
	DCD2

FIGURA 1 Doenças hepáticas colestáticas de origem genética, com GGT normal ou elevada. Genes causadores, com expressão nos hepatócitos ou coangiócitos.

* MYO5B: classificado como PFIC 6 por alguns autores (Vinayagamoorthy et al., 2021) e como PFIC 10 no https://www.omim.org/entry/606540. Optou-se neste capítulo por seguir a classificação do OMIM.
GGT: gamaglutamiltranspeptidase.
Fonte: adaptada de Ibrahim et al.[10]

REFERÊNCIAS

1. Carvalho E, Santos JL, Marques CDF, Seixas RBPM. Síndromes colestáticas intra-hepáticas familiares. In: Silva LR, Ferreira CT, Carvalho E. Manual de residência em Gastroenterologia Pediátrica. 1.ed. Barueri: Manole; 2018. p.551-582.
2. Spinner NB, Loomes KM, Krantz ID, Gilbert MA. Alagille Syndrome. 2000 May 19 [updated 2024 Jan 4]. In: Adam MP, Feldman J, Mirzaa GM, Pagon RA, Wallace SE, Bean LJH, Gripp KW, Amemiya A, editors. GeneReviews® [Internet]. Seattle (WA): University of Washington, Seattle; 1993-2024.
3. Kamath BM, Spinner NB, Piccoli DA. Alagille Syndrome. In: Suchy FJ, Sokol RJ, Balistreri WF, Bezerra JA, Mack CL, Sheneider BL. Liver disease in childhood. 5. ed. Cambridge University Press; 2021. p.222-241.
4. Vandriel SM, Li LT, She H, Wang JS, Gilbert MA, Jankowska I, et al. Global ALagille Alliance (GALA) Study Group. Natural history of liver disease in a large international cohort of children with Alagille syndrome: Results from the GALA study. Hepatology. 2023 Feb 1;77(2):512-529.
5. Hansen BE, Vandriel SM, Vig P, Garner W, Mogul DB, Loomes KM, et al. Global ALagille Alliance (GALA) Study Group. Event-free survival of maralixibat-treated patients with Alagille syndrome compared to a real-world cohort from GALA. Hepato logy. 2023.
6. Ganschow R, Maucksch C. Odevixibat Treatment of Alagille Syndrome: A Case Report. JPGN Rep. 2023 Mar 24;4(2):e301.
7. Human Genetics Knowledge for the World. Disponível em: https://www.omim.org. Acesso em: jan. 2024.
8. Felzen A, Verkade HJ. The spectrum of Progressive Familial Intrahepatic Cholestasis diseases: Update on pathophysiology and emerging treatments. Eur J Med Genet. 2021 Nov;64(11):104317.
9. Vinayagamoorthy V, Srivastava A, Sarma MS. Newer variants of progressive familial intrahepatic cholestasis. World J Hepatol. 2021 Dec 27;13(12):2024-2038.
10. Ibrahim SH, Kamath BM, Loomes KM, Karpen SJ. Cholestatic liver diseases of genetic etiology: Advances and controversies. Hepatology. 2022 Jun;75(6):1627-1646.
11. Zhang J, Yang Y, Gong JY, Li LT, Li JQ, Zhang MH, et al. Low-GGT intrahepatic cholestasis associated

with biallelic USP53 variants: Clinical, histological and ultrastructural characterization. Liver Int. 2020 May;40(5):1142-1150.

12. Amirneni S, Haep N, Gad MA, Soto-Gutierrez A, Squires JE, Florentino RM. Molecular overview of progressive familial intrahepatic cholestasis. World J Gastroenterol. 2020 Dec 21;26(47):7470-7484.
13. Alam S, Lal BB. Recent updates on progressive familial intrahepatic cholestasis types 1, 2 and 3: Outcome and therapeutic strategies. World J Hepatol. 2022 Jan 27;14(1):98-118.
14. Felzen A, van Wessel DBE, Gonzales E, Thompson RJ, Jankowska I, Shneider BL. Natural course and Prognosis of PFIC and Effect of biliary Diversion (NAPPED) Consortium. Genotype-phenotype relationships of truncating mutations, p.E297G and p.D482G in bile salt export pump deficiency. JHEP Rep. 2022 Nov 16;5(2):100626.
15. Gao F, Cheema H, Waheed N, Mushtaq I, Erden N, Nelson-Williams C, et al. Organic solute transporter alpha deficiency: a disorder with cholestasis, liver fibrosis, and congenital diarrhea. Hepatology. 2020 May;71(5):1879-1882.
16. Maddirevula S, Alhebbi H, Alqahtani A, Algoufi T, Alsaif HS, Ibrahim N, et al. Identification of novel loci for pediatric cholestatic liver disease defined by KIF12, PPM1F, USP53, LSR, and WDR83OS pathogenic variants. Genet Med. 2019 May;21(5):1164-1172.
17. Mandato C, Siano MA, Nazzaro L, Gelzo M, Francalanci P, Rizzo F, et al. A ZFYVE19 gene mutation associated with neonatal cholestasis and cilia dysfunction: case report with a novel pathogenic variant. Orphanet J Rare Dis. 2021 Apr 14;16(1):179.
18. Pan Q, Luo G, Qu J, Chen S, Zhang X, Zhao N, et al. A homozygous R148W mutation in Semaphorin 7A causes progressive familial intrahepatic cholestasis. EMBO Mol Med. 2021 Nov 8;13(11):e14563.
19. Satomura Y, Bessho K, Nawa N, Kondo H, Ito S, Togawa T, et al. Novel gene mutations in three Japanese patients with ARC syndrome associated mild phenotypes: a case series. J Med Case Rep. 2022 Feb 13;16(1):60.
20. Alfadhel M, Umair M, Almuzzaini B, Asiri A, Al Tuwaijri A, Alhamoudi K, et al. Identification of the *TTC26* Splice Variant in a Novel Complex Ciliopathy Syndrome with Biliary, Renal, Neurological, and Skeletal Manifestations. Mol Syndromol. 2021 Jun;12(3):133-140.
21. Rodrigo M, Dong X, Chien D, Karnsakul W. Cholestatic pruritus in children: conventional therapies and beyond. Biology (Basel). 2023 May 22;12(5):756.
22. Van Wessel DBE, Thompson RJ, Gonzales E, Jankowska I, Shneider BL, Sokal E, et al. Natural course and prognosis of pfic and effect of biliary diversion consortium. impact of genotype, serum bile acids, and surgical biliary diversion on native liver survival in fic1 deficiency. Hepatology. 2021 Aug;74(2):892-906.
23. Rudnik DA, Perlmutter DH. Allpha 1 antitrypsin deficiency. In: Suchy FJ, Sokol RJ, Balistreri WF, Bezerra JA, Mack CL, Sheneider BL. Liver disease in childhood. 5.ed. Cambridge University Press; 2021. p.417-2436.
24. Abreu N, Pereira VM, Pestana M, Jasmins L. Future perspectives in the diagnosis and treatment of liver disease associated with alpha-1 antitrypsin deficiency. GE Port J Gastroenterol. 2023 Feb 1;30(5):327-335.
25. Dasí F. Alpha-1 antitrypsin deficiency. Med Clin (Barc). 2023 Nov 21:S0025-7753(23)00648-6. English, Spanish.

31

Colangite esclerosante primária

Eleonora Druve Tavares Fagundes
Hildênia Baltasar Ribeiro Nogueira

INTRODUÇÃO

A colangite esclerosante primária (CEP) é uma doença hepatobiliar crônica rara, que se caracteriza por inflamação e fibrose, persistente e progressiva, dos ductos biliares intra e extra-hepáticos, evoluindo para obstrução com colestase e cirrose. A etiologia ainda é desconhecida, mas parece haver envolvimento de fatores genéticos, imunológicos e ambientais, entre os quais a disbiose parece ter participação importante.[1,2]

O termo CEP é utilizado com o propósito de diferenciar a colangite esclerosante sem causa definida da colangite esclerosante secundária a lesões dos ductos biliares decorrentes de doenças sistêmicas.[2,3] Algumas causas de colangite secundária estão listadas no Quadro 1 e devem ser pesquisadas e descartadas antes do diagnóstico de CEP.[2]

Em crianças, a incidência é cerca de um terço da reportada em adultos, estimada em 0,2 a 0,23 por 100 mil pessoas/ano; a prevalência da CEP pediátrica varia de 1,5 a 2,1 por 100 mil pessoas/ano.[2,4] Uma metanálise incluindo dados de crianças e adultos com CEP publicada em 2021 analisou 17 estudos de três continentes (América do Norte, Europa e Ásia) e encontrou taxa de incidência de 0,6/100.000 pessoas/ano. A idade média ao diagnóstico da CEP apresentou distribuição bimodal, com picos aos 15 e 35 anos, e ocorre mais comumente no sexo masculino.[5]

Doença inflamatória intestinal (DII) está presente em até 76% dos pacientes, dos quais 83% têm colite ulcerativa ou colite indeterminada e 17% doença de Crohn.[6]

A sobreposição entre CEP e hepatite autoimune, a chamada colangite autoimune, tem sido descrita com prevalência mais elevada na população pediátrica. Tem sido sugerido que a colangite autoimune não seja uma entidade distinta, mas que represente uma fase inflamatória da CEP que se manifesta mais cedo no curso da doença, que então converge para um fenótipo de CEP mais clássico no adulto.[7,8] Estudos longitudinais são necessários para determinar se CEP, colangite autoimune e hepatite autoimune são entidades distintas ou representam um contínuo da doença autoimune do fígado.[8]

QUADRO 1 Causas de colangite esclerosante secundária em crianças

Tipos	Doenças
Em associação a doenças autoimunes	Doença celíaca Diabetes *mellitus* Tireoidite Lúpus Psoríase Pancreatite autoimune associada à IgG4
Imunodeficiências (geralmente associadas com causas infecciosas)	Colangiopatia relacionada à Aids: Citomegalovírus, *Cryptosporidium* Agamaglobulinemia Hipereosinofilia
Infeccioso	Colangite bacteriana recorrente Infestação biliar crônica
Neoplasias	Histiocitose Doença de Hodgkin
Obstrutiva crônica	Coledocolitíase Biliopatia portal Trauma cirúrgico, por exemplo, pós-colecistectomia Estenose anastomótica pós-cirúrgica ou pós-transplante hepático Pancreatite crônica
Genético	Colangiopatia associada a fibrose cística PFIC tipo 3
Diversos	Colangite em paciente grave relacionada à covid-19 Ketamina

Aids: síndrome da imunodeficiência adquirida; IgG4: imunoglobulina G4; PFIC: colestase intra-hepática progressiva familiar.
Fonte: adaptação de Balistreri e Lam.[2]

QUADRO CLÍNICO

A CEP tem um curso insidioso, podendo ser assintomática ou oligossintomática na fase inicial. Os sintomas podem variar de acordo com a época do diagnóstico e eventual concomitância de doenças associadas. Sua suspeita é geralmente levantada devido a alterações em enzimas hepáticas, especialmente gamaglutamiltransferase (GGT) em exames de rotina ou durante avaliação de hepatomegalia. Quando presentes, as manifestações clínicas mais comuns são dor abdominal, fadiga, anorexia, icterícia, colúria; em alguns casos pode ocorrer perda de peso. Prurido é menos frequente que em adultos. No exame físico pode-se identificar hepatomegalia, esplenomegalia e ascite, no caso de doença avançada.[2]

A CEP deve ser suspeitada em todo paciente com quadro de colestase sem causa definida, com hepatomegalia ou hepatoesplenomegalia e enzimas canaliculares alteradas, especialmente no sexo masculino e em pacientes com DII e bioquímica hepática alterada.

Durante o curso da doença, podem surgir outras complicações, como colangite de repetição (secundária às estenoses dominantes) e as complicações da hipertensão portal (hemorragia digestiva, ascite).[2,6]

Presença de diarreia crônica e sangramento intestinal em pacientes com CEP torna necessária a investigação de DII, especialmente colite ulcerativa.[6]

Algumas particularidades da doença entre adultos e crianças podem ser observadas no Quadro 2.

DIAGNÓSTICO E EXAMES COMPLEMENTARES

A identificação da CEP é em geral realizada no diagnóstico diferencial de pacientes com alterações clínicas e laboratoriais sugestivas de colestase, associada a sinais típicos de acometimento das vias biliares em exames de imagem (sobretudo colangiorressonância), com ou sem achados na histologia. As causas de colangite esclerosante secundária devem ser afastadas.[2,3,9]

O diagnóstico da CEP requer uma abordagem abrangente e sistematizada. A investigação deve ser iniciada com um histórico clínico minucioso, identificando sinais e sintomas como prurido, icterícia, hepatomegalia e anormalidades laboratoriais. Sintomas sistêmicos, especialmente DII, devem ser pesquisados. Os *guidelines* europeu e americano de CEP foram atualizados recentemente em 2022 e 2023, respectivamente; embora com maior ênfase para o manejo de adultos, também trazem orientação para abordagem diagnóstica e terapêutica das crianças e adolescentes.[3,9]

Exames laboratoriais

Em geral, as enzimas alanina aminotransferase (ALT) e aspartato aminotransferase (AST) estão discretamente aumentadas enquanto há aumento predominante de fosfatase alcalina (FA) e gamaglutamil transferase (GGT), sendo esta última mais sensível em crianças. A FA apresenta limitações nessa faixa etária devido às variações dos valores de referência de acordo com a idade e o crescimento ósseo; por isso, a GGT deve ser usada. Como em adultos, é comum a flutuação e normalização espontânea da GGT no início da doença, e níveis persistentemente normais/baixos (GGT < 50 U/L) estão associados a melhor prognóstico.[10]

Níveis de AST/ALT, superiores a 5 vezes o valor de referência, devem levantar a suspeita de colangite autoimune. Os níveis de bilirrubinas são tipicamente normais na fase

QUADRO 2 Diferenças da CEP entre crianças e adultos

	Crianças	Adultos
Incidência	0,2/100.000/pessoas ano	1/100.000/pessoas ano
Idade de apresentação	15 anos	35 anos
Manifestação clínica mais comum	Dor abdominal	Prurido
Sobreposição com hepatite autoimune Colangite autoimune	25-35%	7-10%
Colangite de pequenos ductos	20%	10%
Presença de estenose dominante ao diagnóstico	4%	45%
Marcador laboratorial	GGT	FA

CEP: colangite esclerosante primária; FA: fosfatase alcalina; GGT: gamaglutamiltransferase.
Fonte: elaboração das autoras.

inicial; resultados elevados sugerem doença avançada ou outras complicações. Os níveis séricos de albumina podem estar reduzidos, e a razão normalizada internacional (RNI) alargado com a evolução da doença.[2]

Os resultados de GGT, albumina, bilirrubina total e contagem de plaquetas, em conjunto com resultados colangiográficos, constituem o escore Scope, primeiro escore de estratificação de risco desenvolvido e validado para população pediátrica (Tabela 1).[10]

O Scope tem a vantagem de utilizar marcadores bioquímicos usados na prática diária para predizer o curso clínico do paciente, como risco de transplante hepático, morte e complicações hepatobiliares (Tabela 2). Além disso, o Scope apresenta boa correlação com a fibrose na biópsia e elastografia. Por outro lado, não usa FA, que é menos sensível em crianças, ou AST, que pode estar elevada nos casos de colangite autoimune.[10]

Autoanticorpos são frequentemente detectados em pacientes com CEP e não devem ser usados para diagnosticar ou estratificar o risco de CEP, mas estão indicados nos casos em que há suspeita de colangite autoimune.[3]

Exames de imagem

A ultrassonografia hepática é frequentemente utilizada como um método inicial para avaliação da anatomia biliar e detecção de possíveis anormalidades; no entanto, sua sensibilidade para detectar estreitamentos e dilatações das vias biliares é baixa.[2]

A colangiografia é o principal método diagnóstico. Os achados típicos são dilatações e estreitamentos multifocais intercalados da árvore biliar: árvore biliar em "conta de rosário" (Figura 1). A colangiopancreatografia retrógrada endoscópica (CPRE) era o exame de referência, porém

TABELA 1 Escore Scope para estratificação de risco de complicações na CEP em crianças

	Valores	Pontos
Bilirrubina total	≤ 0,6 0,7-2,7 2,8-4,8 ≥ 4,9	0 +1 +2 +3
Albumina	≥ 4 3,2-3,9 ≤ 3,1	0 +1 +2
Plaquetas	≥ 225 136-224 ≤ 135	0 +1 +2
GGT	≤ 100 101-249 ≥ 250	0 +2 +3
Colangiografia	Normal Envolvimento de grandes ductos	0 +1
Total	Baixo risco Médio risco Alto risco	0-3 4-5 6-11

CEP: colangite esclerosante primária; GGT: gamaglutamiltransferase.
Fonte: adaptação de Deneau et al.[10]

TABELA 2 Correlação Scope com futuras complicações

Scope risco	Escore	Probabilidade % de transplante ou óbito nos próximos 5 anos					Probabilidade % de complicações hepatobiliares nos próximos 5 anos*				
		1 ano	2 anos	3 anos	4 anos	5 anos	1 ano	2 anos	3 anos	4 anos	5 anos
Baixo	0	< 1	< 1	< 1	< 1	< 1	< 1	1	2	2	3
	1	< 1	< 1	< 1	< 1	1	2	3	4	5	6
	2	< 1	< 1	1	1	2	3	4	6	7	9
	3	< 1	1	2	2	3	4	5	7	9	15
Médio	4	1	2	3	4	6	5	7	10	12	16
	5	2	3	5	7	10	8	12	16	20	25
Alto	6	3	5	9	13	18	13	19	26	32	39
	7	6	10	18	23	31	20	28	37	45	53
	8	10	17	30	38	50	31	43	54	64	73
	9	17	28	46	56	69	36	48	59	68	76
	10	33	52	75	84	93	48	62	75	84	93
	11	44	65	86	93	97	56	71	86	93	97

* Inclui complicações de hipertensão porta (varizes esofágicas, ascite, encefalopatia hepática), complicações biliares (colangite, estenose dominante de via biliar requerendo dilatação ou *stent*), colangiocarcinoma, transplante, morte por complicação hepática.
Fonte: adaptação de Deneau et al.[10]

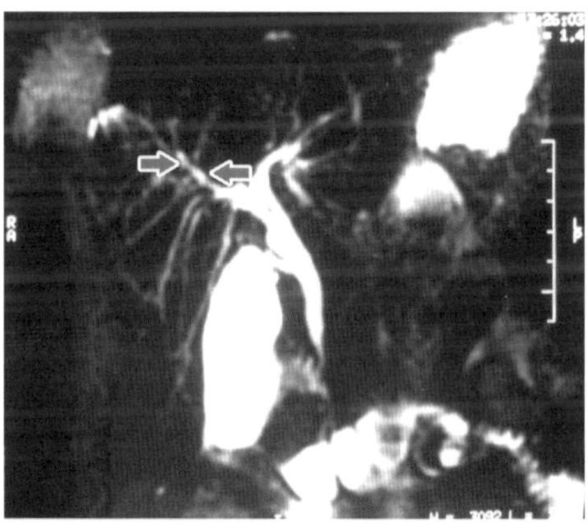

FIGURA 1 Colangiorressonância mostrando dilatação e estreitamento em árvore biliar.
Fonte: acervo das autoras.

os avanços das técnicas de imagem colocaram a colangiorressonância como principal exame de partida para o diagnóstico dessa doença. Apesar da necessidade de sedação em crianças menores, trata-se de exame seguro, não invasivo e com sensibilidade e especificidade semelhante à da CPRE.[9]

Histopatologia hepática

Quando há achados típicos nos exames de imagem, não é necessária a realização da biópsia hepática para confirmar o diagnóstico. A biópsia pode ser particularmente útil quando há suspeita de CEP de pequenos ductos. O diagnóstico de CEP de pequenos ductos deve ser considerado em pacientes com marcadores séricos elevados de colestase, colangiografia normal e histologia compatível, particularmente naqueles com DII concomitante.[3,9] A biópsia hepática deve também ser considerada nos pacientes com CEP e características sugestivas de hepatite autoimune sobreposta, incluindo aminotransferases elevadas, níveis elevados de IgG e autoanticorpos positivos.[2,3]

A análise histopatológica pode oferecer informações detalhadas sobre a extensão da fibrose e atividade inflamatória. São comuns fibrose periductal, proliferação ductular, obliteração de ductos e ductopenia como evento final. O achado de "anéis em casca de cebola", correspondente à fibrose periductal, embora não patognomônico, é mais raro em crianças.

Outros exames

A realização de colonoscopia é recomendada entre os adultos, mesmo em pacientes assintomáticos, para o rastreio de DII.[3,9] Por se tratar de exame mais invasivo, em crianças há a sugestão de triagem através de calprotectina fecal e colonoscopia nos pacientes com esse exame alterado ou nos sintomáticos.[3]

A abordagem da criança com suspeita de CEP é sugerida na Figura 2.

TRATAMENTO

O tratamento da CEP continua sendo um desafio em crianças e adultos. Até o momento não existe nenhum tratamento capaz de modificar a história natural, prognóstico e sobrevida na CEP, com exceção do transplante hepático, embora recidivas da doença sejam frequentes.[11] Devido a isso, o tratamento dessa doença consiste em controlar os sintomas e identificar e tratar as possíveis complicações e doenças associadas, como a DII.[3,9]

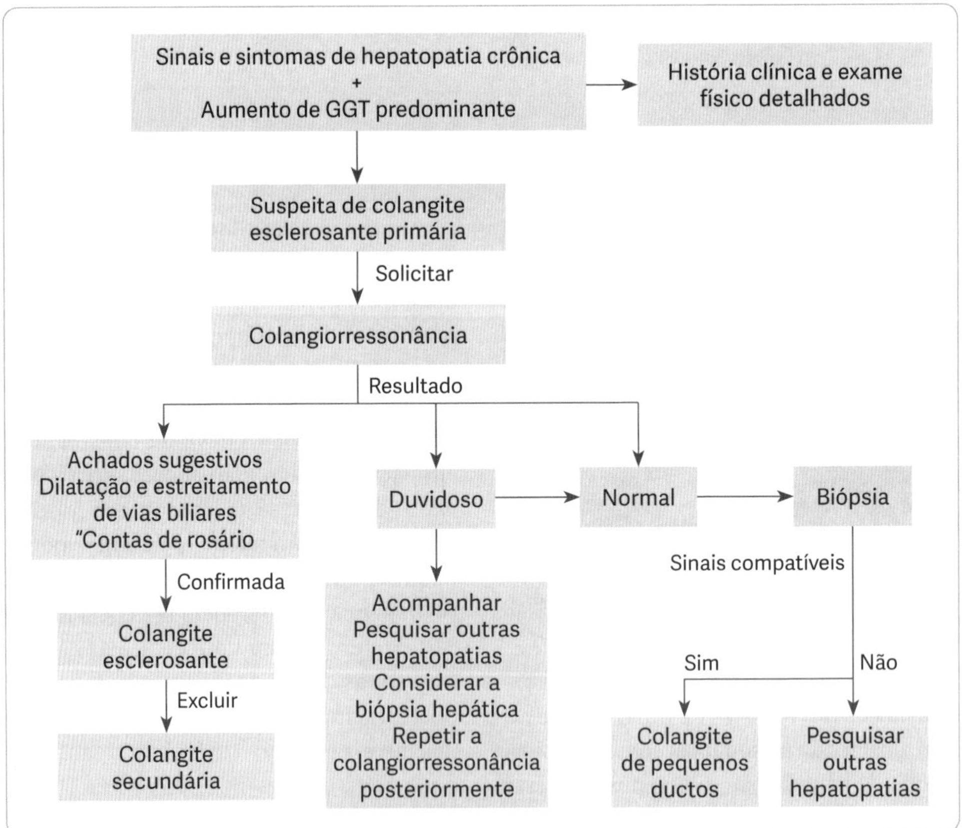

FIGURA 2 Abordagem diagnóstica da CEP na criança.

CEP: colangite esclerosante primária; GGT: gamaglutamiltransferase.
Fonte: adaptação de Bowlus et al.[9]

O ácido ursodesoxicólico (UDCA) é o fármaco mais estudado e utilizado até o momento na CEP. Tem como mecanismos de ação o aumento da hidrofilidade e efeito colerético, além de efeitos imunomoduladores, com redução da produção de citocinas estimuladas por ácidos biliares.[2] O uso do UDCA foi avaliado em doses baixas (10 a 15 mg/kg/dia), intermediárias (17 a 23 mg/kg/dia) e altas (25 a 30 mg/kg/dia) em diversos estudos. Foi observado que doses intermediárias são capazes de melhorar os exames de bioquímica hepática, porém sem modificação na mortalidade ou curso da doença; doses altas foram associadas com aumento da progressão das doenças e número de eventos adversos, como cirrose, varizes esofágicas, necessidade de transplante hepático, colangiocarcinoma e morte.[3,9]

O *guideline* da American Association for the Study of Liver Diseases (AASLD) de 2010 se posicionou contra seu uso devido à falta de evidências sobre modificação de sobrevida.[12] No entanto, a revisão de 2023 considera seu uso em doses moderadas 13 a 23 mg/kg/dia, caso o paciente não seja elegível ou não esteja interessado em participar de algum estudo clínico de outras drogas em teste.[9] O *guideline* europeu considera o uso de doses entre 15 e 20 mg/kg/dia, uma vez que pode melhorar as enzimas hepáticas que são marcadores substitutos de prognóstico.[3] Há orientações de que o UDCA deve ser mantido apenas se houver melhora laboratorial da GGT.[13]

Várias drogas têm sido testadas, incluindo antimicrobianos como vancomicina, imunomoduladores e antifibróticos. No entanto, ainda não há recomendações para seu uso rotineiro.[2] O uso de corticoide e imunossupressores não está indicado para CEP, exceto nos casos de colangite autoimune.[3,9]

O prurido pode ser inicialmente abordado com UDCA. Caso não haja melhora, pode ser acrescentado rifampicina ou colestiramina. Em casos de colangite de repetição, devem ser pesquisadas estenoses dominantes e outras alterações em vias biliares passíveis de abordagem endoscópica, com dilatação e colocação de *stent* quando necessário.[3,9]

Recomenda-se o tratamento da DII relacionada à CEP de acordo com as diretrizes atuais, com o objetivo de alcançar a cicatrização da mucosa.[3]

Cerca de 14 a 20% dos pacientes vão necessitar de transplante hepático, com idade mediana de 15 anos, 4 anos após o diagnóstico de CEP. A sobrevida livre de eventos é 70% em 5 anos e de 53% em 10 anos.[6]

Além das indicações habituais de transplante hepático (falência hepática progressiva, complicações da hipertensão porta), a CEP possui indicações específicas, como prurido intratável e colangite bacteriana de repetição.[3] A recorrência da doença é considerável: 10% com 2 anos e 27% com 5 anos pós-transplante.[11]

RESUMO

A colangite esclerosante primária é uma doença colestática crônica, de etiologia não definida, caracterizada por inflamação progressiva, fibrose e estenose dos ductos biliares intra e extra-hepáticos. O diagnóstico é suspeitado na presença de sinais de hepatopatia crônica com aumento predominante de gamaglutamiltransferase e comprovado por meio da colangiorressonância, que evidencia áreas de dilatações intercaladas com estenoses.

No momento não há tratamento efetivo que altere a sobrevida e a necessidade de transplante hepático. O ácido ursodesoxicólico é o fármaco mais estudado e utilizado até o momento, na dose de 15 a 20 mg/kg/dia.

Embora não haja evidência comprovada de melhora de sobrevida, pode melhorar as enzimas hepáticas que são marcadores substitutos de prognóstico.

REFERÊNCIAS

1. Takakura WR, Tabibian JH, Bowlus CL. The evolution of natural history of primary sclerosing cholangitis. Curr Opin Gastroenterol. 2016;33(2):71-7.
2. Balistreri W, Lam S. Sclerosing cholangitis in children. In: Sulchy FJ, Sokol RJ, Baliestreri WF, et al. Liver disease in children. 5.ed. Cambridge: Cambridge University Press; 2021. p.333-47.
3. European Association for the Study of the Liver. EASL clinical practice guidelines on sclerosing cholangitis. J Hepatol. 2022;77(3):761-806.
4. Kaplan GG, Laupland KB, Butzner D, et al. The burden of large and small duct primary sclerosing cholangitis in adults and children: a population-based analysis. Am J Gastroenterol. 2007;102(5):1042-9.
5. Mehta TI, Weissman S, Fung BM, et al. Global incidence, prevalence and features of primary sclerosing cholangitis: a systematic review and meta-analysis. Liver Int. 2021;41(10):2418-26.
6. Deneau MR, El-Matary W, Valentino PL, et al. The natural history of primary sclerosing cholangitis in 781 children: a multicenter, international collaboration. Hepatology. 2017;66(2):518-27.
7. Ricciuto A, Kamath BM, Hirschfield GM, Trivedi PJ. Primary sclerosing cholangitis and overlap features of autoimmune hepatitis: a coming of age or an age-ist problem? J Hepatol. 2023;79(2):567-75.
8. Warner S, Rajanayagam J, Russell E, et al. Biliary disease progression in childhood onset autoimmune liver disease: a 30-year follow-up into adulthood. JHEP Rep. 2024;6(2):1-11.
9. Bowlus CL, Arrivé L, Bergquist A, et al. AASLD practice guidance on primary sclerosing cholangitis and cholangiocarcinoma. Hepatology. 2023;77(2):659-702.
10. Deneau MR, Mack C, Perito ER, et al. The Sclerosing cholangitis outcomes in pediatrics (Scope) Index: a prognostic tool for children. Hepatology. 2021;73:1074-87.
11. Martinez M, Perito ER, Valentino P, et al. Recurrence of primary sclerosing cholangitis after liver transplant in children: an international observational study. Hepatology. 2021;74(4):2047-57.
12. Chapman R, Fevery J, Kalloo A, et al. American Association for the Study of Liver Diseases. Diagnosis and management of primary sclerosing cholangitis. Hepatology. 2010;51(2):660-78.
13. Laborda TJ, Jensen MK, Kavan M, Deneau M. Treatment of primary sclerosing cholangitis in children. World J Hepatol. 2019;11(1):19-36.

32

Colelitíase e coledocolitíase

Adriana Porta
Renata Belém Pessoa de Melo Seixas

INTRODUÇÃO

A colelitíase é uma doença rara nos lactentes e pouco frequente em adolescentes, com exceção dos casos relacionados à hemólise crônica. Nos últimos anos, foi observado aumento da prevalência da colelitíase.[1] O amplo espectro de doenças do trato biliar inclui os cálculos biliares na vesícula (colelitíase), colecistite ou discinesia biliar.[1,2] Cálculos biliares são formados principalmente na vesícula biliar, menos frequentemente nos ductos biliares intra-hepáticos ou extra-hepáticos.

Pacientes com colelitíase não apresentam sintomas óbvios, e quando sintomáticos apresentam dispepsia e cólica biliar causada sobretudo por obstrução do ducto cístico.[3] Os cálculos biliares podem determinar complicações graves, como colecistite, colangite aguda e pancreatite.[1]

PREVALÊNCIA

Nos últimos anos, foi observado aumento da prevalência da colelitíase não hemolítica, de 1,9 para 4%; esse aumento deveu-se à epidemia crescente da obesidade infantil e ao uso generalizado de ultrassonografia (US), indicada para a avaliação diagnóstica de outras doenças.[4,5] A sobrevida crescente de neonatos com doença crítica e o uso prolongado de nutrição parenteral total (NPT) ou de medicações litogênicas, como cefalosporinas de terceira geração e diuréticos, somam-se aos fatores que aumentam a prevalência.[6-8]

Em pacientes pediátricos, o número de colecistectomias realizadas aumentou 213% em um período de 9 anos.[9] Casos de colelitíase fetal também foram descritos.[10] Schwab et al., em aproximadamente 200 mil US obstétricas realizadas entre 1996 e 2019, encontraram 34 colelitíases fetais.[11] A presença de cálculos biliares em fetos pode levar os pesquisadores a procurar causas genéticas da doença.

ETIOLOGIA

Além da conhecida relação com doença hemolítica crônica, os fatores de risco para colelitíase na pediatria têm se assemelhado àqueles encontrados em adultos, como obesidade, sexo feminino, aumento da idade, etnia hispânica e uso de contraceptivos orais.[3,10]

A colelitíase em criança tem associação principalmente com quadros hemolíticos (anemia falciforme), prematuridade, NPT prolongada, dislipidemia e uso de drogas (p. ex., cefalosporina de terceira geração). Algumas doenças podem causar formação de cálculos biliares: colangite esclerosante primária, doença de Wilson, cálculos renais, síndrome nefrótica congênita, hipotireoidismo, trissomia do cromossomo 21, fibrose cística e doença de Gaucher.[8]

No entanto, nos últimos 20 anos, tem-se observado um aumento significativo na prevalência de colelitíase não hemolítica, com destaque para a obesidade epidêmica como uma das principais causas.[9] Vale ressaltar que a rápida redução do índice de massa corporal (IMC) também promove a formação de cálculos biliares.[11] A etiologia dos cálculos biliares na infância está resumida no Quadro 1.[12]

QUADRO CLÍNICO

A doença calculosa biliar representa diagnóstico desafiador na pediatria devido à grande variação de apresentação clínica (Quadro 2) e aos poucos estudos nessa faixa etária. Sabe-se que aproximadamente 20% dos pacientes são assintomáticos e a maioria dos lactentes e crianças menores apresentam sintomas pouco específicos.[10,13,14] Quando sintomáticos, a apresentação clínica mais frequente é a cólica biliar (84,4%).[11]

A coledocolitíase geralmente é associada à migração de cálculos da vesícula biliar para o ducto biliar comum (DBC), exceto nos casos hemolíticos, condições nas quais podem apresentar cálculos primários. No geral, os cálculos do DBC são incomuns em crianças (apenas 10% de todos os cálculos biliares). A apresentação clínica da coledocolitíase compreende icterícia e pode ter como complicação colangite e pancreatite. A coledocolitíase deve ser suspeitada em um paciente com cálculos biliares que apresente hiperbilirrubinemia (bilirrubina total > 1,3 mg/dL) e/ou DBC dilatado (> 6 mm).[12]

Cálculos biliares em lactentes são geralmente assintomáticos, mas ocasionalmente podem apresentar clínica de colestase, sepse e dor abdominal. Em bebês sintomáticos, os cálculos biliares são mais frequentemen-

QUADRO 1 Etiologia dos cálculos biliares na infância

Tipo de cálculos	Proporção de cálculo na infância	Etiologia
Doença hemolítica	20-30%	Anemia falciforme, esferocitose hereditária e talassemia maior
Não hemolítica	40-50%	NPT, jejum prolongado, doença ileal (como doença de Crohn), ressecção, prematuridade, furosemida, *by-pass* cardiopulmonar, doença biliar congênita, malformações, PFIC, doença hepática crônica, fibrose cística, ACO, gravidez na adolescência
Idiopática	30-40%	Sem fatores predisponentes

ACO: anticoncepcionais orais; NPT: nutrição parenteral total; PFIC: colestase intra-hepática familiar progressiva.
Fonte: Poddar.[12]

QUADRO 2 Apresentações clínicas de cálculos biliares em crianças

Idade	Proporção de todos os cálculos biliares em crianças	Apresentação clínica
Lactentes (< 2 anos)	10%	1. Sintomático: icterícia colestática, fezes acólicas transitórias, dor e sepse. 2. Assintomático: detecção incidental.
Crianças (2-14 anos)	40%	1. Sintomas biliares típicos (40-50%): quadrante superior direito ou dor epigástrica com ou sem náusea, vômitos e intolerância à gordura. 2. Dor abdominal inespecífica (20-30%). 3. Abdome agudo (5-10%): devido a colecistite aguda, pancreatite ou colangite. 4. Assintomático (20%).
Adolescentes (14-18 anos)	50%	Semelhantes ao quadro clínico de crianças, mas a dor no quadrante superior direito e a intolerância a alimentos gordurosos são mais comuns nos adolescentes.

Fonte: Poddar.[12]

te associados a pedras no DBC do que a cálculos apenas na vesícula biliar.[12]

DIAGNÓSTICO

Exames laboratoriais podem ser solicitados na suspeita de complicações, como na coledocolitíase, na pancreatite ou na investigação de doença hemolítica. Na colelitíase, na maioria das vezes os exames laboratoriais são normais. Em uma pequena parcela dos pacientes há uma elevação transitória e discreta da bilirrubina sérica, aminotransferases e fosfatase alcalina, mais comum nos casos de coledocolitíase. Na presença de colangite ou pancreatite, pode haver leucocitose; na suspeita de pancreatite, é importante solicitar enzimas pancreáticas.[12]

O teste mais usado e mais preciso para detectar a presença de cálculos biliares é o exame de US. Os cálculos biliares são geralmente móveis, únicos ou múltiplos e caracteristicamente apresentam uma sombra acústica posterior. A lama biliar, embora apareça ecogênica na US, não emite sombra acústica. A sensibilidade e a especificidade da US excede 95% para colelitíase na vesícula biliar, mas esse número é de apenas 50 a 75% para coledocolitíase. Em crianças, 20 a 50% dos cálculos biliares são radiopacos.[12]

A colangiorressonância está sendo cada vez mais usada para investigar doenças complicadas das vias biliares por cálculo. A colangiopancreatografia retrógrada endoscópica (CPRE) é um procedimento indicado para avaliação diagnóstica e tratamento das doenças que acometem as vias ou canais biliares intra e extra-hepático e o canal pancreático principal (ducto de Wirsung), e tem como vantagem, além de oferecer o diagnóstico, possibilitar a realização da intervenção terapêutica no DBC.[12] É o melhor exame para delinear a via biliar e pancreática, avaliando anomalias congênitas de ductos pancreatobiliares (p. ex., anomalias de colédoco e pâncreas *divisum*) e a presença de coledocolitíase.[14]

A US endoscópica também pode ser útil para diagnosticar cálculos no DBC e para detecção de microlitíase, embora seu uso pediátrico ainda seja limitado por questões técnicas.[14]

COMPLICAÇÃO

As complicações estão relacionadas à migração do cálculo e\ou obstrução do trato biliar (por cálculos nos ductos biliares). Entre elas, as principais são:

- Colecistite aguda: ocorre por obstrução do ducto cístico, é rara em criança e a forma mais comum é a alitiásica (paciente neuropata, pacientes graves em unidade de terapia intensiva).
- Coledocolitíase.
- Pancreatite biliar: ocorre devido à migração do cálculo e obstrução da papila duodenal.

TRATAMENTO

A colelitíase sintomática está associada a maior risco de complicações como colecistite aguda, pancreatite aguda ou coledocolitíase. O tratamento da colelitíase sintomática nas crianças requer, geralmente, o tratamento cirúrgico (colecistectomia laparoscópica).[14]

Nos pacientes com colelitíase associada à colecistite aguda, a colecistectomia é indicada. Antibióticos devem ser usados antes e na hora da cirurgia e devem ser continuados com um curso de 4 a 7 dias no pós-operatório em pacientes com boa evolução sem sinais de sepse. A cefalosporina de terceira geração, a combinação de ampicilina e sulbactam ou a combinação piperacilina e tazobactam são os antibióticos mais indicados.[14]

O tratamento conservador da colelitíase pode ser indicado em alguns pacientes selecionados que, devido a comorbidades, apresentam contraindicação ao procedimento. Entretanto, o tratamento não cirúrgico de dissolução oral com ácido ursodesoxicólico (UDCA) é trabalhoso e com altas taxas de recorrência, além do alto custo de manter a medicação em longo prazo para prevenir a recorrência. Uma análise de regressão logística de fatores que podem afetar a dissolução do cálculo mostrou que o tamanho do cálculo ≤ 5 mm aumentou a probabilidade de dissolução em 3,6 vezes, idades menores de 2 anos aumentaram a probabilidade em 3,9 vezes e uma única pedra aumentou a probabilidade em 13,9 vezes.[15] Em pacientes portadores de cálculos biliares calcificados e radiopacos, é improvável que se resolva espontaneamente. A Figura 1 apresenta uma sugestão de fluxograma do diagnóstico e terapia da colelitíase e coledocolitíase na faixa etária pediátrica.[14]

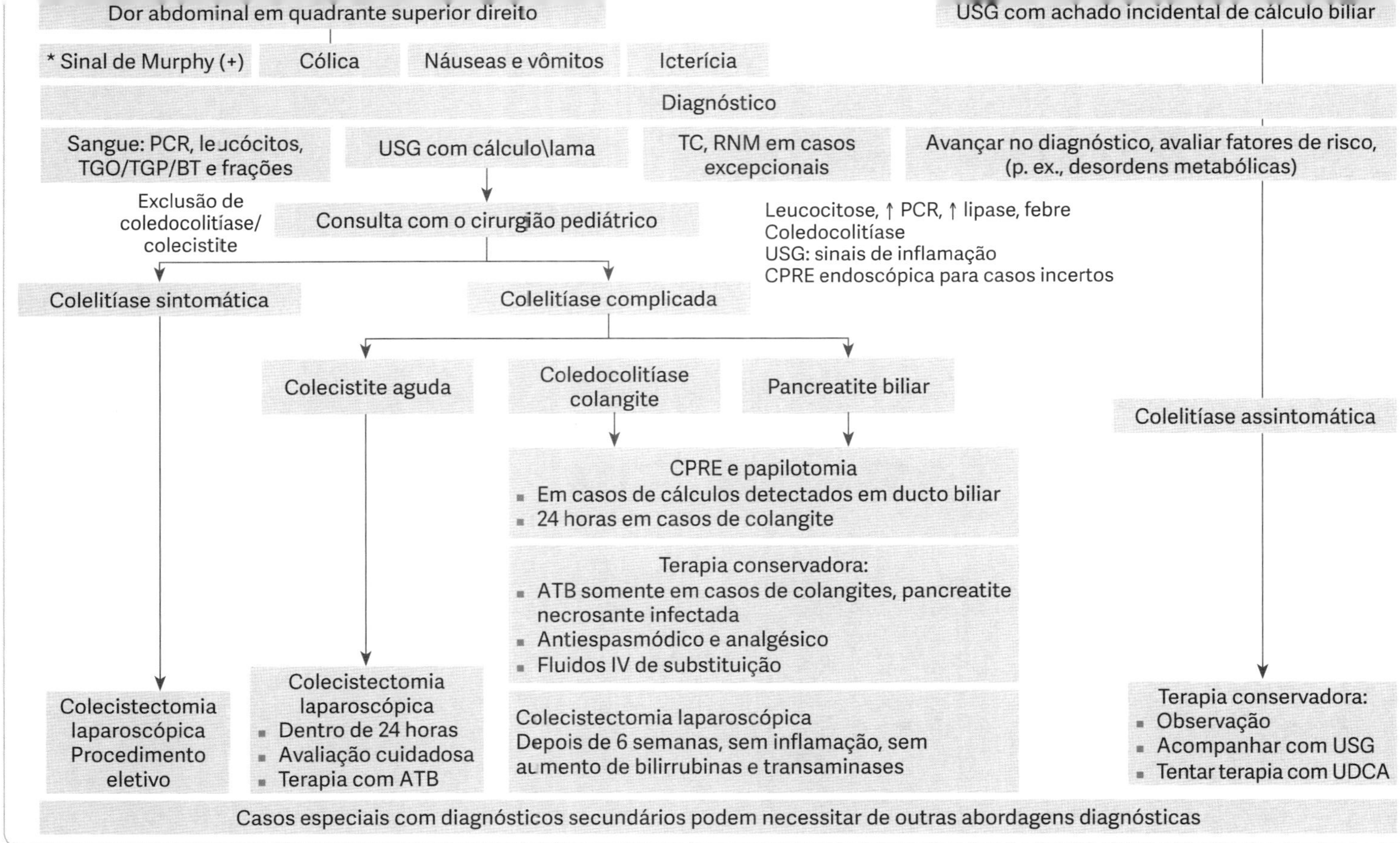

FIGURA 1 Fluxograma do diagnóstico e tratamento da colelitíase e coledocolitíase pediátrica.

* Sinal de Murphy (+): é um sinal detectado no exame físico que indica colecistite aguda. Ocorre quando o paciente, ao ter o hipocôndrio direito palpado, interrompe sua respiração devido à dor.

ATB: antibiótico; BT: bilirrubinas totais; CPRE: colangiopancreatografia retrógrada endoscópica; IV: intravenoso; PCR: proteína C reativa; colangioRNM: colangiorressonância; TC: tomografia computadorizada; TGO: transaminase glutâmico-oxalacética; TGP: transaminase glutâmico-pirúvica; UDCA: ácido ursodesoxicólico; USG: ultrassonografia.

Fonte: Diez et al.[14]

REFERÊNCIAS

1. Rothstein DH, Harmon CM. Gallbladder disease in children. Semin Pediatr Surg. 2016;25:225-31.
2. Zdanowicz K, Kowalczuk-Kryston M, Wojtkowska M, et al. Gallbladder duplication in a child: case report. Pol J Paediatr. 2019;94:263-5.
3. Campbell S, Richardson B, Mishra P, et al. Childhood cholecystectomy in New Zealand: a multicenter national 10 year perspective. J Pediatr Surg. 2016;51:264-7.
4. Chamorro CC, Arteaga P, Paredes C, et al. Cholelithiasis and associated complications in pediatric patients. Cir Pediatr. 2020;33:172-6.
5. Murphy PB, Vogt KN, Winick-Ng J, et al. The increasing incidence of gallbladder disease in children: a 20 year perspective. J Pediatr Surg. 2016;51:748-52.
6. Jeanty C, Derderian SC, Courtier J, Hirose S. Clinical management of infantile cholelithiasis. J Pediatr Surg. 2015;50:1289-92.
7. Zdanowicz K, Białokoz-Kalinowska I, Lebensztejn DM. Non-alcoholic fatty liver disease in non-obese children. Hong Kong Med J. 2020:26:459-62.
8. Parra-Landazury NM, Cordova-Gallardo J, Méndez-Sánchez N. Obesity and gallstones. Visc Med. 2021;37:394-402.
9. Walker SK, Maki AC, Cannon RM, et al. Etiology and incidence of pediatric gallbladder disease. Surgery. 2013;154:927-31, discussion 31-33.
10. Schwab ME, Braun HJ, Feldstein V, et al. The natural history of fetal gallstones: a case series and updated literature review. J Matern Fetal Neonatal Med. 2020;35:4755-62.
11. Zdanowicz K, Daniluk J, Lebensztejn DM, Daniluk U. The etiology of cholelithiasis in children and adolescents: a literature review. Int J Mol Sci. 2022;23(21):13376.
12. Poddar U. Gallstone disease in children. Indian Pediatr. 2010;47(11):945-53.
13. Troyano-Luque J, Padilla-Pérez A, Martínez-Wallin I, et al. Short and long term outcomes associated with fetal cholelithiasis: a report of two cases with antenatal diagnosis and postnatal follow-up. Case Rep Obstet Gynecol. 2014;2014:714271.
14. Diez S, Müller H, Weiss C, et al. Cholelithiasis and cholecystitis in children and adolescents: does this increasing diagnosis require a common guideline for pediatricians and pediatric surgeons? BMC Gastroenterol. 2021;21(1):186.
15. Serdaroglu F, Koca YS, Saltik F, et al. Gallstones in childhood: etiology, clinical features, and prognosis. Eur J Gastroenterol Hepatol. 2016;28(12):1468-72.

33

Doenças metabólicas hepáticas

Irene Kazue Miura
Aline Falheiros de Freitas

INTRODUÇÃO

O melhor conhecimento das bases moleculares e da patogênese das doenças genéticas e os avanços tecnológicos, especialmente a análise das mutações, têm permitido o diagnóstico preciso e o desenvolvimento de modalidades terapêuticas para muitas doenças metabólicas (DM). O diagnóstico e o tratamento precoces são fundamentais para a prevenção de sequelas, óbitos e para o aconselhamento genético.

Uma Classificação Internacional de Distúrbios Metabólicos Hereditários (ICIMD) publicada em 2021 inclui 1.450 distúrbios divididos em 24 categorias, compreendendo 124 grupos.[1] Muitos envolvem processos encontrados principal ou exclusivamente no fígado. O reconhecimento do papel fundamental na manutenção da homeostase metabólica normal facilita a compreensão da alta frequência de envolvimento do fígado nas DM.

Foram descritos, até 2019, 142 erros inatos do metabolismo (EIM) com comprometimento hepático.[1]

EPIDEMIOLOGIA E GENÉTICA

A determinação da frequência das DM é dificultada pela falta de informação e diagnóstico, principalmente das doenças mais raras. Deve-se ressaltar que, embora as DM sejam raras individualmente, são numerosas sob o ponto de vista coletivo, com incidência cumulativa de 1:800 a 2.500 recém-nascidos (RN).[2] A estimativa no Brasil é de que ocorram 1.200 casos novos por ano de EIM. Podem predominar em alguns grupos étnicos. Têm grande variabilidade fenotípica e diversidade de manifestações. A incidência de glicogenose varia de 2,3 a 6,8 por 100 mil; defeitos do ciclo da ureia, 1,9 a 4,5 por 100 mil; acidemias orgânicas, 3,7 a 12,6 por 100 mil.[2] Estudos genéticos recentes mostram prevalência de doença de Wilson variando de 1:2.400 a 1:6.500.[2]

Um número cada vez maior de crianças com EIM tem atingido a idade adulta, e os estudos genéticos mostram que muitos casos de cirrose "criptogênica" em adultos podem ter como causa uma doença metabólica. Cerca de 7 a 14% destes evoluem para doença hepática terminal, e a etiologia não é determinada em cerca de 15% dos casos de insuficiência hepática aguda (IHA) em adultos.[1]

A herança autossômica recessiva ocorre na maioria, podendo também ser autossômica dominante, ligada ao X ou mitocondrial.

PATOGÊNESE

As doenças metabólicas hepáticas podem ser divididas em três grupos, de acordo com a patogênesse:[3,4]

1. Com defeito enzimático e consequente acúmulo de componentes tóxicos. Exemplos: doença da urina do xarope de bordo, tirosinemia tipo 1, acidemias orgânicas, galactosemia, intolerância hereditária à frutose, defeitos do ciclo da ureia, doença de Wilson, hemocromatose e porfirias. A expressão clínica tem início tardio, curso intermitente e intervalos assintomáticos. Os sinais clínicos podem ser agudos (vômitos, coma, insuficiência hepática, complicações tromboembólicas) ou crônicos (retardo do desenvolvimento, cardiomiopatia). Febre, infecções, jejum prolongado e ingestão de alimentos específicos podem desencadear a descompensação metabólica.
2. EIM intermediários podem ocorrer com deficiência na produção ou na utilização de energia no fígado, miocárdio, músculo ou cérebro. Os defeitos mitocondriais são mais graves e geralmente não tratáveis e incluem as acidemias lácticas congênitas, distúrbios da cadeia respiratória mitocondrial, distúrbios da oxidação de ácidos graxos e defeitos dos corpos cetônicos. São sintomas comuns: hipoglicemia, hiperlacticemia, hepatomegalia, hipotonia, parada no crescimento, miopatia, cardiomiopatia, colapso circulatório, comprometimento cerebral e morte súbita. Os defeitos citoplasmáticos de energia são menos graves e incluem distúrbios da glicólise, metabolismo do glicogênio e gliconeogênese, hiperinsulinismo (todas tratáveis), distúrbios do metabolismo da creatina (parcialmente tratável) e defeitos da via pentose (não tratáveis).
3. Com distúrbio na síntese ou no catabolismo de moléculas complexas e distúrbios do tráfego intracelular e no processamento de proteínas secretórias. Os sintomas são permanentes, progressivos e não têm relação com a ingestão de alimentos. Como exemplos estão distúrbios dos peroxissomos e dos lisossomos, doenças de depósito lisossomal, deficiência de alfa-1-antitripsina (A1AT), defeitos da síntese de ácidos biliares, purinas, pirimidinas e porfirinas, defeitos de transporte de metais, deficiência de vitaminas, defeitos de neurotransmissão e defeitos congênitos de glicosilação.

MANIFESTAÇÕES CLÍNICAS

As doenças metabólicas hepáticas (DMH) podem se manifestar em qualquer idade, desde o período pré-natal, neonatal, infância, adolescência e até mesmo na idade adulta. O quadro clínico é muito variável e inclui hepatomegalia, doença hepatocelular (elevação das transaminases ou franca IHA), colestase, esteatose, fibrose, cirrose, doença de depósito e tumores hepáticos.[1]

Os EIM correspondem a um terço dos pacientes com hepatomegalia, falência hepática aguda, cirrose ou colestase. A IHA pediátrica corresponde a 10 a 15% dos casos, com mortalidade de 22 a 65%. Em crianças menores que 2 a 3 anos de idade, a porcentagem de IHA é ainda maior, atingindo 33 a 53% dos casos. As DMH correspondem a cerca de 8 a 13% de todos os transplantes hepáticos pediátricos. Apesar da importância dessas doenças o subdiagnóstico é comum.[1]

QUADRO 1 Formas de apresentação clínica das doenças metabólicas hepáticas

Com hepatomegalia e hipoglicemia	▪ Doenças do depósito de glicogênio tipos I ou III. ▪ Intolerância hereditária à frutose. ▪ Defeitos da gliconeogênese. ▪ Hiperinsulinismo.
Insuficiência hepática	▪ Galactosemia. ▪ Tirosinemia tipo 1. ▪ Intolerância hereditária à frutose. ▪ Distúrbios da cadeia respiratória. ▪ Hemocromatose neonatal. ▪ Doença gestacional aloimune do fígado. ▪ Doença de Wilson. ▪ Deficiência de transaldolase. ▪ Acidemias orgânicas. ▪ Defeitos do ciclo da ureia.
Colestase	▪ Deficiência de A1AT. ▪ Colestases familiares. ▪ Erros inatos do metabolismo de ácidos biliares. ▪ Doença de Niemann-Pick tipo C. ▪ Peroxissomopatias. ▪ Distúrbios congênitos da glicosilação. ▪ Deficiência de citrina.
Doenças de depósito	▪ Doença de Gaucher. ▪ Doença de Niemann-Pick. ▪ Deficiência de lipase ácida lisossomal. ▪ Gangliosidose. ▪ Sialidose. ▪ Galactosialidose. ▪ Mucopolissacaridoses.

A1AT: alfa-1-antitripsina.
Fonte: Alam e Sood.;[4] Saudubray e Charpentier.[5]

As formas de apresentação clínica das DMH podem ser vistas no Quadro 1.

A síndrome de Reye (encefalopatia não inflamatória aguda, esteatose hepática microgoticular, hiperamonemia) ocorre nos defeitos do ciclo da ureia, nas acidemias orgânicas e nos distúrbios da oxidação de ácidos graxos.

A esteatose hepática pode ocorrer nos distúrbios de oxidação de ácidos graxos, defeitos do ciclo da ureia, síndrome de Reye, doença de Wilson, deficiência de A1AT e deficiência de lipase ácida lisossomal.

O hepatocarcinoma pode aparecer na tirosinemia tipo I, na glicogenose tipo I, na colestase familiar intra-hepática progressiva do tipo 2, na deficiência de A1AT, na doença da cadeia respiratória, na doença de Wilson, na porfiria cutânea tardia e na aguda intermitente.

A síndrome de ativação macrofágica pode ser vista na doença de Gaucher, na intolerância proteica lisinúrica, na doença de Niemann-Pick tipos A e B e na acidemia propiônica.

A hidropsia fetal pode ocorrer nas doenças lisossomais, distúrbios da síntese de esteróis, distúrbios dos peroxissomos, glicogenose tipo IV, distúrbios da glicosilação, porfiria eritropoética congênita, distúrbios mitocondriais, hemocromatose neonatal e cardiomiopatia grave.

DIAGNÓSTICO

O diagnóstico das DMH baseia-se em alto índice de suspeita, pois as manifestações clínicas podem mimetizar infecções, intoxicações, doenças hematológicas e imunológicas. Uma DM deve ser considerada no diagnóstico diferencial de qualquer doença aguda no período neonatal. Um EIM pode se manifestar em qualquer idade, desde o feto até a idade adulta. Deve-se considerar DM passível de tratamento principalmente em pacientes agudamente doentes.

Histórico detalhado e exame físico completo são fundamentais na avaliação diagnóstica. Deve-se suspeitar de EIM nas seguintes situações: histórico familiar positivo para um distúrbio genético conhecido, mortes anteriores inexplicadas ou súbitas em irmãos, abortos de repetição, consanguinidade, acometimento de meninos na família materna, história de esteatose aguda da gravidez ou síndrome HELLP, retardo de desenvolvimento, episódios recorrentes de doença clínica, vômitos intermitentes. É importante detalhar o histórico alimentar (época de introdução dos alimentos, preferências não usuais, aversão a doces), histórico de circunstâncias provocativas consistentes (jejum ou ingestão de determinados alimentos, como proteínas ou frutose originando sintomas) e listar as medicações utilizadas para a correta interpretação dos resultados laboratoriais.[1,4,6]

Os achados no exame físico são inespecíficos na maioria dos pacientes com EIM, podendo ser inclusive normal. O exame físico deve ser bem detalhado: pesquisar fácies atípica, características dismórficas, visceromegalias, icterícia, sinais neurológicos, alterações de pele e oculares, limitação articular, alterações cardíacas e avaliar crescimento e desenvolvimento. Odor anormal pode ocorrer na fenilcetonúria (odor de urina de rato no suor e na urina), na acidemia isovalérica (cheiro de pés suados no suor) e na leucinose (odor de açúcar queimado na urina).[1,4]

O cuidado na coleta dos exames iniciais é importante, pois as alterações podem ser revertidas rapidamente com as primeiras providências emergenciais. Deve-se coletar todos os exames ao mesmo tempo.

Recomenda-se congelar amostras de plasma, soro e urina (estocar a –20°C) ou sangue em papel de filtro para posterior investigação ou complementação da investigação diagnóstica antes de iniciar o tratamento. O DNA também pode ser estocado para estudo molecular. Considerar coleta de fluidos corpóreos e tecidos em caso de óbito para posterior avaliação.

Algumas DMH podem ser suspeitadas ou diagnosticadas pela triagem neonatal. A triagem neonatal básica pelo Sistema Único de Saúde (SUS) inclui pesquisa de fenilcetonúria, hipotireoidismo congênito (TSH), síndromes falciformes, fibrose cística (IRT), hiperplasia adrenal congênita (17-OH progesterona) e deficiência de biotinidase. A ampliação do teste do pezinho foi feita em 5 etapas: na primeira foram incluídas hiperfenilalaninemias, hemoglobinopatias e toxoplasmose congênita; na segunda etapa, galactosemias, aminoacidopatias, distúrbios do ciclo da ureia e distúrbios de betaoxidação de ácidos graxos. Em alguns estados estão incluídas na triagem neonatal as galactosemias, as aminoacidopatias, os distúrbios do ciclo da ureia e os distúrbios da beta-oxidação dos ácidos graxos. A terceira etapa da ampliação da triagem neonatal vai adicionar doenças lisossômicas, a quarta etapa as imunodeficiências primárias e a quinta etapa a atrofia muscular espinhal.[7]

Os exames de investigação iniciais e especializados para DMH podem ser vistos no Quadro 2.

ESTUDO MOLECULAR DAS DOENÇAS METABÓLICAS HEPÁTICAS

Inclui o sequenciamento de único gene, de um painel de genes (p. ex., teste da bochechinha, painel da doença de Wilson, painel de colestase etc.), do exoma ou do genoma. O estudo molecular permite melhor conhecimento da fisiopatologia, a classificação do distúrbio, diagnóstico preciso, prognóstico, identificar alvos específicos para o tratamento e, por fim, é importante para o aconselhamento genético.

O teste da bochechinha ou o painel genético para triagem neonatal utiliza a técnica de sequenciamento de nova geração (NGS). Esses testes são realizados por vários

QUADRO 2 Exames laboratoriais iniciais e especializados na investigação dos distúrbios metabólicos hereditários

Exames gerais	
Sangue	Hemograma completo Glicemia Sódio, cloro, bicarbonato (cálculo do ânion-*gap*) Gasometria arterial/venosa Amônia plasmática AST, ALT, GGT, bilirrubina total e frações Tempo de protrombina CPK, DHL Colesterol total e frações, triglicérides Fosfatase ácida
Urina	Cor, odor Urina tipo I ou EAS (pH, cetonúria, proteinúria, glicosúria) Substâncias redutoras Mioglobina
Exames especializados	
Sangue	Aminoácidos plasmáticos Lactato e piruvato Perfil de acilcarnitinas Quitotriosidase Ferro, ferritina, saturação da transferrina
Urina	Pesquisa de ácidos orgânicos
Outros	Esfregaço sanguíneo LCR ECG Ecodopplercardiograma USG TC RM Mielograma ou biópsia de medula óssea Biópsia de fígado, pele, músculo

ALT: alanina aminotransferase; AST: aspartato aminotransferase; CPK: creatinofosfoquinase; DHL: desidrogenase láctica; EAS: elementos anormais do sedimento; ECG: eletrocardiograma; GGT: gamaglutaminatransferase; LCR: liquor cefalorraquidiano; RM: ressonância magnética; TC: tomografia computadorizada; USG: ultrassonografia.
Fonte: Alam e Sood;[4] Sutton;[6] Rinaldo;[8] McCandless.[9]

laboratórios e permitem a identificação de mais de 400 doenças, incluindo os EIM.

O NGS não substitui a triagem do pezinho convencional, uma vez que alguns testes bioquímicos podem ser superiores na detecção de determinados quadros. Esse teste está indicado em pacientes sintomáticos com suspeita clínica de alguma doença investigada no painel e em crianças sintomáticas com teste do pezinho alterado.

Antes de pedir o teste molecular, deve-se pesquisar se este contempla todas as hipóteses diagnósticas do paciente. Um teste negativo não exclui a possibilidade do diagnóstico, pois a mutação desse paciente pode ainda não ter sido relatada ou resulta na identificação de variantes de significado clínico incerto.

O Quadro 3 mostra os exames de investigação específica de alguns EIM.

As Figuras 1 a 5 mostram a abordagem em uma criança com suspeita de DMH apresentando encefalopatia, IHA, colestase, hepatomegalia ou hepatoesplenomegalia e cirrose hepática, respectivamente, sugerida por Alam e Sood.[4]

QUADRO 3 Exames de investigação específica de algumas doenças metabólicas hepáticas

Galactosemia	Substâncias redutoras na urina, cromatografia de açúcares na urina, galactose plasmática, dosagem da concentração de galactose-1-fosfato nas hemácias, dosagem da atividade da galactose-1-fosfato uridiltransferase em hemácias, mutação do DNA.
Tirosinemia tipo 1	Pesquisa de succinilacetona no sangue ou na urina, mutação do DNA.
Intolerância hereditária à frutose	Substâncias redutoras na urina, cromatrografia de açúcares na urina, dosagem da atividade da frutose 1-6-difosfatase ou da fructose 1-fosfato aldolase, mutação do DNA.
Hemocromatose neonatal e doença hepática gestacional aloimune	Ferritina, pesquisa de siderose extra-hepática na RM, biópsia de glândulas da mucosa orofaríngea/fígado.
Defeitos da cadeia respiratória mitocondrial	Lactato plasma/LCR, análise do DNA mitocondrial, biópsia muscular para estudo do DNA, histologia, histoquímica e análise enzimática, mutação do DNA.
Deficiência de A1AT	Dosagem sérica de A1AT, fenotipagem para A1AT, biópsia hepática com pesquisa de glóbulos de A1AT PAS positivos diástase-resistentes; imuno-histoquímica específica para A1AT, mutação do DNA.
Defeitos da oxidação dos ácidos graxos	Hipoglicemia não cetótica, pesquisa de corpos cetônicos na urina, pesquisa de ácidos orgânicos e acilglicinas na urina, perfil de acilcarnitinas no plasma, mutação do DNA.
Acidemias orgânicas	Pesquisa de acilcarnitinas no plasma, ácidos orgânicos na urina.
Peroxissomopatias	Ácidos graxos de cadeia muito longa no plasma, morfologia dos peroxissomos no fígado/fibroblastos.
Defeitos congênitos da glicosilação	Isoformas da transferrina plasmática, mutação do DNA.
Doença de Gaucher	Dosagem da atividade de betaglicosidase nos leucócitos, mutação do DNA.
Doença de Niemann-Pick tipos A e B	Dosagem da atividade da esfingomielinase ácida em células nucleadas, mutação do DNA.

(continua)

QUADRO 3 Exames de investigação específica de alguns doenças metabólicas hepáticas (*continuação*)

Doença de Niemann--Pick tipo C	Oxisterol ou lisoesfingomielina plasmático, teste de Filipin em cultura de fibroblastos, mutação do DNA.
Deficiência da lipase ácida lisossomal	Dosagem da atividade da lipase ácida lisossomal em papel de filtro ou sangue, mutação do DNA.
Mucopolissacaridoses	Pesquisa de glicosaminoglicanos na urina (teste de Dorfmann), dosagem da atividade enzimática no soro, linfócitos ou cultura de fibroblastos.
EIM dos ácidos biliares	Ácidos biliares no plasma e na urina, mutação do DNA.
Fibrose cística	Dosagem de cloro no suor, mutação do gene *CTFR*.
Glicogenose tipo I	Dosagem da atividade da glicose-6-fosfatase no fígado, mutação do DNA.
Glicogenose tipo III	Dosagem da atividade da amilo-1,6-glicosidase no fígado, músculo/leucócitos, mutação do DNA.
Glicogenose tipo IV	Depósito de glicogênio anormal no fígado, músculos cardíaco e esquelético, dosagem enzimática em fígado, músculo ou leucócitos/fibroblastos, mutação do DNA.
Doença de Wilson	Pesquisa do anel de Kayser-Fleischer, ceruloplasmina sérica, dosagem de cobre na urina de 24 horas sem e com D-penicilamina, dosagem de cobre no tecido hepático, mutação do DNA.

A1AT: alfa-1-antitripsina; DNA: ácido desoxirribonucleico; EIM: erros inatos do metabolismo. ; PAS: ácido periódico de schiff.
Fonte: Rinaldo;[8] McCandless.[9]

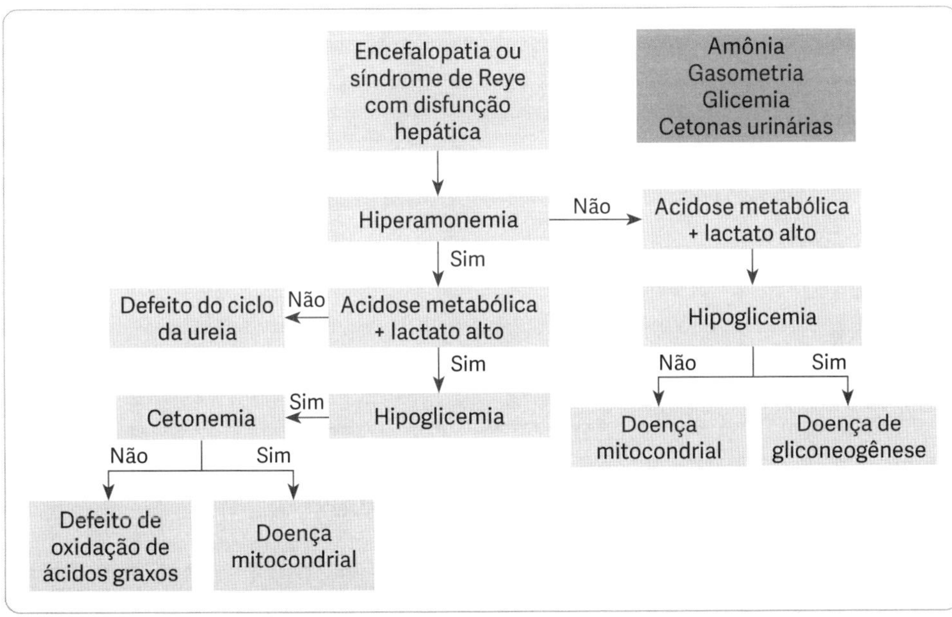

FIGURA 1 Fluxograma de abordagem em uma criança com suspeita de DMH apresentando encefalopatia.

DMH: doença metabólica hepática.
Fonte: adaptação de Alam e Sood.[4]

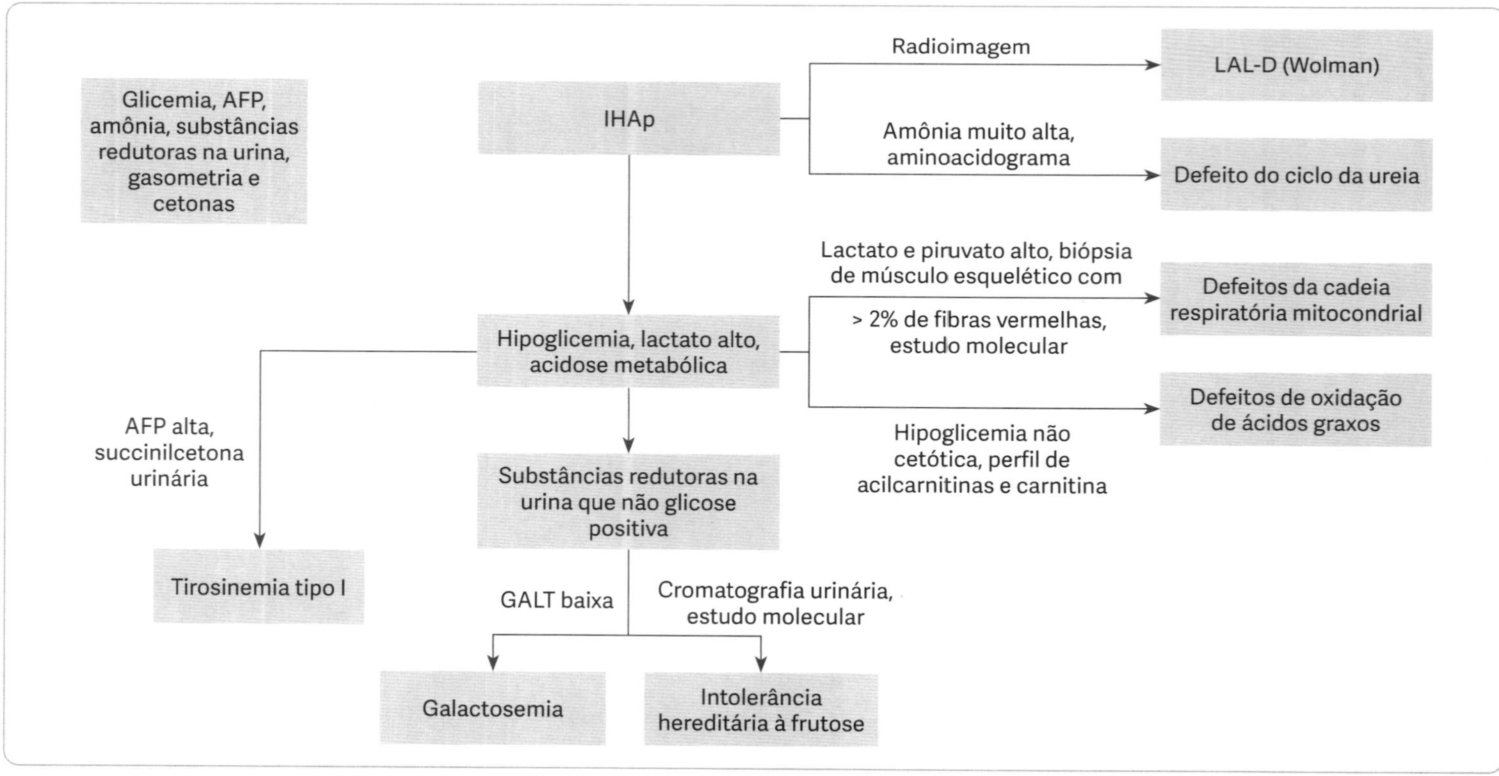

FIGURA 2 Fluxograma de abordagem em uma criança com suspeita de DMH apresentando insuficiência hepática aguda.

AFP: alfafetoproteína; DMH: doença metabólica hepática; GALT: galactose 1 fosfato uridil transferase; IHAp: insuficiência hepática aguda pediátrica; LAL-D: deficiência de lipase ácido lipossomal.

Fonte: adaptação de Alam e Sood.[4]

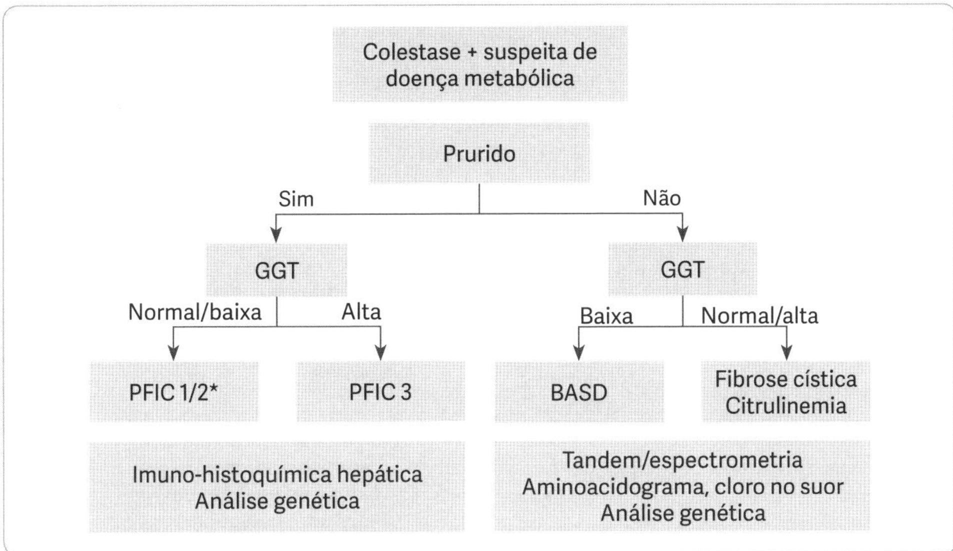

FIGURA 3 Fluxograma de abordagem em uma criança com suspeita de DMH apresentando colestase.

* PFIC mais comuns, porém existem no momento 12 PFIC descritos.
BASD: defeitos da síntese de ácidos biliares; DMH: doença metabólica hepática; GGT: gamaglutamiltransferase; PFIC: colestase intra-hepática familiar.
Fonte: adaptação de Alam e Sood.[4]

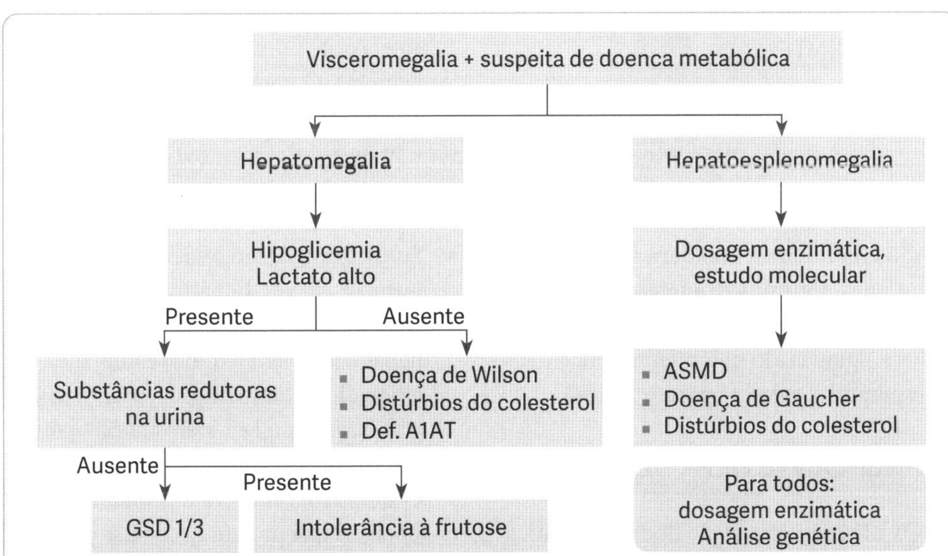

FIGURA 4 Fluxograma de abordagem em uma criança com suspeita de DMH apresentando hepatomegalia ou hepatoesplenomegalia.

A1AT: alfa-1-antitripsina; ASMD: deficiência da esfingomielinase ácida; DMH: doença metabólica hepática; GSD: glicogenose.
Fonte: adaptação de Alam e Sood.[4]

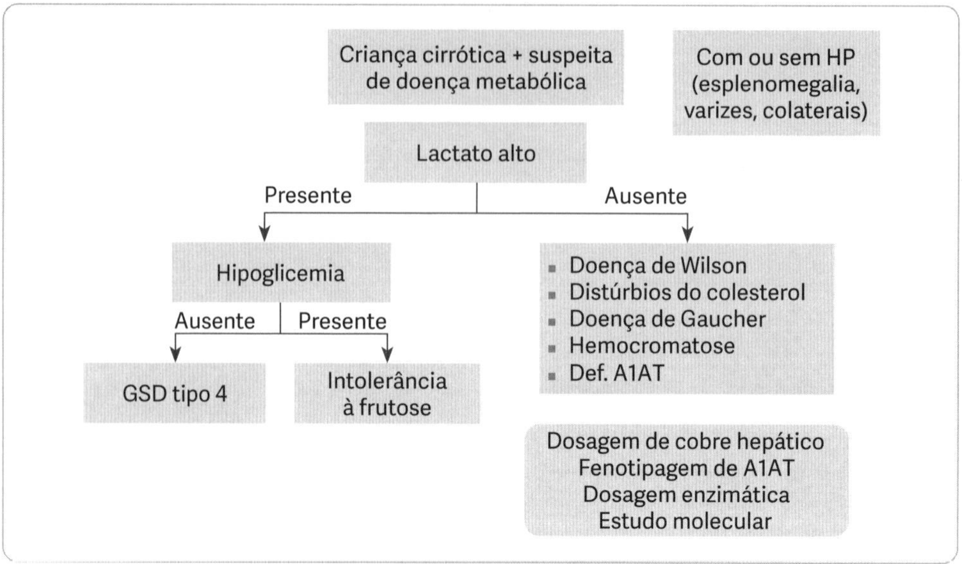

FIGURA 5 Fluxograma de abordagem em uma criança com suspeita de DMH apresentando cirrose hepática.
A1AT: alfa-1-antitripsina; DMH: doença metabólica hepática; GSD: glicogenose; HP: hipertensão portal.
Fonte: adaptação de Alam e Sood.[4]

TRATAMENTO

Uma série de estratégias para o tratamento das doenças metabólicas do fígado pode ser vista no Quadro 4. Certas opções terapêuticas, que não o transplante hepático, são atualmente consideradas como escolha para algumas doenças; outras são utilizadas somente para pacientes selecionados e algumas são meramente conceituais ou esperanças teóricas para o futuro.

TRANSPLANTE HEPÁTICO

Os EIM são causas de doença hepática aguda ou crônica, podendo se manifestar como hepatite fulminante, cirrose ou hepatocarcinoma. O transplante hepático[11,12] pode:

- Corrigir o defeito metabólico, restaurando o fenótipo normal e levando à cura funcional (deficiência de A1AT).
- Substituir o órgão lesado (nos EIM que levam à cirrose hepática).
- Impedir o aparecimento de doenças malignas (tirosinemia tipo I) e impedir a deterioração de outros órgãos (doença de Crigler-Najjar tipo I e hiperoxalúria tipo I).

O Quadro 5 mostra algumas doenças metabólicas que podem necessitar de transplante hepático.

QUADRO 4 Estratégias para o tratamento das doenças metabólicas hepáticas

Reposição do produto final/ substrato deficiente	▪ Administração oral de ácidos biliares primários nos EIM de ácidos biliares. ▪ Administração oral de amido cru ou modificado na glicogenose I. ▪ Administração oral de colesterol na síndrome de Smith-Lemli-Opitz.
Inibição enzimática	▪ Inibição da 4-hidroxifenilpiruvato dioxigenase com NTBC na tirosinemia tipo 1. ▪ Inibição da ALA sintetase com heme na porfiria hepática aguda.
Indução enzimática	▪ Fenobarbital na síndrome de Crigler-Najjar tipo II.
Remoção do produto tóxico	▪ Quelante de cobre na doença de Wilson (d-penicilamina, trientina, sulfato Zn). ▪ Cisteamina para reduzir depósito de cistina na cistinose. ▪ Estimulação das vias alternativas de nitrogênio nos defeitos do ciclo da ureia com benzoato de sódio e fenilacetato de sódio ou glicerol.
Redução do substrato da dieta	▪ Galactose na deficiência de galactose-1-fosfato uridil transferase. ▪ Frutose na deficiência de fructose-1-fosfato aldolase.
Reposição enzimática	▪ Imiglucerase, velaglucerase, taliglucerase na doença de Gaucher. ▪ Alfa-iduronidase na mucopolissacaridose I, idursulfase na mucopolissacaridose tipo II, galsulfase na mucopolissacaridose VI. ▪ Sebelipase alfa na deficiência de lipase ácida lisossomal.
Terapia gênica	▪ Síndrome de Crigler-Najjar tipo 1, defeitos do ciclo da ureia (experimental).
Transplante de órgãos	▪ Medula óssea: doença de depósito lisossomal. ▪ Renal: hiperoxalúria tipo I, cistinose.

EIM: erros inatos do metabolismo; NTBC: nitisinona.
Fonte: A-Kader e Balistreri.[10]

QUADRO 5 Doenças metabólicas que podem necessitar de transplante de fígado

Com lesão hepática	Deficiência de A1AT Doença de Wilson Tirosinemia tipo I Glicogenoses I, II e IV Porfirias hepáticas Galactosemia Hemocromatose Fibrose cística Colestases familiares
Sem lesão hepática	Síndrome de Crigler-Najjar tipo I Hiperoxalúria do tipo I Hipercolesterolemia familiar Defeitos do ciclo da ureia Deficiência de proteínas C e S Hemofilia A Cistinose Doença da urina do xarope de bordo (leucinose) Defeitos de betaoxidação de ácidos graxos

A1AT: alfa-1-antitripsina.
Fonte: elaboração das autoras.

REFERÊNCIAS

1. Ferreira CR, Rahman S, Keller M, et al. An international classification of inherited metabolic disorders (ICIMD). J Inherit Metab Dis. 2021;44:164.
2. Sutton VR. Inborn errors of metabolism: epidemiology, pathogenesis, and clinical features. UpToDate. 2023.
3. Saudubray JM, Garcia-Cazorla A. Inborn errors of metabolism overview: pathophysiology, manifestations, evaluation and management. Pediatr Clinn Am. 2018;65:179-208.
4. Alam S, Sood V. Metabolic liver disease: when to suspect and how to diagnose? Indian J Pediatr. 2016;83(11):1321-33.
5. Saudubray JM, Charpentier C. Clinical phenotypes: diagnosis/algorithms. In: Scriver CR, Beaudet AL, Sly WS, Valle D (eds.). Metabolic and molecular bases of inherited disease. New York: Mc Graw-Hill; 2001.
6. Sutton VR. Inborn errors of metabolism: identifying the specific disorder. UpToDate. 2023
7. Brasil. Governo Federal. Teste do pezinho será ampliado e detectará até 50 novas doenças. 28 de maio de 2021. Disponível em: https://www.gov.br/pt-br/noticias/saude-e-vigilancia-sanitaria/2021/05/teste-do-pezinho-sera-ampliado-e-detectara-ate-50-novas-doencas. Acesso em: 30 maio 2024.
8. Rinaldo P. Laboratory diagnosis of inborn errors of metabolism. In: Suchy FJ, Sokol RJ, Balistreri WF (eds.). Liver disease in children. 4.ed. New York: Cambridge University Press; 2014.
9. McCandless S. Laboratory diagnosis of inborn errors of metabolism. In: Suchy FJ, Sokol RJ, Balistreri WF (eds.). Liver disease in children. 5.ed. New York: Cambridge University Press; 2021. p.401-16.
10. A-Kader H, Balistreri WF. Nontransplant alternatives for the treatment of patients with metabolic disease. Semin Liver Dis. 1998;18:255-61.
11. Mazariegos G, Shneider B, Burton B, et al. Liver transplantation for pediatric metabolic disease. Mol Genet Metab. 2014;11(4)1:418-27.
12. Menon J, Vij M, Sachan D, et al. Pediatric metabolic liver diseases: evolving role of liver transplantation. World J Transplant. 2021;11:161-79.
13. Zou YG, Wang H, Li WW, Dai DL. Challenges in pediatric inherited/metabolic liver disease: focus on the disease spectrum, diagnosis and management of relatively common disorders. World J Gastroenterol. 2023;29(4):2114-26.

34

Doença de Wilson

Gilda Porta
Melina Utz Melere
Cibele Dantas Ferreira Marques

INTRODUÇÃO

A doença de Wilson (DW), também denominada degeneração hepatolenticular, é uma doença genética autossômica recessiva, cujo distúrbio primário ocorre no metabolismo do cobre, causando acúmulo desse metal, inicialmente no hepatócito e posteriormente em outros órgãos e tecidos, como cérebro, córnea e rins. Acomete 1:30.000 a 1:50.000 nascidos vivos, sendo a frequência do gene estimada em 1:90 a 1:150.[1] Pode ser maior em povos com alto grau de consanguinidade.

O gene da DW está localizado no cromossomo 13, no lócus 13q14.3, tem aproximadamente 80 Kb e codifica uma proteína ATP7B, que é o transportador de cobre tipo P-ATPase, estando mais expresso no fígado e rim e menos no cérebro.[2] Atualmente há mais de 700 mutações identificadas, algumas associadas com manifestações clínicas graves desde a infância, enquanto outras são mais tênues e associadas com o aparecimento de sintomas somente na faixa etária adulta. A mutação mais comum é a His1069Glu na Europa e América do Norte (50 a 80%), e R778L (14 a 49%) ocorre nos países da Ásia.[3,4]

METABOLISMO DO COBRE E FISIOPATOLOGIA

O cobre é um componente essencial em enzimas importantes em nosso organismo, a comolisil oxidase, superóxido dismutase, citocromo C e tirosinase e Dopa-beta-mono-oxigenase. O ser humano ingere diariamente 1 a 5 mg de cobre, sendo aproximadamente 40 a 60% absorvido no intestino delgado. O intestino funciona como sítio regulador do metabolismo normal do cobre, controlando a captação e o transporte desse metal. Liga-se a polipeptídeos celulares ligadores de metais (metalotioneínas) ou é transportado através da membrana basolateral.

Cerca de 25 a 60% do cobre da dieta atinge a circulação sanguínea ligado à albumina, em uma relação de um átomo para uma molécula de albumina, além de alguns aminoácidos e peptídeos, e chega ao hepatócito, onde forma complexos com o glutation (CU-GSH). O glutation serve para laçar o cobre de seu transportador na membrana (ATPase7B). Esse transportador tem duas funções: transportar o cobre para dentro do plasma ligado à ceruloplasmina e eliminar o cobre através da bile.

Uma vez que o cobre alcança os hepatócitos, fica disponível para formar um complexo com a apotioneína e compor a cobre-metalotioneína ou ser incorporado à ceruloplasmina ou excretado na bile. Esses dois últimos passos estão alterados na DW.[5,6] O cobre é incorporado à apoceruloplasmina ao nível do aparelho de Golgi nos hepatócitos. A apoceruloplasmina é sintetizada no fígado e liga-se com átomos de cobre, representando cerca de 70 a 95% do cobre sérico total. Essa proteína é composta de 1.046 aminoácidos, sendo codificada por um gene de 45Kb localizado no cromossomo 3 na posição 3q23-25.

A ceruloplasmina contém 6 átomos ligados ao cobre, e sua principal função é carrear o cobre para vários tecidos e agir como ferroxidase, convertendo o Fe++ em Fe+++. Na doença de Wilson o cobre não consegue incorporar-se à ceruloplasmina nem ser excretado na bile. Pequenas quantidades de cobre também são eliminadas na urina por dia (< 40 mcg/dia). A absorção intestinal do cobre e sua reabsorção após excretado pela via biliar nos heterozigotos e homozigotos recessivos não difere de pacientes hígidos, sugerindo que a captação aumentada de cobre não é a anormalidade primária da DW.[5]

A excreção biliar do cobre é cerca de 2 mg/dia, e na doença de Wilson está reduzida em mais de 30% do normal. Há pelo menos 3 vias de excreção hepatobiliar do cobre: exocitose lisossomal, via glutation dependente ao nível da membrana canalicular e a secreção pelo ATP7B. Quando o produto do gene da DW (ATP7B) é alterado, a excreção biliar de cobre está muito diminuída e o cobre não pode ser incorporado corretamente na ceruloplasmina.[6,7]

O defeito básico na doença de Wilson é o prejuízo na excreção do cobre, resultando em seu acúmulo em vários órgãos, como fígado, córneas e cérebro. O excesso de cobre leva à produção de radicais livres e à quebra do DNA. Provavelmente a maior fonte de dano deve-se à produção de radicais livres.

A sobrecarga de cobre afeta a via da cadeia respiratória e causa diminuição da atividade do citocromo C. O dano mitocondrial é o efeito mais precoce que ocorre no fígado, levando a lesão hepatocelular com aumento da peroxidação lipídica e respiração mitocondrial.[7-9] À microscopia óptica as alterações aparecem como esteatose hepática, e posteriormente com quadro histopatológico de hepatite crônica ou mesmo cirrose hepática. O cobre aparece como grânulos densos nos lisossomos, e à microscopia óptica é visualizado usando-se a rodanina, que é um corante especial para cobre.

O cobre, não sendo excretado adequadamente, vai para a circulação em sua forma livre e acumula-se em outros órgãos. O cobre acumulado no cérebro é tóxico e age direto nos neurônios ou exerce efeito inibitório da MAO-A cerebral. Os gânglios da base, particularmente os núcleos lenticulares, núcleo caudado, globo pálido e o putâmen, podem mostrar atrofia e estão geralmente muito comprometidos. Além disso, podem estar acometidos o córtex cerebral, a substância branca subcortical, o tálamo, o núcleo subtalâmico, a substância negra e o cerebelo.[8,9]

QUADRO CLÍNICO

As apresentações clínicas podem ser variadas, sendo as mais comuns doença hepática e distúrbios neuropsiquiátricos. Não há sinal clínico específico da doença; ela pode se manifestar a partir de 5 anos de idade, já havendo casos descritos de apresentação clínica iniciada com 1 ano de vida, quando o cobre se acumula apenas no fígado.[10-13]

As formas clínicas de apresentação hepática podem ser variadas, com pacientes totalmente assintomáticos ou com sintomas e sinais de hepatite aguda, ou com apenas alterações laboratoriais com elevações de aspartato aminotransferase (AST) e/ou alanina aminotransferase (ALT), até mesmo quadros graves de hepatite fulminante. Mais tardiamente (em geral na adolescência ou no adulto jovem) pode aparecer anel de Kayser-Fleischer e sintomas graves neurológicos. Pode ocorrer como primeira manifestação hemorragia digestiva aguda ocasionada por sangramento de varizes de esôfago, já em um paciente com cirrose hepática e com DW.

Fatores desencadeantes podem ser importantes para o surgimento precoce, como quantidade de cobre da dieta, alimentos que influenciam na absorção do cobre e presença de outras doenças hepáticas. Às vezes pode estar associado a litíase biliar, e geralmente os cálculos são de bilirrubina. Na pesquisa da etiologia de hepatite aguda ou crônica não viral na infância e adolescência a DW é sempre obrigatória.

Anemia hemolítica pode ser a primeira manifestação de DW, sem outros órgãos comprometidos, e deve-se ao cobre ligado à superfície da hemácia. Essa manifestação isolada é mais comum na infância e na adolescência, e em adultos na grande maioria das vezes é acompanhada de sintomas neurológicos.

Os sintomas neurológicos começam a surgir na grande maioria dos casos a partir da adolescência e são predominantemente motores. Posteriormente surgem sintomas de acometimento cerebelar e dos gânglios da base, como: distonia, tremores, instabilidade postural, rigidez, disartria, disfagia, problemas de fala e escrita, ataxia, bradicinesia e coreia. Pode haver uma combinação do quadro clínico, porém algumas vezes podem predominar manifestações distônicas (forma de Wilson), mais comuns na adolescência, quadro rígido-acinético (parkinsonismo) ou tremor postural "em bater de asas", de linha cerebelar (forma pseudoesclerótica ou de Westphal-Strumpell), mais comum após os 20 anos de idade.

Cerca de um terço dos pacientes têm manifestações apenas psiquiátricas, como distúrbios escolares (mau rendimento escolar), depressão, labilidade emocional, exibicionismo sexual e quadros psicóticos.

O anel de Kayser-Fleischer na grande maioria das vezes não é visualizado na infância, inicialmente se forma no quadrante superior da superfície superior interna do limbo corneano, na membrana de Descemet, cor marrom-amarelo, depois se forma no quadrante inferior, no lateral e finalmente no medial. Explica-se, provavelmente, devido à ligação do cobre a uma possível proteína chamada metalotioneína. Esse anel nem sempre é visto à inspeção clínica e é necessário usar a lâmpada de fenda para ser visualizado. Está presente em 95% dos pacientes com manifestações neurológicas, 50% naqueles sem manifestações neurológicas e 10% nos parentes assintomáticos.

Raramente outros órgãos estão comprometidos na infância. Já em adultos jovens, no final da adolescência podem ocorrer manifestações ósseas (osteoarticular, como osteoporose, osteoartrite, osteomalácia, osteocondrite dissecante), alterações renais (lesão tubular com hiperaminoacidúria, hiperfosfatúria, hipercalciúria, glicosúria renal e hiperuricosúria), lesões dermatológicas (hiperpigmentação nos membros inferiores, lúnula azulada e acantose *nigricans*) (Quadro 1).

QUADRO 1 Resumo das apresentações clínicas para doença de Wilson

Manifestações clínicas	Sinais/sintomas	Prevalência	Idade de início
Hepática	Aumento sérico de AST/ALT	60-70%	> 2 anos
	Hepatite aguda		
	Hepatomegalia		
	Esteatose		
	Falência hepática aguda com hemólise		
	Hipertensão portal: varizes esofágicas, esplenomegalia, trombocitopenia		
	Cirrose descompensada com ascite		
Neuropsiquiátrico	Disartria	20%	> 10-15 anos
	Disfagia, excesso de salivação		
	Alteração de humor; irritação, depressão		
	Incoordenação		
	Baixo rendimento escolar		
	Tremores		
	Distúrbio da marcha, rigidez		
	Sintomas de acidente vascular cerebral		
Oftalmológico	Anéis de Kayser-Fleischer: opacidade cinza-marrom na córnea periférica (deposição de cobre)	< 5%	> 6-8 anos
Hematológico	Coombs negativo com anemia hemolítica intermitente/crônica	7%	> 7 anos
Renal	Disfunção tubular renal		
	Nefrolitíase		
	Nefrocalcinoses		
Cardíaco	Cardiomiopatia; falência cardíaca		
Musculoesquelético	Raquitismo, osteopenia, osteoporose		
	Artropatia		
Endócrino	Hipoparatireoidismo		
	Infertilidade e abortos espontâneos Lipomas; hiperpigmentação		
	Pancreatite		
Assintomático	Detecção familiar ou exames laboratoriais de rotina		

Fonte: Chanpong e Dhawan.[10]

Em 2001, foi desenvolvido um escore pelo grupo internacional de doença de Wilson em Leipzig para melhor acurácia no diagnóstico da doença.[15] O diagnóstico baseia-se nas alterações do quadro clínico e testes laboratoriais, ou ainda na pesquisa da doença em familiares de pacientes afetados.

Esse escore foi posteriormente validado em crianças, mostrando ser de alto valor para o diagnóstico da doença (Quadro 2).

QUADRO 2 Escore para o diagnóstico de doença de Wilson (escore de Ferenci)

Escore	–1	0	1	2	4
Anel de Kayser--Fleischer		Ausente		Presente	
Sintomas neuropsiquiátricos sugestivos de doença de Wilson (ou RNM típico de DW)		Ausente		Presente	
Anemia hemolítica Coombs negativo + cobre sérico elevado		Ausente	Presente		
Cobre urinário (na ausência de hepatite aguda)		Normal 30-40 mcg/dL/ 24 horas	1-2x LSN	2x LSN, mas > 5x LSN 1 dia após teste D- penicilamina 500 mg 2x	
Cobre quantitativo no fígado	Normal 20-50 mcg/g		< 5x LSN (< 250 mcg/g)	> 5x LSN (< 250 mcg/g)	
Teste Rodanina no tecido hepático (somente se não puder dosar cobre no tecido hepático)		Ausente	Presente		
Ceruloplasmina sérica (nefelometria)		Normal > 20 mg/dL	10-20 mg/dL	< 10 mg/dL	
Mutações detectadas		Não	Heterozigoto		Homozigoto

Escore 0-1: improvável; 2-3: provável; 4 ou mais: altamente provável.
LSN: limite superior da normalidade; WD: doença de Wilson.
Fonte: adaptação de Chanpong e Dhawan.[10]

EXAMES LABORATORIAIS

Os testes para diagnóstico da DW são: ceruloplasmina sérica, cobre sérico, cobre urinário de 24 horas, com e sem estímulo com D-penicilamina, cobre hepático, exame oftalmológico para pesquisa de anel de Kayser-Fleischer.[10-12]

Níveis séricos baixos de ceruloplasmina são encontrados em aproximadamente 90 a 95% dos pacientes com DW, particularmente na forma neurológica. Podem ocorrer resultados falsos-negativos, ou seja, níveis normais em pacientes com processos inflamatórios, pois a ceruloplasmina é uma proteína de fase aguda. Resultados falsos-positivos podem ocorrer em pacientes com síndrome de má-absorção, deficiência de cobre nutricional, hipoceruloplasmina, insuficiência hepática e em heterozigotos para DW. Cerca de 20% dos heterozigotos têm níveis séricos baixos de ceruloplasmina, mas não evoluirão com a doença.

O cobre total sérico, que está incluído na ceruloplasmina (holoceruloplasmina), em geral está baixo pela pobre incorporação do cobre à apoceruloplasmina. Entretanto, o nível sérico de cobre pode ser normal ou às vezes alto pela rápida liberação do cobre livre pelo fígado para a corrente sanguínea, e é chamado de cobre não ligado à ceruloplasmina (NCC). Pode-se calcular NCC com a seguinte fórmula:

NCC (mcg/L) = cobre sérico (mcg/L) – [3,15 mcg/mg x ceruloplasmina (mg/L)].
Nível normal 50-100 mg/L

Níveis de NCC maiores que 200 mg/L são encontrados na anemia hemolítica e na hepatite fulminante por DW. Pode haver desvantagem para calcular NCC, pois depende muito do nível encontrado de cobre sérico e ceruplasmina.[15]

A dosagem de cobre urinário de 24 horas está aumentada nos pacientes com DW nos valores acima de 100 mcg/dia. Resultados falsos-positivos podem ser encontrados em pacientes com necrose hepatocelular e colestase. A pesquisa de cobre urinário de 24 horas após sobrecarga de 1 g de D-penicilamina que atinge níveis maiores que 1.500 mcg/dia sugere DW.[10]

Ainda o melhor exame é a avaliação do teor de cobre no tecido hepático, cujos níveis maiores do que 250 mcg/g de tecido seco sugerem DW. Resultados falsos-positivos são encontrados nas colestases crônicas, colangite esclerosante primária, síndrome de Alagille, tumores hepáticos e em pacientes com necrose hepática maciça.[2,10-14]

O teste genético é um exame que atualmente é utilizado, e pode ser importante na investigação familiar e ser dosado em crianças menores de 1 ano de idade. Assim, pode ser usado para discriminar pacientes pré-sintomáticos de indivíduos heterozigotos quando os dados clínicos são insuficientes, os resultados dos exames laboratoriais são insatisfatórios e existe um caso bem documentado de DW na família.

A biópsia hepática não define o diagnóstico de DW, porém podem ser observados graus variados de esteatose hepática, pequenos graus de inflamação, presença de corpúsculos de Mallory e degeneração glicogênica nuclear. A coloração específica pela rodanina e ácido rubiânico evidencia depósito de cobre no parênquima hepático, porém nem sempre é positivo e não discrimina com certeza DW.[2,10,13,14]

O diagnóstico diferencial é realizado com as doenças que se apresentam com hepatite crônica, como hepatite autoimune, deficiência de alfa-1-antitripsina, além de outras doenças metabólicas como tirosinemia hereditária de forma tardia, colestases crônicas e hepatites crônicas virais. Nas causas etiológicas de insuficiência hepática aguda sempre deveremos pesquisar, além de vírus, DW e hepatite autoimune, pois o quadro inicial pode ser como o de uma hepatite aguda.

Quando o paciente com DW apresenta manifestações neurológicas, indica-se sempre tomografia do crânio ou ressonância magnética de crânio com contraste, em que se pode observar 2 tipos de lesões: focal, envolvendo os gânglios da base, particularmente o putâmen, e áreas extensas de baixa atenuação, envolvendo os gânglios da base, tálamo e o núcleo dentado. Na ressonância magnética as alterações mostram predileção pelos gânglios da base, e também são vistas lesões na substância branca, mesencéfalo, ponte e cerebelo.[16]

TRATAMENTO

Medicamentoso

O objetivo é aumentar a excreção urinária e fecal de cobre ou bloquear a absorção intestinal de cobre (Quadro 3).[10-14]

D- penicilina

Tem efeito quelante de cobre, zinco, mercúrio e chumbo, promovendo a excreção desses metais na urina. Combina com o cobre numa relação de 2:1, e teoricamente resulta na quelação de aproximadamente 200 mg de cobre para 1 g da droga. No entanto, apenas 1% dessa quantidade é excretada. Além disso, induz a metalotioneína no fígado e intestino, para detoxificar íons de cobre no fígado.

A dose inicial é 150 a 300 mg/dia, com aumento gradual semanal até atingir 20 mg/kg/dia a cada 8 a 12 horas, sendo a dose total 1.000 mg (máx. 1.500 mg) em adultos jovens. É muito importante começar com dose baixa e aumentar lentamente, pois alguns pacientes podem apresentar sinais e sintomas neurológicos e efeito paradoxal de piora durante a introdução da D-penicilamina. Deve-se usar concomitantemente vitamina B6 (piridoxina) na dose 25 a 50 mg/dia. Atenção ao uso concomitante de ferro e antiácidos, pois diminuem a absorção da D-penicilamina.

O uso prolongado de D-penicilamina induz várias lesões cutâneas, incluindo urticária, reações papulares e maculares, lesões penfigoides, lúpus eritematoso, dermatomiosite e efeitos adversos no colágeno, como a elastose serpiginosa perfurante. Plaquetopenia e leucopenia são complicações importantes, ocorrendo também anemia aplástica e agranulocitose. Toxicidade renal exteriorizada através de proteinúria e hematúria é reversível.

Trientine

Pode ser utilizado, tem seu efeito aumentando a excreção de cobre pela via urinária. A dose recomendada é 20 mg/kg/dia (máximo 1.500 mg) a cada 8 a 12 horas. Pode ocorrer anemia ferropriva, pois ocorre quelação do ferro.

Sais de zinco (sulfato/acetato)

Podem ser utilizados, atuam aumentando a excreção de cobre urinário e interferem na captação de cobre ao nível intestinal. Podem ser usados como primeira linha de monoterapia em pacientes com doença neurológica. Pode ocorrer como efeito adverso irritação gástrica.

Transplante de fígado

Indicado para casos da hepatite fulminante e em pacientes com comprometimento hepático avançado que não melhoram com tratamento clínico. É, até o momento atual, a única forma possível de cura definitiva da doença. Como em outros grandes centros de estudos sobre a DW, não consideramos indicação de transplante paciente com manifestações neurológicas não responsivas ao tratamento clínico sem evidências de insuficiência hepática.

Orientação alimentar

Deve sempre fazer parte da orientação ao paciente, evitando alimentos com alto teor de cobre, tais como chocolate, crustáceos, feijão, castanhas e fígado.

QUADRO 3 Administração e monitoramento de medicamentos

	Penicilamina	Trientina	Zinco (acetato/sulfato)	Tetratiomolibdato de amônio
Dosagem inicial	150-300 mg/dia, aumentando gradualmente 1 vez por semana até 20 mg/kg/dia, 2-3 doses ou 1.000 mg (máx. 1.500 mg), em adultos jovens em 2 ou 4 doses divididas	20 mg/kg/dia Ou 1.000 mg (máx. 1.500 mg), jovens 2-3 doses	> 16 anos e peso > 50 kg: 150 mg/dia em 3 doses. 6-16 anos e peso < 50 kg: 75 mg/dia em 3 doses. Menores de 6 anos: 50 mg/dia em 2 doses iguais	20 mg 3x ao dia com as refeições
Dosagem de manutenção	10-20 mg/kg/dia até 750-1.000 mg/dia em 2 doses divididas	900-1.500 mg/dia em 2 ou 3 doses divididas	A mesma dosagem inicial	20 mg 3x ao dia entre as refeições 200-260 mg/dia (doses em adultos)
Administração	1 hora antes das refeições ou 2 horas após	1 hora antes das refeições ou 3 horas após	1 hora antes das refeições ou 2 horas após	–
Suplementos	Piridoxina	Ferro	–	–
Parâmetros para tratamento adequado	Excreção de cobre urinário 3-8 mmol/L/24 horas	Excreção de cobre urinário: 3-8 pmol/L/24 horas no tratamento de manutenção	Excreção de cobre urinário: 0,5-1,2 pmol/L/24 horas no tratamento de manutenção Zinco sérico > 125 mg/dL Zinco urinário > 2 mg/24 horas	Não se aplica
Melhora	2-6 meses	2-6 meses	2-6 meses	Desconhecido
Efeitos adversos	Reações de hipersensibilidade, febre, neutropenia, trombocitopenia, linfadenopatia, proteinúria	Reações alérgicas, artralgia, anemia sideroblástica	Distúrbios gástricos (náusea, dor abdominal, úlceras gástricas); efeitos imunossupressores; redução da quimiotaxia de leucócitos; aumento de amilase e lipase	Depressão da medula óssea, hepatotoxicidade; remoção agressiva do cobre leva a disfunção neurológica

Fonte: adaptação de Chanpong e Dhawan.[10]

REFERÊNCIAS

1. Reilly M, Daly L, Hutchinson M. An epidemiologycal study of Wilson's disease in Ireland. J Neurol Neurosurg Psychiatry. 1993;56:298-300.
2. Frydman M, Bonn-Tamir B, Farrer LA, et al. Assignment of the gene for Wilson's disease to chromosome 13:linkage to the esterase D locus. Proc Natl Acad Sci USA. 1985;82:1819.
3. Ferenci P. Regional distribution of mutations of the ATP7B gene in patients with Wilson disease: impact on genetic testing. Hum Genet. 2006;120:151-9.
4. Gomes A, Dedoussis GV. Geographic distribution of ATP7B mutations in Wilson disease. Ann Hum Biol. 2016;43:1-8.
5. Członkowska A, Litwin T, Dusek P, et al. Wilson disease. Nat Rev Dis Primers. 2018;4:21.
6. Gitlin D, Janeway CA. Turnover of the copper and protein moieties of ceruloplasmin. Nature. 1960;185:693.
7. Sokol RJ, Devereaux MW, O'Brien K, et al. Abnormal hepatic mithocondrial respiration and cytochrome oxidase activity in rats wiyth long term copper overload. Gastroenterology. 1993;105:178-87.
8. Sternlieb I, Scheinberg IH. The role of radiocopper in the diagnosis of Wilson's disease. Gastroenterology. 1979;77:138-42.
9. Sternlieb I. Mitochondrial and fatty changes in hepatocytes of patients with Wilson's disease. Gastroenterology. 1969;5:5354-7.
10. Chanpong A, Dhawan A. Wilson disease in children and young adults: state of the art. Saudi J Gastroenterol. 2022;28(1).
11. Cançado ER, Barbosa ER, Dias MA. Doença de Wilson. In: Gayotto LCC, Alves VAF (eds.). Doenças do fígado e vias biliares. São Paulo: Atheneu; 2001. p.377- 92.
12. Fernando M, van Mourik I, Wassmer E, Kelly D. Wilson disease in children and adolescents. Arch Dis Childhood. 2020;105:499-505.
13. Socha P, Janczyk .Wilson's disease. In: D'Antiga L (ed.). Pediatric hepatology and liver transplantation. Springer; 2019. p.247-54.
14. Sokol RJ, Silverman A. Iron storage in children. In: Sicky FJ, Sokol RJ, Balistreri WF, et al. Liver disease in children. Cambridge; 2021. p.515-29.
15. Ferenci P, Caca K, Loudianos G, et al. Diagnosis and phenotypic classification of Wilson disease. Liver Int. 2003;23:139-42.
16. Van Wassenaer-van Hall HN, van den Heuvel AG, Algra A, et al. Wilson disease: findings at MR imaging and CT of the brain with clinical correlation. Radiology. 1996;198:531-6.

35

Hepatotoxicidade (DILI)

Irene Kazue Miura
Renata Belém Pessoa de Melo Seixas

INTRODUÇÃO

A lesão hepática induzida por drogas (DILI), do inglês "*drug induced liver injury*", pode ser determinada por medicamentos, plantas e xenobióticos, que levam a alterações funcionais e lesões morfológicas no fígado, após a exclusão de outras.[1]

As informações sobre a hepatotoxicidade por medicamentos podem ser encontradas em *sites* como o *LiverTox*® (https://www.ncbi.nlm.nih.gov/books/NBK547852/).[1]

IMPORTÂNCIA

A DILI representa uma causa desafiadora de doença hepática, pois cerca de 1.100 drogas foram envolvidas no dano hepático e na hepatotoxicidade e seu curso clínico pode mimetizar todas as formas de doenças hepáticas agudas e crônicas, com vários fenótipos e gravidades de doenças tais como hepatite aguda simulando hepatite viral a hepatite autoimune, esteatose, fibrose ou raras síndromes vasculares crônicas.[2]

É considerada uma doença rara e subdiagnosticada; portanto, uma avaliação cuidadosa para excluir outras etiologias de doença hepática deve ser realizada antes de se estabelecer um diagnóstico de DILI. [2]

Embora a maioria dos casos seja autolimitada, alguns pacientes podem evoluir para insuficiência hepática aguda (IHA). A taxa de mortalidade da DILI é em torno de 10% quando icterícia hepatocelular está presente. Pacientes com DILI que desenvolvem icterícia progressiva com ou sem coagulopatia devem ser encaminhados a um centro terciário para atendimento especializado, incluindo avaliação para possível realização de transplante hepático (TH). [2]

CLASSIFICAÇÃO

A DILI é classificada tradicionalmente em reações diretas e reações idiossincráticas. Mais recentemente está emergindo uma terceira classificação, que é a reação indireta[3] (ver Quadro 1).

INCIDÊNCIA

A incidência de DILI na população adulta está entre 14 e 19 por 100 mil habitantes e é desconhecida na população pediátrica. Estudo realizado em crianças relata 57 pacientes

QUADRO 1 Lesão hepática induzida por drogas de acordo com o tipo

Variável	Hepatotoxicidade direta	Hepatotoxicidade idiossincrática	Hepatotoxicidade indireta
Frequência	Comum	Raro	Intermediária
Relacionado à dose	Sim	Não	Não
Previsível	Sim	Não	Parcialmente
Reproduzível em modelos animais	Sim	Não	Incomum
Latência (tempo de início)	Tipicamente rápido (dias)	Variável (dias a anos)	Atrasado (meses)
Fenótipos	Necrose hepática aguda, elevação enzimática, obstrução sinusoidal, fígado gorduroso agudo, regeneração nodular	Hepatite hepatocelular aguda, hepatite mista ou colestática, colestase branda, hepatite crônica	Hepatite aguda, hepatite imunomediada, fígado gorduroso, hepatite crônica
Agentes mais comumente implicados	Altas doses de paracetamol, niacina, aspirina, cocaína, amiodarona IV, metotrexato IV, quimioterapia contra câncer	Amoxicilina-clavulanato, cefalosporinas, isoniazida, nitrofurantoína, minociclina, fluoroquinolonas, antibióticos macrólidos	Agentes antineoplásicos, glicocorticoides, anticorpos monoclonais (fator de necrose tumoral alfa, CD20, imunomoduladores), inibidores de proteína quinase
Causa	Hepatotoxicidade intrínseca quando agente administrado em altas doses	Metabólico ou imunológico Reação idiossincrática	Ação indireta do agente no fígado ou sistema imunológico

IV: intravenoso.
Fonte: adaptação de Hoofnagle e Björnsson.[3]

de 2004 a 2017, representando 10% de todos os casos de DILI nessa faixa etária. Essa diferença pode ser explicada por uma menor exposição a drogas hepatotóxicas, menos doenças concomitantes e falta de fatores predisponentes em crianças, como consumo de etanol e o fumo. No entanto, também pode haver subdiagnóstico e falta de relato de toxicidade de drogas nesta faixa etária.[2]

Teschke et al. relataram os cinco principais medicamentos responsáveis por causar hepatotoxicidade: amoxicilina-clavulanato, flucloxacilina, atorvastatina, dissulfiram e diclofenaco.[4]

As principais drogas que causam DILI idiossincrática em crianças são os antimicrobianos (51%) e as drogas antiepilépticas (21%), particularmente a minociclina e valproato, respectivamente. Cerca de 20% dos casos de insuficiência hepática aguda pediátrica são causados por valproato, isoniazida e fenitoína;[5] em geral, a DILI tende a ser hepatocelular e com resposta variável em relação à comparação aos adultos: o paracetamol está associado com lesões menos graves e os antiepilépticos com lesões mais graves em crianças.[6,7]

LESÃO HEPÁTICA INDUZIDA POR ERVAS (HILI) E LESÃO HEPÁTICA INDUZIDA POR SUPLEMENTOS DIETÉTICOS E ERVAS (HDS/DILI)

A HILI é definida como "lesão hepática induzida por ervas" e HDS/DILI como lesão hepática induzida por ervas e suplementos dietéticos, mas quando definimos "HDS" muitos compostos e ingredientes não padronizados são incluídos nessa definição, envolvendo esteroides anabolizantes (EAA), que não pertencem ao grupo e são equivocadamente denominados "suplementos alimentares".[8]

A prevalência global de HILI é desconhecida e varia de acordo com diferentes áreas geográficas. A melhor estimativa da incidência de HDS/DILI foi feita na Islândia por Bjornsson et al., que encontraram 16% dos casos atribuídos a HDS, dos quais um terço eram ictéricos e foram hospitalizados. Mostrou-se incidência de HDS/DILI de 3:100.000 indivíduos.[8]

O chá verde, agentes de musculação e multi-ingredientes têm sido os agentes culpados mais frequentes. Os suplementos de musculação são uma questão altamente preocupante porque esses compostos podem ser adquiridos livremente pela internet e também são erroneamente comercializados como um suplemento dietético, portanto estão disponíveis para uma população de menores de idade.[8]

Bessone et al. descreveram um total de 29 casos de HDS/DILI de outubro de 2011 a dezembro de 2019. Estes foram comparados com 322 casos de DILI devido a drogas e 16 devido a EAA, bem como com outras séries de hepatotoxicidade por HDS. Dos 367 casos de DILI, 8% foram atribuídos a HDS, com crescente dessa etiologia; o chá verde (*Camellia sinensis*), produtos da marca Herbalife® e *Garcinia cambogia*, mais usados para perda de peso. Os pacientes apresentavam-se tipicamente com lesão hepatocelular (83%) e icterícia (66%). Cinco casos (17%) desenvolveram IHA, em comparação com medicamentos convencionais e EAA; os casos de hepatotoxicidade da HDS tiveram os níveis mais altos de AST e ALT, tiveram mais eventos de reexposição (14% *vs.* 3% *vs.* 0%; p [0,026]) e tiveram mais resultados graves, fatais e TH (21% *vs.* 12% *vs.* 13%; p [0,005]).[8]

A síndrome de obstrução sinusoidal (SOS), antes chamada de doença veno-oclusiva, pode ser causada por plantas e fitoterápicos, em particular alcaloides de pirrolizidina. É caracterizada pela tríade clínica de hepatomegalia, dor abdominal e ganho de peso, com ou sem icterícia. Em geral os sintomas começam 1 a 3 semanas após a exposição, podendo progredir rapidamente.

Apresentação clínica

A DILI pode ter diferentes fenótipos e gravidades de acordo com o mecanismo de injúria provocado pela droga[3] (ver Quadro 2).

O padrão de lesão hepática, referido como a assinatura da DILI, pode ajudar a diferenciar entre os 2 fenótipos principais: hepatocelular ou colestático. O Escore é usado para determinar o tipo de lesão hepática e é calculado pela razão da ALT dividido pelo limite superior da normalidade (LSN) da ALT e da razão da FA pelo LSN da FA, de preferência no início da lesão hepática[2] (Figura 1).

Classificação quanto à gravidade

A DILI também pode ser classificada quanto à gravidade, com base no índice de gravidade DILI, em 5 categorias (Figura 2).

QUADRO 2 Fenótipos da lesão hepática induzida por drogas

Fenótipos	Tipo da injúria hepática	Latência	Padrão enzimático	Tipo de agente	Comentários
Necrose hepática aguda	Direta	Dias	Elevação acentuada e abrupta da ALT; FA leve e elevações da BL	Paracetamol, aspirina, niacina, êxtase	Muitas vezes devido a overdose
Elevações enzimáticas	Direta	Dias a meses	ALT leve ou moderada ou elevação da FA	Muitos agentes	Geralmente transitório e assintomático
Hepatite aguda	Direta	Dias a meses	Elevação alta da ALT e moderada da FA	Isoniazida, diclofenaco	Alta taxa de mortalidade
Hepatite colestática	Idiossincrática	Semanas a meses	Elevação alta da FA, elevação modesta da ALT	Amoxicilina-clavulanato, cefazolina	Prurido, precoce e proeminente
Hepatite mista	Idiossincrática	Dias a meses	Elevação moderada da ALT e FA	TMP-SMZ, fenitoína	Geralmente benigno, autolimitado
Hepatite crônica	Idiossincrática, indireta	Meses a anos	Elevação moderada da ALT com elevação da BL	Diclofenaco, nitrofurantoína, minociclina	Início insidioso; pode exigir glicocorticoides
Colestase branda	Desconhecido possível idiossincrática	Meses	Elevação moderada da ALT, elevação leve da FA	Esteroides anabolizantes, estrogênios	Prurido, proeminente e prolongado
Fígado gorduroso agudo, acidose lática e IH	Direta	Dias a meses	Acidose láctica, elevação modesta da ALT, falha hepática	Estavudina, linezolida, aspirina (síndrome de Reye)	Falha mitocondrial, pancreatite
Fígado gorduroso não alcoólico	Indireta, direta	Meses	Elevação leve da ALT e FA	Glicocorticoides, tamoxifeno, haloperidol	Assintomático; esteatose hepática vista no ultrassom
Síndrome de obstrução sinusoidal	Direta	Semanas	Elevação enzimática variável	Agentes cancerígenos, busulfan, gemtuzumabe	Hepatomegalia, ganho de peso, edema e ascite
Hiperplasia nodular regenerativa	Direta	Anos	Elevação leve da AST e FA	Tioguanina, azatioprina, oxaliplatina	Hipertensão portal não cirrótica
Hepatite autoimune induzida por DILI (DILI-HAI)	Indireta, idiossincrática	Meses	Elevação da AL, AST, IGG e hipergamaglobulinemia. AAN e AML (+)	Estatinas, metildopa, diclofenaco, nitrofurantoína e agentes biológicos	Avaliação cuidadosa no diagnóstico, BH deve ser realizada sempre que possível

Fonte: adaptação de Hoofnagle e Björnsson.[3]
AAN: anticorpo antinuclear; ALT: alanina aminotransferase; AML: anticorpo antimúsculo liso; BH: biópsia hepática; BL: bilirrubina; FA: fosfatase alcalina; IGG: imunoglobulina IGG; IH: insuficiência hepática; TMP-SMZ: sulfametoxazol e trimetropina.

- Hepatocelular 82%:
  - Razão ALT/LSN: FA/LSN ≥ 5
  - ALT > 5 vezes o LSN
- Coletástico 8%:
  - Razão ALT/LSN : FA/LSN ≤ 2
  - ↑ de 2 ou mais vezes FA
- Misto 10%:
  - Quando a razão ALT/LSN : /FA/LSN está entre 2 e 5

FIGURA 1 Fenótipo de apresentação clínica.

ALT: alanina aminotransferase; AST: aspartato aminotransferase; FA: fosfatase alcalina; LSN: limite superior da normalidade.

- Leve:
  - ↑ ALT e/ou FA, INR < 1,5 e BLT < 2
- Moderada:
  - ↑ ALT e/ou FA, INR > 1,5 e BLT > 2,5
- Moderadamente grave:
  - ↑ ALT e/ou FA, INR > 1,5 e BLT > 2,5, hospitalização por DILI
- Grave:
  - ↑ ALT e/ou FA, INR > 1,5 e BLT > 2,5, e/ou um dos seguintes critérios:
    - » IHA
    - » Falência de órgão por DILI
- Fatal
  - TH ou morte devido a DILI

FIGURA 2 Avaliação da gravidade.

ALT: alanina aminotransferase; AST: aspartato aminotransferase; BLT: bilirrubina total; DILI: lesão hepática induzida por drogas; FA: fosfatase alcalina; IHA: insuficiência hepática aguda; INR: *International Normalized Ratio;* LSN: limite superior da normalidade; TH: transplante hepático.

Fatores de risco

Certas variáveis, como idade, sexo e consumo de álcool, podem aumentar o risco de DILI de uma forma específica do medicamento; como exemplo, o sexo masculino e a idade avançada são fatores de risco para amoxicilina-clavulanato e alcoolismo para isoniazida, metotrexato e halotano.[9]

Bebês e crianças parecem ser suscetíveis a lesões hepáticas causadas por valproato e apresentam um aumento do risco de síndrome de Reye causada pelo uso da aspirina. Embora propiltiouracil (PTU) possa causar DILI em todas as faixas etárias, crianças são mais suscetíveis à hepatotoxicidade grave e fatal devido ao PTU.

As combinações específicas de agentes têm maior probabilidade de causar lesão hepática.[8]

Os fatores de risco genéticos para DILI ainda estão em sua fase inicial, existe descrição de variações genéticas que conferem risco aumentado de desenvolver toxicidade a fármacos relacionados com polimorfismos do antígeno leucocitário humano (HLA).[2]

Diagnóstico

Dado o número de medicamentos descritos como hepatotóxicos, devido às causas potencialmente confusas e à falta de um biomarcador específico da DILI, estabelecer um diagnóstico preciso se torna um grande desafio[2] (Figura 3).

A história e exame físico são fundamentais para o diagnóstico da DILI. Um histórico preciso de exposição, início da medicação e o curso das anormalidades bioquímicas do fígado é crucial. Diante de um caso suspeito, deve-se questionar a exposição a quaisquer tipos de medicações e substâncias, história de uso de drogas, depressão e tentativas de autoextermínio.

Geralmente os eventos DILI ocorrem nos primeiros 6 meses após o início de um novo medicamento, mas há exceções. Alguns compostos têm propensão a causar DILI após uma latência mais longa (p. ex., nitrofurantoína, minociclina e estatinas).

A DILI causada pela minociclina pode ter longa latência (p. ex., 1 ano) e pode apresentar características semelhantes às da hepatite autoimune (HAI). Adolescentes que se apresentam com um quadro de HAI devem ser cuidadosamente questionados sobre o uso de minociclina para tratamento de acne facial.

- Tempo para o início da lesão após introdução da droga
- Curso subsequente da lesão após a suspensão da droga
- Fatores de risco específicos (idade, consumo de álcool, gravidez)
- Uso de outras medicações potencialmente hepatotóxicas
- Padrão de lesão hepática
- Exclusão de outras causas de doença hepática
- Potencial de hepatotoxicidade conhecido da droga implicada
- Resposta à reexposição

	Escore	Probabilidade
Escore varia de −9 a +10	< : 0	Excluído
	1-2	Pouco provável
	3-5	Possível
	6-8	Provável
	9-10	Altamente provável

FIGURA 3 Avaliação da causalidade pelo método Rucam.

Fonte: Teschke;[4] Chalasani et al.[10]

O uso de drogas ilícitas também deve ser observado, pois agentes como metilenodioximetanfetamina foram associados a lesões hepáticas e, em alguns casos, a IHA.

Recentemente foi descrito um fenótipo diferente ligado ao uso de anabolizantes induzidos DILI. Esse fenótipo emergente é caracterizado por icterícia e colestase prolongada associada a um comprometimento renal em que o principal agente implicado foi o estanozolol. Os autores notaram que a lesão hepática se desenvolveu principalmente em homens jovens, e os padrões de toxicidade hepática podem ser identificados como hepatocelular ou colestático na apresentação. A maioria dos pacientes apresentava icterícia, e a hospitalização foi mais frequentemente necessária no grupo colestático.

O diagnóstico pode ser facilitado pela ajuda do Método Roussel Uclaf de Avaliação de Causalidade (Rucam) (ver Quadro 3). O Rucam foi criado para adultos, mas tem sido utilizado em crianças. A pontuação final para cada droga suspeita indica um grau de causalidade[2] (Figura 4).

A lesão hepática em DILI é definida pelo aumento de ALT, bilirrubina conjugada (BD) ou FA > 2x LSN. Se o paciente tiver uma doença preexistente ou uma doença hepática crônica, o LSN é substituído pela média basal dos valores antes da exposição ao medicamento.[2]

Pacientes com suspeita de DILI que mostram apenas uma leve elevação dos valores dos testes hepáticos (ALT < 2x LSN ou FA < 2 x LSN) são considerados sem lesão hepática e apenas adaptação hepática. A adaptação hepática pode se desenvolver na dose diária recomendada do medicamento e está associada com resolução espontânea, por exemplo, a alteração nos valores da ALT que ocorre com o uso das estatinas, em que o aumento das enzimas hepáticas geralmente é um fenômeno de adaptação transitória e não requer a suspensão da droga. Da mesma forma, um aumento isolado nos níveis de bilirrubina total não se qualifica como DILI.[10]

Exames de imagem do fígado podem ser usados para excluir outras etiologias, e o ultrassom abdominal (USG) é aconselhável em todos os pacientes, independentemente do padrão de lesão. Em casos raros, pode ocorrer o dano isquêmico ao trato biliar, resultando em colangite esclerosante ou dilatação dos ductos biliares, e nesses casos uma colangiografia por ressonância pode ser obtida.

A biópsia hepática pode auxiliar no diagnóstico de DILI e realizar a exclusão de outras etiologias. Pode ser indicada quando o diagnóstico não é claro, na suspeita de HAI, quando a retirada do medicamento suspeito é clinicamente inaceitável ou quando a reexposição ao medicamento é necessária. A DILI pode apresentar uma ampla variedade de achados histológicos: fibrose, necrose, esteatose microvesicular, perda do ducto biliar e colestase colangiolar, que indica lesão hepática mais grave. Características específicas como o padrão histológico podem até se correlacionar com o resultado clínico. A escassez de ductos biliares e a fibrose ductal indicam maior probabilidade de lesão sustentada em 6 meses.[9]

Em geral, o diagnóstico de DILI não requer uma biópsia hepática, mas pode ajudar a confirmar uma suspeita clínica de DILI, excluindo outras causas.[9]

Tratamento

A pedra angular para o tratamento de DILI é a descontinuação precoce da droga e evitar a reexposição. O tempo para reti-

QUADRO 3 Avaliação da causalidade pelo método Rucam

1. Tempo para o início	Tipo hepatocelular		Tipo colestático ou misto		Avaliação
	Tratamento inicial	Tratamento subsequente	Tratamento inicial	Tratamento subsequente	Escore
A partir do início da droga					
Sugestivo	5-90 dias	1-15 dias	5-90 dias	1-90 dias	+2
Compatível	< 5 ou > 90 dias	> 15 dias	< 5 ou > 90 dias	> 90 dias	+1
A partir da suspensão da droga					
Compatível	< 15 dias	< 15 dias	< 30 dias	< 30 dias	+1
Nota: se a reação começa antes do início da medicação ou > 15 dias após a suspensão (hepatocelular), ou > 30 dias após suspensão da droga (colestático), a injúria deve ser considerada não relacionada e o Rucam não pode ser calculado					
2. Curso	**Alteração do ALT entre o pico e LSN**		**Alteração da FA (ou Bi total) entre pico e LSN**		**Escore**
Após suspensão da droga:	Decréscimo > 50% em 8 dias		Não aplicável		+3
Altamente sugestivo 8 dias	Decréscimo > 50 dias em 30 dias		Decréscimo > 50% em 180 dias		+2
Sugestivo	Não aplicável		Decréscimo < 505 em 180 dias		+1
Compatível	Sem informação ou decréscimo > 50% após 30 dias		Persistência ou aumento ou sem informação		0
Inconclusivo	Decréscimo < 50% após 30 dias ou recorrência		Não aplicável		-2
Contra o papel da droga	do aumento				0
Se a droga for continuada:					
Inconclusivo	Todas as situações		Todas as situações		
3. Fatores de risco	**Etanol**		**Etanol ou gravidez**		**Escore**
Álcool ou gravidez	Presente		Presente		+1
	Ausente		Ausente		0
Idade	≥ 55 anos		≥ 55 anos		+1
	> 55 anos		> 55 anos		0

(continua)

QUADRO 3 Avaliação da causalidade pelo método Rucam (*continuação*)

4. Droga(s) concomitantes			Escore
Não ou sem informação ou droga com tempo de início incompatível			0
Droga concomitante com tempo de início compatível			-1
Droga concomitante conhecida como hepatotóxica com início sugestivo			-3
Droga concomitante com evidência clara de seu papel (reexposição positiva ou clara ligação à injúria e assinatura típica)			
5. Exclusão de outras causas de injúria			**Escore**
Grupo I (6 causas):			
Hepatite viral aguda por **HVA** (Igm anti-HAV) ou,		Descartadas todas as causas dos Grupos I e II	+2
HVB (HBsAg e/ou IgM anti-HBc), ou		Descartadas as 6 causas do Grupo I	+1
HVC (anti-HCV e/ou HCV RNA com história clínica apropriada)			
Obstrução biliar (pela imagem)		Descartadas 5 ou 4 causas do Grupo I	0
Alcoolismo (história de consumo excessivo e AST/ALT > 2)			
História recente de **hipotensão, choque ou isquemia** (dentro de 2 semanas do início)		Descartadas menos de 4 causas do Grupo I	-2
Grupo II (2 categorias de causas):			
Complicações da doença subjacente, tais como hepatite autoimune, sepse, hepatite crônica B ou cirrose biliar primária ou colangite esclerosante ou características clínicas ou testes sorológicos ou virológicos indicando CMV, EBV ou HSV agudo		Altamente provável que a causa não seja uma droga	-3
6. Informação prévia sobre a hepatotoxicidade da droga			**Escore**
Reação rotulada nas características do produto			+2
Reação publicada, mas não rotulada			+1
Reação desconhecida			0
7. Resposta à reexposição			**Escore**
Positiva	Duplicação da ALT com a droga sozinha	Duplicação da FA ou BT com a droga sozinha	+3
Compatível	Duplicação da ALT com a droga suspeita combinada com outra droga que tenha sido dada ao mesmo tempo do início da lesão inicial	Duplicação da FA ou BT com a droga suspeita combinada	+1
Negativa	Aumento da ALT, mas menos que o LSN com droga sozinha	Aumento da FA ou BT, mas menos que o LSN com droga sozinha	-2
Não realizada ou não interpretável	Outras situações	Outras situações	0
		TOTAL DE PONTOS	▬

ALT: alanina aminotransferase; AST: aspartato aminotransferase; BT: bilirrubina total; FA: fosfatase alcalina; LSN: limite superior da normalidade; HVA: vírus da hepatite C; HBV: vírus da hepatite B; HCV: vírus da hepatite C.

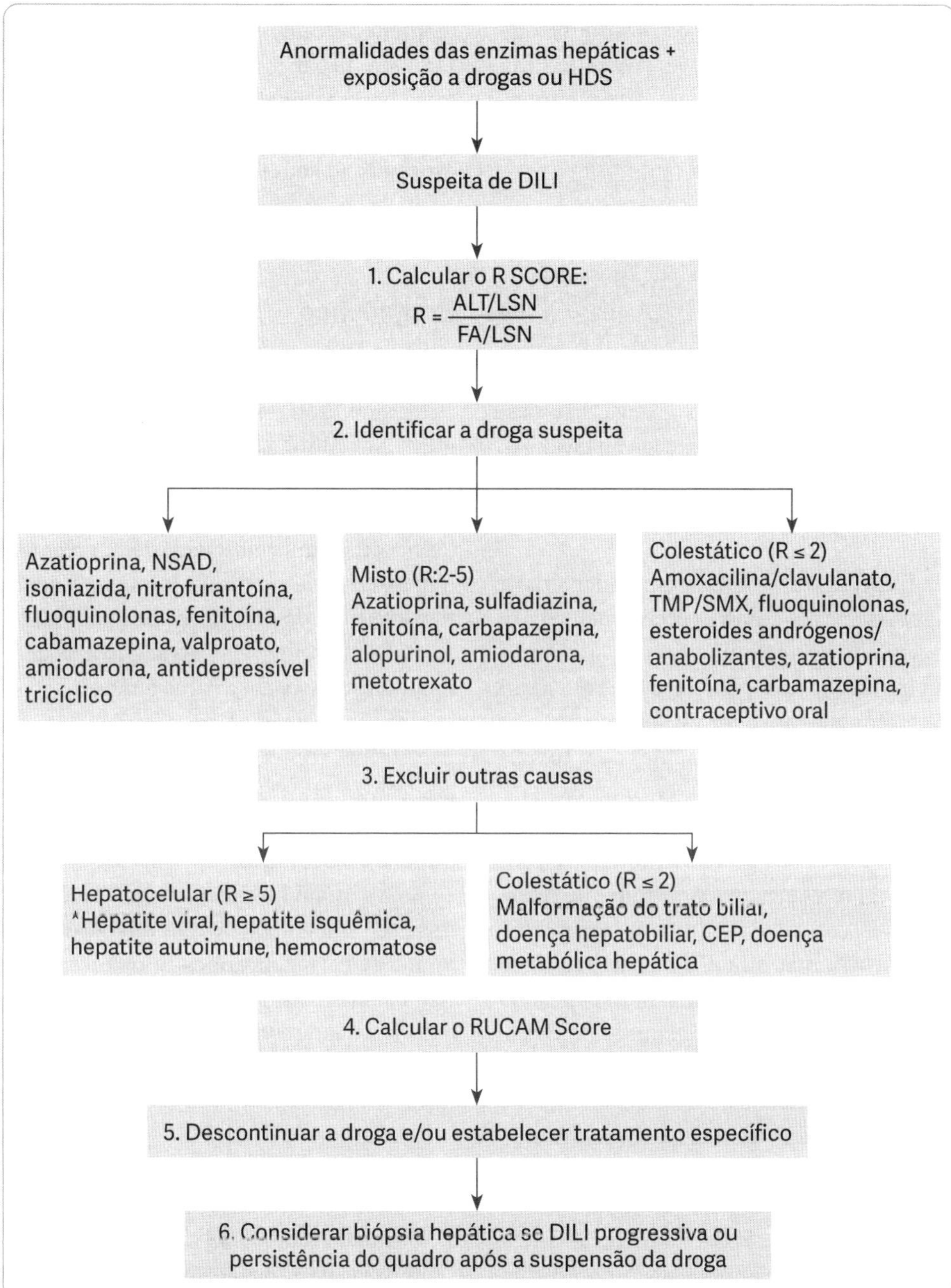

FIGURA 4 Manejo do paciente com suspeita de DILI.

ALT: alanina aminotransferase; AST: aspartato aminotransferase; CEP: colangite esclerosante primária; DILI: lesão hepática induzida por drogas; FA: fosfatase alcalina; HDS: ervas e suplementos dietéticos; LFT: teste de função hepática; LSN: limite superior da normalidade; NSAID: droga anti-inflamatória não esteroides; Rucam: Roussel Uclaf Causality Assessment Method; TMP/SMX: sulfametoxazol e trimetropina.

rada não é especificado na maioria dos estudos. A Sociedade Chinesa e a diretriz de hepatologia de 2017 sugerem a retirada imediata da droga quando o paciente se apresenta com qualquer um dos seguintes achados:[9]

1. ALT ou AST > 8x LSN.
2. ALT ou AST > 5x LSN por 2 semanas.
3. ALT ou AST > 3x LSN com bilirrubina total > 2x LSN ou INR > 1,5.
4. ALT ou AST > 3x LSN com sintomas inespecíficos progressivos (fadiga, náuseas, vômitos, dor ou sensibilidade no quadrante superior direito, febre, erupção cutânea e/ou eosinofilia > 5%).

Existem tratamentos específicos para algumas drogas, como N-acetilcisteína para toxicidade de acetaminofeno, L-carnitina em insuficiência hepática grave e com lesão associada à terapia com valproato e o uso da colestiramina em pacientes com toxicidade de levoflunomida e terbinafina.

O ácido ursodesoxicólico protege os hepatócitos e colangiócitos, modifica o *pool* de sais biliares citotóxicos e aumenta o fluxo biliar; tem sido usado para tratar DILI colestático, mas sua eficácia permanece incerta. Da mesma forma, há um papel dos corticosteroides em alguns casos de DILI-HAI em adultos que não se resolvem com a descontinuação da droga e em alguns casos de DILI idiossincrática com reações de hipersensibilidade, mas ainda faltam estudos prospectivos para seu uso em crianças.

O defibrotida, agente antitrombótico, foi recentemente aprovado como terapia para a SOS grave com falência de órgãos, mas seu uso permanece controverso.[3]

O tratamento da DILI idiossincrática ainda se baseia principalmente em cuidados de suporte. A suspeita e a suspensão imediata de todos os medicamentos que o paciente vem tomando são cruciais para evitar danos hepáticos. Pacientes ictéricos com lesão hepatocelular aguda podem necessitar de encaminhamento para uma unidade especializada em fígado devido ao aumento do risco de progressão para IHA e à necessidade de realização do TH.[9]

Prognóstico

A retirada oportuna do medicamento agressor é fundamental e geralmente é seguida pela resolução do dano hepático em cerca de 3 a 4 meses após a lesão. Uma minoria de pacientes (15 a 17%) pode ter testes hepáticos anormais persistentes além de 6 meses e pode progredir para dano hepático grave ou doença hepática terminal.[9]

A DILI crônica é a persistência de alterações nas provas hepáticas 6 meses após a suspensão da droga. Vários fatores de risco para DILI crônica foram descritos na população adulta, mas modelos prognósticos para avaliar a cronicidade estão ausentes na população pediátrica.[9]

Hyman Zimmerman descreveu em 1999 um risco aumentado de IHA quando a DILI aguda se torna complicada por icterícia, isso é conhecido pela lei de HY (Hy' law): o paciente apresentava risco de 10% de mortalidade por DILI se os 3 critérios a seguir forem atendidos:

1. ALT ou AST sérica > 3x o LSN.
2. Bilirrubina total sérica elevada > 2 mg/ dL.
3. Nenhuma outra razão para explicar a combinação de aumento aminotransferases e bilirrubina, como hepatite viral A, B, C, ou outra doença hepática preexistente.[11]

O prognóstico é parcialmente determinado pelo padrão de lesão hepática. Pacientes com DILI colestática têm duas vezes mais chances de desenvolver lesão hepática crônica em comparação com pacientes com DILI hepatocelular; por outro lado, a lesão hepatocelular é mais provável de ser fatal ou resultar em TH, embora ambos os eventos sejam raros.[9]

Conclusão

A DILI é uma importante causa de morbidade em crianças e deve ser suspeitada na presença de uma elevação aguda das enzimas hepáticas sem outra causa aparente. Seu diagnóstico requer um processo metódico de avaliação e investigação sobre história de uso de drogas, ervas e suplementos alimentares. As principais causas em crianças são os antibióticos e os antiepilépticos. A base do tratamento DILI é a retirada imediata da droga suspeita, e devemos estar atentos ao aumento da prevalência de hepatotoxicidade devido ao consumo de ervas e suplementos alimentares.

REFERÊNCIAS

1. Watkins PB. Idiosyncratic drug-induced liver injury in patients: detection, severity assessment, and regulatory implications. Advances in Pharmacology. 2019;85:165-93.
2. Monge-Urrea F, Montijo-Barrios E. Drug-induced liver injury in pediatrics. J Pediatr Gastroenterol Nutr. 2022;75(4):391-5.
3. Hoofnagle JH, Björnsson ES. Drug-induced liver injury: types and phenotypes. N Engl J Med. 2019;381(3):264-73.
4. Teschke R. Top-ranking drugs out of 3312 drug-induced liver injury cases evaluated by the Roussel Uclaf Causality Assessment Method. Expert Opin Drug Metab Toxicol. 2018;14:1169-87.
5. Reddy KR. Practice Parameters Committee of the American College of Gastroenterology. ACG Clinical guideline: diagnosis and management of idiosyncratic drug-induced liver injury. Am J Gastroenterol. 2021;116(5):878-98.
6. Anderson GD. Children versus adults: pharmacokinetic and adverseeffect differences. Epilepsia. 2002;43(Suppl 3):53-9.
7. Rumack BH, Peterson RG. Acetaminophen overdose: incidence, diagnosis, and management in 416 patients. Pediatrics. 1978;62(5 Pt 2 Suppl):898-903.
8. Bessone F, Hernandez N, Tagle M, et al. Drug-induced liver injury: a management position paper from the Latin American Association for Study of the liver. Ann Hepatol. 2021;24:100321.
9. European Association for the Study of the Liver. Electronic address: easloffice@easloffice.eu; Clinical Practice Guideline Panel: Chair: Panel members; EASL Governing Board representative . EASL clinical practice guidelines: drug-induced liver injury. J Hepatol. 2019;70(6):1222-61.
10. Chalasani NP, Maddur H, Russo MW, et al.; Practice Parameters Committee of the American College of Gastroenterology. ACG clinical guideline: diagnosis and management of idiosyncratic drug-induced liver injury. Am J Gastroenterol. 2021;116(5):878-98.
11. Aithal GP, Watkins PB, Andrade RJ, et al. Case definition and phenotype standardization in drug-induced liver injury. Clin Pharmacol Ther. 2011;89:806-15.
12. Ricciuto A, Kamath BM, Walters TD, et al. New onset autoimmune hepatitis during anti-tumor necrosis factor-alpha treatment in children. J Pediatr. 2018;194:128-135.e1.
13. Santos G, Gasca G, Paraná R, et al. Profile of herbal and dietary supplements induced liver injury in Latin America: a systematic review of published reports. Phytother Res. 2020.
14. Weaver RJ, Blomme EA, Chadwick AE, et al. Managing the challenge of drug-induced liver injury: a roadmap for the development and deployment of preclinical predictive models. Nat Rev Drug Discov. 2020,19:131-48.

36

Glicogenoses hepáticas

Eleonora Druve Tavares Fagundes
Alexandre Rodrigues Ferreira

INTRODUÇÃO

As glicogenoses são um grupo de distúrbios genéticos raros que afetam o metabolismo do glicogênio no fígado e outros tecidos, resultando em acúmulo anormal ou alteração de sua estrutura. A formação e a degradação do glicogênio são processos altamente regulados envolvendo diversas etapas controladas por diferentes enzimas. A deficiência em cada uma dessas enzimas envolvidas resulta nos 15 tipos atualmente reconhecidos de glicogenoses. Na maioria dos tipos há aumento da concentração de glicogênio no fígado, músculo e outros tecidos. Em casos mais raros, a concentração de glicogênio pode ser menor ou sua estrutura alterada.

Os tipos 0, I, III, IV, VI e IX e XI são denominados glicogenoses hepáticas devido ao maior comprometimento do fígado (Quadro 1). Episódios de hipoglicemia e presença de hepatomegalia são as principais manifestações, embora exista grande heterogeneidade na apresentação. A confirmação do tipo de glicogenose deve ser realizada por exame genético ou determinação da atividade enzimática, uma vez que implica prognóstico e abordagem diferenciada e apenas a apresentação clínica pode ser insuficiente para essa caracterização.[1]

A discussão neste capítulo será limitada aos tipos I, III e IV, mais frequentes, e cuja expressão clínica envolve primariamente o fígado.

METABOLISMO NORMAL DO GLICOGÊNIO

O glicogênio é um polissacarídeo de alto peso molecular, existente na maioria das células dos mamíferos, especialmente no fígado e nos músculos. É composto de moléculas de glicose ligadas em cadeias com pontos de ramificação. As cadeias são unidas por ligações 1-4 e os pontos de ramificação são unidos por ligações 1-6. Outras hexoses, como a frutose e a galactose, e a maioria dos aminoácidos podem ser transformados em glicose na forma de G-6-fosfato (G-6-P) para contribuir na síntese de glicogênio, sendo, portanto, potencialmente glicogênicos. A formação de glicogênio é favorecida pela insulina.[1]

A glicose da dieta é retirada da circulação porta pelo fígado e é fosforilada dentro

QUADRO 1 Classificação e características das glicogenoses hepáticas

Tipo	Enzima/gene	Principais manifestações	Complicações
0	Glicogênio sintase/GYS2	Hipoglicemia Ausência de hepatomegalia Hiperglicemia pós-prandial	
Ia	Glicose-6-fosfatase/GSPC	Quadro clássico – florido Hipoglicemia de jejum Hepatomegalia Fácies de boneca Acidemia, aumento de lactato, triglicérides, colesterol, ácido úrico Epistaxes	Baixa estatura Gota, cálculos renais, nefropatia Osteoporose e fraturas de repetição Atraso puberal Adenomas
Ib	Translocase 1/ SLC37A4	Igual ao tipo Ia + neutropenia persistente ou cíclica, doença inflamatória intestinal, infecções de repetição	Otite, pneumonia, infecções cutâneas (particularmente perianais), infecções do trato urinário são os principais sítios de infecção. Gengivoestomatite
III	Desramificadora/ AGL	Hipoglicemia de jejum, menos intensa que no tipo I Hepatomegalia Aumento de aminotransferases Aumento de creatina fosfoquinase no tipo IIIa Lactato, lípides e ácido úrico normais ou pouco elevados	Cardiomiopatia e miopatia no tipo IIIa Fibrose hepática, raramente cirrose, hipertensão porta e falência hepática
IV	Ramificadora/ GBE1	Hepatoesplenomegalia nos primeiros anos de vida Miopatia Sem hipoglicemia, lactato normal Aumento de aminotransferases	Cirrose, hipertensão porta, falência hepática Cardiomiopatia Adenoma e carcinoma hepatocelular
VI	Fosforilase/PYGL	Hipoglicemia de jejum, menos intensa que tipo I Hepatomegalia Aumento de aminotransferases	Atraso no crescimento
IX	Fosforilase quinase	Hepatomegalia	Fibrose hepática, raramente cirrose
IX a	PHKA2	Hipoglicemia de jejum menos severa	
IX b	PHKB	Aumento de aminotransferases	
IX c	PHKG2	Fadiga e baixa tolerância ao exercício	
XI	GLUT2/SLC2A2	Hepatomegalia Hipoglicemia Doença tubular renal Aumento de aminotransferases	Atraso de crescimento, baixa estatura importante Raquitismo hipofosfatêmico Diarreia crônica

do hepatócito, transformando-se G-6-P pela glicoquinase.[1] A síntese do glicogênio é detalhada na Figura 1.

O fígado tem o papel de proporcionar a liberação de glicose para os vários órgãos em situações de jejum ou estresse, quando

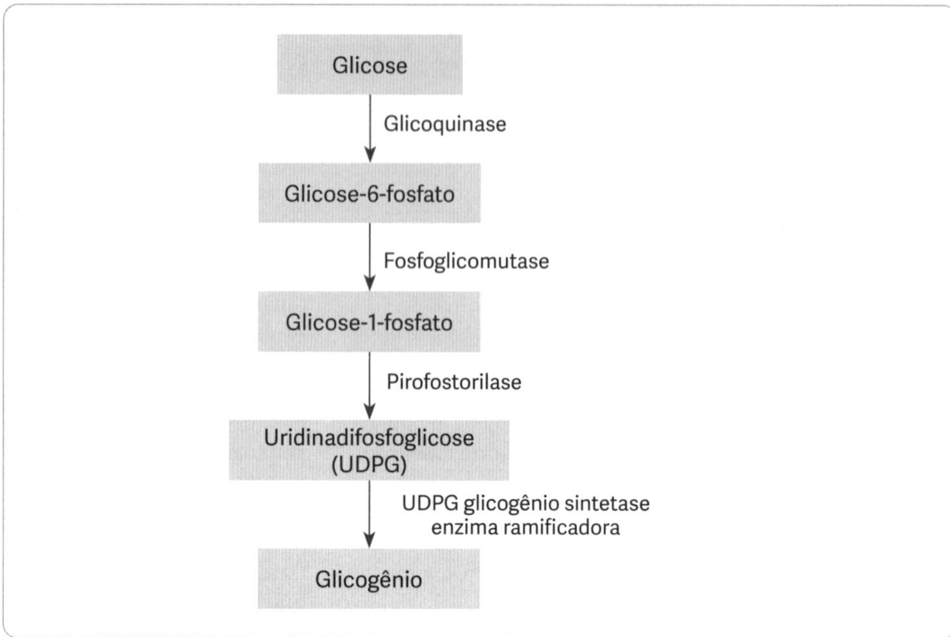

FIGURA 1 Síntese de glicogênio.

os níveis séricos de glicose diminuem. A degradação do glicogênio ocorre através da ação da fosforilase e da enzima desramificadora (Figura 2). O sistema fosforilase é composto da fosforilase a (ativa) e b (inativa). Sua ativação é iniciada pelo glucagon e adrenalina, que provocam a liberação do AMP-cíclico, que por sua vez ativa uma série de enzimas, que resultam na conversão da fosforilase para a forma ativa. Uma vez ativada, a fosforilase inicia a degradação do glicogênio.[1]

A fosforilase retira moléculas de glicose-1-fosfato (G-1-P) das partes laterais do glicogênio, rompendo as ligações 1,4. A enzima desramificadora hidrolisa as ligações 1,6. A degradação do glicogênio resulta em 90% de G-1-P e 8 a 12% de glicose livre.

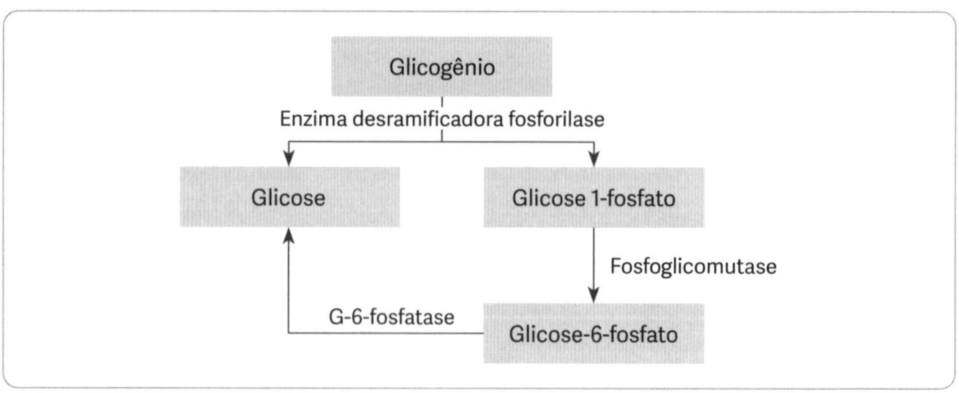

FIGURA 2 Degradação do glicogênio até glicose.

Para que a glicose seja liberada pelo fígado, é necessária a atuação da glicose-6-fosfatase (G-6-Pase). A G-6-Pase é encontrada em grande quantidade no fígado, rins e mucosa do intestino delgado.[1]

A G-6-Pase hepática é um sistema complexo que contém três proteínas transportadoras em adição à unidade catalítica que está localizada no lúmen do retículo endoplasmático.

As proteínas transportadoras têm as seguintes funções:

- T1 – transporta a G-6-P através da membrana do retículo endoplasmático (RE).
- T2 – proteína que transporta o pirofosfato para o lúmen do RE e, em sentido contrário, o fosfato liberado pela reação de degradação da G-6-P.
- T3 – transporta a glicose, liberada pela hidrólise da G-6-P, para fora do RE.

Para que haja a conversão da glicose-6-fosfato em glicose livre, além da G-6-Pase, são necessárias as três proteínas que farão o transporte dos respectivos substratos (G-6-P e pirofosfato) para dentro do RE, onde ocorre a reação, ou dos produtos (glicose e fosfato) para fora do RE.[1]

GLICOGENOSE TIPO I

A glicogenose tipo I é caracterizada pela deficiência de glicose-6-fosfatase (G-6-Pase), enzima-chave no metabolismo do glicogênio, por isso representa o quadro clássico da doença. Representa cerca de 25% das glicogenoses, com herança autossômica recessiva e incidência de 1 para 100 mil.[2] Os pacientes acometidos não são capazes de liberar a glicose do fígado, seja ela produto da glicogenólise ou da gliconeogênese. Além disso, o metabolismo das outras hexoses – frutose e galactose – não fornecerá glicose livre. Portanto, a hipoglicemia de jejum é uma característica frequente.[3]

A G-6-Pase é um sistema multicomponente que compreende o sítio ativo na superfície luminal do retículo endoplasmático e três translocases. A deficiência da unidade catalítica ou das translocases determina os subtipos de glicogenose tipo I que podem ter particularidades na apresentação clínica e no curso da doença (Quadro 1).[1]

Consequências metabólicas

Como consequência da hipoglicemia, a insulina diminui, enquanto os níveis de glucagon se elevam. Se a glicemia cai para valores críticos (abaixo de 70 a 90 mg/dL), mecanismos compensatórios determinam a quebra de glicogênio até glicose-6-fosfato. A deficiência da G-6-Pase impede a conversão de glicose-6-fosfato em glicose, resultando na formação de metabólitos intermediários através das vias descritas na Figura 3, com consequente aumento de lactato, ácido úrico, triglicérides e colesterol.[1]

Manifestações clínicas

Glicogenose Ia

Classicamente, os primeiros sintomas iniciam-se ainda no período neonatal, com hipoglicemia após períodos curtos de jejum. Infecções, especialmente se combinadas com vômitos e/ou diarreia, causam diminuição da ingesta e estão entre os principais desencadeadores de hipoglicemia. Os sinais e sintomas decorrentes da hipoglicemia incluem palidez, fome excessiva, sudorese e crises convulsivas. A hipoglicemia bioquímica pode não ser acompanhada de sintomas, pois o ácido lático é utilizado como substrato para o metabolismo cere-

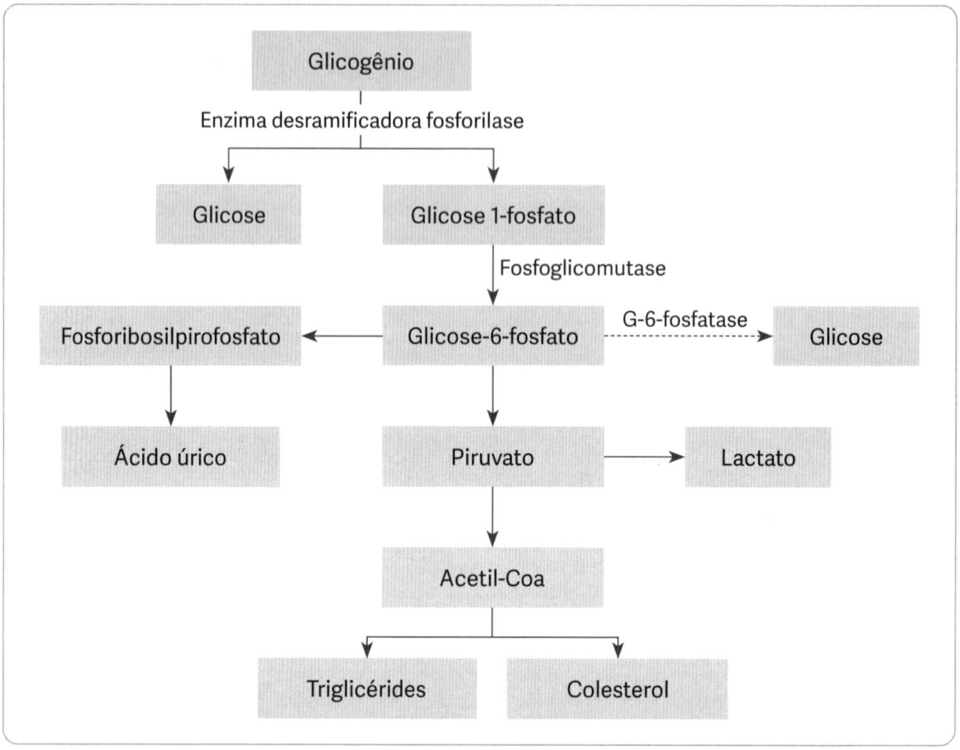

FIGURA 3 Consequências metabólicas da deficiência da glicose-6-fosfatase.

bral. Em razão disso, os pacientes podem ser poupados de lesão cerebral nesses episódios. Mesmo com o tratamento ideal, a concentração de lactato não se reduz ao valor normal, o que permite sua ação protetora para o sistema nervoso central.[1] Por outro lado, a acidose metabólica persistente pode causar fraqueza, cefaleia, taquipneia e mal-estar. A apresentação clínica é variável. Alguns pacientes requerem hospitalização frequente como resultado das alterações metabólicas, enquanto outros apresentam apenas sintomas leves. Com o aumento da idade, há tendência para a diminuição dos episódios de hipoglicemia, talvez por redução do consumo energético.[2]

Os pacientes comumente apresentam epistaxes e tendência à hemorragia durante procedimentos cirúrgicos, devido ao distúrbio de agregação plaquetária. Os mecanismos envolvidos são desconhecidos. O controle metabólico da doença melhora essas alterações.[2]

Ao exame físico, nota-se abdome protuberante, obesidade troncular contrastando com as extremidades finas, face de boneca e hepatomegalia. O fígado tem consistência habitual, superfície lisa e pode atingir a fossa ilíaca direita e o flanco esquerdo. A hepatomegalia acentuada na glicogenose se deve mais à deposição de gordura do que ao acúmulo de glicogênio nos hepatócitos. O baço usualmente não está aumentado. Existe tendência para adiposidade exagerada, e a musculatura é pouco desenvolvida.[1] Baixa estatura é frequente (35% dos pacientes), com reflexo negativo sobre a estatura final. Instala-se precocemente e pode ser dominante na apresentação clínica.[3] Atraso no desenvolvimento puberal é relatado em 56% dos pacientes.[3] O atraso de idade óssea e a osteoporose associada a fraturas também podem ser evidenciados como consequência da acidemia persistente e do balanço negativo de cálcio.[2] Nas crianças maiores, podem ser encontrados xantomas, principalmente nos joelhos, cotovelos e nádegas. Quando presentes no septo nasal, os xantomas podem contribuir para epistaxes.[3]

Pode ser observada nefromegalia, mas a função renal, em geral, não está alterada. Entretanto, a partir da segunda década de vida, os pacientes poderão desenvolver nefropatia progressiva, com microalbuminúria (31%) e hipertensão (6%), após um período de hiperfiltração renal silenciosa. A hiperfiltração glomerular e a microalbuminúria são sinais precoces de disfunção renal.[1] Os pacientes sem controle adequado e, consequentemente, com elevação persistente do lactato, dos lípides e do ácido úrico, apresentam mais microalbuminúria e, por isso, têm risco aumentado de nefropatia. Por isso o controle dietético adequado pode retardar, prevenir ou lentificar a progressão da doença renal.[3]

A gota, nefropatia, cálculos renais e a nefrocalcinose resultantes da hiperuricemia podem complicar a glicogenose tipo I. A hipercalciúria provavelmente é um fenômeno secundário à alteração da acidificação renal. A diminuição da excreção do citrato piora com o tempo de doença.[1]

Os pacientes com glicogenose tipo I não evoluem com cirrose ou insuficiência hepática. Por outro lado, os adenomas hepáticos se desenvolvem em cerca de 50 a 70% dos pacientes, a partir da segunda e terceira décadas de vida, sendo, em geral, múltiplos, pequenos e não capsulados. Predominam no sexo masculino na proporção de 2:1, ao contrário dos adenomas de outras origens, que predominam no sexo feminino. Sua patogênese não está bem esclarecida. Há relato de regressão completa dos adenomas com a dieta adequada e rigorosa; no entanto, 50% tendem a progredir em tamanho e número.[3] A hemorragia aguda e a transformação maligna, embora raras, são complicações dos adenomas. A presença de sintomas agudos pode indicar hemorragia intratumoral.[1]

Crianças com glicogenose tipo I têm inteligência comparável à da população em geral, se os episódios hipoglicêmicos forem evitados. Mas os episódios graves e recorrentes de hipoglicemia podem causar lesão cerebral, e os resultados de testes de *performance* estão significativamente correlacionados com a frequência dos episódios hipoglicêmicos.[3] Apesar do aumento significativo de colesterol e triglicérides na glicogenose tipo I, mesmo com tratamento adequado, os resultados são discordantes sobre risco de aterosclerose prematura e eventos cardiovasculares, mas a maioria dos estudos é com um número pequeno de pacientes, o que dificulta a generalização.[2,3]

Glicogenose Ib

As glicogenoses Ia e Ib são clinicamente muito semelhantes, exceto por alguns sinais próprios do tipo Ib. A glicogenose Ib é complicada por infecções piogênicas, gengivoestomatite recorrente e doença inflamatória intestinal, relacionada à neutropenia e à disfunção de neutrófilos com mobilidade e aderência reduzidas, defeitos na atividade bactericida e fagocitose.[1] A presença de neutropenia é sugestiva de glicogenose Ib. Entretanto, a contagem de neutrófilos pode ser normal durante os primeiros 2 anos de vida nesses pacientes.[3]

Cerca de 80% das infecções são múltiplas e iniciam-se no primeiro ano de vida.[3]

Diagnóstico

As alterações laboratoriais mais frequentes na glicogenose tipo I são hipoglicemia após 3 ou 4 horas de jejum, aumento do ácido láctico, colesterol, triglicérides e do ácido úrico e elevação discreta de aminotransferases. Os níveis de triglicérides podem chegar a 4.000 a 6.000 mg/dL, enquanto o colesterol pode atingir 400 a 600 mg/dL, com elevação do LDL e redução do HDL. Anemia é relativamente frequente.[2,3]

O diagnóstico deve ser confirmado por teste molecular, sequenciamento ou painel dos genes GPC (glicogenose Ia) e SLC37A4 (glicogenose Ib), uma vez que apenas a apresentação clínica pode ser insuficiente para a diferenciação dos diversos tipos de glicogenoses.[3] A determinação da atividade da enzima tem perdido espaço devido à ampliação do acesso aos exames genéticos.

Com o resultado genético, a biópsia não é necessária. Nos casos realizados, as células hepáticas encontram-se tumefeitas pelo acúmulo de glicogênio demonstrado pela coloração PAS (ácido periódico de Schiff) e que desaparece após tratamento com diastase. Os hepatócitos são pálidos e possuem grandes vacúolos de gordura no citoplasma; a membrana citoplasmática encontra-se espessada, com aspecto de uma célula vegetal (*plant-like-cell*); há ainda hiperglicogenose nuclear.[1]

Tratamento

Glicogenose Ia

Os pacientes com glicogenose tipo I dependem completamente de fontes exógenas de glicose para evitar a hipoglicemia. Por isso, o manejo está centrado na dieta (Quadro 2) e deve ser multiprofissional, pois a adesão é ponto crucial. Os objetivos do tratamento dietético são:

- Correção da hipoglicemia e, consequentemente, melhoria nos níveis de lactato, ácido úrico, triglicérides e colesterol sanguíneo.
- Promover taxas de crescimento próximas do normal.
- Prevenir as complicações a longo prazo, como nefropatia, osteoporose, adenomas hepáticos.

QUADRO 2 Recomendações dietéticas na glicogenose tipo I

- Manter a glicemia em torno de 70-100 mg/dL. Tanto a hipoglicemia quanto a hiperglicemia devem ser evitadas. Hiperglicemia também não é desejável, pois pode causar hipoglicemia de rebote, contribuir para a obesidade e dificultar o controle metabólico. Por isso, a criança não deve ser alimentada em excesso, nem o amido dado além da quantidade prescrita.
- Evitar jejum acima de 3-4 horas em lactentes e crianças, e, acima de 5-6 horas em adolescentes e adultos.
- Para os lactentes, o aleitamento materno pode ser mantido com decisão compartilhada com a família. No caso de alimentação artificial, deve-se suspender o leite de vaca e utilizar fórmula de proteína isolada de soja ou outra fórmula isenta de galactose.
- Introdução alimentar na idade habitual.
- Oferecer refeições ricas em carboidratos complexos frequentes e em pequena quantidade. As refeições devem ser realizadas, preferencialmente, no mesmo horário todos os dias.
- Exclusão de frutose e galactose, ou seja, restrição de leite, frutas e sacarose, que contribuem para formação de glicogênio e consequentemente para acidemia lática, hiperuricemia e hiperlipidemia. Suplementar vitaminas e minerais.

(continua)

QUADRO 2 Recomendações dietéticas na glicogenose tipo I (*continuação*)

- O amido de milho pode ser introduzido entre 6 e 12 meses de idade. Iniciar com dose mais baixa pode aumentar a tolerância. A dose é de 1,6 g/kg a cada 3-4 horas para crianças pequenas e de 1,7 a 2,5 g/kg a cada 4-5 horas para crianças maiores e adolescentes.[3]
- Avaliar a necessidade de alimentação enteral noturna, especialmente nos lactentes jovens e com difícil controle glicêmico.
- Monitorar glicose, especialmente antes das refeições/administração de amido, mudanças de rotina, de dosagem do amido e durante episódios de doença e febre; considerar monitorização contínua em casos de difícil controle.
- Os nutrientes devem ser fornecidos de acordo com a RDA para a idade. A distribuição calórica da dieta é de 60 a 70% de carboidratos, 20 a 25% de lipídios e 10 a 15% de proteínas.

RDA: recomendação dietética adequada.

- Fornecer outros nutrientes além dos carboidratos – lipídios, proteínas, vitaminas e minerais – sem administrar excesso de calorias, evitando *overtreatment* e *overfeeding* com consequente obesidade.

Podem ser usadas as seguintes estratégias: refeições frequentes, alimentação por sonda nasogástrica contínua e administração oral de polímeros de glicose de digestão lenta (amido de milho cru), ou a combinação das estratégias. A infusão contínua torna-se impraticável para uso em longo prazo, mas pode ser necessária em lactentes jovens com dificuldade de controle da glicemia. O mais razoável é empregar refeições frequentes ao longo do dia, associadas ao amido de milho, e, se necessário, a infusão enteral noturna. Esses procedimentos têm se mostrado eficazes na manutenção da glicemia e na prevenção das alterações metabólicas.[3] A escolha da estratégia vai depender da idade da criança, da gravidade das alterações metabólicas e do nível sociocultural das famílias (Figura 4).

Lactentes

Para os lactentes, o aleitamento materno é controverso na literatura e os *guidelines* sequer se referem ao tema. A glicogenose não é considerada pela Organização Mundial de Saúde (OMS) uma contraindicação absoluta ao leite materno. Embora com galactose, os benefícios do aleitamento são indiscutíveis e a decisão deve ser compartilhada com a família. No caso de manutenção do aleitamento materno, a criança deve ser amamentada a cada 3 horas e isso é especialmente trabalhoso durante a noite, quando a criança deve ser despertada e a glicemia monitorada de perto devido ao maior risco de hipoglicemia e suas consequências. No caso de alimentação artificial, deve-se suspender o leite de vaca e utilizar fórmula de proteína isolada de soja ou outra fórmula isenta de galactose.[1,3]

Os outros alimentos começam a ser introduzidos na idade usual, dando-se ênfase aos carboidratos complexos como aveia, arroz, massas "ao dente", que são mais eficientes na manutenção da normoglicemia do que as batatas e os pães.[3]

Amido de milho cru

O amido de milho cru é a melhor opção como fonte de carboidrato para pacientes com glicogenose tipo I, mantendo a normoglicemia por períodos de até 4 horas.[5,6] Deve ser introduzido durante a infância, entre 6 e 12 meses de idade. Os lactentes podem não apresentar digestão adequada devido à baixa atividade da amilase pancreática nos primeiros meses de vida, em-

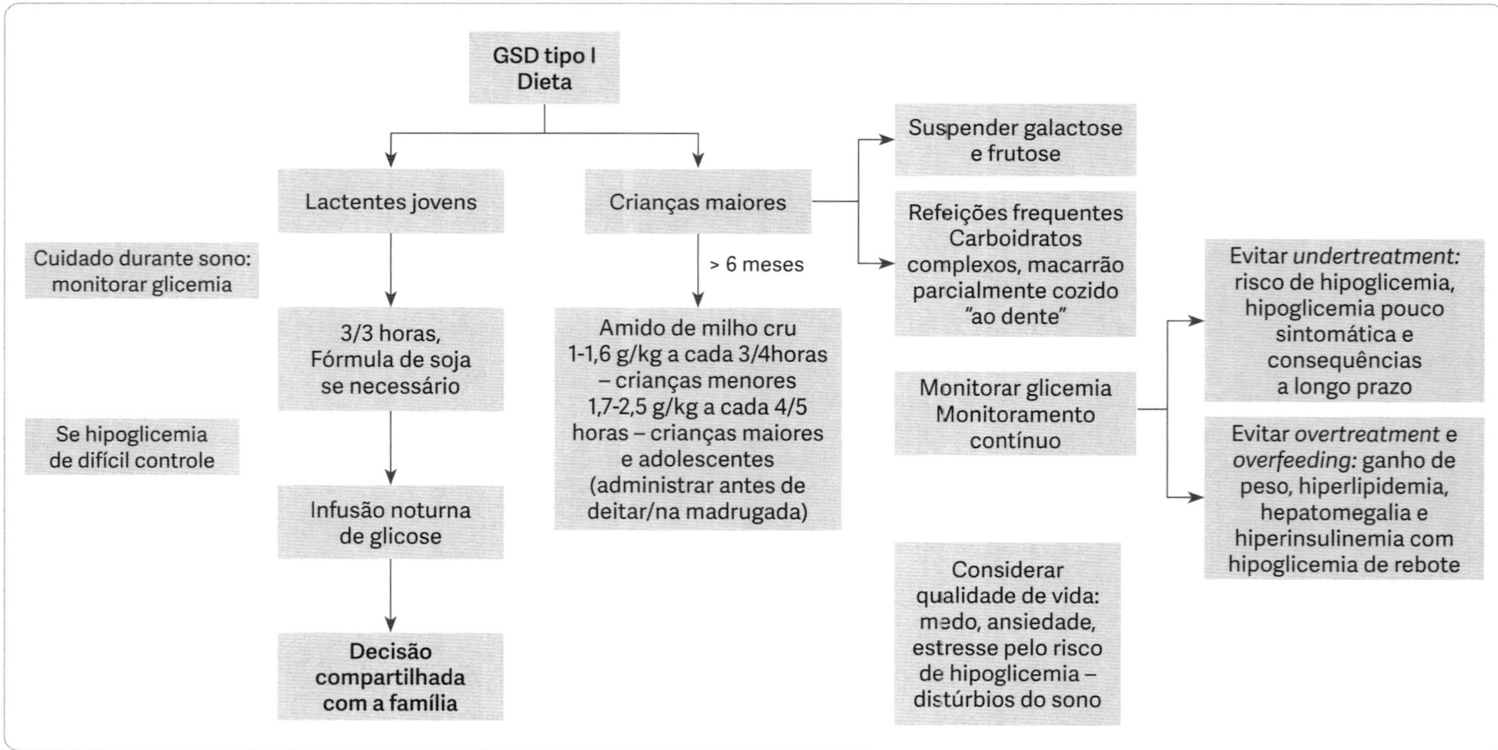

FIGURA 4 Manejo dos pacientes com glicogenose (GSD) tipo I.

bora a atividade amilolítica possa ser induzida pelo uso do substrato. Iniciar com dose mais baixa pode aumentar a tolerância.[3,4] Não deve ser acrescentado à água morna ou quente, ou à limonada, pois tal procedimento acelera sua hidrólise.[3] As doses são apresentadas no Quadro 2. Doses maiores são difíceis de consumir e podem prejudicar a ingestão de outros alimentos. Os intervalos são ajustados de acordo com a glicemia e os exames bioquímicos, sendo necessária administração de pelo menos 1 dose ao deitar e outra durante a madrugada. Adultos podem eventualmente requerer apenas a dose ao se deitar, mas devem ter a glicemia monitorizada.[3,5]

Outros amidos têm sido testados; o polvilho doce aparece como o mais promissor por ter menor pico glicêmico inicial e tempo de manutenção de normoglicemia semelhante ao do amido de milho.[6,7]

Um amido modificado com liberação mais lenta de glicose está disponível no Brasil para uso antes de se deitar, com bons resultados iniciais, com manutenção da glicemia por 6 a 8 horas de jejum, evitando a dose durante a madrugada, o que pode melhorar a qualidade do sono dos pacientes e cuidadores. A substituição do amido convencional pelo modificado deve ser feita sob supervisão e acompanhamento glicêmico, preferencialmente hospitalar.[8] O custo pode ser um limitante importante.

Especial preocupação atualmente está relacionada ao *overtreatment* e *overfeeding*. Como existe a preocupação real de evitar a hipoglicemia, doses elevadas de amido podem ser administradas gerando hiperglicemia transitória e hiperinsulinemia em resposta com consequente hipoglicemia de rebote, que pode, então, gerar a sensação errônea de maior necessidade de amido, agravando o quadro.[3] Nesses casos, a monitorização contínua da glicemia pode ser particularmente útil para surpreender esses quadros. *Overfeeding* pode ainda levar a obesidade, aumento do depósito de glicogênio, levando a resistência à insulina.[5]

Carboidratos complexos

Os grãos parcialmente cozidos e massas, de digestão lenta, também são úteis nas crianças maiores. O macarrão parcialmente cozido "ao dente" é um carboidrato semilento e pode ser uma alternativa, tornando a dieta mais aceitável socialmente.[3]

Episódios de hipoglicemia

A glicemia deve ser mantida em torno de 70 a 100 mg/dL. Pais, cuidadores e professores das crianças com glicogenose tipo I devem ter acesso rápido a fontes de glicose para a correção imediata de episódios de hipoglicemia. Tais eventos são mais comuns quando a criança deixa de fazer uma refeição, apresenta vômitos após a refeição, faz uma atividade física fora do usual ou adoece. Nesse caso, a administração imediata de fonte rápida de glicose, como maltodextrina, deve ser oferecida, seguida de lanche ou amido para sustentar a glicemia.[1,3]

Seguimento

Após o início da dieta, os pacientes têm redução marcante do ácido úrico e dos lipídios no sangue, embora seus níveis permaneçam acima da normalidade, mesmo após vários anos de tratamento.[3] O paciente com glicogenose tipo I deve ter monitoração periódica do crescimento, da ingestão calórica e dos parâmetros bioquímicos (Quadro 3).

Deve-se dar atenção especial à suplementação de vitaminas e minerais, como cálcio e vitamina D, devido às restrições

QUADRO 3 Seguimento dos pacientes com glicogenose tipo I

- Dieta: orientações e vigilância da adesão.
- Acompanhamento clínico multiprofissional: ênfase no peso, estatura e pressão arterial.
- Exames laboratoriais: periodicidade de acordo com a idade e quadro clínico.
- Glicemia (jejum de 3-4 horas): manter entre 70-100 mg/dL.
- Ácido lático (alvo < 45 mg/dL) e gasometria venosa – refletem estado metabólico recente.
- Ácido úrico, colesterol, triglicérides (alvo < 290 mg/dL) – refletem controle a médio prazo.
- Alfafetoproteína (sensibilidade baixa).
- Ionograma, creatinina, cálcio, fósforo.
- Urina: EAS, microalbuminúria.
- Exames de imagem: US abdominal anual.

EAS: elementos anormais do sedimento; US: ultrassonografia.

dietéticas.[3] Devido à dificuldade de adesão à dieta, os pacientes e familiares devem receber acompanhamento com nutricionista e apoio psicológico.

O alopurinol pode ser usado nos pacientes com glicogenose e hiperuricemia importante (maior que 10 mg/dL).

Triglicérides e colesterol acima dos valores normais podem persistir em alguns pacientes com glicogenose tipo I, apesar do tratamento dietético apropriado. Embora efeitos de hiperlipidemia tenham sido estudados, não há consenso sobre as complicações a longo prazo ou a melhor abordagem na doença. Tratamentos farmacológicos foram estudados, incluindo fibratos, estatinas, niacina e óleo de peixe, mas o uso de hipolipemiantes não é consenso especialmente em menores de 10 anos.[3]

O uso de inibidores da enzima conversora de angiotensina ou do bloqueador do receptor de angiotensina deve ser iniciado para microalbuminúria persistente (> 30 mcg albumina / mg creatinina). O uso de diuréticos tiazídicos deve ser considerado para hipercalciúria. Tentar manter a pressão sanguínea normal para a idade.[3]

Adenomas hepáticos

O paciente deve ser monitorado para o desenvolvimento de adenomas hepáticos através de imagens do fígado, especialmente após o início da puberdade. Em algumas situações, nota-se regressão dos adenomas com bom controle metabólico. Os níveis de alfafetoproteína e antígeno carcinoembrionário são frequentemente normais, mesmo na vigência de carcinoma hepatocelular, e não predizem transformação maligna do adenoma.[1,3] A ultrassonografia deve ser realizada no início e, em seguida, a cada 12 a 24 meses. Tomografia computadorizada abdominal ou ressonância magnética com contraste deve ser realizada uma vez que os adenomas são detectados ao ultrassom e devem ser repetidos a cada 6 a 12 meses ou mais precoce conforme resultados laboratoriais e clínicos.[3]

Transplante hepático

O transplante hepático pode ser considerado naqueles pacientes que não responderam ao tratamento dietético, necessitando de internações frequentes, com grande prejuízo de sua qualidade de vida, ou nas crianças com déficit estatural importante. O transplante tem sido realizado com sucesso nos casos de adenomas com aumento progressivo na impossibilidade de exclusão de transformação maligna, e nos casos em que a ressecção cirúrgica dos tumores adenomatosos é inviável. O transplante hepático promove um balanço metabólico normal com melhora da qualidade de vida.[3]

Glicogenose Ib

O tratamento da glicogenose Ib envolve duas estratégias: manutenção de glicemia estável, através do tratamento dietético recomendado para a glicogenose tipo I, e a prevenção e tratamento das infecções. Uma vez que as alterações dos neutrófilos independem do controle metabólico, os esforços têm se concentrado na busca de opções para o controle das infecções na glicogenose Ib.

O uso profilático contínuo de sulfametoxazol-trimetroprina e o tratamento com antimicrobianos durante os episódios de infecção constituem a abordagem inicial para as infecções recorrentes. Pacientes neutropênicos com glicogenose Ib devem ser tratados com fator estimulante de colônias de granulócitos (G-CSF), uma vez que ele aumenta o número de neutrófilos, reduz a frequência de infecções e melhora o prognóstico da doença.[3]

O G-CSF também se mostrou útil no tratamento da doença inflamatória intestinal. Na glicogenose Ib, o transplante hepático proporciona o controle metabólico da doença, mas não corrige a neutropenia.[3]

A empagliflozina, um inibidor do cotransportador de sódio-2 (SGLT2), foi aprovada pelo Food and Drug Administration (FDA) para tratar diabetes tipo 2 e tem sido usada para tratar neutropenia e disfunção de neutrófilos nos pacientes com glicogenose tipo Ib. Nesses pacientes, devido à deficiência da glicose 6-fosfatase, níveis tóxicos de 1,5-anidroglucitol-fosfato acumulam-se nos neutrófilos, levando ao comprometimento da função e à diminuição da sobrevida dos neutrófilos. A empagliflozina inibe o SGLT2 renal, levando à excreção urinária de 1,5-anidroglucitol-fosfato e sua redução nos neutrófilos. A redução do acúmulo tóxico de 1,5-anidroglucitol-fosfato melhora o número e a função dos neutrófilos, reduzindo a frequência de infecções e possibilitando a redução ou cessação da terapia com G-CSF em alguns indivíduos.[9]

GLICOGENOSE TIPO III

A glicogenose tipo III, de caráter autossômico recessivo, é causada por mutação do gene que codifica a enzima desramificadora que possui duas unidades catalíticas independentes: oligo-1,4-1,4-transferase e amilo-1,6-glicosidase. Ambas as unidades são necessárias para a atividade normal da enzima desramificadora, cuja deficiência leva ao acúmulo de glicogênio anormal no fígado e nos músculos esqueléticos e cardíaco. Sua incidência varia de 1:50.000 a 1: 100.000. O tipo III responde por aproximadamente 24% de todos os casos de glicogenose.[1]

Pode ser dividida em dois grupos maiores: glicogenose tipo IIIa, em que há perda generalizada da atividade da enzima (80% dos casos); glicogenose tipo IIIb (15% dos casos), na qual a atividade da enzima está preservada nos músculos. Durante a infância, os dois tipos são quase indistinguíveis, enquanto na fase adulta os pacientes do tipo IIIa mostram sinais de envolvimento neuromuscular. Em casos raros, perda seletiva da atividade da glicosidase (tipo IIIc, afeta apenas músculo) ou da atividade da transferase (tipo IIId, afeta músculo e fígado) tem sido demonstrada. Existe uma tentativa de estabelecer uma correlação entre genótipo-fenótipo, tendo em vista as várias mutações descritas. No entanto, a variabilidade fenotípica parece estar mais relacionada às diferenças de expressão tecidual da enzima.[1,10]

As manifestações clínicas tendem a ser menos intensas do que no tipo I, sobretudo com o aumento da idade (Quadro 1). A hipoglicemia de jejum não costuma ser tão acentuada como no tipo I. A falta da enzima desramificadora resulta na degradação incompleta do glicogênio. Embora alguma glicose seja liberada através da fosforilase, os níveis de glicemia são mantidos por fontes alternativas: a gliconeogênese obtida dos aminoácidos, e o metabolismo de outras hexoses (galactose e frutose). A utilização de aminoácidos para a gliconeogênese pode provocar degradação da proteína muscular.[1]

A incidência menor de hipoglicemia de jejum e a maior frequência de comprometimento muscular facilitam a diferenciação com o tipo I. No entanto, por vezes o quadro clínico é indistinguível, principalmente na infância. Hepatomegalia, baixa estatura e dislipidemia podem ser encontradas.[10]

No tipo IIIa, o acúmulo de glicogênio anormal nos músculos provoca miopatia, além da elevação da creatinafosfoquinase (CPK) sérica. A miopatia é menos evidente nas crianças; em adultos, a fraqueza muscular pode ser a manifestação predominante da doença, com pouco ou nenhum sinal de acometimento hepático. A cardiomiopatia geralmente se manifesta após os 30 anos. A gravidade de acometimento varia desde apenas alterações eletrocardiográficas (hipertrofia ventricular) até cardiomegalia clinicamente evidente.[10]

A acidose láctica não constitui um problema, embora a cetose e a cetonúria de jejum possam ocorrer. As elevações de colesterol e dos triglicérides são variáveis, mas não atingem valores tão altos como no tipo I. As concentrações de urato geralmente são normais. Elevação da atividade das aminotransferases é comum na infância, com posterior decréscimo na puberdade, concomitante com a diminuição do tamanho do fígado.[1]

O diagnóstico pode ser feito através do exame genético ou, menos frequentemente, pela determinação da atividade enzimática no fígado, músculo, eritrócitos e fibroblastos. A biópsia em geral não é necessária. Os achados histopatológicos revelam o acúmulo de glicogênio no fígado e músculos no tipo IIIa, e apenas no fígado na glicogenose IIIb. Os achados da histopatologia hepática são semelhantes ao tipo I; fibrose periportal é frequente e precoce e, raramente, pode progredir para cirrose.[10]

O prognóstico é bastante variável. Geralmente há melhora dos sintomas após o quinto ou sexto ano de vida. A maioria dos pacientes apresenta velocidade de crescimento normal durante a infância. A hepatomegalia e os níveis de aminotransferases geralmente diminuem. No entanto, complicações incomuns como fraqueza muscular, cardiomiopatia, hipertensão porta secundária a cirrose hepática podem ocorrer.[1,10]

O tratamento dietético para os pacientes com glicogenose tipo III, embora menos trabalhoso, pela menor tendência à hipoglicemia, é similar ao tipo I (Quadro 4). As proteínas podem ser administradas em quantidades maiores, pois alguns aminoácidos são substratos para a gliconeogênese. Além disso, a dieta hiperproteica parece melhorar a miopatia.[10] Dieta cetogênica com alto teor de gorduras também tem sido testada com resultados encorajadores.[4,11]

O peso, a altura e os níveis de aminotransferases e triglicérides são os critérios de monitoração mais importantes em longo prazo nos pacientes com glicogenose tipo III. Os níveis de CPK podem ser bons indicadores do *turnover* dos músculos esqueléticos, que pode ser preservado através de dieta hiperprotéica.[10]

GLICOGENOSE TIPO IV (DOENÇA DE ANDERSEN)

A glicogenose tipo IV é a forma menos comum das doenças de armazenamento do glicogênio, secundária à deficiência da enzima amilo-1,4-1,6-transglicosidase (enzima ramificadora). A deficiência da enzima ramificadora resulta no acúmulo de glicogênio anormal com baixa solubilidade, semelhante à amilopectina, em vários tecidos, como fígado e músculos. Por isso é também denominada amilopectinose. A herança é autossômica recessiva.[1]

A glicogenose tipo IV é bastante heterogênea em relação às manifestações clínicas, devido, em parte, à variação de acometimento de cada tecido. Há alguma correlação genótipo-fenótipo, com mutações mais relacionadas à cirrose e outras a cardiomiopatia e miopatia. Na forma clássica e mais comum, as crianças são clinicamente normais ao nascimento.

O atraso de crescimento, a distensão abdominal e a hepatoesplenomegalia podem aparecer nos primeiros meses de vida. A doença é rapidamente progressiva e a cirrose e a hipertensão porta se instalam no final do primeiro ano. Evolui para insuficiência hepática e morte antes dos 4 anos.[1,12]

A exemplo das outras glicogenoses, são descritas variantes de menor gravidade, com início tardio, progressão lenta da doença e sem evidência de cirrose hepática.[12] Entre as manifestações extra-hepáticas estão a miopatia, cardiomiopatia e neuropatia. A cardiomiopatia grave pode complicar o quadro. Alterações neuromusculares caracterizadas por hipotonia e atrofia muscular podem ser predominantes em alguns poucos casos. Essas manifestações podem se iniciar desde o período neonatal até a idade adulta. A forma neuromuscular da infância pode se apresentar com intolerância aos exercícios físicos, dispneia e insuficiência cardíaca congestiva nos casos progressivos. O acometimento pode estar limitado ao músculo, mas a dosagem de creatinofosfoquinase pode estar normal.[1]

O metabolismo de carboidratos é normal, sendo rara a hipoglicemia. Os níveis de lactato e piruvato estão normais. As aminotransferases e a fosfatase alcalina estão elevadas e pode ocorrer hiperbilirrubinemia direta com a progressão da falência hepática.[1]

O diagnóstico é suspeitado na associação de cirrose com o acúmulo de substância anormal (PAS positiva diastase-resistente) no fígado e no músculo. O material PAS positivo diastase-resistente pode ser semelhante aos depósitos característicos de deficiência de alfa-1-antitripsina, exceto pelo tamanho maior e pela distribuição difusa na glicogenose IV.[1] A deficiência da enzima pode ser demonstrada no fígado, músculos,

QUADRO 4 Recomendações dietéticas na glicogenose tipo III

- Evitar jejum prolongado.
- Refeições mais frequentes em pequenas quantidades, incluindo carboidratos complexos e proteína, evitar açúcares simples.
- Sem exclusão de frutose e galactose (gliconeogênese preservada) – sem exagero/evitar carboidratos simples.
- Introduzir amido no primeiro ano de vida se hipoglicemia.
- Amido: geralmente ao se deitar, pode ser necessário durante o dia, cuidado com *undertreatment* (cetose) e *overtreatment* (aumento do glicogênio e cardiomiopatia) – doses menores que glicogenose tipo I – 1 g/kg/dose – a cada 4-8 horas – manter glicemia 70-100 mg/dL.
- Tipo IIIa: dieta hiperproteica, especialmente em adolescentes e adultos. Proteína: 3-4 g/kg/dia – 20-30% proteínas do total calórico + 30% gorduras (animal/gorduras saturadas < 10%) + 35-55% CHO.
- Monitorar glicemia, especialmente durante doenças intercorrentes, mudança de dieta e rotinas.

leucócitos, eritrócitos e fibroblastos. A análise da mutação confirma o diagnóstico.[1,12]

O transplante hepático é o tratamento definitivo da glicogenose tipo IV, desde que não haja cardiomiopatia. No entanto, a regressão do depósito de amilopectina no músculo cardíaco já foi demonstrada após transplante hepático isolado.[12,13]

REFERÊNCIAS

1. Witters P, Morava-Kozicz E, Ghisan FK. Inborn errors of carbohydrate metabolism. In: Sulchy FJ, Sokol RJ, Baliestreri WF, et al. Liver disease in children. 5. ed. Cambridge: Cambridge University Press; 2021. p.455-83.
2. Rake JP, Visser G, Labrune P, et al. Glycogen storage disease type I: diagnosis, management, clinical course and outcome: results of the European Study on Glycogen storage disease type I (ESGSD I). Eur J Pediatr. 2002;161:S20-S34.
3. Kishnani PS, Austin SL, Abdenur JE, et al. Diagnosis and management of glycogen storage disease type I: a practice guideline of the American College of Medical Genetics and Genomics. Genet Med. 2014;16:e1.
4. Ross KM, Ferrecchia IA, Dahlberg KR, et al. Dietary management of the glycogen storage diseases: evolution of treatment and ongoing controversies. Adv Nutr. 2020;11(2):439-46.
5. Dahlberg KR, Ferrecchia IA, Dambska-Williams M, et al. Cornstarch requirements of the adult glycogen storage disease Ia population: a retrospective review. J Inherit Metab Dis. 2020;43(2):269-78.
6. Nalin T, Venema K, Weinstein DA, et al. In vitro digestion of starches in a dynamic gastrointestinal model: an innovative study to optimize dietary management of patients with hepatic glycogen storage diseases. J Inherit Metab Dis. 2015;38(3):529-36.
7. Monteiro VCL, Oliveira BM, Santos BB, et al. A triple-blinded crossover study to evaluate the short-term safety of sweet manioc starch for the treatment of glycogen storage disease type Ia. Orphanet J Rare Dis. 2021;16(1):254.
8. Ross KM, Brown LM, Corrado MM, et al. Safety and efficacy of chronic extended release cornstarch therapy for glycogen storage disease type I. JIMD Rep. 2016:26:85-90.
9. Grünert SC, Venema A, LaFreniere J, et al. Patient-reported outcomes on empagliflozin treatment in glycogen storage disease type Ib: an international questionnaire study. JIMD Rep. 2023;64(3):252-8.
10. Kishnani PS, Austin SL, Arn P, et al. Glycogen storage disease type III diagnosis and management guidelines. Genet Med. 2010:12(7):446-63.
11. Rossi A, Hoogeveen IJ, Bastek VB, et al. Dietary lipids in glycogen storage disease type III: a systematic literature study, case studies, and future recommendations. J Inherit Metab Dis. 2020;43:770-7.
12. Massese M, Tagliaferri F, Dionisi-Vici C, Maiorana A. Glycogen storage diseases with liver involvement: a literature review of GSD type 0, IV, VI, IX and XI. Orphanet J Rare Dis. 2022;17(1):241.
13. Liu M, Sun LY. Liver transplantation for glycogen storage disease type IV. Front Pediatr. 2021;9:633822.

37

Doença hepática gordurosa não alcoólica

Adriana Maria Alves De Tommaso
Gabriel Hessel
Maria Angela Bellomo Brandão

INTRODUÇÃO

O termo doença hepática gordurosa não alcoólica (DHGNA) abrange o espectro de fígado gorduroso não alcoólico (da sigla em inglês NAFLD: *non-alcoholic fatty liver disease*), esteato-hepatite não alcoólica (da sigla em inglês NASH: *non-alcoholic steatohepatitis*) e cirrose relacionada com NASH. NASH é o subtipo inflamatório da DHGNA e é caracterizado por esteatose, lesão de hepatócito e inflamação com ou sem fibrose.[1]

Em 2020, foi proposto o termo MAFLD (disfunção metabólica associada à doença hepática gordurosa), por entender que esse termo reflete melhor o processo da doença e amplia o conceito além das semelhanças histopatológicas com a doença hepática relacionada ao álcool.[2] A disfunção metabólica descrita para adultos pode ser usada para adolescentes acima de 16 anos e inclui 2 dos 7 seguintes fatores:

1. Circunferência da cintura > 102/88 cm respectivamente em homens e mulheres caucasianas ou > 90/80 cm em homens ou mulheres asiáticas.
2. Pressão arterial > 130/85 mmHg ou tratamento medicamentoso específico.
3. Triglicerídeos plasmáticos > 150 mg/dL ou tratamento medicamentoso específico.
4. Colesterol HDL plasmático < 40 mg/dL para homens e < 50 mg/dL para mulheres ou tratamento medicamentoso específico.
5. Pré-diabetes (ou seja, níveis de glicose em jejum de 100 a 125 mg/dL ou níveis de glicose pós-sobrecarga de 2 horas de 140-199 mg/dL ou hemoglobina glicada entre 5,7 e 6,4%.
6. Índice de Homa > 2,5.
7. Nível de proteína C de alta sensibilidade > 2 mg/L.[3]

Para a faixa etária entre 10 e 16 anos é proposto o seguinte critério: obesidade abdominal definida como circunferência abdominal acima do percentil 90 para idade e sexo e presença de 2 ou mais dos seguintes critérios:

1. Hipertensão sistólica ou diastólica (> 130/85 mmHg).
2. Hipertrigliceridemia (> 150 mg/dL).

3. Colesterol HDL plasmático < 40 mg/dL.
4. Hiperglicemia (glicose em jejum > 100 mg/dL ou diagnóstico já estabelecido de diabetes *mellitus* tipo 2.[4]

Em 2023, Rinella et al. trazem uma nova nomenclatura: doença hepática esteatótica associada à disfunção metabólica (do inglês, MASLD), devido a preocupações sobre a mistura de etiologias, o uso contínuo do termo "gordo" considerado estigmatizante por muitos e a restrição da população àqueles com 2 fatores de risco metabólicos e permissão para um uso mais liberal de álcool, impactando assim nossa compreensão da história natural.[5]

Em relação à epidemiologia, os estudos têm mostrado um aumento na prevalência de DHGNA e esteato-hepatite não alcoólica. A variabilidade dos resultados é decorrente de diferentes definições de termos, dos critérios empregados e da área geográfica. No Reino Unido, em adultos jovens, estima-se que 1 em cada 5 jovens tem esteatose e 1 em cada 40 tem fibrose aos 24 anos. Em um estudo de necropsia na Califórnia, realizado em crianças que morreram em acidentes, a prevalência de MAFLD variou de 0,7% em crianças de 2 a 4 anos a 17,3% em indivíduos de 15 a 19 anos e 38% em crianças obesas. Além disso, esse estudo também descobriu diferenças étnicas (asiáticos: 10,2%; negros: 1,5%; hispânicos: 11,8%; branco: 8,6%) A prevalência global é estimada em 3 a 10% na população pediátrica geral.[6] Um estudo brasileiro, empregando a ressonância nuclear magnética para avaliar a frequência de DHGNA em crianças e adolescentes obesos, revelou um percentual de 28%.[7]

A etiologia é multifatorial, relacionada a uma interação de fatores hormonais, nutricionais, genéticos e ambientais. A associação entre a dieta e a DHGNA está bem estabelecida[6] (alto consumo de alimentos calóricos, ingestão de alimentos ricos em frutose, com alto índice glicêmico e com alta relação ômega 6:ômega 3).

Recentemente, estudos sobre o papel da disbiose como fator de risco para o desenvolvimento da DHGNA têm sido uma área de grande interesse. Um estudo prospectivo incluindo 124 crianças e adolescentes obesos foi realizado com o objetivo de saber se o microbioma intestinal poderia afetar o desenvolvimento e a gravidade da DHGNA. Desses pacientes, 84 tinham o diagnóstico de DHGNA realizado por meio de biópsia hepática e 37 pacientes apresentavam obesidade sem DHGNA (grupo controle). Observou-se que os microbiomas fecais de crianças com DHGNA tiveram menor diversidade do que os controles. Os microbiomas fecais das crianças com esteato-hepatite tiveram a menor diversidade. Além disso, observou-se que a presença de DHGNA e a sua gravidade foram associadas à maior abundância de genes que codificam produtos bacterianos inflamatórios.[8]

QUADRO CLÍNICO E DIAGNÓSTICO

DHGNA é, frequentemente, assintomática. Quando os sintomas estão presentes, dor no quadrante superior direito foi considerada como possível resultante de distensão da cápsula hepática, devido à deposição de gordura, causando hepatomegalia e/ou elevação da alanina aminotransferase (ALT).[9]

Historicamente, a DHGNA foi identificada incidentalmente devido a exames bioquímicos ou de imagem, como ultrassom ou tomografia computadorizada (TC), solicitados para outras indicações.[9] Em 2007, a Academia Americana de Pediatria publicou recomendações de consenso de especialistas para triagem de DHGNA com testes de ALT em crianças com sobrepeso e outros fatores de risco ou crianças obesas a partir dos 10 anos.[11]

A triagem é apropriada porque o problema pode ser detectado antes do início de uma doença hepática irreversível. A identificação de crianças com DHGNA é importante porque está disponível tratamento eficaz (controle de peso por melhora no estilo de vida).[10]

Atualmente, a DHGNA continua sendo um diagnóstico de exclusão e depende da biópsia hepática para o diagnóstico definitivo. O teste de triagem recomendado é a dosagem da ALT por ser um exame de baixo custo e universalmente disponível. ALT é minimamente invasiva e tem efeito e sensibilidade aceitáveis. Quando um paciente com sobrepeso ou obesidade apresenta níveis de ALT maior ou igual a 2 vezes o limite superior do normal, recomenda-se avaliação de outras causas de doença hepática antes que um diagnóstico de DHGNA possa ser feito. No entanto, um recente estudo multicêntrico e retrospectivo com 900 crianças com sobrepeso ou obesas nos Estados Unidos, encaminhadas para avaliação da DHGNA, mostrou que apenas 2% foram diagnosticadas como causa alternativa de doença hepática. Esse estudo apoia os resultados de pesquisas anteriores, mostrando que investigações mais aprofundadas sobre ALT elevada em crianças com sobrepeso podem ser de baixo rendimento.[9,10]

A aspartato aminotransferase (AST) e a gamaglutamiltransferase (GGT) não foram avaliadas independentemente como ferramentas de triagem para DHGNA em crianças. No contexto da ALT elevada, níveis elevados de AST e GGT podem estar associados a pior histologia. Por outro lado, se os níveis de ALT são normais, AST ou GGT elevados podem representar uma condição diferente da DHGNA.[10]

A DHGNA é considerada, por alguns, uma manifestação de doença hepática na síndrome metabólica, embora não esteja incluída na definição atual da síndrome. As crianças apresentam taxas mais altas de dislipidemia, hipertrigliceridemia, hipertensão, diabetes e distúrbios ventriculares cardíacos. Podem apresentar acantose *nigricans* como manifestação de resistência à insulina.[9]

A imagem também tem sido utilizada como ferramenta de triagem para DHGNA. A ultrassonografia tem sido utilizada de rotina, porém tem baixo desempenho na detecção de esteatose em crianças devido à baixa sensibilidade e especificidade, particularmente em graus mais baixos de esteatose. Além disso, o ultrassom é impreciso para quantificação de esteatose em crianças com DHGNA.[10]

Biomarcadores não invasivos e técnicas de imagem tornaram-se ferramentas importantes no acompanhamento de crianças, uma vez que a história natural é lentamente progressiva e há riscos associados à anestesia e à biópsia hepática. Vários biomarcadores séricos para esteato-hepatite foram estudados; no entanto, nenhum é validado e usado rotineiramente na prática clínica pediátrica neste momento. Biomarcadores séricos para fibrose hepática, como o escore de fibrose associado à DHGNA (NAFLD *Fibrosis Score* – NFS) e o índice de fibrose-4 (FIB-4), têm sido extensivamente estudados na população adulta.[9]

O uso do NFS em pediatria foi desenvolvido e validado em centro terciário entre 242 crianças com DHGNA comprovada por biópsia usando ALT, fosfatase alcalina, contagem de plaquetas e GGT. Foi constatado um melhor desempenho do teste para detectar fibrose em comparação com outros índices. No entanto, a validação desse sistema de pontuação usando populações pediátricas mais diversas é necessária.[9] Uma revisão da literatura sugere que, até o momento, esses marcadores e pontuações não são precisos o suficiente ou suficientemente validados para serem clinicamente úteis.[12]

Ressonância magnética (MRI) e elastografia por ressonância (MRE) são outros métodos baseados em imagens, não invasivos no diagnóstico e monitoramento de DHGNA pediátrica. A aplicação clínica para mensuração da esteatose hepática desses métodos está rapidamente se tornando disponível em centros pediátricos. As limitações seriam o custo e a possível necessidade de anestesia em crianças mais jovens.[9] Recentemente, Yang et al. avaliaram o uso da elastografia transitória em crianças com DHGNA, demonstrando sua eficácia e bom valor preditivo.[13]

Dado o número de limitações para biomarcadores não invasivos séricos e de imagem para DHGNA, a biópsia hepática continua sendo o padrão ouro para o diagnóstico de DHGNA. Histologicamente, o padrão da DHGNA pediátrica pode diferir do padrão em adultos. Nas crianças são descritos dois padrões. O tipo 1 compartilha as características histológicas descritas para adultos obesos como esteatose, balonização de hepatócitos e fibrose perissinusoidal, na ausência de alterações portais. O tipo 2 exibe um padrão histológico único em pacientes pediátricos, caracterizado por esteatose, inflamação portal e fibrose portal na ausência de balonização e fibrose perissinusoidal. Embora possa haver uma sobreposição de características histológicas, DHGNA tipo 2 é o padrão observado mais comumente em crianças. O tipo 1 é mais comum em crianças caucasianas, enquanto o tipo 2 é mais comum em crianças de etnia asiática, americana e hispânica.[14]

TRIAGEM EM POPULAÇÕES DE RISCO

Crianças com sobrepeso e obesas apresentam risco aumentado de DHGNA. O risco aumenta no contexto de alterações cardiometabólicas como: resistência à insulina, pré-diabetes, diabetes, dislipidemia e adiposidade central. Crianças sem excesso de peso, mas com os mesmos fatores de risco cardiometabólicos, também correm risco de DHGNA. A predisposição genética afeta fortemente o risco; portanto, irmãos e pais de pacientes com DHGNA e que apresentem excesso de peso têm alto risco de DHGNA. Irmãos com ≥ 10 anos de idade e IMC ≥ percentil 85 apresentam alto risco de DHGNA.[10]

A idade ideal para rastrear a DHGNA[10] e a necessidade de repetir o rastreio são indeterminadas devido à falta de estudos pediátricos sobre a incidência e a história natural. A recomendação da NASPGHAN para a triagem de DHGNA é apresentada no Quadro 1.

A interpretação de ALT deve ser baseada de acordo com o gênero e os limites de normalidade para crianças (22 U/L para meninas e 26 U/L para meninos) e não limites superiores de normalidade laboratoriais individuais. Níveis persistentemente elevados de ALT (> 3 meses) e superiores a duas vezes o limite superior da normalidade devem ser avaliados para DHGNA ou outras causas de doença hepática crônica. ALT > 80 U/L justifica maior preocupação clínica e avaliação, pois a probabilidade de doença hepática significativa é maior.[10]

QUADRO 1 Recomendação da NASPGHAN4 para a triagem de DHGNA

População	Idade	Exames
Crianças obesas (IMC ≥ percentil 95)	9-11 anos*	Dosagem de ALT
Crianças com sobrepeso (IMC ≥ 85 e < percentil 94) e fatores de risco como: adiposidade central, resistência à insulina, pré-diabetes ou diabetes, dislipidemia, apneia do sono ou história familiar de DHGNA/esteato-hepatite	9-11 anos	Ultrassonografia de rotina não é recomendada como teste de triagem para DHGNA em crianças devido a sua baixa sensibilidade e especificidade
Irmãos e pais de crianças com DHGNA, se tiverem fatores de risco conhecidos (obesidade, etnia hispânica, resistência à insulina, pré-diabetes, diabetes, dislipidemia).	Sem idade determinada	

* A triagem em pacientes mais jovens com fatores de risco como obesidade grave, história familiar de DHGNA ou esteato-hepatite ou hipopituitarismo pode ser considerada.
ALT: alanina aminotransferase; DHGNA: doença hepática gordurosa não alcoólica; IMC: índice de massa corporal.
Fonte: Vos et al.[10]

Recomendações quanto ao acompanhamento pós-triagem inicial para DHGNA[10]

1. Quando o teste de triagem inicial for normal, considere repetir ALT a cada 2 a 3 anos se os fatores de risco permanecerem inalterados (Força – 2, Evidência – C).
2. Considerar repetir a triagem mais precocemente se houver aumento em número ou gravidade dos fatores de risco clínicos de DHGNA (p. ex., ganho excessivo de peso ou desenvolvimento de outros problemas médicos que aumentem o risco de DHGNA, como diabetes tipo 2 ou apneia obstrutiva do sono: Força –2, Evidência – C).[10]

TRATAMENTO

Modificações no estilo de vida para melhorar a dieta e aumentar a atividade física são recomendadas como tratamento de primeira linha para todas as crianças com esteatose hepática não alcoólica, com estudos destacando a importância da intervenção dietética supervisionada na redução do ganho de peso, principalmente em crianças com sobrepeso ou obesidade.[10]

Um estudo controlado mostrou que crianças que receberam açúcar tiveram um ganho de peso mais acentuado em comparação com aquelas que não receberam, enfatizando a necessidade de evitar alimentos ultraprocessados ricos em açúcar.[15] Além disso, intervenções dietéticas orientadas por nutricionistas demonstraram controle de peso mais eficaz, com resultados mantidos mesmo após o término da intervenção. Isso ressalta a importância da supervisão contínua da dieta para manter os resultados a longo prazo.[16]

Em relação a tratamentos medicamentosos, um estudo (estudo *Tonic*)[17] comparou os efeitos da metformina, vitamina E e placebo em pacientes pediátricos com esteato-hepatite não alcoólica (NASH) ao longo de 96 semanas. Observou-se que o grupo da metformina superou o da vitamina E em alguns aspectos, mas nenhum dos dois foi superior ao placebo na resolução da NASH ou na melhoria do desfecho primário, que era a redução da ALT. A metformina, especificamente, tem sido investigada como tratamento para doença hepática gordurosa, porém estudos variados não mostraram sua capacidade de melhorar a NASH isoladamente. Entretanto, há indicações de que possa ser benéfica em pacientes com resistência à insulina pré-diabética ou diabetes, independentemente do peso. Esses resultados ainda não são consenso na literatura, mas sugerem um possível benefício em um subgrupo específico de pacientes.

A vitamina D, ácido docosa-hexaenoico (DHA), óleo de peixe e probióticos também foram considerados como tratamentos potenciais, mas os resultados dos estudos em crianças têm sido inconclusivos ou não mostraram benefício significativo. Em resumo, nenhum medicamento ou suplemento mostrou ser de grande valor para o tratamento da NAFLD em crianças.[10]

Em um pequeno estudo de ácido ursodesoxicólico em crianças, a dieta isolada comparada com ácido ursodesoxicólico mais dieta ou ácido ursodesoxicólico sem dieta não mostrou nenhum benefício do medicamento.[18]

Existe escassez de dados sobre a história natural da NAFLD e NASH em adolescentes submetidos à cirurgia bariátrica. Há poucos estudos de desfecho de cirurgia bariátrica que incluíram uma avaliação do estado da NAFLD no início, e, entre esses, apenas um incluiu avaliação histológica da NAFLD. Em termos de desfecho após a cirurgia bariátrica, apenas um estudo forneceu dados sobre a progressão da doença hepática. Destaca-se a mudança no cenário da cirurgia bariátrica ao longo dos anos,[19] com ampliação das indicações e aprimoramento das técnicas, especialmente para adultos e adolescentes. As diretrizes sugerem o *bypass* gástrico como a cirurgia mais indicada e eficaz, enquanto outras opções, como a banda gástrica e o balão intragástrico, têm evidências limitadas de longo prazo. A decisão de realizar a cirurgia bariátrica em adolescentes deve ser cuidadosamente avaliada por uma equipe multidisciplinar, especialmente para aqueles com IMC elevado e comorbidades.

Recomendações:[10]

- Modificações no estilo de vida para melhorar a dieta e aumentar a atividade física são recomendadas como tratamento de primeira linha para todas as crianças com NAFLD.
- Evitar bebidas açucaradas como estratégia para diminuir a adiposidade.
- Aumentar a atividade física de intensidade moderada a alta e limitar o tempo de tela a menos de 2 horas por dia é recomendado para todas as crianças, incluindo aquelas com NAFLD.
- Nenhuma medicação ou suplemento atualmente disponível é recomendado para tratar a NAFLD.
- Monitorar dislipidemia, pressão arterial e glicemia.
- Além do aconselhamento padrão para adolescentes, os profissionais de saúde devem aconselhar os adolescentes sobre os potenciais efeitos da progressão da fibrose aumentada com consumo excessivo de álcool.
- As famílias de crianças com NAFLD devem ser aconselhadas sobre os riscos da exposição ao fumo e os adolescentes com NAFLD devem ser aconselhados a não fumar e a não usar cigarros eletrônicos.
- Realizar a biópsia hepática para avaliar a progressão da doença (particularmente fibrose) e guiar o tratamento. Considerar de 2 a 3 anos após a primeira biópsia hepática, especialmente em pacientes com novos fatores de risco ou em curso, como diabetes *mellitus* tipo 2, NASH ou fibrose no momento do diagnóstico.
- Vacinar para hepatites A e B.
- Atenção a medicamentos potencialmente hepatotóxicos: os níveis basais de enzimas hepáticas devem ser obtidos em crianças com NAFLD antes de iniciar

qualquer medicamento conhecido por ser hepatotóxico. O monitoramento deve ser guiado pela gravidade basal da doença hepática e pelo potencial relativo de hepatotoxicidade do medicamento. Se necessário, uma biópsia hepática inicial pode avaliar a gravidade da doença hepática antes de iniciar o medicamento potencialmente hepatotóxico.

REFERÊNCIAS

1. Han SK, Baik SK, Kim MY. Non-alcoholic fatty liver disease: definition and subtypes. Clin Mol Hepatol. 2023;29(Suppl):S5-S16.
2. Eslam M, Newsome PN, Sarin SK, et al. A new definition for metabolic dysfunction-associated fatty liver disease: an international expert consensus statement. Journal of Hepatology. 2020;73:202-9.
3. Gofton C, Upendran Y, Zheng M, George J. MAFLD: how is it different from NAFLD? Clin Mol Hepatol. 2023;29(Suppl):S17-S31.
4. Gunaratne N, Deplewski D. Metabolic consequences of pediatric obesity: a review of pathophysiology, screening and treatment. Pediatr Ann. 2023;52(2):e62-7.
5. Rinella ME, Lazarus JV, Ratziu V, et al. A multisociety Delphi consensus statement on new fatty liver disease nomenclature Hepatology. 2023;78(6):1966-86.
6. Rupasinghe K, Hind J, Hegarty R. Updates in metabolic dysfunction-associated fatty liver disease (MAFLD) in children. JPGN. 2023;77(5):583-91.
7. Benetoloa PO, Fernandes MIM, Del Ciampo IRL, et al. Evaluation of nonalcoholic fatty liver disease using magnetic resonance in obese children and adolescents. J Pediatr (Rio J). 2019;95(1):34-40.
8. Schwimmer JB, Johnson JS, Angeles JE, et al. Microbiome signatures associated with steatohepatitis and moderate to severe fibrosis in children with nonalcoholic fatty liver disease. Gastroenterology. 2019;157:1109-22.
9. Sweeny KF and Lee CK. Nonalcoholic fatty liver disease in children. Gastroenterol Hepatol (NY). 2021;17(12):579-87.
10. Vos MB, Abrams SH, Barlow SE, et al. NASPGHAN clinical practice guideline for the diagnosis and treatment of nonalcoholic fatty liver disease in children: recommendations from the Expert Committee on NAFLD (ECON) and the North American Society of Pediatric Gastroenterology, Hepatology and Nutrition (NASPGHAN). J Pediatr Gastroenterol Nutr. 2017;64(2):319-34.
11. Barlow SE. Expert Committee. Expert committee recommendations regarding the prevention, assessment, and treatment of child and adolescent overweight and obesity: summary report. Pediatrics. 2007;120(Suppl 4):S164-192.
12. Koot BG, van der Baan-Slootweg OH, Bohte AE, et al. Accuracy of prediction scores and novel biomarkers for predicting nonalcoholic fatty liver disease in obese children. Obesity (Silver Spring). 2013;21(3):583-90.
13. Yang L, Zhu Y, Zhou L, et al. Transient elastography in the diagnosis of pediatric non-alcoholic fatty liver disease and its subtypes. Frontiers in Pediatrics. 2022;30(10):808997.
14. Takahashi T, Fukusato T. Histopathology of nonalcoholic fatty liver disease/nonalcoholic steatohepatitis. World J Gastroenterol. 2014;20(42):15539-48.
15. Ebbeling CB, Feldman HA, Chomitz V, et al. A randomized trial of sugar-sweetened beverages and adolescent body weight. N Engl J Med. 2012;367(15):1407-16.
16. Nobili V, Marcellini M, Devito R, et al. NAFLD in children: a prospective clinical-pathological study and effec to lifestyle advice. Hepatology. 2006;44(2):458-65.
17. Lavine JE, Schwimmer JB, Molleston JP, et al. Nonalcoholic Steatohepatitis Clinical Research Network Research Group. Treatment of nonalcoholic fatty liver disease in children: Tonic trial design. J Pediatr Gastroenterol Nutr. 2017;64(2):319-34.
18. Vajro P, Franzese A, Valerio G, et al. Lack of efficacy of ursodeoxycholic acid for the treatment of liver abnormalities in obese children. J Pediatr. 2000;136(6):739-43.
19. Nobili V, Vajro P, Dezsofi A, et al. Indications and limitations of bariatric intervention in severely obese children and adolescents with and without nonalcoholic steatohepatitis: ESPGHAN Hepatology Committee Position Statement. J Pediatr Gastroenterol Nutr. 2015;60(4):550-61.

38

Hipertensão portal em crianças

Raquel Borges Pinto
Themis Reverbel da Silveira

INTRODUÇÃO

Hipertensão portal (HP) é uma síndrome caracterizada pelo aumento na pressão do sistema venoso portal com a formação de colaterais que desviam parte do fluxo sanguíneo para a circulação sistêmica. Em condições normais o gradiente da pressão porta, isto é, a diferença de pressão entre a veia porta e a cava, é inferior a 5 mmHg. Quando esse valor ultrapassa 10 mmHg a HP é considerada clinicamente significativa,[1] podendo ocorrer a formação de varizes gastroesofágicas e ascite. Em adultos com cirrose está bem demonstrado o risco de sangramento por ruptura de varizes quando o gradiente de pressão é superior a 12 mmHg.[2]

Em pediatria, a HP pode ser causada por uma ampla variedade de condições patológicas que determinam diferentes evoluções clínicas. Costuma ser classificada de acordo com o nível anatômico da obstrução do fluxo portal em pré-hepática, hepática (pré-sinusoidal, sinusoidal e pós-sinusoidal) e pós-hepática (Figura 1).[3] A principal causa de hipertensão portal pré-hepática em pediatria é a obstrução extra-hepática da veia porta (OEHVP). Entre as causas de obstrução intra-hepática em crianças e adolescentes, a cirrose é a mais comum, e a etiologia da cirrose varia de acordo com a idade. Em lactentes, as causas mais comuns são a atresia biliar e doenças genético-metabólicas; em crianças maiores, hepatite autoimune, doença de Wilson, deficiência de alfa-1 antitripsina e colangite esclerosante primária.[4]

HP é uma condição sistêmica, e sua relevância depende da frequência e da gravidade de suas complicações. É a principal responsável pelas complicações potencialmente fatais das doenças hepáticas crônicas, tais como sangramento de varizes gastroesofágicas, encefalopatia hepática, hiperesplenismo, ascite, hipertensão pulmonar e disfunção renal.[4]

MANIFESTAÇÕES CLÍNICAS

Hipertensão portal deve ser suspeitada sempre que uma criança ou adolescente apresentar hemorragia digestiva e esplenomegalia. As manifestações clínicas dependem da causa subjacente da doença hepática e do grau de disfunção hepatocelular.[6] Nos pacientes com HP de causa extra-hepática ou

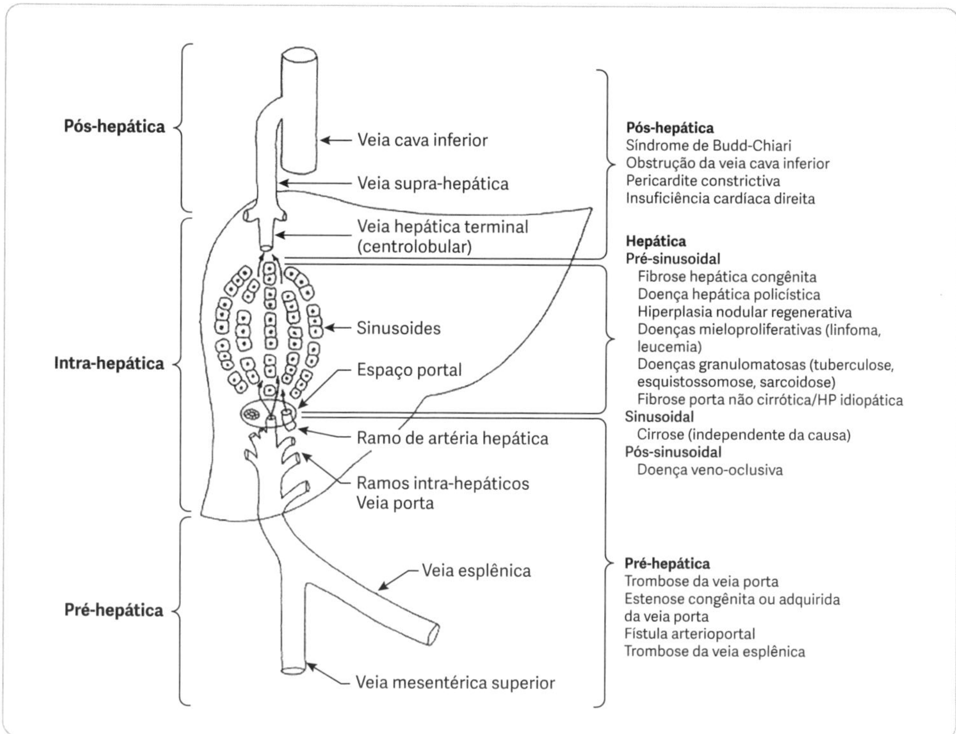

FIGURA 1 Causas de hipertensão portal de acordo com o local de aumento da resistência vascular ao fluxo sanguíneo porta.
Fonte: adaptação de Bosh et al.[5]

cirrose compensada, a suspeita de HP muitas vezes pode ser checada pela palpação de esplenomegalia e/ou trombocitopenia desacompanhada de outras alterações. Em muitos casos, esse diagnóstico é previsível, pois faz parte da evolução natural de inúmeras hepatopatias crônicas, como a atresia biliar.

Complicações como ascite, encefalopatia hepática, síndrome hepatopulmonar, hipertensão portopulmonar e cardiomiopatia podem ocorrer em pacientes com cirrose descompensada.[7] É importante avaliar a presença de estigmas de hepatopatia crônica (aranhas vasculares, eritema palmar, telangiectasias, circulação abdominal visível e baqueteamento digital).[4]

Hemorragia digestiva é a complicação mais comum e mais dramática da HP, sendo frequentemente o primeiro sintoma de HP previamente não diagnosticada.[3] Hemorragia digestiva alta causada por ruptura de varizes de esôfago costuma ocorrer em 17 a 29% de crianças com atresia biliar e em cerca de metade a dois terços de crianças com OEHVP até os 16 a 18 anos.[8] Estudo avaliou a evolução de 126 crianças com HP que apresentavam varizes de esôfago no exame de endoscopia digestiva alta (35% com atresia biliar e 35% com OEHVP) pelo período médio de 15,2 anos. Nesse estudo foi identificado que a média de idade de detecção de varizes esofágicas foi de 4 (0,3-18,2) anos e do primeiro sangramento foi de 5,5 anos (0,4-19,7), sendo que 61 (48%) das crianças experimentaram em média 2 (1-20) episódios de sangramentos digestivos.[9]

Na anamnese de crianças com HP, devem ser pesquisadas intercorrências no período neonatal, como cateterismo umbilical, onfalite, consanguinidade entre os pais, história de doença hepática prévia e doença hepática ou renal na família. História materna de infecção por hepatites virais B e C, uso de drogas, chás caseiros e de fitoterápicos devem ser avaliados. Os componentes de algumas plantas como Heliotropium, Senecio, Crotolaria e *Symphytum officinale* (confrei) são especialmente tóxicos e podem determinar doença veno-oclusiva. O conhecimento da origem geográfica do paciente pode facilitar o esclarecimento da causa da HP, e um exemplo é a mais acentuada prevalência de esquistossomose em certas áreas do Brasil.

DIAGNÓSTICO

Na investigação de HP é importante avaliar as alterações hematológicas decorrentes do hiperesplenismo, os testes bioquímicos de função hepática e exames específicos para esclarecer os fatores causais da HP. Para documentar a HP e varizes de esôfago, podem ser utilizados métodos não invasivos e métodos invasivos (Quadro 1). A principal técnica não invasiva é a ultrassonografia. Angiografia seletiva do eixo celíaco, da artéria mesentérica superior e da veia esplênica é especialmente útil para avaliar a anatomia vascular extra-hepática, especialmente na suspeita de OEHVO.[10] A técnica de referência para avaliar a presença e severidade da HP é a medida do gradiente de pressão venosa hepática (HVPG), mas é raramente utilizada na prática pediátrica.

Várias abordagens não invasivas têm sido desenvolvidas na tentativa de identificar crianças com HP significativa que apresentam maior probabilidade de ter hemorragia digestiva. Os métodos utilizados incluem técnicas de imagem e diversos biomarcadores séricos associados à fibrose hepática, ativação imune, epitélio vascular e hemostasia.[20]

A avaliação quantitativa da rigidez hepática pode ser verificada pela elastografia transitória (ET – Fibroscan®) e suas variantes, que utilizam um aparelho composto por uma sonda acoplada a um ultrassom e uma central eletrônica que processa os dados. O princípio é o de que a propagação

QUADRO 1 Métodos diagnósticos de hipertensão portal

Métodos não invasivos		Desvantagens
Ultrassonografia abdominal com Doppler	É o método de escolha para iniciar a investigação de HP. É uma técnica simples, de fácil acesso e custo relativamente baixo. Avalia o tamanho, a ecogenicidade e as anormalidades no fígado, no baço e nos rins, bem como a presença de ascite, obstruções vasculares e dilatações da via biliar. O uso do Doppler possibilita o estudo de permeabilidade, velocidade e direção do fluxo sanguíneo do sistema portal. Os achados relacionados à HP são: dilatação da veia porta, veia umbilical permeável e dilatada, presença de vasos venosos colaterais e tamanho do baço aumentado.	Resultados podem ser influenciados pela habilidade de quem realiza o exame

(continua)

QUADRO 1 Métodos diagnósticos de hipertensão portal (*continuação*)

Métodos não invasivos		Desvantagens
Tomografia computadorizada e ressonância magnética	A maioria dos sinais observados na ultrassonografia que sugerem HP e/ou cirrose pode ser visualizada na TC ou RM de abdome. A TC e a RM de abdome são menos influenciadas pela habilidade de quem realiza o exame e não apresentam limitações relacionadas à obesidade e à presença de gás intestinal.	Necessidade de uso de contraste e custo elevado.
Elastografia hepática transitória (Fibroscan), elastografia acoplada aos equipamentos de ultrassonografia convencionais (*point-shear wave* (p-SWE) e 2D-shear wave (2D-SWE)) e medida da rigidez esplênica	Elastografia hepática transitória é a técnica não invasiva mais usada e apresenta boa reprodutibilidade em adultos, especialmente na presença de cirrose. De acordo com estudo de revisão sistemática e metanálise, a elastografia por ultrassonografia mostrou bom desempenho no diagnóstico de HP em crianças (sensibilidade de 90% e especificidade de 79%), indicando ser um bom exame para diagnóstico de HP apesar de grande variabilidade nos valores de corte. Possui boa acurácia para o diagnóstico de cirrose. Pode ser útil em identificar crianças com HP que apresentam varizes de alto risco. Outro exame que parece ser promissor na avaliação de HP em crianças é a medida da rigidez esplênica.	Limitações: obesidade, presença de ascite e é um exame operador-dependente. Os valores de referência em pediatria não estão bem estabelecidos. Resultado falso-positivo: hepatite aguda, colestase extra-hepática, congestão hepática e ingestão excessiva de álcool ou alimentos.
Elastografia por ressonância magnética	É um método alternativo para avaliar fibrose hepática, sendo considerado um método com acurácia elevada em crianças com fibrose significativa. Apresenta como vantagens a possibilidade de realização em crianças com obesidade severa e ascite.	Falta de disponibilidade, alto custo, necessidade de anestesia geral e tempo prolongado de exame.
Métodos invasivos		
Endoscopia digestiva alta	É o padrão-ouro para o diagnóstico de varizes esofágicas. Avalia a presença, o tamanho e a extensão de varizes gástricas e/ou esofágicas, presença de gastropatia hipertensiva porta, ectasia vascular gástrica e pode excluir outras causas de sangramentos (úlceras gástricas, duodenais, gastrite, síndrome de Mallory-Weiss). Visualização da mancha vermelho-cereja (*cherry red spot*) e tamanho de varizes estão associados com maior risco de hemorragia em adultos e em crianças. Cápsula endoscópica pode ser utilizada para avaliar varizes esofágicas em crianças maiores.	Necessita do uso de anestesia em crianças menores. Limitação no uso de cápsulas endoscópicas em crianças pequenas (dificuldade de deglutir a cápsula).

(*continua*)

QUADRO 1 Métodos diagnósticos de hipertensão portal (*continuação*)

Métodos invasivos		Desvantagens
Biópsia hepática	É o padrão-ouro para avaliar fibrose hepática e/ou cirrose. Complementa a investigação da causa da HP.	Necessita de anestesia, é de alto custo e apresenta riscos inerentes ao procedimento, tais como hemorragia, dor e problemas relacionados a anestesia.
Angiografia direta, angiografia seletiva (eixo celíaco, mesentérica superior e veia esplênica) Angiorressonância ou angiotomografia de abdome	A principal indicação é o planejamento cirúrgico de pacientes candidatos a cirurgias. O gradiente de pressão venosa pode ser medido e determinada a magnitude da HP. Propiciam informações importantes sobre o local da obstrução, tamanho do baço e do fígado, direção do fluxo venoso e patência das principais veias do sistema venoso porta, além de demonstrar varizes de esôfago, das veias coronárias e outras.	Necessita de uso de contraste e anestesia geral.
Gradiente de pressão venosa hepática (GPVH)	É o padrão-ouro para diagnosticar HP. A medida do GPVH é realizada sob controle fluoroscópico, através da introdução de um cateter-balão via femoral ou jugular interna até uma veia hepática. O cateter é avançado dentro da veia hepática e o GPVH é obtido pela diferença entre as pressões venosas hepáticas ocluída e livres.	Exame de alto custo, necessita de equipe especializada, pode apresentar variabilidade de interobservador. Necessita uso de contraste e anestesia geral. Uso limitado em pediatria. Disponível apenas em centros especializados.

GPVH: gradiente de pressão venosa hepática; HP: hipertensão portal; TC: tomografia computadorizada; RM: ressonância magnética.
Fonte: referências n. 11 a 19.

da velocidade da onda através de um tecido homogêneo é proporcional à sua rigidez, ou seja, quanto mais endurecido o tecido, mais rápida a propagação das vibrações.[21] Uma redução da elasticidade hepática ocorre nas doenças que envolvem depósito de colágeno no fígado e formação de fibrose.

Estudo com revisão sistemática e metanálise que incluiu 11 estudos da literatura comparou o desempenho diagnóstico da elastografia hepática por ultrassom na avaliação de HP em crianças através da comparação dos escores de rigidez hepática e esplênica em crianças com HP e grupo controle;[11] e concluiu que esse método apresenta um potencial considerável para rastreio de complicações de HP em crianças com doença hepática crônica. Outro estudo pediátrico com revisão sistemática comparou os achados na elastografia por ultrassonografia com histologia hepática. Os resultados demonstraram que, de forma geral, a cirrose foi corretamente diagnosticada por elastografia.[13]

TRATAMENTO

O tratamento é primariamente dirigido para a complicação mais dramática da HP, que é a hemorragia por ruptura de varizes gastresofágicas.[10] O manejo da hemorragia digestiva pode ser dividido em profilaxia pré-primária (antes do desenvolvimento de varizes), primária (antes do primeiro sangramento) ou secundária (após o primeiro sangramento digestivo) (Quadros 2 e 3). O tratamento de suporte durante o episódio agudo de hemorragia não será discutido neste capítulo.

Devido à escassez de estudos em pediatria, o manejo do paciente pediátrico com HP é realizado predominantemente baseado em estudos feitos em adultos. Diretrizes para adultos com HP foram determinadas em 2022 no último consenso de Baveno (VII),[23] mas as adaptações para o grupo pediátrico foram feitas apenas no consenso anterior (Baveno VI),[22] Cuidado em seguir essas diretrizes deve ser tomado, pois as crianças e adolescentes com HP apresentam diferentes patologias em relação aos adultos, com diferenças significativas na história natural da HP, além de existirem poucos estudos controlados randomizados realizados na faixa etária pediátrica. O grupo do King's College Hospital de Londres sugere a abordagem ao paciente pediátrico com HP de acordo com o fluxograma exposto na Figura 2.[3]

Orientações gerais incluem evitar o uso de ácido salicílico e anti-inflamatórios não esteroides pelo risco de sangramento digestivo, restringir esportes de alto impacto pela possibilidade (rara) de ruptura esplênica[24] e providenciar imunizações contra hepatites virais A e B.

Do ponto de vista geral, a terapêutica da HP pode ser dividida em farmacológica, endoscopia, mecânica e cirúrgica.

Tratamento farmacológico

O tratamento farmacológico tem como objetivo reduzir a pressão venosa porta através da redução do fluxo venoso esplâncnico. Existem vários tipos de drogas utilizadas, mas em sua maioria não foram extensivamente estudadas em pacientes pediátricos.

Betabloqueadores

Os betabloqueadores não seletivos (BBNS) diminuem a pressão porta através da redução do fluxo sanguíneo porta como consequência da diminuição do débito cardíaco (bloqueio de receptores $\beta 1$) e da ativação reflexa dos receptores alfa-adrenérgicos, causando vasoconstricção esplâncnica arteriolar (bloqueio de receptores $\beta 2$). A dose recomendada para adultos é de 20 a 40 mg via oral de 12/12 horas (< 320 mg/dia em pacientes sem ascite ou < 160 mg/dia em pacientes com ascite). Deve ser ajustada a cada 2 ou 3 dias até obter a redução da frequência cardíaca até 55 a 60 bpm e não reduzir a pressão sistólica para abaixo de 90 mm Hg.[16] Em pediatria, pode ser utilizada uma dose via oral de 0,2 a 0,5 mg/kg de 6/6 horas ou de 8/8 horas, podendo ser aumentada até 1,5 mg/kg (80 mg).[25]

A preocupação de usar betabloqueadores em pacientes pediátricos se justifica devido à intolerância relativa à dose necessária para reduzir 25% da frequência cardíaca, pois a manutenção do débito cardíaco em crianças pequenas é predominantemente dependente da frequência cardíaca. O betabloqueador pode também inibir o aumento compensatório da frequência cardíaca no caso de hipovolemia durante um episódio de hemorragia digestiva grave. Outros efeitos adversos são: bloqueio cardíaco, exacerbação da asma, além de interferir na resposta fisiológica à hipoglicemia, devendo ser evitado o uso em diabéticos.[10]

Tratamento endoscópico

O tratamento endoscópico, que consiste em escleroterapia ou ligadura de varizes,

QUADRO 2 Resumo das recomendações para o manejo de pacientes com obstrução extra-hepática da veia porta de acordo com o VI Consenso de Baveno adaptado para Pediatria e o VIII Consenso de Baveno

	Consenso de Baveno VI adaptado para pediatria	Consenso de Baveno VII
Profilaxia pré-primária e primária	A derivação mesoportal (*shunt Rex*) pode ser considerada a primeira opção de tratamento para crianças com OEHVP e cavernoma porta, especialmente se o paciente apresentar qualquer complicação clínica da OEHVP. 1. O paciente elegível para a realização do *shunt* deve preencher os seguintes critérios, especialmente se for indicado de forma preemptiva: a. anatomia favorável (tipo A): patência completa do sistema venoso porta intra-hepático, incluindo o recesso de *Rex* e segmentações hepáticas. A patência da veia porta intra-hepática deve ser confirmada por portografia bidimensional feita por equipe experiente e multidisciplinar. b. HVPG normal determinado no momento da portografia e/ou biópsia hepática com ausência de fibrose ou doença hepática c. veias mesentérica superior e esplênica patentes avaliadas por ângio-CT ou ângio-RM. d. veias jugulares internas patentes e simétricas avaliadas por ultrassonografia ou ângio-CT. e. avaliação hematológica excluindo condições protrombóticas intrínsecas. f. peso corporal superior a 8 kg. g. ecocardiograma excluindo anormalidades cardiovasculares significativas e hipertensão pulmonar. 2. Qualificações cirúrgicas e institucionais exigidas: a. equipe multidisciplinar, incluindo hepatologista pediátrico e radiologista intervencionalista e serviço com experiência em transplante hepático infantil e hemodinâmica. b. Experiência prévia em *shunt* mesoportal (*rex shunt*).	A derivação mesoportal (*shunt Rex*) deve ser considerada em todas as crianças com complicações do cavernoma porta. Esses pacientes devem ser encaminhados para centros com experiência nessa cirurgia. Ligadura de varizes é um procedimento seguro. Os dados são insuficientes para uso de BBNS ou tratamento endoscópico como profilaxia primária. Podem ser utilizadas as mesmas recomendações para pacientes com cirrose. Pacientes com complicações refratárias da OEHVP ou cavernoma porta devem ser encaminhados para centros especializados para avaliar a possibilidade de realizar procedimentos de intervenção vascular, como a recanalização percutânea da veia porta ou outros procedimentos intervencionistas vasculares. Todos os pacientes em que a trombose não foi recanalizada devem realizar rastreio endoscópico de varizes gastroesofágicas dentro de 6 meses do episódio agudo. Na ausência de varizes, a EDA deve ser repetida em 12 meses e depois, em 2 anos. ANTICOAGULAÇÃO: Em pacientes com OEHVP crônica ou cavernoma porta, é recomendado o uso de anticoagulação em longo prazo em pacientes com distúrbios protrombóticos permanentes e pode ser considerado o uso naqueles pacientes sem esses distúrbios. Nos pacientes com varizes de alto risco, que irão iniciar anticoagulação, esta deve ser iniciada após o início de profilaxia para hemorragia por varizes. Não há dados disponíveis para recomendar ou desencorajar o uso de anticoagulação em pacientes com OEHVP ou cavernoma de início na infância na ausência de distúrbios protrombóticos.
Secundária	A derivação meso-portal é o tratamento preferencial para profilaxia secundária de hemorragia por varizes em crianças com hiper-tensão portal secundária à OEHVP. A indicação do *shunt* como profilaxia secundária deve ser decidida pelos especialistas locais. Outras alternativas para profilaxia secundária incluem: ligadura elástica de varizes, escleroterapia e derivação esplenorrenal distal. Esplenectomia não é recomendada.	Com base na recomendação para pacientes com cirrose, a combinação de BBNS e ligadura de varizes é recomendada como profilaxia secundária.

BBNS: betabloqueador não seletivo; EDA: endoscopia digestiva alta; OEHVP: obstrução extra-hepática da veia porta.
Fonte: Shneider et al.;[22] de Franchis et al.[23]

QUADRO 3 Resumo das recomendações para manejo de pacientes pediátricos com hipertensão portal cirrótica de acordo com o VI Consenso de Baveno adaptado para pediatria e o Consenso de Baveno VII

Cirrose	Consenso de Baveno VI adaptado para pediatria	Baveno VII
Profilaxia primária	Não há consenso em relação à profilaxia primária em crianças com cirrose. As evidências científicas em pediatria são insuficientes para recomendar o tratamento endoscópico de varizes ou uso de betabloqueadores para prevenção do primeiro sangramento por varizes em crianças com HP. Entre os tratamentos disponíveis, ligadura elástica das varizes é o método de escolha para a profilaxia primária de hemorragia de varizes. Em situações especiais, como no caso de pacientes que moram em locais remotos de difícil acesso médico, a decisão de realizar profilaxia primária deve ser individualizada.	A prevenção da descompensação é especialmente relevante nos pacientes com cirrose compensada com HPCS e/ou varizes de esôfago e/ou gástricas devido ao alto risco de desenvolver complicações. Tratamento com BBNS (propranolol, nadolol ou carvedilol) deve ser considerado para prevenção da descompensação em pacientes com HPCS. Carvedilol é preferido na cirrose descompensada por ser mais efetivo na redução do GPVH (efeito vasodilatador antialfa-adrenérgico intrínseco) e foi demonstrada melhora na sobrevida. Nos pacientes com cirrose compensada e varizes de alto risco que apresentam contraindicação ou intolerância ao uso de BBNS, é recomendado ligadura de varizes para prevenção do primeiro sangramento por varizes. Não há indicação até o momento do uso de BBNS em pacientes sem HPCS.
Profilaxia secundária	Ligadura elástica de varizes é o método endoscópico preferencial recomendado para o sangramento agudo de varizes e como profilaxia secundária de hemorragia digestiva em crianças com cirrose, quando tecnicamente factível. Deve haver disponibilidade de aparelho adequado para pacientes pediátricos, e seu uso é limitado apenas para crianças maiores. Em crianças menores, pode ser utilizada a escleroterapia. Na falha de erradicação das varizes, devem ser consideradas outras alternativas, tais como TIPS, derivações portossistêmicas ou transplante hepático.	A primeira linha de tratamento para a prevenção da recorrência de hemorragia por varizes é a combinação de BBNS e ligadura elástica. O uso isolado de BBNS ou ligadura elástica pode ser considerado nos pacientes que não conseguem ou não toleram BBNS ou ligadura elástica. Nos pacientes que apresentam hemorragia digestiva apesar de boa aderência ao tratamento convencional com uso de BBNS ou ligadura de varizes, é recomendada a associação desses dois tratamentos. TIPS é o tratamento de escolha em pacientes que apresentam novo sangramento apesar do uso de BBNS e ligadura elástica, e seu uso pode ser considerado naqueles pacientes que apresentam ascite recorrente.

BBNS: betabloqueador não seletivo; GPVH: gradiente de pressão venosa hepática; HP: hipertensão portal; HPCS: hipertensão portal clinicamente significativa (conceito baseado no GPVH, mas pode ser estimado por testes não invasivos); TIPS: *transjugular intrahepatic portosystemic shunting*.
Fonte: Shneider et al.;[22] de Franchis et al.[23]

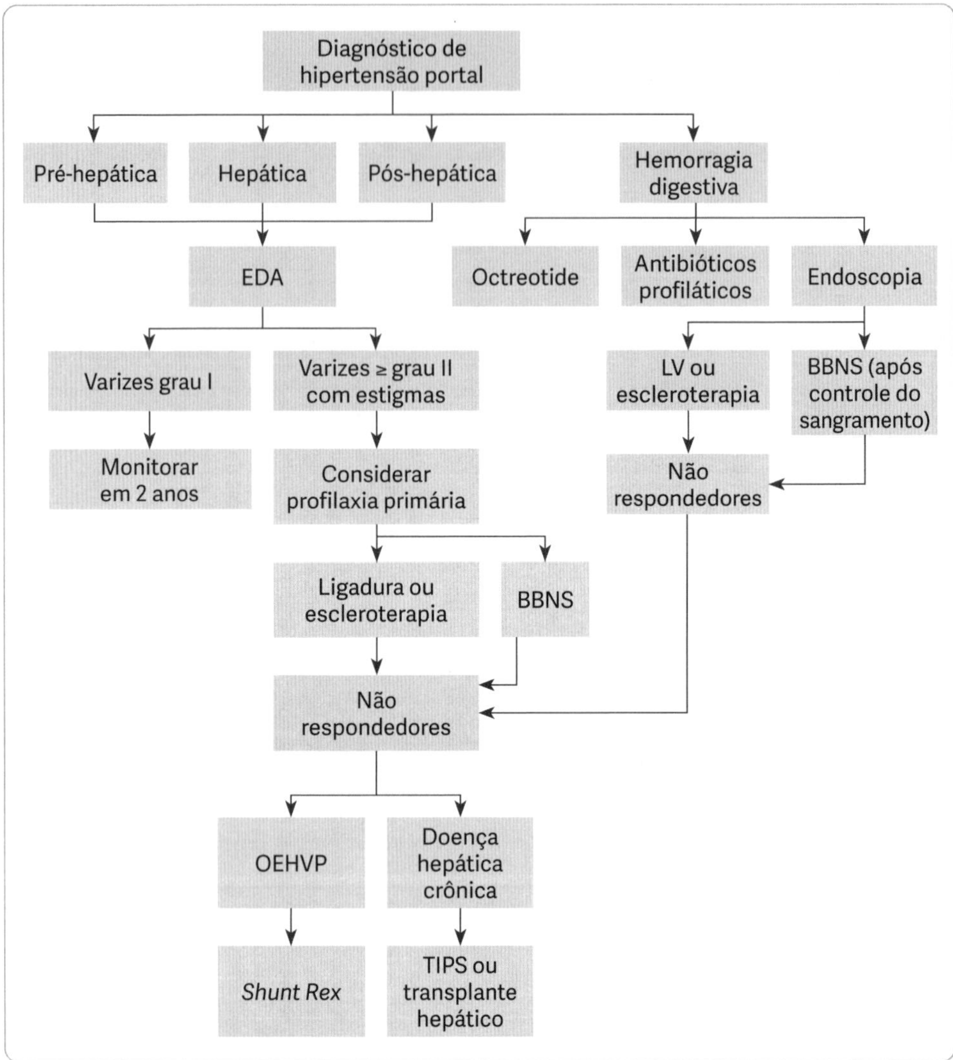

FIGURA 2 Algoritmo de tratamento da hipertensão portal em pediatria.

BBNS: Betabloqueadores não seletivos; EDA: endoscopia digestiva alta; LV: ligadura de varizes; OEHVP: obstrução extra-hepática da veia porta; TIPS: *transjugular intrahepatic portosystemic shunt*.
Fonte: adaptação de Grammatikopoulos.[3]

permite uma abordagem diagnóstica e terapêutica. Ambos são efetivos no controle de hemorragia digestiva varicosa aguda, mas a ligadura de varizes parece ter menos efeitos adversos, costuma necessitar de menor número de sessões e possui menor taxa de ressangramento.[10] Em pediatria, a ligadura de varizes é um procedimento seguro e eficaz, mas, devido a limitações no tamanho do aparelho, só pode ser realizada em crianças com peso maior que 8 a 10 kg. Para efeitos da escleroterapia como dor retrosternal, bacteremia e febre são comuns. Existem relatos de pneumonia de aspiração, sepses, paralisia de cordas vocais, perfuração esofágica, mediastinite, tamponamento cardíaco, fístulas broncoesofágicas e tamponamento cardíaco como complicações da escleroterapia.[10]

Tratamento mecânico

Tamponamento com balão de Sengstaken-Blackmore está indicado nos casos de hemorragia digestiva severa e refratária. O mecanismo de ação é a compressão mecânica sobre as varizes gastroesofágicas. É um tratamento temporário, devendo ser utilizado no máximo por 24 horas em pacientes internados em unidade de terapia intensiva (UTI) até a instituição do tratamento definitivo, sendo excepcionalmente utilizado em crianças.[8] Está associado a um número significativo de complicações: alta incidência de ressangramento após a retirada do tubo, desconforto, maior risco de pneumonia aspirativa e necessita de sedação se for utilizado em crianças.

Tratamento cirúrgico

Existem vários tipos de procedimentos de derivações cirúrgicas que podem ser utilizadas em crianças com HP[26] que podem ser seletivas ou não seletivas. A derivação esplenorrenal distal (*shunt* de Warren) diverge o fluxo sanguíneo seletivamente da veia esplênica para a veia renal esquerda, preservando o fluxo sanguíneo portal e mesentérico em direção ao fígado. As derivações porto-cava, mesocava e esplenorrenal proximal são derivações não seletivas, formam uma comunicação direta da veia porta para a circulação sistêmica. A principal desvantagem das derivações não seletivas é o maior risco de encefalopatia pós-operatória.

Em pacientes com OEHVP, pode ser utilizada a derivação cirúrgica meso-porta ou *shunt* Rex, no qual é colocado um enxerto de veia jugular entre a veia mesentérica superior e o ramo esquerdo intra-hepático da veia porta.[22] Essa derivação restaura o fluxo sanguíneo em direção ao fígado de forma mais fisiológica e provavelmente deve mudar a história natural dessa doença.[22] Para a realização do *shunt* Rex, algumas características do paciente e qualificações da equipe cirúrgica e institucionais são exigidas (Quadro 2). No caso eventual da falha da derivação, pode ser considerada uma nova realização do *shunt* Rex (*redo-rex shunts*).[27] Esplenectomia é raramente indicada para tratamento da OEHVP, pois está associada ao risco de infecções por bactérias encapsuladas e ainda impossibilita o uso da derivação esplenorrenal.

Nos casos com hipertensão portal associada a cirrose avançada, o transplante hepático é o tratamento definitivo na maioria dos casos.

Outros

TIPS (*transjugular intrahepatic portosystemic shunt*)

TIPS é uma técnica de radiologia intervencionista muito utilizada para tratar hemorragia digestiva e ascite refratária em adultos com HP, especialmente naqueles que estão em lista de espera de transplante hepático, e serve como uma ponte para o transplante hepático.[28] Ocasiona descompressão do sistema portal pela criação de um canal de comunicação entre a veia hepática e o ramo intra-hepático da veia porta por meio da inserção de uma prótese metálica expansível via transjugular.[8] Estudo recente de metanálise feito com crianças com HP concluiu que o TIPS é um procedimento seguro e efetivo, apresenta mínimo risco de encefalopatia hepática refratária ao tratamento médico e deve ser considerado em pacientes pediátricos com complicações de HP.[28] Complicações associadas descritas são: possibilidade de encefalopatia hepática, trombose ou estenose da derivação, trombose da veia porta, hemorragia e migração do *stent* para o átrio direito.

REFERÊNCIAS

1. Felli E, Selicean S, Guixé-Muntet S, et al. Mechanobiology of portal hypertension. JHEP Reports. 2023;5.
2. Garcia-Tsao G, Abraldes JG, Berzigotti A, Bosch J. Portal hypertensive bleeding in cirrhosis: risk stratification, diagnosis, and management: 2016 practice guidance by the American Association for the study of liver diseases. Hepatology. 2017;65(1):310-35.
3. Grammatikopoulos T, McKiernan PJ, Dhawan A. Portal hypertension and its management in children. Archives of Disease in Childhood. 2018;103:186-91.
4. Pinto RB, Schneider ACS, da Silveira TR. Cirrhosis in children and adolescents: an overview. World J Hepatol. 2015;7(3).
5. Bosch J, Navasa M, Garcia-Pagan JC, et al. J Portal hypertension. Medical Clinics of North America. 1989;73(4):931-53.
6. Chapin CA, Bass LM. Cirrhosis and portal hypertension in the pediatric population. Clinics in Liver Disease. 2018;22:735-52.
7. Banc-Husu AM, Shiau H, Dike P, Shneider BL. Beyond varices: complications of cirrhotic portal hypertension in pediatrics. Semin Liver Dis. 2023;43(1):100-16.
8. Chiou FK, Abdel-Hady M. Portal hypertension in children. Paediatrics and Child Health (United Kingdom). 2017;27:540-5.
9. Luoto TT, Koivusalo AI, Pakarinen MP. Long-term outcomes and health perceptions in pediatric-onset portal hypertension complicated by varices. J Pediatr Gastroenterol Nutr. 2020;70(5):628-34.
10. Shneider BL. Portal hypertension in children. In: Liver disease in children. Cambridge University Press; 2021. p.74-93.
11. Kim DW, Yoon HM, Jung AY, et al. Diagnostic performance of ultrasound elastography for evaluating portal hypertension in children: a systematic review and meta-analysis. Journal of Ultrasound in Medicine. 2019;38(3):747-59.
12. Berzigotti A, Seijo S, Reverter E, Bosch J. Assessing portal hypertension in liver diseases. Expert Review of Gastroenterology and Hepatology. 2013;7:141-55.
13. Andersen SB, Ewertsen C, Carlsen JF, et al. Ultrasound elastography is useful for evaluation of liver fibrosis in children: a systematic review. Journal of Pediatric Gastroenterology and Nutrition. 2016;63:389-99.
14. Burak Özkan M, Bilgici MC, Eren E, Caltepe G. Diagnostic accuracy of point shear wave elastography in the detection of portal hypertension in pediatric patients. Diagn Interv Imaging. 2018;99(3):151-6.
15. Xanthakos SA, Podberesky DJ, Serai SD, et al. Use of magnetic resonance elastography to assess hepatic fibrosis in children with chronic liver disease. Journal of Pediatrics. 2014;164(1):186-8.
16. Garcia-Tsao G, Abraldes JG, Berzigotti A, Bosch J. Portal hypertensive bleeding in cirrhosis: risk stratification, diagnosis, and management: 2016 practice guidance by the American Association for the study of liver diseases. Hepatology. 2017;65(1):310-35.
17. Duché M, Ducot B, Ackermann O, Guérin F, et al. Portal hypertension in children: high-risk varices, primary prophylaxis and consequences of bleeding. J Hepatol. 2017;66(2):320-7.
18. Cardey J, Le Gall C, Michaud L, et al. Screening of esophageal varices in children using esophageal capsule endoscopy: a multicenter prospective study. Endoscopy. 2019;51(1):10-7.
19. Aitcheson G, Cezar C, John I, John BV. Update on the evaluation and management of portal hypertension. Gastroenterology & Hepatology. 2021;17.
20. Sutton H, Dhawan A, Grammatikopoulos T. Non-invasive markers of portal hypertension: appraisal of adult experience and potential utilisation in children. Journal of Pediatric Gastroenterology and Nutrition. 2018; p.559-69.
21. Serai SD, Trout AT, Sirlin CB. Elastography to assess the stage of liver fibrosis in children: concepts, opportunities, and challenges. Clinical Liver Disease. 2017;9:5-10.
22. Shneider BL, de Ville de Goyet J, Leung DH, et al. Primary prophylaxis of variceal bleeding in children and the role of MesoRex Bypass: Summary of the Baveno VI Pediatric Satellite Symposium. Hepatology. 2016;63(4):1368-80.
23. de Franchis R, Bosch J, Garcia-Tsao G, et al. Baveno VII – renewing consensus in portal hypertension. Journal of Hepatology. 2022;76:959-74.
24. Waisbourd-Zinman O, Shah A, Lin HC, Rand EB. Splenic rupture in children with portal hypertension. J Pediatr Gastroenterol Nutr. 2018;66(3):447-50.

25. Kelegari C, Kasala M. Common drugs used in liver disease: dosage and calculations. In: Shanmugam N, Dhawan A (orgs.). Pediatric liver intensive care. Singapura: Springer; 2019.
26. Young V, Rajeswaran S. Management of portal hypertension in the pediatric population: a primer for the interventional radiologist. Semin Intervent Radiol. 2018;35(3):160-4.
27. Wen Z, Wang J, Yang C, et al. Is re-Rex shunt a better choice for patients with failed Rex shunt? Front Pediatr. 2023;11. w
28. Raissi D, Brahmbhatt S, Yu Q, Jiang L, Liu C. Transjugular intrahepatic portosystemic shunt for pediatric portal hypertension: a meta-analysis. 2023;13(1).

39

Insuficiência hepática aguda

Nilza Maria Medeiros Perin
Sandra Maria Gonçalves Vieira

INTRODUÇÃO

A insuficiência hepática aguda (IHA) é uma condição clínica raxra na infância, em decorrência da falência da função do fígado, secundária à necrose maciça dos hepatócitos em um paciente sem doença hepática preexistente. Pode ser também denominada de insuficiência ou falência hepática fulminante, hepatite fulminante ou necrose hepática aguda.[1] O processo que determina a lesão hepática ainda não é bem conhecido e é multifatorial. Essencialmente, depende da suscetibilidade do hospedeiro, da causa e da gravidade da lesão hepática, bem como da capacidade de regeneração do fígado.

Estudos recentes sugerem que em alguns pacientes, principalmente naqueles nos quais a etiologia não é determinada, a lesão hepática resultaria de uma resposta inflamatória imunomediada exacerbada, em um indivíduo geneticamente suscetível.[2]

A IHA é caracterizada pelo início agudo de lesão hepatocelular e coagulopatia hepática, frequentemente acompanhada de encefalopatia hepática (EH). É considerada uma condição devastadora, uma vez que crianças e adolescentes previamente hígidos desenvolvem disfunção hepática e tornam-se criticamente enfermos em poucos dias, evoluindo para falência de múltiplos órgãos e óbito.

Não há dados recentes disponíveis a respeito de sua incidência em crianças no Brasil. Nos Estados Unidos é responsável por 10 a 15% dos transplantes hepáticos pediátricos anualmente. A frequência estimada para todas as faixas etárias é de 17 casos por 100 mil pessoas por ano.[3]

O curso natural da doença é dinâmico e imprevisível, mas com o advento do transplante hepático e o aprimoramento da assistência intensiva houve uma diminuição na mortalidade por essa causa. O reconhecimento e o encaminhamento para centro especializado devem ser feitos o mais precoce possível.

DEFINIÇÃO E CLASSIFICAÇÃO

Na IHA ocorre grave disfunção de síntese (alteração da coagulação, principalmente) e alteração do metabolismo hepático, com instalação de EH dentro de 8 semanas após a manifestação clínica inicial, quase sempre com icterícia, em um indivíduo sem história prévia de doença hepática. Em pediatria, a encefalopatia pode não ser clinicamente aparente, sendo considerados como critérios diagnósticos, de acordo com Pediatric Acute Liver Failure Study Group (PALF):

- Evidência bioquímica de lesão hepática.
- Ausência de doença hepática crônica conhecida.
- Coagulopatia não corrigível pela administração de vitamina K.
- RNI > 1,5 na presença de qualquer grau de encefalopatia ou RNI > 2 na ausência de encefalopatia clínica.[1]

Com base na duração entre o início da icterícia e o desenvolvimento de coagulopatia e/ou encefalopatia, a IHA pode ser classificada em:

- IHA hiperaguda: dentro de 10 dias após o início dos sintomas.
- IHA fulminante: 10 a 30 dias.
- IHA subaguda: maior que 30 dias e menor que 6 meses.

Essa classificação poderá não ser possível, em alguns casos, dada a imprecisa caracterização do início dos sintomas.

A ausência de doença hepática prévia é importante para distinguir a IHA da insuficiência hepática crônica agudizada (ACFL, do inglês, *acute-on-chronic liver failure*), entidade clínica distinta em que a descompensação hepática aguda ocorre em um paciente com doença hepática crônica ou cirrose, após exposição a um insulto agudo. A Associação Ásia-Pacífico para o Estudo de Doenças Hepáticas definiu essa condição como descompensação hepática aguda, manifestando-se com icterícia (bilirrubina ≥ 5 mg/dL) e coagulopatia (INR ≥ 1,5), complicada com o desenvolvimento de ascite clínica e/ou encefalopatia hepática, dentro de 4 semanas, em um paciente com doença hepática crônica/cirrose.[4]

ETIOLOGIA

As causas de IHA diferem conforme a idade do paciente e a região geográfica e incluem: exposições a drogas e toxinas, alterações metabólicas, distúrbios genéticos, infecções, doenças infiltrativas, isquemia e doenças imunomediadas. No entanto, estudos prospectivos demonstraram que em cerca de 30 a 50% dos casos a causa não é identificada.[1,3] Mais recentemente, com os avanços diagnósticos e a utilização de sequenciamento genético, a acurácia diagnóstica aumentou drasticamente. Estima-se que nos centros que dispõem desse arsenal diagnóstico a causa específica da IHA poderá ser identificada em aproximadamente 89% das crianças e 69% dos adultos.[5] As doenças hepáticas hereditárias/metabólicas são mais comuns em neonatos e lactentes, enquanto a hepatite autoimune e a toxicidade por medicamentos geralmente é observada em crianças maiores.[1,3] A lista de drogas que podem levar à lesão hepática é extensa, e em 2012 foi criado o *site Liver Tox* (http://livertox.nlm.nih.gov), com o objetivo de fornecer informações atualizadas e de fácil acesso sobre medicamentos, fitoterápicos e suplementos alimentares hepatotóxicos.

As causas da IHA podem ser categorizadas pelo insulto que induz a lesão, ou pela idade da criança no momento da apresentação. O Quadro 1 lista as etiologias classificadas pelo gatilho desencadeante, enquanto o Quadro 2 lista etiologias com base na idade de apresentação.

QUADRO 1 Causas de insuficiência hepática aguda

Infecciosas	**Vírus:** A, B, B + D, E, Epstein-Barr, citomegalovírus, herpes simples 1 e 2, herpes-vírus humano 6, enterovírus, echovírus, adenovírus, parvovírus, influenza/parainfluenza, dengue, febre amarela **Bactérias:** salmonelose, sífilis, tuberculose, leptospirose **Parasitoses:** *Plasmodium falciparum*, *Entamoeba histolytica*
Doenças metabólicas	Tirosinemia tipo 1, distúrbios da cadeia respiratória mitocondrial, defeitos do ciclo da ureia, galactosemia, defeito da oxidação dos ácidos graxos, intolerância hereditária à frutose, erros inatos da síntese dos ácidos biliares, distúrbio congênito da glicosilação, doença de Niemann-Pick tipo C, hipocortisolismo, doença de Wilson, deficiência de alfa-1-antitripsina
Doenças infiltrativas	Linfo-histiocitose hemofagocítica, leucemia, linfomas
Drogas	Paracetamol, Aine, isoniazida-rifampicina, halotano, ácido valproico, fenitoína, carbamazepina, amiodarona, propiltiuracil, antibióticos (tetraciclina, penicilina, eritromicina, sulfonamida, quinolonas, amoxacilina + ácido clavulânico) sulfametoxazol + trimetropina, cetoconazol, antiretrovirais, alopurinol
Toxinas	*Amanita phaloides*, tetracloreto de carbono, fósforo amarelo, solventes, clorobenzeno
Imunológicas	Hepatite autoimune, hepatite de células gigantes com anemia hemolítica Combs positiva, doença hepática aloimune gestacional
Cardiovascular/ Isquêmica	Doença ou cirurgia cardíaca, miocardite, síndrome de Budd-Chiari, choque, asfixia severa

Aine: anti-inflamatórios nao esteroides.
Fonte: Squires et al.;1 Squires et al.[3]

QUADRO 2 Causas de insuficiência hepática aguda, de acordo com a idade de apresentação

≤ 1 ano	**Infecciosas:** herpes simples, herpes vírus 6, enterovírus, echovírus, adenovírus, parvovírus, Coxsackie B, Epstein-Barr, hepatite B **Metabólicas:** tirosinemia tipo 1, distúrbios mitocondriais, defeitos do ciclo da ureia, galactosemia, defeito da oxidação dos ácidos graxos, intolerância hereditária à frutose, doença de Niemann-Pick tipo C, distúrbio congênito da glicosilação **Infiltrativas:** linfo-histiocitose hemofagocítica **Drogas/toxinas:** paracetamol **Imunológicas:** doença hepática aloimune gestacional, hepatite de células gigantes, hepatite autoimune **Cardiovascular/isquêmicas:** hipoplasia coração esquerdo, miocardite, asfixia
Crianças maiores	**Infecciosas:** Epstein-Barr, hepatite A, B + D e E, leptospirose, parvovírus B19 **Metabólicas:** distúrbios mitocondriais, defeito da oxidação dos ácidos graxos, doença de Wilson **Infiltrativas:** leucemia, linfo-histiocitose hemofagocítica **Imunológicas:** hepatite autoimune **Drogas/toxinas:** paracetamol, ácido valproico, isoniazida, fósforo, AAS, halotano, carbamazepina, vitamina A **Cardiovascular/isquêmicas:** cirurgia cardíaca, miocardite, cardiomiopatia, síndrome Budd-Chiari

(continua)

QUADRO 2 Causas de insuficiência hepática aguda, de acordo com a idade de apresentação (*continuação*)

Adolescentes	**Infecciosas:** hepatite A, B, C e E, febre amarela, dengue Doença de Wilson, defeito da oxidação dos ácidos graxos, fígado gorduroso da gravidez **Infiltrativas** **Imunológicas:** hepatite autoimune, **Drogas/toxinas:** paracetamol, cogumelo venenoso, inibidores da MAO, tetraciclina, *ecstasy* **Cardiovascular/isquêmicas:** síndrome Budd-Chiari, insuficiência cardíaca congestiva, hipertermia, choque

AAS: ácido acetilsalicílico; MAO: monoamina oxidase.
Fonte: Squires et al.;[1] Squires et al.[3]

QUADRO CLÍNICO

A lesão hepatocelular na IHA compromete as funções metabólicas do fígado, e consequentemente as manifestações clínicas são decorrentes de redução na eliminação de toxinas e bilirrubinas, diminuição da síntese de fatores de coagulação, alteração da homeostase de glicose, aumento da produção de lactato, dentre outras. Como resultado, os pacientes desenvolvem icterícia, coagulopatia, hemorragia gastrointestinal, hipoglicemia, acidose, encefalopatia e edema cerebral.[6]

A IHA geralmente se manifesta em uma criança ou adolescente previamente hígido, iniciando com sintomas inespecíficos de duração variada, como desconforto abdominal, fraqueza e anorexia com ou sem febre. Esse pródromo pode apresentar períodos de remissão intercalados com nova piora e persistir por dias ou semanas antes da busca por assistência médica. Com a evolução do quadro surgem outros sintomas, como icterícia, vômitos, hipoglicemia e convulsões, tornando a síndrome clínica evidente.[1,3,6]

A encefalopatia hepática (HE), quadro neuropsiquiátrico associado à disfunção hepática, pode estar presente em aproximadamente 50% das crianças na apresentação, e 10% desenvolverão durante o curso da doença. Os sintomas iniciais podem ser sutis, especialmente em bebês e crianças pequenas, e podem incluir irritabilidade, choro, mudanças nos padrões de alimentação ou sono e declínio no desempenho escolar. Esses sintomas progridem para sonolência e coma à medida que a encefalopatia progride (Quadro 3).[7]

DIAGNÓSTICO

O diagnóstico de IHA é um desafio devido ao envolvimento de múltiplos órgãos e a seu potencial para a rápida deterioração. Todos os pacientes deverão ser submetidos a uma completa e precisa revisão sistemática que terá como objetivos principais identificar a causa da IHA e estimar tanto a atividade inflamatória no fígado quanto a sua disfunção. Essa avaliação deverá ser imediata e frequente (mínimo de 2 vezes ao dia à chegada e posteriormente ajustada à evolução do paciente).

É importante ressaltar que a presença e o grau de EH são críticos para determinar o manejo adequado (Quadro 3). No que se refere à identificação da causa da IHA, deve ser prioritária a identificação das condições passíveis de terapia específica. Deve-se considerar também investigar condições here-

QUADRO 3 Estágios de encefalopatia hepática

Graus	Sintomas clínicos/faixa etária		Sinais neurológicos	EEG
	Lactentes/ pré-escolares	Escolares adolescentes		
0	Nenhum	Nenhum	Normal	Normal
1	Choro inconsolável Inversão do sono Desatenção Alteração de comportamento	Confusão Alteração do humor Inversão de sono Esquecimento	Dificuldade/ impossibilidade de realizar os testes Reflexos normais/ aumentados Tremor Apraxia Alteração da caligrafia	Normal ou ondas lentas Ritmo teta Ondas trifásicas
2	Choro inconsolável Inversão do sono Desatenção Alteração de comportamento	Letargia Comportamento inadequado	Dificuldade/ impossibilidade de realizar os testes Reflexos normais/ aumentados Disartria Ataxia	Alentecimento generalizado Ondas trifásicas
3	Sonolência Estupor Agressividade Coma Resposta a estímulos dolorosos	Estupor Resposta a comando simples	Dificuldade/ impossibilidade de realizar os testes Reflexos aumentados Babinski presente Rigidez	Alentecimento generalizado Ondas trifásicas
4	Coma Resposta a estímulos dolorosos	Descerebração/ decorticação Reflexos ausentes	Ondas delta	Coma Resposta a estímulos dolorosos

EEG: eletroencefalograma.
Fonte: Wendon e Lee.[7]

ditárias que impliquem aconselhamento genético e aquelas que são contraindicações absolutas ao transplante hepático, no caso de não recuperação do fígado nativo.[8,9] A seguir serão descritos alguns aspectos importantes para o diagnóstico de IHA.

A anamnese deverá salientar o início dos sintomas, a condição do estado mental, a exposição aos agentes/contatos infecciosos, a história de transfusões de sangue/hemoderivados, o uso de medicamentos, o histórico de consanguinidade parental, de doença hepática na família, de morte infantil e de doenças autoimunes relacionadas ou não ao fígado. É preciso lembrar que a investigação etiológica específica deverá ser baseada na idade de apresentação, conforme visto no Quadro 2. O exame físico deverá ser completo, incluindo minuciosa avaliação neurológica.

Aos testes rotineiros que avaliam lesão parenquimatosa e canalicular (AST, ALT, GGT, FA) e disfunção hepática (INR, albumina, bilirrubinas, fator V) sugere-se adicionar exames gerais para averiguar a existência de comorbidades hematológicas, renais, pancreáticas, metabólicas e eletrolíticas.

Uma das principais funções do fígado é a síntese de proteínas plasmáticas, incluindo pró-coagulantes (fatores II, V, IX, XI e fibrinogênio) e anticoagulantes (proteína C, S e antitrombina III). Assim, apesar de o prolongamento do INR/TP ser um dos principais parâmetros definidores da IHA, o risco de hemorragia é < 5%, na ausência de trauma. Assim, embora largamente utilizado, o INR não avaliará adequadamente o risco de sangramento. Quando se avalia qualitativamente a formação do coágulo por tromboelastografia (TEG), observa-se que pacientes com IHA poderão, contraditoriamente, apresentar um perfil hemostático hipercoagulável.[10,11] Isso se deve às reduções simultâneas de fatores pró-coagulantes e anticoagulantes. Esse conhecimento agrega expressiva importância prática: a coagulação do paciente não deverá ser corrigida profilaticamente, como veremos mais adiante.

O fator V, fator de coagulação independente de vitamina K, é sintetizado principalmente pelo fígado e persiste na circulação por apenas algumas horas. Essas características fazem desse teste um bom marcador de lesão hepática grave e de regeneração em pacientes com IHA. Gama et al. avaliaram parâmetros de coagulação em uma coorte de 40 crianças com IHA. Observaram que valores elevados de INR (> 4) e níveis baixos dos fatores V (< 5%) e VII (< 14%) estiveram associados aos desfechos morte ou transplante (perda do fígado nativo).[9]

A hipoglicemia, resultante da gliconeogênese hepática prejudicada e dos estoques de glicogênio esgotados, é um dos sintomas de IHA, muitas vezes necessitando de monitoramento frequente da glicemia e uso de altas taxas de infusão de glicose. Hipercalemia e hiperfosfatemia são observadas se houver destruição contínua de hepatócitos e são agravadas pela existência de lesão renal aguda concomitante. A hipofosfatemia também pode ser observada quando o fósforo é consumido durante a regeneração dos hepatócitos. O desequilíbrio ácido-base de difícil controle habitualmente suscita o diagnóstico de erros inatos do metabolismo. Todavia, poderá ser indicativo de necrose hepática ativa contínua, choque e aumento do metabolismo anaeróbico, promovendo acidose láctica.[10]

Um número expressivo de neurotoxinas, que podem ser laboratorialmente mensuradas, tem sido implicado na patogênese da EH. Dentre estes, a concentração de amônia é a mais popular. Embora a medição arterial de amônia seja ideal, não é prática em crianças com EH estágio 0-II. A amônia venosa obtida de um cateter de fluxo livre e imediatamente colocada em gelo e transportada para o laboratório pode ser um substituto adequado. Valores de amônia de até 75 mmol/L raramente se associam à hipertensão intracraniana. Por outro lado, os valores > 120 mmol/L na admissão representam um fator de risco independente para o desenvolvimento de EH graus III-IV, e níveis > 120 mg/dL estão associados à herniação cerebral.[9,11] Valores muito elevados de amônia (>200 mg/dL) poderão se manifestar clinicamente como respostas pupilares anormais, hipertensão paroxística, hiper-reflexia e sinal de Babinski positivo.[9] O desenvolvimento e o agravamento da EH não dependem somente da hiperamonemia, mas também de toxinas inflamatórias. Então, não se deve confiar em um valor único de amônia para determinar a presença de EH, mas associar o resultado laboratorial à avaliação clínica do paciente à beira do leito.

Todos os pacientes deverão se submeter à ultrassonografia do abdome com Doppler.

Outros estudos de imagem, como tomografia computadorizada (TC) e/ou ressonância magnética (RM), devem ser considerados. A biópsia hepática deve ser realizada precocemente em casos de diagnóstico pouco claro, não apenas para avaliação da etiologia, mas também para ajudar a avaliar o prognóstico do paciente. A abordagem transjugular deve ser usada para biópsia hepática no cenário de coagulopatia significativa. Deve-se ser cauteloso na interpretação do nível de necrose em amostras de biópsia hepática, pois a lesão pode não ser uniforme em todo o fígado.[8]

A neuroimagem deve ser considerada em crianças com IHA, se esta influenciar as decisões terapêuticas. A TC não é útil para fazer o diagnóstico de edema cerebral precoce, mas pode ser útil no diagnóstico de complicações intracranianas, como sangramento intracraniano, hérnia cerebral e perda de diferenciação na substância cinzenta e branca. A imagem axial T2 da RM é melhor, em comparação com a TC, na demonstração de edema cerebral em estágio inicial, devido a sua capacidade de fornecer informações morfológicas e fisiológicas em nível celular. Algumas características da RM vistas na IHA são mostradas no Quadro 4.

O Doppler transcraniano (DIC) é um método não invasivo de avaliação da pressão intracraniana. Rajajee et al. avaliaram o valor do DIC em um grupo de 41 pacientes com IHA, com idade mínima de 12 anos. Observaram que nem o diâmetro da bainha do nervo óptico nem o índice de pulsatilidade foram confiáveis no diagnóstico da avaliação da pressão intracraniana (PIC). A estimativa da perfusão cerebral com base nas velocidades arteriais excluiu hipertensão craniana. Nenhum dos métodos avaliados previu mortalidade.[12]

A monitoração da PIC através da inserção cirúrgica de um transdutor de pressão dentro da calota craniana é o teste mais sensível para detectar elevações de PIC, mas apresenta riscos como sangramento em pacientes com coagulopatia severa e em crianças pequenas, traumas da abóbada craniana. A decisão de colocar um monitor de PIC deverá ser individualizada.[9]

A abordagem diagnóstica da IHA pediátrica sugerida pela NASPGHAN (Sociedade Americana de Gastroenterologia, Hepatologia e Nutrição Pediátrica), adaptada, está apresentada nos Quadros 4, 5 e 6.[9]

ABORDAGEM TERAPÊUTICA

Embora atualmente o conhecimento não seja completo sobre os mecanismos associados ao desenvolvimento e à progressão da IHA, ainda não há terapêutica comprovadamente capaz de reverter a lesão dos hepatócitos ou promover/acelerar sua regeneração.

Gerenciar os cuidados de um paciente com IHA é uma tarefa desafiadora, que requer tanto um diagnóstico rápido e preciso quanto o reconhecimento precoce do envolvimento de órgãos extra-hepáticos. A estreita colaboração entre hepatologista pediátrico, intensivista, cirurgiões de transplante, neurologista, nefrologista e/ou especialistas em doenças metabólicas é crucial. Desde que a IHA é uma situação com potencial para rápida perda do fígado nativo, a transferência precoce para um centro de transplante é de extrema importância.[8,9,11] A Figura 1 apresenta uma sugestão de algoritmo a ser utilizado em situações de IHA pediátrica.

São indicações de cuidados em unidade de tratamento intensivo (UTI) pediátrica: presença de EH (qualquer graduação e independentemente da existência de hiperamonemia), piora da coagulação, choque com necessidade de drogas vasoativas, in-

QUADRO 4 Abordagem laboratorial quando da suspeita de insuficiência hepática aguda, independentemente da idade de apresentação

Avaliação de lesão hepatocitária e canalicular	Avaliação de disfunção hepática	Avaliação sistêmica
AST ALT GGT FA	TP/INR BT e frações Fatores de coagulação V e VII Albumina Amônia	Hemograma Plaquetas Ferritina Eletrólitos Ureia Creatinina Glicemia Gasometria (venosa ou arterial)

ALT: alanino aminotransferase; AST: aspartato aminotransferase; BT: bilirrubina total; FA: fosfatase alcalina; GGT: gamaglutamiltransferase; INR: índice internacional normalizado; TP: tempo de protrombina.
Fonte: adaptação de Squires et al.[9]

QUADRO 5 Avaliação do diagnóstico etiológico de insuficiência hepática aguda, de acordo com a idade de apresentação

Suspeita diagnóstica	Teste recomendado	Idade de apresentação	
		< 3 meses	≥ 3 meses a 18 anos
Infecção por herpes	PCR	X	X
Erros inatos do metabolismo	Triagem neonatal Perfil de aminoácidos	X	X
GALD	Ferritina	X	
Doença mitocondrial	Lactato/piruvato	X	X
Defeitos da oxidação de ácidos graxos	Acilcarnitinas	X	X
Hipertirosinemia tipo 1	Succinilacetona (urina)	X	
Infecção por enterovírus	PCR	X	X
Intoxicação por acetaminofen	Nível sérico de acetaminofen		X
Hepatite A	IgM anti-HVA		X
Hepatite B	HbsAg, IgM anti-HBc		X
EBV	PCR		X
Hepatite autoimune	FAN, AML, anti-LKM IgG		X
Doença de Wilson	Ceruloplasmina, cobre urinário		X
Medicamentosa	História clínica	X	X
Outras infecções virais	Adenovírus, parvovírus, herpes 6, influenza	X	X
Linfo-histiocitose Hematofagocítica	Triglicerídeos, ferritina, ILR2 solúvel	X	X
Vascular	US abdominal com Doppler	X	X
Infecção/sepse	Hemocultura	X	X

AML: antimúsculo liso; anti-LKM: anticorpo microssomal fígado-rim; EBV: virose Epstein-Barr; FAN: fator antinúcleo; GALD: doença aloimune gestacional; Ig: imunoglobulina; ILR2: receptor solúvel da interleucina 2; PCR: reação em cadeia da polimerase; US: ultrassom.
Fonte: adaptação de Squires et al.[9]

QUADRO 6 Frequência de avaliação clínica de acordo com o grau de encefalopatia hepática

Intervalo de avaliação	Graus de encefalopatia hepática		
	0-I	II	III-IV
30 minutos			Avaliação neurológica
1 hora		Avaliação neurológica	
4 horas		Sinais vitais	Sinais vitais
6 horas	Sinais vitais		
8 horas	Glicemia capilar*		Hemograma, eletrólitos, ureia, creatinina, provas de lesão e disfunção hepática, glicemia capilar
12 horas	Hemograma, eletrólitos, ureia, creatinina, provas de lesão e disfunção hepática		

* Havendo baixa glicose capilar, coletar glicemia: garantir níveis de glicose > 100 mg/dL, estáveis durante o período de observação.
Fonte: adaptação de Squires et al.[9]

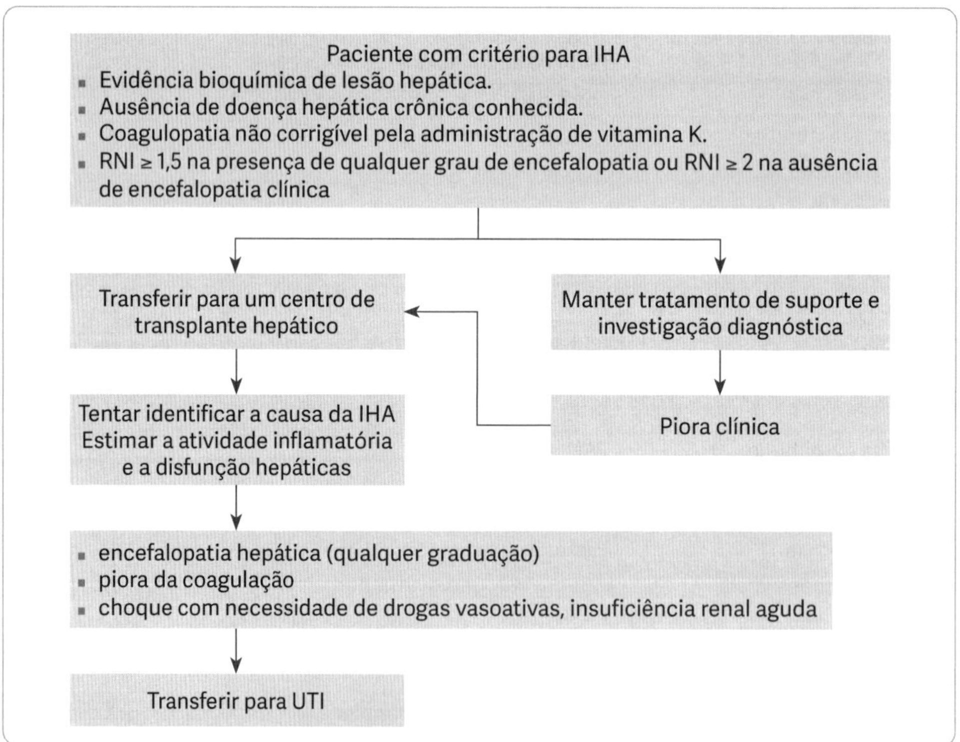

FIGURA 1 Sugestão de algoritmo visando ao diagnóstico e ao manejo terapêutico em situações de IHA pediátrica.
IHA: insuficiência hepática aguda; UTI: unidade de terapia intensiva.

suficiência renal aguda.[13] Caberá ao intensivista: antecipar complicações, prevenir e tratar disfunções multiorgânicas, evitar lesões secundárias e usar tecnologia apropriada para suporte hepático e manutenção da vida até a recuperação da função hepática nativa ou o transplante.[13]

A inserção de cateter central será necessária para a maioria das crianças, e o monitoramento da pressão venosa central deverá ser considerado na criança gravemente acometida. Na presença de instabilidade cardiovascular, reanima-se com fluidos ou coloides. Assim que a criança estiver estável, ou se não houver choque evidente, o total de líquidos deve ser restrito (90 a 100% da ração diária). O balanço hídrico total deve ser rigoroso e diário, contabilizando-se todos os medicamentos intravenosos e a eventual administração de sangue e hemoderivados. Vale lembrar que hipervolemia poderá precipitar edema pulmonar, ascite e edema cerebral, enquanto a hipovolemia poderá promover o aparecimento de síndrome hepatorrenal, necrose tubular aguda e agravar a encefalopatia.[3,13] O Quadro 7 apresenta as medidas de tratamento da IHA baseadas na disfunção dos sistemas.

A N-acetilcisteína (NAC) reabastece os estoques de glutationa mitocondrial e citosólica e é o tratamento de escolha para toxicidade aguda por acetaminofen. O grupo de estudos da IHA em pediatria testou o uso de NAC em 92 pacientes pediátricos (< 17 anos) com IHA não relacionada. Foi um estudo duplo-cego, controlado com placebo. A dose de NAC utilizada foi 150 mg/kg/dia, diluída

QUADRO 7 Medidas de tratamento da insuficiência hepática aguda baseadas na disfunção dos sistemas

Sistemas	Abordagem terapêutica
Sistema nervoso central	▪ Lactulose (0,5 mL/kg/dose), ajustar dose para que ocorram 2-4 evacuações pastosas/dia. ▪ Elevar a cabeceira da cama (30º). ▪ Intubação orotraqueal (EH 3-4). ▪ Estimulação mínima. ▪ Hipotermia (EH 3-4). ▪ Solução salina hipertônica (alvo: sódio 145-155 mEq/L). ▪ Monitorar PIC (controverso: ver texto). ▪ Se o monitor da PIC for colocado, manter a PIC < 20 mmHg e a PPC que é apropriada para a idade.
Respiratório	▪ Intubar para proteção das vias aéreas. ▪ Manter $PaCO_2$ entre 40 e 45.
Cardiovascular	▪ Alvo PAM: adequado à idade. ▪ Reanimação volêmica: cristaloide, albumina a 5%. ▪ Drogas vasoativas: norepinefrina (1ª linha), vasopressina (2ª linha). ▪ Esteroides de estresse para choque refratário.
Metabólico	▪ Evitar hipoglicemia, hiperglicemia, hiponatremia, hipercalemia. ▪ Manter o fósforo sérico normal. ▪ Taxa de infusão de glicose: 10-12 mg/kg/minuto. ▪ Manter 1-2 mg/kg/dia de ingestão de proteínas. ▪ Evitar estados catabólicos. ▪ Usar fluidos isotônicos.

(continua)

QUADRO 7 Medidas de tratamento da insuficiência hepática aguda baseadas na disfunção dos sistemas (*continuação*)

Sistemas	Abordagem terapêutica
Renal	▪ Evitar medicamentos nefrotóxicos. ▪ Evitar diurese excessiva. ▪ Se insuficiência renal aguda ou SHR: terlipressina, vasopressina, norepinefrina, midodrina ou octreotida junto com expansores de albumina. ▪ Considerar diálise.
Hematológico	▪ Vitamina K deve ser iniciada pelo menos por 3 dias, a menos que seja comprovadamente ineficaz. ▪ Plasma fresco, crioprecipitado para sangramento clínico ou procedimentos eletivos. ▪ Ácido aminocaproico/antifibrinolíticos para exsudação da mucosa. ▪ Fator VII é reservado para inserção de PIC. ▪ Octreotide para sangramento gastrointestinal (raro na IHA).

EH: encefalopatia hepática; IHA: insuficiência hepática aguda; $PaCO_2$: pressão parcial de CO_2; PAM: pressão arterial média; PIC: pressão intracraniana; PPC: pressão de perfusão cerebral; SHR: síndrome hepatorrenal.
Fonte: Sabapathy e Desai.[17]

em 5% de dextrose. A sobrevida em 1 ano não diferiu significativamente entre os grupos. A sobrevida livre de transplante em 1 ano foi significativamente menor naqueles menores de 2 anos de idade, que receberam NAC e apresentavam EH graus 0-1 ($p = 0,0493$). Não houve diferenças significativas entre os braços de tratamento quanto ao tempo de permanência no hospital ou na UTI, falha de sistemas orgânicos ou grau mais alto registrado de EH.[14]

Os pacientes com IHA são provavelmente catabólicos e requerem mais calorias do que as necessidades basais. A alimentação enteral é frequentemente preferida à nutrição parenteral total. Nos casos em que a NPT é considerada apropriada, a restrição proteica (1 g/kg de proteína por dia) pode ser considerada se houver hiperamonemia. Os lipídios devem ser utilizados, a menos que haja suspeita de distúrbio de oxidação de ácidos graxos ou doença mitocondrial.[9]

O curso clínico muitas vezes depende da etiologia e varia desde a recuperação espontânea até a necessidade de transplante hepático de emergência. De modo geral, a mortalidade associada ao desenvolvimento de IHA é alta. Vários mecanismos são responsáveis por esse desfecho: falência de múltiplos órgãos, choque vasoplégico, hipertensão intracraniana secundária a edema cerebral.[15]

A amônia é um dos principais contribuintes para a formação de edema cerebral. Assim, várias estratégias para reduzir a amônia sérica têm sido estudadas, tanto em pacientes adultos quanto em crianças com IHA: plasmaférese, terapia de substituição renal contínua, hemodiafiltração, MARS (*molecular adsorbent recirculating system*) e SPAD (*single pass albumin dialysis*).[15,16] O Quadro 8 apresenta as indicações, vantagens e desvantagens dos principais dispositivos extracorpóreos de assistência hepática mais utilizados nas UTI pediátricas.[16] A posição mais recente da NASPGHAN sobre o uso desses sistemas de suporte é que a plasmaférese, às vezes em combinação com outras terapias extracorpóreas, pode servir como ponte para o transplante.[9]

As estratégias que melhoram a hipertensão intracraniana sem afetar os níveis de amônia são o uso de solução salina hipertônica e a hipotermia terapêutica.[15]

QUADRO 8 Indicações, vantagens e desvantagens dos principais dispositivos extracorpóreos de assistência hepática utilizados nas UTI pediátricas

Métodos	Indicações	Vantagens	Desvantagens
Terapia de substituição renal contínua	Hiperamoniemia Oligoanúria Sobrecarga hídrica Hipercalemia Acidose metabólica	Disponível Estabilidade hemodinâmica Recuperação renal Correção metabólica	Anticoagulação contínua Necessidade de imobilização Custo alto Hipotermia
Plasmaférese intermitente	Doença hepática imunológica Coagulação refratária	Baixo custo Balanço hídrico neutro Redução da SIRS Correção da coagulopatia	Risco de infecção Risco de reações alérgicas
SPAD intermitente	Remoção de toxinas ligadas às proteínas Colestase	Depuração de toxinas ligadas às proteínas	Alto custo
MARS	EH grau 2 + falência de no mínimo dois órgãos ou sistemas EH graus 3-4	Sem liberação de proteínas endógenas	Sobrecarga hídrica Risco de sangramento Alto custo

EH: encefalopatia hepática; MARS: *molecular adsorbent recirculating system;* SIRS: síndrome da resposta inflamatória sistêmica; SPAD: *single pass albumin dialysis;* UTI: unidades de terapia intensiva.
Fonte: Zoica e Deep.[16]

Quando não há resposta ao tratamento de suporte ou à terapia combinada, o transplante hepático é, até o momento, o único tratamento capaz de interromper o curso natural da IHA.[8-11,17] No Brasil, a criança candidata a receptora de transplante poderá receber um órgão de um doador falecido (órgão inteiro ou reduzido) ou de um doador aparentado (até o quarto grau) ou não aparentado após autorização judicial. Há de haver preferencialmente, mas não necessariamente, compatibilidade ABO.

É muito difícil estimar o prognóstico de uma criança ou adolescente com IHA. Não há parâmetros objetivos capazes de estabelecer a reversibilidade ou irreversibilidade do dano hepático. Assim, a indicação de transplante persiste sendo um desafio. Alguns modelos prognósticos podem auxiliar nessa decisão e são utilizados para possibilitar a alocação de órgãos para pacientes com IHA. Na maioria dos países, incluindo o Brasil, os escores utilizados são: os escores King's College e Clichy (Quadros 9 e 10). Muitas críticas são feitas aos sistemas de escores atuais, especialmente no que se refere a suas sensibilidade, especificidade e aplicabilidade em pediatria.[18] A avaliação dinâmica das variáveis INR, bilirrubina total, EH, contagem de plaquetas e creatinina sérica, analisadas à admissão, parece um método promissor para predizer a mortalidade da IHA pediátrica.[19]

A NASPGHAN reconhece que a decisão de transplantar um paciente com IHA é complexa. Sugere que se considere a experiência do médico e do centro transplantador, a avaliação clínica e a disponibilidade de órgãos adequados.[9]

RESUMO

- A insuficiência hepática aguda pediátrica é uma condição rara com grande

QUADRO 9 Escore clínico do King's College para estimar o prognóstico de pacientes com insuficiência hepática aguda (etiologias acetaminofen e não acetaminofen)

Acetaminofen	Não acetaminofen
Critério definidor: pH < 7,3 ou ▪ TP > 100 segundos (INR > 6,5). ▪ Creatinina > 3,5 mg/dL. ▪ EH graus III-IV.	Critério definidor: TP > 100 segundos (INR > 6,5) ou pelo menos 3 dos 5 abaixo: ▪ Idade (anos) < 10 ou > 40. ▪ TP > 50 segundos (INR > 3,5). ▪ Etiologia: não A, não B; medicamento. ▪ Intervalo de tempo icterícia – encefalopatia hepática > 7 dias. ▪ Bilirrubina total > 300 mmol/L (17,6 mg/dL).

EH: encefalopatia hepática; INR: índice internacional normalizado; TP: tempo de protrombina.
Fonte: Sabapathy e Desai.[17]

QUADRO 10 Critério de Clichy-Villejuif para estimar prognóstico de pacientes com insuficiência hepática aguda

Critério definidor: presença de encefalopatia hepática
Fator V < 20% para menores de 30 anos. Fator V < 30% para maiores de 30 anos.

Fonte: Sabapathy e Desai.[17]

potencial de progressão para falência de múltiplos órgãos e óbito.

- Os critérios diagnósticos envolvem coagulopatia com ou sem encefalopatia. Entretanto, o pronto reconhecimento da IHA é fundamental para a obtenção dos desfechos.
- Na busca para um diagnóstico etiológico, a prioridade é a identificação de causas tratáveis. É preciso lembrar que em um número não desprezível dos casos nenhuma etiologia será identificada.
- A assistência intensiva e o transplante hepático são modificadores da história natural do paciente com IHA.

REFERÊNCIAS

1. Squires RH Jr, Shneider BL, Bucuvalas J, et al. Acute liver failure in children: the first 348 patients in the pediatric acute liver failure study group. J Pediatr. 2006;148:652-8.
2. Chapin CA, Taylor SA, Malladi P, et al. Transcriptional analysis of liver tissue identifies distinct phenotypes of indeterminate pediatric acute liver failure. Hepatol Commun. 2021;5(8):1373-84.
3. Squires JE, McKiernan P, Squires RH. Acute liver failure: an update. Clin Liver Dis. 2018;22(4):773-805.
4. Sarin SK, Choudhury A, Sharma MK, et al. Acute-on-chronic liver failure: consensus recommendations of the Asian Pacific Association for the Study of the Liver (APASL): an update. Hepatol Int. 2019;13:353-90.
5. Lenz D, Hørby Jørgensen M, Kelly D, et al. Etiology and outcome of adult and pediatric acute liver failure in Europe. J Pediatr Gastroenterol Nutr. 2023;77(1):115-20.
6. Maher SZ, Schreibman IR. The clinical spectrum and manifestations of acute liver failure. Clin Liver Dis. 2018;22(2):361-74.
7. Wendon J, Lee W. Encephalopathy, and cerebral edema in the setting of acute liver failure: pathogenesis and management. Neurocrit Care. 2008;9(1):97-102.
8. Bhatt H, Rao GS. Management of acute liver failure: a pediatric perspective. Curr Pediatr Rep. 2018;6(3):246-57.
9. Squires JE, Alonso EM, Ibrahim SH, et al. North American Society for Pediatric Gastroenterology, Hepatology, and Nutrition Position Paper on the Diagno-

sis and Management of Pediatric Acute Liver Failure. J Pediatr Gastroenterol Nutr. 2022;74(1):138-58.

10. Grama A, Sîrbe C, Burac L, et al. Coagulation factors as predictive markers of poor outcomes in children with acute liver failure. Clin Lab. 2022;68(8).
11. Zellos A, Debray D, Indolfi G, et al. Proceedings of ESPGHAN Monothematic Conference 2020: "Acute Liver Failure in Children": diagnosis and initial management. J Pediatr Gastroenterol Nutr. 2022;74(3):e45-e56.
12. Rajajee V, Williamson CA, Fontana RJ, et al. Non-invasive intracranial pressure assessment in acute liver failure. Neurocrit Care. 2018;29(2):280-90.
13. Bhatt H, Rao GS. Management of acute liver failure: a pediatric perspective. Curr Pediatr Rep. 2018;6(3):246-57.
14. Squires RH, Dhawan A, Alonso E, et al. Intravenous N-acetylcysteine in pediatric patients with nonacetaminophen acute liver failure: a placebo-controlled clinical trial. Hepatology. 2013;57(4):1542-9.
15. Dong V, Robinson AM, Dionne JC, et al. Continuous renal replacement therapy and survival in acute liver failure: A systematic review and meta-analysis. J Crit Care. 2024;81:154513.
16. Zoica BS, Deep A. Extracorporeal renal and liver support in pediatric acute liver failure. Pediatr Nephrol. 2021;36(5):1119-28.
17. Sabapathy DG, Desai MS. Acute liver failure in children. Pediatr Clin North Am. 2022;69(3):465-95.
18. Sundaram V, Shneider BL, Dhawan A, et al. King's College Hospital Criteria for non-acetaminophen induced acute liver failure in an international cohort of children. J Pediatr. 2013;162(2):319-23.e1.
19. Li R, Wang J, Zhang C, et al. Improved mortality prediction for pediatric acute liver failure using dynamic prediction strategy. J Pediatr Gastroenterol Nutr. 2024;78(2):320-7.

40

Transplante hepático pediátrico

Gilda Porta
Irene Kazue Miura

INTRODUÇÃO

O transplante hepático (TxH) é considerado procedimento terapêutico eficaz desde 1983. No Brasil, o primeiro TxH realizado com sucesso ocorreu em 1985, e em 1989 a equipe do Prof. Silvano Raia realizou o primeiro TxH pediátrico intervivos do mundo. Atualmente somos o quarto país do mundo em número absoluto de TxH, sendo realizados cerca de 200 transplantes pediátricos por ano.[1]

A sobrevida cada vez maior dos pacientes ocorre devido à melhor seleção de candidatos, ao aprimoramento dos cuidados do pré, intra e pós-operatório, ao advento de novas técnicas cirúrgicas e de novos imunossupressores e ao melhor controle da rejeição e da infecção.

Hepatologistas, cirurgiões transplantadores e pediatras gerais compartilham o tratamento dos receptores de fígado, e 1 ano após o TxH o envolvimento do pediatra costuma ser cada vez maior.

AVALIAÇÃO PRÉ-TXH

A avaliação pré-operatória inclui:

- Confirmar o diagnóstico e a necessidade de transplante.
- Estabelecer a gravidade da doença.
- Considerar doador vivo ou falecido.
- Reconhecer potenciais contraindicações ao procedimento.
- Estabelecer planos de tratamento durante o período de espera: avaliação social, cardíaca, odontológica e de outras especialidades médicas quando indicada.
- Atualizar vacinações.
- Otimizar a nutrição.
- Maximizar o desenvolvimento neuropsicomotor.
- Educar os pacientes e seus pais ou responsáveis.[2,3]

INDICAÇÕES E CONTRAINDICAÇÕES

O TxH é indicado em doenças hepáticas agudas e crônicas progressivas, irreversíveis e potencialmente fatais, em tumores hepáticos irressecáveis e em erros inatos do metabolismo, quando há ausência de outra forma de tratamento e na ausência de contraindicações.[2-4]

As contraindicações para o TxH podem ser absolutas ou relativas. As absolutas incluem sepse não controlada, doença não hepática terminal progressiva de rim, coração, pulmões, disfunção de múltiplos órgãos, tumores metastáticos e lesão neurológica irreversível. São contraindicações relativas a infecção pelo vírus da imunodeficiência humana (HIV), a trombose extensa do sistema portal, índice de massa corporal (IMC) $\geq$ 45 kg/m^2 (maioria dos centros), paciente "muito doente", aspectos éticos e psicossociais desfavoráveis.

As principais indicações de TxH pediátrico podem ser vistas no Quadro 1, e a Figura 1 mostra a frequência das principais etiologias de crianças transplantadas no Hospital Sírio-Libanês, A. C. Camargo Cancer Center e Hospital Samaritano Higienópolis no período de 1991 a 2024, quando foram realizados 1.484 TxH pediátricos:

- Doador vivo: 1.246 casos.
- Doador falecido: 145 casos.
- Dominó: 26 casos.
- Foram realizados 66 retransplantes hepáticos.

QUADRO 1 Principais indicações de transplante pediátrico

Doenças colestáticas: atresia biliar, síndrome de Alagille, PFIC, colangite esclerosante primária induzida por nutrição parenteral, hepatite neonatal criptogênica.
Doenças metabólicas: deficiência de alfa-1-antitripsina, defeitos do ciclo da ureia, tirosinemia, doença de Wilson, fibrose cística, doença do depósito de glicogênio, síndrome de Crigler-Najjar, hemocromatose neonatal, hiperoxalúria primária, erros inatos do metabolismo de ácidos biliares, leucinose.
Insuficiência hepática aguda: infecção pelo vírus das hepatites A, B, C, dengue, febre amarela, echovírus, coksackievírus, adenovírus, eritrovírus, adenovírus, herpes simples, vírus Epstein-Barr, leptospirose, hepatite autoimune, doença de Wilson induzida por drogas e toxinas, insuficiência cardíaca congestiva, miocardiopatia, choque. **Tumores hepáticos:** hepatoblastoma, hepatocarcinoma, hemangioendotelioma, sarcoma.
Outras: síndrome de Budd-Chiari, fibrose hepática congênita, cirrose criptogênica.

PFIC: colestase familiar intra-hepática progressiva.
Fonte: elaboração das autoras.

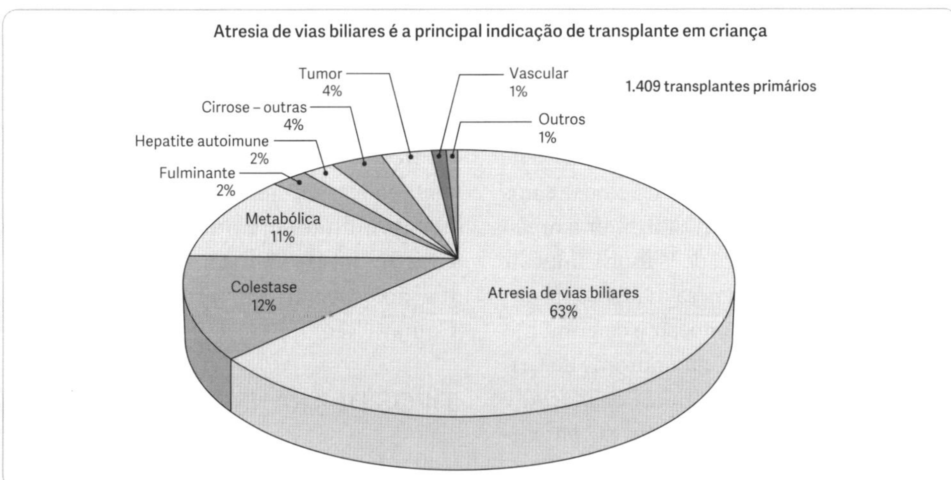

FIGURA 1 Principais indicações de transplante hepático pediátrico em 1.083 receptores dos Hospitais Sírio-Libanês e A. C. Camargo Cancer Center no período de 1991 a 2024.

A atresia biliar é a principal causa de TxH pediátrico na maioria dos centros, incluindo o nosso, correspondendo a 63% dos pacientes. Indica-se o TxH:

- Quando há ausência de drenagem biliar pós-portoenterostomia.
- Quando o diagnóstico tardio de atresia não permitiu a cirurgia de Kasai.
- Quando há comprometimento nutricional acentuado, colangites de repetição, complicações da hipertensão portal (hemorragia digestiva por varizes, ascite refratária, peritonite bacteriana espontânea), distúrbios vasculares pulmonares (síndrome hepatopulmonar e hipertensão portopulmonar), síndrome hepatorrenal e desenvolvimento de tumores hepáticos (carcinoma hepatocelular e colangiocarcinoma).

Na síndrome de Alagille o TxH é indicado quando há evolução para cirrose descompensada, nos casos com prurido intratável, xantomas desfigurantes, fraturas patológicas de repetição, prejuízo do crescimento, má qualidade de vida e, raramente, carcinoma hepatocelular.

A segunda causa de TxH em crianças são as doenças metabólicas, que são raras, porém coletivamente numerosas. O TxH pode corrigir o defeito metabólico (p. ex., na deficiência de alfa-1-antitripsina, na leucinose e nos defeitos do ciclo da ureia), substituir o órgão lesado (p. ex., na doença de Wilson), impedir o aparecimento de doenças malignas (p. ex., na tirosinemia tipo 1), impedir a deterioração de outros órgãos (p. ex., na síndrome de Crigler-Najjar e na hiperoxalúria primária) e melhorar a qualidade de vida (p. ex., nas mitocondriopatias e nas acidemias orgânicas).

As causas de insuficiência hepática aguda que podem evoluir para TxH variam nas diversas regiões do mundo e segundo a idade, e o prognóstico depende da etiologia. Incluem doenças infecciosas, cardiovasculares, drogas, toxinas, doenças metabólicas, genéticas e imunológicas. Na intoxicação pelo paracetamol, causas isquêmicas e hepatite. Há maior probabilidade de recuperação espontânea, enquanto nas etiologias indeterminadas, reação idiossincrática a drogas, hepatite autoimune e doença de Wilson a sobrevida é improvável sem TxH; nas doenças mitocondriais, na linfo-histiocitose hematofagocítica e na insuficiência hepática aguda por herpes-vírus é improvável a sobrevida ou benefício com o TxH.

Dentre os tumores primários do fígado, o hepatoblastoma é a principal causa de TxH. Quando após a quimioterapia a ressecção cirúrgica convencional não for possível, indica-se o TxH, na ausência de metástases. Completa-se a quimioterapia após o transplante. Nos portadores de carcinoma hepatocelular o TxH é realizado nos casos de tumor irressecável localizado no fígado.

Nos casos de cirrose hepática por hepatite autoimune, criptogênica, síndrome de Budd-Chiari, pelo vírus da hepatite B ou C, o TxH é indicado quando há sinais de descompensação hepática, complicações da hipertensão portal ou falha do tratamento.

Em casos de diagnósticos e situações clínicas específicas, tais como doenças metabólicas, tumores hepáticos, síndrome hepatopulmonar e outros, pode-se solicitar inclusão na lista de TxH como situação especial, que será autorizada pela Câmara Técnica.[5]

TIPOS DE TRANSPLANTES

O doador pode ser falecido, vivo relacionado (parentesco até o quarto grau) ou vivo não relacionado. O enxerto pode ser de um fígado inteiro, um fígado reduzido, um fígado compartilhado (*split-liver*, quando um órgão contempla dois receptores), um monossegmento (em receptores muito pequenos) ou pode ser um dominó (o paciente recebe o fígado de um doador vivo ou falecido e o fígado desse paciente vai para outro receptor: p. ex., uma criança com leucinose recebe um fígado inteiro ou reduzido e o seu fígado vai para outra criança sem doador).[3,6]

ALOCAÇÃO DE ÓRGÃOS

Para alocação do paciente na lista de espera são utilizados critérios de gravidade clínica e probabilidade de sobrevida dos pacientes avaliados pelos escores PELD (*Pediatric End-Stage Liver Disease*), em menores de 12 anos, e MELD (*Model for End-Stage Liver Disease*), em maiores ou iguais a 12 anos.[5] No Brasil se utilizam os escores PELD, calculado x 3, e MELD, calculado x 2 com a intenção de fomentar a bipartição dos enxertos e diminuir o risco de mortalidade em lista. As fórmulas para calcular os escores PELD e MELD podem ser vistas no Quadro 2.

QUADRO 2 Cálculo dos escores PELD e MELD

Escore PELD: R = (0,463 [idade < 1ano] – 0,687 x Loge [albumina g/dL] + 0,480 x Loge [bilirrubina total mg/dL] + 1,857 X Loge [INR] + 0,667 [déficit de crescimento*]) x 10
Escore MELD: R = 9,57 x loge creatinina mg/dL + 3,78 x loge bilirrubina total mg/dL + 11,2 x loge INR + 6,42

*Altura < DP da média para idade e gênero.
DP: desvio padrão; INR: índice internacional normalizado; MELD: *Model for End-Stage Liver Disease*; PELD: *Pediatric End-Stage Liver Disease*.
Fonte: elaboração das autoras.

SOBREVIDA E MORTALIDADE

A sobrevida de 5 anos pós-TxH pediátrico é de 96%; a sobrevida de 10 anos é de 94%; e a de 25 anos é de 73% nos Estados Unidos.[7] No Japão a sobrevida do enxerto é de 88,9% após 1 ano, de 82,2% após 10 anos, de 77,1% após 20 anos e de 75,4% após 30 do TxH.[8] Em TxH realizados no período de 2009 a 2017 no nosso serviço, a sobrevida de 1 ano do paciente foi de 94%, e a de 5 anos foi de 88%.

As principais causas de mortalidade são infecções, disfunção de múltiplos órgãos e desenvolvimento de tumores malignos, principalmente linfoma. As principais causas de perda do enxerto são rejeição crônica, infecções, complicações biliares e vasculares, recorrência da doença de base e não adesão ao tratamento.[7] No nosso serviço, no período de 1991 a 2022, foram realizados TxH em 1.355 pacientes e 173 (13%) evoluíram para o óbito. As infecções (sepse, pneumonia, insuficiência respiratória, dengue, sarampo, covid-19) foram responsáveis pelo óbito de 88 (50,8%) dos pacientes, e os tumores malignos (linfoma, metástase tumoral, sarcoma de Kaposi, glioblastoma, tumor pleural e recorrência do tumoral), pela morte de 18 (10,4%) dos receptores.

Dentre os fatores que influenciam a sobrevida pós-TxH, vale ressaltar o estado nutricional, a presença de ascite e hiponatremia e a gravidade da doença pré-transplante. A desnutrição se associa a infecções recorrentes, déficit de desenvolvimento, prolongamento do tempo de ventilação mecânica e tempo de internação. Pacientes pediátricos com doença hepática crônica que evoluem com ascite ou com sódio sérico < 130 mEq/L têm aumento significativo da mortalidade na lista de espera.[9]

IMUNOSSUPRESSÃO

A imunossupressão (IS) pode ser dividida em 3 fases: indução, manutenção e tratamento da rejeição.[3,10,11] Na indução, o IS mais utilizado é a metilprednisolona, seguido de basiliximabe e timoglobulina. Os principais IS de manutenção são a combinação de inibidores da calcineurina (ICN): [tacrolimo (TAC) ou ciclosporina A (CSA)] e corticosteroide prednisolona/prednisona. O corticosteroide é geralmente suspenso 3 a 6 meses pós-TxH, exceto nos casos de hepatite autoimune, colangite esclerosante primária ou evidência de rejeição hepática. Os ácidos micofenólicos (micofenolato de mofetila ou micofenolato de sódio) e os inibidores mTOR (sirolimo ou everolimo) são utilizados quando há toxicidade aos ICN, tais como disfunção renal, neurotoxicidade, microangiopatia trombótica, doença linfoproliferativa pós-TxH (DLPT), reações de hipersensibilidade e também nos casos de rejeição crônica. O sirolimo pode ser utilizado pós-TxH por hepatoblastoma, angiossarcoma e após DLPT devido a seu efeito antiproliferativo. A azatioprina pode ser utilizada nos casos de hepatite autoimune *de novo* ou recorrente pós-TxH. Deve-se monitorizar os níveis séricos de TAC, CSA e sirolimo.

A rejeição celular aguda mediada pelas células T ocorre em cerca de 40 a 60% dos pacientes no primeiro ano pós-TxH. Histologicamente, caracteriza-se pela presença de inflamação portal, lesão de ducto biliar e endotelialite. O tratamento é realizado de acordo com os critérios de gravidade de Banff. Nos casos leves, indica-se aumento da dose de TAC ou CSA ou conversão de CSA para TAC. Nos casos moderados a graves recomenda-se pulsoterapia com metilprednisolona por 3 dias, seguida de corticosteroide oral com redução progressiva. Cerca de 5 a 10% das rejeições agudas são corticorresistentes. A rejeição celular aguda mediada por anticorpos ocorre raramente.[10]

Na rejeição crônica mediada pelas células T ocorrem ductopenia progressiva e arteriopatia obliterativa de células espumosas. É fundamental pesquisar a não adesão ao tratamento. A intervenção consiste em otimizar a IS, aumentando a dose de TAC ou CSA, converter CSA em TAC e associar micofenolato ou sirolimo. Nos casos sem resposta indica-se o retransplante hepático. A incidência, a evolução e as consequências da rejeição crônica mediada por anticorpos pós-TxH ainda não estão estabelecidas.

O maior tempo de IS em receptores de fígado pediátrico tem impacto no crescimento e desenvolvimento e na função renal, levando a maior risco de infecções virais, bacterianas e fúngicas, maior taxa de DLPT e menor adesão ao tratamento. A minimização e a individualização da IS irão reduzir os efeitos negativos em longo prazo.

COMPLICAÇÕES PÓS-TXH PEDIÁTRICO

Um estudo recente do Split (Studies of Pediatric Liver Transplantation) mostrou que pelo menos 71% das crianças apresentam complicações nos 2 anos pós-TxH. As crianças têm maior expectativa de vida que os adultos e têm, portanto, maior exposição aos imunossupressores com toxicidade cumulativa.[3,12]

As complicações pós-TxH podem ser precoces ou tardias (> 30 dias). As complicações precoces incluem: não funcionamento primário do fígado, trombose de artéria hepática, trombose da veia porta, fístula ou estenose biliar, perfuração intestinal, bloqueio do efluxo venoso, rejeição hepática, infecções, necessidade de retransplante.

As complicações pós-TxH do nosso serviço podem ser vistas na Tabela 1 e as da literatura na Tabela 2.[3,13,14]

A infecção pelo citomegalovírus (CMV) é frequente pós-TxH: pré-profilaxia era de 40%, caiu com a prevenção para cerca de 10 a 20% e estudos recentes mostram incidência de 0 a 10%. O quadro clínico varia de assintomático até doença hepática, respiratória e intestinal grave e disfunção do enxerto. Os esquemas de prevenção da infecção dependem do *status* do IgG CMV de doadores (D) e receptores (R). Se D+/R–, recomenda-se profilaxia antiviral com ganciclovir intravenoso (IV) ou valganciclovir via oral (VO) por 3 a 6 meses; se R+, por 3 meses. No tratamento preemptivo monitoriza-se semanalmente a carga viral por 12 semanas, e quando esta ultrapassa o limiar de positividade inicia-se tratamento com ganciclovir ou valganciclovir até a negativação do teste.[14]

A infecção pelo vírus Epstein-Barr (EBV) e a DLPT polimórfica ou monomórfica (lin-

TABELA 1 Complicações pós-transplante hepático (1.083 pacientes)

Complicações	N	%
Reoperação	185	17
Fístula biliar	80	7,5
Trombose arterial	30	2,8
Estenose biliar	137	12,8
Trombose de veia porta	78	7,3
PTLD	72	6,8
Linfomas	41	26,4
Leiomioma	2	5,41
Sarcoma de Kaposi	2	5,41

Fonte: dados dos autores.

TABELA 2 Principais complicações tardias pós-transplante hepático pediátrico

Disfunção renal	17-32%	Dificuldade escolar	25%
Hipertensão arterial	4-50%	Déficit auditivo	15%
Síndrome metabólica	14%	Fraturas ósseas	12-38%
Hiperlipidemia	> 25%	Alergia alimentar	5,6-38%
Diabetes	1 ano = 5,9% 3 anos = 8,3% 5 anos = 11,2% *de novo* = 20%	Hepatite autoimune	5-10%
Hipercolesterolemia	20%	Infecção pelo CMV	40%
Hipertrigliceridemia	16-50%	Infecção pelo EBV	Até 67%
Obesidade	1 ano = 19% 3 anos = 18% 5 anos = 11%	DLPT	5-15%
Complicações neurológicas	Até 10%	Retardo mental	26% leve/moderada 4% grave

CMV: citomegalovírus; DLPT: doença linfoproliferativa pós-transplante hepático; EBV: vírus Epstein-Barr.
Fonte: Kohli et al.;[3] Youssef et al.;[13] Nicastro e D'Antiga.[14]

foma) são mais comuns após a infecção primária pelo EBV, nos pacientes soronegativos à época do TxH e naqueles e com IS mais acentuada. O quadro clínico é variável, podendo aparecer febre, mal-estar, cefaleia, diarreia, vômitos, dor abdominal, perda de peso, adenomegalias, hepatoesplenomegalia, icterícia, anemia, leucopenia, plaquetopenia, sinais neurológicos focais, hipertrofia de amígdalas e adenoides, massas palpáveis e disfunção do enxerto. Os pacientes podem ser também assintomáticos. Nos casos leves, o tratamento consiste na diminuição ou suspensão da IS. Nos demais casos, além da suspensão da IS, podem ser utilizados rituximabe (anti-CD20) com ou sem quimioterapia, conforme a gravidade e os fatores de risco. Determinação do *status* do EBV do doador e do receptor, monitorização da carga viral do EBV, diagnóstico e tratamento precoces são fundamentais para reduzir a morbimortalidade do paciente.[15]

Na infecção pelo vírus da hepatite E (HEV), genótipos 3 e 4 podem ter um curso crônico com viremia prolongada e geralmente se manifestam como elevação discreta das enzimas hepáticas sem sinais clínicos evidentes de hepatite. Entretanto, pode haver rápida evolução da fibrose para cirrose com perda de enxerto.[16] Infecção pelo herpes-vírus 6 (HHV6) pós-TxH pediátrico de órgãos sólidos ocorre mais comumente em crianças que têm infecção primária e geralmente no período precoce pós-cirurgia, sendo detectada no enxerto.[17] Os pacientes podem ser assintomáticos ou cursar com febre, diarreia, hepatite e encefalite.

Em um estudo multicêntrico incluindo 180 receptores de TxH com infecção confirmada pelo SARS CoV-2, nenhum caso necessitou de ventilação mecânica ou evoluiu para óbito.[18] Em nosso serviço foram avaliados 74 pacientes com covid-19 pós-TxH: 66,2% eram sintomáticos, sendo mais comuns os sintomas respiratórios (tosse e coriza), gastrointestinais e febre. Nove casos (8,4%) foram hospitalizados por desconforto respiratório ou reposição hidroeletrolítica, suspeita de sepse e outras causas. A IS foi mantida na maioria dos pacientes; o micofenolato foi suspenso em 2 casos e o TAC reduzido em 1. Somente 1 caso necessitou de ventilação mecânica. Não houve evolução para óbito.[19]

Em receptores pós-TxH com febre, deve-se sempre fazer triagem infecciosa para descartar infecção na corrente sanguínea, infecção urinária e infecção do trato respiratório. Isso inclui hemograma, proteína C reativa (PCR), radiografia de tórax, hemocultura, sedimento urinário, urocultura, eventualmente coprocultura, painel viral (influenza, vírus sincicial respiratório, adenovírus, parainfluenza vírus, rinovírus, metapneumovírus, SARS-CoV2 etc.), estudo do líquido ascítico, do líquido cefalorraquidiano etc. Enfatiza-se que pacientes imunodeprimidos podem ter infecção grave, inclusive sepse sem febre. Se o paciente estiver em mau estado geral, deve ser internado, iniciar antibioticoterapia empírica e aguardar resultado da triagem infecciosa. Se o paciente estiver em bom estado geral com foco identificado, o tratamento pode ser domiciliar ou ambulatorial.

Recomenda-se avaliar função renal anualmente, calculando o ritmo de filtração glomerular (RFG) com fórmula de Schwartz, equação com cistatina C e pesquisa de microalbuminúria.[13]

A hipertensão arterial devido ao uso de ICN, hiperlipidemia induzida pelos inibidores mTOR e a presença de síndrome metabólica (SM) pós-transplante podem ter papel importante no desenvolvimento de complicações cardiovasculares.[13]

Pacientes com SM podem ter esteatose hepática, em geral, devido ao uso de altas doses de esteroides. Os ICN e o sirolimo podem contribuir para SM devido a seus efeitos no metabolismo da glicose e lípides.

Glicemia de jejum > 126 mg/dL permite fazer o diagnóstico de diabetes *mellitus* (DM). Triagem anual da glicemia de jejum e resistência à insulina e diabetes é altamente recomendável para o diagnóstico e tratamento precoces.

A obesidade tem maior prevalência nas crianças após 2, 5 e 10 anos de transplante comparada com a população pediátrica geral. Fatores relacionados: estado nutricional no pré e pós-transplante, uso prolongado de corticoesteroides, principalmente naqueles com IMC elevado.[13]

São fatores de risco para hiperlipidemia: DM, obesidade, dislipidemia pré-TxH, sexo feminino, uso de betabloqueadores, CSA ou esteroides. CSA aumenta os níveis de colesterol total e LDL, e os esteroides aumentam o nível de colesterol total e VLDL. Recomenda-se triagem anual de hiperlipidemia em pacientes com fatores de risco.

A densidade mineral óssea (DMO) é frequentemente baixa em crianças com doença hepática crônica. Nos primeiros 3 meses pós-TxH a DMO pode permanecer baixa ou pode até diminuir até a normalização 1 ano após o procedimento. Antes do TxH a prevalência de fraturas varia de 10 a 28%, e depois varia de 12 a 38%.[13]

O risco de desenvolver tumores em receptores de fígado é maior que na população geral. O tumor pode ser *de novo*, transmitido pelo doador, recorrente ou associado a infecção viral. Câncer de lábios e pele são os mais comuns. A conversão de ICN para sirolimo pode diminuir o desenvolvimento de câncer de pele. Outros tumores em crianças incluem câncer de cólon em pacientes com retocolite ulcerativa e colangite esclerosante, além do DLPT, relacionado ao EBV.

O crescimento e o desenvolvimento cerebral têm um pico nos primeiros anos de vida. A avaliação neurocognitiva e do desenvolvimento varia de acordo com a idade. A detecção precoce do atraso de desenvolvimento permite intervenção e reabilitação precoces das crianças afetadas. Programas de educação especial devem ser considerados em crianças gravemente afetadas.[12,13]

O aparecimento de alergias alimentares *de novo*, principalmente pós-TxH, é muito elevado, a prevalência variando até 38%. O TAC tem sido implicado como a principal causa de desenvolvimento de alergia alimentar após transplante de órgãos.[3,13]

A não adesão à IS tem sido identificada como uma das principais causas de mortalidade 1 ano pós-TxH, principalmente entre adolescentes.[12,13] A adesão pode ser avaliada subjetivamente por meio de questionários aos pacientes ou seus responsáveis ou objetivamente por meio da contagem de pílulas ou da monitorização dos níveis dos IS. Estudos pediátricos mostram que o desvio padrão do nível sérico de TAC é o método mais confiável para medir a adesão. É essencial incorporar métodos objetivos de medir a adesão nas visitas médicas de rotina, além de intervenções psicossociais e de comportamento. Estratégias para melhorar a adesão incluem simplificar os esquemas de tratamento, abordar os fatores de risco, usar intervenções como mandar lembretes via mensagens de texto e fazer seguimento mais frequente.[13]

CONCLUSÕES

Para o sucesso do TxH pediátrico é fundamental o acompanhamento conjunto de pediatras, hepatologistas, cirurgiões e diversas especialidades médicas e paramédicas. Tanto a sobrevida do enxerto e do paciente como a qualidade de vida dependem da prevenção, detecção e tratamento precoces das complicações.

REFERÊNCIAS

1. Registro Brasileiro de Transplantes. 2022; No 4.
2. Squires RH, Ng V, Romero R, et al. Evaluation of the pediatric patient for liver transplantation: 2014 practice guideline by the American Association for the Study of Liver Diseases, American Society of Transplantation and the North American Society for Pediatric Gastroenterology, Hepatology and Nutrition. Hepatology. 2014;60:362-98.
3. Kohli R, Cortes M, Heaton ND, Dhawan A. Liver transplantation in children: state of the art and future perspectives. Arch Dis Child. 2017;0:1-7.
4. Wall A, Lee GH, Maldonado J, Magnus D. Medical contraindications to transplant listing in the USA: a survey of adult and pediatric heart, kidney, liver and lung programs. World J Surg. 2019;43:2300-8.
5. Secretaria da Saúde do Estado de São Paulo. Gabinete do Secretário. Resolução SS-SP n. 6, de 8 de fevereiro de 2019. Diário Oficial do Estado; Poder Executivo, São Paulo, 12 fev. 2019. Seção I, p.22-36.
6. Roda KMO, Vincenzi R, Fonsea EA, et al. Domino liver transplant in maple syrup urine disease: technical details of cases in which the first surgery involved a living donor. Transplantation. 2019;103:536-43.
7. Ekong UD, Gupta NA, Urban R, Andrews WS. 20-to 25-year patient and graft survival following a single pediatric liver transplant: analysis of the United Network of Organ Sharing database: where to go from here. Pediatric Transplantation. 2019.
8. Kasahara M, Umeshita K, Eguchi S, et al. Outcomes of pediatric liver transplantation in Japan: a report from the Registry of the Japanese Liver Transplantation Society. Transplantation. 2021;105:2587-95.
9. Pugliese R, Fonseca EA, Porta G, et al. Ascites and serum sodium are markers of increased waiting list mortality in children with chronic liver failure. Hepatology. 59:1964-71.
10. Brasil. Ministério da Saúde. Protocolo clínico e diretrizes terapêuticas para imunossupressão de transplante hepático em pediatria. Relatório de Recomendação 2019.
11. Miloh T, Barton A, Wheeler J, et al. Immunosuppression in pediatric liver transplant recipients: unique aspects. Liver Transpl. 2017;23:244-56.
12. Kelly DA, Bucuvalas JC, Alonso EM, et al. Long-term medical management of the pediatric patient after liver transplantation: 2013 practice guideline by the American Association for the Study of Liver Diseases and the American Society of Transplantation. Liver Transplantation. 2013;8:798-825.
13. Youssef D, Niazi A, Alkhouri N. Long term complications in pediatric liver transplant recipients: what every pediatrician should know. Current Pediatric Reviews. 2016;12:1-10.
14. Nicastro E, D'Antiga L. Cytomegalovirus and Epstein--Barr Virus Infection and Disease. In: D'Antiga L, editor. Pediatric Hepatology and Liver Transplantation. Springer Nature Switzerland AG; 2019. p.586-602.
15. Getsuwan S, Pasomsub E, Yutthanakarnwikom P, et al. Seroprevalence of hepatits E virus after pediatric liver transplantation. J Trop Pediatr. 2023;69:fmad011.
16. Mysore KR, Phan TL, Himes RW, et al. Human Herpesvirus 6 infection in pediatric liver transplantation: single-center study of incidence, outcomes and management. J Pediatr Infect Dis Soc. 2021;10:599-606.
17. Feldman AG, Danziger-Isakov LA. The impact of covid-19 on the pediatric solid organ transplant population. Semin Pediatr Surg. 2022;31:1-4.
18. Freitas AF, Pugliese RPS, Feier F, et al. Impact of covid-19 infection on children and adolescents after liver transplantation in a Latin American Reference Center. Microorganisms. 2022;10:1-11.
19. Demetris AJ, Bellamy C, Hubscher SG, et al. 2016 Comprehensive update of the Banff Working Group on Liver Allograft Pathology: introduction of antibody--mediated rejection. Am J Transplant. 2016;2816-35.

SEÇÃO III

Endoscopia digestiva

41

Hemorragia digestiva alta

Tainara Queiroz Oliveira
Caroline Montagner Dias
Marco Aurélio Farina Júnior
Cristina Targa Ferreira

INTRODUÇÃO

Os sangramentos do trato gastrointestinal (TGI) em crianças não são eventos raros, havendo uma lista de etiologias potenciais baseadas na idade, localização do sangramento e gravidade da perda de sangue. Alguns sangramentos podem ser leves e exigir pouca ou nenhuma intervenção, enquanto alguns podem ser potencialmente fatais.[1] Uma abordagem sistemática é necessária para um tratamento adequado. A hemorragia digestiva alta (HDA) pode ser definida como o sangramento proximal até o ligamento de Treitz, manifestando-se mais frequentemente como hematêmese e/ou melena.

TRATAMENTO CLÍNICO

A avaliação inicial do paciente com hemorragia digestiva alta deve ter como foco principal a estabilização hemodinâmica. Enquanto isto é alcançado, dados como extensão do sangramento, doenças prévias, uso de medicações, sinais/sintomas associados e última alimentação devem ser questionados. O exame físico deve ser completo e enfatizar a presença de icterícia, sinais de hepatopatia crônica ou hipertensão portal, avaliar se há maior probabilidade de ser uma HDA secundária à ruptura de varizes esofagogástricas. Pacientes com hemorragia volumosa, instabilidade hemodinâmica e suspeita de HDA varicosa devem ser internados e encaminhados para centro de referência, tão logo estejam estabilizados, visando à realização da terapêutica endoscópica idealmente nas primeiras 12 a 24 horas após o evento agudo,[2] como colocado na Figura 1.

A endoscopia digestiva alta (EDA) poderá ser apenas diagnóstica ou terapêutica e, apesar de algumas limitações, tem se mostrado eficaz e segura no sangramento agudo da faixa etária pediátrica. A experiência do endoscopista e a disponibilidade de acessórios terapêuticos adequados são fatores relevantes a serem considerados. Estudos têm sido propostos para predizer variáveis associadas à necessidade de endoscopia terapêutica em crianças admitidas com HDA,[3] com destaque para o *Sheffield Score System* (Quadro 1).

Paciente com hemorragia digestiva alta

Estabilização clínica

→ Monitorização contínua com cabeceira elevada

→ Checar permeabilidade e garantir a proteção de vias aéreas

→ Controle e intervenção hemodinâmica:
- Acesso venoso calibroso. Controle e intervenção hemodinâmica.
- Expansão volêmica criteriosa (solução cristaloide 10-20 mL/kg), com reavaliação contínua.
- Evitar hiperidratação.
- Quantificação de perdas e monitorização da diurese.

→ Após exames iniciais, definir a necessidade de transfusões:
- Manter Hb entre 7-8 g/dL.
- Transfundir plaquetas se dosagem < 50.000.
- Solicitar PFC se RNI > 2 com sangramento ativo.

→ Realizar endoscopia digestiva alta entre 12-24 horas.

FIGURA 1 Fluxograma de atendimento inicial ao paciente com hemorragia digestiva alta.
Hb: hemoglobina; PFC: plasma fresco congelado.

QUADRO 1 Sheffield Score System

Anamnese	
Doença preexistente	1 ponto
Presença de melena	1 ponto
História de hematêmese volumosa	1 ponto
Avaliação clínica	
FC > 20 bpm acima da média para a idade	1 ponto
Tempo de enchimento capilar prolongado	4 pontos
Exames laboratoriais	
Queda de Hb > 2 g/dL do basal	3 pontos
Tratamento/estabilização	
Necessidade de expansão volêmica	3 pontos
Necessidade de transfusão de hemácias	6 pontos
Necessidade de transfusão de outros hemocomponentes	4 pontos
	Total de pontos: 24
Escore > 8 pontos	
▪ Sensibilidade 89%, VPP 91% ▪ Especificidade 91%, VPN 88%	

FC: frequência cardíaca; Hb: hemoglobina; VPN: valor preditivo negativo; VPP: valor preditivo positivo.
Fonte: adaptação de Thomson et al.[3]

CONDUTAS INICIAIS

- Jejum e hidratação.
- O uso de sonda nasogástrica e de lavagem com solução fisiológica não é indicado de rotina, estando a critério do médico endoscopista sua realização.
- Inibidor de bomba de prótons (IBP) intravenoso (doses no Quadro 2). Não há estudos pediátricos que avaliaram superioridade da infusão contínua *versus* a terapia em altas doses em bólus.
- A administração de eritromicina em adultos aumenta o esvaziamento do estômago e pode melhorar a visualização na endoscopia. Doses de 3 mg/kg/dose administradas cerca de 30 minutos antes da endoscopia podem ser consideradas.[4]
- Na suspeita de hipertensão portal, iniciar vasoconstrictores esplâncnicos antes mesmo da realização da endoscopia (doses no Quadro 2).
- Pacientes cirróticos: fazer profilaxia para peritonite bacteriana espontânea e para encefalopatia hepática, bem como suspensão de betabloqueador nos usuários prévios dessa medicação.

ETIOLOGIA

As causas mais comuns de HDA variam de acordo com a idade (Quadro 3) e a região geográfica (nos países ocidentais as causas mais prevalentes são úlceras gástricas e duodenais, esofagite, gastrite e doença varicosa).[5,6] A maior diferença entre crianças e adultos está no diagnóstico diferencial, visto que doenças congênitas são mais comuns na pediatria, enquanto neoplasias são mais frequentes em adultos.[7]

Em neonatos, as causas mais comuns são sangue materno deglutido (durante o parto ou amamentação – um método para diferenciar o sangue fetal e materno nos primeiros meses de vida é o teste de Apt-Downey, no qual é aplicada solução alcalina no sangue: a hemoglobina fetal é resistente à desnaturação e permanece vermelha ou rosa, enquanto a hemoglobina adulta muda a coloração para amarela acastanhada), doença hemorrágica do recém-nascido (quando a profilaxia com vitamina K após o nascimento não foi recebida; alteração na microbiota intestinal por uso de antibióticos e distúrbios absortivos como fibrose cística são fatores de risco), gastrite ou úlcera gastroduodenal de estresse em pacientes críticos, coagulopatias (secundárias a infecção, insuficiência hepática ou deficiência congênita de fatores de coagulação), anomalias congênitas como anormalidades vasculares, duplicação intestinal ou doença obstrutiva (p. ex., na estenose hipertrófica de piloro e membrana duodenal ou antral o sangra-

QUADRO 2 Doses dos medicamentos utilizados no controle da hemorragia digestiva alta

Doses dos medicamentos utilizados
Omeprazol: 0,5-3 mg/kg/dia (1-2 doses, máx. 80 mg/dia) ou 1 mg/kg, EV, em bólus (máx. 80 mg), seguido de infusão 0,1 mg/kg/hora (máx. 8 mg/hora).
Octreotide: 1-2 mcg/kg, EV, em bólus (máx. 100 mcg), seguido de 1-5 mcg/kg/hora em infusão contínua.
Terlipressina (> 12 anos): ataque 2 mg, EV, em bólus, seguida de 1-2 mg de 4/4 horas (para menores de 50 kg); para aqueles entre 50-70 kg: 1,5 mg; acima de 70 kg: 2 mg).
Vasopressina: 0,33 U/kg em bólus, seguido de infusão contínua 0,33 U/kg/hora.

EV: endovenoso.
Fonte: elaboração dos autores.

QUADRO 3 Etiologia da hemorragia digestiva alta por idade

Recém-nascidos e lactentes	Comuns	Incomuns
	Sangue materno deglutido Esofagite Úlcera péptica e gastrite: ▪ Estresse.	Doença hemorrágica do recém-nascido Coagulopatia: ▪ Infecção. ▪ Congênita. ▪ Insuficiência hepática. Trauma (p. ex., sonda nasogástrica). Anomalia vascular. Duplicação gastrointestinal. APLV
Crianças maiores e adolescentes	**Comuns**	**Incomuns**
Esôfago	Esofagite erosiva DRGE Mallory-Weiss Varizes esofágicas	Esofagite infecciosa Esofagite eosinofílica Ingestão de cáustico Ingestão de corpo estranho Cisto duplicação
Estômago	Gastropatia ▪ Prolapso de fundo. ▪ Aine. ▪ Estresse. Úlcera péptica: ▪ Aine. ▪ Estresse.	Gastropatia: ▪ Hipertensão portal. ▪ Doença de Crohn. ▪ *Helicobacter pylori.* Úlcera péptica: ▪ Síndrome de Zollinger-Ellison. Malformação vascular Lesão Dieulafoy Tumores
Duodeno	Duodenite: ▪ Parasita. ▪ Aine. ▪ Estresse.	Duodenite: ▪ Doença de Crohn. ▪ Tuberculose. Úlcera: *Helicobacter pylori.* ▪ Estresse. Malformação vascular Corpo estranho Lesão Dieulafoy Cisto de duplicação Hemobilia
Outros	Sangue deglutido: ▪ Boca, nariz, faringe.	Sangue deglutido: ▪ Hemorragia pulmonar. Síndrome de Munchausen

Aine: anti-inflamatório não esteroide; APLV: alergia à proteína do leite de vaca; DRGE: doença do refluxo gastroesofágico.
Fonte: elaboração dos autores.

mento pode ocorrer por úlcera péptica ou lesão mecânica – Mallory-Weiss ou prolapso de mucosa gástrica), e raramente alergia à proteína do leite de vaca pode causar hematêmese.[8,9]

Em crianças maiores, as causas de sangramento se assemelham àquelas dos adultos. A síndrome de Mallory-Weiss é caracterizada pela laceração no esôfago distal, secundária a vômitos paroxísticos, geralmente em pequena quantidade e autolimitada. Vômitos paroxísticos também podem determinar gastropatia de prolapso, que ocorre quando o fundo gástrico se projeta para dentro do esôfago através do hiato, causando lesão traumática da mucosa e sangramento.[10]

Esofagite pode ser causada por doença do refluxo gastroesofágico grave com doença erosiva, esofagite eosinofílica, lesão mecânica por corpo estranho, lesão química por ingestão de cáustico ou medicação (pílula) e infecciosa (cândida, citomegalovírus ou herpes simples). A ingestão de bateria pode determinar o aparecimento de fístula aortoesofágica.[11]

Gastrite e úlceras pépticas podem ocorrer em todas as faixas etárias, sendo mais comuns em pacientes críticos (estresse metabólico nas grandes cirurgias), queimaduras, hipertensão intracraniana, doenças sistêmicas, neoplasias, infecções (*Helicobacter pylori* ou citomegalovírus), uso de medicamentos como anti-inflamatórios não esteroidais (Aine), trauma mecânico por corpos estranhos ou sondas de alimentação e em adolescentes secundária à ingestão de álcool. Nesse grupo de causas, desconforto epigástrico e/ou vômitos geralmente precedem o sangramento. As úlceras duodenais são relativamente incomuns em crianças, quando comparadas com pacientes adultos. Apesar de haver necessidade de ácido para a formação da úlcera e de a supressão da acidez auxiliar em sua cicatrização e prevenção, o ácido isoladamente não causa lesão, com exceção dos raros estados hipersecretores, como a síndrome de Zollinger-Ellison.[9]

Os principais fatores de risco primários para úlcera péptica são o uso de Aine (mesmo com doses terapêuticas habituais e em formas de gel para uso tópico) e infecção pelo *Helicobacter pylori* (a lesão pediátrica mais comum é a gastrite nodular difusa). O uso de corticosteroides isoladamente não aumenta o risco de lesão, mas o uso concomitante com Aine aumenta ainda mais o risco de sangramento comparado ao uso de Aine isoladamente.[8,11]

O termo gastrite se refere ao diagnóstico histológico. Algumas lesões da mucosa gástrica apresentam inflamação associada, mas em outras podem ocorrer lesão e regeneração epitelial sem presença de infiltrado inflamatório significativo; nesses casos o termo mais adequado seria gastropatia. A gastropatia congestiva ou hipertensiva ocorre na hipertensão portal e pode ser causa de sangramento por hemorragia difusa na submucosa. Gastrite aguda hemorrágica é o termo utilizado quando lesões agudas superficiais e difusas da mucosa resultam em sangramento e podem coexistir com úlceras gástricas ou duodenais.[1]

As varizes esofágicas são a causa mais comum de hemorragia digestiva alta grave em crianças. As varizes são secundárias à hipertensão portal, e o paciente costuma apresentar esplenomegalia e trombocitopenia. As causas de hipertensão portal mais comuns são cirrose por doença hepática crônica (atresia de via biliar, doença hepática relacionada à fibrose cística e doença hepática relacionada à falência intestinal), trombose de veia porta (comumente associada por cateterização de veia umbilical ou sepse no período neonatal, em que o sangramento das varizes pode ser a primeira manifestação) e obstrução de veia hepática (síndrome de Budd-Chiari).[1]

Menos comumente na pediatria, o sangramento pode ser decorrente de lesão de Dieulafoy (hemorragia aguda, abundante e indolor por ruptura de uma artéria, geralmente no fundo gástrico logo abaixo da mucosa), hemangioma, telangiectasia hereditária hemorrágica (síndrome Osler-Weber-Rendu), síndrome de Kasabach-Merritt, cistos de duplicação, parasitas (*Ancylostoma duodenale*, *Giardia lamblia*, *Strongyloides stercoralis*), doenças inflamatórias, doenças granulomatosas crônicas, mastocitose sistêmica, pólipos gástricos, tumores gástricos ulcerados, pâncreas anular e vasculite (púrpura de Henoch-Schönlein).[6,11]

O diagnóstico diferencial da HDA inclui vômitos originados de outras estruturas ou órgãos que não o TGI (epistaxe ou sangramento dentário) ou substâncias semelhantes a sangue, como alimentos (tomate, gelatina, beterraba, espinafre e chocolate) e corantes vermelhos (medicações como sais de ferro). O sangramento pode ser mimetizado pelos cuidadores da criança por meio de substâncias que se assemelham ao sangramento na síndrome de Munchausen *by proxy*, e esse diagnóstico deve ser lembrado nas crianças com sangramento inexplicado, com história de visitas médicas frequentes sem uma etiologia clara após investigação.

TRATAMENTO ENDOSCÓPICO

A terapêutica endoscópica deve ser instituída após as medidas clínicas de estabilização hemodinâmica do paciente. O objetivo imediato da EDA é controlar o sangramento ativo e prevenir ressangramento, reduzindo a mortalidade em longo prazo. A endoscopia oferece vários métodos para a realização de hemostasia, como métodos injetáveis (solução de adrenalina, agentes esclerosantes), térmicos (*heater probes*, plasma de argônio, eletrocoagulação) ou mecânicos (clipes e ligadura elástica). Recomenda-se sempre a utilização do método com o qual o endoscopista tenha maior experiência e sinta segurança.[12]

HEMORRAGIA DIGESTIVA ALTA NÃO VARICOSA

Pacientes com sangramento por esofagite ou gastrite erosiva devem ser tratados com IBP em dose plena e podem, em geral, receber alta precoce. Na síndrome de Mallory-Weiss, o sangramento geralmente é autolimitado e a terapia endoscópica é realizada apenas em caso de identificação de sangramento ativo, sem consenso na literatura quanto à melhor terapêutica, mas em grande parte dos casos apenas com injeção de solução de epinefrina.[13] Para doença ulcerosa péptica, os estigmas do sangramento ou a aparência das lesões, com base na classificação de Forrest, servem como guia para terapia endoscópica e fornecem informações quanto ao prognóstico (Tabela 1).[1]

Além da classificação de Forrest (Figura 2), existem algumas características que podem predizer efeitos adversos e/ou falha no tratamento endoscópico, que são: úlcera grande (> 2 cm), vaso visível grande mesmo sem sangramento, úlceras localizadas em parede posterior do duodeno ou pequena curvatura proximal do estômago, visto que nesses locais possuem vasos calibrosos.[14]

Em pacientes com sangramento persistente refratários a todas as modalidades de hemostasia endoscópica, deve-se considerar a embolização angiográfica transcateter (por radiologia intervencionista). Caso haja falha na embolização ou esta não esteja disponível, a cirurgia é indicada.[14]

As lesões vasculares do tipo Dieulafoy, que cursam com sangramento arterial, são de difícil diagnóstico e podem não ser identificadas durante o exame se não houver sangramento ativo. Quando evidenciada, deve ser tratada com método térmico, mecânico ou combinado (injeção de adrenalina com outro método).[13]

TABELA 1 Classificação de Forrest e risco de ressangramento na doença ulcerosa péptica

Forrest	Achado endoscópico	Risco de ressangramento
Ia	Sangramento ativo em jato	85-100%
Ib	Sangramento ativo em porejamento	10-20%
IIa	Sangramento recente com vaso visível	50%
IIb	Coágulo aderido na base da lesão	25-30%
IIc	Fundo de hematina	7-10%
III	Fundo limpo sem sinais de sangramento recente	3-5%

Fonte: elaboração dos autores.

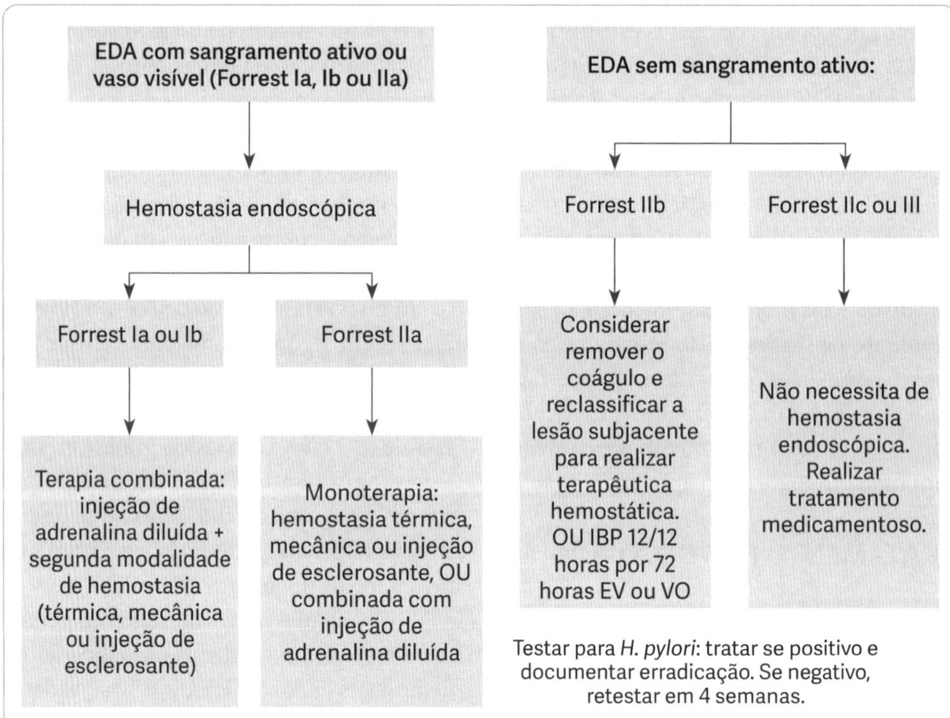

FIGURA 2 Fluxograma do manejo de doença ulcerosa péptica.

EDA: endoscopia digestiva alta; EV: endovenoso; IBP: inibidor de bomba de prótons; VO: via oral.
Fonte: adaptação de Gralnek et al.[14]

HEMORRAGIA DIGESTIVA ALTA VARICOSA

Nos casos de hemorragia digestiva varicosa, a EDA deve ser realizada em até 12 horas[8] para tratamento das varizes, mesmo na ausência de sangramento ativo. Devem ser feitas endoscopias a cada 2 a 4 semanas para erradicação das varizes (Figura 3).

Nas varizes esofágicas, a escleroterapia é realizada com oleato de etanolamina 5%, diluída para concentrações de 2 ou 3% com água destilada ou soro glicosado. Potenciais efeitos colaterais: dor retroesternal (o mais

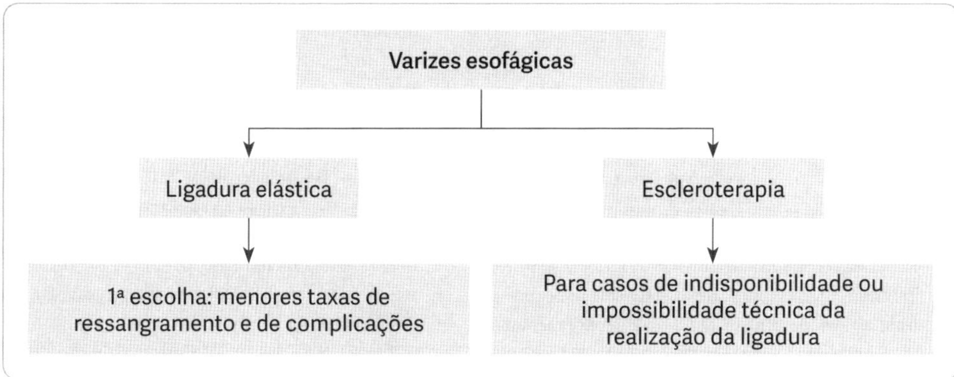
Varizes esofágicas
Ligadura elástica
Escleroterapia
1ª escolha: menores taxas de ressangramento e de complicações
Para casos de indisponibilidade ou impossibilidade técnica da realização da ligadura

FIGURA 3 Fluxograma de modalidades de tratamento de varizes esofágicas.

frequente), ulcerações no sítio de aplicação, disfagia por estenose, perfuração do esôfago, mediastinite e derrame pleural.[15]

Embora a hemorragia digestiva varicosa por varizes gástricas seja menos prevalente, ela é mais grave, com maior mortalidade, associada a maior falha terapêutica (Figura 4).

O Quadro 4 apresenta a classificação de Sarin para as condutas mais adequadas de tratamento para as varizes gástricas de acordo com a localização.

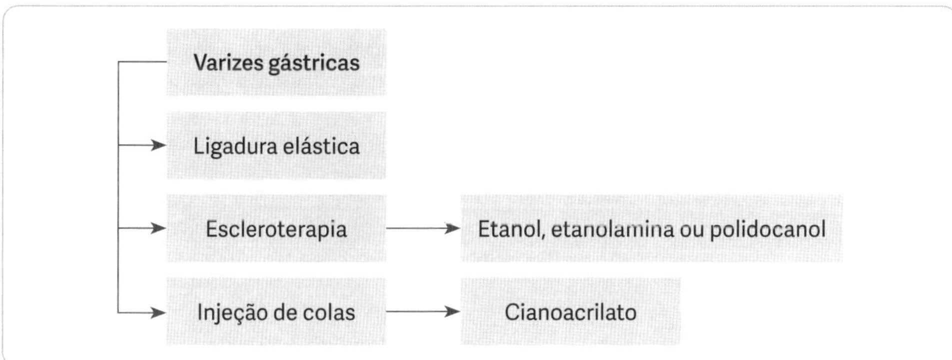

FIGURA 4 Fluxograma de modalidades de tratamento de varizes gástricas.

QUADRO 4 Classificação de Sarin para varizes gástricas e condutas sugeridas pela ESGE, 2022

Classificação	Localização	Conduta
GOV 1	Continuação de varizes esofágicas que se estendem pela pequena curvatura	Cianoacrilato ou ligadura elástica
GOV 2	Continuação de varizes esofágicas que se estendem para fundo gástrico	Cianoacrilato
IGV 1	Varizes isoladas de fundo gástrico	Cianoacrilato
IGV 2	Varizes isoladas em qualquer local do estômago	Cianoacrilato

ESGE: European Society of Gastrointestinal Endoscopy.
Fonte: elaboração dos autores.

REFERÊNCIAS

1. Novak I, Bass LM. Gastrointestinal bleeding in children. Gastrointest Endosc Clin N Am. 2023;33(2):401-21.
2. Shneider BL, Bosch J, de Franchis R, et al. Portal hypertension in children: expert pediatric opinion on the report of the Baveno V Consensus Workshop on Methodology of Diagnosis and Therapy in Portal Hypertension. Pediatr Transplant. 2012;16(5):426-37.
3. Thomson MA, Leton N, Belsha D. Acute upper gastrointestinal bleeding in childhood: development of the Sheffield scoring system to predict need for endoscopic therapy. J Pediatr Gastroenterol Nutr. 2015;60(5):632-6.
4. Rahman R. Pre-endoscopic erythromycin administration in upper gastrointestinal bleeding: an updated meta-analysis and systematic review. Ann Gastroenterol. 2016.
5. Cleveland K, Ahmad N, Bishop P, et al. Upper gastrointestinal bleeding in children: an 11-year retrospective endoscopic investigation. World J Pediatr. 2012;8:123-8.
6. Sur LM, Armat I, Sur G, et al. Practical aspects of upper gastrointestinal bleeding in children. Journal of Clinical Medicine. 2023;12(8):2921.
7. Neidich GA, Cole SR. Gastrointestinal bleeding. Pediatr Rev. 2014;35(6):243-54.
8. Owensby S, Taylor K, Wilkins T. Diagnosis and management of upper gastrointestinal bleeding in children. Journal of the American Board of Family Medicine. 2015;28(1):134-45.
9. Romano C, Oliva S, Martellossi S, et al. Pediatric gastrointestinal bleeding: perspectives from the Italian Society of Pediatric Gastroenterology. World Journal of Gastroenterology. 2017;23(8):1328-37.
10. Kamboj AK, Hoversten P, Leggett CL. Upper Gastrointestinal bleeding: etiologies and management. Mayo Clinic Proceedings. 2019;94(4):697-703.
11. Acosta RD, Wong RK. Differential diagnosis of upper gastrointestinal bleeding proximal to the ligament of Trietz. Gastrointestinal Endoscopy Clinics of North America. 2011;21(4):555-66.
12. Averbach M, Fang HL, Maruta LM, et. al. Atlas de endoscopia digestiva da Sobed. 2.ed. Rio de Janeiro: Thieme Revinter; 2020. p.485-512.
13. Averbach M, Ferrari Jr AP, Ejima F, et al. Tratado ilustrado de endoscopia digestiva Sobed. 2.ed. Rio de Janeiro: Thieme Revinter; 2024. p.797-804.
14. Gralnek IM, Stanley AJ, Morris AJ, et al. Endoscopic diagnosis and management of non variceal upper gastrointestinal hemorrhage (NVUGIH): European Society of Gastrointestinal Endoscopy (ESGE) guideline – update 2021. Endoscopy. 2021;53:300-32.
15. Averbach M, Eijima FH, de Paulo GA, et al. Tratado ilustrado de endoscopia digestiva Sobed. 2.ed. Rio de Janeiro: Thieme Revinter; 2024. p.789-96.

42

Hemorragia digestiva baixa

Ricardo Toma
Idblan Albuquerque
Silvio Kazuo Ogata

INTRODUÇÃO

A ocorrência de hemorragia digestiva baixa (HDB) é um evento traumático e alarmante para pacientes e familiares, e um desafio para a equipe médica. A apresentação clínica pode variar de sangramento mínimo e autolimitado a hemorragia maciça com comprometimento hemodinâmico e risco à vida do paciente, além da diversidade de etiologias.

É considerado um problema clínico comum: nos Estados Unidos (2006-2011) foram realizadas 450 mil consultas pediátricas de emergência devido a sangramento digestivo, sendo 30% por HDB; 83% dessas crianças não apresentavam outras comorbidades e não necessitaram de internação hospitalar, sugerindo que a maioria dos casos era benigna, autolimitada e de evolução favorável. Entretanto, nos casos que se apresentam com hemorragia aguda e maciça, uma abordagem rápida e bem direcionada do estado hemodinâmico, evitando o choque hipovolêmico, é de vital importância. E somente após a reposição volêmica e a estabilização do paciente é que se realiza a investigação etiológica e tratamento específico, incluindo procedimentos cirúrgicos.

A hemorragia digestiva baixa (HDB) corresponde ao sangramento gastrointestinal com origem distal ao ângulo de Treitz, secundário a lesões mais distais do intestino delgado, cólon ou reto, podendo se exteriorizar na forma de sangramento vivo, hematoquezia ou melena. Tanto em crianças quanto em adultos, a grande dificuldade é identificar o foco do sangramento. Em cerca de 80% dos adultos o sangramento é autolimitado e cessa espontaneamente. Apesar de extensa investigação, em 10% não se identifica o foco de sangramento, e o ressangramento pode ocorrer em 25% dos casos.

ETIOLOGIA

As causas de HDB em adultos (câncer colorretal, pólipos, diverticulite, doenças anorretais e doença inflamatória intestinal) diferem bastante das crianças, nas quais são em sua maioria benignas e variam com a idade, que é um importante fator para o diagnóstico etiológico (Quadro 1; Figura 1). O sangramento pode ser primário do trato gastrointestinal (TGI) ou secundário às doenças

QUADRO 1 Causas mais comuns de hemorragia baixa de acordo com a idade

Recém-nascido	Lactente	Pré-escolar e escolar	Adolescente
Colite alérgica	Colite alérgica	Fissura anal	Fissura anal
Deglutição de sangue materno por fissura nas mamas*	Fissura anal	Pólipo juvenil	Enterocolite infecciosa
	Intussuscepção intestinal	Enterocolite infecciosa	Doença inflamatória intestinal
Enterocolite necrotizante		Doença inflamatória intestinal	Pólipo juvenil
Enterocolite de Hirschsprung	Enterocolite infecciosa	Úlcera retal solitária	Úlcera retal solitária
Volvo intestinal	Divertículo de Meckel	Púrpura de Henoch--Schönlein	Vasculite
Coagulopatia	Anomalia vascular	Síndrome hemolítico--urêmica	Anomalia vascular
Colite infecciosa	Colite inespecífica	Anomalia vascular	Hemorroidas
Intussuscepção intestinal	Pólipo juvenil		Duplicação intestinal
	Duplicação intestinal	Intussuscepção intestinal	
Divertículo de Meckel	Síndrome hemolítico--urêmica	Divertículo de Meckel	Enterocolite pseudomembranosa
Duplicação intestinal	Doença inflamatória intestinal	Enterocolite pseudomembranosa	Colite isquêmica
	Enterocolite pseudomembranosa	Colite isquêmica	Síndrome hemolítico--urêmica
	Colite isquêmica		

*"Falso" episódio de hemorragia digestiva.

sistêmicas, como a síndrome hemolítico-urêmica, a púrpura de Henoch-Schönlein, ou devido a coagulopatias, como deficiência de vitamina K, hemofilia e doença de Von-Willebrand, que necessitarão de abordagem específica.

Nos recém-nascidos e lactentes, uma causa frequente de sangue observado nas fezes é secundária à deglutição de sangue de origem materna, durante o parto ou de fissura mamilar durante o aleitamento materno. Caso apresentem doença prévia ou instabilidade clínica, predominam condições facilmente diagnosticáveis por meio da história clínica, como enterocolite necrosante, volvo intestinal, doença de Hirschsprung, intussuscepção ou divertículo de Meckel. Por outro lado, no lactente de aspecto saudável, o mais provável é a ocorrência de proctocolite por alergia à proteína do leite de vaca, colite infecciosa, hiperplasia nodular linfoide, colite equimótica, caracterizada por equimoses hemorrágicas na superfície da mucosa do cólon ou fissuras anorretais decorrentes de constipação intestinal.

Nas crianças em idade pré-escolar, previamente hígidas, o diagnóstico mais comum é o pólipo juvenil, seguido de colite infecciosa ou parasitária. Em escolares e adolescentes, além das fissuras e pólipos, outra causa frequente de sangramento é a colite inflamatória. Em determinadas situações, deve-se pensar na possibilidade de corpo estranho impactado ou ferimento retal, principalmente em crianças menores, que pode ter sido introduzido voluntariamente por adultos, em cenários de abuso.

DIAGNÓSTICO

Avaliação clínica e manejo do paciente

Para tentar determinar o sítio de sangramento, além da idade e do estado geral do paciente, outro dado importante na anamnese é a caracterização das fezes durante o episódio de sangramento. Geralmente a associação de melena, eliminação de fezes de cor escura, enegrecida, pastosa e de odor fétido com a hematêmese sugere sangramento proximal ao ângulo de Treitz, possivelmente secundário a hemorragia digestiva alta. Porém, o sangramento de origem do jejuno, íleo ou cólon ascendente também pode se apresentar enegrecido. Por outro lado, sangramento retal com presença de sangue vivo ou em pequena ou moderada quantidade ao redor das fezes (hematoquezia) está relacionado à HDB, mas ocasionalmente pode ocorrer em casos de sangramento intenso do TGI alto associado a um tempo de trânsito intestinal acelerado.[1]

Até 11% dos pacientes adultos com hematoquezia são diagnosticados com sangramento digestivo alto, provavelmente devido ao efeito catártico do sangue. Além disso, deve-se verificar a ingestão de subs-

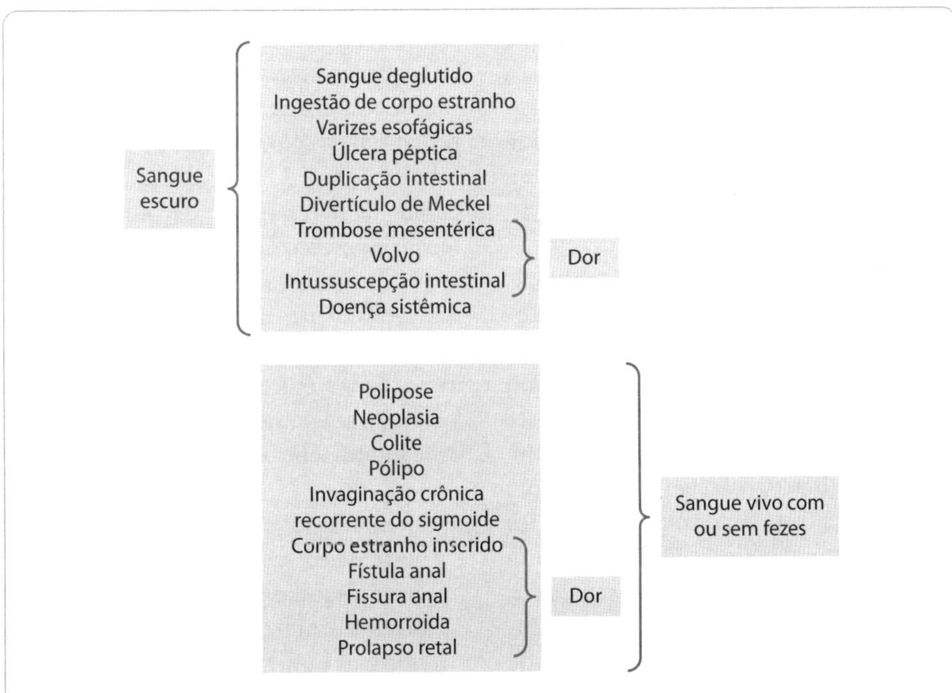

FIGURA 1 Etiologia segundo sinais e sintomas da hemorragia digestiva baixa em crianças.
Fonte: elaboração dos autores.

tância e medicações que podem colorir as fezes de vermelho (sucos de frutas, beterraba e doces) ou preto (alcaçuz, mirtilos, espinafre e ferro), ocasionando falsos relatos de HDB, especialmente em crianças com bom estado geral e sem anormalidade identificável.[1] Dessa forma, o padrão fecal deve ser interpretado com cautela.

A avaliação clínica inicial da criança com HDB ocorre simultaneamente aos cuidados de monitorização e estabilização hemodinâmica, quando necessários. Inicialmente, avaliação do grau de comprometimento hemodinâmico com a quantificação do volume de sangue perdido e a elucidação de sinais e sintomas sugestivos de depleção volêmica aguda (palidez, taquicardia, taquidispneia, nível de consciência, perfusão capilar e débito urinário; a queda na pressão arterial indica perda superior a 20% do volume sanguíneo) permite determinar a urgência e necessidade de terapêutica de reposição ou recuperação dos níveis de hemoglobina. A perda sanguínea deve ser avaliada em relação ao volume sanguíneo da criança (80 a 100 mL/kg); a perda de 50 mL em lactente de 5 kg corresponde a uma perda de 800 mL no adulto.

Os exames complementares devem ser direcionados de acordo com a suspeita clínica. O exame radiológico simples de abdome pode eventualmente auxiliar no diagnóstico, por exemplo, em casos de fecaloma ou de íleo paralítico. Ultrassonografia pode ser útil em casos de intussuscepção intestinal, avaliação de hipertensão portal e alterações na espessura da parede colônica. Exames parasitológicos de fezes, cultura e pesquisa de leucócitos nas fezes podem indicar quadro infeccioso, bacteriano ou parasitário, ou inflamatório. A calprotectina elevada pode sugerir doença inflamatória intestinal.

O sangramento intestinal com hemorragia crônica mínima, que enquadra a maioria dos pacientes, manifesta-se por episódios recorrentes de hematoquezia e sangue oculto nas fezes. Normalmente não há urgência na investigação ou na instituição da terapêutica. Na maioria das vezes, a causa do sangramento pode ser suspeitada pela anamnese cuidadosa e pelo exame físico minucioso.

No sangramento recente e grave, geralmente o paciente é internado, com reposição sanguínea para estabilização hemodinâmica. Diante de hemorragia aguda e maciça, contínua, com instabilidade hemodinâmica, há preferência para reposição volêmica e monitoração em unidades de terapia intensiva (UTI).[2,3] Esses são os casos de mais difícil controle hemodinâmico. Na fase aguda, os exames laboratoriais podem não demonstrar a intensidade do sangramento, por isso a monitoração e a avaliação laboratorial seriada dos níveis de hemoglobina devem ser realizadas.

Nos casos de sangramento ativo e intenso com repercussão hemodinâmica, é conveniente a avaliação conjunta com o cirurgião pediátrico ou colorretal, antes de se realizar a colonoscopia de emergência. Determinar a fonte de sangramento e instituir o tratamento específico são ações importantes não só para a resolução do quadro hemorrágico, mas também para a prevenção do ressangramento e de complicações. A indicação do exame endoscópico é determinada pela gravidade do sangramento, sendo aconselháveis os seguintes tópicos para cada situação:

- Nem toda criança com hemorragia digestiva necessita de endoscopia de urgência; aquelas hemodinamicamente estáveis e com parâmetros hematológicos normais podem ser monitorados para avaliar a evidência de novas hemorragias e postergar um pouco o exame; por exemplo: doença inflamatória intestinal.[4]

- Por outro lado, aquelas com hemorragia ativa, hemodinamicamente instáveis e que necessitam de transfusões têm indicação para colonoscopia de urgência, realizada tão logo se obtenha a estabilização hemodinâmica, visando ao diagnóstico e à terapêutica, quando indicado.
- Nos casos de sangramento torrencial e incontrolável, com hipovolemia não responsiva ao tratamento, a endoscopia deve ser imediata e prévia à cirurgia, para que se localize o sítio de sangramento e para tentar limitar a hemorragia a uma área anatômica específica. A importância da localização do sítio de sangramento deve ser enfatizada, pois diminui a morbidade do procedimento cirúrgico.[5,6]

Assim, pacientes que necessitam de novas transfusões após a reposição volêmica adequada têm indicação de endoscopia de emergência, apesar do maior risco de complicações durante o procedimento. Uma vez estabilizado o paciente, deve-se posicionar uma sonda nasogástrica e aspirar o conteúdo do estômago. A ausência de sangramento alto, com presença de bile, reduz a possibilidade de sangramento originado em sítio gastrointestinal alto. Sangramentos ativos e maciços ou pacientes instáveis devem ser abordados inicialmente com esofagogastroduodenoscopia.

Eventualmente, a cirurgia deve ser considerada, sobretudo quando a terapia endoscópica falha e o sítio de sangramento é localizado, ou quando os exames de imagem ou endoscópicos não conseguem determinar o foco de sangramento. Com o advento da laparoscopia em crianças, esse tipo de abordagem tornou-se útil na investigação da HDB, tanto para diagnóstico como para tratamento. Alguns autores acreditam que a laparoscopia exploradora possa ser mais benéfica, além do que há a possibilidade de se realizar enteroscopia intraoperatória.

Métodos complementares e diagnósticos

Exames endoscópicos

A avaliação endoscópica é o método mais acurado e rápido para se identificar a causa de sangramento agudo na maioria das lesões da faixa etária pediátrica, e atualmente se conta com um vasto arsenal para essa investigação, permitindo a abordagem terapêutica.

Anuscopia: nos casos de sangramento durante ou após a evacuação e/ou na periferia das fezes. Lesões como fissuras e hemorroidas podem ser identificadas por esse exame.

Retossigmoidoscopia flexível e ileocolonoscopia: são exames seguros e de fácil realização, permitindo o diagnóstico da maioria das causas de hematoquezia em crianças. A colonoscopia é o método diagnóstico de escolha para abordagem inicial do sangramento gastrointestinal baixo. Podem ser acompanhados da realização de biópsias e, se necessário, da abordagem terapêutica, como retirada de pólipos e corpos estranhos. A ileocolonoscopia de emergência pode ser falha no diagnóstico em 40% dos casos.

Enteroscopia: é indicada quando não se observa sangramento alto (esofagogastroduodenoscopia sem foco de sangramento) e a colonoscopia é normal ou revela sangramento pela válvula ileocecal, aumentando a suspeita de sangramento com origem no intestino delgado (hemorragia gastrointestinal obscura). A enteroscopia, porém, está disponível em poucos centros, necessita de endoscopista experiente e possui moderada sensibilidade. Por outro lado, permite avaliar de 50 a 70% da mucosa intestinal e a realização de biópsias, além da abordagem terapêutica.

Cápsula endoscópica: é especialmente útil na investigação do intestino delgado. A cápsula consiste basicamente em uma câmera de vídeo a cores. Pode-se avaliar desde o esôfago até o ânus, mas para as abordagens altas (até o duodeno) a esofagogastroduodenoscopia ainda é mais útil; e nos exames do cólon e do íleo terminal a ileocolonoscopia é mais efetiva. O uso da cápsula endoscópica é bastante atraente em crianças, e já foi aprovado para maiores de 2 anos de idade, com relatos que comprovam sua utilidade e segurança. Porém, em crianças menores, por conta do tamanho da cápsula, eventualmente é necessário realizar endoscopia digestiva alta para posicioná-la em região pós-pilórica, favorecendo sua progressão para o intestino delgado. E a patência do TGI deve ser sempre avaliada previamente.

Exames radiológicos

As técnicas radiológicas fornecem importantes informações na abordagem diagnóstica e terapêutica da HDB.

Escaneamento nuclear (cintilografia)

O escaneamento nuclear para sangramento é de fácil realização, não requer preparo colônico do paciente e não é um método invasivo. Os métodos mostram o sangramento como um extravasamento do marcador para a luz intestinal, e apesar de imprecisos permitem limitar a área anatômica a ser abordada.[7]

A técnica com 99mTc enxofre coloidal é extremamente sensível e pode detectar pequenos sangramentos, com taxas baixas de 0,05 a 0,1 mL/min. A captação hepática e a esplênica podem interferir na observação de sangramentos nas flexuras hepática e esplênica. A hemorragia pode não ser detectada se o sangramento não ocorrer em cerca de 10 minutos após a injeção, pois por volta de 20 minutos não há mais marcador na corrente sanguínea.[7]

Hemácias marcadas com 99mTc também podem ser utilizadas para localizar o sítio de sangramento lento (0,1 mL/minutos) e, apesar de sua captação pelas vísceras, não há dificuldade em detectar o sangramento. Como o marcador permanece na circulação por 24 horas, caso não se observe o sítio de sangramento inicialmente, pode-se repetir o escaneamento em cerca de 24 horas sem necessidade de reinjeção.[7]

A técnica que emprega o 99mTc pertecnetato é utilizada na identificação da mucosa gástrica oxíntica em localização ectópica, sendo especificamente utilizada no diagnóstico do divertículo de Meckel, pois cerca de 90% dos pacientes possuem a mucosa gástrica. Deve ser o primeiro exame a ser solicitado no lactente com quadro agudo, persistente e intenso de perda de sangue. Em cerca de 20% dos casos, no entanto, podem ocorrer resultados falsos, por exemplo:

- Falsos-positivos: obstrução ureteral, meningomielocele sacral, intussuscepção, hemangioma, malformação arteriovenosa, lesão inflamatória, úlcera péptica.
- Falsos-negativos: uso de bário, distensão da bexiga, divertículo sem mucosa gástrica.[7]

Angiografia

A angiografia diagnóstica pré-operatória reduz a morbidade e a mortalidade do procedimento cirúrgico para HDB. A angiografia seletiva deve ser utilizada em sangramentos nos quais o fluxo é de pelo menos 0,5 mL/minutos para identificar o foco. Geralmente está indicada em situações de sangramento crônico recorrente ou de lesão sangrante ativa, que não são diagnosticadas por outras técnicas, inclusive pela cintilografia. Pacientes com sangramento maciço do TGI baixo frequentemente são submetidos a angiografia de emergência para localizar e controlar o sítio de sangramento, e sua localização permite uma ressecção limitada do intestino.

A angiografia pode mostrar diretamente o sangramento de um divertículo e de angiodisplasias, cujas lesões de tamanho pequeno podem não ser detectadas pela colonoscopia. A angiografia apresenta como inconvenientes a necessidade de sedação profunda ou de anestesia geral e a cateterização da artéria femoral. Por meio da angiografia seletiva, também é possível tratar o foco de sangramento, injetando substâncias vasoconstritoras ou embolizando o vaso sangrante; essa prática, em adultos, obtém de 62 a 100% de sucesso, apesar do ressangramento em curto prazo.

Angiotomografia computadorizada

Outra modalidade que é capaz de detectar sangramento com fluxo de 0,3 mL/minuto com boa sensibilidade e especificidade, permitindo isolar o sítio de sangramento e fornecendo a anatomia dos vasos. Apesar da indicação de ser realizada previamente a angiografia convencional, não está claro o benefício dessa medida para a taxa de ressangramento, na indicação cirúrgica ou na taxa de mortalidade.

O Colégio Americano de Gastroenterologia recomenda a intervenção radiológica quando os pacientes são de alto risco, evoluem com sangramento que não responde adequadamente à ressuscitação hemodinâmica e, portanto, podem não tolerar o preparo intestinal e a colonoscopia de urgência.[8] As técnicas radiológicas ainda são um importante instrumento para avaliação e tratamento de sangramento gastrointestinal, sobretudo quando:

- O sítio da hemorragia é obscuro ou indeterminado, ou seja, a avaliação endoscópica não mostra o local de sangramento ou lesão.
- O sangramento é maciço ou refratário ao tratamento endoscópico.
- O sangramento está associado com tumoração ou suspeita de câncer.

TRATAMENTO HEMOSTÁTICO ENDOSCÓPICO

Além do tratamento específico para cada tipo de doença, por exemplo, a retirada de pólipos, há várias técnicas para tratamento hemostático da lesão sangrante por via endoscópica. O procedimento é mais bem realizado com o uso de aparelhos terapêuticos de duplo canal. Os métodos hemostáticos endoscópicos incluem termocoagulação, injeção, laser, ligadura elástica, *endoloops* e hemoclipes. Mais recentemente, tem sido descrito o uso do *Hemospray*, que consiste num pó hemostático que, pulverizado sobre a lesão através de um cateter, absorve água e forma uma barreira mecânica que interrompe o sangramento.

A injeção corresponde ao uso de agentes hemostáticos ao redor e no sítio de hemorragia ou da lesão vascular. Para crianças, recomenda-se a injeção de no máximo 10 mL por sessão em alíquotas de 0,5 a 1 mL de epinefrina em solução salina a 1:10.000 (1 mL de epinefrina e 9 mL de soro fisiológico). Os efeitos são mais efetivos na combinação da injeção com ligadura elástica ou com colocação de clipes metálicos.

Os métodos térmicos utilizam sondas térmicas de contato (*heater probe*), bipolar ou multipolar (Bicap) e eletrocautério monopolar (pinça *hot biopsy*). Nessa técnica, através do eletrodo ou entre os eletrodos da sonda multipolar, transmite-se uma corrente elétrica que produz calor, permitindo a coagulação do ponto de sangramento e do tecido ao redor (coagulação coativa). A desvantagem consiste justamente no contato, pois há o risco de deslocamento do coágulo à manipulação da sonda e, assim, novo sangramento. As sondas monopolares apresentam maior risco de perfuração.

Os métodos baseados em laser (Nd:YAG laser) e laser sem contato (coagulação com plasma de argônio) são modalidades indicadas principalmente para lesões vasculares em pediatria. Apesar de a técnica não ser por contato, pois o plasma de argônio é uma técnica térmica que se baseia na transmissão de uma corrente monopolar de alta frequência, por meio da condutividade do gás-plasma de argônio ionizado eletricamente, em geral ocorre o contato inadvertido da sonda com a lesão.

Outros métodos mecânicos são os clipes metálicos (hemoclipe), o *endoloop* e a ligadura elástica. O hemoclipe e o *endoloop* são instrumentos endoscópicos que permitem a colocação de um clipe metálico ou um laço de náilon destacável, respectivamente, no sítio de sangramento, possibilitando a hemostasia. São métodos recomendados para malformações arteriovenosas, sangramento pós-polipectomia e sangramento de divertículo colônico.

CONSIDERAÇÕES FINAIS

Diante de um quadro de HDB, é importante avaliar, em primeiro lugar, o nível de repercussão hemodinâmica. A localização do sangramento e a etiologia provável devem ser baseadas na maior prevalência de acordo com o grupo etário. Anamnese cuidadosa, buscando a descrição criteriosa da HDB, permite definir a provável fonte de sangramento.

Em caso de hemorragia grave, com repercussão hemodinâmica, a providência inicial é a recuperação hemodinâmica do paciente. A ileocolonoscopia é efetiva no diagnóstico e no tratamento da HDB. Dependendo da suspeita diagnóstica e da gravidade, pode estar indicada a laparoscopia exploratória, auxiliada pela enteroscopia intraoperatória.

REFERÊNCIAS

1. Sahn B, Bitton S. Lower gastrointestinal bleeding in children. Gastrointest Endoscopy Clin N Am. 2016;26:75-98.
2. Velayos FS, Williamson A, Sousa KH, et al. Early predictors of severe lower gastrointestinal bleeding and adverse outcomes: a prospective study. Clin Gastroenterol Hepatol. 2004;2:485-90.
3. Osman D, Djibré M, Da Silva D, Goulenok C. Management by the intensivist of gastrointestinal bleeding in adults and children. Ann Intensive Care. 2012;2:46.
4. Green BT, Rockey DC. Lower gastrointestinal bleeding: management. Gastroenterol Clin N Am. 2005;34:665-78.
5. Bounds BC, Kelsey PB. Lower gastrointestinal bleeding. Gastrointest Endosc Clin N Am. 2007;17:273-88.
6. Edelman DA, Sugawa C. Lower gastrointestinal bleeding: a review. Surg Endosc. 2007;21:514-20.
7. Howarth DM. The role of nuclear medicine in the detection of acute gastrointestinal bleeding. Semin Nucl Med. 2006;36:133-46.
8. Werner DJ, Manner H, Nguyen-Tat M, et al. Endoscopic and angiographic management of lower gastrointestinal bleeding: review of the published literature. United European Gastroenterology Journal. 2018;(3):337-42.

43

Ingestão de corpo estranho

Ana Aurélia Rocha da Silva
Helen de Melo Santos Osterne

INTRODUÇÃO

A ingestão de corpos estranhos é uma ocorrência comum nos prontos-socorros de pediatria. A grande maioria é acidental, e em alguns casos não são presenciados por um adulto, determinando atraso no diagnóstico e maior risco de complicações. Um estudo publicado em 2019, realizado em pronto-socorro dos Estados Unidos, demonstrou que a taxa de ingestão de corpos estranhos em crianças menores de 6 anos aumentou 91,5% durante o período de estudo de 21 anos (1995 a 2015). Os itens mais consumidos foram moedas (61,7%), brinquedos (10,3%), joias (7,0%) e pilhas (6,8%).[1]

Estima-se que em torno de 70 a 80% dos corpos estranhos passem pelo trato digestório e sejam eliminados espontaneamente e sem complicações. Aproximadamente 20% necessitam de retirada endoscópica e menos que 1% requer cirurgia. No entanto, como grande parte das ingestões não é presenciada e é assintomática, muitos casos não são diagnosticados. Naqueles casos em que a ingestão foi vista ou suspeita, a conduta vai depender do tipo de corpo estranho, do tamanho, da localização e/ou da presença de sintomas.[2]

O local mais frequente de impactação de corpo estranho é na parte superior do esôfago, sendo que 75% dos casos ocorrem ao nível do músculo cricofaríngeo. Os objetos também podem ficar impactados no esôfago médio, ao nível do arco aórtico ou do brônquio principal esquerdo e, em uma menor parcela, no esfíncter esogafiano interior. Após a passagem para o estômago, as chances de impactação reduzem para menos de 10% dos casos, com possibilidade de impactar no intestino.[3]

Fatores de risco para retenção de corpo estranho esofágico:

- Idade mais jovem (pois os objetos têm maior probabilidade de ficar retidos em esôfago menor).
- Má-formação congênita.
- Esofagite eosinofílica / doença do refluxo gastroesofágico.
- Doença neuromuscular.

MANIFESTAÇÕES CLÍNICAS

Os sintomas são bastante variados a depender do tipo do corpo estranho, da localização e do tempo de ingestão. A presença de dor epigástrica, vômitos, disfagia, odinofagia, dor no peito, asfixia, recusa alimentar, hipersalivação, chiado e desconforto respiratório são os sintomas mais comuns. Pode ocorrer ausência de sintomas em 30% dos casos. O atraso do diagnóstico nos pacientes assintomáticos pode contribuir para que ocorram complicações como obstrução, fístula esofagoaórtica, fístula traqueoesofágica e sepse.[1,2,4]

TIPOS DE CORPO ESTRANHO

As moedas são objetos rombos que, ao ficarem alojadas no esôfago, podem causar complicações graves, incluindo aspiração, se não forem removidas. Observa-se que mais de 50% das moedas ingeridas estão no estômago no momento da avaliação radiográfica inicial. A radiografia deve ser cuidadosamente examinada em busca de características que diferenciem entre uma moeda e uma bateria,[4,5] uma vez que a conduta será diferente pelos riscos inerentes a cada uma.

Nos últimos anos tem-se observado um número elevado em relação à ingestão de bateria tipo botão presentes em brinquedos, controles e outros eletrônicos. A presença da bateria no esôfago por um tempo superior a 2 horas pode ocasionar necrose por pressão, danos corrosivos por vazamento do conteúdo da bateria, toxicidade por metais pesados e lesões elétricas, sendo essa a principal responsável pela necrose tecidual. As principais complicações relacionadas são esofagites cáusticas, estenoses e perfurações esofágicas, mediastinites, fístulas traqueoesofágicas, fístulas para grandes vasos e óbito.[6]

Os objetos pontiagudos (Figuras 1 e 2) são responsáveis por 10 a 15% dos casos de ingestão de corpos estranhos e incluem palitos, ossos, vidros, alfinetes, agulhas e outros. Sua importância está no alto risco de complicação por perfuração, migração extraluminal, abscesso, peritonite, formação de fístula, apendicite, penetração em órgãos como fígado, vesícula, coração e pulmões, hérnia umbilical encarcerada, ruptura de artéria carótida, fístula aortoesofágica e morte. O local em que mais ocorrem perfurações é a região ileocecal, porém há re-

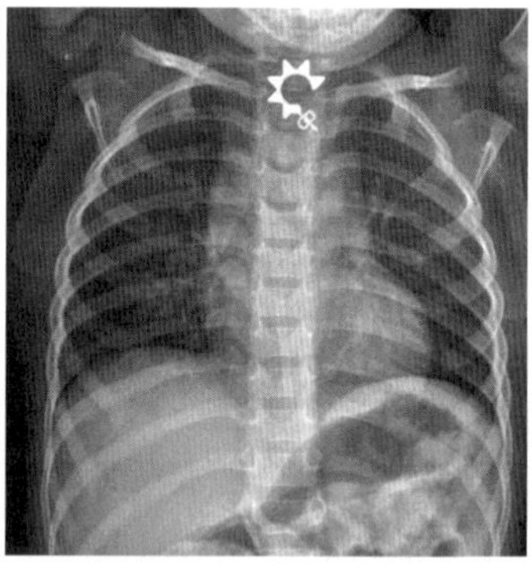

FIGURA 1 Radiografia de tórax mostrando objeto pontiagudo em terço proximal do esôfago.
Fonte: acervo das autoras.

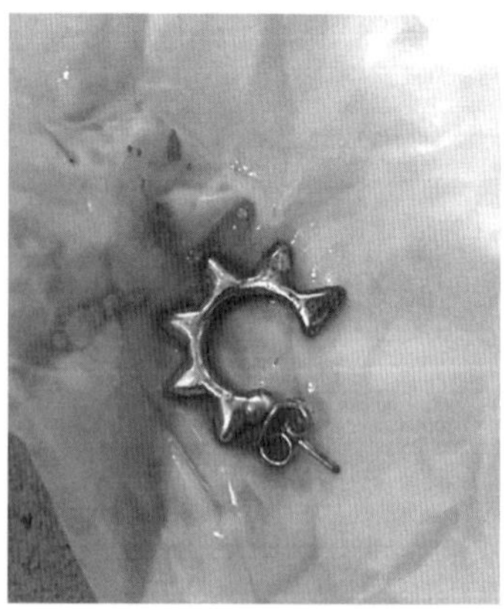

FIGURA 2 Objeto retirado via endoscópica cerca de 3 horas após a ingestão.
Fonte: acervo das autoras.

latos em esôfago, piloro, ângulo do duodeno e cólon.[4,7]

Quanto à ingestão de ímãs, têm sido descritos casos mais frequentes e mais graves, relacionados ao uso de ímãs de neodímio, que têm maior poder magnético. Quando ingeridos em maior quantidade (dois ou mais) ou associados a objeto metálico, existe risco de complicações (Figuras 3 e 4). A atração mútua dos ímãs ou a atração com outros objetos metálicos acarreta alto risco de compressão do suprimento vascular através das alças intestinais, determinando isquemia, necrose tecidual, perfuração, formação de fístula, obstrução com peritonite subsequente e, potencialmente, morte. A ingestão de um ímã e outro corpo estranho ferromagnético de forma simultânea pode causar complicações gastrointestinais significativas, pois, além da pressão exercida através das paredes das alças intestinais, há um potencial adicional de lesão eletroquímica com baterias ou danos por ruptura/perfuração com corpos estranhos metálicos pontiagudos associados.[8]

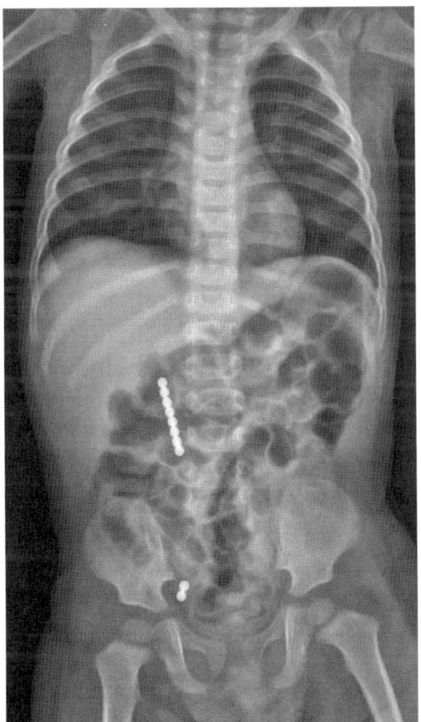

FIGURA 3 Radiografia de abdome evidenciando 10 ímãs de neodímio em criança de 1 ano e 3 meses, 7 dias após a ingestão.

Fonte: acervo das autoras.

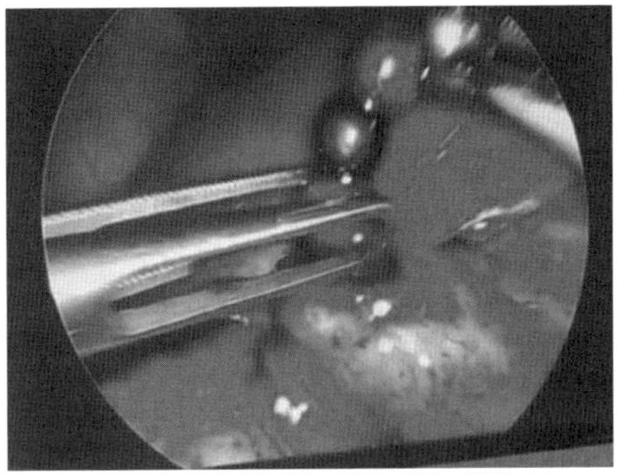

FIGURA 4 Retirada videolaparoscópica dos ímãs após perfuração da terceira porção duodenal. Dois ímãs foram encontrados na cavidade peritoneal.

Fonte: imagem cedida pelo Dr. Reinaldo Neves.

A impactação de bolo alimentar em esôfago é importante, pelas possíveis complicações e por levar ao diagnóstico de outras condições clínicas subjacentes, entre as quais se encontram a esofagite eosinofílica, as estenoses esofágicas (pépticas ou de anastomoses cirúrgicas), acalasia ou distúrbios de motilidade esofágicos. Estudos mostram que em torno de 80% dos pacientes com quadro de impactação esofágica apresentam alguma condição subjacente, daí a importância da realização da biópsia esofágica e do acompanhamento desses pacientes.[9]

Os polímeros superabsorventes são brinquedos e produtos domésticos feitos de materiais com grande capacidade de absorção de líquidos e por isso apresentam risco de obstrução intestinal se ingeridos. Esses objetos podem se expandir de 30 a 60 vezes em volume quando hidratados. O diagnóstico é difícil pelas propriedades radiotransparentes do polímero, e na maioria dos casos relatados na literatura foi necessária a realização da retirada cirúrgica.[10,11]

ABORDAGEM DIAGNÓSTICA

Diante de um quadro suspeito, a investigação diagnóstica baseia-se na história clínica detalhada, no exame físico adequado e na complementação diagnóstica com exames de imagem.

História clínica e exame físico detalhado

Nas ingestões em crianças maiores ou presenciadas por adultos, a anamnese deve incluir as condições em que a ingestão ocorreu, informações sobre o tipo, o formato e o tamanho do corpo estranho ingerido, além do tempo decorrido desde a ingestão e quais sintomas a criança apresentou após o ocorrido. Em crianças menores ou nos casos em que a ingestão não tenha sido presenciada, alguns sinais e sintomas podem sugerir o diagnóstico; por exemplo, uma criança que estava bem e subitamente passou a apresentar disfagia, odinofagia, sialorreia, recusa alimentar, vômitos, saliva com sangue, hematêmese, dor retroesternal, torácica ou abdominal são sugestivos de corpo estranho esofágico. Em alguns casos os pacientes podem apresentar sinais e sintomas de broncoaspiração, como tosse e febre.[2]

Exames de imagem

Quanto à investigação diagnóstica, estão incluídos os exames de imagem, como a radiografia simples, a tomografia computadorizada e a endoscopia digestiva alta.[3]

Radiografias simples cervicais, torácicas e abdominais em AP e perfil permitem visualização de corpos estranhos radiopacos em todo o trato digestório e podem demonstrar sinais de perfuração ou mediastinite. Nos casos de ingestão de moedas e baterias, esse exame tem especial importância porque ajudará a diferenciar moedas de baterias (estas, com imagem de duplo halo em AP e de degrau no perfil), como demonstrado na Figura 5. Essa diferenciação é importante porque a conduta varia nas duas situações.[2,3]

Tomografia computadorizada

Esse exame não está indicado como rotina, mas pode ser útil em alguns casos específicos, estando indicado nas seguintes situações:

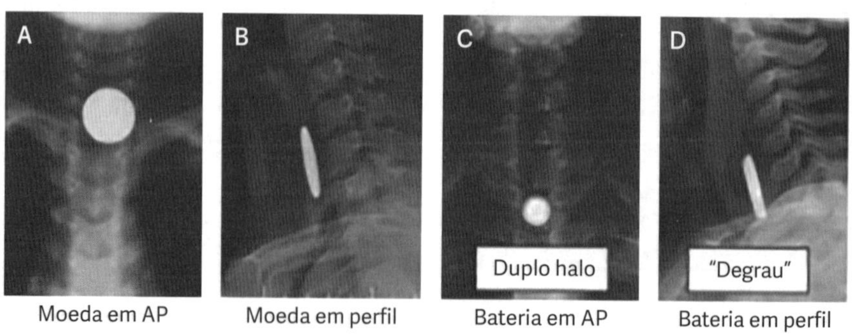

FIGURA 5 Diferença entre moeda e bateria nas imagens radiológicas.
Fonte: acervo das autoras.

- Suspeita clínica de ingestão de corpos estranhos radiotransparentes.
- Suspeita de complicações, como perfuração, peritonite e mediastinite.
- Auxílio no diagnóstico diferencial.

Tomografia de tórax realizada após retirada tardia de bateria em paciente de 19 meses no serviço de endoscopia do Hospital de Base do Distrito Federal (Figuras 6 e 7) demonstrou material hipodenso no mediastino posterior, entre esôfago e aorta descendente, com provável trajeto fistuloso do esôfago, estabelecendo íntimo contato com a aorta. O paciente foi submetido a preuroscopia e drenagem mediastinal da secreção.

Endoscopia digestiva alta

O exame endoscópico pode ser diagnóstico nos casos de ingestão de corpos estranhos radiotransparentes ou não relatados, e terapêutico, para a retirada do corpo estranho. A indicação e o tempo para a realização do exame dependem da idade e do quadro clínico, do tempo de jejum, do tipo e da localização do corpo estranho e do tempo desde a ingestão, além do risco relativo de aspiração, obstrução ou perfuração - resumido no Quadro 1. Complicações como perfuração de esôfago ou intestino contraindicam o exame. Após a retirada do corpo estranho, a mucosa deve ser examinada para excluir lesão significativa de mucosa do trato digestório.[3,4]

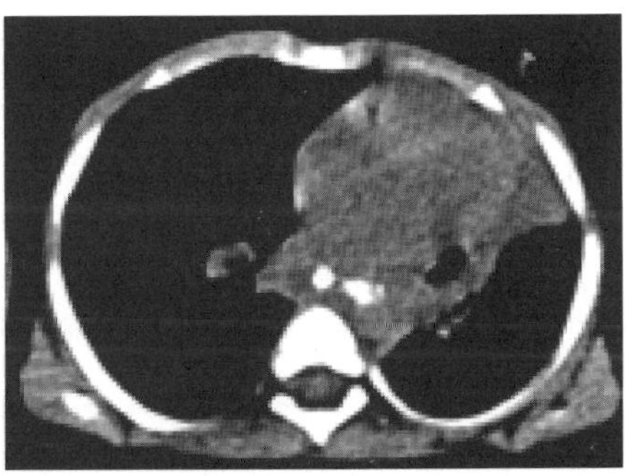

FIGURA 6 Tomografia de tórax – corte transverso mostrando material hipodenso em mediastino posterior.

Fonte: acervo das autoras.

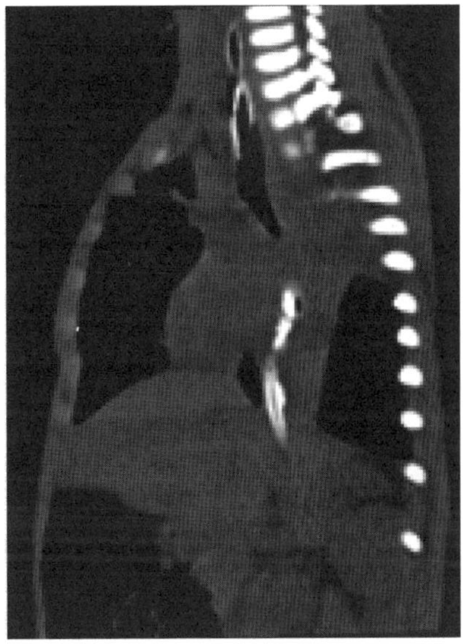

FIGURA 7 Tomografia de tórax, corte axial mostrando material hipodenso em íntimo contato com a aorta.

Fonte: acervo das autoras.

Abordagem terapêutica

A abordagem terapêutica é determinada pelo quadro clínico do paciente, pelo tempo da ingestão e de jejum, características e localização do corpo estranho, bem como pelo risco de complicações (Quadro 2). Nos casos de pacientes assintomáticos que ingeriram objetos rombos, menores que 2,5 cm de diâmetro ou que 6 cm de comprimento, que não eliminam substâncias tóxicas, em pacientes sem estenoses ou cirurgias prévias do trato digestório, a conduta é expectante.[4]

Objetos localizados no esôfago, independentemente do tipo, objetos pontiagudos, perfurocortantes, baterias, dois ou mais

QUADRO 1 Indicação de endoscopia

Emergência (em até 2 horas)	▪ Bateria no esôfago. ▪ Objetos longos, perfurantes ou cortantes. ▪ CE causando obstrução esofágica completa, impedindo a deglutição de saliva.
Urgência (em até 24 horas)	▪ Alimento, moeda ou outros CE rombos no esôfago, sem sinais de obstrução completa; – ≥ dois ímãs ou um ímã e um objeto metálico. ▪ Objetos no estômago > 2,5 cm de diâmetro ou 6 cm de comprimento. ▪ Persistência de sintomas esofágicos mesmo sem evidência radiológica de CE. ▪ Bateria no estômago. ▪ Ingestão de CE em pacientes com fatores de risco para impactação abaixo do duodeno (estenoses congênitas ou adquiridas, cirurgias prévias do trato digestório, divertículo de Meckel etc.).
Eletiva	CE que não apresentam maiores riscos, mas que permanecem no estômago por períodos prolongados ou que se tornam sintomáticos.

CE: corpo estranho.
Fonte: Kramer et al.[4]

ímãs, objetos maiores que 2,5 cm de diâmetro ou com 6 cm de comprimento, ou ainda se o paciente tiver história de estenose ou de cirurgia prévia do trato digestório, mas sem lesões ou sinais de complicação, devem ser submetidos à remoção endoscópica. O tempo para a realização do procedimento dependerá do tipo de corpo estranho.[4]

Pacientes que apresentam lesões do trato digestório, sinais clínicos ou radiológicos de perfuração, como pneumomediastino ou pneumoperitônio, ou extravasamento de material tóxico para o mediastino, apresentam maior risco. Esses pacientes devem permanecer internados, em restrição de dieta por via oral, em uso de dieta por sonda, hidratação venosa, sintomáticos, antibióticos e inibidores de bomba de prótons. Nos casos de perfuração, deve ser solicitada a avaliação pela cirurgia pediátrica e após a alta manter acompanhamento ambulatorial.

Remoção endoscópica

O momento ideal para realizar a endoscopia digestiva depende do tipo, tamanho e localização do corpo estranho ingerido, da condição clínica da criança e do jejum e é dividido em três situações:

1. Emergência – até 2 horas de ingestão.
2. Urgência – até 24 horas.
3. Eletiva – após 24 horas.

Recomenda-se repetir a radiografia imediatamente antes da endoscopia de forma a evitar o exame nos pacientes nos quais o corpo estranho já tenha migrado.

Intervenção cirúrgica

Está indicada de acordo com as peculiaridades de cada caso, se houver:

- Perfuração, obstrução ou fístula.
- Objetos perfurantes ou cortantes no mesmo local por mais de 3 dias.
- Outros objetos no mesmo local por mais de 1 semana.

Em alguns casos de ingestão de baterias, como em pessoas que vivem longe de hospitais e não podem chegar logo ao hospital ou se não houver endoscopista disponível,

QUADRO 2 Conduta de acordo com o tipo de corpo estranho, com a localização e com os sintomas

Tipo de corpo estranho	Esôfago	Estômago e duodeno	Abaixo do estômago
Rombos			
Sintomáticos	Retirada em ≤ 24 horas	Retirada em ≤ 24 horas se ≥ 2,5 x 6 cm	Expectante
Assintomáticos	Retirada em ≤ 24 horas	Expectante	Expectante
Moedas			
Sintomáticos	Imediata	Controle radiológico em 2-4 semanas se permanecer no estômago	
Assintomáticos	Retirada em ≤ 24 horas	Controle radiológico em 2-4 semanas se permanecer no estômago	Expectante
Baterias			
Sintomáticos	Imediata (menos de 2 horas)	Remoção imediata, se o paciente tiver risco de impactação ou se ingeriu também um ímã	Retirada por colonoscopia ou cirurgia
Assintomáticos	Imediata (menos de 2 horas)	Remoção urgente (espera-se o tempo de jejum) Raio X em 48 horas e em 10-14 dias	Avaliar remoção por colonoscopia ou cirurgia se não progredir ou se surgirem sintomas
Pontiagudos			
Sintomáticos	Retirada endoscópica de emergência	Retirada endoscópica de emergência	Avaliação pela cirurgia
Assintomáticos	Retirada endoscópica de emergência	Retirada endoscópica de emergência	Monitorar em hospital Raio X abdominal diariamente Se o CE não progredir em 72 horas ou se sintomas de obstrução ou perfuração
1 ímã			
	Retirada urgente	Retirada urgente	Alta hospitalar
Mais de 1 ímã			
Sintomático	Retirada endoscópica de emergência	Retirada endoscópica de emergência	Observação clínica e radiológica. Avaliação pela cirurgia se não progredir espontaneamente
Assintomático	Retirada urgente	Retirada urgente	

(continua)

QUADRO 2 Conduta de acordo com o tipo de corpo estranho, com a localização e com os sintomas *(continuação)*

Tipo de corpo estranho	Esôfago	Estômago e duodeno	Abaixo do estômago
Bolo alimentar			
Obstrução total	Remoção imediata		
Obstrução parcial (deglute saliva)	Remoção após 24h		
Polímeros absorvíveis			
	A remoção endoscópica deve ser realizada de forma imediata, antes que ocorra a expansão levando a um quadro de obstrução intestinal	Retirada de emergência	Observação clínica pelo risco de obstrução intestinal Remoção cirúrgica se sinais de obstrução

CE: corpo estranho.
Fonte: elaboração das autoras.

uma estratégia que tem demonstrado redução das complicações é a administração de mel (para crianças acima de 1 ano) ou sucralfato (suspensão de 2 g/10mL) na dose de 5 mL a cada 10 minutos, num máximo de 6 doses de mel e 3 doses de sucralfato. No entanto, esse procedimento não deve atrasar a realização da endoscopia.[6]

Ao realizar a endoscopia, os pacientes em que não houver lesão da mucosa deverão receber alta com a orientação de retornar se apresentarem qualquer sintoma. Aqueles em que a bateria fica impactada no esôfago poderão evoluir com lesões esofágicas relacionadas à compressão local, à descarga elétrica e à liberação de material alcalino. Nesses casos, a conduta terapêutica segue a orientação descrita no Quadro 3. Esses pacientes, bem como aqueles com história de impactação alimentar, deverão ser mantidos em acompanhamento ambulatorial para investigação e tratamento de possíveis estenoses esofágicas, pilóricas ou duodenais, esofagite eosinofílica e acalasia.[4]

Como forma de diminuir a progressão da lesão e consequentemente o risco de perfuração, recomenda-se a irrigação com ácido acético imediatamente após a remoção da bateria. Isso pode ser feito com 50 a 150 mL de ácido acético estéril a 0,25% e só deve ser considerado se não houver sinais de perfuração esofágica.[6]

Conduta na esofagite relacionada à ingestão de bateria

QUADRO 3 Condutas na ingestão de bateria

Grau da lesão	Conduta
Sem lesão	Alta com orientação
Qualquer grau da lesão	Esofagograma e/ou TC de tórax 1-2 dias após a retirada da bateria
Lesão leve sem sinal de perfuração	▪ Dieta líquida por via oral e progredir de acordo com a idade e a aceitação da criança. ▪ IBP. ▪ Alta quando estiver assintomático, com orientação, em uso de IBP. ▪ EDA em 3-4 semanas. ▪ Se estenose > dilatação esofágica. ▪ Seguimento ambulatorial.
Lesão moderada a grave sem sinal de perfuração	▪ Internação por ≥ 7 dias. ▪ Dieta exclusiva por sonda. ▪ Antibiótico e IBP. ▪ Alta em uso de IBP. ▪ EDA em 3-4 semanas. ▪ Se estenose > dilatação esofágica. ▪ Seguimento ambulatorial.
Sinais de perfuração ou extravasamento de material para o mediastino ou formação de fístula traqueoesofágica	▪ Avaliação pela equipe da cirurgia. ▪ Dieta oral zero. ▪ Antibiótico EV. ▪ Internação por ≥ 21 dias (período de maior risco) repetir TC ou realizar ressonância até não haver risco de lesão mais grave. ▪ Se hematêmese, pensar em fístula para grande vaso: toracotomia juntamente com a cirurgia cardiovascular. ▪ EDA de controle após 3-4 semanas se estenose > dilatação esofágica. ▪ Seguimento ambulatorial.

EDA: endoscopia digestiva alta: EV: endovenoso; IBP: inibidor de bomba de prótons; TC: tomografia computadorizada.
Fonte: Kramer et al.[4]

PREVENÇÃO

Todos os dias surgem brinquedos novos que são bastante atrativos para as crianças. É importante que os aparelhos que contenham pilhas ou baterias apresentem lacres seguros que impeçam as crianças de acessá-las. Além disso, o médico pediatra tem o papel de falar sobre acidentes domésticos durantes as consultas de rotina, orientando sobre os tipos de brinquedos adequados para cada idade, cuidados com produtos de limpeza, bem como qualquer tipo de situação que possa trazer risco para a criança, pois crianças menores de 5 anos colocam com frequência os objetos na boca.

São necessárias campanhas de esclarecimento à população quanto aos potenciais riscos relacionados à ingestão de corpos estranhos, especialmente daqueles que apresentam maior risco, como os perfurocortantes, os ímãs e as baterias.

CONSIDERAÇÕES FINAIS

A ingestão de corpo estranho é cada vez mais frequente nos prontos-socorros de pediatria. Em crianças menores de 5 anos geralmente a ingestão é acidental e não é assistida, o que determina atraso no diagnóstico e maior risco de complicações, fato que pode ser reduzido por meio de maior atenção à possibilidade diagnóstica e indicação da endoscopia quando necessária.

As baterias de botão e os ímãs são encontrados frequentemente em brinquedos infantis, e quando ingeridos estão associados a maior gravidade e risco de complicações, por isso é necessário um controle maior em relação à comercialização desses brinquedos.

REFERÊNCIAS

1. Orsagh-Yentis D, McAdams RJ, Roberts KJ, McKenzie LB. Foreign-body ingestions of young children treated in US emergency departments: 1995-2015. Pediatrics. 2019;143(5).
2. Chen QJ, Wang LY, Chen Y, et al. Management of foreign bodies ingestion in children. World J Pediatr. 2022;18(12):854-60.
3. Jayachandra S, Eslick GD. A systematic review of paediatric foreign body ingestion: presentation, complications, and management. Int J Pediatr Otorhinolaryngol. 2013;77(3):311-7.
4. Kramer RE, Lerner DG, Lin T, et al. Management of ingested foreign bodies in children: a clinical report of the NASPGHAN Endoscopy Committee. J Pediatr Gastroenterol Nutr. 2015;60(4):562-74.
5. Waltzman ML, Baskin M, Wypij D, et al. A randomized clinical trial of the management of esophageal coins in children. Pediatrics. 2005;116(3):614-9.
6. Mubarak A, Benninga MA, Broekaert I, et al. Diagnosis, management, and prevention of button battery ingestion in childhood: a European Society for Paediatric Gastroenterology Hepatology and Nutrition position paper. J Pediatr Gastroenterol Nutr. 2021;73(1):129-36.
7. Quitadamo P, Battagliere I, Del Bene M, et al. Sharp-pointed foreign body ingestion in pediatric age. J Pediatr Gastroenterol Nutr. 2023;76(2):213-7.
8. Nugud AA, Tzivinikos C, Assa A, et al. Pediatric magnet ingestion, diagnosis, management, and prevention: a European Society for Paediatric Gastroenterology Hepatology and Nutrition (ESPGHAN) position paper. J Pediatr Gastroenterol Nutr. 2023; 76(4):523-32.
9. Hurtado CW, Furuta GT, Kramer RE. Etiology of esophageal food impactions in children. J Pediatr Gastroenterol Nutr. 2011;52(1):43-6.
10. Mirza B, Ijaz L, Sheikh A. Decorative crystal balls causing intestinal perforation. J Indian Assoc Pediatr Surg. 2011;16(3):106-7.
11. Caré W, Dufayet L, Paret N, et al. Bowel obstruction following ingestion of superabsorbent polymers beads: literature review. Clin Toxicol (Phila). 2022;60(2):159-67.

44

Ingestão de corrosivos

Luiza Salgado Nader
Helen de Melo Santos Osterne
Carolina Soares da Silva
Cristina Targa Ferreira

INTRODUÇÃO

A ingestão de substâncias cáusticas é uma importante causa de atendimentos em serviços de emergência, acometendo principalmente crianças abaixo de 5 anos. É um problema de saúde pública, especialmente nos países em desenvolvimento como o Brasil, sendo responsável por significativa morbimortalidade e constituindo a principal causa de estenose esofágica grave em crianças e a segunda maior causa de substituição esofágica nessa faixa etária.[1] A incidência estimada é de 38,7 casos/100.000 habitantes, com uma mortalidade de 1 a 4% nos países ocidentais. Além disso, é responsável por um aumento do risco para desenvolver câncer de esôfago em cerca de mil a 3 mil vezes, com um período de latência que pode variar de 1 ano a várias décadas.[2]

As principais substâncias envolvidas estão descritas no Quadro 1.

QUADRO 1 Tipos de substâncias cáusticas e seus usos

Tipo de agente	Uso em domicílio
	Álcalis
Hidróxido de sódio e potássio	Detergentes, limpa-forno, sabões (artesanais), baterias, cosméticos
Hidróxido de amônia	Desinfetantes
Hipoclorito de sódio e de cálcio	Alvejantes
Carbonato sódico	Alvejantes
Perborato sódico	Alvejantes, detergentes e desinfetantes
Fosfato sódico	Creme dental
Hipoclorito de sódio	Alvejantes e água sanitária
	Ácidos
Ácido clorídrico	Antioxidantes, limpeza de sanitários, limpeza de piscinas
Ácido sulfúrico	Limpeza de sanitários, líquido de baterias
Ácido nítrico	Fabricação de tintas
Peróxido de hidrogênio	Desinfetantes, alvejantes
Ácido fosfórico	Detergentes
Ácido acético	Solventes

Fonte: Dorterler e Güneni.[3]

MANIFESTAÇÕES CLÍNICAS

Os sintomas que desencadeiam são diversos, podendo variar desde a ausência de sintomas ou leve desconforto de orofaringe até sintomas mais graves, como hemorragia digestiva. Por essa grande variabilidade clínica sugere-se a necessidade de observação, avaliação e acompanhamento rigoroso de cada caso.[2-4]

As manifestações clínicas iniciais após a ingestão de um cáustico podem incluir vômitos, disfagia, salivação, dor abdominal, odinofagia, dor torácica e hematêmese e nos casos em que há acometimento da via aérea pode haver presença de estridor, disfonia, tosse e dispneia. A relação da gravidade dos sintomas, a presença de lesões em orofaringe e a gravidade das lesões esofágicas ainda seguem sendo incertas.[4,5]

DIAGNÓSTICO

Anamnese e exame físico

Ingestões que ocorrerem em crianças maiores ou quando presenciadas por adultos poderão ser relatadas, incluindo o tempo decorrido desde a ingestão, o tipo de substância ingerida (álcali ou ácido), o estado físico (líquido ou sólido), se é um produto industrializado ou artesanal, o pH e a concentração da substância (se disponível), o volume ingerido, bem como os sinais e sintomas apresentados. Álcalis causam necrose por liquefação e mais frequentemente lesões esofágicas, enquanto ácidos tendem a causar lesões mais graves no estômago.[3-5]

Em crianças menores ou nas quais a ingestão não tenha sido presenciada, sintomas como lesões orais, vômitos, saliva com sangue, disfagia, odinofagia, dor abdominal, hematêmese, dor retroesternal ou torácica, sialorreia, recusa alimentar, estridor, disfonia, tosse e dispneia podem sugerir o diagnóstico. A presença de febre, dor torácica e hipotensão pode sugerir complicações como perfuração.[3,5,6] No exame físico pode ser avaliada a presença de lesões em boca e vias aéreas, além de sinais de complicações como dispneia e enfisema subcutâneo.[3,5]

Exames laboratoriais

Exames de laboratório, incluindo hemograma completo, PCR, gasometria, eletrólitos e avaliação da função renal, podem ser úteis na avaliação de possíveis complicações e podem ser solicitados de acordo com o tipo de substância ingerida e o quadro clínico do paciente.[3,5]

Radiografia simples

Radiografias de tórax e abdome em AP e perfil estão indicadas se houver sintomas e sinais como hematêmese, dor retroesternal ou dor abdominal, sugestivos de complicações, e podem evidenciar pneumomediastino, pneumoperitônio e alterações pulmonares, incluindo derrame pleural.[2,3,5]

Tomografia computadorizada

Tomografia computadorizada (TC) torácica e abdominal está indicada nos casos de suspeita de complicações, como perfuração, mediastinite, fístula ou peritonite. Alguns serviços têm utilizado a tomografia para classificar a gravidade das lesões e avaliar o prognóstico.[2,3,5]

Endoscopia digestiva alta

O exame está indicado nos casos de ingestão de substâncias cáusticas presenciada ou suspeita, em pacientes com os sintomas e/ou sinais descritos anteriormente. Os pacientes assintomáticos, com história de ingestão de ácidos e bases fortes, incluindo produtos de limpeza "caseiros", que na maioria das vezes contêm soda cáustica, devem realizar o exame.[2]

Pacientes que não tiveram a ingestão documentada, não tendo a certeza da ingestão, devem ser avaliados e acompanhados quanto à necessidade da realização do exame; é importante avaliar se os pacientes estão conseguindo deglutir normalmente.[3]

Embora a ausência de lesões orais não exclua a possibilidade de lesões esofágicas ou gástricas, nos pacientes assintomáticos e sem lesões orais, em que o agente ingerido for alvejante ou água sanitária industrializada, pode-se avaliar a não realização da endoscopia digestiva alta (EDA) e seguir uma conduta expectante, pelo baixo risco de lesões significativas. O exame deve ser contraindicado na suspeita clínica ou radiológica de perfuração ou se houver lesões graves de vias aéreas.[5]

O tempo ideal para a realização do exame endoscópico é de 12 a 24 horas posteriores à ingestão, podendo ser postergado até 48 horas. Antes disso, as lesões ainda não estão completamente estabelecidas, e podem ser subclassificadas. Durante a endoscopia é estabelecido o grau de gravidade das lesões, por meio da escala de Zargar (Quadro 2). Essa avaliação é essencial, pois define a abordagem terapêutica e prediz o prognóstico. Após 48 horas da ingestão, deve-se individualizar a indicação do exame, pois a mucosa mais friável tem maior risco de perfuração. No entanto, a importância do exame para definir a conduta favorece que ele seja realizado mesmo após esse prazo.[2,3,5]

TRATAMENTO

A conduta inicial compreende a estabilização hemodinâmica, além dos cuidados para a manutenção das vias aéreas. Os pacientes devem ser mantidos em jejum pelo menos até o momento da endoscopia, sob hidratação venosa e em uso de sintomáticos como antieméticos e analgésicos por via endovenosa, se necessário.[2]

Os procedimentos que **não devem ser realizados** após a ingestão de cáusticos, pois podem agravar as lesões ou prejudicar a visualização da mucosa no momento da endoscopia, são apresentados no Quadro 3.

SUPORTE NUTRICIONAL

Alimentação por via oral

A alimentação por via oral pode ser introduzida após o exame endoscópico nos pacientes que não apresentarem lesões graves

QUADRO 2 Classificação Endoscópica de Zargar

Grau da lesão	Aspecto da mucosa	Risco de estenose
0	Normal	Não
1	Edema e hiperemia da mucosa	Não
2A	Mucosa friável, erosões, bolhas, exsudato, pontos hemorrágicos e ulceração superficial	Pouco frequente
2B	2A + ulcerações pouco profundas ou circunferenciais	Sim
3A	Ulcerações múltiplas, pequenas áreas de necrose	Sim
3B	Necrose extensa	Sim

Fonte: Thomson et al.[5]

QUADRO 3 Procedimentos que não devem ser realizados após a ingestão de cáusticos

Procedimentos
Lavados gástricos
Neutralização ácida
Diluição com leite ou água
Indução de vômitos
Carvão ativado
Passagem de sondas para alimentação antes da endoscopia

Fonte: Dorterler e Günendi;[3] Thomson et al.[5]

QUADRO 4 Atendimento inicial nos casos de ingestão de substâncias cáusticas

Atendimento
Anamnese + exame físico
Manutenção de vias aéreas
Estabilização hemodinâmica
Jejum/hidratação venosa
Raio X de tórax/abdome, se suspeita de perfuração
Exames de laboratório (hemograma, PCR, gasometria, eletrólitos, função renal) – individualizar solicitação
Notificação
EDA em 12-48 horas

EDA: endoscopia digestiva alta.
Fonte: Dorterler e Günendi;[3] Thomson et al.[5]

em mucosa oral e naqueles sem lesões esofágicas ou gástricas graves (até Zargar 2A).[2,3,5]

Sondas nasogástricas ou nasojejunais

A nutrição enteral tem como objetivos possibilitar a nutrição, o repouso do esôfago, evitar traumas nas feridas por alimentos, evitar a retenção de partículas nas úlceras e evitar a oclusão total do esôfago. Está indicada nos casos de lesões Zargar 2B e 3, bem como quando há recusa alimentar, pela presença de lesões orais. Nos casos em que não houver lesão gástrica grave, deve ser passada a sonda nasogástrica (SNG). Nos casos de lesão gástrica extensa e/ou profunda, a sonda deve ser nasojejunal (SNJ).[9]

A remoção da sonda deve acontecer quando a ingestão por via oral puder ser restabelecida, aproximadamente 7 a 10 dias após a ingestão. Antes de retirar a sonda, sugere-se iniciar dieta líquida por via oral e observar a tolerância do paciente. Nos casos de lesões mais extensas e mais profundas, com maior risco de estenoses extensas, deve-se manter a sonda pelo menos até o exa-

QUADRO 5 Conduta de acordo com a classificação de Zargar

Zargar	Conduta
0	Alta imediata com orientação
1	▪ Observação hospitalar, sem tratamento específico. ▪ Dieta oral líquida, pastosa ou sólida (depender do grau de aceitação) ▪ IBP 30 dias. ▪ Alta de acordo com a evolução clínica, em uso de IBP por 30 dias. ▪ Acompanhamento ambulatorial.
2A	▪ Permanecer internado. ▪ Dieta oral líquida 24-48 horas, seguida por pastosa ou sólida (conforme aceitação). ▪ Sintomáticos (analgésico antiemético). ▪ IBP. ▪ Alta após 5-7 dias em uso de IBP. ▪ Acompanhamento ambulatorial (1-4 semanas após a alta).

(continua)

QUADRO 5 Conduta de acordo com a classificação de Zargar (*continuação*)

Zargar	Conduta
2B/3	▪ Suporte nutricional (sonda ou nutrição parenteral) – se possível passar SNG/SNE durante a endoscopia. ▪ Permanecer internado: hidratação EV, sem dieta VO (apenas por SNG/SNE) a partir do segundo dia, pequena quantidade, progredindo o volume conforme a evolução. ▪ Sintomáticos (analgésico/antiemético). ▪ IBP (na internação e na alta). ▪ Antibiótico – se infecção. ▪ Corticosteroide – se há lesões de VAS ou lesões 2B. ▪ Alta após 7-10 dias dependendo da evolução. ▪ Acompanhamento ambulatorial (1-4 semanas após a alta). ▪ EDA/REED 2-3 semanas.

EDA: endoscopia digestiva alta; EV: endovenoso; IBP: inibidor de bomba de prótons; REED: raio X contrastado de esôfago, estômago e duodeno; SNE: sonda nasoenteral; SNG; sonda nasogástrica; VAS: vias aéreas superiores; VO: via oral.
Fonte: Thomson et al.;[5] Sheikh et al.;[7] Katibe et al.[8]

me endoscópico de controle, com o objetivo de evitar a oclusão total do esôfago.[9]

Nutrição parenteral

A nutrição parenteral visa manter o estado nutricional, o repouso do esôfago, evitar traumas nas feridas por alimentos e evitar a retenção de partículas nas úlceras nos pacientes que apresentarem lesões mais graves, nos pacientes com lesões graves do antro, do piloro e da junção gastroesofágica, que contraindiquem a utilização de sonda como forma de nutrição. A nutrição parenteral, então, deve ser restrita aos casos que não toleram nutrição enteral ou que apresentam alto risco de perfuração (Zargar 3).[9]

Gastrostomia

Em pacientes com queimaduras esofágicas extensas e graves (Zargar 2B e 3), deve-se considerar a colocaçao de uma gastrostomia durante ou logo após a avaliação endoscópica inicial. A gastrostomia também pode ser considerada nos casos em que o manejo de soluções de alimentação através de SNG pode ser difícil devido ao lúmen estreito e nos casos em que a alimentação enteral deve ser prolongada por mais de 30 dias. Nessas circunstâncias, essa via de administração é mais eficaz e obrigatória para preservar o estado nutricional, com vantagens de melhor manuseio devido ao maior diâmetro da sonda e possibilidade de abordagem endoscópica retrógrada em caso de estenose grave.[9]

MEDICAMENTOS

Vários medicamentos têm sido avaliados no tratamento da ingestão de cáusticos, incluindo corticosteroides, antibióticos e inibidores de secreção ácida. A posologia e as indicações desses medicamentos estão disponíveis no Quadro 6.

DILATAÇÕES ESOFÁGICAS

Dilatações precoces são recomendadas na condução terapêutica de pacientes com esofagite cáustica graus 2B e 3. Elas podem diminuir o risco de desenvolvimento de estenoses e, também, a gravidade delas. Não está estabelecido o momento ideal para iniciar as dilatações. Nos pacientes com esofagite graus 2B e 3 geralmente é recomen-

QUADRO 6 Posologia dos medicamentos utilizados na ingestão de cáusticos

Medicamentos	Indicação/posologia
1. Inibidores de secreção ácida	**Indicação:** estenose, nas lesões Zargar 2B.
Inibidores de bomba de prótons: Omeprazol Pantoprazol Esomeprazol Lansoprazol	**Posologia:** 1-4 mg/kg/dia, 1-2 x/dia Idades 5-11 anos: 20 mg, 1-2 x/dia (dose máxima 40 mg/dia); idades > 12 anos: 20-40 mg, 1-2 x/dia (dose máxima 80 mg/dia) 10 mg/dia (peso < 20 kg) dose máxima 20 mg; 20 mg/dia (peso > 20 kg) dose máxima 40 mg 15-30 mg, 1x/dia
2. Antibióticos	**Indicação:** quando houver evidência clínica ou laboratorial de infecção, pneumonia, perfuração e naqueles em que está indicado o uso de corticoterapia.
Ampicilina + sulbactam Ceftriaxone	Posologia: 100 mg/kg/dia, 6/6 ou 8/8 horas 100 mg/kg/dia, EV 12/12 horas
3. Corticosteroides	Indicação: no comprometimento de vias aéreas. Controverso: usados por alguns autores por 3 dias para prevenir lesões esofágicas e estenose. Contraindicado: nos casos de perfurações e mediastinite.
Metilprednisona Dexametasona	**Posologia:** 1 mg/kg/dia 1 g/1,73 m²/dia 3 dias (1 mg dexametasona= 6,25 mg prednisolona)
4. Citoprotetores de mucosa	**Indicação:** úlceras esofágicas e/ou gástricas, em pacientes sem indícios de perfuração.
Sucrafilm	**Posologia:** 2,5 mL, 6/6 horas, entre 3 meses e 6 anos 5 mL, 6/6 horas, a partir de 6 anos

EV: endovenoso.
Fonte: Thomson et al.;[5] Pierre et al.[9]; Orel.[10]

dado esperar de 3 a 6 semanas após a lesão inicial antes de iniciar com as dilatações.

O guia ESGE-ESPGHAN de 2016 recomenda utilizar balão ou vela de dilatação quando houver estenose. Os tipos de dilatadores devem ser individualizados de acordo com a característica de cada caso. A principal complicação da dilatação esofágica é a perfuração, porém o risco é relativamente baixo, especialmente a dilatação com balão (0 a 31%). O intervalo entre as dilatações varia de 1 a 3 semanas, e é esperado de 3 a 5 sessões para ter resultados satisfatórios.[5,9]

São considerados fatores de mau prognóstico: estenoses tardias, lesão extensa grau 3, ulceração esofágica persistente, estenoses maiores de 5 cm, falha de resposta da estenose após 9 a 12 meses após múltiplas dilatações. É considerado falha de tratamento quando não há melhora do calibre esofágico após 3 a 6 meses de tratamento.[5]

CIRURGIA

A avaliação pela cirurgia pediátrica está indicada nos casos de complicações como pneumoperitônio e/ou pneumomediastino. Nos pacientes que apresentam lesões grau 3, em que há maior risco de perfuração, deve-

-se solicitar exames e avaliação especializada de acordo com a evolução de cada paciente.[9]

CONDUTA NA FASE CRÔNICA

Acompanhamento ambulatorial

Frequência das consultas (de acordo com a evolução)

Os pacientes com indicação de acompanhamento em ambulatório especializado devem ser atendidos 1 a 4 semanas após a alta e aumentar progressivamente o intervalo entre as consultas, de acordo com a evolução de cada paciente, passando a ser mensal, trimestral, semestral e anual.

Exames de controle

Endoscopia digestiva alta

O primeiro exame deve ser feito 3 a 4 semanas após a ingestão da substância cáustica. Se tiver estenose, o exame deverá ser repetido com intervalos de 2 a 3 semanas, para as dilatações, aumentando o intervalo de acordo com a melhora dos sintomas, passando a ser a cada 4 semanas, a cada 8 semanas, trimestral, semestral e anual. Após a resolução da estenose, deverá ser realizado bianualmente ou de acordo com os sintomas, para vigilância de câncer esofágico.[9]

Raio X contrastado de esôfago, estômago e duodeno (REED)

Para os pacientes Zargar 2B e 3, o exame deve ser realizado 2 a 3 semanas após a ingestão de cáustico, e posteriormente sua solicitação deve ser individualizada de acordo com a evolução do paciente.[9]

Dilatações esofágicas ou pilóricas

As dilatações endoscópicas esofágicas ou pilóricas devem ser feitas a cada 2 a 3 semanas, com aumento progressivo do intervalo dependendo do grau de estenose e de disfagia, até a criança tolerar a dieta sólida por via oral.[9] São consideradas estenoses de difícil manejo as que são maiores que 5 cm de comprimento e as múltiplas. Nessas, pode ser necessário o uso de corticoides ou mitomicina C intralesional, além da prótese esofágica. Pacientes que não atingem o diâmetro de 14mm, após 5 sessões de dilatação, com 2 semanas de intervalo, ou os que não mantêm o diâmetro-alvo por cerca de 4 semanas, são fortes candidatos à realização do tratamento cirúrgico (esofagogastroplastia ou esofagocoloplastia). A escolha do tipo de cirurgia vai depender da condição do paciente e da experiência do cirurgião.[9]

CONSIDERAÇÕES FINAIS

A ingestão de substância cáustica tem uma incidência bastante elevada na faixa etária pediátrica e apresenta uma alta morbimortalidade pelas consequências graves e irreversíveis que ocasionam no trato gastrointestinal. Esses pacientes sofrem de dilatações endoscópicas frequentes e múltiplas internações ocasionando uma piora importante na qualidade de vida da criança e de seus familiares. A implementação de protocolos para o atendimento na fase aguda pode melhorar a sobrevida desses pacientes, porém, após a ingestão de agentes corrosivos e instalação da lesão esofágica, não há medidas que possam prevenir a formação das estenoses esofágicas. Diante disso, as políticas públicas são permitidas para conscientizar a população sobre o cuidado na utilização desses produtos em casa e no armazenamento. Além da necessidade de melhor regulamentação em relação à entrega dos cáusticos.

REFERÊNCIAS

1. Bittencourt PFS, Carvalho SD. Caustic accidents in childhood: a proposal for care in the acute and chronic phases of the accident. Revista Médica de Minas Gerais. 2018;28.
2. Pierre R, Neri S, Contreras M, et al. Ibero-latinamerican clinical practical guidelines on pediatric caustic esophagitis: physiopathology and clinical-endoscopic diagnosis (1st part). Rev Chil Pediatr. 2020;91(1):149-57.
3. Dorterler ME, Günendi T. Foreign body and caustic substance ingestion in childhood. Open Access Emergency Medicine. 2020;12:341-52.
4. Elshabrawi M, A-Kader HH. Caustic ingestion in children. Expert Review of Gastroenterology and Hepatology. 2011;5:637-45.
5. Thomson M, Tringali A, Dumonceau JM, et al. Paediatric gastrointestinal endoscopy: European Society for Paediatric Gastroenterology Hepatology and Nutrition and European Society of Gastrointestinal Endoscopy guidelines. J Pediatr Gastroenterol Nutr. 2017;64(1):133-53.
6. Rafeey M, Ghojazadeh M, Sheikhi S, Vahedi L. Caustic ingestion in children: a systematic review and meta-analysis. J Caring Sci. 2016;5(3):251-65.
7. Sheikh I, Jamshed N, Neseem A, et al. Role of high-dose methylprednisolone in Zargar Grade IIB corrosive esophageal burns: a randomized control study. Turk J Emerg Med. 2024;24(1):20-6.
8. Katibe R, Abdelgadir I, McGrogan P, Akobeng AK. Corticosteroids for preventing caustic esophageal structures: systematic review and meta-analysis. Journal of Pediatric Gastroenterology and Nutrition. 2018;66:898-902.
9. Pierre R, Neri S, Contreras M, et al. Ibero-latinamerican clinical practical guidelines on pediatric caustic esophagitis: therapeutical aspects (Part 2). Rev Chil Pediatr. 2020;91(2):289-99.
10. Orel R, Benninga MA, Broekaert IJ, et al. Drogas em foco: inibidores da bomba de prótons. J Pediatr Gastroenterol Nutr. 2021;72(5):645-63.

Índice remissivo

A

C

D

E

F

G

H

I

L

M